妇科超声与临床

GYNECOLOGICAL ULTRASOUND AND CLINIC

主　编　陈常佩　李　力　陆兆龄

副主编　贺　漪　胡秋云　邓小艳

编　者（按姓氏汉语拼音为序）

陈常佩　陈婉姿　陈欣林　邓小艳

龚世雄　贺　漪　胡秋云　胡雅君

黄浩梁　江　涛　李　力　李燕冬

陆兆龄　孟　焱　张　丹　郑名芳

邹积骏

人民卫生出版社

图书在版编目（CIP）数据

妇科超声与临床/陈常佩，李力，陆兆龄主编.
—北京：人民卫生出版社，2017
ISBN 978-7-117-25028-3

Ⅰ.①妇⋯　Ⅱ.①陈⋯②李⋯③陆⋯　Ⅲ.①妇科
病–超声波诊断　Ⅳ.①R711.04

中国版本图书馆 CIP 数据核字（2017）第 204945 号

| 人卫智网 | www.ipmph.com | 医学教育、学术、考试、健康，购书智慧智能综合服务平台 |
| 人卫官网 | www.pmph.com | 人卫官方资讯发布平台 |

妇科超声与临床

主　　编：陈常佩　李　力　陆兆龄
出版发行：人民卫生出版社（中继线 010-59780011）
地　　址：北京市朝阳区潘家园南里 19 号
邮　　编：100021
E - mail：pmph @ pmph.com
购书热线：010-59787592　010-59787584　010-65264830
印　　刷：北京画中画印刷有限公司
经　　销：新华书店
开　　本：889×1194　1/16　印张：36
字　　数：1090 千字
版　　次：2017 年 12 月第 1 版　2017 年 12 月第 1 版第 1 次印刷
标准书号：ISBN 978-7-117-25028-3/R·25029
定　　价：289.00 元

打击盗版举报电话:010-59787491　E -mail:WQ @ pmph.com
（凡属印装质量问题请与本社市场营销中心联系退换）

前 言 》》》

医学超声发展至今已五十余载,成为当下国内最常用的医学影像学工具,由于无创、无放射、无污染、能彩色显示血流信号、检查费用相对低廉、可重复使用等优势,使得超声检查成为常规或首选方法,尤其在妇产科领域,应用更为广泛和普及。

医学超声扫查途径多,可以经皮(腹部、会阴等)、经腔内(直肠、阴道等)、经术中(开放式或腹腔镜等),医学超声扫查地点灵活,在急诊、门诊、待产室、分娩室、介入治疗室、手术室、重症监护室和病房等地随时、随处均可以采用。

医学超声在我国和西方国家相比较,有显著的不同和有自身的特点,大多数国家医学超声作为放射科的一部分,扫查亦沿用放射学的检查模式,由技术员按照规范指南或约定俗成的方案进行系统扫查(介入或对比造影等规定由医师完成),医师通过阅片或动态图像来进行诊断,超声常被作为其他放射学的补充手段,不担当最终诊断的角色。我国的特点是:

1. 从学科建制看,它是独立的学科,不隶属于放射科,本学科内现有超声技术可不受限制的开展,应用于临床。

2. 从人员设置看,超声检查和检查报告由专职超声医师完成,超声科医师的水平决定检查结果的水平。世界卫生组织临床影像诊断研究组指出"技术水平比设备更为重要"。因设备使用人员受教育不足及经验缺乏而造成误诊的有害性并不亚于没有仪器设备辅助工作的情况;尤其是超声成像,尽管其设备比许多其他影像设备廉价,但有效的超声检查对医师技术的要求更高。我国病人众多,检查内容繁杂,超声医师必须在短时间内完成检查并出示报告。一台高质量的超声扫描仪固然是必不可少的,但最关键的是超声科医师的水平。

3. 超声医学的优势之一是手动操作及获取切面随意性,通过各种扫查途径,获得多个切面来显示病灶。它的不利之处是切面的不标准化,造成临床医师阅读图片困难,导致临床医师不看图片,只看文字及结论,影响临床医师与超声医师的交流。

医学超声未来发展方向,一是超声扫描仪小型化,携带便捷,临床医师有了一个超声听诊器直接应用,好比随身多了一副超声眼镜;二是超声科医师的相对专业化,有利于临床疑难问题诊断。

为了适应超声医学的发展,超声科医师除了专业化以外应争取获得临床知识的思维,临床医师争取多了解超声医学的特质和思维,有利于双方交流,提高诊断水平,造福于病友。

影像医学科里"同图异病,同病异图"是普遍存在的现象,超声医学亦不例外,如何依据这一特点全面收集图像资料,结合病人临床实际加以仔细分析,对疾病提示比较接近客观的意见是值得医师们深入探讨的永恒话题。

本书回顾性收集并精选了作者十余年实践的病例资料,包括临床主诉、超声图像、手术所见、大体标本、病理结果,我们从中得到临床思维和超声医学思维交流与融合的乐趣,愿与读者分享。但愿这些资料能为妇产科医师与超声科医师之间架起一座交流与沟通的桥梁。

本书的编写得到了以下医院领导及同仁的友好帮助:武汉第一医院各级领导,特别是妇产科、病案室、病理科、手术室;北京市复兴医院超声科张丹主任医师(第五章第二节及第十一章)、李燕冬医师、孟焱医师;湖北省妇幼保健院超声科陈欣林主任医师(第十三章),武汉市妇幼保健院超声科郑名芳主任医师(第十四章）、陈军、孙永赞等；在此深致谢意。

"高山仰止，景行行止。虽不能至，心向往之"。由于作者各方面知识有限，本书出版之际，恳切希望广大读者在阅读过程中不吝赐教，欢迎发送邮件至邮箱 renweifuer@ pmph.com，或扫描封底二维码，关注"人卫妇产科学"，对我们的工作予以批评指正，以期再版修订时进一步完善，更好地为大家服务。

编　者
2017 年 10 月于武汉

目 录 >>>

第一章
医学超声成像技术种类、基础、应用与进展

医学超声历经50年的发展,已成为最常用和最普及的医学影像技术,具有无放射性、无创、实时、随意搬动、适用于任何医疗环境、可重复检查追踪、检查费用低廉等优势,在疾病的预防、诊断、治疗中发挥着重要的作用。

用于诊断性的医学超声技术按其种类,已发展为四大项:

1. 超声灰阶解剖性成像。
2. 超声多普勒血流与组织成像。
3. 超声功能性对比增强造影成像。
4. 超声功能性生物力学成像。

医学超声随着声学的进展,不断在进展之中,是一个不断发展和极为活跃的学科,如我们国家声学开拓者应崇福院士在《超声学》中讲到:"超声可应用的领域,广泛到可称为'杂'的地步,在超声学的发展中,曾经试用超声到不胜枚举而方向迥异的项目中,迄今也不断有色彩缤纷的应用尝试,淘汰了那些未能经受考验的应用之后,长期使用,稳定有效,能承受竞争的应用还是甚多甚广的,超声新应用的出现,常常迫使人们进一步开拓对超声的研究,因为只有对新发现的超声行为和本质加深理解,应用才能巩固和发展,而这些新的理解,又启发了超声更新应用的提出,如此交叉促进,在相当程度上导致了超声学的不停前进。"

我们需要不断学习和更新声学的基础知识,才能更深入应用好医学超声的各项新技术为临床服务。诊断性医学超声已从二维的解剖结构性成像向多维发展,从系列多普勒血流技术发展到对比造影成像技术,使我们从血流动力学的水平深入到微灌注水平;近年来,发展迅速的人体运动和静止器官生物组织的应变成像,为超声生物力学的研究和临床应用揭开了序幕并取得了可喜的成绩,探索着我们原来未涉足的领域,一切是那么丰富多彩,令人神往!我们国家是世界上唯一在医学领域将医学超声单独组成学科的国家,从诊断逐步深入到微创治疗和利用超声生物学效应结合其他声学造影剂等物质的靶向治疗等,从事该学科的人数第一、研究该方向的研究者人数第一、受惠于该学科技术的患者人数第一,为该学科更好造福人类更是我们义不容辞的责任。

下面分别阐述超声技术共同的基本原理和各项超声相关技术的基础、应用与进展。

■ 第一节 医学超声共同的基本原理

1. 医用超声波声波来源 医学超声在常用的医学影像学中是唯一采用回波成像技术进行成像的设备,当然利用透波超声成像技术的设备已开始临床试验,利用回波超声成像技术设备其超声波的来源是依靠超声探头内的晶片或组成的阵元产生的机械振动形成超声波,经扫描到体内靶器官再形成回波作用于探头上的晶片与阵元,对其形成压力并产生电位差,历经复杂的转换最终形成图像。这种现象称之为压电效应(piezoelectric effect),如果对压电材料施加压力,它便会产生电位差(称之为正压电效应);反之施加电压,则产生机械应力(称为逆压电效应),这是由于某些电介质在沿一定方向上受到外力的作用而变形时,其内部会产生极化现象,同时在它的两个相对表面上出现正负相反的电荷。

当外力去掉后,它又会恢复到不带电的状态,这种现象称为正压电效应。当作用力的方向改变时,电荷的极性也随之改变。相反,当在电介质的极化方向上施加电场,这些电介质也会发生变形,电场去掉后,电介质的变形随之消失,这种现象称为逆压电效应,或称为电致伸缩现象。依据电介质压电效应研制的一类传感器称为压电传感器,医用超声波的探头也属于压电传感器的一种;如果超声回波产生的压力是一种高频震动,产生高频电流,而高频电信号加在压电陶瓷上时,则产生高频声信号(机械震动),这就是我们平常所说的超声波信号。也就是说,压电陶瓷具有机械能与电能之间的转换和逆转换的功能,发射超声波时由电能转换为机械能,接收超声回波信号时由机械能转换为电能。这种相互对

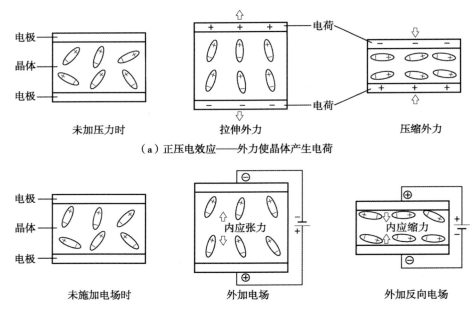

图1-1-1 该图下部分为逆压电效应,当施加电场时,晶片产生形变和震动,产生超声波-电能转化为机械能,图上部分为正压电效应,当超声波从体内返回时,外力使晶片产生电荷-机械能转化为电能

应的关系确实非常有意思。图1-1-1为压电效应示意图。

2. 超声波的基本性质 声波实质是物体机械振动状态(或能量)的传播形式,振动就是指物质的质点在其平衡位置附近进行的往返运动形式。振动状态通过空气媒质向四面八方传播,这便是声波。全振动是指振动质点经过一次振动后其振动状态又恢复到原来的状态,指与原来的位置、速度、位移、加速度等大小和方向都相同的状态。物体完成一次全振动经过的时间为一个周期(T),其单位为秒。周期是表示质点振动快慢的物理量,周期越长,振动越慢。一秒钟内振动质点完成的全振动的次数叫振动的频率(f),为了纪念德国物理学家赫兹的贡献,人们把频率的单位命名为赫兹(Hz),简称"赫"。频率也是表示质点振动快慢的物理量,频率越大,振动越快。周期和频率的关系或其单位关系为$1Hz = 1S^{-1}$。图1-1-2为德国科学家赫兹的肖像,图1-1-3为频率示意图。

振动物体离开平衡位置的最大距离叫振动的振幅。振幅在数值上等于最大位移的大小。振幅是标

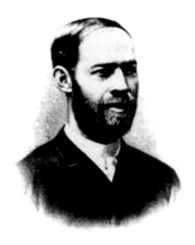

图1-1-2 德国科学家赫兹1888年证明了电磁波的存在,并阐述了无线电波产生发射和接收的办法,1967年为了纪念他对人类的贡献,科学界将他的名字赫兹定为电波频率

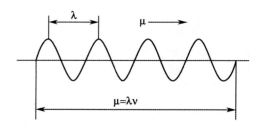

图1-1-3 频率示意图,是单位时间内完成振动的次数,是描述振动物体往复运动频繁程度的量,常用符号 f 或 v 表示,单位为秒$^{-1}$。为了纪念德国物理学家赫兹的贡献,人们把频率的单位命名为赫兹,简称"赫"。每个物体都有由它本身性质决定的与振幅无关的频率,叫做固有频率

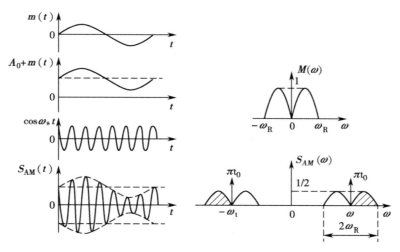

图 1-1-4 振幅示意图,振动物体离开平衡位置的最大距离叫振动的振幅。振幅在数值上等于最大位移的大小。振幅是标量,单位用米或厘米表示。振幅描述了物体振动幅度的大小和振动的强弱

量,单位用米或厘米表示。振幅描述了物体振动幅度的大小和振动的强弱。图 1-1-4 为振幅示意图。

超声波是指振动频率大于 20 000Hz/s 以上的声波,它已超出了人耳听觉的上限(20 000Hz),可闻波的频率在 16~20 000Hz。人们将这种听不见的声波叫做超声波。超声和可闻声本质上是一致的,不同点就是超声波频率高,波长短,在一定距离内沿直线传播具有良好的束射性和方向性,目前腹部超声成像所用的频率范围多在 2~5MHz 之间,每秒振动 1 次为 1Hz,1MHz = 10^6Hz,即每秒振动 100 万次。在医用超声波上的显示为 1.0MHz,3.5 兆赫显示为 3.5MHz。图 1-1-5 为超声波示意图。

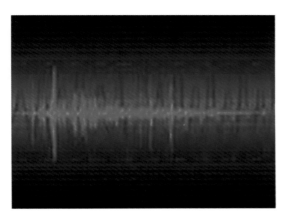

图 1-1-5 科学家们将每秒钟振动的次数称为声音的频率,它的单位是赫兹(Hz)。我们人类耳朵能听到的声波频率为 20~20 000Hz。当声波的振动频率小于 20Hz 或大于 20kHz 时,我们便听不见了。因此,我们把频率高于 20 000Hz 的声波称为“超声波”。通常用于医学诊断的超声波频率为 **1.0MHz~5.0MHz**

超声波在媒质中的传播规律,与可听声波的规律并没有本质上的区别。但是超声波的波长很短,与可听声波比较,超声波具有许多奇异特性:传播特性:超声波的波长很短,通常障碍物的尺寸要比超声波的波长大好多倍,因此超声波的衍射本领很差,它在均匀介质中能够定向直线传播,超声波的波长越短,这一特性就越显著。功率特性:当声音在空气中传播时,推动空气中的微粒往复振动而对微粒做功。声波功率就是表示声波做功快慢的物理量;在相同强度下,声波的频率越高,它所具有的功率就越大。

3. 超声波在人体中的传播速度 人体近乎是一个生物弹性体,依据组织种类不同,超声波的转播速度会有不同,表 1-1-1 列出了超声波在人体常见组织中传播速度的值。

表 1-1-1 超声波在人体常见组织中传播速度的值

组织名称	平均速度(m/s)
脂肪	1450
脑	1541
肝	1549
肾	1561
脾	1566
血液	1570
肌肉	1585
软组织(平均值)	1520
颅骨	4080
水	1480
空气	330

传播速度改变则图像的比例会改变。图 1-1-6 为玻璃体内注入非生理的人工液体后,超声图像的比例和大小发生了改变。

分别为散射与绕射的示意图。

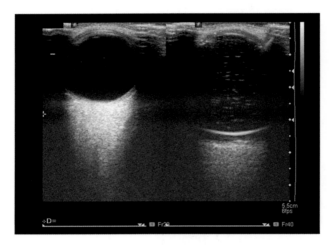

图 1-1-6 左侧图为正常比例眼的二维超声图像;右侧图为当玻璃体内注入人工液体后声传播速度发生了改变,眼图像的比例也发生了改变。如果据此测量就会产生严重的误差,故在临床上要高度注意,当在患者身上扫描任何人工植入物时需要警惕该现象的发生

4. 超声波在人体不同介质中的反射 由于前面阐述到超声波在人体中传播速度的差异以及不同组织介质密度也不同,两者之乘积为声阻抗,声阻抗值一般为固体>液体>气体。超声在密度均匀的介质中传播,不产生反射和散射。当通过声阻抗不同的介质时,在两种介质的交界面上产生反射与折射、透射或散射与绕射等现象,这是超声回波成像的基础;①反射:凡超声束所遇界面的直径大于超声波波长(称大界面)时,产生反射,反射角等于入射角,反射声束与入射声束方向相反,垂直入射时,产生垂直反射与透射。②折射:超声波成角入射时,就产生折射。③反射声强:取决于两介质的声阻差异及入射角的大小。垂直入射时,反射声强最大。反射声能愈强则折射或透射声能愈弱。超声波进入第二介质的时候会继续往前传播,遇不同声阻抗的介质时,再产生反射,依次类推,被检测的物体密度越不均匀,界面也会越多,则产生的反射也愈多。④散射与绕射:超声在传播时,遇到与超声波波长近似或小于波长(小界面)的介质时,产生散射与绕射。散射为小介质向四周发散超声波,又成为新的超声波声源;绕射是超声绕过障碍物的边缘,继续向前传播。散射回声强度与超声入射角无关,只与波长和介质的大小相关。图 1-1-7 为反射和折射的示意图;图 1-1-8

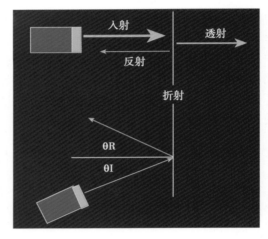

图 1-1-7 超声波在非均匀性组织内传播或从一种组织传播到另一种组织时,由于组织声阻抗不同,在声阻抗改变的分界面上便产生了反射、折射和透射现象。声波透过界面时,其方向、强度和波形的变化,取决于两种媒质的特性阻抗和入射波的方向。在原媒质中的声波称为入射波;在分界面处,入射波的能量一部分产生反射,另一部分能量通过界面继续传播,这就是透射。透射后声束的波速与波长可能发生变化,但声束的频率是不变的,当入射波倾斜或因介质中声速的空间变化而引起声传播方向的改变,在声束穿过声阻抗失配的界面时,因两个介质的弹性和密度不同导致声速不同而发生折转就产生折射

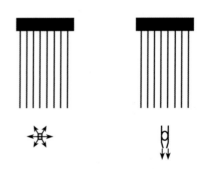

图 1-1-8 左侧图为散射示意图,右侧图为绕射示意图。超声在传播过程中声束方向会发生改变,这除了与介质分界面上的声阻抗差别有关外,还与遇到的障碍物大小有关:障碍物的直径大于入射超声波长的1/2,在障碍物表面产生反射,在其边缘产生少量绕射,若障碍物直径小于超声波长的1/2,超声绕过障碍物继续传播,称为绕射,在障碍物表面产生少量反射。介质的特性阻抗呈不连续性,或这介质中有障碍物时,可使入射声波在其上产生散射。例如血液中的红细胞、软组织中的微细结构、肺部小气泡等可产生散射。超声对比造影成像就是利用造影剂的微泡在超声波扫描时产生的散射来成像

5. 多普勒效应 1842 年,奥地利数学和物理学家克·约·多普勒(C. J. Doppler)在论文中首次描

述了多普勒效应:当星球和地球迎向运动时,光波频率升高,向光谱的紫色端移动;当星球和地球背向运动时,光波频率降低,向光谱的红色端移动。随后其他学者发现,多普勒效应同样适用于声波。假设波源的发射频率为f_0,波在介质中的传播速度为C,波源相对于介质的运动速度为V_0,接收器接收的频率为f_1,接收器相对于介质的运动速度为V_1。通过声学关系式和数学推导,可得以下公式:

$$f_1 = \frac{C \pm V_1}{C \mp V_0} f_0$$

当波源和接收器之间做迎向运动时,上式中的分子取正号,分母取负号;作背向运动时,分子取负号,分母取正号。

在日常生活中,可以观察到多普勒效应。例如,当火车鸣笛由远而近驶来时,尽管笛声本身的音调即频率保持不变,但人耳却感到笛声变尖,即声波频率升高;反之,当火车鸣笛由近而远驶去时,人耳感到笛声变粗,即声波频率降低。声源和接收体做相对运动时,接收体在单位时间内收到的振动次数(频率),除声源发出者外,还由于接收体向前运动而多接收到(距离/波长个数)振动,即收到的频率增加了。相反,声源和接收体作背离运动时,接收体收到的频率就减少,这种频率增加和减少的现象称为多普勒效应。一种声音尽管只有一个恒定的频率,但是对听者来说,它有时却是变化的。当波源和听者之间发生相对运动时,听者所感到的频率改变的这种现象即可称为多普勒现象。图1-1-9为多普勒示意图。

6. 超声衰减与人体声衰减系数 超声在介质中传播时,随着声传播距离的增加,声强会逐渐减

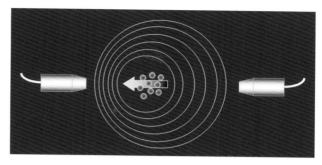

图1-1-9 多普勒效应理论主要内容为:物体辐射的波长因为声源和观测者的相对运动而产生变化。该图利用显示超声波的探头与红细胞之间的关系来解释多普勒效应。当红细胞朝向探头运动时,超声波的频率是增加的(左侧密集波);当红细胞背离探头运动时,超声波的频率是减低的(右侧稀疏波)

弱,这种现象称为超声的衰减。引起衰减的主要原因是超声被所经过的介质吸收(黏滞吸收及热传导吸收)。超声频率愈高,介质的吸收愈多;次要原因为能量的分散如反射、折射、散射等均可使在原传播方向上的超声能量逐渐被减弱。超声波在人体组织中传播的速度、声阻抗以及声吸收系数、衰减系数等可反映出人体组织的基本声学特性,人体不同组织的声学特性不同,这种特性也是超声诊断的依据和描述的内容。医学超声正是利用人体组织的声阻抗与衰减系数等组织声学特性的差异来区分不同组织。按照声学特性。人体组织大体上可分为软组织和骨骼两大类,软组织的声阻抗与水近似,骨骼则属固体。声衰减系数约与声频率成正比。频率越高,衰减系数越高。超声频率1MHz时,衰减系数约1dB/cm。从表1-1-2我们就可看出不同组织类别有其鲜明的声学特性。

表1-1-2 不同组织类别的声学特性

组织类别	声速(m/s)	密度(g/cm³)	声阻抗[g/(cm²·s)]	衰减系数(dB/cm MHz)
脑组织	1541	1.038	1588	0.9~3.4
肝脏	1549	1.050	1638	0.3~3.4
血液	1570	1.055	1656	0.18~1.0
颅骨	4080	1.658	5570	1.6~20
脂肪	1450	0.955	14 100.63	0.8~7.0
脑脊液	1532	1.000	1523	
水(37℃)	1480	0.993	1513	
空气	330	0.00129	0.428	

例如:脂肪密度和水类似,但声阻抗极高,衰减系数也非常之高,故在脂肪肝时可出现穿透困难和可见到比正常肝脏要高的回声,在肥胖病人亦造成扫描声窗和扫描深度受限的困难。颅骨虽然声传播速度高,但其密度高、声阻抗高、衰减系数也高,故成人颅骨除颞窗和枕骨大孔外超声波难以穿透。医学超声就是利用这些声学特性来形成图像和用以诊断。①人体内实质性器官如肝、脾、肾等脏器均有包膜,周边的间隙会形成不同的声学界面,这些器官内部还有韧带、血管和其他管道等内部结构形成许多界面。②从表1-1-2可看出血液或其他液体的声速、密度、声阻抗虽和其他软组织相差不大,但是其衰减系数很低,故透声会很好,形成均匀的无回声区和非常明显的界面。如血管、心脏、胆囊、膀胱等内部含液性体的壁与周围实质性部分以及与周边脏器会形成非常明显的界面。③从表1-1-2亦可见到空气的密度和声阻抗很低,其声速也很低,含气脏器如肺,由于肺泡内空气与软组织间声阻差异极大,在其交界面上产生全反射(几乎100%),并形成多次反射,即超声波不能进入正常肺泡,胃肠内的积气也如此相同。④从表1-1-2可以看出超声波在正常成人的骨骼中传播的声速很快,密度和其他软组织相比稍高,但声阻抗极高,故声衰减系数也很大,与周围软组织形成巨大的差异,在软组织与骨皮质交界处产生强反射,进入骨骼的超声由于骨松质组织吸收极多而不能穿透并在其后方形成无回声区称声影。

7. 超声生物学效应　超声波在人体传播中由于发射声束通过组织,能量是从声波转到介质,如果发射功率过大或持续过长时间会导致组织产热、机械作用、空化作用等生物学效应的发生,在物理因子不变的情况下,声强与距离成反比,生物学效应的发生与超声扫描时间的长度成正比。故医学超声的安全性是专家们特别关注的领域,经FDA或CFDA批准用于人体诊断的超声设备在使用时都会控制在相应安全的发射功率内,美国医学超声学会等组织提出的ALARA(As Low As Reasonably Achievable)原则受到全世界广泛的认可。这个原则要求在保证获得必要的超声诊断信息的前提下,采用尽可能小的声强、在尽可能短的时间完成检查。何为合适的声强? 这取决于许多因素,包括患者的情况和诊断的需要。如果声强太低,就不能得到好的诊断信息,就可能需要增加检查时间或重复检查。如果声强太

高,得到的诊断信息不会有什么改善,而患者受到了过多的超声扫描。故超声波检查的设置取决于诊断目的、工作模式、探头的选取,取决于使用者的经验和技术。我们常用的诊断超声平均发射功率不大于$10mW/cm^2$,机械指数(MI)<1.9是在安全范围内。

下面所描述的是在高于常规检查的发射功率时可发生的生物学效应,这些效应目前部分已利用在超声治疗方面,例如在超声造影剂微泡作用下的超声声物学效应治疗肿瘤等。还有被广泛应用于非医学领域。

(1)空化效应:多见于在采用低频时和当机械指数(MI)大于推荐的1.9限度时。超声波作用于液体时可产生大量小气泡。一个原因是液体内局部出现拉应力而形成负压,压强的降低使原来溶于液体的气体过饱和,而从液体逸出,成为小气泡。另一原因是强大的拉应力把液体"撕开"成一空洞,称为空化。空洞内为液体蒸汽或溶于液体的另一种气体,甚至可能是真空。因空化作用形成的小气泡会随周围介质的振动而不断运动、长大或突然破灭。破灭时周围液体突然冲入气泡而产生高温、高压,同时产生激波。也可称之为"气弹",与空化作用相伴随的内摩擦可形成电荷,并在气泡内因放电而产生发光现象。也有专门的研究在这种发光的作用机理和利用价值方面。

(2)热效应:由于超声波频率高,能量大,被介质吸收时能产生显著的热效应。高能聚焦超声(high intensity focused ultrasound,HIFU)治疗肿瘤主要就是利用超声的热效应,利用超声发生器分散发射高能超声波,并在体内将超声波能量聚焦在选定的脏器组织区域内,在焦点区域形成瞬间高温,从而定点杀灭肿瘤而对焦点周围组织没有明显影响。当然HIFU的空化效应和机械效应也对焦点处的组织细胞产生一定的影响。HIFU引起肿瘤组织的病理改变以凝固性坏死为主,同时伴有细胞的变性和凋亡。由于HIFU为一种物理治疗,只要在焦点部位能够形成一定的高温,就可对肿瘤细胞造成杀伤作用,因此可用来治疗不同种类的实体肿瘤。目前在临床应用HIFU治疗的肿瘤包括前列腺癌、肝癌、肾癌、胰腺癌、膀胱癌、子宫肌瘤、浅表软组织肿瘤等。

(3)机械效应:超声波的机械作用可促成液体发生乳化、凝胶发生液化和固体发生分散。当超声波在流体介质中形成频率和振幅均相同、振动方向一致、传播方向相反的两列波叠加后形成的波时称

驻波（standing wave），常态下波在介质中传播时其波形不断向前推进，故称行波。上述两列波叠加后波形并不向前推进，故称驻波。悬浮在流体中的微小颗粒因受机械力的作用而凝聚在波节处，在空间形成周期性的堆积。超声波在压电材料和磁致伸缩材料中传播时，由于超声波的机械作用可引起感生电极化和感生磁化等现象。

（4）化学效应：超声的化学效应常和空化效应相伴随，也常被应用到非医学领域。例如超声波的作用可促使发生或加速某些化学反应。例如纯的蒸馏水经超声处理后产生过氧化氢；溶有氮气的水经超声处理后产生亚硝酸；染料的水溶液经超声处理后会变色或退色。超声波还可加速许多化学物质的水解、分解和聚合过程。超声波对光化学和电化学过程也有明显影响。各种氨基酸和其他有机物质的水溶液经超声处理后，特征吸收光谱带消失而呈均匀的一般吸收，这表明空化作用使分子结构发生了改变。

第二节　超声灰阶解剖性成像

超声灰阶解剖性成像是超声发展最初始阶段就形成和采用的技术，历经一维 A 型超声、一维 M 型超声、二维灰阶成像、二维灰阶复合成像、三维灰阶容积成像、实时三维灰阶容积成像（亦有称之为四维）等逐步发展而来。

1. 一维 A 型超声（A mode ultrasonography）是利用发射单超声波声束穿过不同密度或硬度的组织时形成跳跃式的曲线回波信号，并以波形来显示组织的界面和特征的方法，主要用于测量器官的径线，以判定其大小。也可用来鉴别病变组织的一些物理特性，如实质性、液体或是气体是否存在等。最初还以快速规律的回波来判定胎儿心跳。最初始的 A 型超声设备就是采用单晶片探头接触到体表发射单超声波后在示波器上等待回波的信号出现并用以诊断，除了前面所提的测距离（如腹水前后的腹膜和腹水间有明显的反射界面与不同反射波型——腹膜是高反射波，腹水是近乎全吸收的低平线），某些如肝硬化因为硬化结节会出现丛状波，但还是缺乏比较高的特异性，无法确定产生回波类型组织，也无法知道确切的方向，无法明确回波的起源。最重要的这种技术和方法还达不到"成像"。随着二维超声的进展，这种技术很快就不再采用，但一维 A 型超声在中国医学超声的发展史上起到了历史性的作用，它推动了一批临床专家开始改造工业探伤用的 A 超到医学上来应用，他们成为中国医学超声的开拓者和奠基者。目前，在眼科超声中为了简便地测距，一维 A 型超声还在使用，某些现代超声设备还保留该功能。图 1-2-1 为 A 型超声波设备原理方框图，图 1-2-2 为 A 型超声仪设备图，图 1-2-3 为 A 型超声设备探头图像，图 1-2-4 为 A 型超声波形图，图 1-2-5 为现代超声设备

保留 A 超的图像示意图，在有些眼科超声设备中仍保留 A 超作为测距用。

2. 一维 M 型超声（M-mode ultrasonography）利用发射单声束形成运动结构的剖面曲线图并无限延长，是用于观察活动界面时间变化的一种方法。

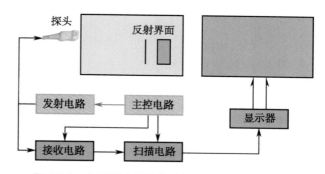

图 1-2-1　A 型超声波设备方框图，发射电路负责通过 A 型超声探头发射超声波到体内，并接受回波在接收电路上处理，以波形在显示器上显示

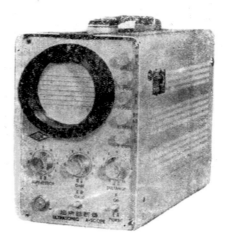

图 1-2-2　A 型超声波设备外形图，上端圆形为示波器，显示回波的波形

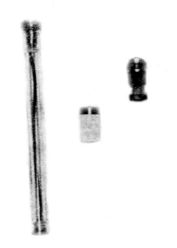

图 1-2-3　A 型超声探头示意图

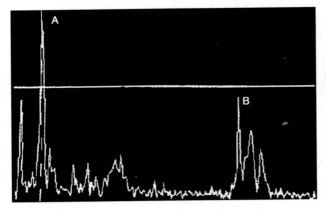

图 1-2-4　A 型超声在示波器上显示的回波，A 为遇到第一个不同界面时的回波，B 为遇到第二个不同界面时的回波

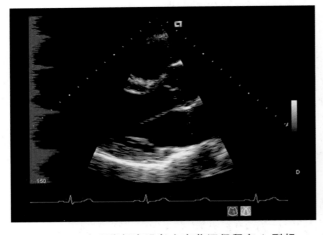

图 1-2-5　在现代超声设备上有些还保留有 A 型超声回波图，左侧红色部分为反映左心室长轴切面上的 A 型超声波，与右侧对应的实时二维图像分析可以看到右心室前壁、右心室、室间隔、左心室、左心室后壁、心包膜的界面所产生的回波信号

最适用于检查心脏的活动情况，其曲线的动态改变最早被称为超声心动图，可以用来观察心脏各层结构的位置、活动状态、结构的状况等，对准确测量心房室大小，心肌间隔和房室壁的厚度和观察瓣膜运动状态起到了很重要的作用，这种技术对在还没有真正到达实时二维成像的时代对于了解心脏结构与判定心功能是有划时代意义的，对像二尖瓣脱垂、累及左心室流出道梗阻的心肌病等诊断功不可没。当时多用于辅助心脏及大血管疾病的诊断。二维实时超声问世后，由于 M 型超声所具备的单位时间分辨率非常高这个不可替代的优势，在现代超声设备中均被保留，目前是在二维超声实时显示下精确定位显示 M 型剖面图用于测量和诊断。M 型还被发展为"解剖 M 型"，可以在二维图像上选择最大或最合适的面来用于 M 型取样，此时 M 型扫描线已和二维超声的扫描线形成角度，力求得到与真正二维图像上被测目标物最大径相平行的扫描剖面图。图 1-2-6 为 M 型超声图像，图 1-2-7 为 M 型超声工作原理，图 1-2-8 为现代超声设备上二维引导下 M 型图。

3. 二维灰阶超声成像（B-mode ultrasonography，B 型超声）　用平面图形的形式来显示被探查组织的具体情况。在发展的初期，首先通过带有探头的扫描臂将人体界面的反射信号转变为强弱不同的光点，这些光点可通过荧光屏显现出来拼接成图像（复合扫描）。图 1-2-9 为 20 世纪 60 年代带扫描臂的二维灰阶超声设备外观与图像，图 1-2-10 为 20 世纪 80 年代带机械臂和数字化的二维灰阶超声设备外观与图像。

经过不断地努力，到了 20 世纪 80 年代，设备图

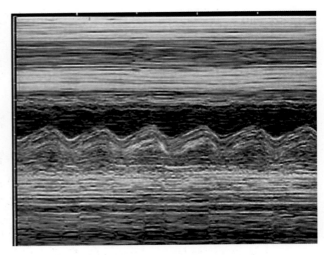

图 1-2-6　早期无灰阶图像的 M 型超声示意图

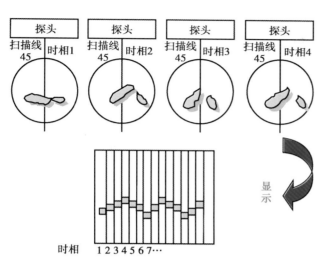

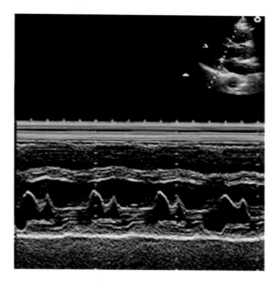

图 1-2-7 M 型超声成像原理,当声波通过一个运动的组织时会记录下该运动轨迹的剖面图

图 1-2-8 二维图像引导下的 M 型超声图像,该图显示二尖瓣的运动曲线

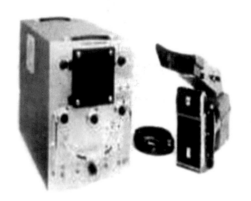

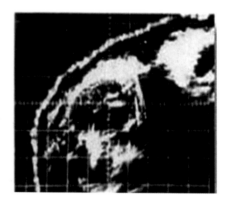

图 1-2-9 20 世纪 60 年代采用带有探头的扫描臂将人体界面的反射信号转变为强弱不同的光点,最后通过荧光屏显现这种拼接出来的图像

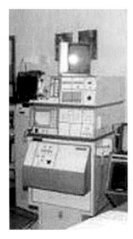

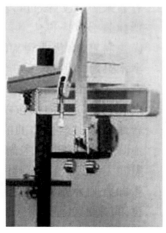

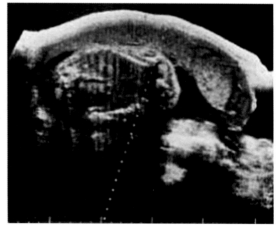

图 1-2-10 20 世纪 80 年代带机械臂连续扫描的二维灰阶超声设备外观与图像,其图像分辨率比过去改进很大

像质量比过去有很大的改进；然而从不实时复合扫描方式拼接成完整的图像到完全实时的灰阶扫描方式也历经了许多年的发展。目前，实时灰阶扫描快速、直观、重复性好，可以获得任意扫查切面的图像，可供前后对比，亦可用在实时引导下进行各种介入性操作，所以被广泛用于心血

管、妇产科、泌尿等小器官、消化等系统疾病的诊断和介入性及微创治疗。现代超声设备的探头和成像技术已非同往日。图 1-2-11 为现代实时二维超声成像的原理图，多条电子扫描声束的发射与接收的回波组成实时的灰阶图像，图 1-2-12 为现代超声探头构造示意图。

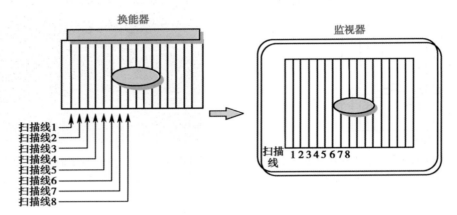

图 1-2-11 多条电子扫描声束的发射与接受的回波组成实时的灰阶图像是现代超声的基础

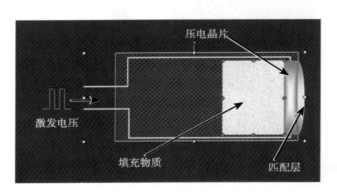

图 1-2-12 现代探头的构造大致为压电晶片、匹配层、填充物质组成

探头由各种排列组合的压电陶瓷或其他先进的压电材料组成声透镜，前面还有很好的匹配层，以维持良好的声传导性和防止干扰，压电材料后面的背衬材料也非常重要，还有电缆导线与主机相连。探头压电材料担负着负压电效应——受电路控制对晶片和阵元施加电压，使其产生机械应力形成震动发出超声波到体内，同时从体内反射回的声波作用于探头上的晶片与阵元产生电位差——称为正压电效应，经过复杂的电路处理最终形成图像。图 1-2-13 为声束形成器原理示意图，图 1-2-14 为现代超声设备结构示意图。

现代超声设备是一个很复杂的系统，从大的方面来讲，除了探头以外，主机可以简述为：①主控电

路：同步触发信号发生器，通过延迟线路周期性地产生同步触发脉冲信号；②发射电路：发射电路在受到同步信号触发时，产生高压电脉冲去激励探头发射超声波；③处理系统：包含接收电路、滤波器、对数放大器、射频放大电路、解调和抑制、视频放大电路、数字扫描转换器、显示器等；④图像存储系统。超声设备还有很重要的一个部分是探头，亦称之为换能器，它是超声波发生和接收的部分。为了完成不同部位或系统的超声检查，则要根据不同解剖部位的特性和检查要求，应用不同类型的超声探头，例如心脏扫查由于要经过狭小的声窗使超声波呈扇形进入心脏，故心脏扫查用扇形探头。小器官和外周血管由于扫查部位相对平坦和开阔并且需要较大的接触面积故用线阵探头，腹部与盆腔器官的扫查由于被扫查部位常有弧度并有骨骼组织遮盖故采用凸阵探头。专门设计为特殊部位的探头如直肠探头、阴道探头、食管探头、导管探头、内镜探头等。在早期多采用机械式探头，但由于其易磨损、易产生干扰，扫查帧频慢而逐渐被后来发展起来的电子相控阵探头所取代，这类探头目前已广泛地被应用，采用电子扫描和相控阵原理相结合的技术。电子扫描的原理是不依靠任何机械运动就可将波束沿阵列的轴线移动的能力，它是靠晶片的时间多路传输技术实现的。波束的移动方式取决于探头的几何外形，例如扇形、

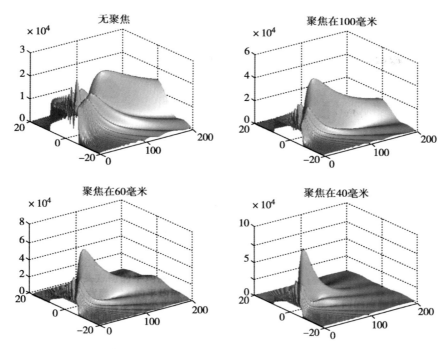

图 1-2-13　各种声束形成器按照成像目的的不同可形成不同的声束

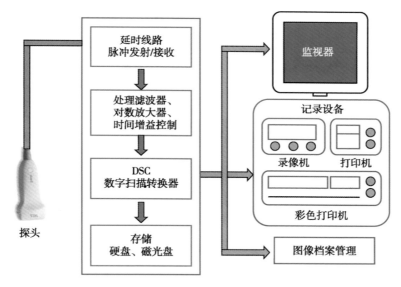

图 1-2-14　现代超声设备构造示意图，主机部分由主控电路、发射电路、处理系统、图像存储系统四大基本部分组成，还有非常重要的探头部分

线形、凸型或不同方式的综合，相控阵的定义是一种晶片的激发时间可以单独调节和成序列调节，在换能器的阵列晶片上完成控制声束焦点等参数，它也可以使探头完成各种线形、扇形、凸阵等方式的扫查，完成不同深度的单点或多点聚集等。该种探头由许多小元素即晶片阵元组成，每组脉冲可按序列分别发出。图 1-2-15 相控阵工作方式，依次顺序发射超声波。

从图 1-2-15 中我们可见右边的是第一个脉冲

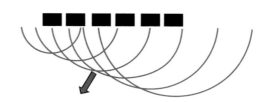

图 1-2-15　相控阵工作方式，依次顺序发射超声波

波，并发出了压力波的传播像一个池塘（大半圆）纹波。到右边的第二脉冲波，其发出波纹比第一小，因

为它发放较晚。这个过程一直持续，直到所有的晶片阵元都发放完脉冲。在多个脉冲波组合形成单一波前均按设定的角度行驶。即声束只通过编程的脉冲时序来完成。将原始传统的超声探头和电子相控阵探头相比较，传统探头一个压电晶片就只能产生一个固定的声束，而且波束的传递是只能按预先设计预定的方向和轨迹传播不可以变更。电子相控阵探头技术则是在具有许多（如 128 或更多）小尺寸但又独立的精密复杂的压电晶片阵列上采用功能强大的软件和电子方法来控制这些压电晶片阵元按照不同相位和时序指令各个高频脉冲的激发，产生可控形状与所需的超声场，获得期望的波阵面，包括波

束入射角度、聚焦长度、焦点位置、焦点尺寸、回波幅度、定位等均是可控的。由于每个独立的压电晶片均可以独立接受软件控制，在不同时间内按顺序激发探头内的各个晶片阵元，由于激发时序的差异，产生的波会有先后不同，经过叠加并聚焦控制到一个特定的方向。在不同角度发射的波束就可以实现在不同深度一个探头的电子动态聚焦和电子偏转，再加上电子控制晶片阵元的相位顺序和相继激发的速度就可以实现动态扫描。这些是电子相控阵的基本原理，实质上现今的高端超声设备采用的技术远比这些复杂。图 1-2-16 为电子聚焦和电子偏转的示意图；图 1-2-17 为各式探头群的照片。

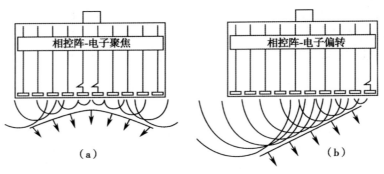

图 1-2-16　电子聚焦和电子偏转的示意图
图左（a）为相控阵电子聚焦的示意图；图右（b）为相控阵电子偏转示意图

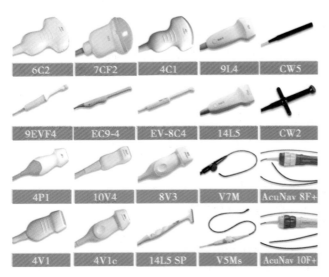

图 1-2-17　各式探头示意图，有线阵探头、凸阵探头、腔内探头、食管探头、导管探头、相控阵心脏探头等

现今的二维超声实现了高质量的图像，在纵向分辨率和侧向分辨率上都要达到很高的要求，图 1-2-18 是纵向分辨率示意图；图 1-2-19 为侧向分辨率示意图。

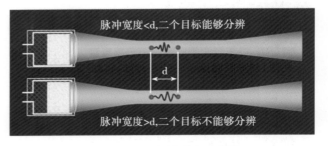

图 1-2-18　纵向分辨率示意图

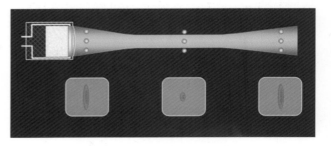

图 1-2-19　侧向分辨率示意图

评判二维灰阶图像的质量标准为：
（1）细微分辨率：即可以分辨最小目标的能

力;图 1-2-20 为高频探头显示小鼠皮下种植的乳腺癌病灶,可见癌灶内部细微的结构与周边的边界。

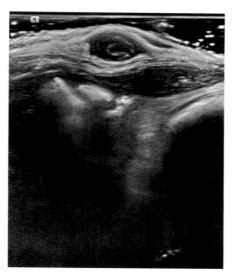

图 1-2-20　细微分辨率示意图
9.0MHz 线阵探头可以清晰显示小鼠皮下种植的乳腺癌病灶内部和周边的结构

（2）对比分辨率:即可以分辨相邻结构中回声强度相近组织的能力,在高回声存在的情况下分辨弱回声的能力;图 1-2-21 显示了胃幽门结构和胃壁的层次,前面的肝脏和后面的胰腺。

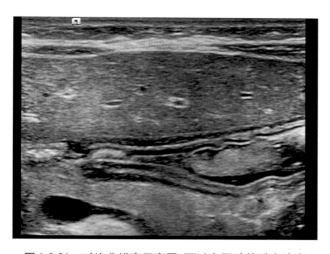

图 1-2-21　对比分辨率示意图,可以在肝脏的后方清晰显示出胃壁的层次和结构,还有后方胰腺的结构

（3）全场均匀性:即在扫描的全场深度内维持其组织和结构均匀一致的细微分辨率和对比分辨率;图 1-2-22 为腔内探头扫查显示均匀一致的细微和对比分辨率的子宫图像。

4. 多维灰阶超声成像(multi D ultrasonography)　多维意指三维和动态三维再到实时动态三

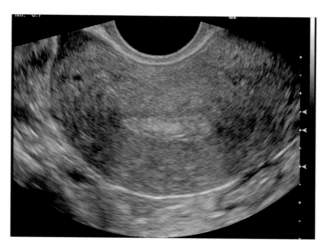

图 1-2-22　全场均匀性示意图,以保持一致的细微分辨率和对比分辨率显示出子宫全场的结构:子宫内膜、子宫肌层、近场与远场子宫的浆膜层

维(亦有称之为四维)超声成像,三维超声即指立体有 X、Y、Z 三个轴面(矢状面、冠状面和横断面)图像的超声成像,所谓四维成像实质上就是实时动态三维,三维加上时间这一相故称之为四维成像。但时间可否作为一相尚有不同意见,按传统的观念还是称之为三维或动态三维成像。从二维平面灰阶成像发展到多维成像经历了漫长的路程,开始是静态的三维成像逐步发展到动态三维,再进一步到实时动态三维。这一切得益于成像技术和计算机的发展。从发展历程来看,关键的问题着重在以下三个方面:第一,如何采集数据;第二,如何利用这些数据来重构三维图像;第三,如何显示三维图像,这也是三维与动态关键的区别。当然,关于三维中"实时"的定义在心脏或腹部成像中或有不同和没有精确的定义。开始的阶段是获得静态的三维图像,如子宫的内膜、胎儿的颜面部,接着是形成动态的三维,如可以显示胎儿张嘴的动作,但并不是实时的显示,是合成三维图像的过去式,实时动态的三维是探头在扫描时即同步立体显示出器官的运动状态,如扫描时同步显示心脏瓣膜的运动等。有的文献称实时动态三维心脏成像需达到 24 容积帧/秒方可称之为实时动态心脏的三维成像,还未见统一的标准来定义腹部或妇产科等实时三维超声成像的容积帧标准。当然心脏是动态器官,而腹部和盆腔的器官是相对静止或低频率运动的器官,胎儿是在羊水中活动的整体,下面就此三项分别叙述。

第一,如何采集数据。这关系到探头技术和声束控制和处理技术,最早开始应用"导航定位系统"如采用磁导航定位系统,在探头上安装一个发射器,在超声设备上扫描侧装一个传感器(sensor),设备感知到探头的方位再将采集的数据按顺序进行排位。图1-2-23显示了磁导航三维超声示意图。

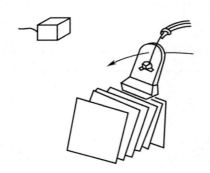

图1-2-23 磁导航示意图,左上为磁信号接受器,探头上所附着的是磁片,探头在扫描行进中的所有轨迹均被探头上的发射器传出和传感器所接受

这种设计是基于扫描者要得到立体的图像需要从空间不同的角度在体表获取二维图像进行拼接和重建,每一步的方位信息尤为重要,故需要有一套定位系统能给出超声探头在移动过程中所处的精确位置与指向。但与放射线不同,超声波在人体中传播的特性决定了人体数据的采集受到一定的限制,例如心脏,只能透过有限的"声窗"进行。开始的技术是用探头固定器固定经胸扫查探头和食管探头,采用步进马达按固定的刻度来控制探头旋转采样。早期由于采样帧频慢需要多个心动周期才能完成一个心脏的采样,每个心动周期实质上只完成了区域采样,为了避免由于病人呼吸、心跳等原因引起的伪像或图像失真,需要采取心电或呼吸门控来采样,尽可能在同一时相来采样,从而减少图像拼接的伪像。多维成像发展到现阶段,采集图像大概可分为下面几种方式:

(1)常规的二维探头采用机械预设定位或模拟定位的方式——采集前设定好线形(linear)平行移动采集,或弧形(rocked)旋转移动采集,前者还要确定采集长度,后者要确定好采集角度,根据被采集器官运动的快慢来决定采集速度和所需的时间。优点是任何二维探头均可随意进行三维的采集成像,但需在扫查中最好有预扫查来控制探头在预定的长度或角度内用预定的时间完成匀速运动。采用该方法采集数据最终只能形成和显示静态三维图像,图1-2-24显示了线形或弧形扫查的示意图。

(2)早期依靠磁场、光学空间定位等方法称之为Free Hand自由扫查的方法,需在探头上安装信号发射器,主机上安装接收器操作不便和复杂已逐渐被其他方法取代。

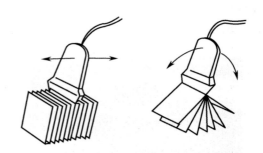

图1-2-24 重建式静态三维扫描方式的示意图,左侧为线形(linear)扫查方式的示意图,探头按预设方向、长度和时间内进行平行移动扫查,右侧为弧形(rocked)扫查方式的示意图,探头按预设的角度、范围和时间内进行弧形扫查

(3)容积(电子或机械)探头:采用电子或机械控制晶片阵元一体化探头的设计,将超声探头和驱动装置封装在一起,称之为容积探头,常用驱动装置的工作方式可分为旋转和扇形摆动的方法。操作者将一体化探头接触到向所需探测的部位,系统就能自动采集数据可以处理后形成三维图像或实时三维图像,目前主要用在心脏以外的领域,其中的摆动式容积探头主要用在腹部和妇产科的诊断上,而旋转式主要用在经阴道、经直肠的腔内三维成像,图1-2-25为该类型探头示意图。

(4)三维电子相控阵方法:采用二维面阵或矩阵探头的技术,是实现实时三维(四维)成像的图像采集方式和探头技术。它是率先为实现实时三维超声心动图技术而进行的探头换能器技术的革新。而后逐步扩展应用到线阵和凸阵探头上。二维面阵探头的原理图如图所示。该换能器晶片被纵向、横向多线

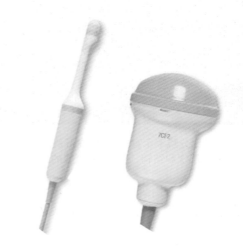

图1-2-25 实时三维容积探头外观示意图,右侧为经体表扫查使用的摆动式容积探头,左侧为经腔内扫查使用的旋转式容积探头

均匀切割为呈矩阵形排列，达 60×60＝3600（或 80×80＝6400）个微型正方形晶片阵。由程序来控制晶片工作时序，使声束发射按相控阵方式沿 Y 轴方向进行转向形成二维图像，再沿 Z 轴方向扇形扫描获容积数据库。三维矩阵探头示意图见图 1-2-26。

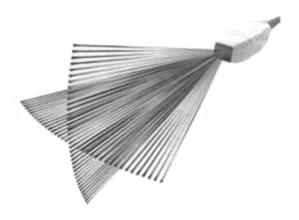

图 1-2-26　三维矩阵探头示意图，发射的声束会按预定的两个方向发出扫描线形成二维图像；再使二维图像沿 Z 轴方向扇形移动进行立体仰角转向，由于声束在互相垂直方向扫描形成立体图像所需的数据

从电子学角度看，在使用这种面阵探头时，当发射的声束沿预定 X 轴方向前进时，可形成一条扫描线（一维显示）；按相控阵方向沿 Y 轴进行方位转向形成二维图像；使二维图像沿 Z 轴方向扇形移动进行立体仰角转向，由于声束在互相垂直的三个方向进行扫描，则最后将得到一个覆盖靶区内各部位立体结构的金字塔形的三维图像数据率。而要达到实时显示三维超声图像的目的，每秒钟至少要获取 16 个金字塔三维图像数据库。据此，每秒钟内三维成像装置应发出的扫描线至少需要 1800×16＝28 800 条，如果仍旧是按 1∶1 扫描，则不可能在扫描间隔时间内完成成像，只有采用并行处理来才能完成成像，故该成像方法采用分区采集信息，但每个区的图像视野小、空间分辨率受到限制，达到完整的心脏图像需要 3～5 个心动周期来拼接，如要采集彩色的容积信息需要 5～7 个心动周期采样，为了尽量减少拼接伪像，在采样时需要心电、呼吸的门控。

（5）新一代三维相干立体全容积成像采样技术，为了达到完全实时的全心脏三维成像，需要在一个心动周期内完成采样和成像，不再需要心电和呼吸门控，在球面波发射技术的基础上采用波束后聚焦技术（回溯性波束形成技术），在球面发射是大面积的覆盖，空中各点上都可能多次被辐射，同一位置的目标可以得到多个反射波数据，聚焦可看作不同方向超声波的同相叠加，因此如果将各次辐射在同一点产生的依据位置调整相位的反射波叠加。这就称之为波束后聚焦技术，该技术要把各次发射产生的反射波同相叠加，因此必须把各次反射产生的反射波信息都存储下来，包括幅度信息和相位信息，然后加以处理，故发射波束聚焦是一种三维的相干成像技术。图 1-2-27 为新一代单心动周期全容积心脏三维采集示意图。

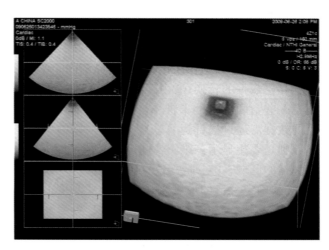

图 1-2-27　新一代单心跳全容积心脏探头喷射状发出球面的扫描波束，形成 90°×90°的立方数据体，实现真正实时全容积的心脏成像

第二，如何处理数据。处理数据的过程是一个三维重构的过程，这个重构由于采集方法的不同而有很大的区别，采集方式不同，三维重构的方法也有所不同。早期的技术由于采样技术落后和计算机速度的影响，重构一个静态器官的三维图像需要数十分钟的重构技术，是实现真正实时三维（四维）的处理技术。从传统重构技术发展的历程到全新的直接三维数据法大概经历了以下几个阶段：

（1）立体几何构成法：将人体脏器假设为多个不同形态的几何组合，需要预设大量的几何原型，但过于粗糙，无法精确，对于描述人体器官的复杂结构的三维形态并不完全适合，现已基本淘汰。

（2）表面轮廓提取法：将三维超声空间中一系列坐标点相互连接，形成若干简单直线来描述脏器的轮廓，曾用于心脏等器官的表面三维重建。当时计算机运算慢，对运动速度较快的心脏数据进行运算更为困难。在实际应用中需要人工对脏器的组织结构勾边，受操作者主观因素的影响和耗时；只能重建左、右心室腔的结构，无法对心瓣膜和腱索等细小结构进行三维重建；不具备灰阶梯度特征故无法显示解剖细节,图像质量达不到诊断级别。

(3)体元模型法:是目前最为理想的动态三维超声成像技术,可对结构的所有组织信息进行重建。在体元模型法中,三维物体被划分成依次排列的小立方体,一个小立方体就是一个体元。一定数目的体元按相应的空间位置排列即可构成三维立体图像。重构总的原则是将利用采集的原始信息包括一系列空间不规则排列的二维图像及每幅图像采集时相应的超声探头的空间位置与指向信息,其过程就是把二维图像中每个像素(pixel)的值放到一个最终的三维体积晶格上。重构算法必须解决以下几个问题:①二维平面图像中的每个像素点数据到三维体积晶格数据的转换;②由于随意移动超声探头,可能有一些空间位置上未被采样,这部分未被采样点上的数据需通过插补运算获得,故在采样中要遵循的原则是要想显示三维图像的区域必须是探头扫查所包括的区域;③对那些不可避免地被重复采样的点,必须确定一定的准则来校正该点的灰度值。三维原始数据庞大和运算量巨大,进一步提高三维图像重构速度是个不断需要解决的问题。

(4)直接三维数据法:新一代三维相干立体全容积成像采样技术直接得到含有振幅和相位的三维体素(voxel),利用这些信息直接演算成像,它已经超越了"重构"这个概念。完成源于单心跳的实时容积超声的关键指标是信息率,这个简单的指标包含了图像质量中众多的关键指标,如时间分辨率、成像区域、穿透力、细微分辨率和对比分辨率。事实上,成像系统的信息率决定了实现最优图像质量和检查效率的上限,新的容积成像系统的处理速度达到了每秒160M体素处理能力,这是实现心脏实时动态三维扫描成像的基础。

第三,如何显示三维图像。从现代容积成像的概念来讲,三维和实时三维(四维)采集了一个空间范围内所有超声回波的信息于一个容积内,该容积内超声声学信息,可以根据临床需求和诊断所需的目的来显示不同的内容。

(1)表面成像(surface rendering imaging):提取组织结构的表面灰阶信息,然后采取表面拟合的方式进行图像重组,需要在有不同界面的部位,如可用于子宫腔注液时显示宫腔表面,羊水中的胎儿颜面以及胆囊、膀胱、血管等空腔器官。图1-2-28为胎儿脸面的三维表面成像。

(2)透明成像(clarity imaging):采用透明计算

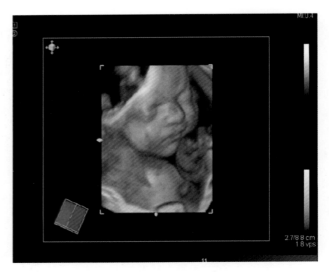

图1-2-28　胎儿脸面三维表面成像

法,淡化组织结构的灰阶信息,使之呈透明显示,从而显示实质性脏器内部结构的空间位置关系。图1-2-29为子宫内膜的冠状面图像。

(3)内镜模式三维成像(amnioscopy rendering imaging):在三维结构成像时,为了展示各个方位详细信息,拟采用似内镜光源照射需观察面,增强立体明亮度和分辨率。图1-2-30为内镜三维模式显示的出血性黄体囊肿。

(4)骨骼肌成像(skeletal rendering imaging):三维成像在骨骼肌成像发展过程中经历了两个阶段:第一个阶段是常规的三维成像,在处理中提高阈值和淡化软组织的信息,凸现高强度的骨骼组织,如图1-2-31胎儿骨骼显示了主要骨骼的轮廓,不够细化,无法显示细小骨骼的结构。第二个阶段是专利和专用的骨骼肌成像模式(skeletal rendering)。该技术是真正的容积技术,从环绕的组织中节段化分析和处理骨的结构,依赖于从环绕骨结构的声回波间的空间分辨率来判定真正骨的结构和边界,每一个包含有骨和软组织的容积均会被探测和分析并得到骨骼图像,类似CT/MRI一样,图1-2-32是用骨骼肌成像模式显示的胎儿骨骼模式。

两种技术进行比较,可明显看出,骨骼肌三维成像技术和原来不一样,它非常细化了骨骼结构,不再是粗线条地显示脊柱,而是细致和真实地显示全部大小骨骼的结构,图像质量达到了诊断级别和有非常高的临床价值。最新修订的骨组织异常的国际分类包括253种骨软骨发育不全和45种遗传性骨发育障碍(以后还可能对更多的异常进行分类),但采用传统的三维超声技术使得产前超声能够识别的骨

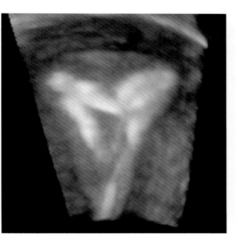
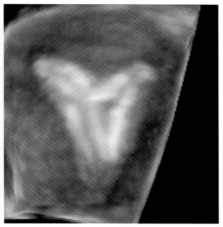

图 1-2-29　三维透明模式成像显示子宫内膜的冠状面图像,这种显示模式对子宫畸形等疾病的诊断和鉴别诊断有重要意义

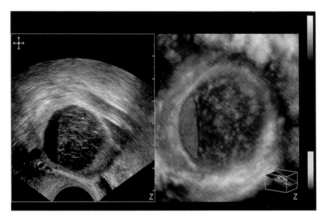

图 1-2-30　为三维内镜模式成像。左图是卵巢出血性黄体囊肿的二维声像图;右图是以内镜三维成像的模式来显示该出血性黄体囊肿,图像非常立体和逼真,和我们在内镜直视下观察到的病灶几乎一样

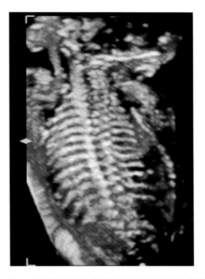

图 1-2-32　骨骼肌三维成像模式显示胎儿骨骼更为细腻,几乎所有骨、软骨及其附属结构和组织都被清晰显示出来

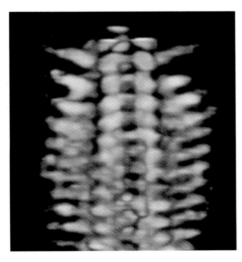

图 1-2-31　常规的三维骨骼肌成像模式显示胎儿骨骼结构,细微结构无法显示

发育不良是非常有限的。相信随着骨骼肌三维成像技术的推广会不断增加胎儿骨发育不良的检出率。

（5）多层面剖面模式（multi slice mode）:可以从一个容积上的 X、Y、Z 任何一个轴面上或解除 X、Y、Z 的中间轴心后在任意的轴面上按预定层厚进行剖面的分析,该项技术使超声可得到与 MRI 与 CT 类似的多层面的图像,通过对容积图像的多层面剖析处理可轻松得到冠状、矢状与横切面,还可得到 X、Y、Z 轴中央解旋获得的任意切面,操作者可以选择范围,片段的间距以形成每一片段视野观并可以放大图像;图 1-2-33 显示肾脏的多层剖析成像;图 1-2-34 显示了按照选择的轴面显示的胎儿心脏的多层剖面成像;图 1-2-35 定好轴面后逐层的胎儿心脏

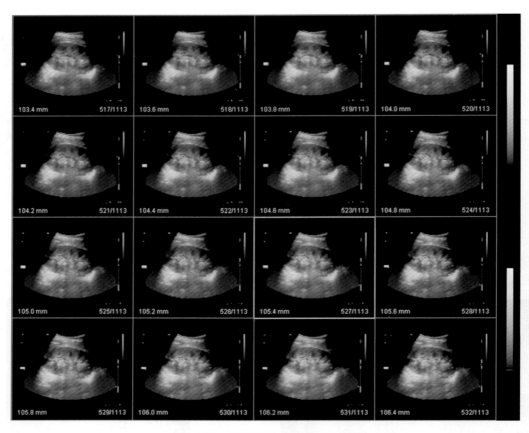

图 1-2-33　肾脏三维多层面剖析成像

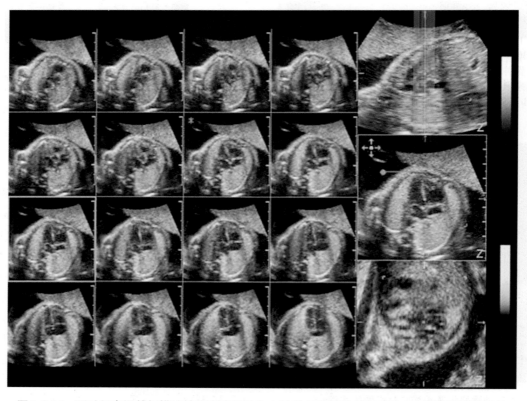

图 1-2-34　可以任意调整扫描的轴线来显示胎儿心脏的多层面的剖析成像,以获得期望得到的
连续层面,用于诊断和鉴别诊断

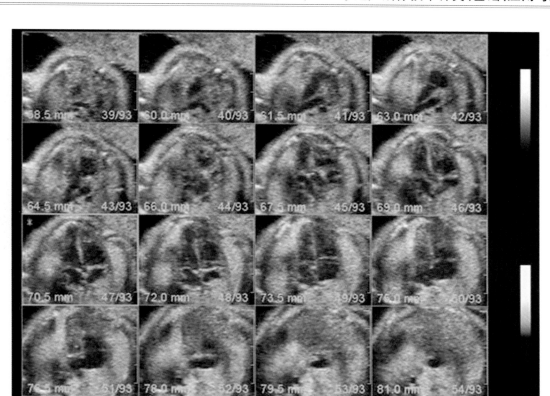

图 1-2-35　按照选定的轴面来连续地逐层剖析显示胎儿心脏

的多层剖面成像；图 1-2-36 显示放大的胎儿颅脑多层剖面成像。

（6）厚层成像（thick slice imaging）：可以在感兴趣的一个视野的平面增加其层厚，优势是为了增加对比分辨率，增强组织的立体观和空间信息。在

容积成像中亦可用到该技术；图 1-2-37 为胎儿头颈部图像在使用厚层成像前的图像；图 1-2-38 为胎儿头颈部图像在使用厚层成像后的图像。

（7）曲线多平面重建技术（curved MPR-curved multi-planar reconstruction）：是常用在牙科和心血管中的多 CT 成像和处理技术，见图 1-2-39 在超声三维成像中应用它可以允许使用者沿着一个曲线物体

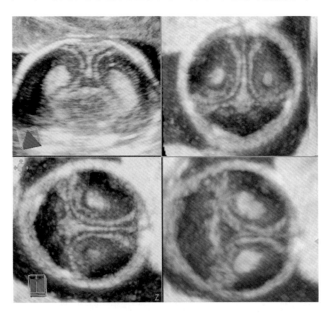

图 1-2-36　任意层的多层面剖析成像可以进行放大，以便更仔细观察细微结构，该图为放大的胎儿头颅多层面剖析成像

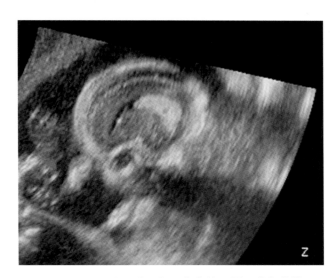

图 1-2-37　为胎儿头颈部图像在使用厚层成像前的图像

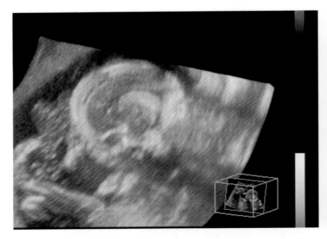

图1-2-38　为胎儿头颈部图像在使用厚层成像后的图像

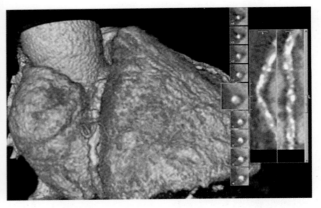

图1-2-39　CT采用曲线多平面技术来显示心脏结构

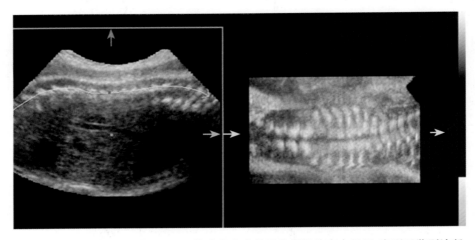

图1-2-40　三维超声的曲线多平面技术将弯曲的胎儿脊柱伸直来显示,有利于鉴别诊断

设置好处理点,在重建时即伸直它。例如:在胎儿弯曲脊柱伸直它有利于观察,见图1-2-40,三维超声的曲线多平面技术将弯曲的胎儿脊柱伸直来显示,有利于鉴别诊断。

(8)容积成像中多种后处理技术:一个容积图像可以用许多后处理技术,例如容积编辑(volume edit)可以完成独立的灰阶&切面编辑;多边形工具(polygon tool),电子解剖刀可以从容积图像中消除不需要数据信息和无限制的恢复;壁龛(niche)在容积中创造一个壁龛或楔形,可以切入进入一个特定的目标;并行的切除(parallel cut)同时从三个面来缩小容积等;见图1-2-41为从眼的容积图像中经处理显示的视网膜剥离的三维图像。

(9)心脏全容积图像的显示:采用新一代相干容积技术的源于一个心动周期的心脏图像,包含四个心房与心室的全容积方式显示,图1-2-42为用(Sie Shell)自动等间距切分和心脏容积图像剖开的心脏结构。容积导航工具(D'Art)可直观方便地引

导显示心腔结构,采用参照切面对容积数据进行导航,以便观察心脏细微的结构。图1-2-43为用D'Art显示增厚的二尖瓣。

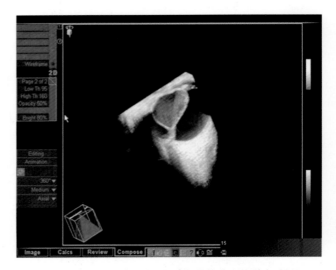

图1-2-41　采用电子解剖刀将眼的容积图像切割显示出视网膜剥离的立体图像

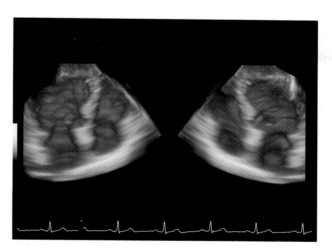

图 1-2-42　容积切分工具（Sie Shell）自动等间距切分心脏容积图像，便于观察处理和分析

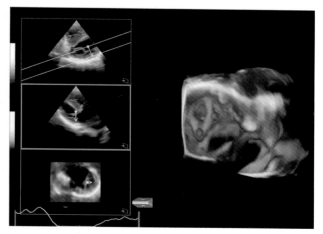

图 1-2-43　采用容积导航工具（D'Art），可以在任意想仔细观察的切面进行切割，该图是定位在患者二尖瓣水平，切割心脏的容积图像显示增厚的二尖瓣

■ 第三节　超声多普勒血流与组织成像以及其他相关技术

多普勒血流与组织成像技术是利用超声波发出声波至血流中的红细胞或组织后获得的频移信号进行编码成像或形成频谱，在临床中被广泛应用，利用这些信息可以对血流状态和流速与组织的速度、加速度、能量、应变等状态进行评估。下面按分类与各自原理，临床应用叙述如下。

1. 多普勒血流成像技术的基本公式　超声探头作为一次声源在二维显示血管结构的基础上，按照选定的感兴趣区发出声波束或群至血流中，血流中的红细胞接收到声波后产生回波信号，由于红细胞是呈流动状态，故从其接收声波到产生回波已产生了频移，红细胞亦可被认为是二次声源。假设探头发射的超声波进入人体后入射到探头扫描区内的红细胞，声波再由红细胞反射回探头，成为接收信号。探头发射频率为 f_0，多普勒频移（即探头接收频率与 f_0 之差）为 f_d，血流速度为 V，声束-血流夹角为 θ，组织中的声速为 C。

则由（1）式 $\left(\dfrac{V\,Cos\,\theta}{C}\right)^2$，并略去高阶无穷小，可推出以下（2）式：

$$f_d = 2f_0 \frac{V\,Cos\,\theta}{C} \qquad (2)$$

在实际检查时，探头发射频率 f_0 一经选定即不再改变，声速 C 在人体中为定值，使声束平行于血流方向（$Cos\,\theta = 1$），标记 $\dfrac{2f_0}{C}$ 为 k（称为探头定标系

数），于是（2）式可简化为 $f_d = kV$。

由 k 值和多普勒频移值 f_d 即可求出血液流速值 V。

从上面我们可以归纳为：

V（cm/s）代表血流速度。

C（cm/s）代表超声波传播的速度（约 1540m/s）。

θ（°）代表血流与超声波声束之间的夹角

f_d（Hz）代表多普勒频移

f_0（Hz）代表超声波探头的频率。

从公式中可以看到 V 是我们需求得的速度，C 是在基本的范围内，获得了 f_d 就得到了血流的速度，f_0 探头频率是选定的，$Cos\,\theta$ 需高度关注，见图 1-3-1。

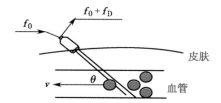

图 1-3-1　显示多普勒扫查线和血管间夹角的关系，由于探头位于体表，扫描时超声波经皮肤进入血管，其间的红细胞作为声波的接受体和二次声源产生体，探头和被扫查的血管间必将产生夹角

从插图和实际应用中我们知道，在进行多普勒检查时，要想声束完全平行于血流方向几乎是不可能，故有几点需要关注：

（1）调整探头和病人体位,求得尽量小的声束和血流之间的夹角。

（2）可以使采样框和采样线向血流方向偏转。

（3）在获得频谱多普勒后测得血流速度时要进行角度校正。

（4）多普勒角度校正时的参考标杆,在平直的正常动脉,最高血流速度在动脉中轴线,多普勒角度校正可以以血管壁为参考标杆,与血管壁平行即可。在动脉狭窄时,由于动脉粥样硬化斑块多为非对称性,狭窄处血流束的方向往往与血管壁并不平行。此时,角度校正应以血流束最窄处的血流束长轴为参考标杆,而非血管壁。

（5）多普勒角度 θ 必须≤60°:采集多普勒频谱时,多普勒角度必须≤60°,这已经成为血管超声检查的规范。因为>60°时即使校正,误差也会非常之大。采集多普勒频谱时,对多普勒角度的校正,是根据肉眼观察彩色多普勒血流图像,手工调节角度旋钮完成的,因此可能存在角度校正非绝对精确的问题。从理论上讲,实际工作中多普勒角度的校正,一般都会存在一定的误差。多普勒角度误差,会造成流速测量误差。多普勒角度大小不同时,角度误差所导致的血流速度误差并不相同。在不同多普勒角度下进行角度校正时,每误差1°所造成的速度误差是不同的;多普勒角度较小时,角度误差1°所造成的速度误差较小,可以忽略不计;但是,当多普勒角度为60°时,角度误差1°造成的速度误差约为5%,其造成速度误差明显增大,几乎不可能测量到准确的血流速度。故非常强调在频谱多普勒检查和要测量血流速度时,必须要校正角度和角度必须要小于60°,如果达不到时则要调整病人的体位或改变探头的位置。图1-3-2是角度对速度造成影像的误差表;图1-3-3显示的是角度对彩色多普勒的影响。

还有一个值得注意的问题是多普勒对血流速度测定受到尼奎斯特频率限制,实质是受到脉冲重复频率的限制,这个脉冲重复频率范围取决于探头的频率,探头频率低则重复频率高,探头频率高则重复频率低。如果超过脉冲重复频率的范围就会出现混叠,不同的多普勒技术发生混叠的表现形式不同。

2. 用于血流的多普勒成像技术和频谱技术

（1）二维彩色多普勒血流成像:二维彩色多普勒血流成像技术是在平面上的血流区域采样技术,反映的是平均流速信号。在选定的感兴趣区内,超

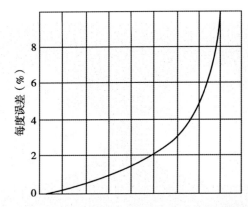

图1-3-2　为多普勒扫查夹角与血流速度测量的误差表,从表中可以看到随着角度的增大,误差也随之增大

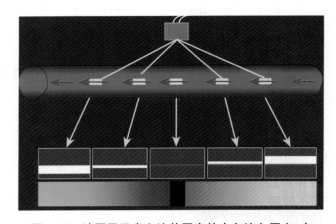

图1-3-3　该图显示当血流从图右的方向流向图左,在最右侧血流朝向探头时的角度最小,故显示的流速高并被编码到红色色彩亮的编码区,提示为高流速。中间白色部分表示频谱能量也高,随着血流流向图中央区域和探头之间的夹角角度增大,则流速变低并编码为较暗的红色,频谱能量也低。当到正中央垂直**90°**时就无血流速度显示,频谱能量亦为零。当血流经过正中央向左侧流去时,则是背离探头,开始由于角度大速度就低,随着更流向左侧,则血流与探头之间的夹角角度越小,速度越高并会被编码到高速蓝色色彩亮的区域,频谱能量也随之增高

声发出多条的采样声束(声束的数目取决于超声设备的级别和探头的技术、空间和时间分辨率的选择等因素)到达血流中的红细胞并反射回来,图1-3-4设备根据接收回来声波的多普勒信号中提取振幅和频移的数据进行彩色编码,一般将朝向探头运动的编码为红色,背离探头的编码为蓝色,速度高低以色差的梯度来表示。在实际应用于不同器官和病变时会根据血流种类预设好速度的量程,既保证敏感度使低速血流被显示出来,又不会使其发生混叠,预设置实际包括很多内容,如速度量程、频率、时间空间分辨率、滤波等参数,见图1-3-5;图1-3-6是显示彩

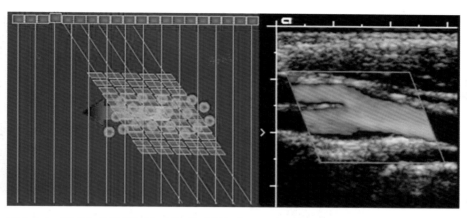

图 1-3-4　彩色多普勒是区域采样,将采样框内红细胞的频移信号采集回来进行编码,反映的是区域内平均血流速度。左图垂直线表示二维灰阶成像的声束,从左至右偏转的斜线表示为二维彩色多普勒的取样线和区域,为获得更小的夹角故进行偏转。右侧为人体颈总动脉和颈内外动脉分叉处的彩色血流显示

色多普勒的速度量程与色标图。

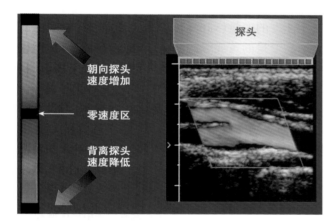

图 1-3-5　朝向探头运动的血流会编码为红色,背离探头运动的血流速度编码为蓝色,靠近二端为高速编码区,靠近中央为低流速编码区。该图显示为检查颈总动脉的预设置彩色多普勒的速度定位 0.24m/s,如果该采样区域内的血流平均速度在 0.24m/s 以内,则会是速度高编码越明亮;反之则低,超过该速度,则会出现混叠

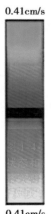

0.41cm/s

0.41cm/s

图 1-3-6　彩色多普勒速度量程与色标图示意图,速度量程定为 0.41cm/s

在量程与色标图上越靠近中间基底方向为纯红或纯蓝的颜色,越靠近两端为较亮的红色或蓝色,根据选定的后处理图谱有所偏黄红或绿蓝等。在选定的速度量程内,越低速的血流会以单纯和不明亮的颜色表现出来,越高流速的血流则以明亮甚至混合的颜色表现出来。但血流速度超过设置的速度量程而发生混叠时,就是朝一个方向的颜色到了最高的极限后返到对侧最高的色标区的颜色并产生颜色的混叠。见图 1-3-7。

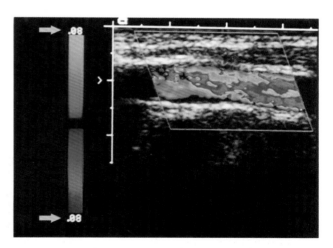

图 1-3-7　当实际血流速度高于预设的速度量程时就会发生彩色混叠现象,朝一方的速度高于最高的色标反转到对方的最高色标区,两者最高色彩发生混叠。该图显示为用不正确的速度量程预设置 0.08m/s 去扫查颈总动脉时发生的混叠现象

在临床工作中,如果采用正确的速度量程预设置去扫查相应的器官或组织时,发生混叠现象就提示我们要警惕病理情况的存在,例如在子宫恶性滋养性细胞疾病时常在子宫病灶内见到五彩镶嵌的血

流信号,提示血流速度已超过预设置为异常的高速血流存在。见图 1-3-8。

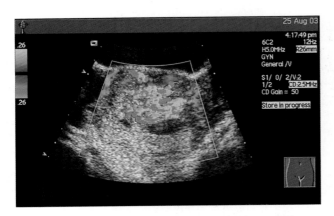

图 1-3-8　采用常规 0.26m/s 速度量程的预设置扫描子宫时出现明显的混叠现象。患者为恶性滋养细胞疾病,其病灶内有由于恶性滋养细胞侵蚀而造成的动静脉瘘等原因致高流速血流造成彩色多普勒发生混叠的现象

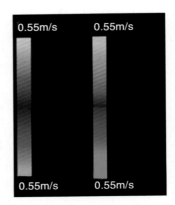

图 1-3-9　彩色多普勒在后处理上面可有两种色标:图左显示的是第一种是红蓝二色,以色泽的明暗和鲜艳来反映血流速度的高低,我们常称之为速度图标。图右显示的是另一种是红色+红黄为一端,另一端是蓝色+蓝绿为一端,当有湍流发生时,就会以双色(红黄或蓝绿)来表示。与前一种比较,多了黄和绿色的部分来表示湍流,我们常称之为速度+变量图

在彩色多普勒的后处理图谱上可以选择单一的色度来显示速度,此种即是红蓝两种,颜色亮暗反映速度高低,发生混叠时则是红蓝色的混叠。后处理图谱上还可以选择用不同的颜色来表示速度与变量,如红蓝表示速度(velocity,V),黄绿表示变量(variance,VV),速度的表示同前,而变量大时则会根据方向的不同出现黄色或绿色混合到红或蓝色中,变量大是湍流最容易出现的特征。见图 1-3-9。

正常血流速度与湍流其平均流速几乎一致,如正常血流速度,高速 60cm/s,低速 40cm/s,平均流速 50cm/s,湍流时血流中高速血流为 80cm/s,低速血流为 20cm/s,平均血流速度为 50cm/s。由此看出正常血流和湍流时其平均流速几乎相差不多,而差别

在于速度的变量(variance),故当血流图像中出现了表示高变量的黄或绿的颜色混合出现后可即刻提示湍流的发生,并可指导频谱多普勒的测量。见图 1-3-10。

二维彩色多普勒成像的显示是重叠到二维图像上的,高级别的设备处理速度快而能达到完全灰阶结构和血流显示的实时性。图 1-3-11 为彩色多普勒显示胎盘与脐带的血流。

彩色多普勒提供的信息如下:

1)血流的路径和架构:通过实时显示血管从主干到分支的路径或器官与病变的架构。

2)血流的方向:由于采用红蓝的编码来反映朝向探头或背离探头,故很容易确定血流的方向。

3)血流的速度性质:彩色多普勒反映的是采

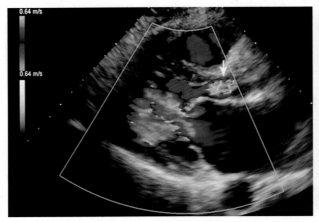
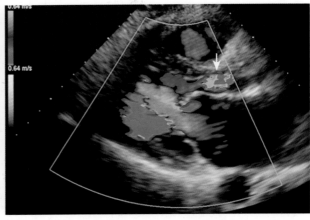

图 1-3-10　彩色多普勒变量图在临床应用的实例,当速度量程设置在 0.64m/s 时,扫描心脏,左侧图为采用后处理速度图标,右侧采用后处理速度+变量图标,可见在主动瓣出现明显的反映变量的蓝绿色彩存在(白色箭头所指)

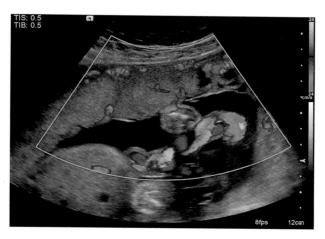

图 1-3-11 彩色多普勒显示胎盘和脐带的血流,在二维灰阶图像清晰显示胎盘和脐带结构的基础上提示了血流的方向、走行、性质等信息

样范围内的平均流速,但通过色差的大小和明暗可以反映血流平均速度的大小。

4)血流的变量范围:变量是反映层流、混叠、湍流和反方向血流的重要信息,正常采用正确的预设置扫描相应部位和器官时显示是正常红蓝色的血流信号,这正是速度高低造成明亮度的差异,通过颜色的混合反映出血流是层流还是湍流的性质,明亮颜色的混叠或变量反映湍流存在,正常颜色的相混合只是说明不同方向的血流并存,但不是湍流。

(2)三维彩色血流实时成像技术:单心跳心脏容积成像技术已实现了实时的心脏容积彩色血流成像,同时接受回来 90°×90° 的心脏灰阶容积中还有容积彩色血流的信号,见图 1-3-12,全容积心脏彩色血流成像显示出二尖瓣反流的血流信号。

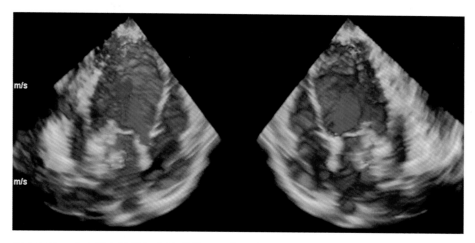

图 1-3-12 全容积心脏彩色血流成像显示出三维立体的主动脉瓣的正向血流和二尖瓣反流的血流信号

这样可以实现很多容积血流检测技术,如用于瓣膜反流的容积的 PISA 技术,可以较为精确来计算瓣膜反流的血流量。

(3)二维彩色能量血流成像技术:亦有称之为彩色多普勒能量图技术,从严格定义上讲,该技术实质上不属于多普勒技术,因其采用的是红细胞的背向散射信号,但多年来大家约定俗成的将其称之为彩色多普勒能量图技术,故在此也将该技术在多普勒血流成像技术的章节中来描述。和彩色多普勒血流成像技术比较,它不是采用频移信号,其最大的优势是没有角度依赖。可以较完美地显示血管的走向,但其无法反映血流的速度。从敏感度上来讲,可以显示更为低速的血流信号和显示完整的血管路径。如图 1-3-13 应用彩色能量血流成像技术显示的肾脏血流。

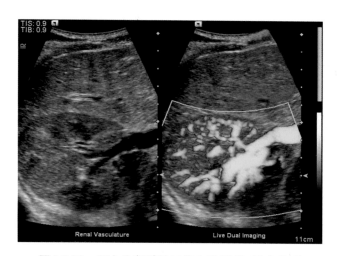

图 1-3-13 图左为肾脏的二维灰阶图像,图右为采用彩色多普勒能量图显示的肾脏血流,敏感和无角度依赖,但无方向性

（4）二维方向性彩色多普勒能量血流成像技术：在彩色多普勒能量图应用的基础上，为了弥补没有方向性的缺点，超声工程研究人员又开始研究将接受回来的散射信号进行彩色编码，这样就给诊断者提供了患者血流方向的信号。见图1-3-14。

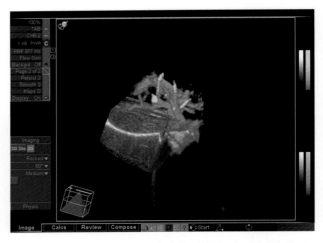

图1-3-15 彩色能量三维图像，利用无角度依赖的优势可以从空间更为完整地来显示血管的架构

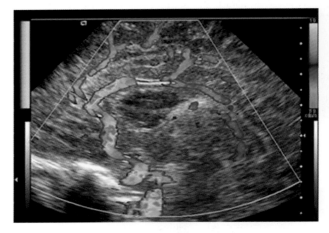

图1-3-14 彩色方向性多普勒能量图显示新生儿颅内血管，敏感又具有方向

（5）三维彩色能量血流成像技术：由于彩色能量血流技术无角度依赖性，可以较完整地显示血管路径和走向，故可以用来进行三维成像，从X、Y、Z三个轴面来反映灰阶的结构与彩色血管，从空间来观察血管的架构、分布走向，如图1-3-15，并可以Multi-slice多层剖析的方式来分析。

（6）频谱多普勒技术：彩色多普勒采样原理决定其反映的是平均流速，见图1-3-16。从频谱多普勒采样原理看出其是在血管内选定采样容积——采样门（gate），其间流动的红细胞接受到超声波探头发出的声束后再反射回探头，故获得的是血流的绝对流速信息。见图1-3-17。从图1-3-18中我们可以

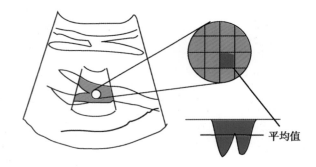

图1-3-16 彩色多普勒区域采样反映的是平均血流速度，从图中可以看出选定的彩色多普勒取样框内有许多采样点，在获得了该区域内红细胞频移信号后就进行彩色编码

看到彩色多普勒和频谱多普勒之间的关系。频谱多普勒是以其频移信号的变化来形成频谱，频谱的横向表示时间，纵向表示速度图1-3-19。频谱可用于各种血流参数的测量，进行量化的工作。

从频谱多普勒可获得的信息如下：

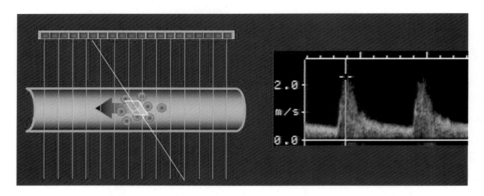

图1-3-17 频谱多普勒是采集取样门内的血流频移信号，反映的是绝对血流速度。左图中斜行的是频谱多普勒采样线，其间灰色的是采样门，流经其间的红细胞频移信号被采集回来。右图是形成的频谱图，横坐标表示时间，纵坐标表示速度

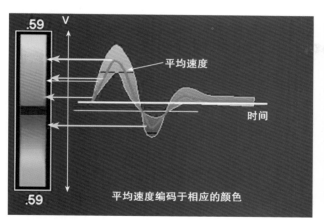

图 1-3-18 有方向的平均速度编码于相应的彩色色谱，这是频谱多普勒和彩色多普勒之间的关系，从图右的频谱示意图中可以看出其朝向探头方向的平均流速被编码成为彩色多普勒红色的部分，背离探头的平均流速被编码成彩色多普勒蓝色的部分。频谱多普勒上面的边缘为随时间或心动周期而改变的峰值流速

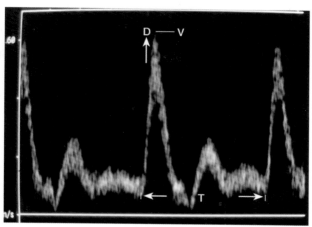

图 1-3-19 频谱多普勒的频谱横向表示时间（T），纵向表示速度（V）

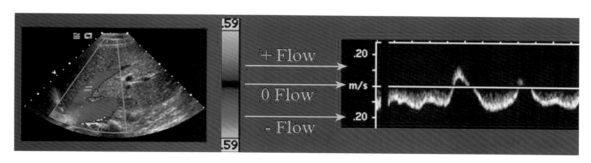

图 1-3-20 彩色多普勒和频谱多普勒对血流的方向表现为：朝向探头的血流在彩色多普勒上编码为红色并显示在频谱多普勒基线以上，背离探头的血流在彩色多普勒上编码为蓝色并显示在频谱多谱勒基线以下

1）血流的方向：频谱多普勒有基线的显示，基线以上的频谱表示为朝向探头的正向血流，基线以下为背离探头方向的血流；可参看图 1-3-20。

2）血流的速度：频谱多普勒获得的是血流的"绝对"速度，但前提是根据血管的内径而选择合适的取样容积。

3）血流性质：各种动静脉由于血管壁的弹性和其他特性以及血流动力学多参数的影响，可以表现为各种特征性的频谱，如动脉、静脉、层流、湍流、动静脉瘘、高阻力、低阻力、反流，并可评估血管壁弹性等，心脏各个瓣膜具有非常明显特征的频谱，可以据此评估正向和反流的血流，参与评估左右心室的收缩和舒张功能。对心内分流的频谱分析可以帮助获得分流量的评估。频谱的频窗常常是除了动脉频谱测得的参数以外需要观察很重要的内容。是功能性评估重要的内容。

4）血流的参数：可以从频谱的测量与计算中获得各种血流的参数，如达峰时间、峰值流速（Max）、舒张末期流速（Min）、时间平均最高流速（TAMX）；见图 1-3-21。

5）时间平均流速（TAV）：图 1-3-22 这是计算血流量必需的参数。

6）流速时间积分（VTI）、减速时间、阻力指数（RI）：见图 1-3-23。

7）搏动指数（PI）：见图 1-3-24。

频谱多普勒其原理为在探头发射声束后到靶区的红细胞，要等到接受到回波信号以后才会发射下一组声束，即有设定的脉冲重复频率范围和采样深度，根据采用的频率，有其可探测的血流速度范围（量程），超过这个范围就会发生混叠。频谱多普勒发生混叠时，频谱的尖端会发折叠到反方向。见图 1-3-25。

故脉冲多普勒在其设定的每一个频率范围内均有其限定的可测的血流速度。图 1-3-26 为频谱多普勒显示的新生儿颅内血流。

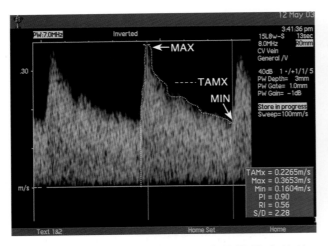

图 1-3-21 动脉血流频谱测量收缩期最高流速（MAX），测量收缩期时波峰最高流速；舒张末期最低流速（MIN）测量舒张末期时波谷最低处，时间平均最高（TAMX）示意图，从收缩期开始至舒张期结束频谱的最上缘画包络线

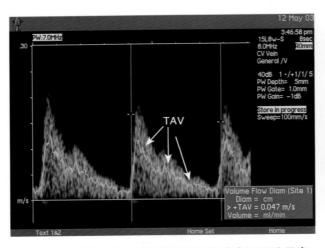

图 1-3-22 测量动脉血流频谱时间平均流速（TAV）示意图，在全心动周期内沿频谱的中间部位画包络线，以获得真正的平均流速，这是计算血流量所必需的参数。该测量多为设备自动测量，因为手工很难精确完成该测量

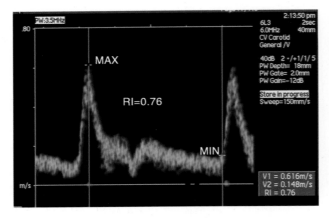

图 1-3-23 计算动脉血流的阻力指数（RI）示意图，需要测量收缩期最高流速（MAX）和舒张末期最低流速（MIN），其公式为 RI＝（MAX−MIN）/MAX

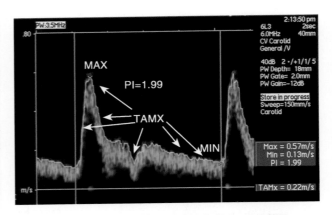

图 1-3-24 计算动脉血流的搏动指数（PI）示意图
需要测量收缩期最高流速（MAX）和舒张末期最低流速（MIN），时间平均最高流速（TAMX），其公式为 PI＝（MAX−MIN）/TAMX

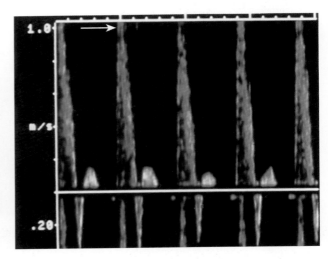

图 1-3-25 频谱多普勒遇到混叠时的实例，最高流速超过速度量程，被折断的部分返回到基线（箭头所指处）

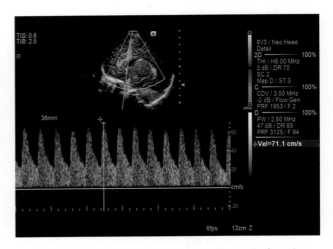

图 1-3-26 按照正确的预设置进行新生儿颅内血流频谱的显示和测量，可以保证频谱的完整性和测量的精确性

（7）高脉冲重复频率多普勒：为了提高常规频谱多普勒可探测的血流速度范围，增加了采样门（Gate），可以增加接受回波声束信号的路径，这样就可以有限地提高可探测的血流速度范围，同时也增加了采样深度，但其采样位置的精确性就没有常规的频谱多普勒那么高。见图1-3-27。

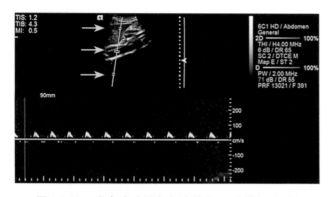

图1-3-27　为高脉冲重复频率增加了采样门，如图中黄色箭头所指，三个采样门，可以增加接收回波声束信号的路径，提高可探测的血流速度范围

（8）连续波多普勒：常规频谱多普勒探测血流速度的最大限制性原因是探头必须在接收到回波信号后再发射下一组声束，连续波多普勒则是发射和接收时采用了不同的晶片组，无须等到接受到回波信号再发射下一组声束，可以同时接受和发射声波，这样就没有了重复频率在速度、时间、深度上的限制，大大增加了被探测血流的速度范围。但其采样是沿着整个采样线进行的，故没有了采样容积所具备的位置精确性。其多用在超声心动图对心脏瓣膜和大血管高速血流的诊断方面。见图1-3-28。

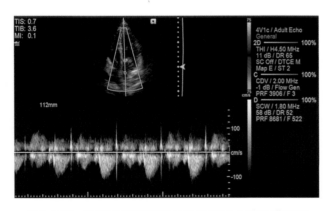

图1-3-28　这是利用连续波多普勒进行心脏瓣膜流速测量，连续波多普勒则是发射和接收时采用了不同的晶片组，无须等到接受到回波信号再发射下一组声束，可以同时接受和发射声波，这样就没有了重复频率在速度、时间、深度上的限制，大大增加了被探测血流的速度范围，但其采样是沿着整个采样线进行的

3. 用于组织的多普勒组织成像技术和频谱技术（doppler tissue imaging，DTI）　多普勒成像的基础是获得频移信号，基于血流多普勒成像技术是获得源于红细胞造成的频移信号。如果采用心肌或血管壁运动的频移信号就形成多普勒组织成像技术，采用区域采样并进行彩色编码称之为彩色多普勒组织成像技术，亦可采用类似频谱多普勒的容积采样门采样，获得局部心肌或血管壁的运动频谱，称之为组织频谱多普勒技术。多普勒组织成像技术可以分为以下几种：

（1）彩色多普勒组织速度成像技术（Doppler tissue velocity，DTV）：用彩色编码反映心肌或血管壁的运动速度，用红蓝颜色和色差反映速度的方向和高低；见图1-3-29。

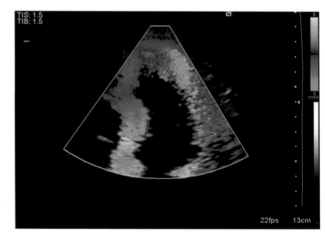

图1-3-29　多普勒组织速度成像（doppler tissue velocity，DTV），采用心肌运动的频移信号进行彩色编码，反映的是心肌的运动速度

（2）彩色多普勒组织加速度成像技术（doppler tissue acceleration，DTA）：用彩色编码反映心肌或血管壁的加速度，可以用来反映心律失常的异位起搏点或预激综合征的旁路；见图1-3-30。

（3）彩色多普勒组织能量图（doppler tissue energy，DTE）：用色阶来反映心肌的运动能量，可以清晰反映心室壁的边界和运动减弱的局部心肌组织或缺血失能区域；见图1-3-31。

（4）彩色多普勒组织M型成像技术（doppler tissue M mode，DTM）：在DTV的背景上采用M型采样，高速采样率的M型可以分辨出心动周期内室壁运动速度幅度与梯度或瓣膜运动速度幅度与梯度随时相的变化；见图1-3-32。

（5）彩色多普勒组织频谱图（doppler tissue

pulse wave，DT-PW）：采用频谱多普勒技术获得心肌局部或瓣膜口的采样容积（门）内的速度频谱图，是评估心脏舒张或收缩功能的常用方法；见图1-3-33。

（6）高帧率彩色多普勒组织速度成像技术

（high frame tissue doppler velocity，HFDTV）：该技术可用高帧率的彩色多普勒组织速度成像技术进行应变成像的研究，这是心脏生物力学技术研究最早采用的方法。

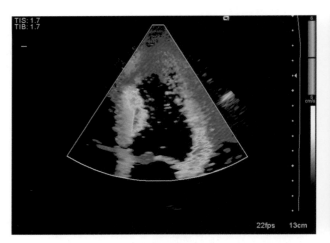

图1-3-30　多普勒组织加速度成像（doppler tissue ac-celeration，DTA），采用心肌运动的梯度频移信号处理技术来进行彩色编码，反映的是心肌的运动加速度

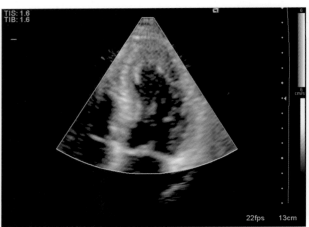

图1-3-31　多普勒组织能量成像（doppler tissue en-ergy，DTE），采用心肌运动产生的多普勒散射信号来进行彩色编码成像，反映的是心肌运动的能量

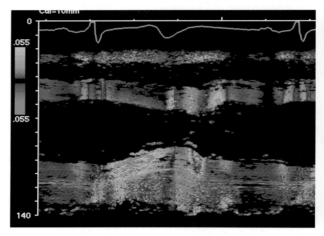

图1-3-32　多普勒组织M型成像（doppler tissue M-mode，DTM），应用帧频很快的M型技术对心肌各层进行动态连续运动速度的剖面曲线进行彩色编码，有定时相和定位精确的优势

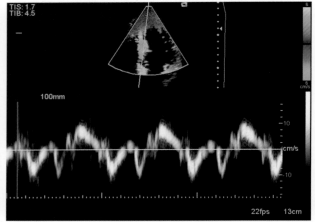

图1-3-33　多普勒组织频谱成像（doppler tissue pulse wave，DT-PW），用频谱多普勒技术来量化选定的局部心肌的运动速度，选定的瓣膜环等结构的运动速度，在评定左心室舒张功能中发挥重要作用

■ 第四节　超声对比增强造影成像技术

超声对比增强造影技术开启了超声功能性成像的序幕，超声由结构性的解剖成像发展到可了解组织微循环灌注等特征的阶段。CT和MRI使用造影增强已许多年并成为常规应用的手段，而且已成为鉴别诊断中不可缺少的部分，超声对比增强造影技术的使用使得医学超声进入到了一个新的里程碑的时代。

1. 超声对比增强造影剂与超声造影技术的基本要素和原理　可归纳为如下：

（1）超声对比造影剂：超声对比增强造影剂是超声对比造影成像的基础，造影剂的核心是其所含有的微（气）泡，微（气）泡是很强的反射体和散射体,又可作为循环时间的标志物、基因与药物的载体。超声造影剂从 1968 年就开始研发,最早开始研发的造影剂由于微泡较大无法通过肺循环,故无法用于全身的器官,只能进行右心系统造影且维持时间较短,当时多应用在凭微气泡在左心室出现来证实右向左的心内分流,见图 1-4-1;或在右心内密集的微气波在靠近间隔处出现楔形缺失间接证实左向右的分流存在,见图 1-4-2。

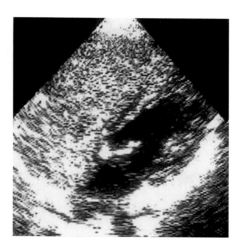

图 1-4-1　最早的造影剂无法通过肺循环,经静脉注射后造影剂只能进入右心系统,如果在左心系统内看到造影剂的微泡出现就可证实存在右向左的心内分流,根据部位再来确定分流是在心房水平或心室水平

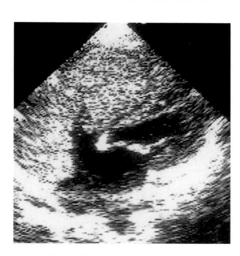

图 1-4-2　最早的造影剂无法通过肺循环,只能存在右心系统,如果位于右心系统内密集的微波出现被冲击的楔形缺失区说明有左向右的心内分流存在,该图可见右心房内有微波的楔形缺失,确定心房水平有左向右的分流存在

现代超声对比造影剂的分类是从可以通过肺循环进入左心和体循环的造影剂开始,可以分成以下几代:

1)第一代新型超声对比造影剂:微泡内含的气体为空气,外壳由葡萄糖、脂质体、蛋白质等组成,商业化的产品有 Levovist、Albunex,国产的有东冠,该类型的造影剂由于所含的空气弥散快并易破裂,持续时间较短。

2)第二代新型超声对比造影剂:微泡内含的气体多为高分子量,低弥散度和低血液溶解度的氟碳类或氟硫类气体,此类气体为惰性气体,故其稳定性比第一代造影剂明显要好,持续时间要长,包裹气体壳的组成成分与第一代相似,商品化的产品有 SonoVue、Optison 等;图 1-4-3 显示了造影剂 SonoVue 的微泡在循环系统中的镜下图。

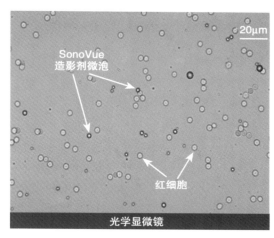

图 1-4-3　显微镜下显示的造影剂 SonoVue 的微泡和红细胞

3)第三代新型超声对比造影剂:为特殊用途的靶向治疗造影剂,此代造影剂为造影剂研究的方向,这一代造影剂采用了纳米技术、磁化技术等新型的技术,为超声分子成像新时代的标志,此代造影剂的研究向两个方向发展,分别为靶向诊断和靶向治疗,新一代超声造影剂寄托着超声分子成像的希望。见图 1-4-4。

A. 靶向诊断:根据诊断目的可将造影剂外壳连接带有生物素的物质,如带有血小板糖蛋白 Ⅱ b/ Ⅲ a 受体的微泡可以很快随循环吸附到血栓的表面。提高了血栓的诊断效率,如果将脂质微泡外壳加入磷脂酰丝氨酸后可增强补体的作用,大大提高炎性组织对脂质体微泡的摄取能力,提高超声对炎性组织的诊断能力,由于肿瘤的生长依赖大量的新生血管,通过携带血抑肽的微泡可以提高对肿瘤的诊断能力,故携带某种特定物质或药物的靶向微泡可以实现靶向特异性诊断。

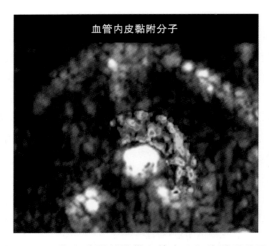

图1-4-4　靶向造影剂携带血管内皮细胞黏附分子吸附到主动脉弓管壁靶目标处的动物实验图像,说明新型造影剂作为载体可以担当靶向治疗的任务

B. 靶向治疗:超声造影剂很大的优势是其微泡内可以携带特殊物质如基因或药物,造影剂的外壳又起到很好的隔离和保护作用,在达到靶目标前使其不与其他组织接触,利用超声波的空化效应可以使血管壁的通透性增加,使原来不能透过管壁的特定物质或药物经超声波照射后通过微循环达到特定的部位或组织间隙,超声介导可使微泡破损内含特定物质或药物释放,起到靶向治疗的作用。这是很好的一个转送系统,为非常有前途的靶向治疗的途径,无论在肿瘤、缺血、炎症、基因缺失等情况的治疗都会发挥重要的作用。图1-4-5为靶向造影剂在溶栓治疗时的示意图。

（2）超声对比造影技术:超声对比造影技术是随着造影剂的发展而逐步开发和进展的。从原理上

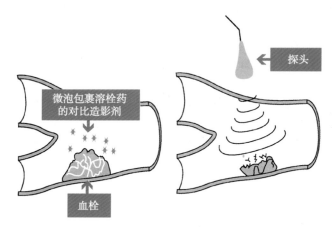

图1-4-5　该示意图显示在动脉内血栓形成时,携带溶栓药物的微泡会聚集到血栓处,再用一定能量的超声波作用,将微泡携带的溶栓药释放出来产生局部高强度的溶栓作用

来讲,超声造影剂注入血管后,可以改变组织的超声特性(如背向散射系数、衰减系数、声速及非线性效应等)而产生一定的声学效果,超声对比造影的技术就是要提取和利用这些效应来增强成像特定部分或形成新的成像方法,归纳为以下几类:

1）常规彩色多普勒或彩色能量图:超声造影剂微泡作为新的散射体,也相当于新的声源体,在应用了低剂量和低速静脉给造影剂后可显著增加多普勒显示低速血流的能力,克服常规多普勒因穿透受限血流难以显示的困难,如经颅超声,在应用造影剂后可以明显增强颅内血流的显示率,对烟雾症等颅内血管的病变提高诊断率。

2）常规灰阶超声:超声对比造影剂最基本性质就是能增强组织的回波能力,可在 B 型超声成像中提高图像的清晰度和对比度,在早期的应用中采用常规的灰阶超声加上造影剂可在一定程度上增强病灶的显示和边界的识别,在心脏的运动负荷试验中,应用造影剂可以大大提高超声心动图对心室边界的识别率和心肌节段运动状态的正确评估率,特别对扫描困难者。

3）谐波灰阶或谐波多普勒间隙成像:造影剂的非线性效应可以产生一定能量的谐波成分,利用谐波成像和谐波多普勒技术可测量体内微小血管血流与组织灌注,能抑制不含超声造影剂的组织运动在基频上产生的杂波信号,大大提高信噪比。组织和造影剂均能产生谐波,早期利用自然组织谐波成像技术无法分离或提取单独的造影剂产生的非线性谐波成分,显示微灌注效果不佳加上第一代新型造影剂所含的空气弥散快故采用了间隙成像技术,间歇成像采用了两种方法,前一种是采用时间或心动周期的触发,即间隔一定时间发放一次超声波或在心动周期中的某一时相发放超声,这样可以使更多的造影剂积聚等到再次受到超声波照射后发生更强的灰阶谐波或多普勒谐波信号的成分,灰阶谐波用在心脏以外的器官,多普勒谐波用在心脏;后一种间歇成像是采用脉冲反相的技术,即发射两个正负方向相反的基波,使得组织基波的成分被抵消,而留下造影剂产生的谐波成分。这两种方法均无法达到真正实时成像的要求。

4）实时灰阶非线性谐波成像:如何消除组织产生的谐波成分又可实现实时的造影成像,研究者采用了相干相位反转技术,使组织回波中相邻的相位发生反转就可有效地抵消组织产生的谐波信号而

只显示造影剂产生的非线性谐波信号,同时又维持成像的实时性。实时性最大的贡献是实现了实时灰阶微循环灌注成像,体内器官组织小血管与组织灌注的检测和成像对各有关医学领域均有重大的价值。血流灌注是指组织容积内的供血情况,也包括毛细血管中的血流。毛细血管内的血流非常慢,约为0.1~2.0mm/s,由其产生的多普勒频偏和谱展宽只有几十Hz,最低只有10Hz(若发射超声频率为5.0MHz)。而在常规超声多普勒设备系统中,为消除组织或器官的运动,选用的壁滤波器的最低截止频率一般为100Hz,在这种情况下常规医学超声显然无法测得毛细血管的血流速度和实现灌注成像。利用超声造影剂注入后的实时灰阶非线性成像和增强后的回波量化技术意义重大。

5)实时非线性基谐波成像技术:造影剂应用后除了产生非线性谐波成分以外,还产生非线性的基波成分,前者占到30%,后者要占到70%,非线性基波信号的应用极大地改观了造影成像的信号强度和图像质量,依据该原理的超声对比脉冲系列成像(contrast pulse sequencing,CPS)技术还同时实现了解剖灰阶成像与造影的灌注成像完全的分离显示或双幅显示,这样就彻底解决了组织回波对灌注显示的影响。

6)多维造影成像技术:目的是要从空间来显示正常或病理的架构血管,提高对正常血管网络形成、走向和新生血管网的形成、走向的判定,从而提高诊断的能力。

2. 超声对比增强造影在临床应用的原理与范例　欧洲已发布了3版的超声造影指南,世界超声联合会也发布了相应指南,国内数家专业学会亦有超声造影指南的颁布。下面就超声对比造影的作用原理与相应的临床应用范围以范例的方式作简述。

(1)超声造影剂作为新的散射信号来源,增强低速血流的显示,通过造影剂的应用增加彩色多普勒和彩色能量图显示更低低速血流的级差和能力,如增加卵巢低速血流的显示能力,增加颅内血管和血流的显示能力等,也为频谱多普勒成功采样或测量创造了条件,为鉴别诊断提供了依据;见图1-4-6。

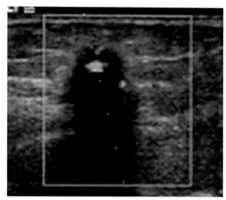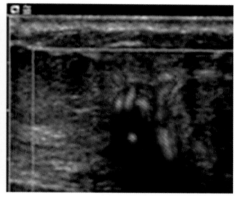

图1-4-6　该图显示乳腺癌患者彩色多普勒能量图仅显示很稀少的血流信号(左侧),应用造影剂后血流信号明显加强(右侧),这样有助于我们对低流速血流的病灶的血流状态进行观察和频谱多普勒取样测量分析

(2)超声造影剂在超声波作用下发生的共振形成了非线性基波和多种谐波信号(如1.5次谐波、次谐波、二次谐波等),利用这些信号可以灰阶的方式显示微循环灌注血管床,这种在活体实时显示微血管灌注血管床的能力在超声医学史上是第一次;见图1-4-7。

超声对比造影技术的诞生将超声从可以显示大中小血管的能力提升到显示灌注血流的水平,进入到功能性成像的领域,例如恶性肿瘤,其侵蚀性生长的模式主要体现在微血管上,常规的灰阶超声和彩色多普勒技术实际上常常低估了肿瘤真正的边界。应用超声造影剂可以有助于这种边界的显示,为良恶性肿瘤的鉴别诊断提供依据。同时很重要的是超声对比造影可以较完整地显示肿瘤的架构血管网络、血运的结构和模式。例如子宫肌瘤和子宫腺肌瘤有着完全不同的血运结构和模式,通过这种血运结构和模式的识别有助于两者间的鉴别诊断,在肿瘤介入或消融治疗前后也可应用,在治疗前确定需要灭活的肿瘤的范围,在介入或消融治疗后用来评估治疗的效果和是否存在残留。见图1-4-8。

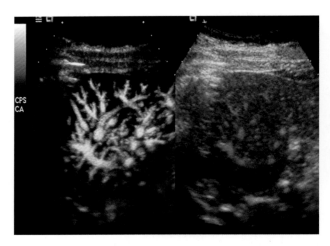

图 1-4-7 灰阶实时超声造影动态实时显示肝脏的血管结构，右侧为肝脏二维灰阶图像，左侧为肝脏超声对比造影图像，实现了功能性造影图像与解剖性灰阶图像的完全分离

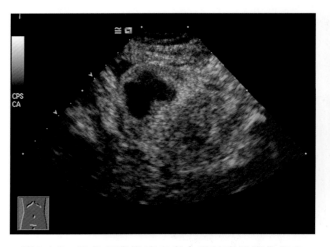

图 1-4-8 这是子宫肌瘤患者在经过高能聚焦超声（HIFU）治疗后进行超声造影来评估消融治疗的效果，可见大部分病灶已被消融，右下有一小的部分残留

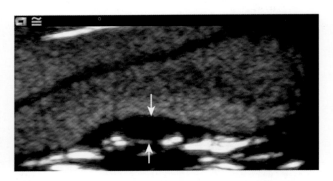

图 1-4-9 造影剂评估动脉粥样硬化斑块的新生血管是估测斑块稳定性的重要方法，该图显示该患者的斑块内无新生血管，两个箭头所指之间的低回声为斑块，未见新生血管伸入其间

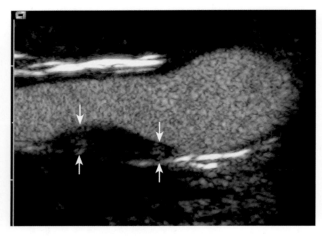

图 1-4-10 该图显示出患者的斑块内存在新生血管（两对白色箭头所指之间的区域），提示为不稳定斑块。该方法也可用来评估斑块治疗后的疗效

在心血管领域，可以进行心室壁边界的显示和确定，可以进行心肌灌注的评估，在血管动脉粥样硬化的斑块可以通过确定斑块内的新生血管的量来进行斑块稳定性的评估等等。图 1-4-9，图 1-4-10 为不稳定的动脉粥样斑块，其间可见新生血管；图 1-4-11 为超声造影评估胎盘植入；图 1-4-12 为超声造影精确评估实质器官的外伤等。

（3）超声造影剂可以起到指示剂或示踪剂的作用，彩色多普勒和彩色能量图可以告诉我们这里有血流或无血流，但无法告诉我们血流灌注的先后次序与规律，而超声造影剂则可起到指示剂或示踪剂的作用，这个指示剂或示踪剂的作用可完成四种使命：

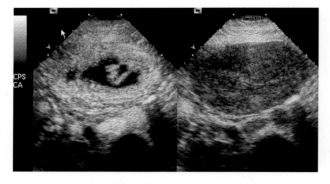

图 1-4-11 产后胎盘植入是产后出血的原因之一，从右侧常规二维灰阶图像上很难识别胎盘的植入处，而从左侧的超声造影图像上可以非常清晰地显示胎盘的植入点

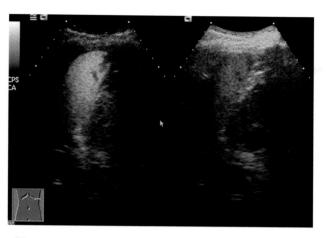

图 1-4-12 外伤致脾破裂患者行超声对比造影,从右侧常规二维灰阶造影上很难精确分辨出脾损伤的位置和范围,而左侧超声造影图像清晰显示出脾破裂的位置和范围

1)血管间的渡越时间:如从外周静脉注射造影剂后,从肝动脉显影到肝静脉显影的间期可计算为肝动静脉的渡越时间,其对肝硬化恶变的评估有着重要的作用,见图1-4-13。如果从肾门处肾动脉显影开始到肾门处肾静脉显影可以计算出肾脏的循环时间,亦可用同样的方式对脑循环时间进行计算,也可扩展到其他器官。

2)每个器官有着自身的正常的灌注模式,良恶性肿瘤也有着自身的灌注特征,掌握这些模式和特征可以很好地为诊断和鉴别诊断服务。例如肝脏在注射造影剂后首先为肝动脉显影,接着门静脉显影,再接着肝实质显影,分别被命名为肝动脉相、门静脉相、肝实质相;见图1-4-14。

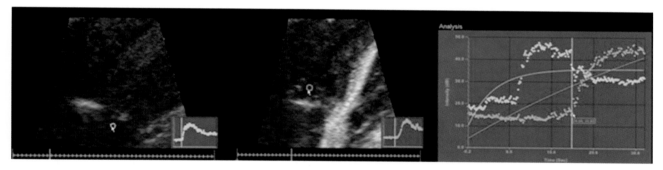

图 1-4-13 超声造影作为示踪剂来评估肝动静脉渡越时间是评定肝纤维化恶变的重要方法。该图左侧为肝动脉显影处的采样点,以黄色曲线代表其灌注分析曲线,中间为肝静脉显影处的采样点,以绿色曲线代表其灌注分析曲线,右侧为肝动脉和肝静脉造影剂到达时间和灌注曲线的对比分析

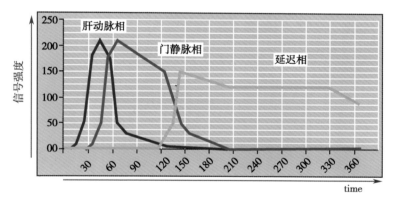

图 1-4-14 肝脏具有两套供血系统和一套输出系统,肝动脉、门静脉和肝静脉。该图显示出肝脏灌注特征,在注射造影剂后,首先是肝动脉相(蓝色曲线表示),其次为门静脉相(咖啡色曲线表示),最后为延迟相(也称之为实质相)(黄色曲线表示),可以出现非常明显的时相和相应增强与峰值的改变

这是由于正常肝组织30%由肝动脉供血,70%由门静脉供血,故形成如此的灌注顺序。原发性肝癌90%由肝动脉供血,10%由门静脉供血,故当典型的原发性肝癌造影时,在癌灶内出现典

型的快进快出。即在动脉相时,造影剂很快向肿瘤组织内灌注[流入0,接着很快排空(流出)],在实质相时已完全流出排空,相比较周边正常的肝组织则在动脉相时仅有肝动脉主干分支和肝动脉

的架构血管灌注显影,而在门静脉相和实质相时正常肝组织完全灌注显影,衬托和勾画出癌组织在动脉相时富灌注而在实质相时灌注缺失。肝血管瘤时则绝大部分是由门静脉供血而灌注方式呈多个心动周期的灌注排空的虹吸渐进方式,故在灌注模式上表现为晚进晚出的模式,在从动脉相、门静脉相到实质相的全过程中,肝血管瘤表现为从周边逐渐灌注并向中央聚集,最后实现整个血

管瘤灌注充盈的状态。而在相对应的正常肝组织,在整个时相中是均匀增强后再逐步退出,正常肝组织部分在实质相时呈现消退的背景下肝血管瘤才实现瘤体的全灌注。肝脏局灶性结节性增生从肝动脉相开始就是高灌注,中间有瘢痕状缺失或低灌注区,五种常见的肝脏局灶性病变有各自的灌注顺序,见图 1-4-15;肝脏五种局灶性病变实际超声对比造影的范例图片见图 1-4-16。

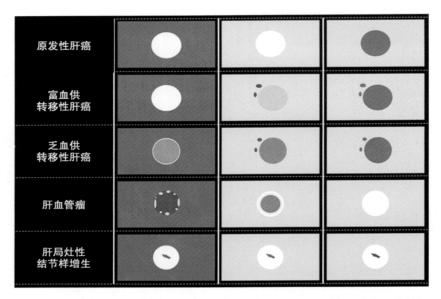

图 1-4-15　该图为肝脏五种局灶性病变的示意图。从上至下第一种为原发性肝癌,表现为快进快出的特征,在动脉相最早灌注,并很快流出,在实质相时已完全排空。第二种为富血供转移性肝癌,在动脉相时也是从边缘开始很快灌注,接着流出排空。第三种为乏血供转移性肝癌,在动脉相时可见边缘有轻度增强,接着流出排空。第四种为肝血管瘤,表现为晚进晚出,在动脉相开始时仅为边缘点状增强,随之逐步增强并越来越强,到实质相时与周边已逐步排空的正常肝组织形成明显的反比。第五种为肝局灶性结节样增生,从动脉相开始就是高增强的灌注,其中央有瘢痕样的增强缺失区,一直持续到静脉相和实质相

图 1-4-16　五种肝脏局灶性病变实际病例超声造影的图像,其规律和图 1-4-15 的描述一样。第一种为原发性肝癌,出现典型的快进快出,在动脉相时已是高灌注,到实质相时已基本排空,和周边正常肝组织形成巨大反差。第二种是富血供的转移,大的趋势和原发性肝癌相类似,稍不同的是其在动脉相时从边缘开始灌注,第三种是乏血供的转移性肝癌,在动脉相时有边缘的早增强,很快就排空。第四种是肝血管瘤,这是典型的晚进晚出,在早期动脉相开始只是周边有增强,但呈逐步增强的趋势,到实质相时到达增强的顶峰并与周边正常已逐步排空的肝组织形成反差。第五种是肝局灶性结节样增生,从动脉相开始就是呈明显的高增强灌注,一直持续到最后的实质相,中央瘢痕样的增强缺失区一直存在

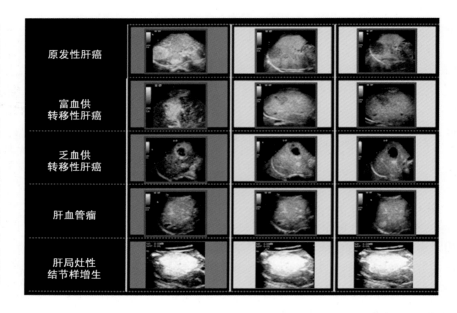

典型的子宫肌瘤在超声造影时表现为其周边的"假包膜"上的动脉血管首先实现灌注，出现典型的包膜血管结构，接着再分支向肌瘤内部灌注，在流出排空消退时则反之，瘤体内部先流出最后才是包膜血管。子宫腺肌病在超声造影时无包膜血管结构的显示，直接从放射状动脉中形成新生的血管直接向腺肌瘤的瘤体内灌注，没有包膜血管，消退时也是如此。见图 1-4-17。

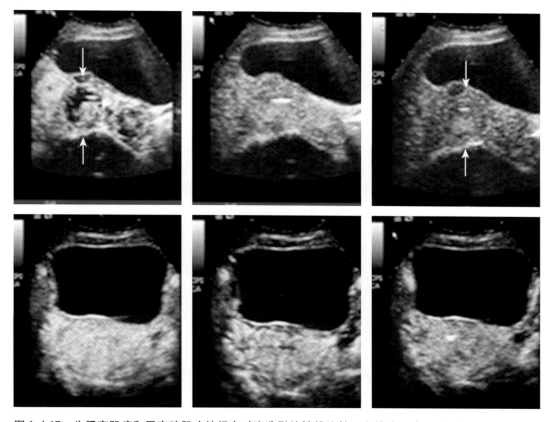

图 1-4-17 为子宫肌瘤和子宫腺肌病的超声对比造影特性的比较。上排为子宫肌瘤，从左至右可见子宫肌瘤首先是假包膜开始灌注，接着从包膜分支向肌瘤内部灌注，排空时反之，后灌注处先消退，先灌注处后消退，在后期仍可见明显的包膜（白色箭头所指）。下排为子宫腺肌病的超声造影，从开始就无包膜灌注的特征，呈"万箭齐发"的状态向瘤内灌注，流出排空也不出现包膜灌注的特征

（4）超声造影剂注射于非血管的体腔或管道也是重要的应用方面，如替代放射学的碘油造影用于输卵管造影，造影剂经宫腔注入可以评估输卵管的通畅状态；见图 1-4-18。

也可将超声造影剂经尿道注入膀胱内来评估输尿管反流；经肾盂穿刺将造影剂注入肾盂内来评估肾盂和输尿管瘘；经任何瘘道或窦道注入超声造影剂可以评估瘘道的起始来源和走行，窦道的确切走向等等，如直肠阴道瘘的诊断。

（5）超声造影剂应用于前哨淋巴结的显示。前哨淋巴结通常是恶性肿瘤转移的第一站，早期识别和定位对整个病情的评估和治疗方案有非常重要的意义。如乳腺癌转移的前哨淋巴结的评估，可以在乳腺癌肿块周边皮下注射超声造影剂，造影剂会沿着淋巴管前行最后汇聚到前哨淋巴结。可以完整显示出恶性肿瘤经淋巴管转移到前哨淋巴结的路径。见图 1-4-19。

3. 超声造影分析 超声对比增强造影分析的目的是为了达到对造影的动态过程进行量化而获得一系列参数，对诊断和鉴别诊断提供帮助，虽我们从肉眼可通过动态造影分析观察到靶目标灌注的特征以及和周边正常组织进行比较，但如果无精确量化，还是无法达到规范化和统计学研究的结果。故从超声造影研究的早期开始就伴随着超声造影分析方法的研究和探讨。

（1）超声对比增强造影分析所采用的公式，根据造影剂注射方式的不同采用不同的分析公式：

1）弹丸注射法采用伽玛变量（gamma variate）计算公式：

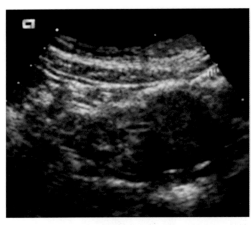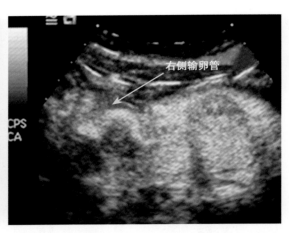

图 1-4-18　图左部分为常规二维灰阶图像,无法分辨输卵管;图右侧部分为超声造影清晰显示右侧输卵管(黄色箭头所指),操作时通过带球囊的导管从宫腔注入超声造影剂

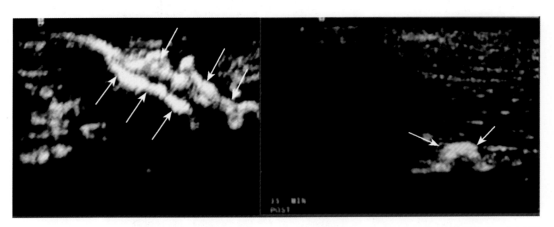

图 1-4-19　该图左侧为超声造影剂在皮下注射后显示出前哨淋巴管,箭头所指为淋巴管的走向,右侧图上箭头所指为前哨淋巴结。实际应用时将造影剂注射于乳腺癌病灶处皮下,造影剂会进入肿瘤已发生经淋巴转移的途径到达前哨淋巴管和前哨淋巴结

$$I(t) = BI \times (t-AT) \times b \times ea(t-AT)$$

式中 BI 为基础强度,a、b 为曲线形态参数,AT 为注射造影剂到达感兴趣区(ROI)的时间,e 为数学常数;通过分析获得一些参数,如:①TP 造影剂到达峰值时间:亦称造影剂增强达到最大强度的时间,是指时间-强度曲线起始至时间-强度曲线最大强度所需的时间。即组织中造影剂出现到组织中造影增强达到最大强度所需的时间。②AUC 曲线下面积:为单位时间内通过感兴趣区内造影剂量的多少,通过造影剂的量越多,AUC 值越大,反之越小,同时也间接反映了血流灌注量的多少。③MTT 平均通过时间:时间强度曲线上升支到达峰值时曲线下面积与峰值与下降支的曲线下面积相等时间段即 MTT。

2)连续注射法采用指数(exponential)计算公式:

$$I(t) = BI + A(1-e\beta t)$$

式中 BI 为基础强度,A 为血容量,β 为速度常数,血流量 f = A×β。

(2)超声对比增强造影分析技术:

1)早期应用曲线和数据的表达方式,以时间强度曲线的方式来表达,见图 1-4-20。

横坐标表示时间,纵坐标表示强度,每条曲线表示一个感兴趣区,可以直观进行不同感兴趣区的造影剂到达时间、峰值强度等内容的比较。在使用时需要先动态观察灰阶造影的图像,将感兴趣点放到需要分析和对比的部位。新的分析软件可以同时设置很多感兴趣点。

2)造影参数成像分析技术,如 Contrast Dynamic 技术。该技术先对整体灰阶造影像素进行计算分析和彩色编码,编码的内容可按注射方式和演算公式来选择,如达峰时间、峰值强度、曲线下面积、平均通过时间等。这样就可一目了然地从彩色图像来了解扫描造影视野中灌注信息,亦很容易对疑似病灶处的灌注特征作出判定。图 1-4-21 显示了肝癌患

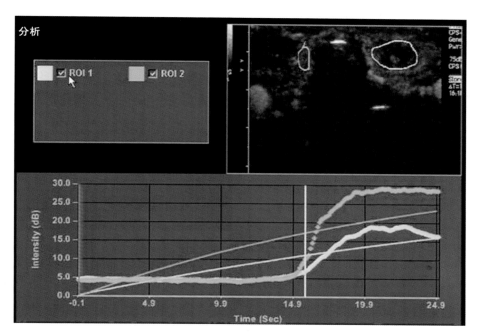

图 1-4-20　超声造影的量化分析-时间强度曲线分析。可以在灰阶造影动态图像上选定感兴趣区,会出现相应的时间强度曲线,横坐标表示时间,纵坐标表示强度,并可获得造影剂到达时间、达峰时间、峰值强度等数据。选定不同的感兴趣点就可以进行比较,可以选择病灶和周边正常组织采样进行比较,图中黄色和绿色就代表将两个采样点放在不同的感兴趣区而获得的结果

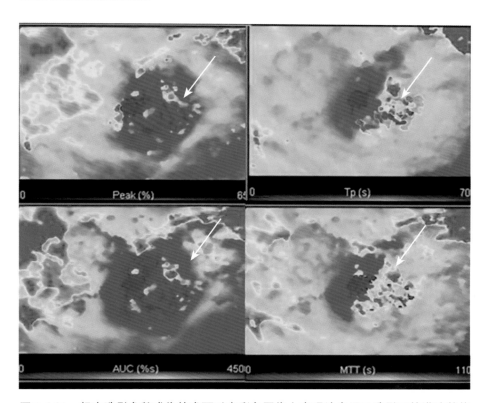

图 1-4-21　超声造影参数成像技术可以在彩色图像上直观地来显示造影区的灌注整体状态和病灶处灌注特征。该图为肝癌患者在接受消融治疗后的造影图像进行参数成像的分析,从左上的峰值强度(Peak %),右上的达峰时间(TPs),左下的曲线下面积(AUC%),右下的平均通过时间(MTTs)的参数成像图中均可见到残留区(白色箭头所指)

者消融治疗后参数成像的四种方式（峰值强度、达峰时间、曲线下面积、平均通过时间），提示残留癌灶的存在（白色箭头所指）。

在彩色图像上可以再设定感兴趣区来做进一步的曲线和数据的量化分析，也可进行点与点之间的比较。图1-4-22为子宫腺肌病患者的造影参数成像分析。

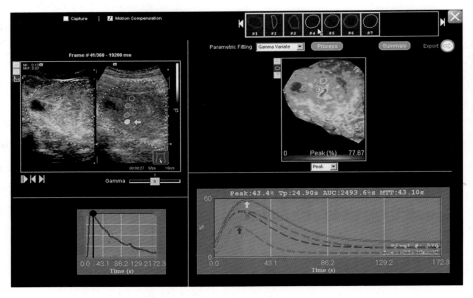

图1-4-22　子宫腺肌病的超声造影参数成像分析图像，可见左上的实时灰阶造影图像，左下为整体造影灌注的趋势曲线图，右上为彩色参数成像图。该图选择的项目是峰值强度图，可见子宫腺肌病无包膜的灌注特征，蓝色区为液化的无灌注区。在整体彩色图上再来选择感兴趣区，右下图为各感兴趣区的时间强度曲线图，上面的数据为选定曲线的分析数据，点开"summary"就可见所有感兴趣区的分析数据，可以进行比较分析

■ 第五节　超声生物力学成像技术

人体为一个复杂的生物活体，生物活体的一个突出的特征就是时时刻刻充满力学的行为，它是参与支撑生命运动的最基本的动力之一，从分子水平到细胞水平、从细胞水平到器官水平、从器官水平到系统水平、从系统水平到整体的协调和运动均离不开生物力学的活动。应用超声的方法来体现、显示和量化这种运动称之为超声生物力学成像技术。这项新兴的成像技术类别已成为医学超声即创立以来所形成的第一种。灰阶结构成像技术（包括二维和多维成像）为第二种，多普勒血流与心肌成像技术（包括频谱多普勒和彩色多普勒）为第三种，超声对比增强造影成像技术后的第四种成像技术种类——超声生物力学成像技术，它是医学超声新的发展方向之一。

1. 生物力学的发展史与基本概念　回顾历史，在科学的发展过程中，生物学和力学一直相互促进和发展着。

（1）哈维在1615年根据流体力学中的连续性原理，按逻辑推断了血液循环的存在，并由马尔皮基于1661年发现蛙肺微血管而得到证实。

（2）材料力学中著名的杨氏模量是杨为建立声带发音的弹性力学理论而提出的。

（3）流体力学中描述直圆管层流运动的泊松定理，其实验基础是狗主动脉血压的测量。

（4）黑尔斯测量了马的动脉血压，为寻求血压和失血的关系，在血液流动中引进了外周阻力的概念，同时指出该阻力主要来自组织中的微血管。

（5）弗兰克提出了心脏的流体力学理论。

（6）施塔林提出了物质透过膜的传输定律。

（7）克罗格由于对微循环力学的贡献，1920年获得诺贝尔生理学奖；希尔由于肌肉力学的贡献，1922年获得诺贝尔医学奖。

到了20世纪60年代，生物力学方成为一门完整、独立的学科。其奠基人是世界著名生物力学之父——Y. C. Yung（冯元桢）教授——中国科学院首批外籍院士，美国国家科学院院士、美国国家工程院

院士、美国国家医学科学院院士、中国台湾省中央研究院院士。图 1-5-1。

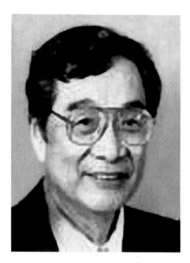

图 1-5-1　举世公认的生物力学的开创者和奠基人——冯元桢教授

冯元桢教授致力于新兴交叉学科-生物力学的开拓,成为举世公认的生物力学的开创者和奠基人。他领导的实验室在该领域中取得了如下三项有里程碑性质的成就:

(1) 生物软组织本构关系的研究。主要建立了生物软组织力学性质实验研究的方法,以及关于生物软组织本构关系的准线性黏弹性理论和有限变形的拟弹性假说。

(2) 以肺毛细血流片层流动模型为核心的肺血流动力学规律的研究。将力学方法和解剖学、生理学方法有机结合起来,获得了肺循环流体动力学规律,并为肺循环生理现象提供了定量解释。

(3) 由此,还为生物力学的研究建立了一大套方法学的规范,在组织-器官层次上首次创造性地解决了力学方法如何与生物学的方法相结合这一关键问题,从而奠定了生物力学这一新兴独立学科的方法学基础。

冯元桢教授对生物力学的重要性做了很好的概括——"我发展生物力学的初衷是:我发现生物界所有的功能,从血液循环到神经传递、到骨骼运动,都有力的作用。我希望研究这些生理现象的力学机制,到了数学的层次,或许有助于生物学的进展和应用,造福人类;生物力学既是应用力学,又是应用数学。用数学与力学的眼光来看生物现象。"

2. 人类生物体的分类　人类生物体包括两大类。第一大类是固态结构生物体,其可以分为以下两类:

(1) 具有自主运动的人类固态结构生物体,如心脏血管在活体生理状态时均由于心脏泵的功能具备规律的自主运动而无需外力,应用超声的技术采集和记录这些运动进行分析与量化就可进行宏观与微观心血管超声生物力学的研究。

(2) 不具备自主运动的人类固态结构生物体,如肝脏、肾脏、胰腺、子宫、甲状腺、前列腺等盆腹腔实质器官和小器官,除了其内含的血管会随心动周期发生局部微弱的搏动外,也可随呼吸和肠管的蠕动等发生被动的运动,但它们就器官本身而言是非自主的运动。需要应用外力(呼吸、探头加压、探头发生机械震动波,利用声辐射力波使这些组织发生形变),应用超声的技术来采集,记录和分析量化这些形变,获得组织质地方面的信息,给疾病的诊断与鉴别诊断提供新类型的信息。

第二大类是流体结构生物体,如血流、淋巴流等,血流的流体生物力学是超声生物力学正在关注的新的方面,流体力学和结构力学是互为因果不可分离的,如动脉管壁的结构力学改变与血流流体力学的改变在动脉硬化和斑块的形成中起着相互的作用。

3. 超声生物力学的发展历程及最新进展

(1) 心血管领域:Mc Dicken 等人在 1992 年提出的多普勒组织成像(doppler tissue imaging, DTI)及其衍生技术在心血管的超声生物力学技术发展史上担当了很重要的角色。第一个实现商业化的 DTI 五种模式的超声诊断设备是 ACUSON 128XP 电脑声像仪。从结构力学上来讲,心脏除了运动以外还有形变,应变与应变率就是形变。当一个运动着的物体每一部分都保持同样运动速度时,物体的形状就不会发生改变。相反地,当一个运动的物体每一部分都有不同的运动速度时,物体就会发生形变,具体地讲,形变是来源于不同速度的运动。心脏正是这样一种运动性质的器官。目前正处于研究热点中的超声心肌微动力学的起源均是基于 DTI 及其衍生技术,例如心肌应变(strain)和应变率(strain rate)技术的开发,推动了心脏同步化治疗的研究。导管 DTI 技术及多维 DTI 技术使超声迈入了电生理的领域。这些无创的技术在为分析心脏的电活动和机械活动、评估心脏整体功能和局部功能的研究和临床诊断中起了重要的历史作用,为临床积累了宝贵的经验。采用高帧率的组织多普勒成像(high frame

rate doppler tissue imaging，HFDTI）及声学采集（acoustic capture）可以一帧不漏地采集到多普勒组织成像，并利用自动跟踪定量技术（quantitative strain rate imaging，QSI）可以获得某一局部心肌的应变、应变率、达峰时间、达峰速度、位移等参数。它可以用于心肌微观动力学的研究。源于 DTI 的应变与应变率技术成像能够采用曲线或量化的数据来分析局部心肌的形变，包括速度、位移、应变、应变率。直接反映出心肌局部的功能——心肌收缩与舒张引起形变在空间与时相上细微的变化。它可以用来评估缺血性心脏病、各种心肌病以及心脏同步化治疗的评估等方面。随着研究的深入，人们更深刻认识到，生物体是处在力学环境之中，例如，心血管系统就是一个以心（机械泵）为中心的力学系统，血液循环过程包含着血液流动，血细胞和血管的变形，血液和血管的相互作用，其中蕴藏着丰富的力学规律。心血管疾病有着共同的发病学基础和基本的病理过程，结构与功能的改变，即发生血管重建（vascular remodeling）与心脏的重构、血管重建与心脏的重构受生物，化学和物理等各种体内外因素的影响，其中力学因素在血管重建与心脏重构中的作用极大，动脉血管内膜斑块的形成，不稳定的破溃等除了代谢因素以外，力学因素也是起决定作用的。关于心肌带的研究日益升温，人们开始关注心脏最基本的构造；见图 1-5-2。

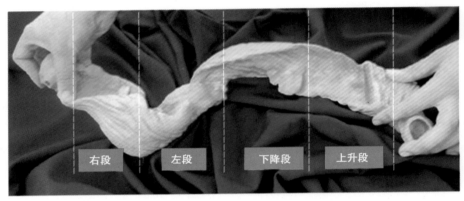

| 右段 | 左段 | 下降段 | 上升段 |

图 1-5-2 肌带学说获得认证，每个心脏均可分解为一条长带，从右段→左段→下降段→上升段呈螺旋状包绕形成心脏，为心脏生物力学的研究提供了很好注释

心脏结构力学（宏观与微观）的研究给人们带来在心血管疾病诊断和治疗方面新的希望，医师们期望借此解决许多临床上碰到的疑惑，例如采用常规超声心动图评估心功能的患者，有些 EF 值为 35 的患者只能卧床，有些却可以自由行走？人们也期望从人类的初始阶段——胎儿心脏开始研究心脏的生物结构力学，心血管医师研究的重心也开始从单纯心脏转向对心脏和血管共同重视和研究，但采用 DTI 和衍生技术受到下面的挑战：

1）为何 Strain 与 Strain Rate 的标准值及重复性方面存在一些问题？可能的原因主要为心脏是一个具有旋转和形变特性的多层运动体，定点测量的定位需保持统一才能有好的重复性。基于多普勒原理、采样角度、扫描帧率等是很大的问题。

2）胎儿心脏的研究需要很高的帧率及随意变换的角度。

3）心脏宏观力学的研究，如心脏的扭转、旋转是心脏完成射血的基础；见图 1-5-3。

但 DTI 及其衍生技术无法很好地完成这些项目，灰阶的跟踪方法可以不受角度的影响更好地跟踪心脏三种纵向、径向、周向应变。见图 1-5-4。

4）DTI 及其衍生技术用于外周血管受限，主要是探头类型、扫描频率、扫描角度等。灰阶斑点或像素跟踪技术的诞生克服了以上的缺陷，如速度向量成像（velocity vector imaging，VVI）技术是 1998 年开始进行设计和临床试验的，到目前在临床被广泛应用并不断完善。VVI 属于参数成像，利用了超声成像最初始的声单位——像素（pixel），含有相位信息的像素等于是有了空间相干（spatial coherence），使其在最初始的阶段就具备了空间不同方向的定位能力。在空间相干像素跟踪的基础上又进行斑纹跟踪（speckle tracking），以确定声学反射的特征。同时还结合边界跟踪（board tracking）、周期运动（periodic motion）等技术。见图 1-5-5。

在获得了含空间定位信息的成像原始信息后，我们可以根据需求提取及形成各种图像与数据、曲线，彩色三维的速度图、应变图、应变率图。这项技术的应用使心血管超声生物力学技术有了新的改观

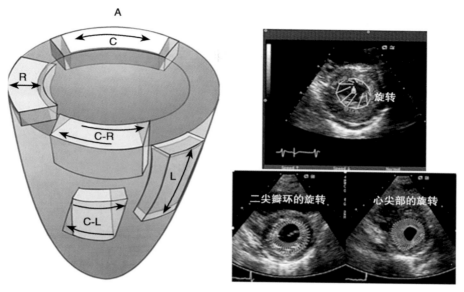

图 1-5-3　心脏在房室瓣环的水平和心尖水平会随心动周期发生反向的旋转导致心脏产生扭转，这是心脏射血和作功的原动力，是宏观的力学表现和量化的重要参数

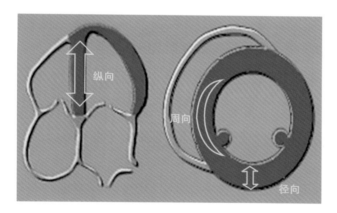

图 1-5-4　如图所示心肌会发生纵向、径向、周向三个方向的应变（strain），加上时间的因素获得应变率（strain ratio），这是心脏微观力学的重要参数

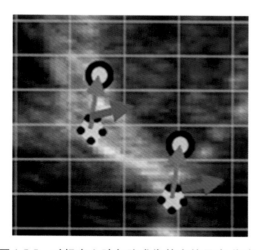

图 1-5-5　对超声心脏灰阶成像基本的元素-像素，斑点的跟踪、周期的监测、边界的跟踪等是心脏超声生物力学技术的基础

与突破；见图 1-5-6。

5）速度向量成像技术的临床应用大致可以包括以下几个方面：

①成为心脏结构力学研究的重要手段，在宏观与微观结构力学方面有新的突破。例如，由于不依赖组织多普勒、无探头和扫描方式的限制、无角度与帧率的限制，生物力学参数获得的准确性、重复性、应用的广泛性提高到了一个新的水平。图 1-5-7 为心肌梗死患者速度向量成像技术（VVI）的检查结果。

②为胎儿心脏的研究提供了新的工具，可以系列地从结构力学的角度研究从原始心管形成至胎儿出生前、后整个的历程，探索到人类心脏生物力学的发展轨迹。见图 1-5-8。

③开创血管力学研究的新领域，VVI 可以获得关于血管壁和动脉斑块的各种生物力学方面的参数。可对血管壁的硬化程度、斑块的稳定性、危险因子等作出评估。见图 1-5-9。

全容积单心动周期的心脏成像又给予我们提供了新的平台，可以进行空间立体全方位的心脏生物力学的研究。

（2）非心血管领域：如前所述，这种生物体组织或器官自身无自主运动存在，需借助外力使其产生形变。过去 20 多年来，利用生物软组织的弹性属性进行成像已成为许多基础和临床研究工作的重点。研究者们从两个方面来开发组织弹性的研究。

1）第一个方面是静态方法，亦可称之助力式弹性成像技术。该静态的定义主要是讲超声在使组

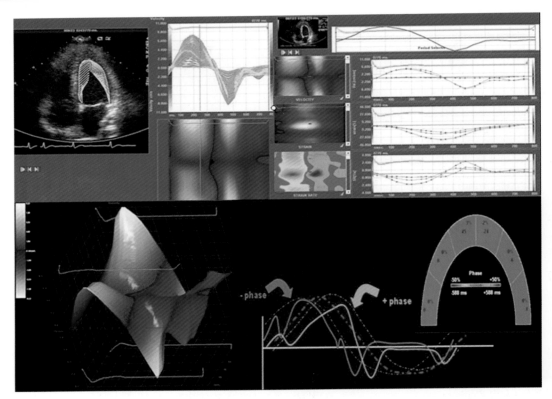

图 1-5-6　心血管超声生物力学技术-速度相量成像技术（velocity vector imaging，VVI）可以同步显示心脏的速度向量和速度曲线（左上）、心肌速度、应变、应变率的趋势曲线图（右上）、速度、应变、应变率的彩色三维图像（左下）心脏位移图和曲线（右下），此外还可提供心肌节段 EF，心脏同步化参数等数据

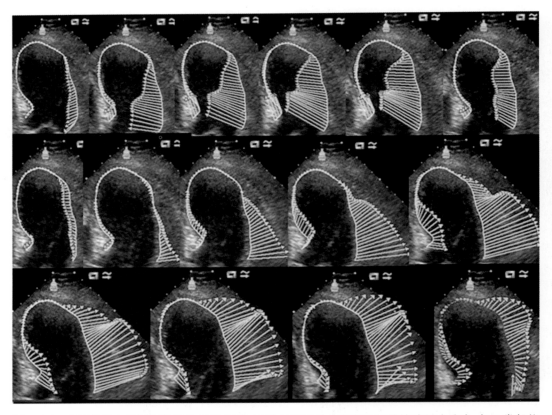

图 1-5-7　广泛前壁心肌梗死患者的 VVI 图像，可见相应节段心肌速度向量的减弱或消失，与正常部位相比有明显差异

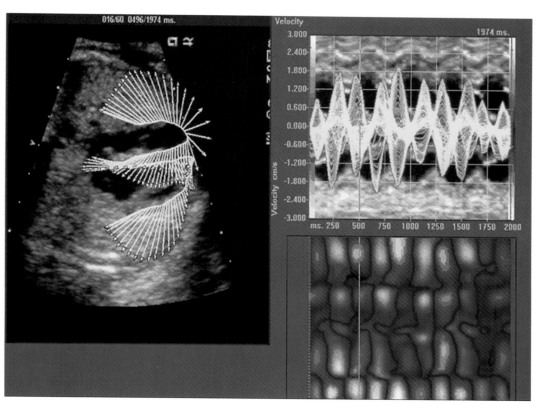

图 1-5-8　胎儿心脏的速度向量图

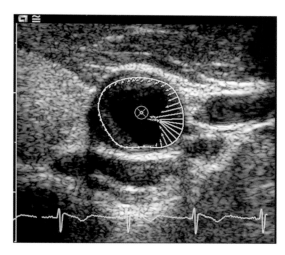

图 1-5-9　速度向量成像技术亦可用于血管病变,图为颈总动脉斑块的 VVI 图像,借此可以获得一系列参数,帮助对斑块的稳定性作出评估

织产生形变时未作功,推动组织产生形变的不是超声发射的振动波或脉冲波,而是依靠探头加压、患者心跳、呼吸等运动。见图 1-5-10。

为了给临床提供有用的信息,最初的设想是围绕在解剖学形式上描绘出某些组织的机械属性。由于组织硬度的改变可能提示某些异常的病理过程,

因此与组织弹性有关的成像参数(例如应力包括形变、杨氏模量和泊松比等等)有可能提供一个适合的途径来区分正常和异常的组织类型。采用超声测量软组织形变数据的方法最早是 Dickinson 和 Hill (1982 年)与 Wilson 和 Robinson(1982),他们利用 A 型超声波射频信号内含的信息可以估测组织的运动。证实超声技术能够提供一维(1D)软组织弹性参数的描述。在这些方法中,肝组织的形变是心脏自然活动产生的固有的机械推动力或压力的结果;使用同样概念下的方法,Mai 和 Insana(2002 年)介绍了一种二维(2D)变形成像方法。1991 年,Ophir 和 Coworker 介绍了一种超声基础技术,命名为弹性成像,通过施加外部压力来获取数据的这种普通弹性成像的原理是用于形成基于静态压力的软组织应变剖面图像(即相对变形)。在这种特殊方法中,组织的应变代替了组织的硬度。小的组织应变意味着大的硬度(刚度),反之亦然。1991 年和 1998 年,Ophir 采用的技术是从其加压前后的射频数据段正相关函数的顶点位置估算出(量化)组织轴向运动,先通过对 A 型数据的处理,应变成像(名为弹性成像)是将通过轴向位移估算的梯度的获取而得到的。1994 年,O'Donnell 采用的技术是通过相对于

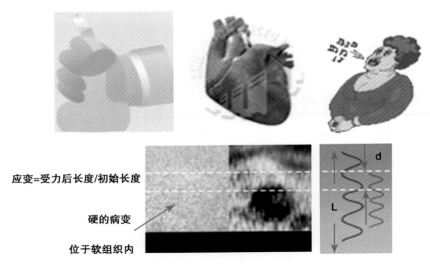

应变=受力后长度/初始长度

硬的病变

位于软组织内

图 1-5-10　静态或助力式弹性成像技术需依靠外力给予靶器官或组织一个推动力,使其产生形变,以获取相应质地和弹性的参数。最起始的技术依赖人为给探头加压,进而发展的技术敏感度提高,可以利用被检查者的心跳、呼吸等运动对组织的推动力,获取了靶目标形变前和形变后的参数进行灰阶编码或彩色编码。图中黑色表示硬(形变小),灰色表示软(形变大),可见硬的病变位于软的组织中间

零点延迟函数的相位值估算出来轴向组织运动(也就是时间运动)。1992 年,Ponnekanti 等为了确保组织内部压力分布的一致性,超声探头实质上是一个适合加压的平台。1998 年,deKorte 等描述了对于内部作用压力,组织的自然运动(如血管壁位移)可以用上文提到的同样的相关基础技术来追踪。1997 年,Kallel 和 Ophir 发现弹性成像技术测量的(相关的)组织运动不能认为是一个单纯的位移(时间-延迟)估算问题,因为施加压力后组织的物理形变会使信号产生额外的扭曲,导致超声波束自然地失相关。1998 年 Varghese 等报告这种失相关效应会被电子噪声、窗内轴向运动等其他来源进一步强化。Ophir 等 1998 年也报告回波信号的失相关是影响应变估算和成像的一个主要的因素。他和 Varghese 提出使用基带信号计算组织应变,这是不依赖相位信息计算组织应变的弹性成像技术。2000 年 Varghese 等、2005 年 Hoyt 等采用基于傅立叶分析的应变估算技术的频谱互相关函数来演算。后来在这些基础上发展了多种商品化弹性成像的产品,也分别采用一些技术来减少失相关造成的误差,如 eSie Touch 弹性成像技术有灰阶与彩色两种处理与显示模式,可用于乳腺、甲状腺、前列腺、外周血管和实质器官等的研究。它采用的技术为:

敏感的采样技术:在检查中主要依靠病人的呼吸与心脏搏动造成的位移和<10% 的压力完成采样,减少了探头加压不可控的人为因素,增加了准确性。

脂肪组织修正技术:由于声波在脂肪组织中传播的速度与非脂肪组织不同,会造成弹性成像的结果受到影响,专有的脂肪组织速度修正技术可以纠正这些误差。

质量指标(quality factor, QF):我们已得知除了受压后组织的物理形导致失相关以外,还有就是当受压后,组织整体的位移或运动常常造成显著地演算差异,故采用质量指标技术后可大大提高弹性成像的准确性和成功率。质量指标技术主要采用运动监控和连续成像中弹性一致性评估技术,当 QF>50 属于高的 QF 值,提示为最小限度的整体球形运动伪像,当 QF 值<45 属于低的 QF 值,提示靶器官整体运动伪像可导致诊断价值下降。

弹性成像后的图像可以和本底的二维灰阶图像进行比较,会将在本底灰阶图像上测量的值与范围影印重叠到弹性成像的图像之上进行比较。这些技术为弹性成像常规地在临床应用提供了非常好的基础。助力式弹性成像技术在乳腺肿瘤的良恶性鉴别诊断方面已取得了许多经验。在其他局灶性病变的诊断方面,如甲状腺的病变等也有许多有价值的发现和探索,见图 1-5-11。

2)第二个方面是动态方法,亦可称之声力式弹性成像技术。该动态的定义主要是讲超声在使组织产生形变时作了功,推动组织产生形变的是超声发射的振动波或脉冲波。

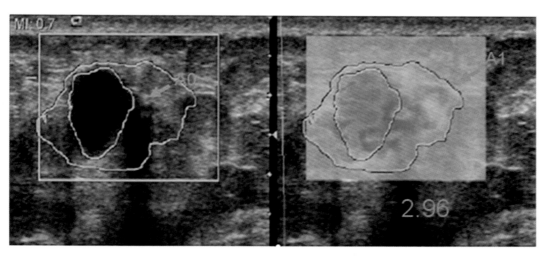

图 1-5-11　静态或助力式弹性成像用于乳腺癌的诊断。左侧为二维灰阶图像;右侧为弹性成像的图像,可见乳腺癌病灶呈表示质地硬的红色,其弹性图的面积也显著大于二维灰阶图的面积,其比值为 **2.96**。文献报道比值≥**1.81**,其诊断乳腺癌的特异性就可达到 **91.67%**

采用动态技术进行组织弹性研究的先驱者有两位:第一位是 Krouskop,他和他的研究小组在 1987 年利用 A 型脉冲多普勒和一个低频振荡器,并测量了在外界震荡下感兴趣点的实际组织漂移。第二位是 Kremkau,他和同事们利用常规的多普勒技术提取速度信息并获得确定的位置推导,他们详细地叙述了利用超声波无创地测量软组织的机械属性,从而通过一个线形方程方法建立与组织模量的关系。尽管这种方法只能在一个很小的范围内测量组织的硬度(模量)(0.5mm),但他们提出了这方面的基础理论,为将来进行这种方法学的研究开了先河。利用声学射频压力诱发局部内部振动并追踪组织运动轨迹是组织弹性成像的发展方向。M. Fink 于 1994

年探索了一个可产生低频振动的一维超声探头,2000 年完善该探头并由 Echoses 公司将其商品化成 FibroScan 的弹性成像的设备,称之为瞬时弹性成像(transient elastography)。见图 1-5-12。

该设备利用一维超声在肋间发放低频振动进入肝脏使其产生位移和剪切波,求 10 次振动后产生剪切波的平均值来评估肝纤维化的程度。不足之处是一维超声无实时图像,无法避开血管胆管等部位,部分病人由于皮下脂肪过厚或其他原因也造成检查不成功。

Fatemi 和 Greenleaf 1998 年提出了一种新的弹性成像技术(ultrasound stimulated vibm-acoustography,USVA),即振动声成像。利用声学射频压力,在组织内部或表面产生一个局部的低频(通常 KHz)

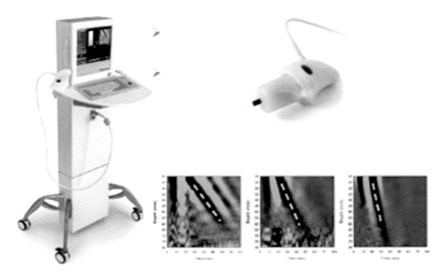

图 1-5-12　瞬间弹性成像技术在 FibroScan 上商品化,其利用探头产生的振动波传入肝脏,为一维的剪切波探测,用于肝纤维化的评估

应力区域。这种方法利用聚焦连续波超声波束在中心频率附近传播的偏移,产生动态的内部激励。两个声束间的干涉产生的射频压力和随后产生的组织振动等同于这个偏移。这一振动组织产生一个声波的发射可以通过水声探测器检测。通过扫查感兴趣区域组织的焦点,可以测量合成发射的每一个点,并用它来形成图像。这个方法很敏感,可以测量很小的位移。但由于该方法是逐点扫描成像的,所以成

像速度较慢,未能商品化用于临床。

M. Fink 在 2005 年将其提出的超声波成像(supersonic shear imaging,SSI)技术理论通过 Supersonic Imaging 公司商品化为 Aixplorer 的超声弹性成像设备。其原理是超声探头发射高速超声脉冲波进入靶目标,多个动态焦点产生剪切波形成"马赫锥"效应,见图 1-5-13。图 1-5-14 所示通过剪切波来进行彩色编码成像和量化测值。

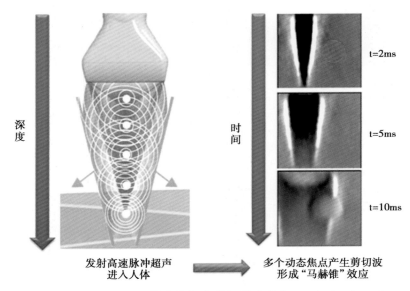

深度

时间

t=2ms

t=5ms

t=10ms

发射高速脉冲超声
进入人体

多个动态焦点产生剪切波
形成"马赫锥"效应

图 1-5-13　Mathias Fink 提出的超声剪切波成像(supersonic shear imaging,SSI)技术商品化的 Aixplorer 的超声弹性成像设备,其原理是超声探头发射高速超声脉冲波进入靶目标,多个动态焦点产生剪切波形成"马赫锥"效应,通过剪切波来进行彩色编码成像和量化测值

利用声学射频压力诱发局部内部振动并追踪组织运动轨迹技术的另一个进展是 Nightingale 等于 2001 年、2002 年报道了 acoustic radiation force impulse

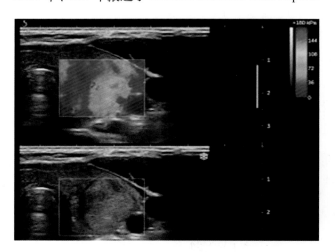

图 1-5-14　应用 Aixplorer 检查的乳腺癌患者剪切波弹性成像

(ARFI)声脉冲辐射力成像技术。亦有学者称其为声触诊,它利用超声探头发射短周期脉冲(典型的小于 1.0ms)形成声辐射力,在组织内部产生局部位移,位移可以通过基于超声相关性的方法进行追踪。在 ARFI 为基础的成像系统中,一个探头既产生声射频压力,同时又接收射频回波数据。见图 1-5-15。

采用 ARFI 成像的初步结果表明,利用声压力产生组织位移并利用这一局部组织自然属性进行成像是可行的。Duke 大学和世界上一些研究中心利用 ARFI 技术进行了大量的动物实验和临床试验,展示出其发展的潜力。2007 年西门子公司将 ARFI 技术商业化在 ACUSON S2000 超声设备上,推动了声力式组织弹性成像研究从实验室走向各个临床领域,采用 ARFI 原理为基础形成:

声触诊组织成像技术(virtual touch tissue imaging,VTI):其技术原理为先确定需要探测组织质地和弹性的感兴趣区,向感兴趣区发射推进脉冲,利用靶

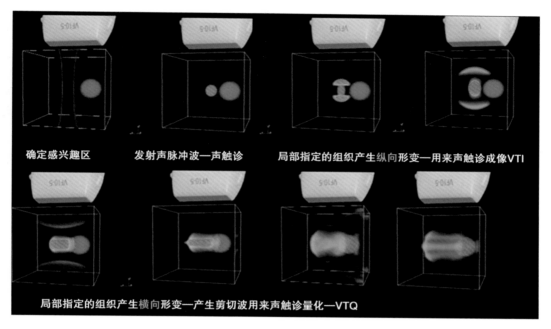

图 1-5-15 声脉冲辐射力成像技术（ARFI）基本原理是通过超声发射脉冲波到指定的部位形成辐射力，使组织产生形变。图的上部分从左至右是图示在确定感兴趣区后发射声脉冲波，使靶区组织发生纵向形变，形变的数据可用来成像——声触诊成像（VTI）。图的下部分从左至右是图示在向选定的感兴趣区发射声脉冲波后，靶区内横向形变产生的剪切波可用来进行量化——声触诊量化（VTQ）

组织的纵向形变编码成图像；见图 1-5-16 和图 1-5-17。

声触诊组织量化技术（virtual touch tissue quantification，VTQ）：其技术原理为先确定感兴趣点，向感兴趣点发射推进脉冲，当组织受到推进脉冲波作用后会产生横向传递的剪切波，序列探测脉冲波将收集到这些细微的变化，同时系统会记录和演算出该剪切波的传播速度，这种速度等同于或代表组织的质地和弹性的绝对值；见图 1-5-18 和图 1-5-19。

在 ARFI 为基础的声触诊组织成像（VTI）与声触诊组织量化（VTQ）技术之上，又继续发展了声触诊组织成像与量化技术（virtual touch IQ，VTIQ）：确定靶目标后发射推进脉冲，利用靶组织的横向形变产生的剪切波进行彩色编码成像和量化测值。图 1-5-20 示该技术将装备于商业化的西门子公司的 ACUSON S3000 设备上。

这些技术的应用为临床提供了许多新的信息，如 VTQ 用在肝纤维化的无创性评估，见图 1-5-21。图 1-5-22 示 VTI 和 VTQ 用在子宫肌瘤介入治疗后疗效的评估。

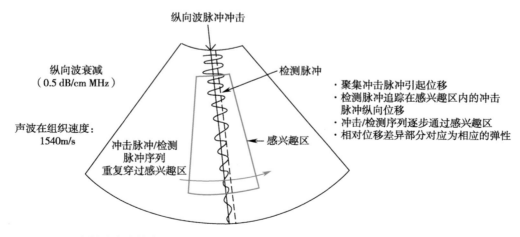

图 1-5-16 声触诊成像技术（VTI）原理示意图。红色框为设定的感兴趣区，超声发射脉冲波并形成辐射力到该区域，该靶区内产生的纵向形变的信息被检测到并用于编码成像

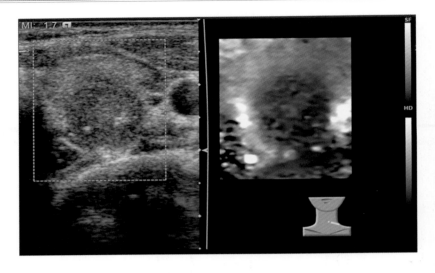

图 1-5-17　甲状腺肿瘤 VTI 灰阶编码成像。灰阶图标——灰色表示质地软（SF），黑色表示质地硬（HD）；图左侧为常规灰阶图像，可见一稍低回声区，内有小钙化灶；图右侧为 VTI 的编码成像，病灶编码图像明显黑于周边正常组织，提示该病灶的质地明显硬于周边正常甲状腺组织

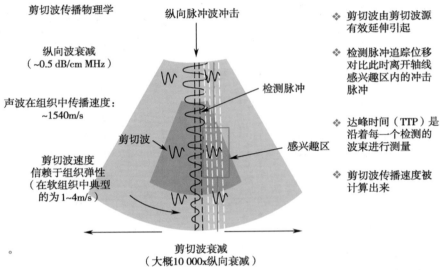

图 1-5-18　声触诊量化技术（VTQ）原理示意图。小的红色框为固定大小可移动选择采样部位的感兴趣区，超声发射脉冲波并形成辐射力到该区域，靶区内横向形变的信息（剪切波）被检测并计算出该剪切波的传播速度，获得该点质地的绝对值

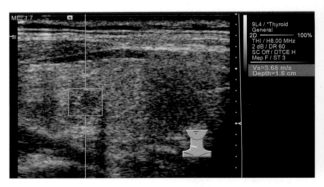

图 1-5-19　该图为在甲状腺肿瘤病灶内采用 VTQ 取样，测值为 3.68m/s，大大高于正常甲状腺组织

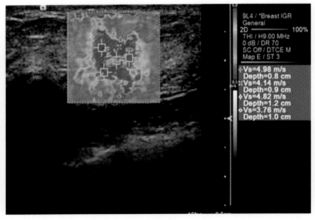

图 1-5-20　声触诊成像量化技术（VTIQ）成像量化图。彩色框内为利用剪切波来进行彩色编码成像显示病灶范围，色彩表示不同质地和硬度，小黄方框为采样点，可在图像上直接测量该点剪切波传播速度，以 Vs 来表示剪切波速度（m/s）并显示每个测量点的深度（cm），使成像与量化一步完成

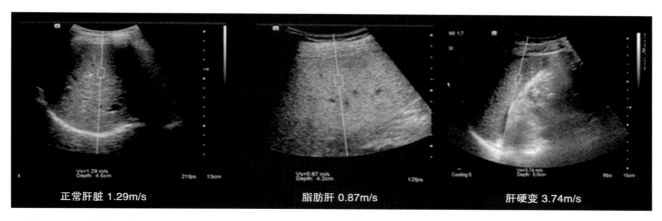

图 1-5-21　从左到右显示利用声触诊量化技术检查正常肝脏者剪切波传播速度为 1.29m/s，脂肪肝患者剪切波传播速度为 0.87m/s，肝硬变患者剪切波传播速度为 3.87m/s，可见明显的差异存在

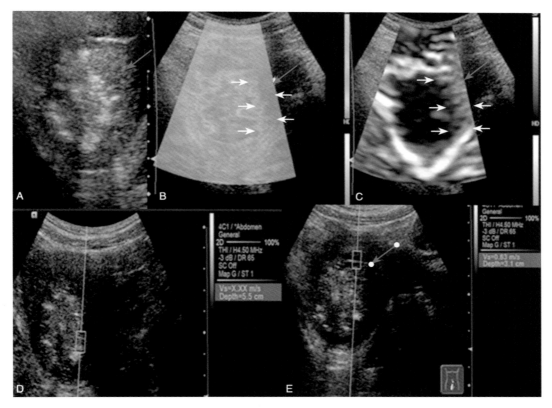

图 1-5-22　该图为子宫肌瘤患者经热消融治疗后采用助力式和声力式弹性成像技术联合应用来评估的声像图集

图 A 为常规二维灰阶成像，隐约可见子宫肌瘤的包膜，其内大部分为稍强回声区，右上还有等回声的部分（红色箭头所指）；图 B 为静态助力式弹性成像图，在二灰阶图上稍强回声区显示为红色，提示为质地硬符合消融后肌瘤变性坏死的特征，右上二维灰阶显示为等回声的部分（红色和白色箭头所指）显示为蓝紫色，提示质地软，符合未被灭活的特征；图 C 为动态声力式弹性成像技术成像图，以灰阶编码，灰白色为质地软，黑色为质地硬，可见在前面考虑为肌瘤已灭活的区域为黑色，提示质地硬和前面诊断设想相符合，右上前面怀疑残留区表现为灰色，提示质地软符合残留的性质；图 D 为采用 VTQ 在考虑为肌瘤灭活区采样，获得的剪切波传播速度为 0.00m/s，提示该区域已凝固坏死无形变产生和无剪切波形成与传播，符合肿瘤消融灭活区的生物力学性质；图 E 为采用 VTQ 在考虑为肌瘤残留区采样，获得的剪切波传播速度为 0.63m/s，提示该区域未凝固坏死在脉冲波作用下可产生形变和剪切波形成与传播，符合肿瘤消融后残留物的生物力学性质

4. 超声生物力学技术应用的展望　超声生物力学技术在心血管领域进展很快，最近国内外的杂志和专业会议发表了许多关于应用这些技术所开展科研或临床的文章，涉及的方面包括：速度向量成像技术定量评价充血性心力衰竭收缩期应变率；速度向量成像技术对 2 型糖尿病患者足背动脉管壁运动的初步评价；速度向量成像技术对冠心病缺血心肌的初步评价；速度向量成像技术对心梗患者节段性收缩功能评定的价值；速度向量成像技术对正常人左室扭转运动特征的分析；速度向量成像技术评价扩张型心肌病室壁局部收缩功能；速度向量成像技术评价正常 QRS 波群心力衰竭患者左心室收缩同步性的初步临床研究；速度向量成像技术评价正常人心肌运动协调性；速度向量成像技术评价正常人心室节段功能；速度向量成像技术评价正常人颈总动脉内膜力学状态的初步研究；速度向量成像技术评价脑梗死患者颈总动脉管壁运动的初步研究；心脏同步化治疗 VVI 评估；应变成像检测冠心病患者局部心肌纵向舒张功能异常；速度向量成像评价颈动脉粥样硬化斑块稳定性；心脏扭转运动的研究进展；速度向量成像在胎儿超声心动图中的初步应用研究；速度矢量成像检测扩张型心肌病左心室长轴功能的探讨；应用速度矢量成像检测二尖瓣狭窄亚临床左心室功能不全等。

我们可以看到许多国际重要的超声专业会议上有一个重要的日程是关于超声生物力学方面的课程，其内容包括最基本的名词训练、操作训练、诊断标准的统一。目的是要为类似 VVI 这些技术大规模走向临床诊断和应用做准备。近来关于心脏容积的三维应变成像技术也进展很快。常规应用超声生物运动结构力学技术的时代已经到来！超声生物力学技术应用在非心血管领域也进展迅速，我们从其发展史上可以看到，组织弹性成像技术经历了几代人的努力，过去的临床研究多集中在乳腺、甲状腺方面，仅有很少的文章报告在小鼠的肝纤维化的评估方面，当时未能大规模的应用到临床可能是由于三个方面的原因：第一，传统的技术需外界加压，加压力大小的差异会影响到演算结果；第二，位于胸廓后或体内深部的实质性器官，无法给予手工加压；第三，人工加压无法只给予组织或器官内的病灶，组织整体受压造成的运动常常造成显著地演算差异。随着助力式和声力式弹性成像技术的研发进展，其应用如雨后春笋般地开展起来。

以超声对比造影和超声生物力学成像为代表的超声功能性成像技术给医学超声带来了新的革命，我们在疾病的诊断方面，超声又提供了新的诊断信息。超声对比造影和超声生物力学技术是另一个独立诊断参数，应该讲是提供了除传统的灰阶结构超声和多普勒血流组织超声以外额外的信息。这样灰阶结构超声提供了解剖学信息；多普勒技术提供了血流动力学信息；超声对比造影提供了组织微灌注学信息；弹性成像提供了生物力学的信息。这是一个新的超声解剖性成像和超声功能性成像结合的最新模式，让我们迎接这个医学超声新时代的到来！

第二章
外 阴 疾 病

第一节 概 述

女性外生殖器指生殖器官外露的部分,又称外阴。位于两股内侧间,前为耻骨联合,后为会阴。会阴部包括:

1. 阴阜 指耻骨联合前面隆起的脂肪垫。

2. 大阴唇 指自阴阜向下、向后止于会阴的一对隆起的皮肤皱襞,大阴唇皮下组织松弛,脂肪内有丰富的血管、神经、淋巴管,若受外伤,容易形成血肿,疼痛较重。

3. 小阴唇 位于大阴唇内侧的一对薄皱襞。两侧小阴唇后方与两侧大阴唇后端结合在正中线处形成阴唇系带。

4. 阴蒂 位于两侧小阴唇顶端下。

5. 阴道前庭 为两侧小阴唇之间的菱形区域,前为阴蒂,后方以阴唇系带为界。前庭区域内有尿道口、阴道口、前庭大腺及前庭球。前庭大腺又称巴多林腺(即巴氏腺),位于大阴唇后部,如黄豆般大小,左右各一,腺管细长(1~2cm),开口于前庭后方小阴唇与处女膜之间的沟内。正常情况下不能触及此腺,若腺口闭塞,可形成囊肿或脓肿。

外阴常见的疾病有:外阴炎、外阴皮肤病、外阴囊性和瘤样病变等,外阴恶性肿瘤偶尔见之。

第二节 病 例 汇 集

病例 2-2-1 前庭大腺囊肿(巴氏腺囊肿)
【临床资料】

45岁,发现右侧阴部肿块1个月余入院。入院体检:心、肝、脾、肺未及明显异常,腹软、无压痛。妇科检查:外阴已婚式,右侧外阴下方扪及包块,囊性、质软。阴道通畅,宫颈光滑,子宫大小正常。

【超声表现与提示】

子宫前位,大小及形态正常,肌层回声欠均匀,子宫内膜厚0.6cm,宫颈前后径3.0cm。双侧卵巢未见异常回声。右侧外阴下部见2.0cm×3.0cm的无回声包块,有包膜,边界清(见图2-2-1A、B)。

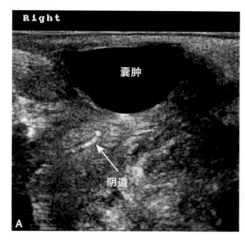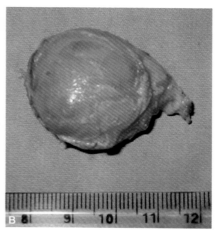

图 2-2-1 前庭大腺囊肿(巴氏腺囊肿)
A. 高频超声纵切:右侧外阴下部见2.0cm×3.0cm的无回声包块,有包膜、边界清;B. 大体标本:剔除之囊肿

超声提示:右侧外阴囊肿(巴氏腺囊肿可能)。

【术中情况】

患者取截石位,局部麻醉下行囊肿剥除术,见直径约3cm囊肿,囊内为黏稠液体。

【病理诊断】

巴氏腺囊肿。

【讨论分析】

1. 前庭大腺分别位于左右两侧前庭内,前庭大腺有导管,腺管细长(1~2cm),开口于前庭后方小阴唇与处女膜之间的沟内,其分泌物的作用是润滑阴道口及阴道。前庭大腺导管如有阻塞会引起前庭大腺囊肿,囊肿位于小阴唇的下半部,较常见,多为单房,向外突起似鸡蛋样(图2-2-1C、D)。

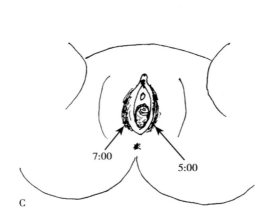
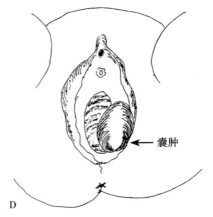

图 2-2-1　前庭大腺囊肿(巴氏腺囊肿)
C. 前庭大腺正常位置在外阴部5点及7点处(手绘图);D. 位于5点处的前庭大腺囊肿(手绘图)

2. 前庭大腺囊肿以前行囊肿剥除术,近年已改为切排术,以保留腺体功能。

3. 前庭大腺按炎症经久治疗不愈,应想到癌的可能,原发性巴氏腺癌约占外阴恶性肿瘤的5%,少见,容易忽视。

病例 2-2-2　前庭大腺脓肿

【临床资料】

79岁,发现外阴包块4年,增大4天。妇科检查:左侧外阴见5cm×6cm包块,张力大,压痛(+)。

【超声表现与提示】

子宫萎缩,双侧卵巢未见显示,左侧大阴唇处见4.1cm×5.6cm×4.3cm的无回声区,有包膜,边界清,内有细光点,无血流信号。排尿后,膀胱内有少量残余尿(图2-2-2A~D)。

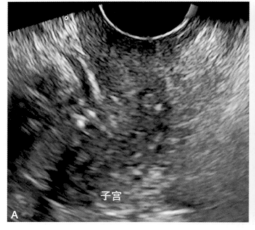
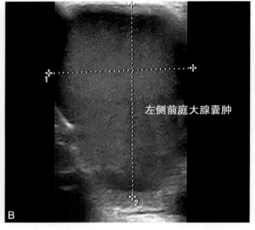

图 2-2-2　前庭大腺脓肿
A. TVS纵切:显示子宫萎缩,肌壁内有钙化斑点;B. 高频超声纵切:左侧大阴唇处见4.1cm×5.6cm×4.3cm的无回声区,其内有密集细光点

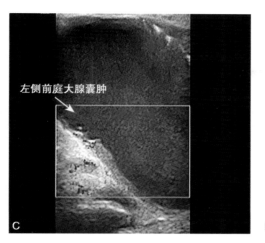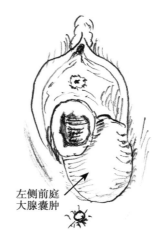

图 2-2-2　前庭大腺脓肿

C. 高频超声：包块有包膜，较厚，无血流信号，内含大量细光点；D. 术前手绘图：位于 5 点处的前庭大腺脓肿

超声提示：左侧大阴唇囊肿（巴氏腺囊肿）。

【术中情况】

局麻下行前庭大腺囊肿造口术，术中切口处流出约 30ml 深褐色液体。

【讨论分析】

1. 前庭大腺囊肿较常见，多为单房，向外突起似鸡蛋样，本病例继发感染形成前庭大腺脓肿。

2. 笔者遇一位双肾、双侧输尿管积液、膀胱尿潴留的老年妇女，已出现肾功能不全，多方寻找病因未果，耐心询问她才告诉身体下部有包块已数十年，羞于启齿，家人也不知晓，从未检查治疗，延误至今。检查见外阴处有一"儿头"大小的包块，色紫，表面已继发感染而溃烂，手术切除后，病理报告为前庭大腺囊肿合并感染，患者肾功能恢复正常出院。回顾分析患者起病过程：由于前庭大腺囊肿持续压迫尿道外口，排尿不畅，形成慢性尿路不全梗阻致尿潴留，长期泌尿系积液，压迫肾实质，进而引起肾功能发生改变。

病例 2-2-3　外阴血肿

【临床资料】

12 岁，外阴部被凳脚挫伤，疼痛、肿胀逐渐加重一天来诊。妇检：外阴及大小阴唇肿胀，右侧大、小阴唇稍肿胀，左侧小阴唇肿胀约为 8cm×10cm 大小，触痛（+），会阴后联合、舟状窝及左侧大小阴唇下段软组织表面约 2cm×3cm 呈紫蓝色，未见活动性出血。

【超声表现与提示】

左侧外阴部见 6.3cm×7.4cm×6.3cm 的包块向外突起，内部回声杂乱，有片状强回声及絮状回声，内部未见血流信号，表皮厚 0.2cm，未见破溃，有血流信号显示（图 2-2-3A～F）。

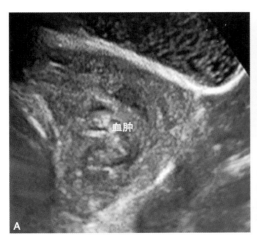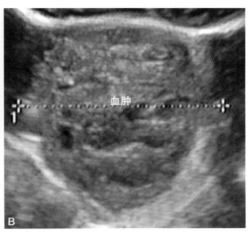

图 2-2-3　外阴血肿

A. TPS 纵切：示外阴部包块，内部回声杂乱；B. TPS 横切：示外阴部包块，内部回声杂乱

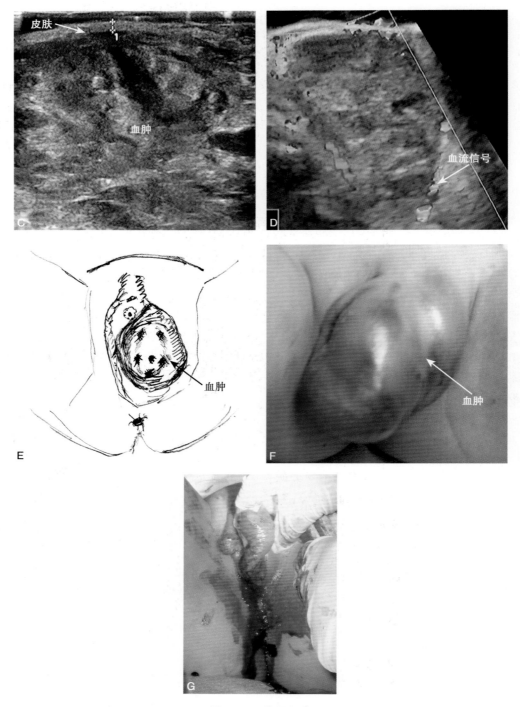

图 2-2-3 外阴血肿

C. 高频探头示:外阴部包块的皮肤菲薄仅 0.2cm;D. 彩色多普勒示:外阴部包块,周边皮肤有血流信号,内部无血流信号;E. 术前手绘图;F. 术前左侧大小阴唇局部肿胀,呈紫色;G. 图示:术中排除肿块内积血

超声提示:外阴(左)回声异常,结合病史符合外阴血肿。

【术中情况】

局麻下行血肿清除术(图 2-2-3G)。

【讨论分析】

幼女,有外伤史一天,局部包块呈紫蓝色,位于左侧小阴唇的下方,向外突起,诊断外阴血肿,依据病史及体征不难与炎性肿块鉴别。

病例 2-2-4　外阴癌

【临床资料】

59 岁,外阴瘙痒伴疼痛 2 年。孕 5 产 3 流产 2 次,绝经 13 年,无阴道流血等症状,一周前至本院皮肤科就诊,取外阴组织活检病理诊断:外阴鳞形细胞癌(squamous cell carcinoma SCC)。妇科检查:外阴已婚式,右侧外阴见一大小为 3cm×4cm 包块,表面有破溃、皲裂,尿道口、阴道及肛管外观皮肤完好,未见受侵,阴道通畅,宫颈、子宫萎缩,双侧附件未见明显异常。临床诊断:外阴癌,Ⅰb 期。

【超声表现与提示】

子宫、宫颈大小、形态未见明显异常,双侧卵巢未显示。右侧外阴溃烂处见大小为 3.0cm×1.8cm×1.6cm 低回声区,底部边界尚清,包膜不清晰,内部回声不均匀,见多个强光斑,血流信号极丰富,测得动脉阻力指数为 0.62(图 2-2-4A ~ D)。

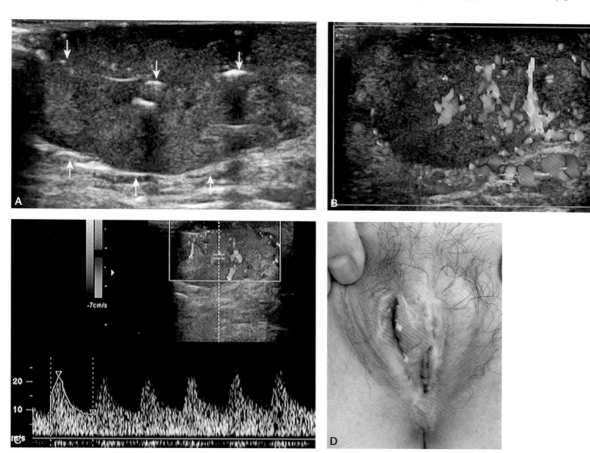

图 2-2-4　外阴癌

A. 外阴溃烂处高频探头扫查:右侧外阴溃烂处见大小为 3.0cm×1.8cm×1.6cm 低回声区,底部边界尚清,包膜不清晰,内部回声不均匀,见多个强光斑;B. 高频探头扫查:病灶局部血流信号极丰富,呈树枝状;C. 高频探头扫查:于病灶局部血流信号丰富处,测得动脉阻力指数 0.62;D. 大体观:右侧外阴见一大小为 3cm×4cm 包块,表面有红肿、脓苔、破溃、皲裂

超声提示:外阴实性占位病变。

【治疗处理】

患者不同意手术治疗,自动要求出院。

【病理诊断】

外阴鳞形细胞癌(图 2-2-4E、F)。

【讨论分析】

1. 原发性外阴恶性肿瘤较少见,约占女性恶性肿瘤的 1.6%,占女性生殖道恶性肿瘤的 3% ~ 5%。外阴恶性肿瘤以鳞状细胞癌最多见,占 85% ~ 90%;其次为黑色素瘤,占 5% ~ 10%;肉瘤占 1% ~

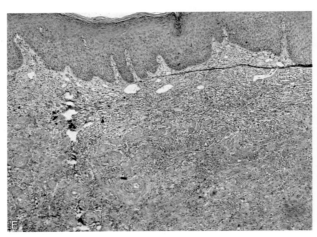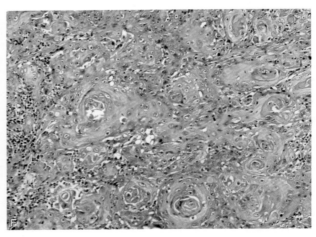

图 2-2-4 外阴癌

E. 镜下所见:表皮增生,角化过度并不全,肿瘤位于真皮内,以鳞状细胞为主;F. 高倍镜下所见:见鳞状漩涡及角珠形成,真皮血管周围有大量浆细胞、淋巴细胞浸润

3%。该病最常发生在 50 岁以上老年妇女,国内为 50~60 岁。病毒可能在外阴癌发生中起作用,近 10 年病理学研究发现外阴表皮内肿瘤大都有人乳头瘤病毒(HPV)感染。外阴癌发生部位多见于大小阴唇、阴蒂,前庭部位少见,偶发于会阴。

2. 外阴鳞癌 50% 以上有外阴瘙痒史和外阴皮肤营养不良史。外阴鳞癌局部生长,肿瘤常形成溃疡或菜花样,伴出血感染和疼痛,晚期可累及阴道、尿道、膀胱、肛门、直肠和盆壁。经淋巴结转移到腹股沟浅、深淋巴结,再转移到盆腔腹膜后淋巴结、腹主动脉旁和远处淋巴结。血行转移发生在淋巴结转移后,患者多死于肺转移或恶病质。肥胖、高血压、糖尿病、动脉硬化、绝经年龄早的妇女易发生外阴癌。一旦确诊立即手术治疗。

病例 2-2-5 外阴发育异常(处女膜闭锁)

处女膜闭锁:处女膜闭锁是较常见的外阴发育异常,又称无孔处女膜,系发育过程中,阴道末端的泌尿生殖窦组织未腔化所致。由于无孔处女膜使阴道和外界隔绝,故阴道分泌物或初潮的经血排出受阻,积聚在阴道内,有时经血可经输卵管倒流至腹腔。患者青春期发生周期性下腹坠痛,呈进行性加剧。妇科检查可见处女膜膨出,表面呈紫蓝色。实时超声检查可见子宫及阴道内有积液(图 2-2-5A~C)。

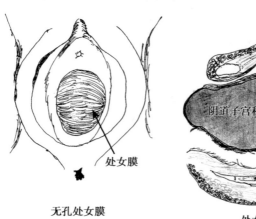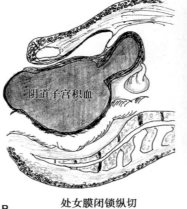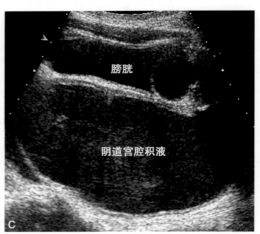

图 2-2-5 外阴发育异常(处女膜闭锁)

A. 处女膜闭锁手绘图:图示妇科检查未见阴道外口,可见处女膜膨出,表面呈紫蓝色;B. 处女膜闭锁手绘图:矢状面示处女膜膨出,阴道及宫腔积血;C. TPS 纵切显示:由于处女膜闭锁阴道大量积液,宫腔积液

病例 2-2-6 外阴发育异常（小阴唇融合）

【临床资料】

18 岁，发现外阴发育异常数年来院诊治。自述月经周期 30 天，经期 5 天。平日排尿通畅。妇科检查：乳房、阴毛发育正常，阴阜清晰可见，阴阜下方仅见 1cm 的裂缝，尿道外口、阴道口均未见，肛查可及子宫、双侧附件未见异常。

【超声表现、提示与引导探查】

子宫大小及形态正常，双侧卵巢大小正常。

在超声引导下，妇科医师经会阴部裂缝送入探针，超声监测显示：探测到阴部裂缝上端有一小口，送入探针证实为尿道口并与膀胱相通，无阻碍。其下方有另一小口送入探针证实与阴道相通，无阻碍。妇科医师触诊尿道外口、阴道外口有一层皮肤样组织覆盖（图 2-2-6A～C）。

超声提示：外阴发育异常。

【术中情况】

在连续硬膜麻醉下，行外阴闭锁切开成形术。从阴阜裂缝处正中切开外阴皮肤，打开阴道前庭，见患者处女膜完整，阴道可容一指，探及宫颈。尿道外口位于处女膜上方，紧邻处女膜，外观无异常（图 2-2-6D～K）。

【讨论分析】

1. 本病例阴道、尿道及内生殖器超声所获得的信息是发育正常的，大体观察为阴唇发育异常，有学者认为是大阴唇黏合，在外生殖器性分化之前，胚胎受到雄性激素的影响后引起这种发育异常，黏合的程度与受雄性激素的影响的时期有关，胚胎越在早期接受雄性激素，则黏合的程度越大。黏合的大阴唇常易误为阴囊，而考虑为女性假两性畸形。超声检查对本病可提出有价值的信息。

2. 这种黏合也可能是在婴幼儿时期发生感染而引起粘连，临床并不少见，仔细询问病史，对两者鉴别有意义。

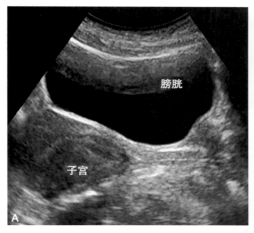
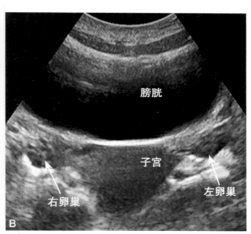
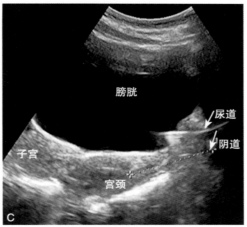

图 2-2-6 外阴发育异常（小阴唇融合）
A. TAS 纵切示子宫及阴道正常；B. TAS 横切示双侧卵巢正常；C. TAS 超声引导下，经会阴部裂缝送入探针，探知有尿道，且尿道与膀胱相通，同时显示有阴道口、阴道，且阴道与子宫相通

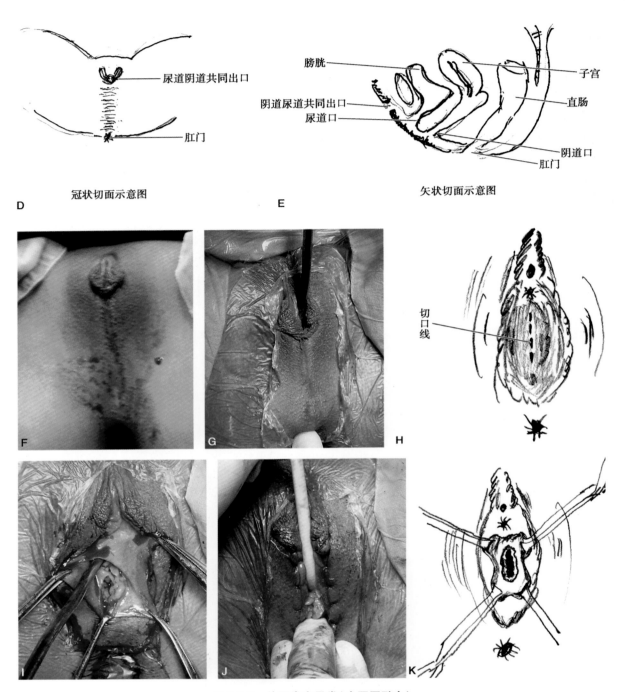

图 2-2-6　外阴发育异常（小阴唇融合）

D. 术前冠状切面手绘图：见深色皮肤皱襞及其内一尿道、阴道共同出口，未见大、小阴唇；E. 术前矢状切面手绘图：尿道、阴道共同出口与肛门的解剖关系；F. 大体示：会阴处未见大、小阴唇，也未见尿道口、阴道口，仅见一小团皮肤其内可探及一小孔；G. 大体示：从会阴处表面一小孔探查，触及仅为皮肤组织；H. 切口线手绘图；I. 大体示：术中切开皮肤见处女膜完整，尿道口、阴道口清晰；J. 大体示：术后检查见尿道口、阴道口清晰，位置正常；K. 术后见尿道口、阴道口手绘图

据中华妇产科杂志 2015 年第 50 卷第 9 期《关于女性生殖器畸形统一命名和定义的中国专家共识》一文商定,本例应命名为小阴唇融合主要表现为青春期月经正常来潮,但发现经血和尿液自同一孔道流出,常被误认为是"周期性血尿"。融合的小阴唇遮蔽尿道口和阴道外口的程度可不同,偶伴有泌尿系统感染、输尿管扩张、肾积水,青春期后可伴阴道或宫腔积血、盆腔包块。查体见会阴开口与正常肛门开口之间被覆一层会阴皮肤组织,阴道前庭和尿道、阴道开口被其掩盖(图 2-2-6L)。肛查可及正常子宫、子宫颈及双侧附件,较少合并其他米勒管发育异常。

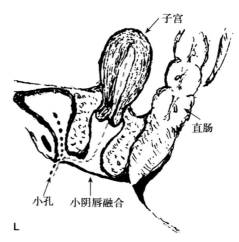

图 2-2-6 外阴发育异常(小阴唇融合)
L. 小阴唇融合解剖示意图

第三章
阴 道 疾 病

第一节 概 述

女性内生殖器官包括阴道、子宫、输卵管及卵巢。阴道位于真骨盆下部中央,呈上宽下窄的管道,前壁长 7 ~ 9cm,与膀胱和尿道相邻,后壁长 10 ~ 12cm,与直肠贴近。上端包绕宫颈,下端开口于阴道前庭后部。环绕宫颈周围部分称阴道穹隆,按其位置分为前、后、左、右四部分,其中后穹隆最深,与直肠子宫陷凹相邻,为盆腹腔最低部位。临床上可经此处穿刺或引流,也是介入超声进行操作的有效、方便的途径,如穿刺取卵、局部引流、局部注药等。

阴道壁由弹力纤维、肌层和黏膜组成。阴道表面有纵行的皱褶及与之垂直的横嵴,使阴道壁有较大的伸缩性。阴道壁富于静脉丛,受创伤后易出血或形成血肿。

阴道常见的疾病有阴道炎、阴道囊肿、阴道瘤样病变。较少见的有阴道恶性肿瘤、阴道先天性发育异常。

第二节 阴道良性肿瘤

病例 3-2-1 阴道后壁囊肿
【临床资料】

发现外阴包块一周。妇科检查:外阴已婚式,右侧大阴唇中下部扪及 3cm×4cm 囊实性肿物,向阴道壁方向突起,无压痛。阴道右壁近阴道口处,另扪及一黄豆大小的囊性包块。阴道通畅,宫颈肥大,见避孕环尾丝,子宫大小正常,双侧附件区未见异常。

【超声表现与提示】

子宫大小正常,双侧卵巢未见明显异常,阴道后壁处见 2.5cm×1.8cm 的无回声区,有包膜,边界清,内有细光点,并有分隔,隔上有血流信号,测得动脉阻力指数 0.89(图 3-2-1A ~ C)。

超声提示:阴道后壁囊肿。

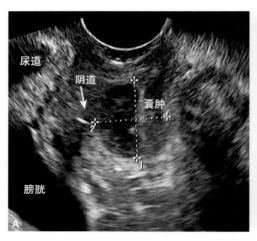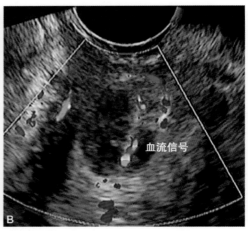

图 3-2-1 阴道后壁囊肿
A. TVS 显示:阴道后壁 2.5cm×1.8cm 无回声区,有包膜,边界清;B. TVS 显示:阴道后壁无回声区内有分隔,隔上有血流信号

图 3-2-1 阴道后壁囊肿

C. TVS 显示:从隔上测得动脉阻力指数 0.89

【术中情况】

患者取截石位,在局部麻醉下行阴道壁囊肿剥除术,见 2.5cm×3.0cm 包块内有凝血块;另一较小囊肿直径为 0.8cm 大小,内为黄色糊状物。两者囊壁均光滑(图 3-2-1D)。

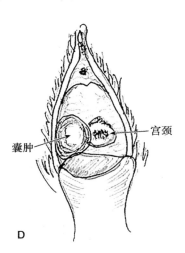

囊肿 宫颈

D

图 3-2-1 阴道后壁囊肿

D. 术中手绘图:阴道后壁囊肿

【病理诊断】

1. 阴道壁单纯性囊肿伴囊内出血。

2. 阴道表皮囊肿。

【讨论分析】

1. 阴道壁囊肿并不少见,当其较小时,缺乏临床症状,单独为此就医者少,多在妇科检查时发现。绝大多数(83%)发生于经产妇,圆形或椭圆形,囊壁薄,大小 1.5 ~ 4.5cm,3 ~ 4cm 多见,最大的可为 11cm。囊内充满黏液、浆液、陈旧性出血或白色豆渣样物质,囊壁内面光滑,无乳头样结构。良性,有

作者随访一例 20 年,预后良好。

2. 阴道壁囊肿较大时也出现症状,如阴道坠胀,阴道痛,性交不适或困难,白带增多,肿物脱出于阴道口带来不适。

3. 从病理学分析,依据其发生学的来源,阴道壁囊肿常见的有包涵囊肿、中肾管囊肿、副中肾管囊肿、尿道上皮囊肿等,从临床和影像学都无法确诊,应送病理以获得最后诊断。

4. 阴道壁囊肿在鉴别诊断应考虑以下情况:膀胱膨出,排尿后缩小,阴道壁囊肿排尿后不缩小;直肠子宫陷凹疝,咳嗽、腹压增加时会增大,阴道后壁囊肿大小不随腹压改变而改变;尿道憩室,女性多见,挤压尿道可见尿液流出,阴道前壁下 1/2 囊肿挤压时无尿液流出可资鉴别。必要时,行囊肿造影术或 CT、MRI 检查以明确囊肿与周围组织器官的关系,对处理有帮助。近年发现阴道镜检查对诊断副中肾管囊肿帮助极大。

5. TVS 能清晰识辨阴道壁囊肿位于前壁或后壁,提示囊肿所在部位对鉴别诊断及临床处理有意义。

病例 3-2-2 阴道后壁囊肿

【临床资料】

29 岁,常规体检发现阴道内有包块,要求超声检查。

【超声表现与提示】

子宫大小正常,双侧卵巢未见明显异常,阴道左后壁见 4.4cm×2.7cm 的无回声区,囊壁清晰,囊壁上有血流信号,测得动脉阻力指数为 0.58(图 3-2-2A、B)。

超声提示:阴道后壁囊肿。

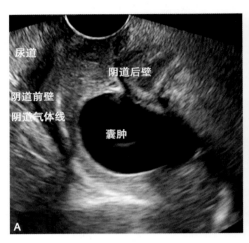
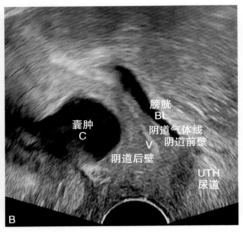

图 3-2-2 阴道后壁囊肿
A. TVS 显示尿道、阴道前壁、阴道气体线、阴道后壁及位于后壁囊肿;B. TVS 图像上下并
左右翻转:显示尿道、阴道前壁、膀胱(BL)、阴道气体线(V)、阴道后壁及位于阴道后壁囊
肿(C)

【讨论分析】

经阴道超声采用高频探头,提供高清晰度的图像,可以分辨尿道、阴道前壁、阴道气体线、阴道后壁,确认囊肿的位置。这对确诊囊肿的位置、大小、鉴别诊断及治疗均有意义。

病例 3-2-3 阴道后壁囊肿

【临床资料】

患者体检发现阴道囊肿一天入院。入院体检:心、肝、脾、肺未见明显异常,腹软,无压痛。妇科检查:外阴已婚式,阴道通畅,阴道后壁可及 3.0cm×4.0cm 囊性包块,宫颈光滑,子宫大小正常,双侧附件区未及异常。

【超声表现与提示】

子宫大小正常,双侧卵巢未见明显异常。阴道后壁见 1.7cm×0.7cm×1.7cm 无回声区,有囊壁,内部无血流信号(图 3-2-3A、B)。

超声提示:阴道后壁囊肿。

【术中情况】

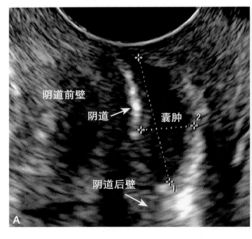
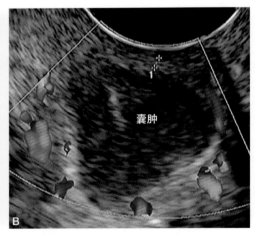

图 3-2-3 阴道后壁囊肿
A. TVS 纵切面示阴道后壁囊肿;B. TVS 横切面示阴道后壁囊肿及囊壁上有血流信号

患者取截石位,局部麻醉下行阴道壁囊肿造口术,切开阴道壁囊肿流出 10ml 黏液,用无水酒精将囊壁烧灼破坏。经过顺利(图 3-2-3C)。

【讨论分析】

文献报道囊液为黏液状者可能来自副中肾管,无黏液者可能来自中肾管,最后诊断要以病理为准。

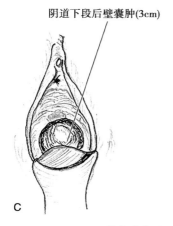

阴道下段后壁囊肿(3cm)

图 3-2-3C　阴道后壁囊肿
C. 术中所见手绘图

病例 3-2-4　阴道前壁囊肿

【临床资料】

常规体检发现子宫肌瘤,要求做进一步检查而入院。

【超声表现与提示】

阴道前壁见 1.5cm×1.2cm 无回声区,有包膜,壁薄,类圆形(图 3-2-4A、B)。

超声提示:阴道前壁囊肿。

【讨论分析】

文献报道来自中肾管的阴道囊肿多见于前壁,而副中肾管的阴道囊肿则可在阴道的任何方位出现。

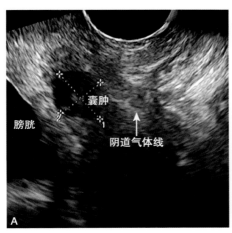
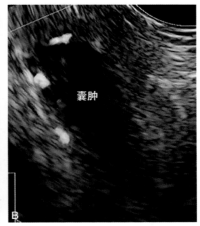

囊肿

膀胱

阴道气体线

囊肿

图 3-2-4　阴道前壁囊肿
A. TVS 显示:阴道前壁囊肿大小 1.5cm×1.2cm;B. TVS 显示:阴道前壁囊肿周边有血流信号

病例 3-2-5　尿道外口囊肿

【临床资料】

门诊常规体检。

【超声表现与提示】

尿道长 3.0cm,尿道外口见 1.8cm×1.4cm×1.3cm 的无回声区,有边界。其内见密集细光点,周

边有丰富血流信号,测得动脉阻力指数为 0.62(图 3-2-5A、B)。

超声提示:尿道外口囊肿。

【讨论分析】

注意与阴道壁囊肿鉴别,高频探头扫查分清阴道与尿道有助鉴别。

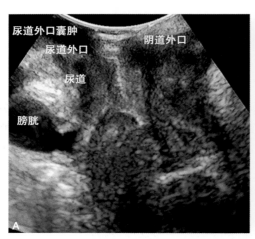
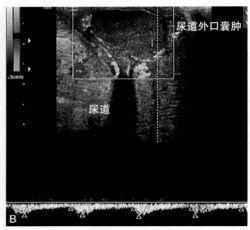

图 3-2-5 尿道外口囊肿

A. TPS 显示:尿道外口见 1.8cm×1.4cm×1.3cm 的囊肿;B. 高频探头检查:囊肿内有密集细光点,周边有血流信号,动脉阻力指数为 0.62

病例 3-2-6 阴道壁实性占位病变

【临床资料】

体检发现阴道有病灶,临床无不适,拟诊阴道壁囊肿。

【超声表现与提示】

阴道前壁见 1.6cm×1.4cm 的低回声,类圆形,有包膜,边界清,其内及周边有血流信号,动脉阻力指数为中等阻力(图 3-2-6A、B)。

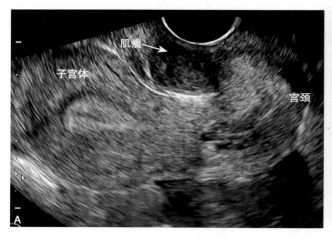
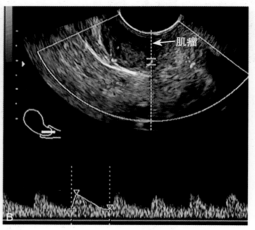

图 3-2-6 阴道壁实性占位病变

A. TVS 显示:阴道前壁见 1.6cm×1.4cm 的低回声,类圆形,有包膜,边界清;B. TVS 显示:其内及周边有血流信号,动脉阻力指数为中等阻力

超声提示:阴道实性占位病变(良性可能)。

【病理诊断】

阴道壁平滑肌瘤。

【讨论分析】

阴道壁平滑肌瘤为临床少见的良性肿瘤,其主要来源是阴道的血管平滑肌、阴道黏膜下平滑肌及阔韧带的平滑肌,病因不明,可发生于任何年龄,常见于生育年龄妇女。多为单发,阴道前壁多见,小的可无症状,大的可产生压迫症状,阴道坠胀感,性交障碍等,大体见单个结节,包膜完整,实性,剖面呈灰白色。小而无症状者可随诊观察,大而产生压迫症状者手术切除为唯一治疗手段。阴道壁恶性肿瘤罕见,多表现为形态不规则,无包膜,境界不清,生长快。

第三节　先天性阴道发育异常

病例 3-3-1　先天性无阴道、子宫

【临床资料】

23 岁，女，一直月经未来潮，要求手术治疗入院。体检：第二性征发育正常，生命体征正常。

【超声表现与提示】

下腹部扫查：未见阴道显示，盆腔似可见 2.0cm×1.0cm 低回声区，形似枣核，宫腔波回声不清。右侧卵巢大小 3.4cm×1.8cm，左侧卵巢大小 3.0cm×1.4cm（图 3-3-1A ~ C）。

超声提示：先天性无阴道、痕迹子宫待排。

【手术情况及术后随访】

见图 3-3-1D ~ M。

【讨论分析】

1. 先天性无阴道是由于胚胎时期，副中肾导管（米勒管）发育不全使全部阴道和大部分子宫缺如（Rokitansky-Küster-Hauser 综合征），但卵巢一般正常，极少数有发育正常的子宫，在女性生殖道畸形中并非罕见，发生率为 1/5000 ~ 1/4000，常常伴有子宫及输卵管的缺失，并且约 15% 伴有泌尿道畸形，极少数可有发育正常的子宫。阴道的形成比较复杂，从胚胎第 9 周开始至胚胎第 20 ~ 22 周完成。在此过程中，若受到内在因素的基因缺失或外在因素如激素类药物的影响出现异常，便可形成多种阴道畸形。

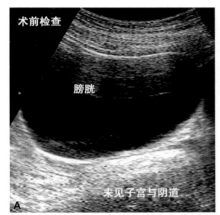
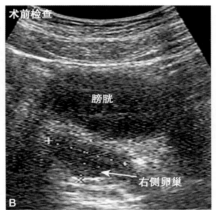
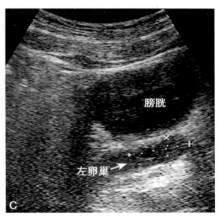

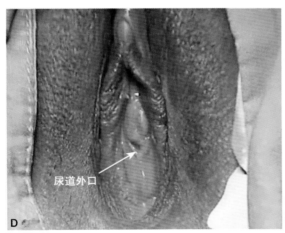
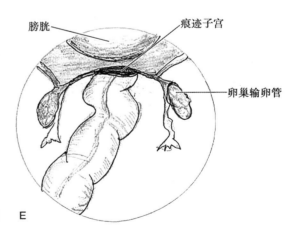

图 3-3-1　先天性无阴道、子宫

A. TAS 纵切显示：膀胱后方未见阴道回声，仅见一 2.0cm×1.0cm 低回声，形似枣核，未见宫腔波回声；B. TAS 右侧斜切显示：右侧卵巢，大小为 3.4cm×1.8cm；C. TAS 左侧斜切显示：左侧卵巢大小 3.0cm×1.4cm；D. 阴道前庭仅见尿道外口，未见阴道外口；E. 腹腔镜手绘图：腹腔镜见痕迹子宫及双侧附件

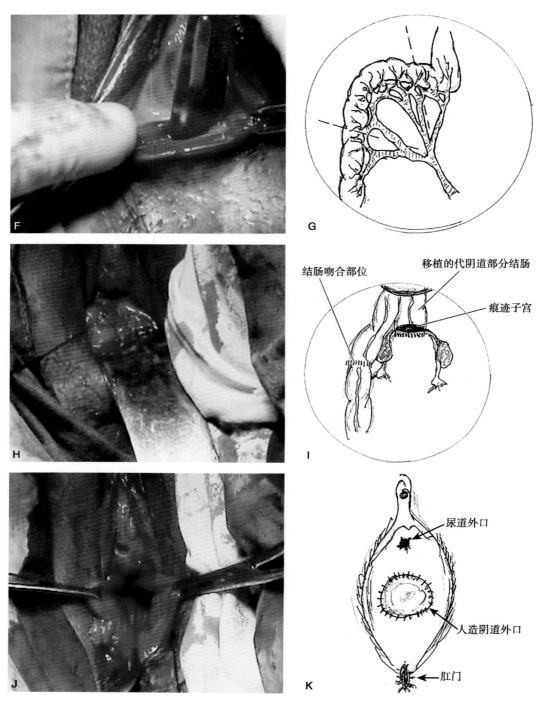

结肠吻合部位　移植的代阴道部分结肠

痕迹子宫

尿道外口

人造阴道外口

肛门

图 3-3-1　先天性无阴道、子宫

F. 于阴道前庭相当于阴道开口区造穴；G. 示意手绘图：切取带血管的部分结肠待用；H. 将移植的代阴道的结肠下拉，引出腹腔；I. 手绘图显示：切取部分结肠后，结肠行端端吻合。显示移植的代阴道的结肠；J. 移植的代阴道的结肠与阴道前庭造穴相缝合，形成人造阴道外口；K. 冠状面手绘图显示：尿道外口、人造阴道外口及肛门

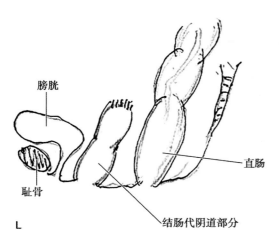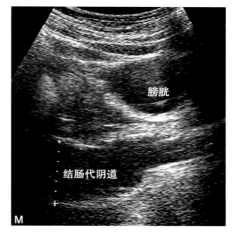

图 3-3-1　先天性无阴道、子宫

L. 矢状切面手绘图显示：尿道外口、结肠代阴道部分、阴道外口及肛门；M. 术后超声检查，TAS 纵切显示：结肠代阴道部分长 8cm，宽 3.3cm

2. 患者多因原发性闭经或婚后性交困难就诊，全身生长及女性第二性征发育正常，外阴正常，但无阴道，或仅在阴道外口处见一浅凹陷窝，有时可见有泌尿生殖窦内陷所形成的约 2~3cm 短浅阴道盲端，肛、腹诊扪不到子宫或仅扪到极小子宫，或两侧条索状子宫，性激素检测可为正常女性范围，染色体核型为 46，XX。

3. 极少数先天性无阴道者有发育正常的子宫，青春期因宫腔积血出现周期性下腹痛，肛腹诊可扪及增大而有压痛的子宫。

4. **鉴别诊断**　雄激素不敏感综合征（睾丸女性化综合征）：外阴无阴毛，腋毛少；且其染色体核型为 46，XY；血睾酮值升高。

5. **经腹超声检查**　是最方便、实用的辅助手段，发现无阴道、无子宫或见痕迹子宫，可探及双侧卵巢回声，极少数有子宫者可见宫腔积血声像图，并可随访手术效果。必要时可加用经直肠超声检查。

6. **治疗方法**

（1）机械扩张矫治：主要适用于有 2~3cm 阴道盲端者，婚前 6~12 个月为最佳手术时机。

（2）手术矫治：手术治疗为主要治疗方法，曾试用羊膜代阴道，游离皮瓣代阴道，颊黏膜代阴道。近年由于腹腔镜广泛应用后，进展很快，采用回肠代阴道、乙状结肠代阴道、腹膜代阴道等。本病例采用结肠代阴道，其优点在于术后阴道有 2 指松，不用阴道模具，一个月后即可行性生活，阴道宽度和深度充裕，再造阴道具有分泌黏液和收缩功能，与正常阴道生理功能较接近，但手术需要与胃肠外科合作。总之，阴道成形手术选择微创是一种必然趋势。

病例 3-3-2　阴道闭锁

【临床资料】

15 岁，周期性腹痛半年。妇科检查：外阴未婚式，可见尿道口，未见阴道口。肛诊阴道内可及球状包块向直肠壁突出，大小约 8cm×8cm，压痛（+），临床诊断：先天性阴道下段闭锁。

【超声表现及提示】

子宫前位，大小 3.5cm×3.4cm×3.4cm，宫腔内见无回声区，宫颈下方见 7cm×10.3cm 的无回声区与宫腔无回声区相连续，内有密集细光点，下端有包膜，厚约 1cm，经会阴检查：该包膜距阴道外口约 2cm（图 3-3-2A~C）。

超声提示：阴道发育异常（阴道下段闭锁？阴道横隔？），宫腔、宫颈及阴道上段积液。

【手术所见】

术中情况：术中于相当阴道口的凹陷处，十字形切开凹陷处皮肤及黏膜，人工造穴约 3cm 深达阴道闭锁上端处切开隔膜，见大量暗红色黏稠血液流出，扩张切口探查，阴道闭锁处上约 3cm 处（阴道中段）为先天性发育狭窄，仅能容一指通过，无法用窥器探查宫颈及阴道上段。将阴道闭锁段上下端黏膜间断缝合六针，人工形成阴道口（图 3-3-2D~E）。

【讨论分析】

1. **阴道**　由尿生殖窦的窦阴道球及阴道子宫始基（融合的副中肾管）发育而成。当窦阴道球发育受阻致阴道发育畸形。

2. **阴道闭锁**　特指具有发育良好的子宫合并部分或完全性阴道闭锁畸形，伴或不伴子宫颈发育异常。此类患者通常有功能正常的子宫内膜。国际

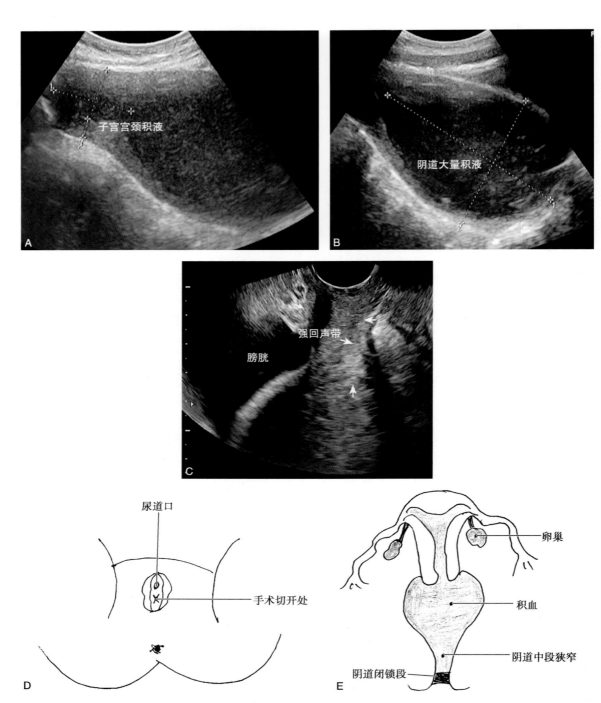

图 3-3-2 阴道闭锁

A. 经腹超声显示：子宫、宫颈大量积液；B. 经腹超声显示：阴道大量积液，远端呈葫芦状；C. 经会阴超声显示：于阴道内见一厚约 1cm 的强回声光带；D. 手术切开处于尿道外口下方手绘图；E. 手术中所见阴道闭锁示冠状面手绘图：阴道上段扩张，阴道中段狭窄，阴道近外口处闭锁。宫腔、宫颈及阴道上段积血

上分为两型:①阴道下段闭锁:对应北京协和医院分型法的Ⅰ型,有发育正常的阴道上端、子宫颈及子宫;②阴道完全闭锁:对应北京协和医院分型法的Ⅱ型,多合并子宫颈发育异常,宫体发育正常或虽有畸形但内膜有功能。北京协和医院分型法(Ⅰ型、Ⅱ型)便于临床诊断和交流。见图3-3-2F。

北京协和医院分型法(Ⅰ型、Ⅱ型)由冷金花、郎景和等提出:阴道闭锁按解剖学特点分为两型:Ⅰ型指阴道下段闭锁,有发育正常的阴道上端、宫颈及子宫;Ⅱ型指阴道完全闭锁伴宫颈完全或部分闭锁,子宫体发育正常或有畸形。从临床表现看:Ⅰ型发病早而急,包块大而位置低,患者就诊时间年龄小,手术效果好。Ⅱ型症状出现较晚,疼痛逐渐加重,包块稍小,位置较高或偏于一侧,患者就诊时间年龄大,保守性手术治疗效果差。本例应属于Ⅰ型(图3-3-2G、H)。

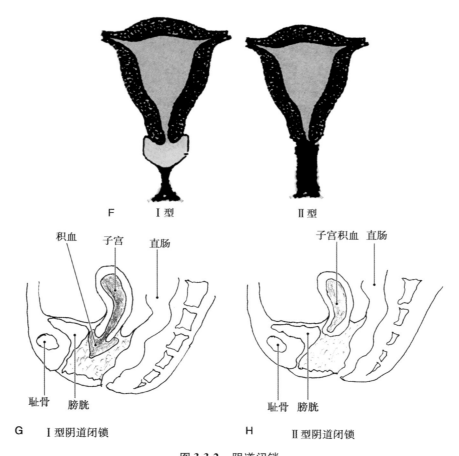

图3-3-2　阴道闭锁
F.阴道闭锁分型示意图;G.Ⅰ型阴道闭锁矢状面手绘图;H.Ⅱ型阴道闭锁矢状面手绘图

3. 超声检查能清晰显示子宫、宫颈的大小及发育,宫腔及阴道积液与否,附件区有无包块以及泌尿系的情况,是诊断本病的首选方法。值得注意的是青春前期,超声很难直接显示闭锁的处女膜和阴道。当阴道大量积液形成囊性包块,子宫、宫颈形态及位置失常,容易误诊为囊性包块,子宫缺如,要多切面仔细寻找宫腔、宫颈,观察其积血是否相通。

4. 应用经直肠超声引导技术辅助阴道闭锁的诊治是一种有效手段,可以得到比经腹部显示更清晰、信息更丰富的图像,也有利于阴道闭锁与阴道缺如的鉴别诊断。

5. **鉴别诊断**　Ⅰ型闭锁部分位于阴道下段约长2～3cm,其上部仍为正常阴道,即为阴道下段闭锁。绝大多数患者至青春期发生周期性下腹坠痛,呈进行性加剧,症状与处女膜闭锁相似,无阴道开口,但闭锁处黏膜表面色泽正常,也不向外突起。单从声像图看两者易混淆,结合体检,处女膜闭锁从阴道外口可见紫蓝色包块向外膨出,阴道闭锁看不到阴道外口,也看不到向外膨出的紫蓝色包块,此外经会阴检查测量会阴与积液下缘距离有助于两者鉴别,阴道闭锁距离长,一般约3cm

以上,处女膜闭锁距离相对短一些。阴道完全性闭锁一般认为归属先天性无阴道,也有学者认为两者有不同之处,后者多无子宫,较前者多见。Ⅱ型症状出现较晚,疼痛逐渐加重,包块稍小,位置较高,这点声像图表现不同,患者就诊时间年龄大,保守性手术治疗效果差。

病例 3-3-3 阴道纵隔

阴道纵隔为两侧副中肾管会合后的尾端纵隔处未消失或部分消失所致。分为完全性纵隔和不完全性纵隔,前者见一黏膜壁下端达阴道口,后者黏膜壁未达阴道口,阴道完全性纵隔者无症状,性生活与阴道分娩无影响。阴道不完全性纵隔者可有性生活困难,阴道分娩时胎先露可能受阻。阴道完全性纵隔者常合并双子宫(图 3-3-3A~C)。

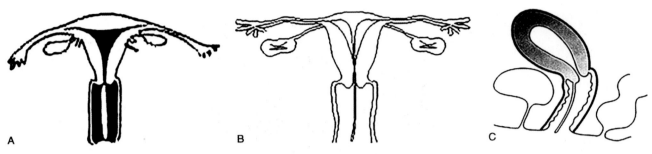

图 3-3-3 阴道纵隔
A. 冠状切面阴道纵隔示意图;B. 冠状切面阴道纵隔与完全纵隔子宫示意图;C. 矢状切面阴道纵隔示意图

病例 3-3-4 阴道横隔

阴道横隔为两侧副中肾管会合后的尾端与尿生殖窦相接处未贯通或部分贯通所致,横隔可位于阴道内任何部位,但以上、中段交界处多见,其厚度约为1cm,阴道横隔无孔者称完全性横隔,多位于阴道下部;横隔上有孔者称不完全性横隔,多位于阴道上端(图 3-3-4A、B)。

【临床资料】

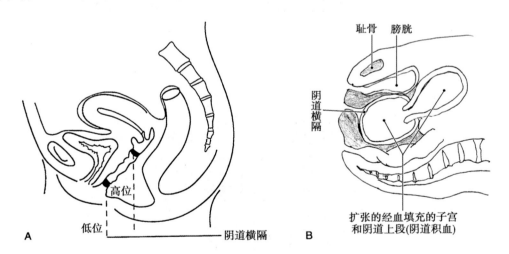

图 3-3-4 阴道横隔
A. 阴道横隔矢状面示意图:高位及低位横隔所在位置;B. 阴道横隔矢状面手绘图:低位横隔导致阴道、宫颈、宫腔及输卵管积血

14 岁,突然完全排不出小便,腹胀难忍,本地医院诊断为急性尿潴留。急诊行导尿术后,症状稍缓解转来我院就诊。平日月经正常。

【超声表现与提示】

膀胱内见导尿管,膀胱后方有一巨大液性包块,大小为 14.0cm×8.0cm×9.0cm,呈肠型,内部有众多细光点回声,该包块上端与子宫相通,子宫腔内有积液,下端似有包膜(图 3-3-4C~E)。

超声术前提示:阴道积液,子宫腔积液,外阴或阴道发育异常待排。

【门诊手术所见】

妇科检查:处女膜完整,颜色正常。距处女膜约

0.5~1cm 处触及一膜状结构,即行十字切开,切口处流出较新鲜的红色血液 800 余毫升。患者当即感觉下腹部胀痛消失。

临床诊断:阴道横隔(低位)。

当日术后超声复查所见如图 3-3-4F~K。

【讨论分析】

本病例来自农村,超声检查时,提示为无孔处女膜,妇科医师当即在门诊手术室处理。妇科检查时

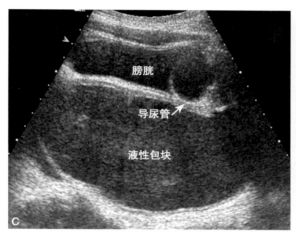
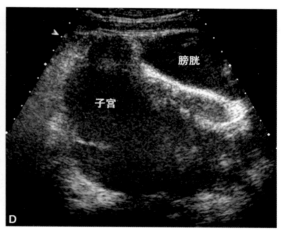

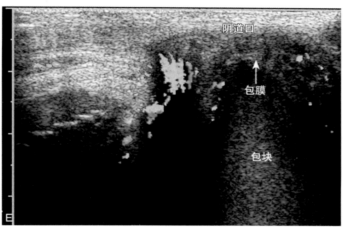

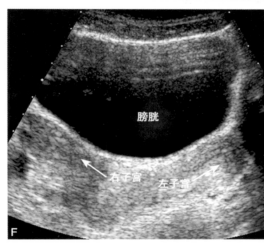
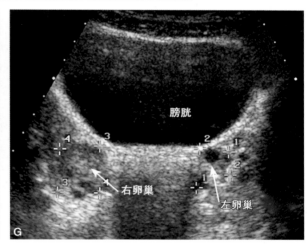

图 3-3-4 阴道横隔

C. TAS 纵切显示:膀胱内见导尿管,膀胱后方有一巨大液性包块,大小为 14.0cm×8.0cm×9.0cm,呈肠型,内部有众多细光点回声;D. TAS 纵切显示:该包块上端与子宫相通,子宫腔内有积液;E. TPS 高频探头显示:包块下端有包膜,距阴道外口约 1cm;F. TAS 横切显示:子宫为左右各一。右侧肾缺如。G. TAS 横切显示:两侧卵巢大小、形态均正常

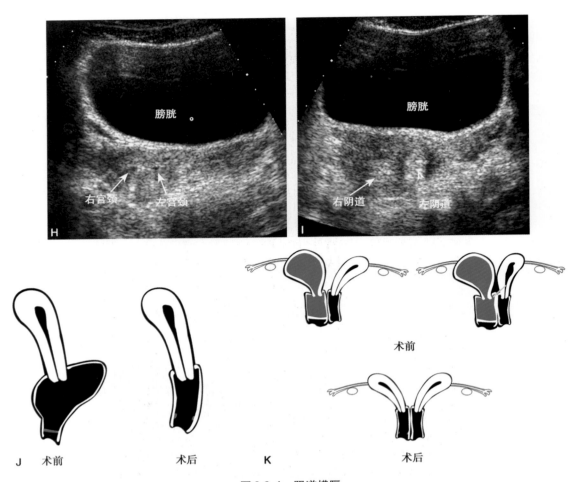

图 3-3-4 阴道横隔

H. TAS 横切显示:右侧宫颈管稍粗,左侧宫颈管稍细。I. TAS 横切显示:右侧阴道稍粗,左侧阴道稍细;
J. 门诊手术后诊断示意图:阴道横隔引起子宫和阴道积血致排尿困难;K. 术后超声复查示意图:双子宫
之间的关系分析,有两种可能:a. 双子宫之间无交通;b. 双子宫之间有交通。最后考虑这位患者诊断为
双子宫、双宫颈、双阴道。右侧阴道低位横隔,孤立肾(右侧肾缺如)

见处女膜发育完好,颜色红润,阴道触诊感到距阴道外口约1cm处有一膜状物,当即行十字切口排出大量血液,症状缓解。术后超声复查结果提示阴道斜隔综合征较为妥当,对阴道隔膜进行彻底切除对患者长期效果会理想一些,十字切口的远期可能发生粘连,再次出现不适。

病例 3-3-5 阴道斜隔综合征

【临床资料】

13 岁,痛经 2 个月余,以附件包块收入院。本地医院超声提示:宫腔大量黏稠积液(处女膜孔粘连),右侧附件区囊性包块(巧克力囊肿可能)转来我院。

初潮 12 岁,月经规律来潮一年。月经周期 4 ~ 5/27 ~ 28 天,量中等,无痛经。近 3 个月,经前开始感腹痛、下腹坠胀,行经期腹痛加重,月经干净后腹痛缓解。妇科检查:外阴未婚型,见处女膜开口,肛查阴道上段可及 7cm×8cm 包块,压痛(+)。

【术前超声表现及提示】

子宫前位,宫体大小 2.5cm×2.4cm×4.1cm,宫体肌层厚 1.1cm,宫腔内见间距 1.4cm 的无回声区,子宫内膜厚(单层)0.1cm,宫颈前后径 2.1cm,其内见间距 0.8cm 的无回声区,子宫内口开放。阴道上段见 7.6cm×9.0cm 包块,椭圆形,有包膜,壁厚 0.3cm,其内有不均匀密集光点,距阴道外口 3.6cm,上端与宫颈外口相通,下端似有一 0.3cm 的小孔。

右侧附件区见 5.4cm×4.6cm 混合性包块,边界不清,形态不规则(图 3-3-5A ~ D)。

超声提示:宫腔及宫颈积液,阴道发育异常,阴道中下段隔膜并积液可能,右侧附件区混合性包块。

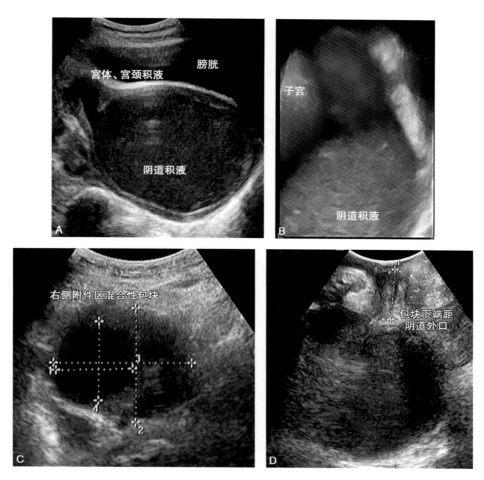

图 3-3-5　阴道斜隔综合征
A. TAS 示宫腔宫颈积液,阴道极度扩张呈椭圆形,内有不均匀细光点;B. 三维图像显示子宫、
宫颈及阴道积液;C. TAS 右侧附件区混合性包块;D. TPS 阴道内包块下端距阴道外口 3.6cm

【术后超声随访】

见图 3-3-5E ~ J。

【宫腔镜诊断】

生殖道畸形,阴道斜隔综合征。

【术中情况】

首先行腹腔镜盆腔粘连松解手术,置腹腔镜探查:见患者双子宫,左侧子宫及左侧输卵管卵巢、右侧卵巢外观、形态、大小未见异常,未见囊肿。右侧子宫、宫颈及右侧输卵管膨大,右侧宫体大小约为 3cm×3cm×6cm,右侧输卵管伞端及壶腹部增粗形成 5cm×6cm 大小囊性包块,大网膜与右侧子宫后壁、右侧输卵管伞端粘连,置操作器械,分离右侧粘连,见有暗红色陈旧性血液流出,量约 100ml。继而行宫腔镜阴道斜隔电切术,以 5% 葡萄糖液膨充阴道置宫腔镜阴道探查:见阴道右侧中上段囊性包块,无开口与阴道相通,包块左侧顶端见宫颈,宫口少许血性黏液,于包块最突出处以电切刀电切隔组织做一

0.5cm 长小切口,见有暗红色陈旧性血液流出,量约 200ml。排净积血,宫腔镜下囊肿(右侧阴道)顶端见右侧宫颈,双侧宫颈外观形态无异常,电切刀切除斜隔长约 5cm,宽约 2cm(图 3-3-5K ~ M)。

【讨论分析】

阴道斜隔综合征是一种先天性畸形,其特征为双子宫、双宫颈、双阴道,一侧阴道完全或不完全闭锁,多伴阴道闭锁侧泌尿系畸形,以肾缺如多见。一侧阴道发生闭锁是多长了阴道斜隔。阴道斜隔起源于两侧宫颈之间,斜行附着于一侧阴道壁,遮蔽了该侧宫颈,隔的后方与宫颈之间形成"隔后腔","隔后腔"与同侧宫颈相通,当少女月经来潮时,经血可流入"隔后腔"潴留,经血潴留积累到一定程度可产生逆流至输卵管、腹腔。北京协和医院将该病变分为三种类型:Ⅰ型无孔斜隔型,Ⅱ型有孔斜隔型,Ⅲ型无孔斜隔合并宫颈瘘管型(图 3-3-5N ~ P)。本例最后诊断应是无孔斜隔型即Ⅰ型。

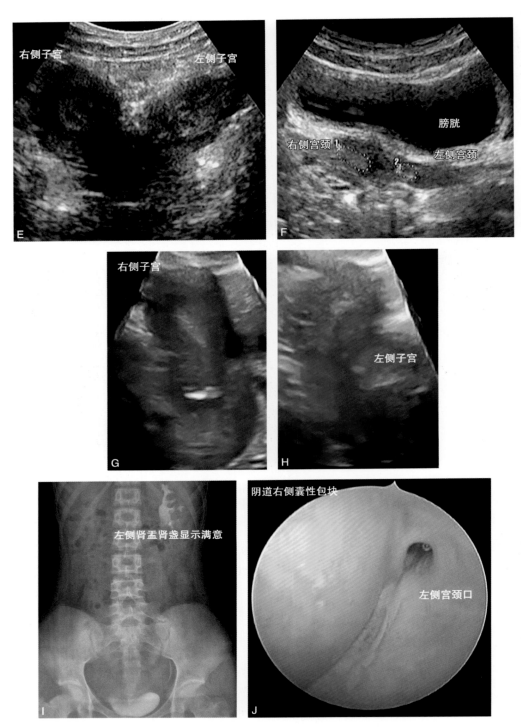

图 3-3-5　阴道斜隔综合征

E. TAS 横切面示双子宫右侧子宫宫腔积液已基本排除,宫体恢复正常形态;F. TAS 横切面示双宫颈,右侧宫颈比左侧宫颈略粗一些;G. 三维图像示右侧子宫、宫颈与阴道;H. 三维图像显示左侧子宫、宫颈;I. X 线静脉肾盂造影检查:片示,右侧肾盂肾盏不显影,左侧肾盂肾盏充盈满意,形态、大小、位置正常,杯口清晰锐利。松腹压后,右肾实质密度稍增浓,右肾盂肾盏、右输尿管仍未显影,左侧输尿管通畅,膀胱充盈尚满意,右上缘似有弧形受压表现。提示:左肾分泌、排泄功能正常,右肾盂、肾盏、右输尿管不显影,盆腔包块;J. 宫腔镜检查:见阴道右侧中上段有一囊性包块无开口与阴道相通;左侧顶端见一宫颈,宫颈口少许血性分泌物,宫颈外观无异常

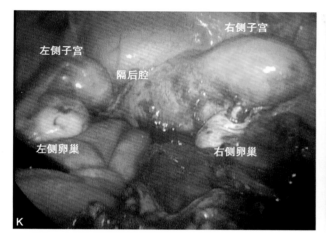
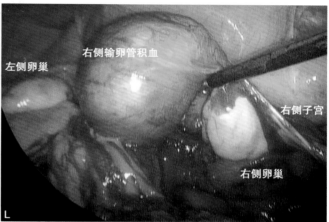

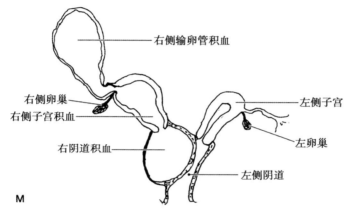

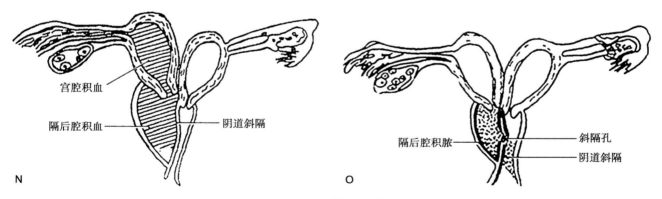

图 3-3-5　阴道斜隔综合征

K. 腹腔镜显示：双侧卵巢呈灰白色，大小正常，左侧子宫形态正常，右侧子宫明显增大，外表光滑；L. 腹腔镜显示：双侧卵巢呈灰白色，大小正常，右侧输卵管肿胀，增粗，外表光滑；M. 右侧阴道斜隔综合征术中所见手绘图；N. 示意图：无孔斜隔型（Ⅰ型）一侧阴道完全闭锁，隔后的子宫与外界及对侧子宫完全隔离，两子宫间和两阴道间无通道，子宫与隔后腔相通，经血积聚在隔后腔腔内，并可经输卵管倒流入腹腔；O. 示意图：有孔斜隔型（Ⅱ型）：一侧阴道不完全闭锁，隔上有一个直径数毫米的小孔，隔后子宫亦与对侧隔绝，经血可通过小孔滴出，但引流不畅

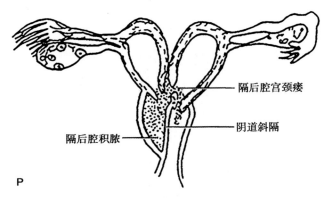

图 3-3-5 阴道斜隔综合征

P. 示意图:无孔斜隔合并宫颈瘘管型(Ⅲ型):一侧阴道完全闭锁,在两侧宫颈之间或隔后阴道腔与对侧宫颈之间有一小瘘管,隔后腔积血可通过另一侧宫颈排出,但引流也不畅

1. 依据 Gruenwald 理论,从发生学看,在胚胎发育过程中,中肾管和副中肾管均起源于泌尿生殖嵴,副中肾管的发育依赖中肾管发育,一侧中肾管发育不全时影响同侧副中肾管的发育,阴道斜隔可能是副中肾管向下延伸未到泌尿生殖窦形成一盲端。

2. 阴道斜隔综合征的声像图特征 ①双子宫,宫腔积液;②一侧宫颈下方可见无回声区,与宫颈相通,其内有密集稍强细光点,下方有包膜,椭圆形,与阴道相联系,未达阴道外口;③同侧肾脏缺如,对侧肾脏正常或代偿性增大。洪丽华等报道 59 例阴道斜隔患者 43 例(72.9%)发生同侧肾缺如。超声检查是本病首选的影像方法,MRI 也可协助诊断。

3. 本例右侧发生阴道斜隔同侧肾缺如。王瑾晖等(2005 年)报道以右侧多见占 67.6%(25/37)。

4. 诊断与鉴别诊断 阴道斜隔综合征同时存在一个通畅的宫颈和阴道,月经规则,甚至还可妊娠分娩,且临床表现复杂多样,故易被误诊。对阴道斜隔综合征有全面的认识才会有正确的诊断,不然容易顾此失彼,造成误诊。当超声发现一侧子宫下方积液时,应分辨是宫腔、宫颈积液还是阴道积液,仔细观察宫颈内口有助于识辨。其次要注意积液与阴道外口及处女膜的关系,阴道外口见紫蓝色包块,是处女膜闭锁的特征性表现,如阴道外口未见异常,则为阴道发育异常(阴道横隔或斜隔)。其三,当一侧子宫下方大量积液时,双子宫不易显示,应仔细多切面扫查,尽量发现双子宫,同时观察同侧肾脏的有无。当未婚女性发现盆腔包块、卵巢巧克力囊肿、阴道囊肿、阴道脓肿等时应注意排除生殖道先天性畸形。

5. 本病最有效、简易的治疗是手术切除斜隔,切忌仅行阴道斜隔切开术。腹腔镜与宫腔镜联合用于诊治,宫腔镜电切除斜隔是对处女膜无害、效果好的方法。早期诊断、及时治疗对减少并发症是很必要的。术后产科结局:文献报道妊娠主要发生在对侧宫腔(80%),患侧也可妊娠。

第四章
子宫颈疾病

■ 第一节 概 述

　　子宫颈位于子宫的下端部分,宫颈上端与子宫峡部相连,因解剖上狭窄,又称解剖学内口。在其稍下方处,宫颈内膜转变为宫颈黏膜,称组织学内口。宫颈腔呈梭形,称子宫颈管,未生育女性宫颈管长为2.5~3.0cm。宫颈管内的黏膜呈纵行皱襞。宫颈管下端为宫颈外口,未生育女性的宫颈外口呈圆形,已生育女性的宫颈外口受分娩的影响,可见大小不一的横裂,分为前唇及后唇。宫颈下端伸入阴道内的部分称宫颈阴道部,阴道以上的部分称宫颈阴道上部。

　　宫颈主要由结缔组织构成,含少量弹力纤维组织及平滑肌。宫颈管黏膜为单层柱状上皮。黏膜层腺体可分泌碱性液体,形成宫颈管黏液栓,堵于宫颈外口。宫颈黏液受卵巢激素影响发生周期性变化。宫颈阴道部被覆复层鳞状上皮,宫颈外口柱状上皮与鳞状上皮交界处是宫颈癌好发部位(图4-1-1A)。

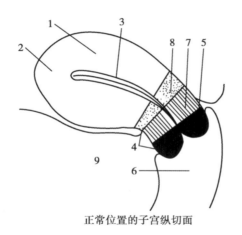

正常位置的子宫纵切面

A

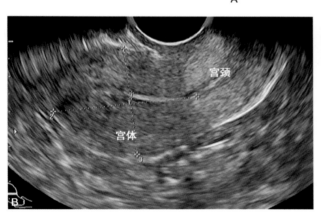

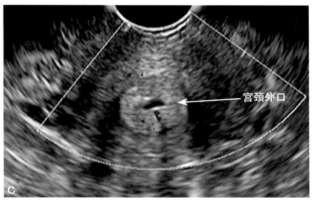

图 4-1-1　正常宫颈声像图
A. 正常位置的子宫纵切面(手绘图):1. 子宫体;2. 子宫底;3. 子宫内膜;4. 子宫颈;5. 子宫颈阴道部;6. 阴道;7. 子宫颈阴道上部;8. 子宫峡部(子宫体与子宫颈之间,子宫内口);9. 膀胱;B. TVS 纵切显示:22 岁,未生育女性,正常宫颈声像图;C. TVS 横切显示:未生育女性,宫颈外口呈圆形

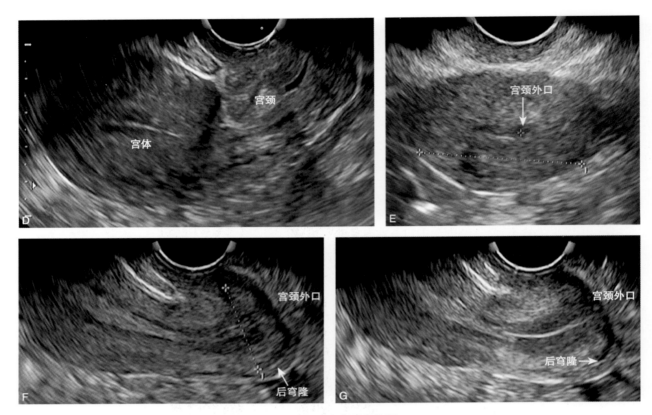

图 4-1-1　正常宫颈声像图

D. TVS 纵切显示:已生育女性正常宫颈声像图;E. TVS 横切显示:已生育女性正常宫颈外口呈一字形;F. TVS 纵切显示:
宫颈外口及后穹隆;G. TVS 纵切显示:宫颈外口及后穹隆

宫颈常见疾病有宫颈糜烂、宫颈炎、宫颈纳氏囊肿、宫颈囊肿、宫颈平滑肌瘤、宫颈恶性肿瘤(宫颈鳞状细胞癌、宫颈腺癌、宫颈腺鳞癌等)。

正常宫颈声像图见图 4-1-1B ~ G。

■ 第二节　宫颈良性病变

宫颈良性病变包括宫颈炎症、宫颈的异常增生、瘤样病变和其他一些良性非肿瘤性病变。

一、宫颈纳氏囊肿

慢性宫颈炎症是生育期妇女最普通的疾病。慢性宫颈炎其中一型为囊泡型,又称宫颈潴留性囊肿,也称纳氏囊肿。这种囊肿位于宫颈外口及部分黏膜表面,为数个散在透亮小泡,直径约0.5cm,偶可达2cm。这种囊泡的发生可能与宫颈腺体的颈部狭窄,慢性炎症时腺腔颈部易于被增生的纤维组织所压迫所致,也有可能是腺腔被黏液或化生鳞状上皮层阻塞不通使黏液潴留,腺腔扩大。经阴道超声检查清晰可见纳氏囊肿,其特征为宫颈外口或颈管内部黏膜内,有小而薄壁的圆形无回声区,后方伴声增强,周边及内部无血流信号。它的临床意义在于和宫颈妊娠、剖宫产瘢痕妊娠及不全流产的鉴别。

病例 4-2-1　宫颈纳氏囊肿

【临床资料】

女 45 岁。

【超声表现与提示】

见图 4-2-1A。

【大体所见】

见图 4-2-1B。

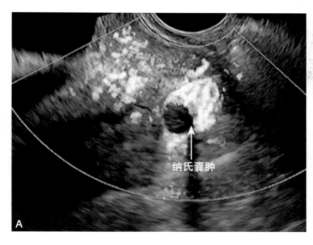
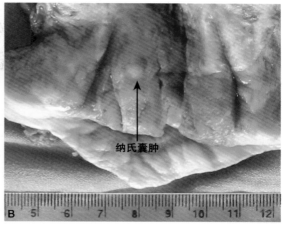

图 4-2-1　宫颈纳氏囊肿
A. 宫颈后唇见一直径 0.5cm 的无回声区,壁薄、类圆形;B. 宫颈后唇内见一微突的圆形小囊

病例 4-2-2　宫颈纳氏囊肿
【临床资料】
女 48 岁。

【超声表现与大体所见】
见图 4-2-2A、B。

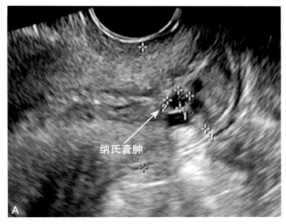
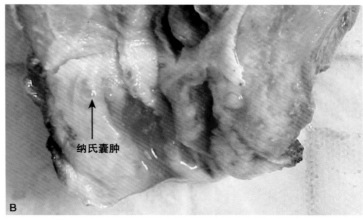

图 4-2-2　宫颈纳氏囊肿
A. 宫颈后壁内见一圆形无回声区,有包膜;B. 宫颈肌壁内见一透明状的囊泡

病例 4-2-3　宫颈纳氏囊肿及大体图像汇集
【临床资料】
女 42 岁。
【超声表现与大体所见】
见图 4-2-3A、B。
【纳氏囊肿大体图汇集】

见图 4-2-3C～F。
【讨论分析】
　　纳氏囊肿可以是单个,也可以是多个,可位于宫颈外口、宫颈管、宫颈内口等部位。熟悉它的声像图特征,有助于鉴别诊断。

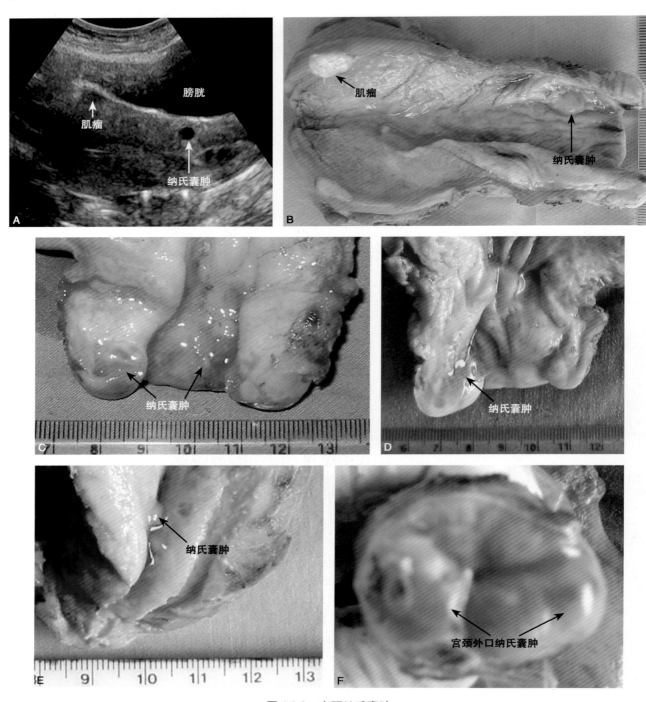

图 4-2-3　宫颈纳氏囊肿

A. TAS 纵切显示：宫颈前唇见一纳氏囊肿，子宫前壁底部见一小肌瘤；B. 大体标本显示：纳氏囊肿与小肌瘤；C. 宫颈前缘及宫颈内见片状透明大小不一的囊泡；D. 宫颈内口处见一半透明状的囊泡；E. 宫颈内口处见一半透明状的囊泡；F. 宫颈外口见多个纳氏囊肿

二、宫颈内膜异位囊肿

病例 4-2-4　宫颈子宫内膜异位囊肿

【临床资料】

28岁,下腹痛半月余入院,妇科检查:外阴已婚式,阴道通畅,宫颈光滑,后穹隆可及一硬质结节,大小1cm,触痛(+),宫颈后唇可及一3cm的囊肿,子宫前位,大小正常,右侧附件区可及5cm×6cm囊肿,壁厚,活动欠佳,压痛(+),左侧附件区增厚。

【超声表现与提示】

子宫前位,大小正常,肌层回声均匀匀,子宫内膜厚1.2cm,宫颈前后径3.2cm,宫颈后唇见直径2.5cm的无回声区。边界清,囊壁厚,内有密集细光点,囊壁有血流信号。右侧卵巢显示不清,右侧附件区见直径6.0cm的无回声区,边界清,囊壁厚,内有密集细光点,囊壁有血流信号,测得动脉阻力指数为0.64。左侧卵巢内见直径2.8cm的无回声区,边界清,囊壁厚,内有密集细光点。子宫峡部与盆腔后壁间见2.4cm×0.8cm的低回声区,形态不规则,边界欠清晰,未见血流信号显示。

超声提示:右侧附件区囊肿(巧克力囊肿),左侧卵巢囊肿(巧克力囊肿),宫颈后唇囊肿(巧克力囊肿?),陶氏腔回声异常(图4-2-4A~F)。

【术中情况】

全麻下行腹腔镜手术,镜下见子宫大小正常,右侧卵巢内见直径6cm大小的巧克力囊肿,左侧卵巢内见直径4cm巧克力囊肿,双侧输卵管外观无异常,左侧附件与肠壁、子宫后壁粘连,陶氏腔半封闭状态,行双侧卵巢巧克力囊肿剔除术,输卵管用亚甲蓝通液双侧通畅,宫颈后唇囊肿抽出约7ml黏稠暗红色液体后,切开,行囊内壁电灼术(图4-2-4G~I)。

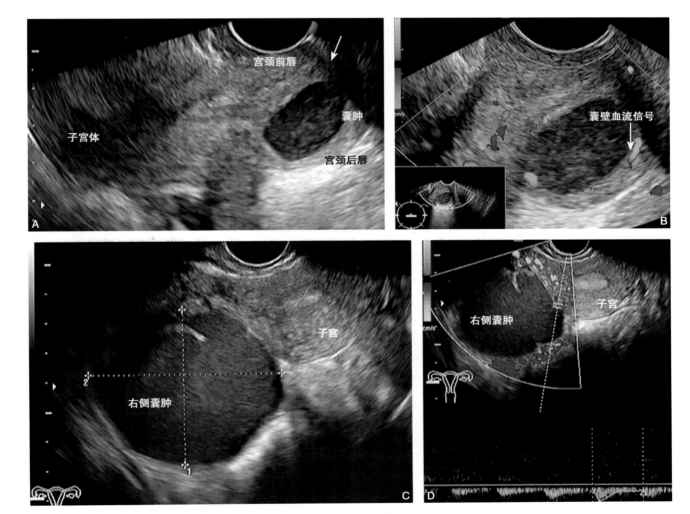

图 4-2-4　宫颈子宫内膜异位囊肿

A. TVS 纵切显示:宫颈后唇囊肿;B. TVS 横切显示宫颈后唇囊肿、较厚囊壁及囊壁血流信号;C. TVS 横切显示右侧附件区囊肿;D. TVS 横切显示右侧附件区囊肿、较厚囊壁及囊壁血流信号和频谱

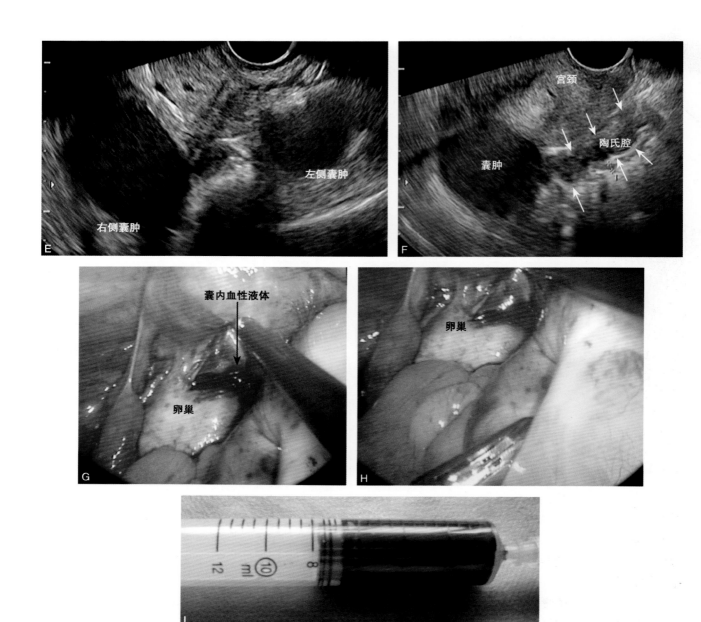

图 4-2-4　宫颈子宫内膜异位囊肿

E. TVS 横切显示双侧附件区囊肿；F. TVS 横切显示右侧附件区囊肿和直肠子宫陷凹异常回声；G. 腹腔镜下切开左侧囊肿，流出黏稠暗红色液体；H. 腹腔镜下正切开右侧囊肿；I. 宫颈囊肿行囊内壁电灼术前抽出约 7ml 黏稠暗红色液体

【病理诊断】

子宫内膜异位囊肿,双侧卵巢巧克力囊肿,

陶氏腔内膜异位病灶,宫颈巧克力囊肿(图4-2-4J、K)。

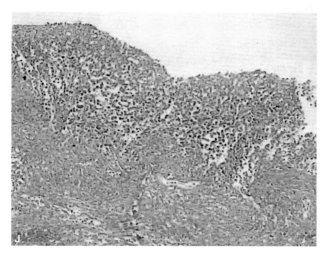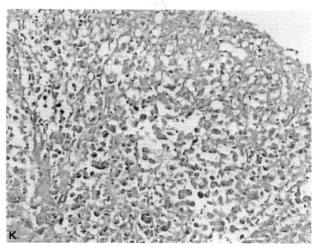

图4-2-4　宫颈子宫内膜异位囊肿

J. 低倍:上方空白为囊腔,衬附上皮脱落,囊壁陈旧性出血,下方纤维组织增生;K. 高倍:陈旧性出血,大量吞噬含铁血黄素的巨噬细胞

【讨论分析】

1. 宫颈子宫内膜异位囊肿,又称宫颈内异症。囊肿位于宫颈表面或宫颈深部,表面囊肿呈紫蓝色结节,深部囊肿有宫颈周期性增大表现,个别可增大至鸡蛋大。囊内为浓缩的陈旧性血液,囊肿内壁见到子宫内膜腺体及间质。

2. 宫颈最常见的囊性占位病灶是宫颈腺囊肿(纳氏囊肿),应注意鉴别。纳氏囊肿一般较小,外观乳白色,呈珍珠状,囊内为白色黏稠液体。宫颈子宫内膜异位囊肿外观紫蓝色,大小不一,大者直径3cm,囊内为浓缩的陈旧性血液,声像图上无回声区内见密集细光点,且多同时有盆腔子宫内异症。本病例有双侧卵巢异位囊肿对鉴别诊断有价值。超声引导下抽吸囊液是鉴别诊断的方法之一。

3. 出血性宫颈腺囊肿单从声像图看两者不易鉴别,出血性宫颈腺囊肿具有慢性宫颈炎病史,伴有宫颈肥大,不具备盆腔内异症症状与体征,以上几点有助鉴别。最后确诊要依靠病理。

三、子宫颈外口粘连

病例4-2-5　子宫颈外口粘连

【临床资料】

30岁,三天前因宫颈糜烂行超声波治疗,阴道流血并下腹胀痛不适。

【超声表现与提示】

子宫前位,宫体大小、形态正常,子宫内膜厚0.6cm,宫颈增粗呈桶状,大小为6.3cm×5.7cm,正常结构消失,宫颈管内为无回声且有大片不规则的稍强回声,其内无血流信号(图4-2-5A～C)。

超声提示:宫颈积血。

【处理情况】

用探针予以解除粘连局部,放出大量淤血与血块。

【讨论分析】

1. 任何引起子宫颈管内膜损伤的因素都可导致子宫颈粘连。可发生于宫颈内口也可发生于宫颈外口,以前者为多见。按病因分为外伤性粘连和炎症性粘连两大类。外伤性粘连常与宫颈手术史有关,如人工流产、诊刮、宫颈锥切、宫颈电灼、宫颈超声波治疗、宫颈激光理疗等操作不当,损伤了宫颈黏膜,如术前或术后发生宫颈管炎症更易出现术后宫颈粘连。

2. 人工流产是最常见的原因,患者有人工流产史,流产后发生痛经,痛经时间由月经开始到月经终了为止。用细探针能进入,多为宫颈内口狭窄。人工流产后即无月经,有周期性剧烈腹痛,用细探针无法进入,多为宫颈内口闭锁。

3. 宫颈内口狭窄或闭锁声像图表现为不同程度的宫腔积液,宫颈外口粘连表现为宫颈管积液,严

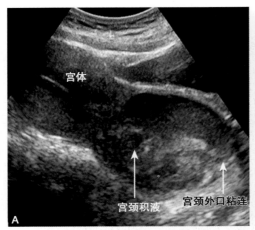
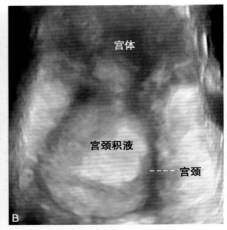
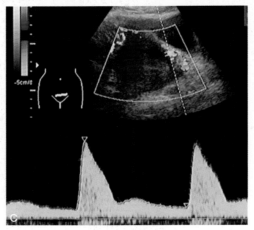

图 4-2-5 子宫颈外口粘连
A. TAS 纵切显示:宫体大小、形态正常,宫颈增粗呈桶状,大于宫体,内
部回声不均匀;B. 三维图像显示:宫颈管增粗,大于宫体,无回声区内
有大片不规则的稍强回声;C. TAS 横切彩色多普勒显示:宫颈周边有
血流信号,记录到子宫动脉频谱,无回声区内无血流信号

重时积液可逆流至宫腔、输卵管甚至腹腔。宫颈粘连常与宫腔粘连同时存在,超声检查时要加以留心观察。

4. 患者有人工流产史、宫颈手术史,下腹疼痛应想到可能发生宫颈粘连。超声检查是简便有效的手段,可证实粘连部位和梗阻范围,为诊断与治疗提供方向性指导。

病例 4-2-6 子宫颈外口粘连

【临床资料】

54 岁,下腹不适 20 天来诊,20 天前无明显诱因出现下腹胀、隐痛,未在意,逐渐加重。外院 B 超提示盆腔非均质性包块(畸胎瘤可能),经抗生素等治疗未见好转。上环二十余年,绝经已 6 年。生育史:$G_3P_1A_2$。妇科检查:外阴已婚式,阴道通畅,宫颈外口闭锁,颈管与阴道壁粘连,用探针探宫颈口,流出少量暗红色血液。

【超声表现与提示】

子宫前位,形态正常,宫腔内见节育器强回声,宫颈前后径为 5.4cm,宫颈管正常结构消失,其内见无回声区并密集细光点。宫颈前后唇厚 0.3cm(图 4-2-6A ~ D)。

超声提示:宫颈管扩张(积液),宫腔内节育器。

【术中情况】

消毒阴道,扩张宫颈,流出大量暗红色液体,行宫腔粘连分离手术,取出 O 形节育器一枚(图 4-2-6E)。

【讨论分析】

绝经后,老人易发生宫颈粘连,明确诊断后应及时处理。

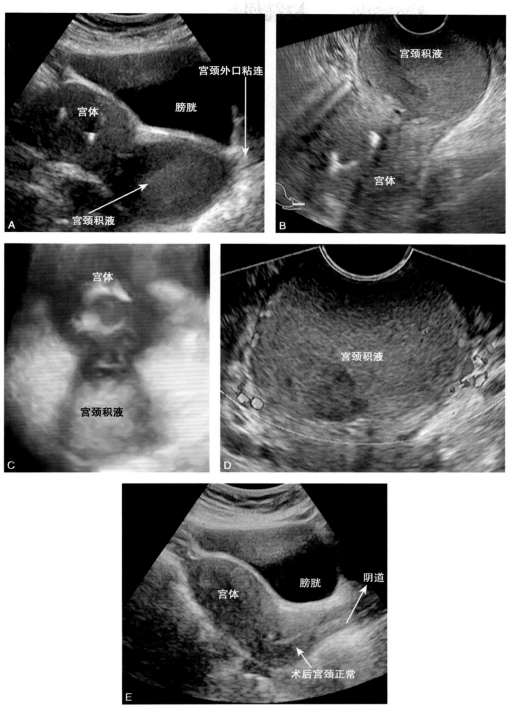

图 4-2-6　子宫颈外口粘连

A. TAS 纵切示宫颈前后径 5.4cm,其内为无回声,有密集细光点,宫腔内见节育器强回声;B. TVS 纵切示宫颈前后径增粗,宫颈管壁变薄,管内为无回声并有密集细光点,宫腔内见节育器强回声;C. 三维显示宫颈增粗,内有密集细光点呈稍强回声;D. TVS 显示子宫颈壁有血流信号,暗区内无血流信号,颈管内暗区有不均匀密集细光点;E. 术后十天后复查子宫及附件未见异常,子宫颈前后径 3.2cm,宫颈管结构清晰

四、宫颈肌瘤

病例 4-2-7　宫颈后壁肌瘤

【临床资料】

53 岁,体检发现子宫肌瘤 8 天入院。妇科检查:外阴已婚式,阴道通畅,宫颈光滑,子宫增大如孕 3 个月,双侧附件未及明显异常。

【超声表现与提示】

子宫前位,形态失常,轮廓不清晰,肌层回声不均匀,宫颈后壁见 5.3cm×6.0cm×7.5cm 的低回声,边界清晰,类圆形,周边有血流信号,动脉阻力指数为 0.52(图 4-2-7A～D)。

超声提示:子宫宫颈肌瘤。

【术中情况】

子宫已萎缩,双侧附件外观无异常,与周围组织无粘连,宫颈峡部明显增粗,见一 6cm×7cm 的子宫肌瘤,行全子宫及双侧附件切除术。剖面见编织样结构。

【大体标本】

见图 4-2-7E～G。

【病理诊断】

子宫平滑肌瘤(图 4-2-7H、I)。

【讨论分析】

1. 子宫颈平滑肌瘤是宫颈良性肿瘤,发生率相对较高,宫颈肌瘤的发生率仅为宫体肌瘤的 1/12。早期缺少自觉症状,待到发现时肿瘤常长得相当大,给治疗带来困难,定期健康体检有益于早期诊断。

2. 子宫颈平滑肌瘤为实性肿瘤,常单个生长,表面光滑与周围组织分界明显,可生长于后壁、侧壁、前壁和悬垂型。子宫颈平滑肌瘤最好发的部

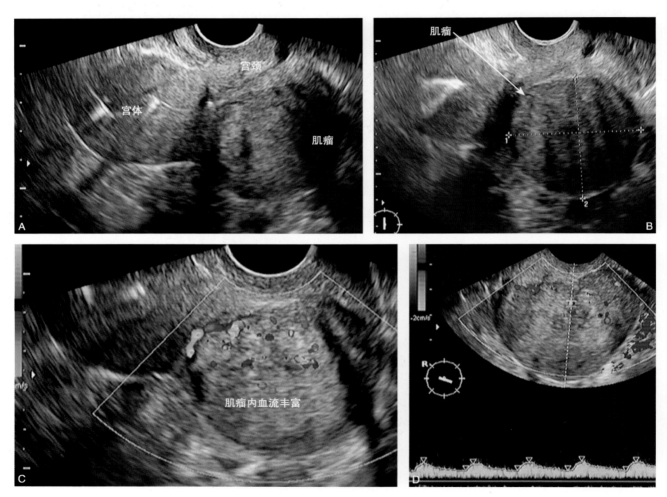

图 4-2-7　宫颈后壁肌瘤

A. TVS 纵切显示:宫颈后壁见巨大的实性病灶呈圆形,边界清,并可见栅栏征;B. TVS 斜切显示:宫颈后壁见直径约 6cm 的圆形低回声实性病灶,边界清;C. TVS 斜切显示:宫颈后壁圆形低回声实性病灶内及周边有血流信号;D. TVS 横切显示:低回声实性病灶内及周边有血流信号,记录到低阻力动脉频谱

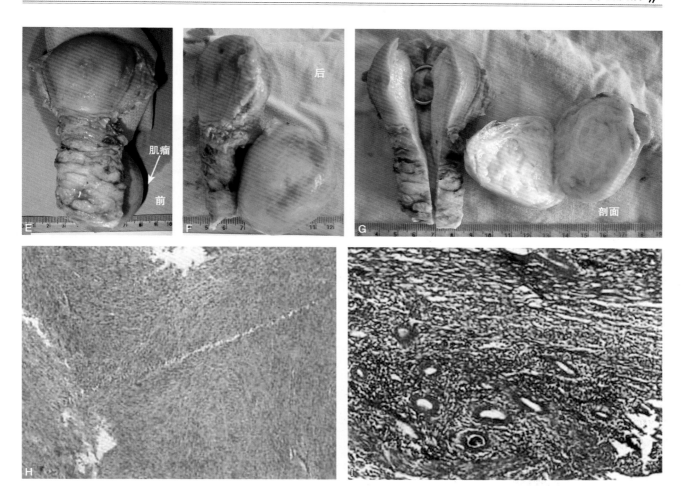

图 4-2-7　宫颈后壁肌瘤

E. 大体标本前面观:子宫颈后壁见一肿物;F. 大体标本侧面观:见一肿物自子宫颈后壁向外突起生长,有包膜;G. 肿瘤标本剖面观,有假包膜,实性,乳白色,内部呈编织样;H. 低倍:密集排列的梭形平滑肌细胞;I. 高倍:浅表子宫内膜组织增生反应

位是后壁。悬垂型肌瘤是指肌瘤从宫颈管内生长,突出在阴道内,形成黏膜下宫颈肌瘤。值得注意的是,位于后壁子宫颈平滑肌瘤可向后腹膜生长形成后腹膜内肿瘤,位于前壁子宫颈平滑肌瘤可向膀胱间隙内生长,引起膀胱压迫症状,位于侧壁子宫颈平滑肌瘤可向两侧阔韧带内生长,形成阔韧带肌瘤。

3. 子宫颈平滑肌瘤所生长的部位易产生压迫症状,常见的症状是压迫膀胱与尿道,出现尿频、尿急、排尿不畅、尿潴留。压迫直肠引起排便困难,常为患者就诊的主诉。

病例 4-2-8　宫颈后壁肌瘤合并变性
【临床资料】

45 岁,体检发现子宫肌瘤 7 年,有子宫肌瘤剔除史、痛经史。妇科检查:外阴已婚式,阴道通畅,宫颈肥大并有接触性出血,子宫增大如孕 4 个月大小,形态不规则,双侧附件未见异常。

【超声表现与提示】

子宫水平位,大小为 6.5cm×5.1cm×7.1cm,形态失常,肌层回声不均匀,子宫内膜厚 0.4cm,宫颈增粗,前后径为 7.8cm,宫颈右侧壁见 11.0cm×8.2cm 的混合性回声,边界清,内见多个大小不等、形态不规则的无回声区,其内有血流信号显示,记录到动脉阻力指数为 0.58。右侧卵巢大小 3.7cm×3.4cm,内见 3.1cm×3.0cm 的无回声区,囊壁薄,未见血流信号。左侧卵巢大小 3.7cm×1.2cm,未见异常回声(图 4-2-8A ~ D)。

超声提示:宫颈肌瘤合并变性可能,右侧卵巢囊肿。

【术中情况】

在腰硬联合麻醉下行手术,术中探查:子宫体正常大小,宫颈明显增大约 10cm×8cm,右侧卵巢见 3cm×3cm 大小的囊肿,壁薄,右侧输卵管及左侧附件外观未见异常。行全子宫加双侧附件切除术。肌瘤剖面见多个囊腔,内有黄色清亮液体,质软(图4-2-8E、F)。

【病理诊断】

子宫平滑肌瘤(图4-2-8G、H)

【讨论分析】

1. 对于子宫颈平滑肌瘤,当肌瘤内部血液供应不能满足肌瘤生长的需要,同样易发生变性,最常见

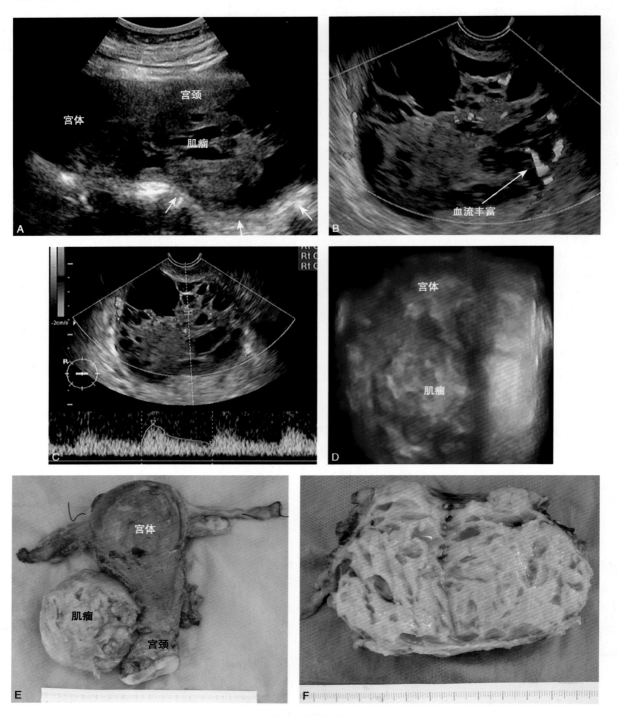

图4-2-8 宫颈后壁肌瘤合并变性

A. TAS纵切示:宫颈后壁包块,类圆形,有包膜,囊实混合;B. TVS显示:包块内部回声不均匀、有血流信号;C. TVS显示:包块内部有血流信号,动脉阻力指数为0.58;D. 三维图像显示:实性包块位于宫颈部,宫腔内有少量积液;E. 大体标本示:肌瘤位于宫颈右侧后壁;F. 大体标本剖面示:瘤体有假包膜,内部为淡红色,有许多大小不一的囊腔,囊腔内含淡黄色透明液体

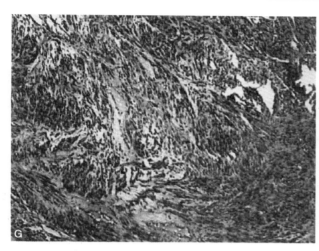
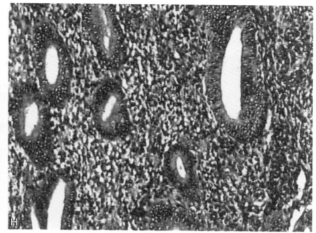

图 4-2-8　宫颈后壁肌瘤合并变性
G. 低倍:梭形平滑肌细胞密集排列,部分变性;H. 高倍:子宫内膜单纯性增生

的是玻璃样变性。

2. 超声检查时应仔细观察,峡部或宫颈肌瘤不要误为宫体肌瘤。宫体黏膜下肌瘤与宫颈黏膜下肌瘤要加以区别,彩色多普勒与超声造影能显示瘤体的蒂与血供,前者蒂与血供来自宫体,后者蒂与血供来自宫颈,必要时可行宫腔镜检查既可明确诊断又可进行治疗。

病例 4-2-9　子宫颈黏膜下肌瘤

【临床资料】

31 岁,体检发现肌瘤 4 个月入院。月经周期 30 天,经期 4 天,无痛经史,$G_1P_0A_1$。妇科检查:外阴已婚式,阴道通畅,宫颈口突出一新生物,色红质硬,蒂部位于颈管内,子宫前位,如孕 50 天大小,双侧附件未见明显异常。

【超声表现与提示】

子宫前位,大小形态大致正常,肌层回声均匀,子宫内膜厚 0.6cm,子宫颈管内见 3.4cm×1.6cm× 2.2cm 的低回声,泪滴状,其内血流信号丰富,并见一束血流自峡部前壁与瘤体相延续,动脉阻力指数 0.64(图 4-2-9A ~ D)。

超声提示:宫颈管内回声异常(黏膜下肌瘤可能)。

【术中情况】

置宫腔镜探查:宫腔形态正常,双侧输卵管开口清晰可见,子宫内膜中厚、色红,宫颈管前壁近外口处见黏膜下肌瘤的蒂部,肌瘤延续至子宫口向外脱出,行宫腔镜黏膜下肌瘤电切术。

【病理诊断】

子宫黏膜下肌瘤(富细胞型)(图 4-2-9E、F)。

【讨论分析】

子宫颈黏膜下肌瘤最常见的症状是血性或脓性白带增多,有异味,多带蒂悬于宫颈外口,实性、质地稍硬。声像图多为低回声,血流信号丰富。注意与宫颈息肉相鉴别,后者声像图多为稍强回声,血流不丰富,质软而脆(图 4-2-9G、H)。

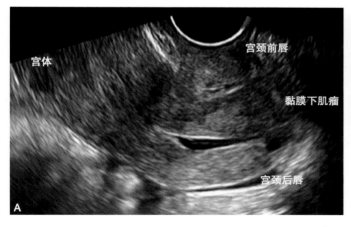
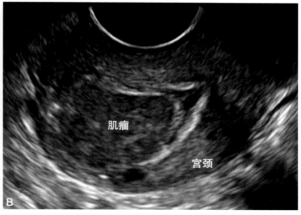

图 4-2-9　子宫颈黏膜下肌瘤
A. TVS 纵切显示子宫前位,宫颈管内见一低回声,边界清,脱出于宫颈外口;B. TVS 横切显示宫颈管内一低回声

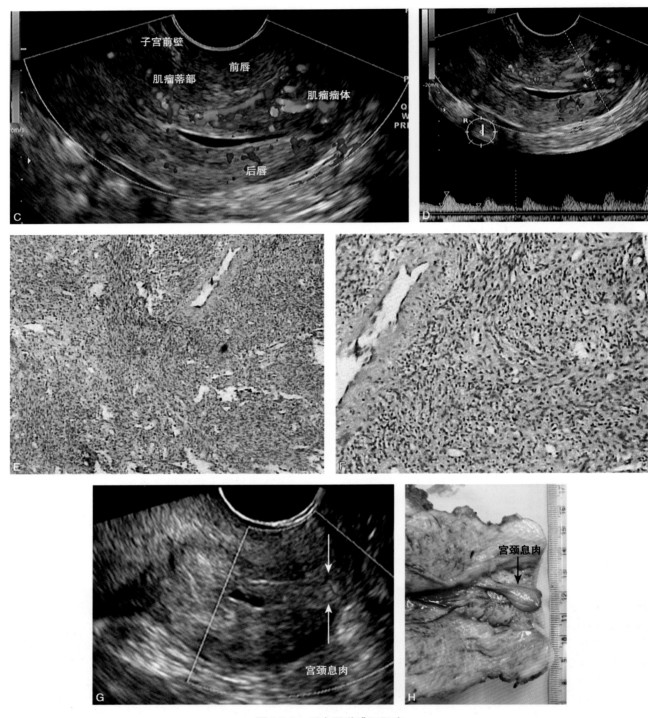

图 4-2-9　子宫颈黏膜下肌瘤

C. TVS 纵切显示子宫下段前壁彩色血流束与低回声相延续；D. TVS 纵切显示低回声内检测到动脉血流频谱，阻力指数 0.64；E. 低倍：平滑肌组织和血管增生；F. 高倍：左侧有一管壁增厚的血管，右侧有较多小血管和增生的平滑肌细胞；G. TVS 纵切面：宫颈管内见一稍强回声自颈管内悬垂至宫颈外口，其内偶见血流信号；H. 大体标本剖面：见颈管壁上有一蒂连着枣核样肿物悬垂于宫颈管。病理诊断为宫颈息肉

第三节 宫 颈 癌

一、概述

宫颈癌是妇科最常见的恶性肿瘤之一,全球其发病仅次于乳腺癌居第二位。据 2000 年世界范围内统计,每年大约有 50 万左右的新发病例。中国每年新发病例约 15 万左右,8 万人死于宫颈癌。近 40 年来,由于宫颈细胞学筛查的普遍应用,使宫颈癌和癌前病变得以早期发现和治疗。目前宫颈癌发现率明显上升,晚期宫颈癌发病率降低,死亡率从女性生殖器肿瘤的第一位下降到第三位。宫颈原位癌高发年龄为 30~35 岁,宫颈浸润癌为 50~55 岁。研究表明,在全球范围内宫颈癌发病年轻化趋势明显,年轻女性所占比例不断增加,其构成比由 20 世纪 70 年代 6.48% 上升至 90 年代初的 10.93% 以及 90 年代末的 20.33%。

该病病因尚未完全明了,据有关资料认为与下列因素有关:①病毒感染:人乳头状瘤病毒(HPV)是宫颈癌主要危险因素,运用核酸杂交技术检测证明 90% 以上宫颈癌伴有 HPV 感染,以 HPV-16、HPV-18 型最常见;②性行为及分娩次数:性生活紊乱、初次性生活过早、早年分娩、多产与宫颈癌发生密切相关;③吸烟:可抑制机体免疫功能,增加感染效应。

宫颈癌好发部位在宫颈移行带。目前认为宫颈癌的发生、发展过程,分为增生、不典型增生、原位癌、早期浸润癌、浸润癌。这是一个由量变到质变的过程。在宫颈移行带,宫颈上皮化生过度活跃,加上外来物质刺激如人乳头状瘤病毒(HPV)感染等致鳞状上皮成熟或分化不良、核异常、有丝分裂增加,形成宫颈上皮内病变(CIN)。随着宫颈上皮内病变的继续发展,突破上皮下基底膜,浸润间质,则形成宫颈浸润癌,从 CIN 发展为原位癌,最短也要 5 年,长的可达 20 年,一般需 10 年左右,但约 25% 在 5 年内发展为浸润癌。若能在不典型增生期(即癌前病变期)及时、恰当处理,该病的治愈率几乎达到 100%。虽然宫颈癌全球高发,但给广大女性留下了宽裕的治疗时机,由此,被医师视为一种可预防、可治愈的疾病。故早期发现及诊治 CIN 患者,阻断浸润性宫颈癌发生,这是预防浸润性宫颈癌最重要环节之一。

按细胞病理学,宫颈癌分三类:①鳞状细胞浸润癌:占宫颈癌的 80%~85%;②腺癌:占宫颈癌的 15%~20%;③腺鳞癌:占宫颈癌的 3%~5%。从巨检的特征看,鳞状细胞浸润癌随病变的发展,可形成 4 种类型(图 4-3-1A、B;表 4-3-1):

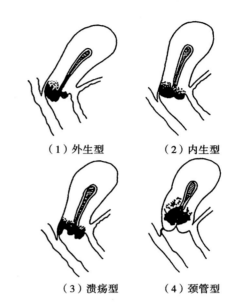

（1）外生型　　（2）内生型

（3）溃疡型　　（4）颈管型

图 4-3-1A　宫颈癌巨检的类型示意图

表 4-3-1　宫颈癌的临床分期

期别	肿瘤范围
0 期	原位癌(浸润前癌)
Ⅰ期	癌灶局限在宫颈(包括累及宫体)
Ⅰa	肉眼未见癌灶,仅在显微镜下可见浸润癌
Ⅰa$_1$	间质浸润深度≤3mm,宽度≤7mm
Ⅰa$_2$	间质浸润深度>3~5mm,宽度≤7mm
Ⅰb	肉眼可见癌灶局限于宫颈,或显微镜下可见病变>Ⅰa$_2$
Ⅰb$_1$	肉眼可见癌灶最大直径≤4cm
Ⅰb$_2$	肉眼可见癌灶最大直径>4cm
Ⅱ期	癌灶已超出宫颈,但未达盆壁,癌累及阴道,但未达阴道下 1/3
Ⅱa	无宫旁浸润
Ⅱb	有宫旁浸润
Ⅲ期	癌肿扩散盆壁和(或)累及阴道下 1/3,导致肾盂积水或无功能肾
Ⅲa	癌累及阴道下 1/3,但未达盆腔
Ⅲb	癌已达盆壁,或有肾盂积水或无功能肾
Ⅳa	癌播散超出真骨盆或癌浸润膀胱黏膜或直肠黏膜
Ⅳb	远处转移

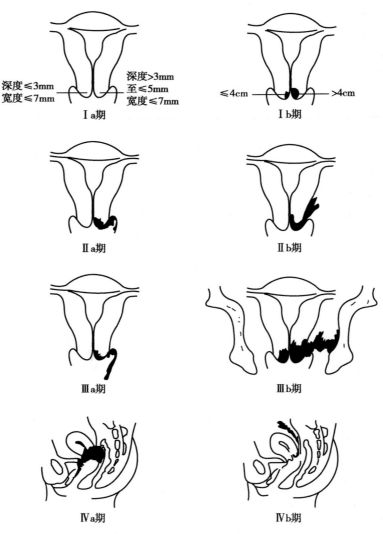

图 4-3-1B 宫颈癌的临床分期示意图

（1）外生型：最常见，癌灶向外生长呈乳头状或菜花样，组织脆，触之易出血，常累及阴道。

（2）内生型：癌灶向宫颈深部组织浸润，宫颈表面光滑或仅有柱状上皮异位，宫颈肥大变硬，呈桶状，常累及宫旁组织。

（3）溃疡型：上述两型癌组织继续发展合并感染坏死，脱落后形成溃疡或空洞，似火山口状。

（4）颈管型：病灶发生于宫颈管内，常侵入宫颈管及子宫峡部供血层，易转移至盆腔淋巴结。

宫颈癌的诊断临床已有一套较完整的筛查与确诊的方法和流程。20 世纪 70 年代，Folkman 等人提出肿瘤能产生某些物质诱导新血管生成。国内外学者开始对肿瘤与血管生成之间关系及机制进行研究，发现许多肿瘤来源的血管生成因子。研究表明实体肿瘤瘤体的大小、进展和转移均需血管生成。

而且是由血管生成因子通过供给和维持基质细胞和癌细胞的增生而引起，宫颈癌是实体肿瘤，它的生长同样依赖于新生血管的形成。研究宫颈癌血管生成的临床意义可以概括为两个方面：①通过对肿瘤血管化程度的定量和肿瘤患者血管生成肽的测定，进行诊断和判断预后；②抑制血管形成而治疗肿瘤。对于宫颈癌肿瘤患者，这两方面都具有实用意义。恶性肿瘤生成的新生血管直径多小于 $100\mu m$，在功能、形态上与正常组织血管存在一定的差异。

随着超声仪器的进展和腔内超声（经阴道与经直肠）的应用，超声逐渐成为宫颈癌的检查手段之一。它可以应用于术前、术后、化疗、放疗等环节。二维超声可以了解宫颈的粗细、大小、结构、内口及外口状况等信息，多普勒超声为了解宫颈癌血流情况提供了一种无创的手段，研究发现彩色多普勒显示正常宫颈及慢性宫颈炎血流信号少见,不易被测及,其动脉血流的搏动指数和阻力指数均为高阻型。宫颈原位癌与早期浸润癌无明显超声特征,术前应以临床细胞学与阴道镜取活体病理确诊。而宫颈浸润癌其病变部位血流信号容易被测及,随着分级提高而增加,病灶内血流信号呈条索状或团块状,放射状伸入周围组织,其动脉血流的搏动指数和阻力指数均为低阻型,且随着分级提高而降低。内生型宫颈癌向宫颈内部浸润生长,病灶局限于子宫颈管内时,妇科检查难以发现及估计病变范围,超声根据宫颈声像图的改变可发现并测量病灶的大小。对于外生型宫颈癌癌组织呈菜花样向阴道突出时,经阴道超声检查可引起接触性出血,宜选用经直肠超声观察病变情况。

有研究表明,应用多普勒超声动态观察放疗中子宫动脉血流信息的变化,一旦子宫动脉血流速度降低,阻力指数(RI)增大,肿瘤内血流信息减少是预后良好的表现;相反,放疗后仍可见过多的血流信息,则需进一步治疗。

近年随着超声造影剂的广泛应用,有作者也做了这方面的研究,探讨宫颈癌血管生成的二维超声造影(2D-CEUS)及三维超声造影(3D-CEUS)表现。采用对 21 例宫颈癌及 20 例对照组分别进行 2D-CEUS 和 3D-CEUS 检查,观察其血流灌注模式及血管构筑特点,并分析时间-强度曲线(TIC)形态及部分参数。采用免疫组织化学技术检测微血管密度(MVD)。应用 2D-CEUS 诊断宫颈癌 17 例,另 2 例 0 期原位癌和 2 例 I a1 早期浸润癌未被检出。宫颈癌 2D-CEUS 表现为增强早期病灶区呈均匀性或不均匀性高增强,早于正常肌层;增强晚期病灶内部先减退,周边部呈稍高增强。宫颈癌 TIC 形态呈"速升速降"或"速升缓降"型,而正常宫颈呈"缓升缓降"型。3D-CEUS 显示 18 例宫颈癌的病灶区血管数目增多、结构紊乱的征象;另 2 例 0 期原位癌和 1 例 I A1 早期浸润癌未能显示异常血管。宫颈癌组 MVD 显著高于对照组(P<0.05)。作者认为:2D-CEUS 和 3D-CEUS 的联合运用,有利于提升肿瘤微血管生成的可视化及定量研究,为临床准确评估宫颈癌活体肿瘤血管生成提供有效的影像学方法。有文献报道宫颈癌血管生成活跃者淋巴转移可能性大。CDFI 对宫颈癌肿瘤内血流检测,可能为临床判断盆腔淋巴转移和手术彻底清扫淋巴结提供一较为简便的指标。总之,经腹部联合腔内

超声能全面探查宫颈、宫体及盆腔情况,常规妇科超声检查亦需测量宫颈的径线,观察宫颈的回声、宫颈的边界。有条件者尽可能应用腔内超声探头(经阴道与经直肠),仔细探测宫颈的内部回声,及早发现内生性肿瘤。病理提示为宫颈癌者,注意寻找病变部位、大小,力求观察到宫颈及盆壁的侵犯范围与深度,对术前临床分期提供有价值的信息,为有效地早期评价宫颈癌在放疗中肿瘤血管对放疗的反应,有助于及时调整治疗方案,获得更好的疗效。

二、病例汇集

病例 4-3-1 子宫颈中分化鳞状细胞癌

【临床资料】

54 岁,绝经 7 年,阴道不规则流血 3 次,外院组织活检诊断为子宫颈鳞状细胞癌(中分化),转来我院就诊。妇科检查:宫颈口见 4cm×3cm×2cm 大小菜花状新生物,触之易出血,子宫萎缩,右侧宫旁增厚,触痛(+),临床诊断 IIb 期。

【超声表现与提示】

子宫前位,大小为 3.1cm×2.3cm×4.0cm,子宫肌层回声不均匀,宫颈前后径 2.7cm,颈管结构难以辨认,并见 2.8cm×1.9cm 的低回声脱出宫颈外口位于阴道内,呈泪滴状(图 4-3-2A、B)。

超声提示:宫颈外口异常回声。

【术中情况】

子宫体大小正常,子宫后壁与直肠紧密粘连,陶氏腔封闭,子宫颈明显增粗与子宫体等大,左侧主韧带及骶韧带增粗,质硬,双侧输卵管、卵巢未见明显异常,盆腔淋巴结未见明显肿大,未见腹水。

【大体标本】

见图 4-3-2C、D。

【病理诊断】

子宫颈中分化鳞状细胞癌,送检全部淋巴结及阴道残端未见癌累及。子宫内膜和肌层萎缩。双侧附件未见病变(图 4-3-2E、F)。

【讨论分析】

这是一例外生型宫颈鳞癌,临床医师已经肉眼看到且经病理确定诊断,经腹超声可以看到突出于宫颈外口的病灶,由于考虑接触性出血问题,没有应用阴道探头。没有彩色多普勒,经腹检查的声像图所获得的信息是有限的。鉴别诊断应考虑宫颈息肉、宫颈黏膜下肌瘤。

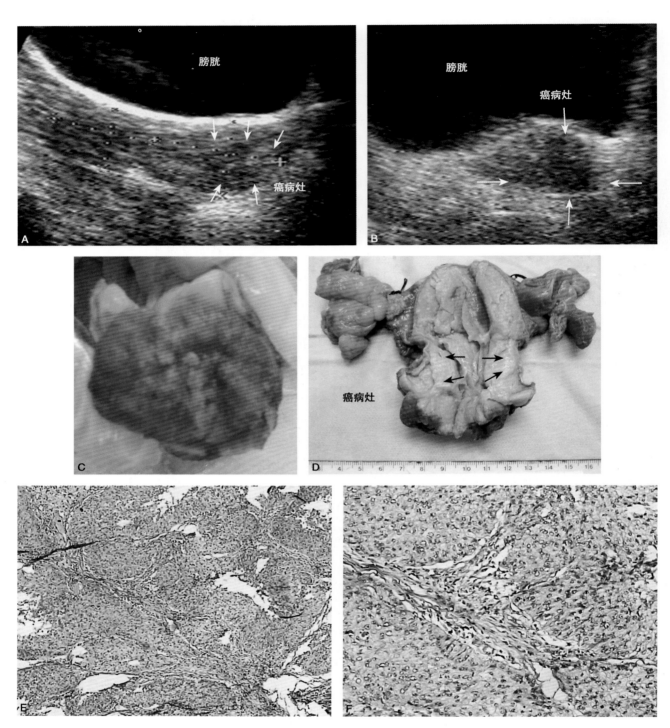

图 4-3-2　子宫颈中分化鳞状细胞癌

A. TAS 纵切显示：宫颈前后径增大，宫颈外口见直径 2cm 的低回声区，形态不规则；B. TAS 横切显示：宫颈左右径及前后径增大，左侧后壁呈低回声，与周围组织界限不清；C. 宫颈外口呈菜花样病变；D. 大体标本剖面：宫颈管壁增厚，组织结构紊乱，呈鱼肉样；E. 低倍：浸润性生长的鳞状细胞癌巢；F. 高倍：癌巢中癌细胞异型明显

病例 4-3-2 宫颈中等分化鳞状细胞癌

【临床资料】

43 岁,阴道不规则流血半年来诊。妇科检查:外阴已婚型,阴道通畅,宫颈外口处见菜花状糜烂,范围约 3.0cm×4.0cm,与右侧阴道壁粘连,右侧穹隆消失,触痛(+)。子宫前位,大小正常,质中,双侧骶韧带未及结节。术前行化学药物治疗。临床诊断为Ⅱa 期。

【超声表现与提示】

子宫后位,大小为 4.8cm×3.9cm×5.1cm,肌层回声不均匀,宫内见节育器强回声,子宫内膜不清,宫颈前后径 3.4cm,宫颈内结构尚可识别,宫颈外口见 3cm 范围的低回声区。双侧卵巢未见异常回声(图 4-3-3A～C)。

超声提示:宫颈外口异常回声,宫腔内节育器。

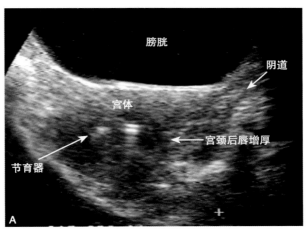

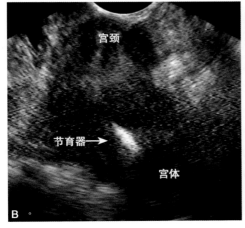

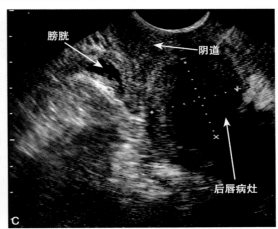

图 4-3-3 宫颈中等分化鳞状细胞癌

A. TAS 纵切显示:子宫后位,宫内见节育器强回声,宫颈前后径稍增粗;B. TVS 纵切显示:宫内见节育器强回声,子宫颈后方见一低回声;C. TVS 纵切显示:将阴道探头缓慢送入,位置较浅发现一低回声,直径约 3cm

【术中情况】

子宫略大于正常,宫颈稍膨大,行广泛全子宫切除加双侧附件切除加盆腔淋巴结清扫术。剖视见宫颈癌组织范围 2cm×3cm×3cm,侵及宫颈全层。

【大体标本】

见图 4-3-3D、E。

【病理诊断】

宫颈中等分化鳞状细胞癌,侵及深肌层,阴道残端可见癌累及,送检右侧主韧带残端、右侧髂总淋巴结、双侧髂内淋巴结、右侧髂外淋巴结、右侧闭孔淋巴结、左侧腹股沟淋巴结及双侧附件未见癌累及(见图 4-3-3F、G)。

【讨论分析】

这是一例外生型宫颈鳞癌,临床医师肉眼已观察到宫颈外口有一菜花样肿块,经腹部超声未能发现,经阴道探头第一次送进过急、过深,菜花样肿块

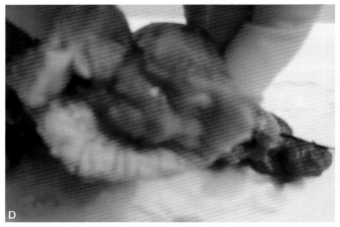
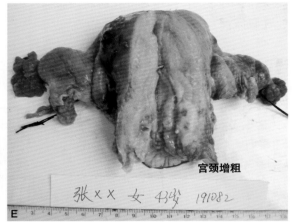

宫颈增粗

张××　女　43岁　191082

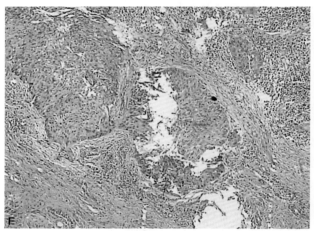
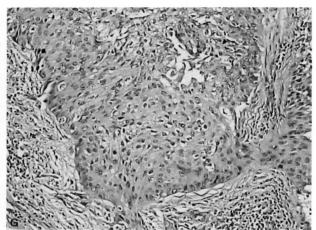

图 4-3-3　宫颈中等分化鳞状细胞癌

D. 大体标本的横面观见阴道残端及脱出于阴道内的病灶;E. 大体标本的纵剖面见宫颈及其外口的病灶;F. 低倍:纤维间质中癌团浸润;G. 高倍:癌细胞异型明显,注意下方浸润性生长

组织移了位,看不清,且容易引起大出血,再次慢慢送入探头,边送边观察,在阴道内看到异常的回声。采用阴道超声检查外生型宫颈癌要注意操作手法。如果加用彩色多普勒,对病灶的显示会更清晰些。

病例 4-3-3　宫颈中分化鳞状细胞癌

【临床资料】

36 岁,阴道不规则流血近 1 个月,经诊刮发现少许鳞状细胞癌组织,宫颈活检病理示宫颈高分化鳞状细胞癌而入院。妇科检查:外阴已婚式,未见皮疹及赘生物,阴道通畅,软,宫颈肥大,见乳头状增生样改变,子宫前位,大小正常,活动度可,双侧宫旁组织软,右侧骶韧带稍增粗,弹性可。临床诊断:宫颈高分化鳞癌Ⅰb期。

【超声表现与提示】

子宫前位,大小 4.5cm×3.6cm×3.8cm,宫体形态正常,轮廓清晰,肌层回声欠均匀,子宫内膜厚0.5cm,宫颈明显增粗,前后径4.3cm,正常子宫颈结构消失,代之以直径约 4cm 的稍强不均匀回声,边界欠清,内部血流极为丰富,记录到动脉阻力指数为0.45。双侧附件区未见异常回声(图 4-3-4A～E)。

超声提示:宫颈实性占位病变。

【术中情况】

在连续硬膜麻醉下手术,术中见大网膜黏附于剖宫产切口处,子宫、左侧输卵管、双侧卵巢外观无异常,右侧输卵管积水,行宫颈癌根治术、右侧输卵管切除术、双侧卵巢移位术及阴道延长术(图 4-3-4F～H)。

【大体标本】

见图 4-3-4I。

【病理诊断】

见图 4-3-4J、K。

1. 宫颈中分化鳞状细胞癌,侵及宫颈全层。送检双侧骶韧带、双侧主韧带、阴道残端,双侧髂总淋巴结、双侧髂外淋巴结、双侧髂内淋巴结及双侧闭孔

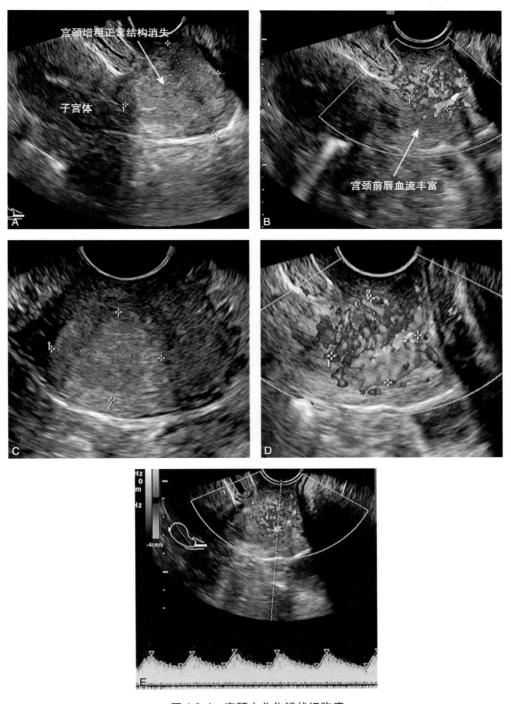

图 4-3-4 宫颈中分化鳞状细胞癌

A. TVS 纵切显示：宫体大小、形态正常，轮廓清晰，宫颈明显增粗，前后径达 4.3cm，正常子宫颈结构消失，代之以直径约 4cm 的稍强不均匀回声，边界欠清；B. TVS 纵切显示：宫颈呈桶状，内部血流极为丰富；C. TVS 横切显示：宫颈明显增粗，宫颈周边浆膜较完整，正常子宫颈结构消失；D. TVS 横切显示：宫颈明显增粗，内部血流极为丰富；E. TVS 纵切显示：宫颈血流丰富区记录到动脉阻力指数为 0.45

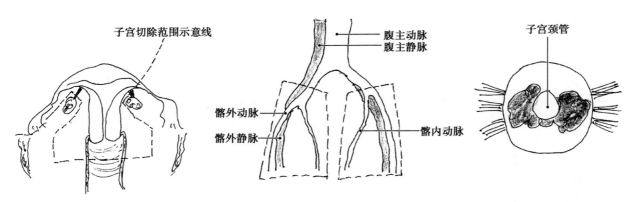

F　宫颈癌手术切除范围示意图　　　　G　盆腔淋巴结切除范围示意图　　　　H　子宫颈横切面宫颈癌浸润深度示意图

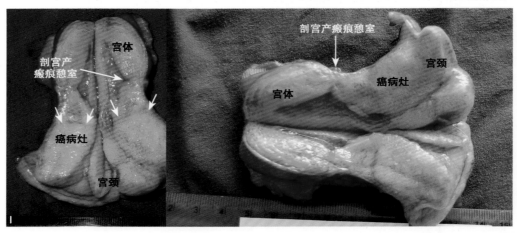

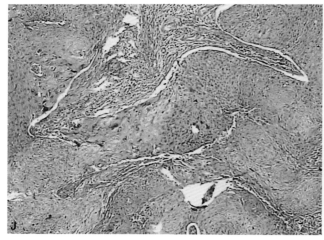
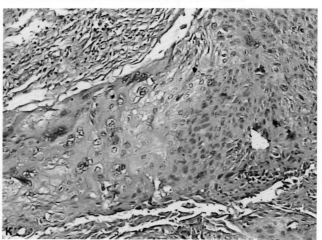

图 4-3-4　宫颈中分化鳞状细胞癌

F. 术中子宫切除的范围手绘图；G. 术中广泛清除的盆腔淋巴结手绘图；H. 横切面图示鳞癌组织浸润深度手绘图；I. 大体标本剖面观：见宫颈明显粗于宫体，子宫下段有剖宫产瘢痕及切迹，宫颈呈鱼肉样组织，自剖面凸起，不能区别宫颈前壁、颈管及宫颈后壁；J. 低倍：鳞状细胞癌浸润性生长，显示冲断分割了间质纤维组织；K. 高倍：癌组织多形性改变，细胞大小形态差异大

淋巴结均匀未见转移癌。

2. 子宫内膜单纯性增生。

【讨论分析】

本病例经阴道超声显示宫颈明显增粗,前后径达4.3cm,正常子宫颈结构消失,代之以稍强不均匀回声,边界欠清,内部血流极为丰富,记录到动脉阻力指数为0.45。彩色多普勒对确认宫颈病灶的存在、部位、范围、浸润的深度等都可提供重要信息,临床Ⅰb期即可观察到上述特征。

病例4-3-4　子宫颈低分化鳞状细胞癌

【临床资料】

51岁,不规则阴道流血半年,行宫颈活检示宫颈癌。妇科检查:宫颈肥大、质硬,子宫大小正常,骶韧带增厚,质中,双侧附件未及异常。宫颈癌Ⅰb$_1$期。

【超声表现与提示】

子宫后位,大小正常范围,回声不均匀,子宫内膜居中、厚1.5cm,宫颈前后径增大3.4cm,血流信号丰富,动脉阻力指数0.52。双侧卵巢大小正常(图4-3-5A~D)。

超声提示:宫颈回声及血流信号异常,子宫内膜增厚。

【术中情况】

子宫饱满,左侧与盆壁呈膜状粘连,双侧附件外观无异常,盆腔腹水少许。行子宫全切除加双侧附件切除加盆腔淋巴结清扫术。

【大体标本】

见图4-3-5E、F。

【病理诊断】

子宫颈低分化鳞状细胞癌,侵及宫颈壁深肌层,子宫内膜未见累及,送检双侧附件、阴道残端、双侧骶韧带、双侧主韧带、双侧髂总淋巴结、双侧髂外淋巴结、双侧髂内淋巴结、闭孔淋巴结均未见癌累及(图4-3-5G、H)。

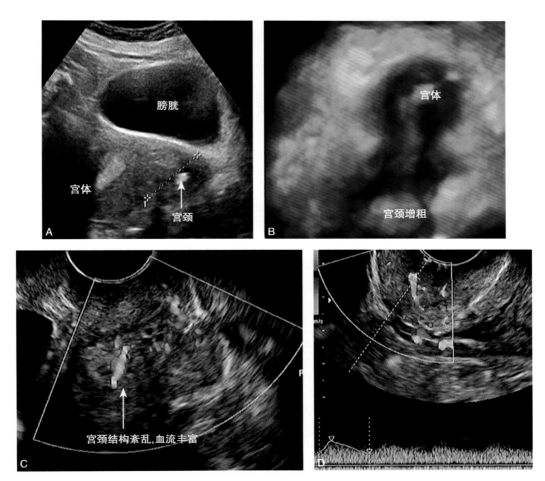

图4-3-5　子宫颈低分化鳞状细胞癌

A. TAS纵切显示:子宫后位,宫体大小正常,内膜居中厚1.5cm,宫颈前后径增大3.4cm;B. 三维显示:宫体大小正常,子宫颈增粗,与宫体大小相近;C. TVS纵切显示:宫颈血流丰富;D. TVS纵切显示:频谱多普勒记录动脉阻力指数0.52

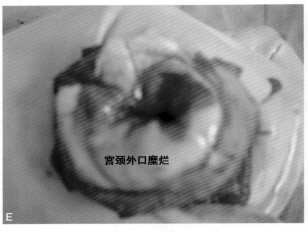
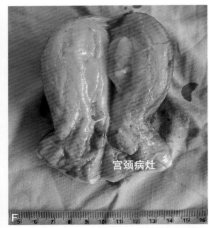

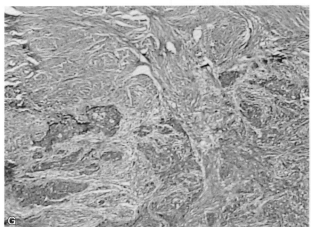
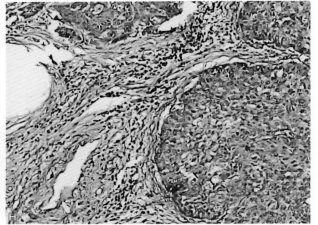

图 4-3-5 子宫颈低分化鳞状细胞癌

E. 巨检见宫颈外口有宫颈糜烂;F. 巨检剖视见宫颈管内有直径约 3cm 鱼肉样病灶;G. 低倍:平滑肌组织中可见染色较深的癌巢浸润;H. 高倍:间质成纤维反应,炎性细胞浸润,癌细胞较小,分化低

【讨论分析】

这位宫颈鳞癌患者,肉眼见病灶局限于宫颈管内,最大直径为 3cm(<4cm),临床诊断为Ⅰb₁期。宫颈癌于Ⅰb₁期声像图有所表现,虽然临床已有很多方法早期发现宫颈癌,超声在做妇科体检时注意观察宫颈前后径、内部结构、血流信息、病灶大小等基础信息,特别对内生型、颈管型仍不失是一种值得采用的手段。

病例 4-3-5 子宫颈低分化鳞癌

【临床资料】

27 岁,不规则阴道流血半年,5 个月前曾在外院因宫颈炎行微波治疗,治疗前有无 TCT 检查情况不清,治疗后宫颈创面愈合不佳,阴道流液,来我院行宫颈活检,病理报告宫颈鳞状细胞癌。孕 2 产 1,长期口服避孕药避孕。妇科检查:阴道后穹隆弹性差,宫颈肥大,宫颈表面凹凸不平,见乳头状溃疡病变,触之渗血。子宫正常大,骶韧带稍增粗,弹性差、无压痛。临床诊断为宫颈癌为Ⅱa 期。

【超声表现与提示】

子宫体大小形态正常,宫颈增粗达 4.5cm,回声杂乱,正常宫颈结构消失,前后唇分别见 1.3cm×1.6cm、1.5cm×1.5cm 的稍低回声,边界不清,内部血流信号丰富,动脉阻力指数为 0.53(图 4-3-6A ~ D)。

超声提示:宫颈实性占位病变。

【术中所见】

子宫正常大小,宫颈明显增粗、质硬,双侧附件无异常,两侧主韧带质硬、增粗。行子宫全切除加双侧附件切除加盆腔淋巴结清扫术。

【大体标本】

宫颈增粗达 4.5cm,宫颈、宫体等宽,宫颈前后唇均为癌病灶(图 4-3-6E)。

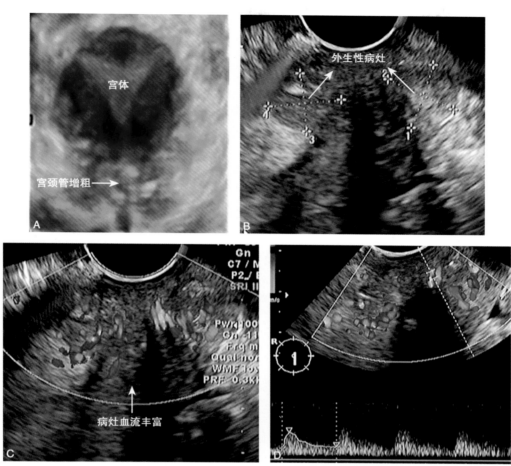

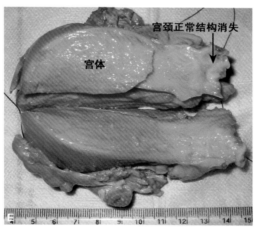

图 4-3-6 子宫颈低分化鳞癌

A. 三维图像显示宫颈增粗,尤以宫颈阴道端明显,回声杂乱;B. TVS 纵切显示:宫颈阴道端见两个异常回声团;C. TVS 纵切显示:宫颈阴道端见两个异常回声团内血流信号极为丰富;D. TVS 纵切显示:宫颈阴道端血流信号丰富区记录到低阻动脉频谱,阻力指数为 0.53;E. 大体标本剖面:宫颈与宫体等粗,内部正常结构消失

【病理诊断】

子宫颈低分化鳞癌,侵及宫颈深肌层,左侧主韧带见癌浸润。右侧髂外淋巴结、右侧闭孔淋巴结见转移癌,阴道残端未见癌累及(图4-3-6F、G)。

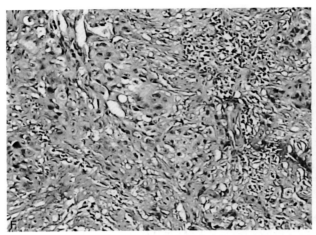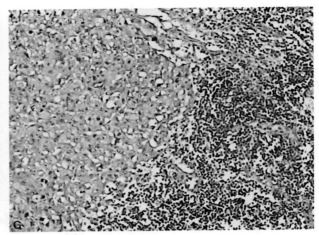

图4-3-6 子宫颈低分化鳞癌

F. 低倍:左侧癌组织,右侧间质大量淋巴细胞浸润;G. 高倍:异型明显浸润性生长的癌组织,显示较多空泡状裂隙

【讨论分析】

1. 本例年龄27岁,是笔者医院近4年来诊治宫颈癌年龄最小的患者。我国宫颈癌发病年龄高峰期为45~59岁,但目前发病年龄已经大大提前。患者出现不规则流血5个月,微波治疗宫颈创面愈合不佳,除了考虑宫颈炎外,应及时做进一步检查,尽早明确诊断。行超声检查时要特别注意宫颈炎与宫颈癌的鉴别。前者一般宫颈不粗或稍增粗,宫颈正常结构清晰,血流不丰富或稍丰富。最后确诊应做组织活检。

2. 本例术前诊断宫颈癌Ⅱa期,术后据病理发现癌侵及宫颈深肌层,左侧主韧带见癌浸润,右侧髂外淋巴结、右侧闭孔淋巴结见转移癌,已超过术前分期,应诊断为Ⅱb期。术前影像学(超声、磁共振)若能提供有价值的转移信息,可先行放疗,化疗后再考虑手术。

病例4-3-6 子宫颈中分化鳞状细胞癌

【临床资料】

47岁,经期延长、白带异常半年余入院。月经周期25天,经期5天,无痛经,生育史:G_7P_1。妇科检查:外阴已婚式,未见皮疹及赘生物,阴道通畅、软,见较多血性分泌物,宫颈见2cm×4cm乳头状新生物,质脆,有接触性出血。子宫前位,活动度可,大小正常,右侧附件区弹性可,左侧附件区呈结节样增生,弹性差。临床诊断为宫颈高分化鳞癌Ⅱa期2~3级。

【超声表现与提示】

子宫前位,大小正常,子宫内膜居中,厚0.3cm,宫颈前后径4.3cm,横径达5.4cm,宫颈结构不清,回声杂乱,其内血流信号极为丰富,范围约2cm×3cm,记录动脉阻力指数为0.51。双侧附件区未见明显异常回声(图4-3-7A~E)。

超声提示:宫颈实性占位病变。

【术中情况】

在连续硬膜外麻醉下手术,术中见胃、肠、大网膜、肝、脾表面无异常结节,腹主动脉及盆腔髂淋巴结未见明显肿大,见肿瘤组织穿透宫颈前壁,子宫饱满,宫旁软,双侧附件外观未见异常。行广泛全子宫切除术,双侧附件切除术,盆腔淋巴结清除术。

【大体标本】

见图4-3-7F、G。

【病理诊断】

子宫颈中分化鳞状细胞癌,侵及宫颈管壁深肌层,主韧带见癌浸润。送检双侧髂外淋巴结、双侧髂总淋巴结均未见转移癌,子宫体、阴道残端、双侧附件未见癌累及(图4-3-7H、I)。

【讨论分析】

宫颈癌按FIGO临床分类,Ⅱ期肿瘤的特点是肿瘤超越子宫,但未达骨盆壁或未达阴道的下1/3。将声像图与术中及巨检标本对照分析,横切面的径线、形态及边界对于了解宫颈管增粗的情况,肿瘤组织对周边的浸润是否超越子宫,有临床价值。

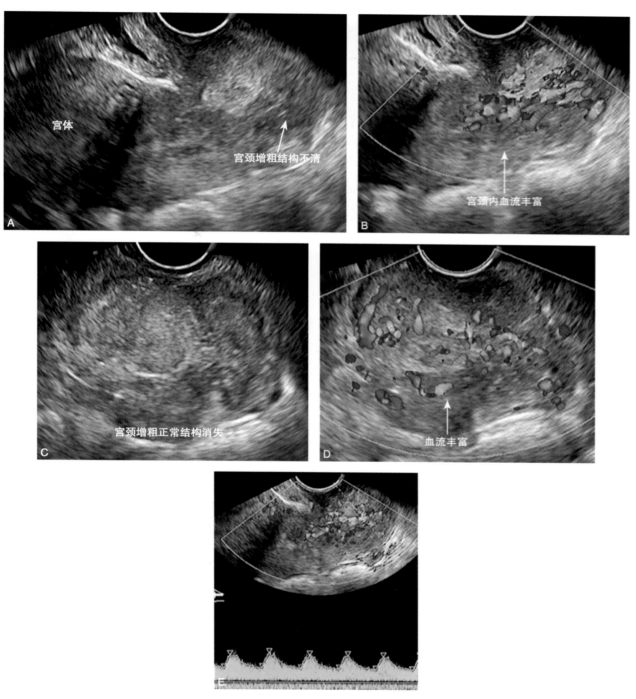

图 4-3-7　子宫颈中分化鳞状细胞癌

A. TVS 纵切显示：子宫前位，宫颈前后径 4.3cm，结构不清，回声杂乱；B. TVS 纵切显示：增粗的宫颈内血流信号极为丰富，范围约 2cm×3cm；C. TVS 横切显示：宫颈横径达 5.4cm，前壁周边边界不清；D. TVS 横切显示：增粗的宫颈内血流信号极为丰富；E. TVS 纵切显示：宫颈血流信号丰富区，记录动脉阻力指数为 0.51

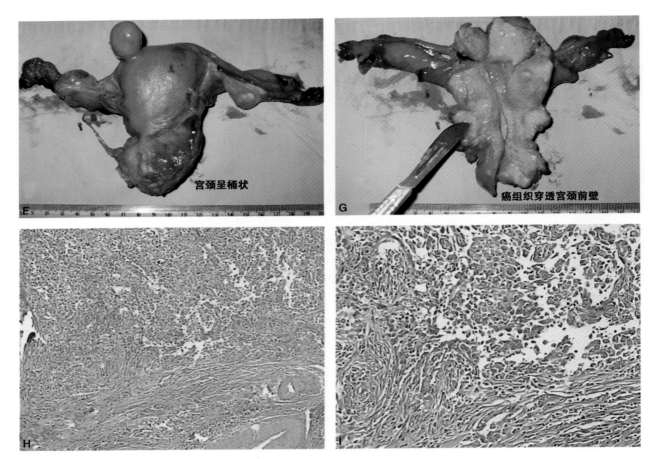

图 4-3-7　子宫颈中分化鳞状细胞癌

F. 巨检标本:宫体有一凸起肿瘤似浆膜下肌瘤,宫颈与宫体等宽,呈桶状;G. 巨检标本剖视:宫颈为肿瘤组织所代替,并见肿瘤组织穿透宫颈前壁;H. 低倍:癌组织浸润平滑肌组织;I. 高倍:上方癌组织松散脱落,下方间质中癌细胞浸润,纤维反应,炎性细胞浸润

病例 4-3-7　子宫颈中分化鳞状细胞癌

【临床资料】

36 岁,不规则阴道流血一年,曾诊刮阴性,按宫颈炎治疗无效。一年后宫颈活检报告宫颈 CIN Ⅲ 累及腺体,少数区域疑似微小浸润癌。临床分期为 Ⅰb 期。妇科检查:宫颈肥大、质硬,前唇中见一重度糜烂面,后唇光滑,子宫体及附件区无异常。

【超声表现与提示】

子宫前位,大小 5.1cm×4.7cm×4.9cm,形态大致正常,肌层回声不均匀,血流信号丰富,呈树枝样分布,动脉为高阻力频谱。子宫颈前后径 3.1cm,结构及边界清晰,偶见血流信号。双侧附件未见明显异常(图 4-3-8A ~ C)。

超声提示:子宫腺肌病待排。

【术中所见】

患者年轻,先行冷凝刀宫颈锥切,病理报告宫颈中分化鳞状细胞癌。4 天后再次开腹行根治术(图

4-3-8D)。

【大体标本】

见图 4-3-8E、F。

【病理诊断】

子宫颈中分化鳞状细胞癌,侵及宫颈壁浅肌层。双侧髂外、双侧闭孔、右侧髂内淋巴结未见转移癌。子宫体、双侧输卵管、主韧带、骶韧带及阴道残端未见癌累及(4 天后第二次行开腹根治术标本报告),见图 4-3-8G、H。

【讨论分析】

1. 文献报道 CIN Ⅲ 微小浸润癌及原位癌,超声二维图像及多普勒超声均难以有阳性发现。本例的二维声像图及多普勒超声证明这一看法。

2. 经阴道超声检查发现宫颈增粗,局部血流信号丰富,动脉呈低阻力等信息,对临床正确评估分期决定手术方式有重要意义。有助于避免处理偏于保守,延误治疗时机。

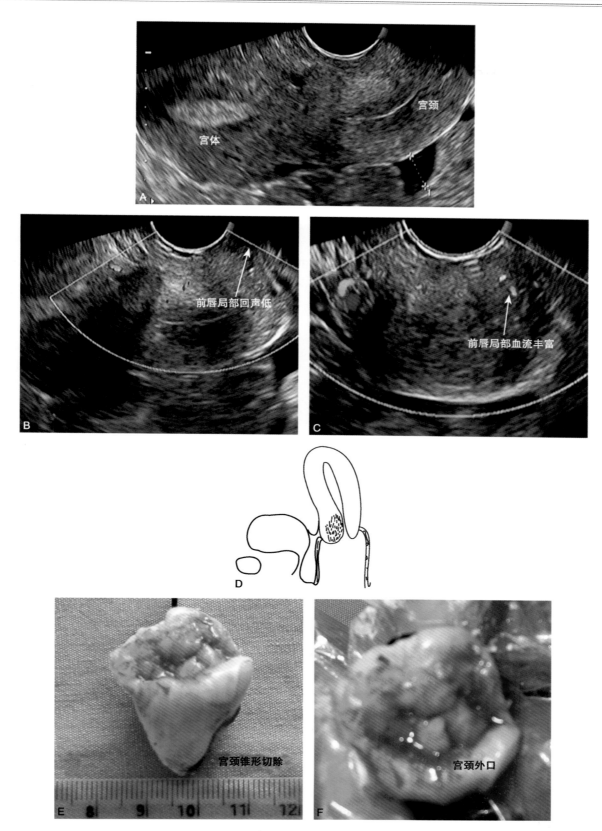

图 4-3-8 子宫颈中分化鳞状细胞癌

A. TVS 纵切显示:子宫前位,大小、形态大致正常,子宫前壁回声稍强而杂乱,宫颈前后径正常高值,结构及边界清晰;B. TVS 纵切显示:宫颈结构及边界清晰,偶见血流信号;C. TVS 横切显示:宫颈结构及边界清晰,偶见血流信号;D. 术中示意图宫颈前壁内有癌性病灶手绘图;E. 第一次锥切标本侧面观,示前唇中度糜烂,后唇光滑;F. 第一次锥切标本冠状面,示前唇中度糜烂,后唇光滑

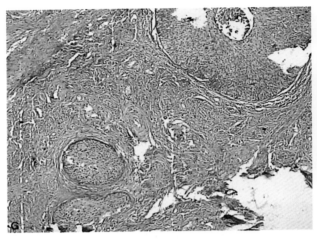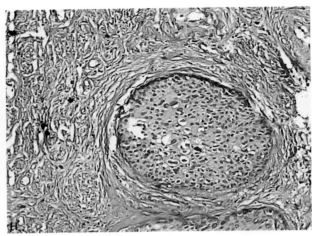

图 4-3-8　子宫颈中分化鳞状细胞癌
G. 低倍:间质中癌巢大小不一,都有较圆边界;H. 高倍:纤维间质中见一圆形鳞状细胞癌巢

病例 4-3-8　子宫颈低分化鳞状细胞癌

【临床资料】

46 岁,性交后阴道出血 2 年,阴道镜下宫颈活检诊断为宫颈鳞状细胞癌,大部分为高分化,少部分呈中—低分化。妇科检查:子宫颈肥大,后唇宫颈黏膜外翻,子宫正常大小。术前诊断宫颈癌Ⅱa 期。

【超声表现与提示】

子宫前位,大小 4.4cm×3.5cm×5.1cm,轮廓尚清,肌层回声欠均匀。子宫颈前后径 3.7cm,回声不均匀,结构不清,前唇见 1.3cm×1.2cm 血流信号丰富区,动脉阻力指数 0.23。膀胱壁厚约 0.94cm(图4-3-9A~D)。

超声提示:宫颈实性占位病变,膀胱壁回声异常。

【术中所见】

上腹部、宫体及双侧附件外观无异常,主、骶韧带无增粗,腹主动脉旁淋巴结无增大。膀胱后壁及左侧腹膜见 6cm×7cm 的片状浸润灶。左侧闭孔区触及直径 2cm 的肿大淋巴结,右侧髂外动脉周围可及多个增大淋巴结(图 4-3-9E、F)。

【大体标本】

宫颈增粗,呈桶状大于宫体,宫颈外口光滑,宫颈壁增厚达 2cm(图 4-3-9G~I)。

【病理诊断】

子宫颈低分化鳞状细胞癌,侵及颈管壁全层,左侧闭孔淋巴结、左侧髂外淋巴结见转移癌,双侧主韧带、膀胱后壁见癌累及。左侧髂总淋巴结、双侧骶韧带、阴道残端、子宫内膜及双侧附件未见癌累及(图4-3-9J、K)。

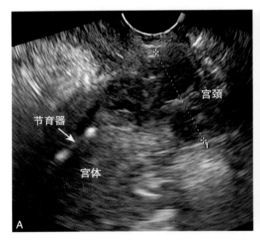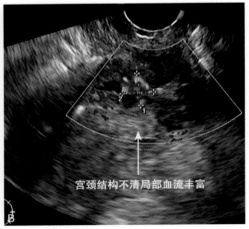

图 4-3-9　子宫颈低分化鳞状细胞癌
A. TVS 纵切显示:子宫颈增粗,宫腔内见节育环强回声;B. TVS 纵切显示:子宫颈回声不均匀,结构不清,前唇见 1.3cm×1.2cm 血流信号丰富区

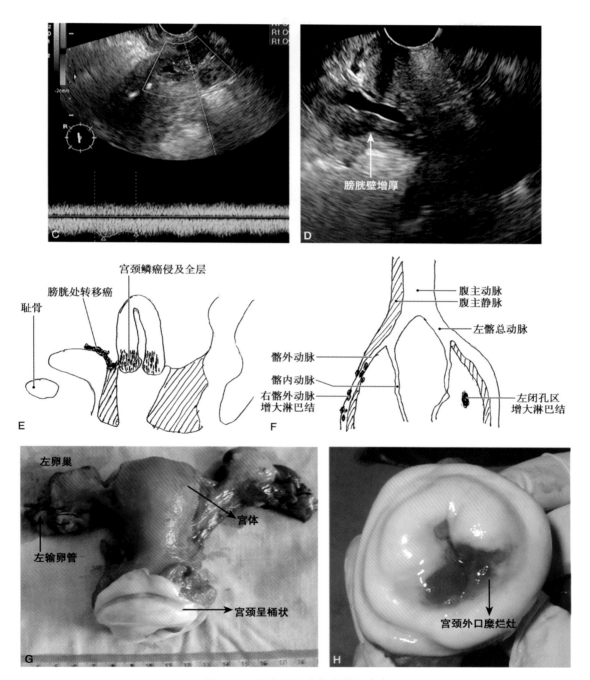

图 4-3-9 子宫颈低分化鳞状细胞癌
C. TVS 纵切显示:前唇血流信号丰富区内动脉阻力指数 0.23;D. TVS 纵切显示:尿道及膀胱壁,膀胱壁增厚约 0.94cm;E. 术中手绘图子宫颈病灶并侵犯膀胱后壁;F. 术中手绘图盆腔淋巴结转移分布;G. 大体标本外观:宫颈增粗呈桶状,且外口外翻状;H. 宫颈外口大体标本:见局部溃烂

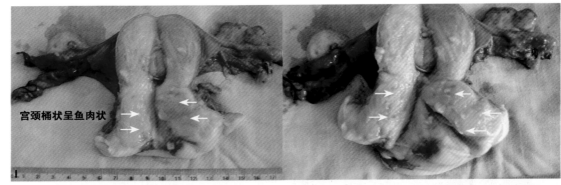

宫颈桶状呈鱼肉状

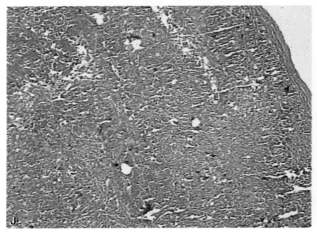

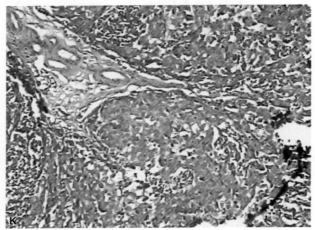

图 4-3-9　子宫颈低分化鳞状细胞癌

I. 大体标本剖面观:宫颈壁增厚,外口外翻,呈鱼肉样改变;J. 低倍:弥漫的低分化癌组织侵及宫颈管壁全层;K. 高倍:淋巴结内显示转移性癌团

【讨论分析】

1. 本例超声检查过程发现宫颈增粗,回声低而杂乱,血流信号丰富,为低阻力,高度提示宫颈有恶性病变可能,并观察到膀胱壁增厚达0.94cm(正常0.2~0.3cm)。超声医师注意对宫颈癌转移灶的观察,为临床正确评估分期提供了重要信息。

2. 晚期宫颈癌行化疗、放疗与手术切除,预后相近,本例宜先选择放、化疗。为患者免除手术之苦。

病例 4-3-9　子宫颈低分化鳞状细胞癌

【临床资料】

39 岁,阴道不规则流血近一年,宫颈活检病理示宫颈低分化鳞状细胞癌。妇科检查:外阴已婚式,未见皮疹及赘生物,阴道通畅,宫颈未及明显膨大,见乳头状增生样改变,子宫前位,活动度可,大小正常,双侧宫旁组织及右侧骶髂韧带未见异常,弹性可。临床诊断宫颈低分化鳞癌Ⅰb期。

【超声表现与提示】

子宫前位,大小正常范围,宫腔内见节育器强回声,宫颈增粗,前后径为4cm,边界及颈管结构欠清。双侧卵巢大小及形态未见明显异常(图 4-3-10A、B)。

超声提示:子宫及附件未见明显异常,宫腔内节育器。

【术中情况】

在连续硬膜外麻醉下手术,术中探查:见子宫形态正常,稍大,双侧卵巢、双侧输卵管外观无异常。行广泛子宫切除术、双侧输卵管切除术、盆腔淋巴结清扫及双侧卵巢移位术。

【大体标本】

见图 4-3-10C~E。

【病理诊断】

子宫颈低分化鳞状细胞癌,部分为未分化癌,侵及宫颈壁深肌层。送检双侧输卵管、双侧主韧带、双侧骶韧带、阴道残端未见癌累及。左侧盆腔淋巴结、右侧盆腔淋巴结未见转移癌(图 4-3-10F、G)。

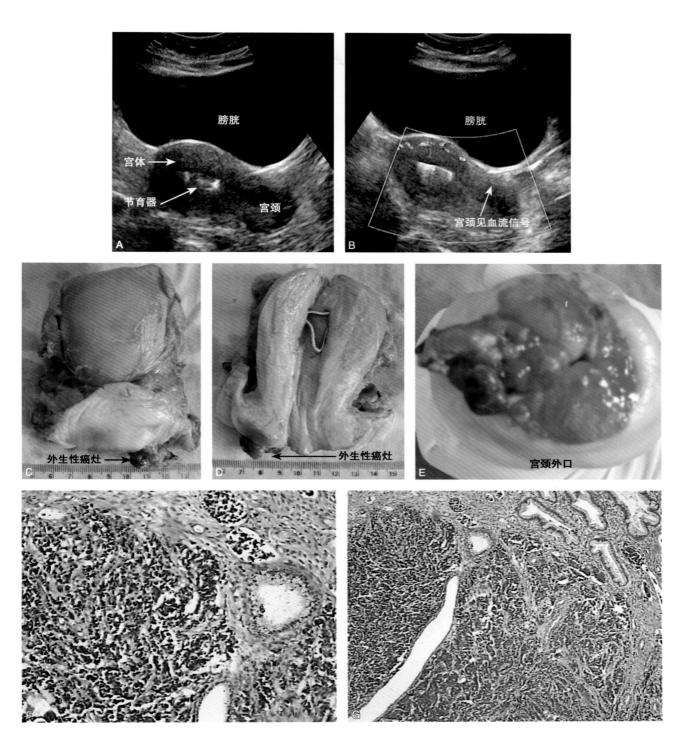

图 4-3-10 子宫颈低分化鳞状细胞癌

A. TAS 显示:子宫前位,大小正常范围,宫腔内见节育器强回声,宫颈增粗,前后径为 4cm,边界及颈管结构欠清;B. 宫体有血流信号,宫颈偶见血流信号;C. 巨检见宫颈外口有一菜花样新生物,宫颈增粗;D. 巨检剖视见宫腔内节育器,宫颈增粗,癌组织侵及整个肌壁;E. 宫颈横面观见宫颈糜烂及新生物。失去正常宫颈外口的形态;F. 低倍:分化低的癌组织侵犯宫颈管,癌细胞疑似挤压变性,右侧可见两个正常颈管腺体;G. 高倍:低分化癌组织侵犯宫颈管,贴着腺管生长

【讨论分析】

本例临床经组织活检已明确诊断,超声医师做检查时,没有问病史,只做了经腹检查,虽发现宫颈前后径增粗,没有引起足够重视进一步做经腔内超声,以求获得完整资料,证实诊断。对于常规经腹妇科超声检查发现宫颈前后径增大的患者,进一步做经腔内超声检查是很有必要的。

病例 4-3-10 子宫颈中分化鳞状细胞癌

【临床资料】

53 岁,阴道红肿热痛三天入院。因血压高、贫血貌、慢性肾功能不全、腹膜透析收住肾内科。住院后,阴道分泌物有异味,并出现阴道流血,与月经量相近,妇科会诊建议做超声检查。超声提示宫颈恶性病变待排。妇科检查:外阴已婚式,阴道内大量血液夹杂凝血块,宫颈肥大,表面虫蚀状,活动性渗血。

行宫颈取组织活检。病理报告:子宫颈中分化鳞状细胞癌。患者因患慢性肾功能不全,无手术条件,转肿瘤科保守治疗。

【超声表现与提示】

子宫前位,大小为 4.0cm×4.0cm×4.8cm,形态正常,轮廓清晰,肌层回声欠均匀,子宫内膜厚度不清,宫腔内见节育器强回声。宫颈前后径 5.0cm,大于宫体前后径,形态失常,结构不清,内部血流信号极为丰富,记录到动脉阻力指数为 0.52。双侧卵巢未见异常回声。陶氏腔见前后径 2.0cm 的无回声区(图 4-3-11A ~ C)。

超声提示:宫颈肥大,血流异常,宫颈恶性病变不能排除,陶氏腔积液,宫腔内节育器。

【病理诊断】

子宫颈中分化鳞状细胞癌(图 4-3-11D、E)。

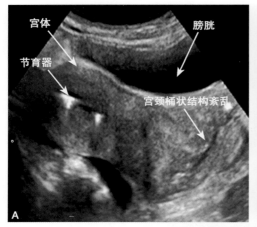

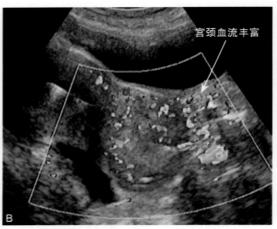

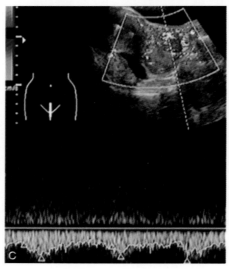

图 4-3-11 子宫颈中分化鳞状细胞癌

A. TAS 纵切显示:子宫体大小形态大致正常,宫颈前后径 5.0cm,大于宫体前后径,宫颈外口外翻,形态失常,结构不清;B. TAS 纵切显示:宫颈内部血流信号极为丰富;C. TAS 纵切显示:宫颈内部血流信号丰富区,记录到动脉阻力指数为 0.52

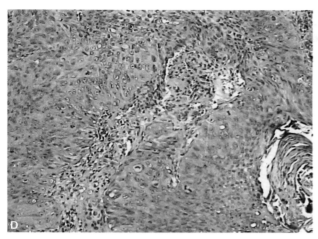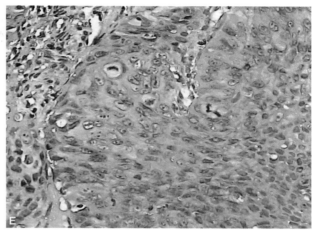

图 4-3-11 子宫颈中分化鳞状细胞癌

D. 低倍:异型明显的鳞状上皮组织,间质纤维反应增生、炎性细胞浸润,右侧可见异常角化珠;E. 高倍:异型明显的鳞状上皮组织,极向紊乱,细胞核仁清晰多见

【讨论分析】

1. 这是一例慢性肾功能不全、腹膜透析的患者,主要注意力都集中在肾脏疾病,对阴道红肿热痛考虑为阴道感染,出血误为月经,没有去做宫颈防癌的常规检查,超声医师经腹检查发现宫颈粗,结构不清,血流丰富,病灶内动脉阻力偏低,提示宫颈癌待排,经取组织活检明确诊断。只要重视观察宫颈图像,超声经腹检查也可发挥一定的作用。

2. 宫颈浸润癌合并严重内科疾病、感染、局部巨大肿瘤不能立刻手术时,临床大多采用放、化疗的治疗方法。放、化疗治疗后,癌组织坏死,癌灶缩小,血供减少,经腔内做二维结合多普勒超声检查可以客观的监测疗效,目前已是常用手段。

病例 4-3-11 子宫颈高分化黏液腺癌

【临床资料】

45 岁,体检发现宫颈糜烂 10 余天入院。入院体检:生命体征平稳,心、肝、脾、肺未见明显异常,腹软、无压痛。妇科检查:外阴已婚式,阴道通畅,宫颈重度糜烂,触之出血。子宫增大如孕 50 天大小,质中、无压痛,右侧骶韧带区增粗、有触痛,双侧附件区未见异常。

【超声表现与提示】

子宫后位,6.3cm×7.3cm×7.2cm,明显增大,形态异常,肌层回声不均匀,内见多个低回声区,直径约为 2cm 左右,边界清,子宫内膜线后移,厚 0.7cm,呈三线征。宫颈前后径 4.1cm,内部结构紊乱,血流信号极丰富,动脉阻力指数为0.33。双侧卵巢大小、形态未见异常回声(图 4-3-12A ～ D)。

超声提示:①宫颈增粗,血流丰富,建议进一步检查;②子宫肌瘤(壁间);③子宫腺肌病待排。

【术中情况】

患者在连续硬膜外麻醉下手术,术中探查:上腹部肝、胃、肾、大网膜及腹主动脉周围未触及增大结节,子宫增大,形态饱满,质中,活动度可,与周围无粘连,双侧附件外观无异常,宫旁韧带组织无增厚,宫颈与膀胱无硬结,行次广泛全子宫切除术+左侧附件切除术+右侧输卵管切除术+盆腔淋巴结清扫术。

【大体标本】

见图 4-3-12E。

【病理诊断】

见图 4-3-12F、G。

1. 子宫颈高分化黏液腺癌,侵及管壁深肌层,阴道穹隆残端可见癌累及,送检淋巴结未见癌累及。

2. 子宫腺肌病。

3. 子宫肌瘤。

【讨论分析】

患者在门诊做常规阴道超声检查,发现宫颈血流丰富后,门诊妇科大夫进行宫颈活检送病理,病理诊断:宫颈高分化黏液腺癌。遂收入院诊治。

腔内超声发现宫颈增粗、血流呈局灶性丰富,这是宫颈异常的重要信号,值得警惕,需进一步做宫颈防癌检查。腔内超声检查应是早期发现宫颈癌的有价值的手段之一,值得引起重视。

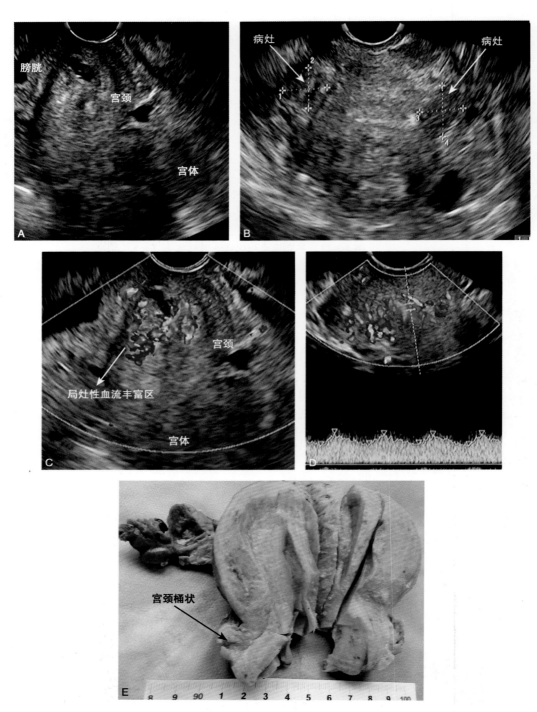

图 4-3-12　子宫颈高分化黏液腺癌

A. TVS 纵切显示:子宫后位,明显增大,形态异常,肌层回声不均匀,宫颈结构紊乱;B. TVS 横切显示:肌层回声不均匀,内见多个低回声区,直径约为 2cm 左右,边界清;C. TVS纵切显示:子宫后位,宫颈结构紊乱,前唇见局灶性血流丰富区;D. TVS 横切显示:前唇见局灶性血流丰富区,动脉血流阻力指数为 0.33;E. 大体标本:见宫颈正常结构消失,代之为灰白色组织,其中有黑色血液点,子宫肌层粗乱

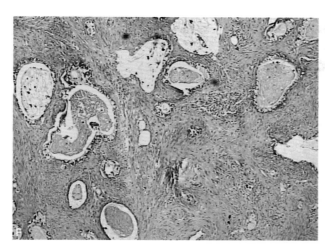
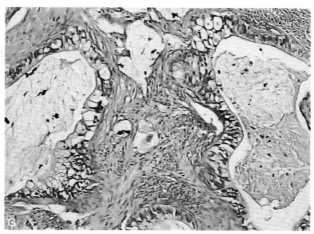

图 4-3-12　子宫颈高分化黏液腺癌

F. 低倍:肌肉组织间见宫颈管黏液腺管;G. 高倍:肌肉组织间的宫颈管腺体,呈高柱状,腺腔内有黏液湖,腺细胞增生,异型不明显

病例 4-3-12　子宫颈中等分化鳞状细胞癌伴子宫内膜样腺癌 I 级

【临床资料】

55 岁,月经不规则,量多 2 年。妇科检查:阴道通畅,见少许血性分泌物,宫颈较厚,轻度糜烂,质硬,前唇接触性出血。子宫前位,宫体如孕 2 个月大,质硬。双侧附件未见异常。外院病检诊断高分化子宫内膜癌转来笔者医院。出院诊断:宫颈鳞癌 I b 2 期,子宫内膜腺癌 I c 期。

【超声表现与提示】

子宫前位,大小为 3.1cm×2.3cm×4.0cm,肌层回声不均匀,子宫内膜增厚,回声不均匀,边界不清。宫颈前后径 4.4cm,宫颈结构不清,回声杂乱不均匀。双侧卵巢未见显示(图 4-3-13A ~ D)。

超声提示:宫颈及子宫内膜回声异常。

【术中情况】

子宫略大,宫底见 3cm×3cm 肌瘤突起,宫颈膨大约 4cm×3cm,双侧附件外观无异常,肝、脾、膈、大网膜未见转移灶。行全子宫切除术、双侧附件切除术、双侧髂外淋巴结取样术。

【大体标本】

见图 4-3-13E。

【病理诊断】

见图 4-3-13F、G。

1. 子宫颈中等分化鳞状细胞癌伴子宫内膜样腺癌 I 级,部分区域两种癌组织混杂,癌组织侵及子宫壁深肌层,送检双侧髂外淋巴结及双侧卵巢未见癌累及。

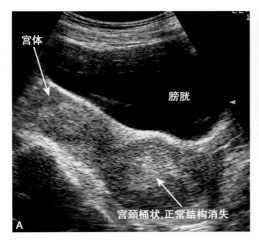
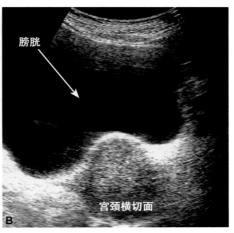

图 4-3-13　子宫颈中等分化鳞状细胞癌伴子宫内膜样腺癌 I 级

A. TAS 纵切显示:子宫前位,大小正常,肌层回声不均匀,子宫内膜不清,宫颈前后径 4.4cm,宫颈正常结构不清,回声杂乱不均匀;B. TAS 横切显示宫颈周边浆膜完整,内部回声紊乱

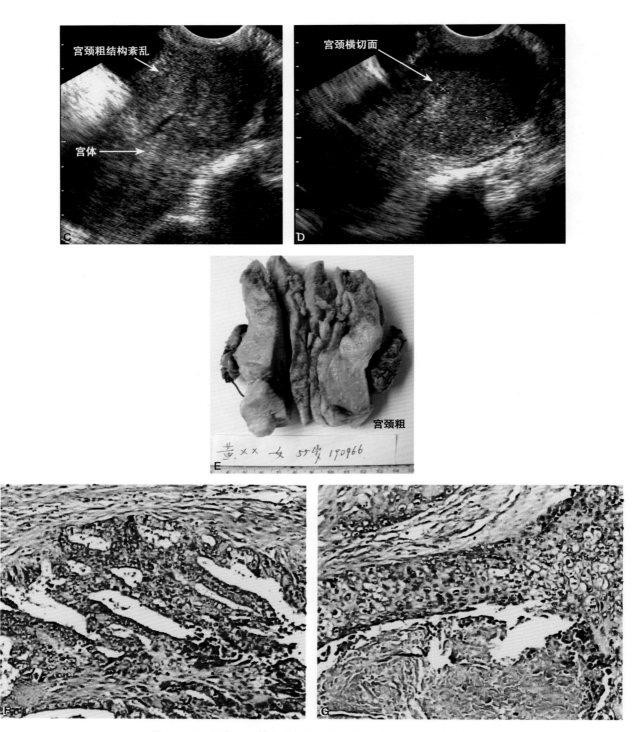

图 4-3-13　子宫颈中等分化鳞状细胞癌伴子宫内膜样腺癌 Ⅰ 级

C. TVS 纵切显示：子宫前位，肌层回声不均匀，子宫内膜不清，宫颈增粗，宫颈正常结构不清，回声杂乱不均匀；D. TVS 横切显示宫颈周边浆膜完整，内部回声紊乱；E. 大体剖面观：子宫颈增粗，宫颈壁增厚；F. 低倍：子宫内膜样腺癌组织；G. 高倍：鳞状细胞癌部分

2. 子宫平滑肌瘤。

【讨论分析】

1. 回顾本例诊断过程是很有启发的，基层医院经诊刮明确诊断为子宫内膜癌转入我院，超声医师检查时注意了增粗且回声杂乱的宫颈图像提示了宫颈回声异常，为临床最后诊断提供了信息，术后病理诊断是：①子宫颈中等分化鳞状细胞癌；②子宫内膜样腺癌，部分区域两种癌组织混杂。这是在鉴别诊断中应特别注意的原发性宫颈癌与子宫内膜癌并存。

2. 子宫内膜病灶的观察需要较高质量的超声仪器，最佳途径是经阴道且仔细多切面扫查，多普勒超声能提供有价值的声像图。

病例 4-3-13　子宫颈内膜型腺癌

【临床资料】

39 岁，不规则阴道流血 3 个月。宫颈糜烂，子宫颈细胞学检查报告无上皮内病变或恶性病变。超声检查后建议进一步检查，继行阴道镜检查，活检病理报告为子宫内膜型腺癌（中分化）。

【超声表现与提示】

子宫体大小正常。子宫腔下段见节育器强回声，宫颈前后径增大（5.0cm），宫颈管内回声杂乱，结构不清，有较丰富血流信号，动脉阻力指数 0.56。双侧卵巢未见明显异常（图 4-3-14A ~ C）。

超声提示：宫颈回声异常，节育器位置下移，建议进一步检查。

【术中所见】

子宫体及附件未见异常。子宫颈部直径约 5cm，行次广泛子宫切除术（图 4-3-14D）。

【大体标本】

宫颈增粗呈桶状，与宫体相近约 5cm，宫颈外口大体光滑，3、4 点处见糜烂灶，宫颈后唇增厚，剖面见烂鱼肉样组织，宫腔内见节育器（图 4-3-14E、F）。

【病理诊断】

见图 4-3-14G、H。

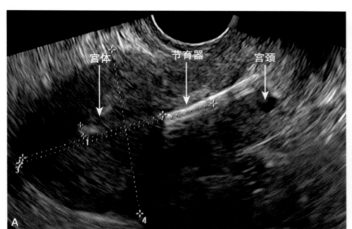

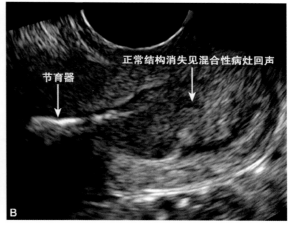

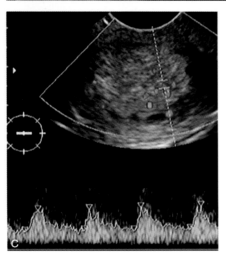

图 4-3-14　子宫颈内膜型腺癌

A. TVS 纵切显示：子宫体大小正常，节育器位置下移；B. TVS 纵切显示：宫颈增粗，前后径达 5.0cm，回声杂乱，正常结构不清；C. TVS 横切显示：宫颈后唇局灶性血流信号丰富区，动脉阻力指数 0.56

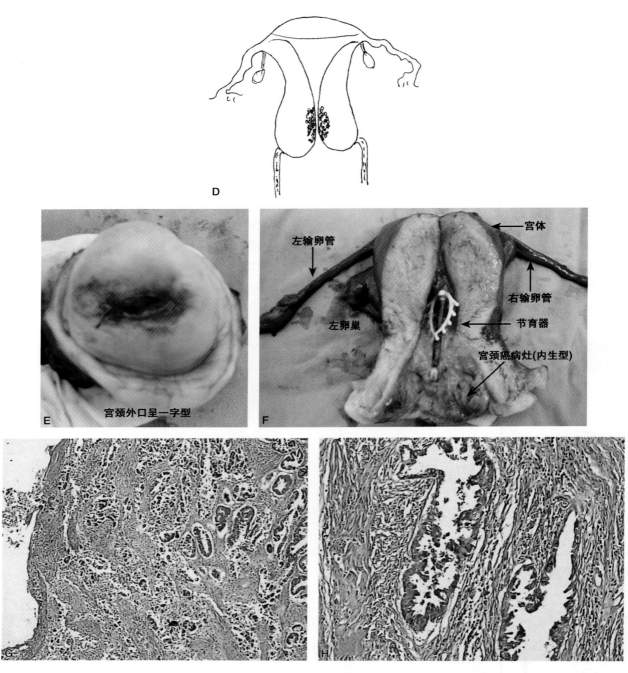

图 4-3-14　子宫颈内膜型腺癌

D. 术中手绘图癌组织长在宫颈管黏膜内；E. 大体标本显示宫颈外口糜烂、溃疡改变；F. 大体标本剖面显示：宫颈黏膜呈烂鱼肉样，暗黄绿色，质脆。宫腔内见节育器；G. 低倍：子宫颈内膜型腺癌广泛浸润性生长，部分腺管细胞松散脱落，形态不完整；H. 高倍：腺癌腺管细胞异型明显，部分坏死脱落，周围间质呈纤维反应，炎性细胞浸润

子宫颈内膜型腺癌,中等分化。侵及宫颈壁肌层,送检淋巴结、双侧骶韧带、双侧附件、阴道切缘及宫体均未见癌累及。

【讨论分析】

子宫颈腺癌少见,占宫颈癌的 15%～20%。本例为颈管型,病灶浸润管壁,向宫颈管内生长。子宫颈外口外观正常,临床易漏诊。本例宫颈细胞学检查无上皮内病变及恶性病变,临床医师妇科检查宫颈膨大,阴道超声发现宫颈内 2.8cm×2.6cm 不均匀稍强回声,血流丰富,动脉阻力指数为 0.56。临床医师再次行阴道镜检查加做活检,取得病理诊断宫颈癌的依据,患者得以早期手术治疗,预后较好。超声检查发现宫颈增粗,宫颈正常结构不清或回声异常,局部血流信号异常丰富,是识辨宫颈病变的重要信息。仔细观察宫颈声像图应列为超声妇科检查的常规内容。

病例 4-3-14 子宫颈鳞癌

【临床资料】

36 岁,接触性阴道流血 2 个月入院。外院超声及 CT 提示宫颈肌瘤,电子阴道镜提示慢性宫颈炎及阴道炎,宫颈活检报告(3 点、6 点)宫颈上皮 CIN Ⅱ～Ⅲ,(9 点、12 点)宫颈原位癌。妇科检查:外阴已婚式,宫颈肥大且糜烂,可见横裂及纳氏囊肿,子宫稍饱满,形态不规则,子宫旁未及增厚及结节感,双侧附件未见异常。

【超声表现与提示】

子宫前位,大小 4.3cm×3.9cm×4.5cm,形态大致正常,子宫内膜厚 0.4cm,宫颈前后径 5.8cm,宫颈管内结构显示不清,内部血流信号极其丰富,记录到动脉阻力指数为 0.35。右侧卵巢大小为 3.1cm×2.1cm,内见 2.4cm×1.7cm 的无回声区,边界清,左侧卵巢显示不清(图 4-3-15A～E)。

超声提示:宫颈肥大,回声异常,血流信号极其丰富,恶性病变待排。建议进一步检查。

【术中所见】

子宫体及附件未见异常,与周围组织无粘连。子宫颈部分呈球形增大约 5.0cm×6.0cm,质中。双侧附件、盆腔淋巴结及肠壁外观未见异常。行全子宫切除术。

【大体标本】

宫颈增粗呈桶状,与宫体相近约 5cm,宫颈外口大体光滑,3、4 点处见糜烂灶,宫颈后唇增厚,剖面见烂鱼肉样组织,宫腔内见节育器(图 4-3-15F、H)。

【病理诊断】

见图 4-3-15I、J。

1. 子宫颈中等分化鳞状细胞癌,侵及子宫颈管壁深肌层、子宫颈管和子宫腔交界处。

2. 子宫内膜增生反应。

【讨论分析】

宫颈增粗,形态失常呈桶状,宫颈管正常结构不清或回声异常,宫颈血流信号异常丰富,且动脉频谱为低阻力,是宫颈恶性病变声像图特征性的改变,也是和宫颈肌瘤、宫颈积液进行鉴别诊断的重要指标。超声首诊遇到类似患者,宜主动建议进一步检查。

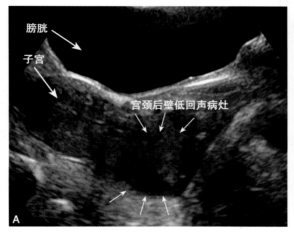
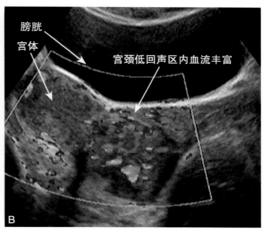

图 4-3-15 子宫颈鳞癌

A. TAS 纵切显示:子宫前位,大小形态正常,宫颈前后径增厚,结构不清;B. TAS 纵切显示:宫颈增粗前后径达 5.0cm,回声杂乱,血流信号极其丰富

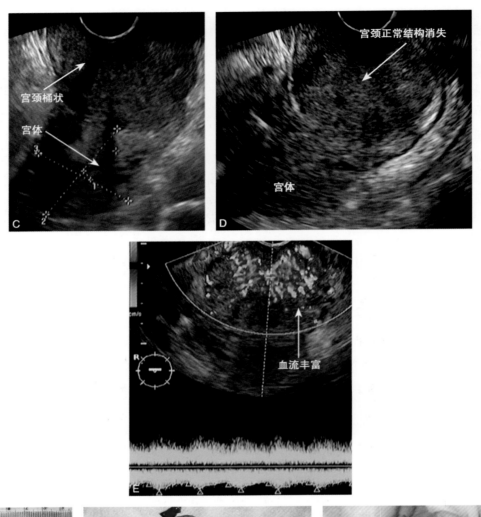

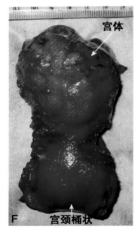

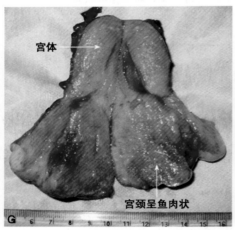

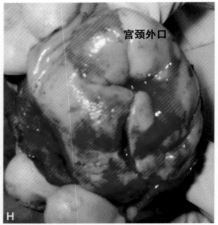

图 4-3-15 子宫颈鳞癌

C. TVS 纵切显示：宫体大小形态正常，宫颈形态失常；D. TVS 纵切显示：宫颈呈球形，内部正常结构回声显示不清；E. TVS横切显示：宫颈血流信号极其丰富区动脉阻力指数为 0.36；F. 大体外观：显示宫颈比宫体粗，呈桶状；G. 大体剖视：宫颈呈烂鱼肉样改变，并有出血；H. 大体标本显示宫颈外口糜烂、溃疡改变

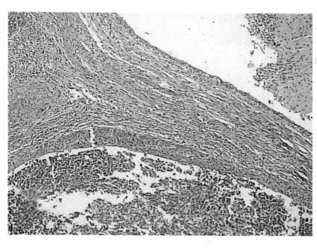
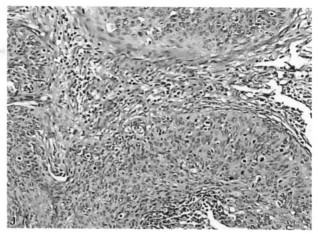

图4-3-15　子宫颈鳞癌

I.低倍:肌层组织(图片中部)见鳞癌组织,并见较多坏死(下部);J.高倍:鳞癌组织,周围纤维反应,炎性细胞浸润

第四节　先天性宫颈发育异常

先天性宫颈发育异常是一种罕见的因米勒管发育异常所致的生殖道畸形,多由副中肾管发育异常引起。主要包括子宫颈未发育、子宫颈完全闭锁、子宫颈外口闭塞、条索状子宫颈、子宫颈残迹等(图4-4-1)。

1. 先天性子宫颈未发育　替代其他名称如"先天性无子宫颈""子宫颈缺如"。常合并先天性无子宫、阴道畸形(图4-4-1A)。

2. 子宫颈完全闭锁　曾用名称如"子宫颈发育不良"。阴道检查可见或可触及正常或发育不良的子宫颈阴道部结构(图4-4-1B1、B2、B3)。先天性子宫颈闭锁按其胚胎学发生可分为两类:一类为先天性宫颈闭锁合并阴道闭锁或阴道呈不同深度的盲端;一类为宫颈闭锁,阴道正常(图4-4-2A、B)。2008年中国协和医科大学报道:1984年1月~2007年7月在北京协和医院妇产科诊断及手术治疗的先天性宫颈发育异常患者才8例,8例患者均为先天性宫颈发育异常合并阴道闭锁,其中7例为宫颈闭锁合并完全性阴道闭锁,1例先天性无宫颈且阴道为2cm的浅窝。

3. 子宫颈外口闭塞　建议"子宫颈外口"替代"子宫颈",部位更清晰;用"闭塞"与"闭锁"区分,以避免歧义(图4-4-1C)。先天性宫颈狭窄或闭锁因副中肾管下段管腔形成和融合不全所致。未形成宫颈管结构或仅部分管道化,部分患者可同时合并阴道闭锁,但子宫体与子宫内膜发育可以正常。

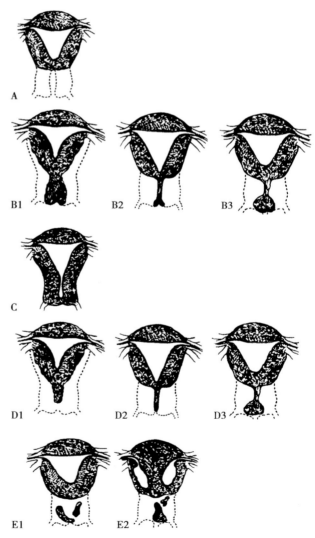

图4-4-1　各型子宫颈发育异常的示意图

4. 条索状子宫颈　阴道检查不可见但可触及子宫颈阴道部结构(图 4-4-1D1～D3)。

5. 子宫颈残迹　图 4-4-1E1、E2。

此外,还有双侧宫颈或宫颈纵隔,常与双侧子宫、子宫纵隔、阴道纵隔同时存在,若伴宫颈管狭窄,则影响精子上行造成不孕。

由于此病少见,文献多为个案报道,真实发病率尚不清楚。由于多数病人子宫体发育正常,说明妊娠第 7 周末时胚胎米勒管融合过程并未受损。妊娠 15 周左右米勒管尾端增厚,与中胚层来源的副中肾管和午非管(即中肾管)侧端相接,宫颈分化开始,此阶段受到影响发生畸变将导致宫颈闭锁。泌尿生殖窦的上端和米勒管的尾端融合、腔化形成阴道,因此先天性宫颈闭锁合并阴道闭锁主要是由于米勒管延长过程的缺陷和泌尿生殖窦发育缺陷所致。而阴道发育正常的患者仅在宫颈分化和腔化过程出现缺陷,但米勒管延长过程正常,相关的泌尿系统异常很少,但也可以发生,如肾脏发育不良、肾脏下垂、双侧输尿管或左侧输尿管异位等。

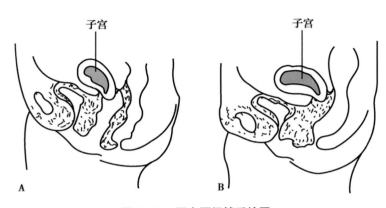

图 4-4-2　子宫颈闭锁手绘图
A. 宫颈发育异常,阴道通畅手绘图;B. 宫颈发育异常,合并阴道完全闭锁手绘图

此病临床表现为原发性闭经、周期性腹痛,腹痛时间 2 个月～12 年不等,超声检查和核磁共振显像(MRI)是有效的影像手段。B 超检查方便实用,经腹或经阴道检查超声图像上可显示生殖道畸形积血梗阻的部位,也可直接显示无宫颈或宫颈段结构不清、宫颈形状不规整、宫颈积液、小宫颈等。但值得注意的是,当个别生殖道积血的囊块距离处女膜较近时,超声检查易误诊为阴道下段闭锁或处女膜闭锁,使术者认为经会阴手术操作容易,而对手术的复杂性估计不足。有文献报道,经直肠 B 超能较清楚地显示盆腔器官,较经腹和经阴道检查的准确性高。

由于 MRI 具有良好的软组织分辨率,可区别宫体、宫颈及阴道各段,近年来已广泛应用于生殖道畸形的诊断,对于术前评估、了解畸形的程度或其他异常以及对于手术方案的制订很有帮助。有学者报道 MRI 诊断生殖道畸形与手术的相符率大于 80%。对原发性闭经、周期性腹痛的年轻女性应考虑先天性宫颈发育异常可能,可通过影像学检查辅助诊断。当术前影像学(B 超或 MRI)检查提示存在宫颈管结构尤其是宫颈管内有积血时,可选择行宫颈阴道贯通术。当影像学检查显示无宫颈或宫颈结构不清,建议可直接行子宫切除术。

第五章
子宫疾病

第一节 概述

子宫形似倒梨形,是孕育胚胎、胎儿和产生月经的空腔器官,重约50g,长7～8cm,宽4～5cm,厚2～3cm,宫腔容量5ml。子宫分为宫体及宫颈两部分,子宫体顶部称宫底部,宫底部两侧为宫角与输卵管相通,宫体与宫颈相连部狭小称子宫峡部,在非孕期长约1cm,宫体与宫颈之比在婴儿期为1:2,成年期2:1。

宫体由浆膜层、肌层与子宫内膜层构成,浆膜层为覆盖宫体的盆腹膜在子宫峡部处,两者结合较松弛,腹膜向前反折覆盖膀胱底部,形成膀胱子宫陷凹。在子宫后面,宫体浆膜层向下延伸覆盖宫颈后穹隆再折回直肠,形成直肠子宫陷凹。子宫基层由大量平滑肌组织、少量弹力纤维与胶原纤维组成,非孕时厚约0.8cm。宫体肌层分为:①外层较薄;②中层占肌层大部分;③内层肌纤维环形排列,其痉挛性收缩可导致子宫收缩环形成。子宫内膜层:子宫内膜与肌层直接相贴,内膜分功能层,在卵巢激素影响下,发生周期性变化;基底层:对卵巢激素不敏感,无周期性变化。子宫常见的疾病有:子宫内膜病变(子宫内膜增生过长、子宫内膜癌、子宫内膜息肉、子宫内膜炎、宫腔粘连等),子宫良性肿瘤(子宫肌瘤、子宫脂肪瘤、子宫壁间囊肿),子宫恶性肿瘤,子宫内膜异位症和子宫腺肌病(图5-1-1、图4-1-1A)。

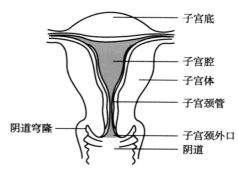

图 5-1-1 子宫冠状断面示意图

第二节 子宫内膜病变

子宫内膜病变是妇科常见病之一。包括来源于子宫内膜的病变及其他因素导致的子宫内膜病变。来源于子宫内膜的病变依据组织来源分为上皮源性病变、间质源性病变和上皮加间叶源性病变。上皮源性病变包括子宫内膜增生过长、子宫内膜息肉、子宫内膜癌,间质源性病变包括子宫内膜间质结节、子宫内膜低度恶性间质肉瘤、子宫内膜高度恶性间质肉瘤,上皮加间叶源性病变中较常见者为恶性中胚叶混合瘤,其他因素导致的子宫内膜病变包括损伤性病变、与妊娠相关的病变及医源性病变等。

一、正常子宫内膜

(一)子宫内膜的组织结构

子宫内膜由被覆上皮、腺体及间质组成,分功能层和基底层。功能层占内膜层的2/3,随月经周期发生周期性变化;基底层直接与肌层相连,占内膜层的1/3,无周期性变化;在子宫内膜与肌层之间没有黏膜下层,正常情况下,基底层腺体可以伸入肌层内,但一般不超过2mm(图5-2-1)。

(二)子宫内膜的声像图表现

1. 子宫内膜增殖早期 内膜较薄,可表现为线状强回声或三线征(图5-2-2A);增殖中晚期内膜回声增厚,呈三线征或均质型中等回声(图5-2-2B);

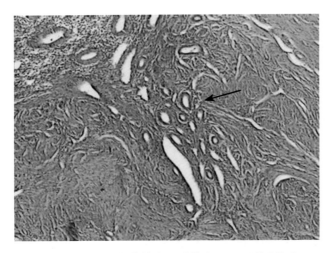

图 5-2-1 子宫内膜基底层腺体向肌层延伸（箭头示）（HE 染色，×100）

大约在排卵后 48 小时之内，功能层子宫内膜由低回声转变成强回声，三线征逐渐消失（图 5-2-2C）；分泌晚期有时可在强回声内膜与宫壁肌层回声之间有低回声晕，内膜回声进一步增加，呈椭圆形或蝌蚪形

（图 5-2-2D）；月经期宫腔回声由不均质低回声至线状强回声。

2. 绝经后子宫内膜 绝经后子宫内膜多呈线状中等回声（图 5-2-3A），可有少量的宫腔积液（图 5-2-3B）。如在围绝经期多为无排卵性月经，子宫内膜过度增殖；绝经后子宫内膜可增厚，甚至可见囊泡样低回声（图 5-2-3C）。

3. 子宫内膜的测量方法及正常值 子宫内膜多测量内膜的厚径。其方法为在子宫的纵切面测量子宫前后壁内膜与子宫平滑肌的界面回声间的距离。

子宫内膜的厚径随月经期发生变化，增殖早期子宫内膜厚度约 2 ~ 4mm，增殖中晚期子宫内膜厚度可达 10mm，分泌期子宫内膜厚度多在 10mm 以上，绝经后子宫内膜厚度多小于 3mm；如在围绝经期多为无排卵性月经，子宫内膜过度增殖，绝经后子宫内膜可大于 3mm。

4. 子宫内膜的涌动及观察方法 子宫内膜的涌动是指子宫平滑肌的收缩带动的内膜运动。从增

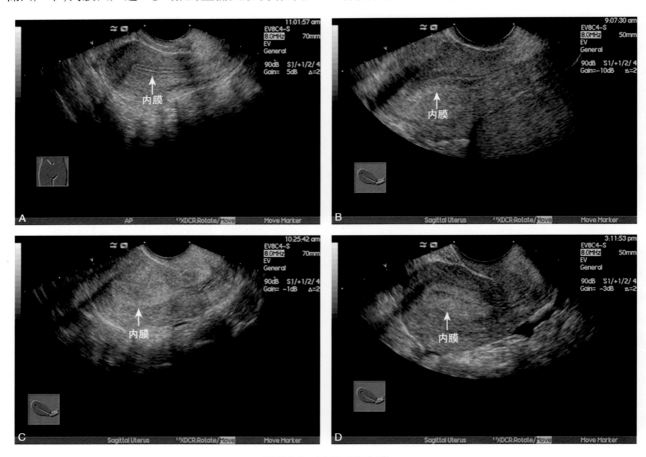

图 5-2-2 正常子宫内膜
A. 增殖早期子宫内膜；B. 增殖中晚期子宫内膜；C. 分泌早期子宫内膜；D. 分泌晚期子宫内膜

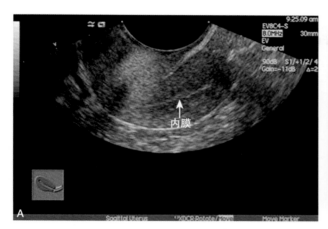
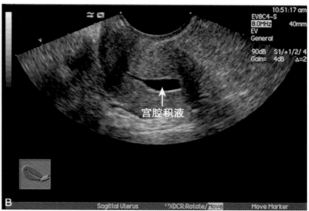
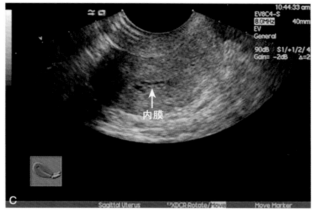

图 5-2-3　绝经后子宫内膜
A. 子宫内膜呈线状中等回声；B. 绝经后子宫腔内少量积液；C. 绝经后子宫内膜增厚伴囊泡样低回声

殖早期到增殖晚期，内膜的涌动逐渐增强，分泌期后逐渐减弱。在月经期，子宫收缩从宫底开始向宫颈运动，从卵泡期到月经中期内膜的运动则自宫颈到宫底。

　　观察子宫内膜的涌动以经阴道超声检查效果较好。当阴道探头触及宫颈，则刺激子宫平滑肌收缩，随即诱发内膜的涌动；如探头持续接触宫颈，涌动征象则不明显。绝经后子宫内膜涌动征象消失。

　　5. 宫腔回声的概念　以往对子宫内膜及内膜病变的声像图研究，习惯用内膜回声的变化形容其声像图表现。病理研究显示：在同一个低倍视野下既可看到正常子宫内膜，也可看到癌变的内膜；在同一个低倍视野下还可看到增生过长的内膜、癌变的内膜及癌侵犯肌层（图 5-2-4），其厚度可基本一致；在子宫内膜病变中还包含了损伤性疾病如宫腔粘连、与妊娠相关的疾病等。故正常内膜与肌层之间、发生病变的内膜与肌层之间、伸入肌层的内膜及病变与正常肌层之间形成界面。

因此，声像图显示的内膜回声包含了正常内膜、内膜病变、向肌层延伸的内膜及侵及肌层的病变。故用宫腔回声取代内膜回声描述子宫内膜及内膜病变更为贴切。

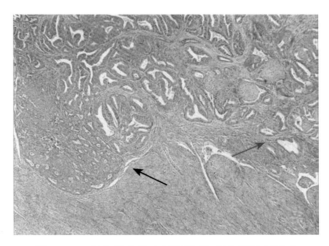

图 5-2-4　黑色箭头示癌侵及肌层，绿色箭头示子宫内膜增生过长（HE 染色，×100）

（三）子宫内膜的供养血管

子宫内膜的供养血管为螺旋动脉，呈树状分布于子宫内膜。螺旋动脉的扫查部位在子宫内膜基底部。子宫螺旋动脉的血流状态与月经周期、妊娠状态及体内雌孕激素水平密切相关。正常生育年龄非妊娠期子宫螺旋动脉血流频谱呈低速、低阻血流；在月经周期中，螺旋动脉的组织结构及血流动力学发生周期性变化；从增殖期到分泌期血流信号及血流阻力略有增加。

在子宫内膜增殖早期，螺旋动脉细小、管壁薄、弯曲度低（图5-2-5），血管收缩力弱；同期子宫内膜也较薄，子宫内膜对螺旋动脉产生的外在压力小；故螺旋动脉的 RI、PI 及 S/D 测值相对较低（RI：0.48±0.07；PI：0.68±0.1；S/D：1.88±0.18）。随着雌激素水平的上升，螺旋动脉与子宫内膜间质和腺体同步增生，螺旋动脉管壁逐渐增厚，管径逐渐增大（图5-2-6），血管收缩力逐渐增强。进入分泌期后，螺旋动脉管壁增厚，螺旋度高，达功能层的浅处。在分泌晚期，螺旋动脉发育成熟（图5-2-7），使血管收缩力进一步加强；同期子宫内膜增厚、水肿，对螺旋动脉产生的外在压力增大；螺旋动脉的 RI、PI 及 S/D 值相对较高（RI：0.54±0.04；PI：0.86±0.09；S/D：2.22±0.18）。

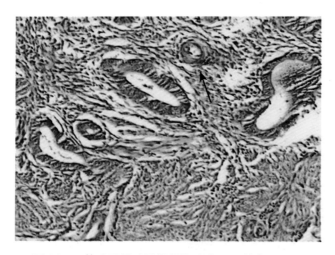

图 5-2-5　箭头示增殖早期螺旋动脉（HE 染色，×100）

二、子宫内膜增生过长（子宫内膜增生症）

（一）疾病概述

子宫内膜增生过长（endometrial hyperplasia）是一组上皮源性、增生性病变，其组织学形态介于正常

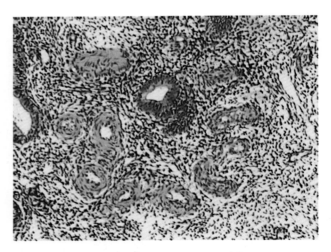

图 5-2-6　增殖中晚期螺旋动脉（HE 染色，×100）

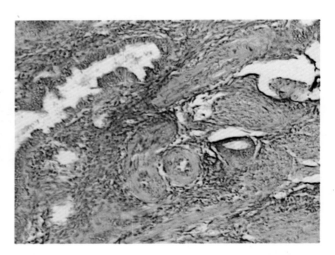

图 5-2-7　分泌期螺旋动脉（HE 染色，×100）

增殖期子宫内膜和子宫内膜高分化腺癌之间，伴有不典型增生者被视为癌前病变。多见于围绝经期妇女，也可见于育龄期及绝经后妇女，发病的平均年龄为（41.5±8.1）岁。

1. 发病机制　单纯雌激素作用是导致子宫内膜增生过长的最主要因素。低水平雌激素维持在阈值水平，可导致患者间断性少量阴道出血；高水平雌激素状态且维持在有效浓度，在引起患者长时间闭经后易发生急性突破出血，且血量多。缺乏孕激素作用的子宫内膜中的血管螺旋度差，不发生周期性收缩和松弛，子宫内膜不能同步脱落，致使一处修复，另一处又破裂出血。

2. 病理分类　根据 WHO 疾病分类，子宫内膜增生过长的组织学分型包括四种：子宫内膜单纯性增生过长，子宫内膜复杂性增生过长，子宫内膜单纯性增生过长伴不典型增生，子宫内膜复杂性增生过长伴不典型增生。

3. 临床表现

（1）月经改变：月经量增多、经期延长、不规则阴道出血及绝经后子宫出血。

（2）不孕：可为原发不孕，也可为继发不孕。

（3）贫血：见于病程较长者。

4. 超声检查的时间

（1）月经周期正常者，于月经后 3 天内，即子宫内膜增殖早期检查。

（2）经期延长或不规则阴道出血者，于子宫出血停止后 3 天内行超声检查。

5. 检查方法

（1）经阴道或经腹部超声检查测量子宫三径及子宫内膜厚径。

（2）在子宫内膜回声的内侧缘，即内膜的基底层测量子宫螺旋动脉的动脉阻力指数（RI）。

（3）测量双侧卵巢大小，除外卵巢病变。

6. 声像图表现

（1）子宫大小及形态：如未合并子宫壁病变，子宫形态规则，体积正常或增大。

（2）子宫内膜回声：弥漫性或局灶性增厚（11.9mm±5.7mm），显著的弥漫性增厚可呈球形（图5-2-8），局灶性增厚可呈息肉样（图5-2-9）。内膜回声可均匀增强，也可不均匀并伴有小的囊腔（图5-2-10），动态观察可见内膜涌动征象。出血期子宫内膜结构模糊不清。

（3）彩色多普勒血流显像：增厚的内膜中血流信号可增多，多为点状血流；病程较长者，也可为条状血流。螺旋动脉的血流阻力增加，常接近或高于正常育龄妇女分泌晚期螺旋动脉的测值（RI：0.56±0.08）。螺旋动脉 RI 值的持续增高是子宫内膜增生过长的血流动力学特点。

7. 诊断与鉴别

（1）子宫内膜增生过长多见于围绝经期妇女；子宫内膜增厚伴点状血流及内膜涌动征象，一般考虑子宫内膜增生过长。

（2）值得注意的是，子宫内膜增生过长是介于正常子宫内膜和高分化子宫内膜腺癌之间的病变，当病变部分癌变时，超声检查不易鉴别。

8. 检查注意事项

（1）近年来，子宫内膜增生过长的发病年龄有向两端扩展的趋势，即育龄期和绝经期妇女的发病率有所上升，应引起关注。

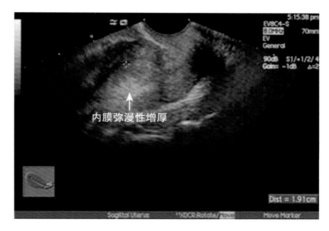

图 5-2-8　经阴道超声检查。子宫内膜弥漫性增厚

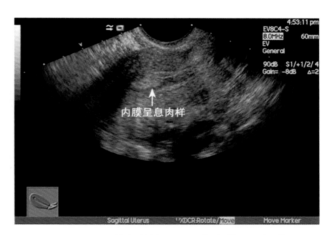

图 5-2-9　经阴道超声检查。子宫内膜局限性增厚呈息肉样

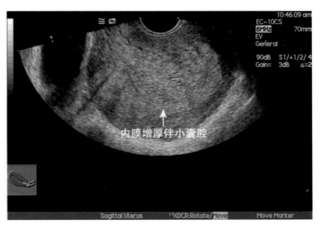

图 5-2-10　经阴道超声检查。子宫内膜增厚伴有小的囊腔

（2）经期延长、绝经后阴道出血伴有子宫内膜增厚，应注意附件区扫查，除外卵巢性索-间质肿瘤导致的子宫内膜增生。

（3）应注意全身性疾病及药物因素在子宫的局部表现，如出血性疾病、黏膜相关性淋巴瘤、激素治疗及服用具有雌激素样作用的保健品均可导致子宫内膜增厚伴阴道出血。

（二）病例汇集

病例5-2-1 子宫内膜单纯性增生过长

【临床资料】

23岁，因不孕就诊。

【经阴道彩超检查】

子宫前位，大小形态如常，肌壁回声均匀；宫腔回声厚11.3mm，回声增强（图5-2-11A），涌动明显；内见点条状血流信号（图5-2-11B），取及动脉血流，RI:0.56（图5-2-11C）；双侧卵巢体积增大，右侧卵

巢体积:20.73cm^3；左侧卵巢体积:18.71cm^3，双侧卵巢内卵泡数均大于10个（图5-2-11D）。超声检查提示：符合多囊卵巢综合征声像图改变，子宫内膜增生过长。

【诊断性刮宫及宫腔镜手术病理诊断】

子宫内膜单纯性增生过长（图5-2-11E）。

【讨论分析】

多囊卵巢综合征（polycystic ovary syndrome, PCOS）患者初潮年龄一般正常，症状多在青春期月经初潮后不久陆续出现，故发病年龄较轻。PCOS因卵巢长期不排卵致雌激素水平持续升高，导致子宫内膜增生过长。由于增生过长，子宫内膜及螺旋动脉不能周期性彻底脱落，螺旋动脉持续增生，使子宫内膜厚度及螺旋动脉管壁均增厚（图5-2-11F），致使螺旋动脉血流阻力增加，常接近或高于正常育龄妇女分泌晚期螺旋动脉的测值。

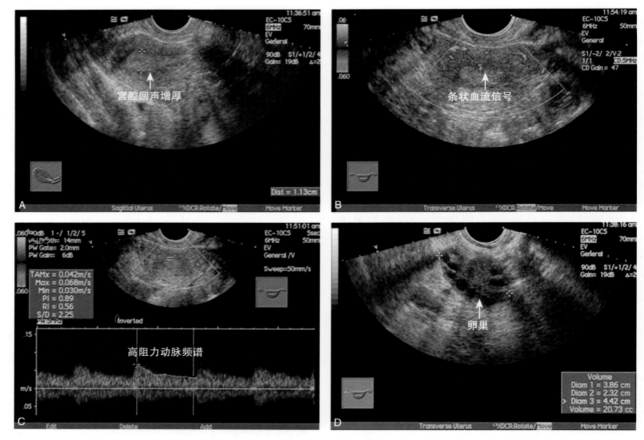

图5-2-11 子宫内膜增生过长

A. 月经后，经阴道纵断扫查:宫腔回声增厚；B. 宫腔回声内见点条状血流信号；C. 螺旋动脉呈高阻动脉血流；D. 卵巢体积增大，卵泡数大于10个

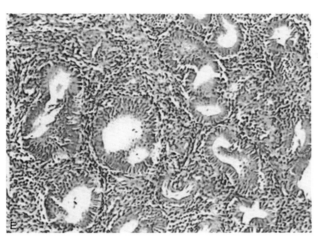
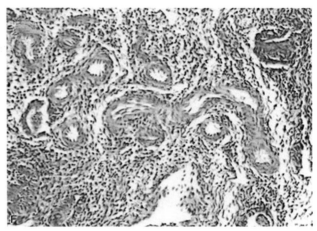

图 5-2-11　子宫内膜增生过长

E. 宫腔镜手术病理:子宫内膜增生过长(HE 染色,光镜 100×);F. 宫腔镜手术病理:增生过长的螺旋动脉(HE 染色,光镜 100×)

病例 5-2-2　子宫内膜复杂性增生伴不典型增生

【临床资料】

37 岁,体检发现宫腔内异常回声,宫腔镜检查提示子宫内膜息肉。

【经阴道彩超检查】

子宫后位,大小 78mm×66mm×59mm,肌壁回声均匀;宫腔回声厚 13mm,部分呈息肉样(图 5-2-12A),内见条状血流信号,取及动脉血流频谱,RI:0.64 ~ 0.66;双侧卵巢形态如常。超声检查提示子宫内膜息肉样病变。

【宫腔镜检查】

宫腔形态失常,腔内可见多发子宫内膜息肉,位于四壁,直径 5 ~ 15mm。

【宫腔镜手术病理】

子宫内膜复杂性增生伴不典型增生(图 5-2-12B)。

【讨论分析】

子宫内膜局灶性增生过长可表现为息肉样,宫腔镜检查多提示子宫内膜息肉。子宫内膜息肉样增生的供养血管与子宫内膜弥漫性增生过长相似,表现为螺旋动脉的血流阻力增加,但血流信号往往不如子宫内膜息肉的供养血管粗大(见本节子宫内膜息肉);病理检查:病变缺少纤维性间质和厚壁供养

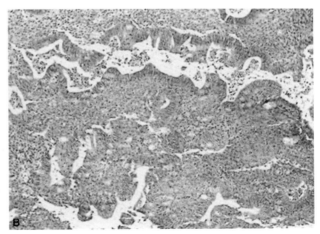

图 5-2-12　子宫内膜局灶性增生过长

A. 经阴道纵断扫查。宫腔回声增厚,部分呈息肉样;B. 宫腔镜手术病理:子宫内膜复杂性增生伴不典型增生(HE 染色,光镜×100)

血管。

病例 5-2-3 子宫内膜单纯性增生过长

【临床资料】

44 岁,月经不规律 2 年余,伴月经间期出血。

【经阴道彩超检查】

子宫前位,大小 63mm×59mm×56mm;宫腔回声厚径 20mm,回声不均,前壁与肌层分界不清(图 5-2-13A),涌动好;内见条状血流信号,可取及动脉血流频谱,RI:0.60~0.67。双侧卵巢形态如常;右侧卵巢大小 32mm×18mm;左侧卵巢大小 29mm×16mm。双侧附件区未见异常回声。提示子宫内膜病变。

【行宫腔镜手术】

切除子宫内膜。

【宫腔镜手术病理】

子宫内膜单纯性增生过长(图 5-2-13B)。

【讨论分析】

患者年龄处于围绝经期,此期妇女卵泡储备低,对促性腺激素的敏感性也降低,卵泡仍有一定程度的发育,但缓慢、不充分,或退化不规则;造成孕激素水平不足或缺如,雌激素水平相对或绝对增高,子宫内膜过度增殖以致不同程度的增生。由于在子宫内膜与子宫肌层之间没有黏膜下层,正常子宫内膜腺体可向肌层移行(图 5-2-1);当子宫内膜增生过长时,增生的腺体既可向宫腔生长,也可向肌层延伸,故声像图可表现为宫腔回声明显增厚且与肌层分界不清。超声检查出现涌动征象,供养血管为高阻动脉血流,支持内膜增生过长。故超声检查提示子宫内膜病变。

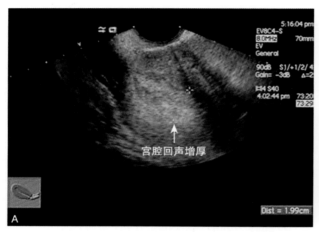
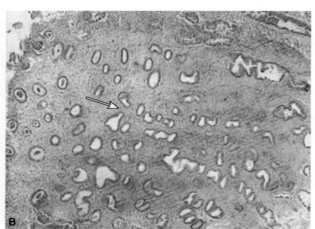

图 5-2-13 子宫内膜增生过长

A. 经阴道纵断扫查:宫腔回声增厚,回声不均;B. 宫腔镜手术病理:箭头示子宫内膜增生过长的区域(HE 染色,光镜×40)

病例 5-2-4 子宫内膜部分呈单纯增生过长,部分子宫内膜萎缩

【临床资料】

61 岁,绝经 8 年,阴道出血 3 个月。

【经阴道彩超检查】

子宫前位,大小约 50mm×46mm×46mm,宫腔回声厚 20mm,回声增强(图 5-2-14A),可见涌动;于增厚的宫腔回声内见点状血流信号,取及动脉血流,RI:0.52。提示子宫内膜病变伴高阻动脉血流。

【行宫腔镜手术】

切除子宫内膜。

【术后病理】

光学显微镜下见子宫内膜部分呈单纯增生过长(图 5-2-14B),部分子宫内膜萎缩;在近内膜的基底层见较粗大螺旋动脉,在增厚的内膜内见螺旋动脉,其管壁厚度及管腔直径均略小于内膜基底部螺旋动脉。

【讨论分析】

本病例的特点为绝经后阴道出血,临床需除外子宫内膜癌。超声检查见子宫内膜增厚伴内膜涌动征象及偏高阻动脉血流。子宫内膜涌动是子宫平滑肌收缩的体现。在正常月经周期中,子宫内膜的涌动随着月经后内膜的修复、增生,涌动逐渐增强;进入分泌期后,涌动逐渐减弱。声像图显示内膜涌动征象明显,提示子宫内膜处于增殖状态;宫腔回声内血流阻力偏高,提示供养血管较粗大,多为随子宫内膜增生而增长的较粗大螺旋动脉;故本病例超声检

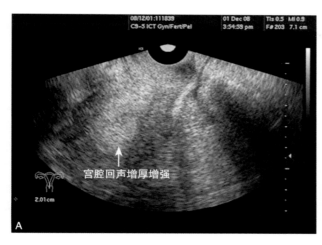

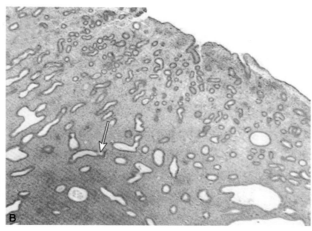

图 5-2-14　子宫内膜增生过长与内膜萎缩并存
A. 二维声像图显示宫腔回声增厚,回声增强;B. 镜下病理箭头示子宫内膜单纯性增生过长(HE 染色,光镜×40)

查提示子宫内膜病变伴高阻动脉血流寓意内膜增生过长。

病例 5-2-5　子宫内膜单纯性增生过长

【临床资料】

75 岁,绝经 27 年,服营养品 2 年余,不规则阴道出血 14 个月。

【经阴道超声检查】

子宫前位,形态饱满,大小 61mm×47mm×50mm,肌壁可见数个结节,边界清晰,部分结节可见钙化;子宫内膜厚 19.8mm(图 5-2-15A),涌动明显;CDFI:可见点状血流,RI:0.48~0.61。双侧卵巢未探及,双侧附件区未见异常回声。检查提示:①绝经后子宫测值增大,子宫肌瘤部分伴钙化;②子宫内膜

病变伴高、低阻动脉血流。

【行全子宫及双侧附件切除】

【术后病理】

子宫内膜单纯性增生过长(图 5-2-15B),子宫多发肌瘤。

【讨论分析】

患者年龄高达 75 岁,绝经时间达 27 年后阴道出血,考虑与服用较长时间的营养品有关。含雌激素或雌激素样作用的食品可导致老年妇女子宫内膜再度增生及增生过长。声像图显示子宫内膜增厚伴涌动征象与镜下病理显示的子宫内膜弥漫性单纯增生过长相吻合。

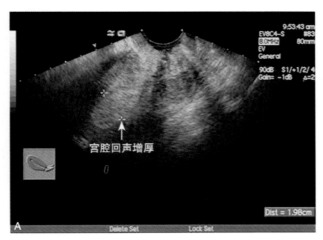

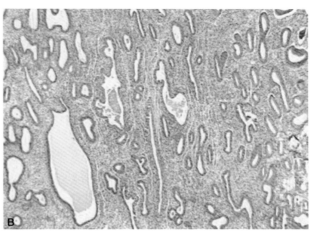

图 5-2-15　绝经后子宫内膜增生过长
A. 经阴道超声检查:宫腔回声增厚;B. 镜下病理:子宫内膜单纯性增生过长(HE 染色,光镜×40)

三、子宫内膜癌

(一)疾病概述

子宫内膜癌(endometrial cancer)是子宫内膜原发的上皮性恶性肿瘤,占女性生殖道恶性肿瘤的20%～30%,近年来世界范围内发生率有上升趋势,特别是年轻患者的发病率在上升。

1. 病理分型与发病机制 依据2003年WHO制定的分型标准,子宫内膜癌分为Ⅰ型子宫内膜癌和Ⅱ型子宫内膜癌。

Ⅰ型子宫内膜癌占子宫内膜癌的80%,为雌激素依赖型。肿瘤与单纯雌激素作用有关,多经过子宫内膜增生过长的发展过程,常与子宫内膜增生过长同时存在,也称子宫内膜样腺癌。Ⅰ型子宫内膜癌患者的年龄跨度较大,囊括了育龄期、围绝经期及绝经后妇女,其中以围绝经期患者比例略高;其发病年龄(50.6岁±11.9岁)高于内膜增生过长患者;约30%的患者无生育史。根据病变范围,分弥漫型和局限型。在侵犯浅肌层的同时,也可侵犯宫颈。

Ⅱ型子宫内膜癌占子宫内膜癌的15%～20%,为非雌激素依赖型。肿瘤不经历子宫内膜增生过长的过程,常发生在年龄较大的妇女。其发病年龄(62.2岁±8.4岁)明显高于Ⅰ型子宫内膜癌患者。Ⅱ型子宫内膜癌具有快速进展的生物学行为。在宫体部未发生肌层浸润时,即可有宫外转移。

2. 临床表现 Ⅰ型子宫内膜癌常有糖尿病、高血压、肥胖、未经产、绝经晚的特点,肥胖是独立的危险因素。子宫内膜癌常见的临床症状包括:

(1)子宫出血:多表现为阴道不规则出血或绝经后阴道出血。

(2)阴道排液:部分患者仅表现为阴道排液增加。

(3)疼痛:多为晚期症状。

3. 超声检查的时间及方法 于月经后或子宫出血停止后3天内行经阴道彩色多普勒超声检查。

(1)经阴道或经腹部检查测量子宫三径及宫腔回声的最大厚径,观察增厚的宫腔回声是否延伸到宫颈,以及宫颈水平是否出现异常回声。

(2)在增厚的宫腔回声内测量供养动脉的动脉阻力指数(RI)。

(3)观察子宫壁是否变薄,子宫壁血流信号是否增加。

(4)扫查双侧髂血管、腹主动脉及腹股沟,观察有无淋巴结肿大。

4. 声像图表现

(1)子宫大小及形态:如未合并子宫壁病变,子宫形态规则,体积增大或正常。

(2)宫腔回声的变化:子宫内膜癌可占据子宫腔的一部分,也可充满子宫腔;宫腔回声可呈弥漫性增厚(图5-2-16),也可为局限性增厚或呈息肉样(图5-2-17),还可与非癌变区子宫内膜回声无明显差异(图5-2-18);可呈低回声(图5-2-19),也可为不均质中等回声(图5-2-20);子宫内膜发生癌变时,内膜涌动征象消失。

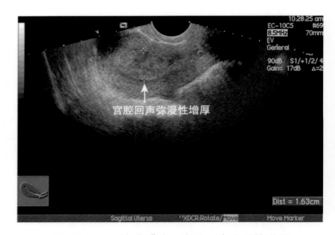

图5-2-16 子宫内膜癌。宫腔回声弥漫性增厚

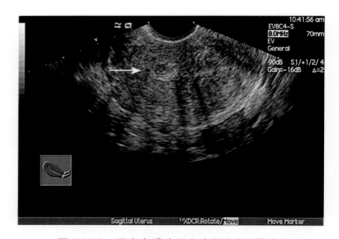

图5-2-17 子宫内膜癌呈息肉样生长(箭头)

(3)宫腔回声的厚径:子宫内膜癌多表现为宫腔回声增厚(19.13mm±10.18mm),其增厚程度明显大于子宫内膜增生过长患者(13.3mm±5.8mm)。Ⅰ型子宫内膜癌和Ⅱ型子宫内膜癌宫腔回声厚径无

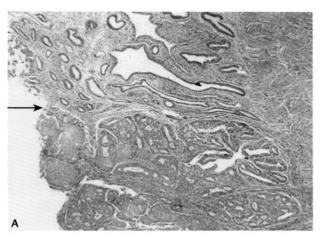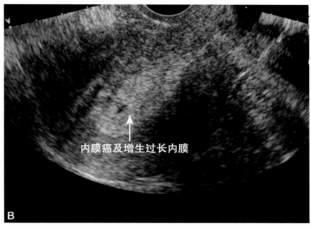

图 5-2-18　子宫内膜癌
A. 病理图箭头水平上方为增生过长内膜,下方为Ⅰ型子宫内膜癌,两者厚度一致(HE 染色,×40);B. 同一病例声像图,内膜癌与增生过长子宫内膜回声无明显差异

明显差异,高分化子宫内膜样腺癌宫腔回声厚径(22.0mm±10.8mm)大于中低分化腺癌(16.4mm±6.4mm)。

(4) 肌层浸润:子宫内膜癌肌层浸润的发生率可达 90%;甚至当宫腔回声厚径<10mm,仍可有50% 的病例出现肌层浸润。肌层浸润的深度与病变的分化程度密切相关,分化差,深肌层浸润的比例增高。

肌层浸润的方式包括推进式浸润和插入式浸润。前者与正常肌层分界清楚(图 5-2-21),后者与正常肌层分界模糊(图 5-2-22)。

肌层浸润的声像图表现:宫腔回声明显增厚、肌壁血流信号增加提示有肌层浸润;但部分病例,超声检查对是否有肌层浸润及肌层浸润深度的判断仍有

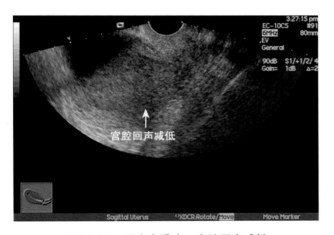

图 5-2-19　子宫内膜癌。宫腔回声减低

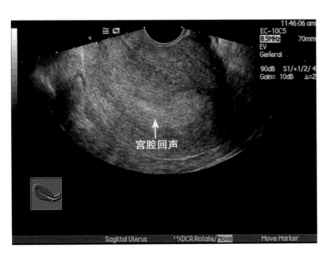

图 5-2-20　子宫内膜癌。宫腔回声为不均质中等回声

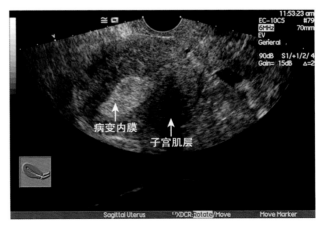

图 5-2-21　子宫内膜癌推进式浸润。病变与正常肌层分界清楚

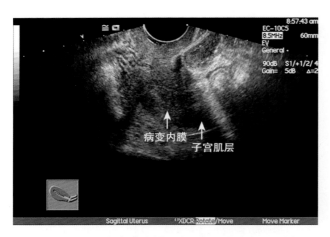

图 5-2-22 子宫内膜癌插入式浸润。病变与肌层分界不清

困难。

（5）彩色多普勒血流显像：与正常子宫内膜增殖早期血流相比，子宫内膜癌可表现为血流信号丰富，呈富血供型，也可表现为血流信号稀少，呈乏血供型。富血供型可表现为高速低阻动脉血流；当子宫内膜增生过长与内膜癌并存时，可表现为低阻动脉血流与高阻动脉血流同时存在。

5. 子宫内膜癌的分期与超声检查

（1）FIGO 分期：2009 年国际妇产协会（FIGO）重新修订了子宫内膜癌的分期标准。

I* 期：肿瘤局限于宫体；

I a* 期：肿瘤无肌层浸润或浸润深度 <1/2 肌层；

I b* 期：肿瘤浸润深度 ≥1/2 肌层；

II* 期：肿瘤侵犯宫颈间质，但无宫体外蔓延△；

III* 期：肿瘤局部和（或）区域扩散；

IIIa* 期：肿瘤累及浆膜层和（或）附件★；

IIIb* 期：阴道和（或）宫旁受累★；

IIIc* 期：盆腔淋巴结和（或）腹主动脉旁淋巴结转移★；

IIIc$_1$* 期：盆腔淋巴结阳性；

IIIc$_2$* 期：腹主动脉旁淋巴结阳性，合并或不合并有盆腔淋巴结阳性；

IV* 期：肿瘤侵及膀胱和（或）直肠黏膜，和（或）远处转移；

IVa* 期：肿瘤侵及膀胱或直肠黏膜；

IVb* 期：远处转移，包括腹腔内和（或）腹股沟淋巴结转移。

（2）FIGO 分期说明：

注：* G1. G2. G3 任何一种（G1：高分化，G2：中分化，G3：低分化）；

△ 仅有宫颈内膜腺体受累应当认为是 I 期，而不再认为是 II 期；

细胞学检查阳性应单独报告，并没有改变分期。

（3）FIGO 分期与超声检查：依照 FIGO 分期，超声检查的分期方法为：

异常子宫出血伴宫腔回声显著增厚及低阻动脉血流，特别是无生育史者，高度怀疑子宫内膜癌；如未发现宫颈及盆腔异常者，提示病变为 I 期。

增厚的宫腔回声延续至宫颈（图 5-2-23）或宫颈增厚伴结节样低回声，高度提示病变侵犯宫颈达临床 II 期。

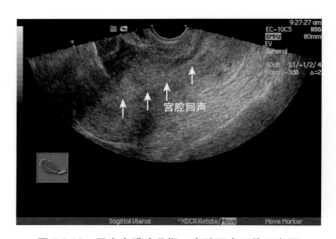

图 5-2-23 子宫内膜癌 II 期。宫腔回声延伸至宫颈

子宫浆膜层和（或）附件声像图异常、盆腔和（或）腹主动脉旁淋巴结增大，则高度怀疑病程已达 III 期。

腹腔或腹股沟淋巴结增大，提示病变达 IV 期。膀胱、直肠异常、腹腔内和（或）腹股沟淋巴结增大，提示病变达 IV 期。

6. 诊断依据 超声检查高度提示子宫内膜癌的指征包括：

（1）异常子宫出血伴有宫腔回声明显增厚，特别是无生育史者。

（2）宫腔回声增厚伴有低阻动脉血流或低阻和高阻动脉血流同时存在。

（3）宫腔回声增厚，RI>0.5，诊刮病理为不典型增生。

（4）超声检查提示子宫内膜息肉或黏膜下肌

癌,诊刮病理为不典型增生者均高度提示子宫内膜癌的可能。

7. 检查注意事项

（1）Ⅰ型子宫内膜癌:进展多为顺序型,即从Ⅰ期发展到Ⅱ期,进而Ⅲ期。

（2）Ⅱ型子宫内膜癌:除顺序型进展外,还可表现为跳跃型;病变尚未累及肌层或宫颈即可出现宫旁转移,即不经历Ⅱ期即达Ⅲ期。

（3）检查要点:当诊断性刮宫提示为Ⅰ型内膜癌,术前超声检查的重点应为子宫壁和宫颈;当提示为Ⅱ型癌,宫旁的扫查更为重要。

（二）病例汇集

病例 5-2-6　子宫内膜中分化腺癌

【临床资料】

28 岁,月经紊乱 6 年余,原发不孕。

【经阴道彩超检查】

子宫后位,大小 55mm×60mm×43mm,肌壁回声均匀;宫腔回声厚约 17.1mm,内见微小无回声区（图 5-2-24A）,涌动不明显;CDFI:宫腔回声内可见较粗大血流信号穿入,动脉血流 RI:0.53～0.66（图 5-2-24B）。双侧卵巢形态饱满,卵泡数 10 个。超声检查提示:符合多囊卵巢综合征声像图改变,子宫内膜病变伴高阻动脉血流。

【诊断性刮宫病理（3 个月前外院）】

子宫内膜复杂性增生过长,局部不典型增生,癌变可能。

【宫腔镜手术病理诊断】

子宫内膜中分化腺癌（图 5-2-24C）,癌旁黏膜呈不典型增生过长（图 5-2-24D）。

【讨论分析】

多囊卵巢综合征（polycystic ovary syndrome,PCOS）因卵巢长期不排卵致雌激素水平持续升高,导致子宫内膜增生过长。本病例特点为宫腔回声明显增厚伴高阻动脉血流,符合子宫内膜增生过长;但

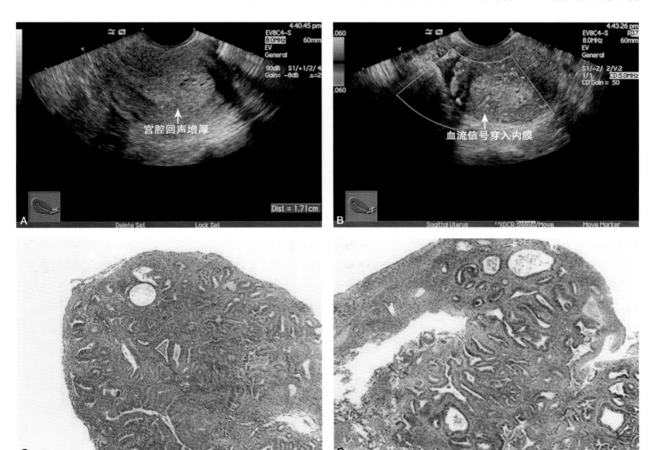

图 5-2-24　子宫内膜中分化腺癌

A. 经阴道超声检查:宫腔回声明显增厚,内见微小无回声区;B. 宫腔回声内可见较粗大血流信号穿入;C. 子宫内膜腺癌呈息肉样（HE 染色,×40）;D. 癌旁黏膜呈不典型增生过长

内膜涌动征象不明显,提示考虑癌变。病理检查提示了病变自增生过长发展到癌的过程。本病例为子宫内膜腺癌,即Ⅰ型子宫内膜癌。故该患者的子宫内膜病变是在子宫内膜增生过长基础上发生的癌变,与PCOS所致的单纯雌激素作用有关,与子宫内膜增生过长同时存在。由于增生过长的子宫内膜中的螺旋动脉长期不能周期性彻底脱落,致使螺旋动脉管壁增厚,血流阻力增加。在癌变早期,当增生过长的螺旋动脉尚未被侵蚀,超声检查检测到的螺旋动脉与子宫内膜增生过长一样,为高阻动脉血流。因此,子宫内膜癌既可表现为低阻动脉血流,也可表现为高阻动脉血流或高低阻动脉血流并存。

病例 5-2-7 子宫内膜高分化腺癌

【临床资料】

35岁,月经紊乱、经量增多1年;曾于1年前及半年前两次行诊断性刮宫,病理检查为子宫内膜复杂性增生伴局部中、重度非典型增生。

【经阴道彩超检查】

子宫前位,大小约57mm×50mm×40mm。子宫右侧壁宫腔回声明显增厚(图5-2-25A),厚径约21mm,部分见内膜涌动征象,局部宫壁回声变薄;CDFI:子宫右前壁血流信号明显增多,呈彩条状(图5-2-25B);近宫腔部取及低阻动脉血流,RI最低测值为0.38。余宫壁血流分布未见明显异常,双侧附件区未见异常回声。超声检查提示:子宫内膜病变伴低阻动脉血流,不除外肌层浸润。

【宫腔镜检查取内膜病理】

子宫内膜复杂性增生过长伴高度不典型增生,并可见鳞状细胞分化与灶状坏死,考虑为子宫内膜高分化腺癌。

【大体及镜下病理检查】

子宫内膜凹凸不平,肉眼未见明显肌层浸润。镜下病理:弥漫型子宫内膜高分化腺癌,癌旁黏膜大部分为单纯性增生过长,少部分为复杂性增生过长

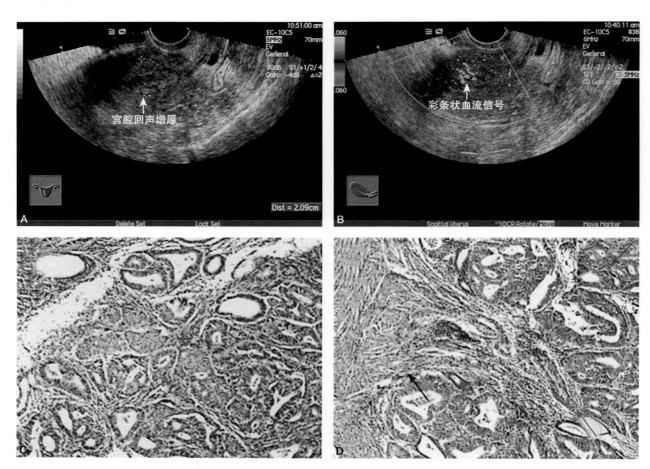

图 5-2-25 子宫内膜高分化腺癌与子宫内膜增生过长
A. 子宫右侧壁宫腔回声明显增厚;B. 子宫右前壁血流信号明显增多,呈彩条状;C. 镜下病理:箭头右下方为癌巢,左上方黏膜呈增生过长(HE染色,×100);D. 镜下病理:癌向肌层浸润,黑色箭头示正常平滑肌组织,绿色箭头为侵入肌层的癌巢,红色箭头为癌巢中残留的放射动脉(HE染色,×100)

（图 5-2-25C），病变侵及浅肌层（图 5-2-25D）。左侧宫角癌限于黏膜内，右侧宫角癌累及浅肌层；双侧卵巢及输卵管未见癌浸润。

【讨论分析】

本例病史较长，术前一年两次诊断刮宫病理均为子宫内膜复杂性增生过长伴局部非典型增生。子宫全切病理检查，癌旁黏膜呈增生过长，右宫角癌浸及肌层，左宫角癌限于黏膜内；提示右侧壁癌变的范围及侵及的深度重于左侧宫腔；术前超声检查，宫体右侧壁宫腔回声增厚明显，未见内膜涌动征象，考虑癌变；左侧壁宫腔回声增厚的程度逊于右侧宫腔，可见内膜涌动征象，提示仍有增生过长内膜存在；与病理检查相符。术前超声检查子宫右前壁血流信号明显增多，考虑肌层浸润；大体病理检查，肉眼未见明显肌层浸润；镜下病理证实病变侵及浅肌层。癌侵及肌层的过程是沿着血管和神经的间隙向肌层的深部延伸，在浸润的

过程中往往先吞噬平滑肌，再侵蚀厚壁血管（图 5-1-25D）；因此，当供养血管尚未被侵蚀，声像图常显示肌层血流信号增加；故肌层血流信号增加多提示肌层浸润。

病例 5-2-8 子宫内膜癌 Ⅱ 期

【临床资料】

42 岁，月经不规律 3 个月余。查体：子宫前位，如孕 8 周，质中；宫颈膨大，质硬。

【经阴道彩超检查】

子宫前位，形态饱满，大小 82mm × 73mm × 54mm，宫颈厚 42.5mm；宫腔回声不规则增厚，最大厚径约 43mm，延伸到肌层深部及宫颈部（图 5-2-26A）。CDFI：增厚的宫腔回声内、肌层及宫颈部血流信号丰富（图 5-2-26B），宫腔回声中部可取及低阻动脉血流，RI 最低测值 0.16。双侧附件区未见异常回声。超声检查提示：子宫内膜病变，考虑侵及肌层深部及宫颈。

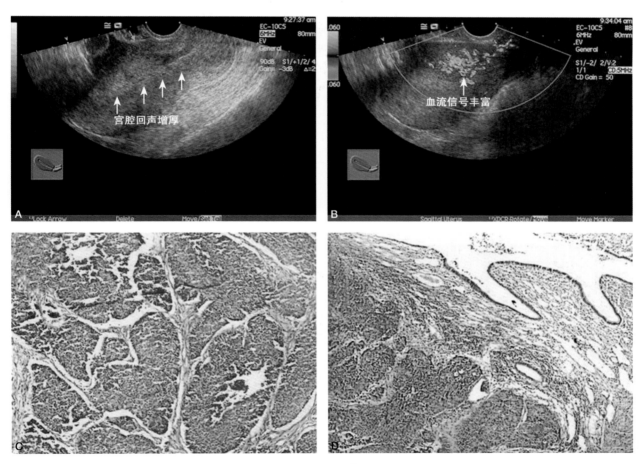

图 5-2-26 子宫内膜癌 Ⅱ 期

A. 经阴道超声检查：宫腔回声明显增厚并延伸至宫颈；B. 宫腔回声内、肌层及宫颈部血流信号丰富；C. 镜下病理：子宫内膜低分化腺癌（HE 染色，×40）；D. 镜下病理：癌累及宫颈管上段（HE 染色，×40）

【诊断性刮宫病理】

低分化子宫内膜腺癌。

【大体及镜下病理检查】

宫腔已被弥漫性肿物所取代,肿物达宫颈管上段;镜下病理:子宫内膜弥漫型低分化腺癌(图 5-2-26C),侵及深肌层、宫颈管上段(图 5-2-26D)及两侧宫角;阴道切缘、两侧宫旁、卵巢、输卵管、髂淋巴结未见癌累及;脉管内见癌栓。

【讨论分析】

本例声像图较典型,表现为宫腔回声明显增厚伴低阻动脉血流,高度提示子宫内膜癌;值得注意的是增厚的宫腔回声延伸至肌层深部及宫颈,提示病变累及肌层深部与宫颈。当病变达肌层深部,为ⅠB期;病变累及宫颈管则为Ⅱ期。Ⅰ型子宫内膜癌的进展多为顺序型,即由Ⅰ期、Ⅱ期进而Ⅲ期;如超声检查前已获得诊断性刮宫的病理结果,应注意肌层回声的改变及宫颈的变化。

病例 5-2-9　Ⅱ型子宫内膜癌Ⅲ期子宫内膜浆液性乳头状腺癌

【临床资料】

72 岁,绝经 22 年,不规则下腹痛 1 个月余,伴阴道异常排液,绝经后阴道无出血。

【经阴道彩超检查】

子宫前位,大小约 44mm×50mm×41mm,形态稍饱满,宫腔回声明显增厚,呈中等回声,范围约 36mm×30mm×20mm,前缘边界尚清,后壁边界欠清。CDFI:可见条状血流信号自后壁穿入(图 5-2-27A),核心部可取及低阻动脉血流,RI 最低值为 0.38,基底部血流阻力稍高,RI:0.53。双侧卵巢显

示不满意。提示:绝经后子宫测值稍大,子宫内膜病变伴低阻动脉血流,不除外肌层浸润。

【诊断性刮宫病理】

子宫内膜浆液性乳头状腺癌。

【大体及镜下病理检查】

子宫后壁宫腔内见 45mm×25mm×5mm 息肉样物;镜下病理:子宫内膜浆液性乳头状腺癌,未侵及宫体肌层;病变累及左侧宫角肌层(5-2-27B)及左侧卵巢,癌旁黏膜复杂性增生过长伴灶状不典型增生。左侧宫旁、肠管可见转移的癌结节。

【讨论分析】

Ⅱ型子宫内膜癌多发生在绝经后、年龄较大的老年女性;本例为老年女性,绝经 22 年,发病年龄与病理分型相符。声像图显示宫腔回声明显增厚;镜下病理检查,宫体部未见肌层浸润,癌累及左宫角、左卵巢及左宫旁。Ⅱ型子宫内膜癌恶性度较Ⅰ型癌高,临床进展快且预后差;临床进展可表现为跳跃型,即可不经历Ⅱ期即达Ⅲ期;此例即为跳跃型进展,甚至在未出现肌层浸润时即已发生宫外转移。因此,当诊断性刮宫提示为Ⅰ型癌,术前超声检查的重点应为子宫颈;如诊断性刮宫提示为Ⅱ型癌,子宫外的扫查更为重要。

病例 5-2-10　局灶性子宫内膜高分化腺癌

【临床资料】

48 岁,月经淋漓不尽 10 余天。

【经阴道彩超检查】

子宫后位,大小 57mm×52mm×40mm,宫壁回声尚均匀,内膜厚 7.6mm(图 5-2-28A);CDFI:内膜血流信号不丰富。右侧卵巢大小 31mm×20mm×

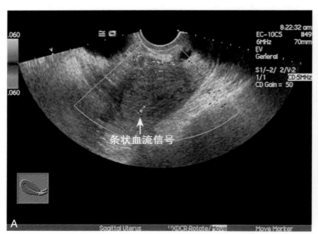
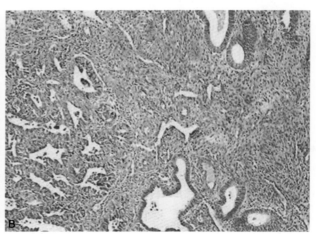

图 5-2-27　Ⅱ型子宫内膜癌Ⅲ期

A. 经阴道超声检查:宫腔回声增厚,厚壁边界欠清,条状血流信号自后壁穿入;B. 镜下病理:癌浸润宫角肌层(HE 染色,×40)

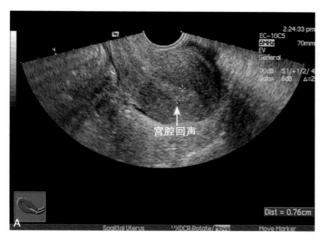 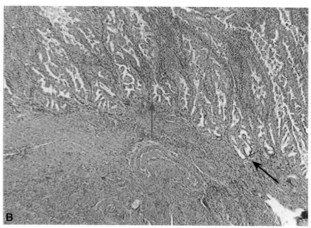

图 5-2-28　子宫内膜癌

A. 经阴道超声检查:宫腔回声未见著变;B. 镜下病理:子宫内膜高分化腺癌浸润肌层,绿色箭头示癌巢,黑色箭头示癌巢与肌层的分界部(HE 染色,×40)

17mm;左侧卵巢大小 27mm×15mm×13mm。双侧附件区未见异常回声。超声提示:子宫内膜未见增厚,请结合临床除外内膜病变。

【诊断性刮宫病理】

高分化子宫内膜腺癌。

【大体及镜下病理检查】

子宫后壁近底部内膜粗糙,范围 25mm×15mm;镜下病理:局灶性子宫内膜高分化腺癌,病变累及浅肌层及双侧宫角(图 5-2-28B)。

【讨论分析】

本例病史较短,经阴道超声检查未见内膜增厚,大体病理检查仅见子宫后壁近底部内膜粗糙,镜下病理为高分化子宫内膜腺癌浸润肌层。在子宫内膜癌的病例中,约有 10% 的病例内膜厚径在 10mm 以下,其中约有近半数病例发生肌层浸润。由于在子宫内膜与子宫肌层之间没有黏膜下层,正常子宫内膜腺体可向肌层移行(图 5-1-1);当子宫内膜增生过长时,增生的腺体既可向宫腔生长致子宫内膜增厚,也可向肌层延伸。故发生在子宫内膜增生过长基础上的 I 型子宫内膜癌出现肌层浸润的几率极高,可达 90% 以上。在 I 型子宫内膜癌中,当宫腔回声厚度在 10mm 以下,超声检查还难以提示内膜病变,病理检查已可见肌层浸润。因此,子宫内膜癌的声像图表现可与正常子宫内膜无明显差异。对于异常子宫出血的患者,宫腔回声显著增厚,应提示内膜病变;声像图表现未见著变,依然不能忽视内膜病变的诊断。

病例 5-2-11　子宫内膜癌伴子宫腺肌病癌变

【临床资料】

42 岁,孕 4 产 0,经量增多、经期延长 12 年。

【经腹及经阴道盆腔超声检查】

子宫中位,明显增大,约 139mm×148mm×100mm;前壁回声明显增厚,呈团块状,范围 120mm×57mm,回声不均匀,CDFI:前壁血流信号丰富(图 5-2-29A);子宫内膜厚约 11.6mm。右侧卵巢大小约 31mm×28mm;左侧卵巢大小约 24mm×13mm。

超声提示:①子宫增大,子宫前壁病变,血流丰富,考虑子宫腺肌病,不除外占位;②子宫内膜增厚。

【诊断性刮宫病理】

子宫内膜复杂性增生过长。

【大体及镜下病理检查】

子宫 150mm×140mm×110mm,质地坚硬,子宫内膜厚薄不均,略显糟脆。镜下病理:子宫内膜复杂性增生过长伴重度非典型增生,局灶癌变;子宫腺肌病,子宫腺肌病癌变(图 5-2-29B)。双侧卵巢见多个囊状卵泡形成。

【讨论分析】

子宫内膜癌合并子宫腺肌病的发生率约占子宫内膜癌的 5.1%,子宫内膜癌合并异位内膜发生恶变者实属罕见。本例病史较长,病理检查证实为多囊卵巢。卵巢长期不排卵致雌激素水平持续升高,导致子宫内膜增生过长。子宫内膜增生过长、子宫内膜腺癌、子宫腺肌病、子宫腺肌病癌变均属同因、同源性病变,发病与体内雌激素水平相对或绝对增高、卵泡成熟后不排卵,或激素类药物治疗过程中雌激素补充过多、孕激素用量不够等有关。

镜下病理显示:在子宫肌层中可见到良好的异位内膜组织,且在同一个子宫内膜异位灶内,可以同时见到良性子宫内膜腺体及恶变的腺体(图

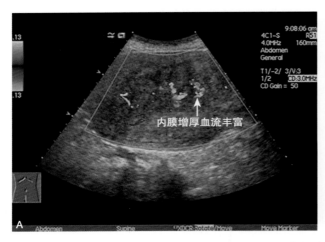

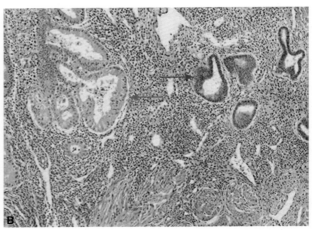

图 5-2-29　子宫内膜癌伴子宫腺肌病癌变
A. 子宫前壁明显增厚,血流丰富;B. 镜下病理:腺肌病癌变,绿色箭头为异位的腺体,红色箭头为异位腺体癌变(HE 染色,×40)

5-2-29B),在恶变的腺体旁可见到较丰富的粗大动脉。因此,彩超检查显示宫壁病变内血流丰富。子宫内膜癌合并子宫腺肌病癌变虽然罕见,但由于病因相同,当疑有子宫内膜病变,既往有腺肌病或痛经病史,同时发现宫壁病变血流信号丰富时,应提示除外腺肌病癌变;后者对患者预后的评估有着重要的意义。

病例 5-2-12　子宫内膜息肉顶部癌变

【临床资料】

43 岁,月经不规则 8 个月,经量增多 2 个月。

【经阴道彩超检查】

子宫前位,大小 73mm×65mm×53mm,于宫腔水平内可探及一低回声结节,大小约 25mm×15mm,内部回声均匀,边界清晰。CDFI:结节周边见较粗大半环状血流信号(图 5-2-30A)。内膜不厚。双侧卵巢大小形态如常。

超声提示:符合黏膜下子宫肌瘤声像图改变。

【诊断性刮宫病理】

子宫内膜复杂性增生过长伴腺上皮不典型增生。

【大体及镜下病理检查】

内膜呈结节状隆起,充满宫腔,约 20mm × 25mm,结节表面光滑,切面灰白,与肌层分界不清。镜下病理:子宫内膜高分化腺癌,累及双侧宫角,侵犯浅肌层;癌旁内膜呈复杂性增生过长伴非典型增生;子宫内膜息肉顶部癌变(图 5-2-30B),息肉根部腺体呈增生过长。

【讨论分析】

较大的子宫内膜息肉在声像图上可表现为黏膜下肌瘤样,如同局灶性子宫内膜增生过长、息肉样生

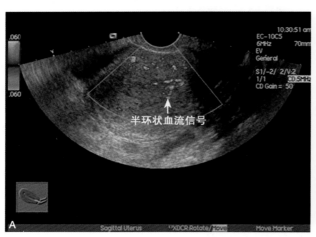

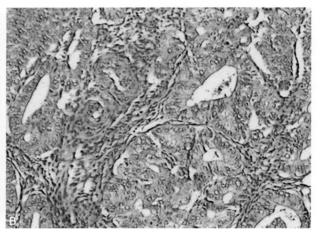

图 5-2-30　子宫内膜癌误诊为黏膜下肌瘤
A. 声像图显示结节周边见较粗大半环状血流信号;B. 镜下病理:子宫内膜息肉顶部癌变(HE 染色,×100)

长的癌及子宫黏膜下肌瘤等,可统称为息肉样病变。子宫内膜增生过长、子宫内膜腺癌、子宫内膜息肉及内膜息肉癌变也属同源性病变,与体内雌激素水平相对或绝对增高、卵泡成熟后不排卵等因素相关。因此,当超声检查提示内膜病变或息肉样病变,诊断性刮宫病理为内膜不典型增生,应高度怀疑部分内膜癌变。

四、子宫内膜息肉

(一) 疾病概述

由子宫内膜腺体、纤维性间质和厚壁供养血管构成的良性结节状突起称为子宫内膜息肉(endometrial polyp,EP)。子宫内膜息肉可从子宫壁的任何部位、任何角度向子宫腔内突出生长,也可突入宫颈管内,也有位于子宫角部栓堵于输卵管口者;可为单发,也可为多发。多为良性病变,但有恶变倾向。

1. 病理分类与发病机制 子宫内膜息肉的组织学分类包括功能性子宫内膜息肉、非功能性子宫内膜息肉、腺肌瘤性息肉及绝经后子宫内膜息肉;其中以非功能性子宫内膜息肉发病率最高,可达60%以上,绝经后子宫内膜息肉次之,发病率约占20%。

功能性子宫内膜息肉相对少见,病变对雌、孕激素均有反应,息肉腺体与子宫内膜基本呈同期变化(图5-2-31A)。

非功能性子宫内膜息肉仅对雌激素有反应,而对孕激素没有反应,腺体常表现为不同程度增生过长(图5-2-31B)。

腺肌瘤性息肉(adenomyomatous polyp)少见,病变内除息肉的组织结构,还可见平滑肌成分,即含有内膜腺体、平滑肌组织和粗大供养血管(图5-2-31C)。

绝经后子宫内膜息肉与一般绝经后子宫内膜不同,子宫内膜多随卵巢功能衰退而萎缩,但子宫内膜息肉内的腺体多表现不同程度的增生及腺囊性改变(图5-2-31D)。

子宫内膜息肉的发生常与雌激素水平绝对或相对增高有关,也与局部子宫内膜对激素的异常反应有关,还与宫内异物对子宫内膜的刺激相关。子宫内膜息肉和腺肌瘤性息肉可发生于青春期后任何年龄,药物治疗无效。

2. 子宫内膜息肉癌变或合并内膜癌 子宫内膜息肉中非功能性息肉、腺肌瘤性息肉及绝经后内膜息肉的癌变率高于功能性息肉。年轻妇女子宫内膜息肉的癌变率为0.5%~1%,而围绝经期和绝经后妇女子宫内膜息肉的癌变率可高达10%~15%。由于子宫内膜息肉与Ⅰ型子宫内膜癌的发病机制相似,故子宫内膜息肉与子宫内膜癌可同时发生。

育龄期、围绝经期患者的非功能性内膜息肉及部分腺肌瘤样息肉内的腺体仅对雌激素有反应,其腺体呈增生过长样,故癌变的几率较高,多表现为Ⅰ型内膜癌。

绝经后子宫内膜息肉的癌变多为Ⅱ型子宫内膜癌。

3. 临床表现

(1) 月经改变:月经量增多、经期延长或不规则阴道出血。

(2) 贫血:见于息肉较大、病程较长者。

(3) 继发感染。

(4) 不孕或流产。

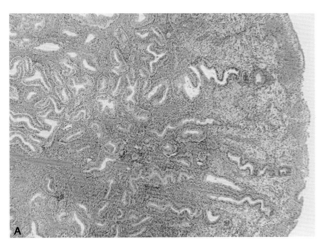
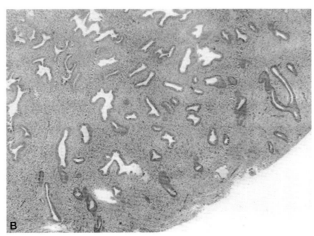

图5-2-31 子宫内膜息肉样病变的病理特征

A. 功能性子宫内膜息肉。44岁,镜下病理:息肉内腺体呈分泌早期改变(HE染色,×40);B. 非功能性息肉。35岁,镜下病理示腺体呈增生过长(HE染色,×40)

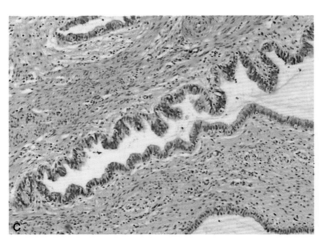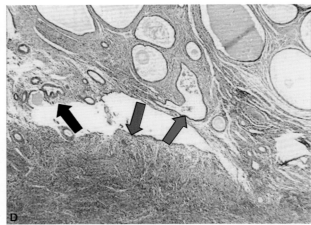

图 5-2-31　子宫内膜息肉样病变的病理特征

C. 腺肌瘤性息肉。40 岁,镜下病理示腺体与平滑肌交错分布(HE 染色,×100);D. 绝经后子宫内膜息肉。78 岁,绝经 20 余年,绿色箭头示萎缩内膜,红色箭头示息肉内腺体呈囊性扩张,黑色箭头示息肉内腺体增生过长(HE 染色,×40)

4. 超声检查的时间及方法　于月经后或子宫出血停止后 3 天内行经阴道或经腹部彩色多普勒超声检查。

(1) 经阴道或经腹部检查测量子宫三径、宫腔回声厚径及宫腔内息肉样病变的大小,观察息肉样病变的边界及内部回声。

(2) 观察息肉样病变的血流分布,检测供养血管根部血流速度及动脉阻力指数。

5. 声像图表现

(1) 子宫大小及形态:如未合并子宫壁病变,子宫形态规则,体积正常或稍大。

(2) 宫腔回声的变化:典型的子宫内膜息肉与子宫内膜有清楚的分界线,通常为回声较强的舌形或类圆形结节,大小不一,位置以宫腔内居多(图 5-2-32A),也可脱至宫颈内口或外口处。若息肉阻塞宫颈口可造成宫腔内分泌物滞留,息肉周边出现液性暗区。子宫内膜息肉伴腺囊样改变,声像图可显示病变内有数个小的不规则无回声区(图 5-2-32B)。

彩色多普勒血流显像:病变内有粗大的血流信号穿入(图 5-2-32C),血流阻力也较螺旋动脉高,测值常接近子宫放射动脉,RI 可达 0.6。当息肉伴有较严重的炎症时,动脉血流的阻力可降低,RI<0.6,甚至更低。

6. 检查注意事项与提示

(1) 子宫内膜息肉包涵了子宫内膜功能性息

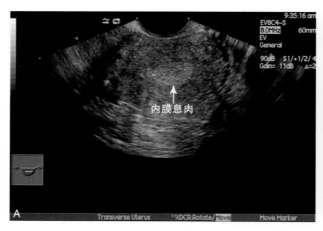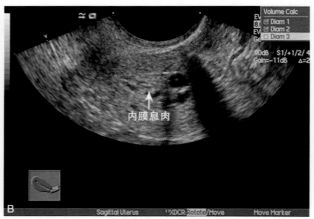

图 5-2-32　子宫内膜息肉样病变

A. 经阴道超声检查:子宫内膜息肉呈类圆形中高回声结节;B. 子宫内膜息肉伴腺囊样改变:声像图显示病变内有数个小的不规则无回声区

肉、非功能性息肉、腺肌瘤性息肉及绝经后子宫内膜息肉四个病理分型,各类子宫内膜息肉的声像图表现相似;除绝经后子宫内膜息肉可依据是否绝经划分,另三类均为病理诊断。

(2)当宫腔回声内见回声较强的结节样病变伴粗大的穿入性条状血流信号,一般考虑子宫内膜息肉。

(3)子宫内膜息肉的声像图表现与子宫内膜息肉样增生(图5-2-32D):子宫内膜息肉癌变及子宫内膜息肉样癌(图5-2-32E)声像图表现相似,与子宫内膜息肉癌变(图5-2-32F)及子宫内膜息肉样癌彩色多普勒血流显像表现相似。因此,超声检查对上述病变提示为子宫内膜息肉样病变,而不直接提示子宫内膜息肉;即形态似内膜息肉,病理诊断可为子宫内膜息肉,也可为息肉样增生、息肉癌变或息肉样癌。

(4)子宫内膜息肉与子宫内膜癌可同时发生,且进入围绝经期后子宫内膜息肉的癌变率明显增加,故超声检查对子宫内膜息肉样病变的进一步诊疗建议应更为积极;如诊断性刮宫为子宫内膜不典型增生,则不能除外内膜息肉癌变或合并子宫内膜癌。

(二)病例汇集

病例 5-2-13　非功能性子宫内膜息肉

【临床资料】

40岁,经期延长、月经量增多数月。

【经阴道彩超检查】

子宫前位,大小58mm×54mm×47mm,肌壁回声均匀,宫腔水平可见一偏高回声结节(图5-2-33A),大小约25mm×14mm×10mm,内见较粗大条状血流信号穿入(图5-2-33B),可取及动脉血流,RI:0.58。双侧卵巢及附件区未见明显异常。超声检查提示:

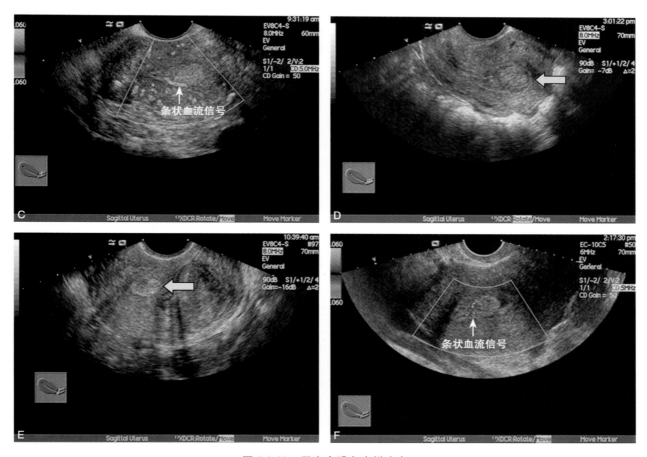

图 5-2-32　子宫内膜息肉样病变

C. 经阴道彩色多普勒血流显像:中高回声结节内有较粗大的条状血流信号穿入;D. 经阴道超声检查:箭头示宫腔内中高回声结节呈息肉样,病理诊断为子宫内膜增生过长;E. 经阴道超声检查:箭头示宫腔内中高回声结节呈息肉样,病理诊断为子宫内膜腺癌;F. 经阴道彩超检查:宫腔内中高回声结节伴穿入性条状血流信号,病理诊断为子宫内膜息肉癌变

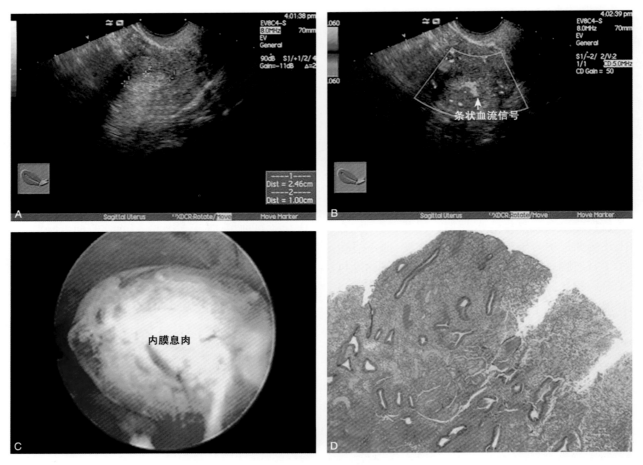

图 5-2-33　子宫内膜息肉

A. 经阴道超声检查:宫腔水平见偏高回声结节;B. 结节内见较粗大条状血流信号穿入;C. 宫腔镜下的子宫内膜息肉;
D. 镜下病理:非功能性子宫内膜息肉(HE 染色,×40)

子宫内膜息肉样病变。

【宫腔镜检查】

子宫内膜息肉自子宫后壁突入宫腔(图 5-2-33C)。

【宫腔镜手术病理】

非功能性子宫内膜息肉(图 5-2-33D)。

【讨论分析】

本例声像图表现为边界较清楚的中高回声结节,穿入性血流信号为高阻动脉血流(RI:0.58),故超声检查提示为子宫内膜息肉样病变。宫腔镜检查及手术病理证实为非功能性子宫内膜息肉。

病例 5-2-14　子宫内膜息肉

【临床资料】

33 岁,因不孕就诊。

【经阴道彩超检查】

子宫后位,大小 52mm×51mm×40mm,肌壁回声均匀,宫腔内可见中强回声结节,大小约 18mm ×11mm×8mm;CDFI:可见条状血流信号穿入(图 5-2-34A),取及动脉频谱,RI:0.71。双侧卵巢未见明显异常。超声检查提示:子宫内膜息肉样病变。

【宫腔镜手术病理】

子宫内膜息肉内的腺体与息肉周边的子宫内膜呈同期变化,均呈分泌期改变;但息肉内腺体的分泌程度(图 5-2-34B)不如周边子宫内膜。

【讨论分析】

镜下病理显示息肉旁子宫内膜呈分泌期表现,提示该患者卵巢功能正常;子宫内膜息肉可能为不孕的原因,应考虑切除。此外,病理证实此例为功能性子宫内膜息肉,其声像图表现为与非功能性子宫内膜息肉相似。尽管功能性子宫内膜息肉的癌变率明显低于非功能性息肉,但由于声像图检查不能鉴别病理分型;因此,息肉样病变的临

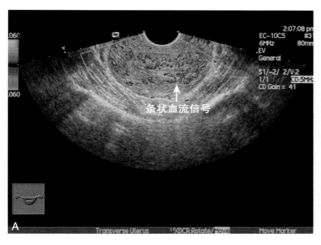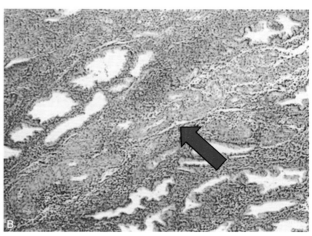

图 5-2-34 子宫内膜息肉

A. 结节内见条状供养血管;B. 镜下病理:功能性子宫内膜息肉,息肉内腺体有分泌变化,箭头示厚壁供养动脉(HE 染色,×100)

床处理依然要积极。

病例 5-2-15 子宫内膜腺肌瘤性息肉

【临床资料】

46 岁,绝经 1.5 年,超声检查可疑内膜息肉。

【经阴道彩超检查】

子宫后位,大小 45mm×41mm×34mm,肌壁回声欠均匀,壁间可见数个肌瘤,其中宫底部一个 14mm×13mm,前壁一个 10mm×7mm,宫腔内可见一中等偏强回声结节,大小约 15mm×15mm×7mm,CDFI 可见条状血流自左侧壁穿入(图 5-2-35A),取及动脉频谱,RI:0.56。双侧卵巢未见明显异常。超声提示:子宫内膜息肉样病变。

【宫腔镜检查】

子宫内膜息肉。

【宫腔镜手术病理】

息肉内可见腺体、丰富的平滑肌结构及粗大的供养血管(图 5-2-35B)。

【讨论分析】

子宫内膜腺肌瘤性息肉的发病率不高,其形态、内部回声及彩色多普勒血流显像与内膜息肉相似或回声略低。由于腺肌瘤性息肉的腺体成分多呈增生过长状态,故可发生癌变。

病例 5-2-16 绝经后子宫内膜息肉

【临床资料】

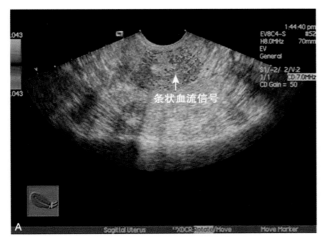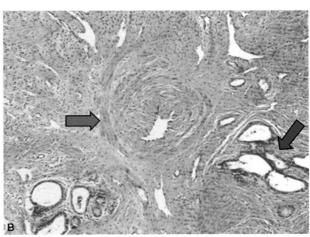

图 5-2-35 子宫内膜腺肌瘤性息肉

A. 宫腔内结节伴条状血流信号;B. 镜下病理:腺肌瘤性息肉(HE 染色,×40),在平滑肌背景下见腺体(绿色箭头)及粗大的供养血管(红色箭头)

70 岁,绝经后阴道出血。

【经阴道彩超检查】

子宫前位,大小:56mm×51mm×43mm。宫腔线显示清晰,子宫内膜厚度 10mm,宫腔内可见 12mm×8mm 的低回声结节。CDFI:其内可见较丰富的条状血流信号(图 5-2-36A),可取及动脉血流频谱,RI:

0.48~0.55。双侧卵巢未探及。超声检查提示:子宫内膜息肉样病变。

【宫腔镜检查】

内膜息肉位于子宫后壁。

【宫腔镜手术病理】

镜下病理示息肉内腺体呈增生过长(图 5-2-36B)。

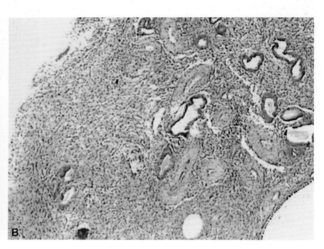

图 5-2-36　绝经后子宫内膜息肉

A. 宫腔内结节伴穿入性血流信号;B. 镜下病理:非功能性子宫内膜息肉,息肉内腺体萎缩不明显(HE 染色,×40)

【讨论分析】

绝经后子宫内膜息肉的形态及内部回声与育龄期子宫内膜息肉相似或回声略强;由于息肉内供养血管的管腔随着子宫体积及息肉的萎缩而变细、玻璃样变甚至闭塞,部分病例看不到典型粗大的穿入性血流信号。绝经后子宫内膜息肉癌变多为Ⅱ型子宫内膜癌,其恶性度明显高于Ⅰ型子宫内膜癌,故一旦癌变,预后较差。

病例 5-2-17　子宫内膜息肉合并子宫内膜癌

【临床资料】

49 岁,月经不规律 4 年。

【经阴道彩超检查】

子宫前位,大小 50mm×50mm×39mm;宫体部宫腔水平可见中等回声结节(图 5-2-37A),范围 9.9mm×6.1mm,内见条状血流信号穿入(图 5-2-37B),可取及动脉血流,RI:0.46~0.52;宫底部宫

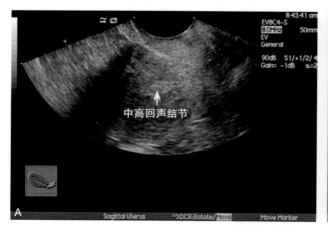

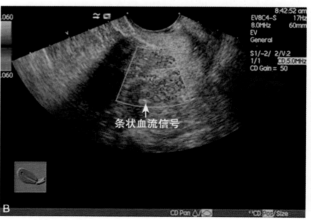

图 5-2-37　子宫内膜息肉合并子宫内膜癌

A. 宫体部宫腔内中高回声结节;B. 结节内见条状血流信号穿入

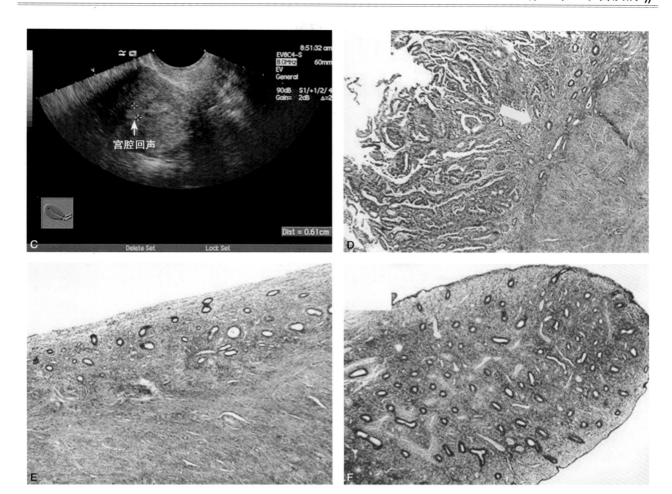

图 5-2-37　子宫内膜息肉合并子宫内膜癌
C. 宫底部宫腔回声厚 6.1mm；D. 镜下病理：子宫内膜高分化腺癌，箭头示癌巢下方为正常的基底层内膜（HE 染色，×40）；E. 镜下病理：癌旁子宫内膜菲薄（HE 染色，×40）；F. 镜下病理：良性子宫内膜非功能性息肉（HE 染色，×40）

腔回声厚 6.1mm（图 5-2-37C）。双侧卵巢及附件区未见异常回声。

【诊断性刮宫病理】

子宫内膜腺癌。

【大体及镜下病理检查】

右侧壁见一息肉样隆起，约 15mm×6mm×3mm；宫底见一菜花样隆起，约 8mm×5mm×2mm；镜下病理：宫底局灶型子宫内膜高分化腺癌，未见明确肌层浸润（图 5-2-37D）；癌旁子宫内膜大部分菲薄（图 5-2-37E），子宫内膜息肉（图 5-2-37F）。

【讨论分析】

该例子宫内膜息肉的直径不足 1cm，故血流信号较细；声像图显示癌灶区宫腔回声厚为 6.1mm，大体病理癌灶厚度仅 2mm，超声检查不足以提示内膜病变。子宫内膜息肉与子宫内膜癌（Ⅰ型子宫内膜癌）为同源性病变，病因相同，发病机制相似，

可同时存在；故本例为局灶型子宫内膜腺癌合并良性子宫内膜息肉。因此，对于异常子宫出血的患者，当声像图显示息肉样病变，尽管周边宫腔回声厚径尚在正常范围，依然不能忽视内膜病变的诊断。

病例 5-2-18　子宫内膜同源多灶性病变

【临床资料】

55 岁，因下腹痛伴盆腔包块 10 余天就诊；月经不规律 1 年，量中，无痛经史；曾于 4 年前因子宫内膜异位囊肿行左侧附件切除术。

【经阴道彩超检查】

子宫前位、增大，左侧壁可见 8.0cm×8.0cm×7.0cm 包块，包膜与子宫浆膜层回声相延续，内部回声不均匀，可见不规则无回声区。CDFI：包块周边及内部可见较丰富的血流信号（图 5-2-38A），可取及动脉频谱，RI：0.61。子宫壁另见低回声结节，其中一个约大小 1.0cm×0.9cm。宫腔水平见 24mm×

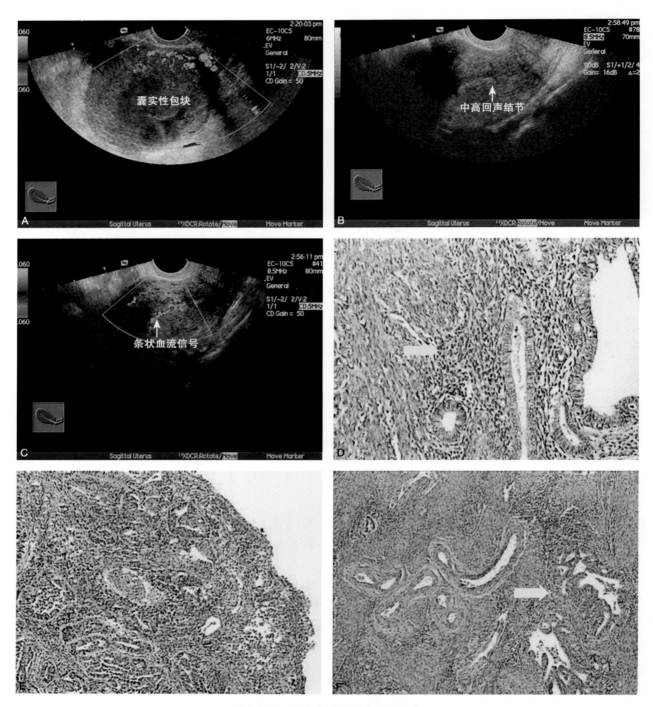

图 5-2-38 子宫内膜同源多灶性病变

A. 经阴道彩超检查:子宫左侧壁囊实性包块,血流信号丰富;B. 经阴道超声检查:宫腔水平见中高回声结节,与良性内膜息肉相似;C. 彩色多普勒血流显像:结节内见较粗大条状穿入性血流信号与良性内膜息肉相似;D. 镜下病理:箭头示子宫内膜息肉根部内膜呈单纯性增生过长(HE 染色,×100);E. 镜下病理:息肉体及顶部内膜癌变(HE 染色,×40);F. 镜下病理:箭头示异位在肌层的腺体癌变(HE 染色,×40)

10mm 中等回声结节(图 5-2-38B),内见条状穿入性血流信号(图 5-2-38C),可取及动脉血流频谱,RI:0.64。左侧卵巢术后,右侧卵巢 32mm×17mm。超声检查提示:子宫内膜息肉样病变;子宫肌瘤;子宫左侧壁囊实性包块,考虑肌瘤变性。

【诊断性刮宫病理】

子宫内膜腺癌。

【大体及镜下病理检查】

子宫明显增大,如孕 12 周,左侧附件缺如。左侧宫壁见一直径 90mm 肿物,与后方肠管轻度粘连,表面血管丰富,右侧附件外观正常。剖视子宫,左侧壁肿物组织糟脆,变性坏死囊实变;宫腔息肉数个。

镜下病理:①子宫内膜弥漫性高分化腺癌浅肌层浸润。②子宫内膜息肉癌变,息肉根部内膜呈单纯性增生过长伴不典型增生,腺体间有内膜间质存在(图 5-2-38D);息肉体及顶部内膜癌变(图 5-2-38E),可见灶状坏死;在息肉根部与体、顶部之间可见腺体密度及异型性逐渐增加的过渡区。③子宫腺肌病,子宫腺肌病癌变(图 5-2-38F);异位的子宫内膜均有子宫内膜间质,在同一内膜异位灶内可见癌性与非癌性内膜并存,在众多的组织切片中宫腔内病变与肌层内病变之间未见连续性。④肌壁间多发性平滑肌瘤。

【讨论分析】

该例为子宫内膜同源多灶性病变。子宫内膜腺癌、子宫内膜息肉、内膜息肉癌变、子宫腺肌病、腺肌病癌变为同源病变,均为上皮源性病变;均与体内雌激素水平增高密切相关。子宫内膜腺癌合并子宫内膜息肉,声像图往往显示的是息肉样病变,而掩盖了息肉周边的内膜病变。当子宫内膜息肉部分癌变,其声像图表现仍与未发生癌变的内膜息肉相似。因此,当声像图表现为宫腔水平中高回声结节伴条状穿入性血流,供养动脉为高阻力频谱;超声检查的提示应为子宫内膜息肉样病变,而不直接提示子宫内膜息肉;即病变形态、血流似子宫内膜息肉,病理诊断可为良性子宫内膜息肉,也可为息肉样增生、息肉癌变或息肉样癌;同时还要考虑息肉样病变周边可能存在的子宫内膜病变,特别是子宫内膜癌。本例同时合并宫壁病变,术前超声检查考虑肌瘤变性;术后病理证实为子宫腺肌病、腺肌病癌变,与宫腔病变为同源性病变。子宫腺肌病为内在型子宫内膜异位,4 年前切除的子宫内膜异位囊肿为外在型子宫内膜异位,也为同源性病变。由于患者同时存在多

发壁间肌瘤,故术前超声检查考虑左侧壁病变为肌瘤变性。

五、子宫内膜低度恶性间质肉瘤

(一)疾病概述

子宫内膜低度恶性间质肉瘤来自子宫内膜的原始间叶细胞,一般为淡黄色,发生出血、坏死后常变为灰红色。

低度恶性子宫内膜间质肉瘤占女性生殖道恶性肿瘤的 0.2%,占子宫肉瘤的 10%,呈浸润性生长;其大体形态多呈息肉样或黏膜下肌瘤样。低度恶性子宫内膜间质肉瘤好发于围绝经期,但也可见于年轻女性。

1. 发病机制 子宫内膜间质肿瘤是雌激素依赖性肿瘤,约有 47% 的患者有激素依赖性癌的家族史。瘤体除内膜间质的改变外,部分病例可具有丰富的螺旋动脉样的小血管,呈血管瘤样改变;因缺少纤维结缔组织,瘤体质软而嫩。

2. 临床表现 临床症状为不规则阴道出血、量多。

3. 声像图表现

(1)子宫大小及形态改变:如未合并子宫壁病变,子宫形态规则,体积正常或稍大。

(2)宫腔回声的改变:宫腔回声内见息肉样病变,与子宫内膜有清楚的分界线,多呈低回声(图 5-2-39A),质地软,探头挤压后可变形。

(3)彩色多普勒血流显像:病变内的血管保留了螺旋动脉的分布特点,呈树状,血流信号极为丰富(图 5-2-39B)。瘤体突入宫腔的部分血管结构丰富,呈低阻动脉血流;瘤体深入肌层的部分,血管数量减少,血管平滑肌丰富,呈高阻动脉血流。

(4)肌层浸润:低度恶性间质肉瘤均有肌层浸润,表现为浸润部肌层血流信号粗大。

4. 诊断与鉴别

(1)低度恶性子宫内膜间质肉瘤的二维超声及宫腔镜检查均容易误诊为内膜息肉或黏膜下肌瘤。超声检查时,用探头挤压子宫,如看到肿物变形,提示病变质软,应考虑到间质肉瘤的可能性。

(2)由于血管丰富的低度恶性子宫内膜间质肉瘤保留了螺旋动脉树状血管网的特点,彩色多普勒超声可提供病变的血流分布特征。

(3)子宫内膜间质结节为子宫内膜间质源性病变中的良性病变,与间质肉瘤的区别在于前者界

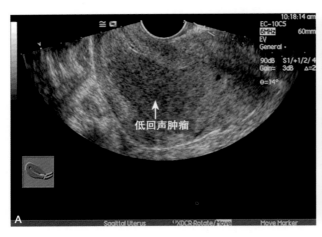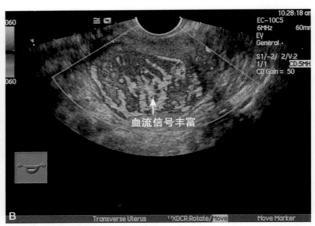

图 5-2-39　子宫内膜低度恶性间质肉瘤
A. 经阴道扫查:低度恶性间质肉瘤呈低回声;B. 经阴道彩超检查:瘤体内血流信号丰富呈树状分布

限清楚,没有肌层浸润;后者病变基底部有肌层浸润,浸润部可见粗大的血管伸入子宫壁。

5. 检查注意事项　当临床提示病变在短期内复发或多次复发时,检查者要更加注意观察肿瘤的质地、血管特征、肿瘤与周围组织的关系,以免发生误诊。

(二) 病例汇集

病例 5-2-19　子宫内膜低度恶性间质肉瘤

【临床资料】

51 岁,阴道不规则出血伴子宫肌瘤 2 年。

【经阴道彩超检查】

子宫中位,大小 51mm×52mm×44mm,宫腔见 62mm×23mm×32mm 低回声团块,自宫体拖入宫颈外口(图 5-2-40A);用探头挤压瘤体,可见瘤体变形。CDFI:瘤体内可见丰富血流信号,呈条状分布

(图 5-2-40B),RI:0.20～0.77。宫腔内可见环形节育器;双侧附件区未见异常回声。超声检查提示:宫腔内富血供实性占位病变。

【宫腔镜检查】

子宫黏膜下肌瘤。

【宫腔镜活检病理】

子宫内膜间质源性肿瘤(图 5-2-40C)。

【大体及镜下病理检查】

肉眼见子宫后壁一息肉状肿物,表面有糜烂,呈灰红色。镜下见息肉顶部呈毛细血管瘤样结构,自息肉体部至根部,瘤细胞逐渐增多,血管数目减少、血管管径增粗、管壁增厚,呈螺旋动脉样;进入肌层后,血管直径进一步增大,数目进一步减少,部分血管外壁被瘤细胞侵蚀。病理诊断:子宫内膜低度恶性间质肉瘤,侵犯浅肌层(图 5-2-40D)。

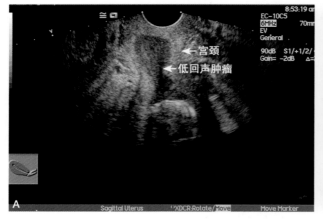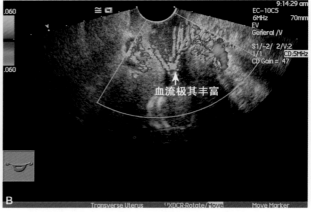

图 5-2-40　子宫内膜低度恶性间质肉瘤
A. 经阴道纵断扫查,瘤体呈低回声,拖入宫颈外口;B. 瘤体内血流信号丰富,呈条状分布

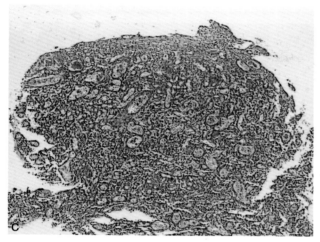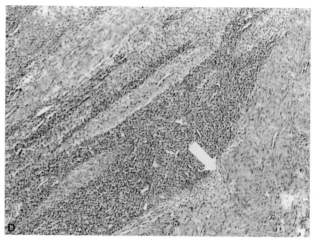

图 5-2-40 子宫内膜低度恶性间质肉瘤

C. 镜下病理:瘤体呈息肉样,间质血管极其丰富,似毛细血管瘤(HE 染色,×40);D. 镜下病理:肿瘤肌层浸润,箭头示肿瘤旁的平滑肌组织(HE 染色,×100)

【讨论分析】

低度恶性子宫内膜间质肉瘤好发于围绝经期,瘤体质软而嫩;因病变恶性度低,瘤体的血供保留了螺旋动脉树状血管网的特点;病变组织结构可呈毛细血管瘤样,故血流阻力较低。二维超声及宫腔镜检查容易误诊为内膜息肉或黏膜下肌瘤。超声检查时,用探头挤压子宫,如看到肿物变形,提示病变质软;彩色多普勒超声检查显示病变血流呈树状分布且呈低阻动脉血流;应考虑到低度恶性子宫内膜间质肉瘤的可能性。

病例 5-2-20 子宫内膜低度恶性间质肉瘤

【临床资料】

患者,女,32 岁。月经量进行性增多,2 年前无明显诱因出现月经量增多,约为以前的 1.5 倍,周期无明显变化;2 个月前月经量增加到以前的 2 ~ 3 倍,经期延长至 10 天。

【经腹部普通超声检查提示】

子宫黏膜下肌瘤,子宫内膜增厚。

【宫腔镜检查】

子宫黏膜下肌瘤、子宫内膜多发息肉。

【宫腔镜活检病理】

宫腔病变旁内膜呈分泌早期改变。

【宫腔镜手术及病理】

手术切除子宫黏膜下肌瘤及内膜息肉;肉眼见灰红色破碎软组织一堆 40mm×40mm×10mm;镜下见:突出宫腔的部分可见极其丰富的血管,部分呈毛细血管瘤样结构;部分呈片状密集分布的厚壁螺旋动脉样血管。越接近肌层,血管成分越少,肿瘤成分越多,血管管径增粗,管腔扩张,血管外壁部分被肿瘤侵蚀。病理诊断:血管极其丰富的低度恶性子宫内膜间质肉瘤伴肌层浸润(图 5-2-41A)。

【宫腔镜术后超声检查】

子宫后位,大小 48mm×47mm×36mm,宫壁回声不均匀,血流信号丰富。宫体上段宫腔回声厚 6mm,未见涌动,未见血流信号。宫体下段未见明确内膜回声,局部呈不均质低回声,后壁肌层回声增强。宫体下段低回声区血流信号较丰富(图 5-2-41B),可取及动静脉血流频谱,RI:0.49 ~ 0.55。双侧卵巢未见异常。超声检查提示:子宫下段后壁肌层回声增强伴丰富动脉血流,考虑肌层浸润。

【大体及镜下病理检查】

子宫下段后壁取材,镜下病理见肿物残留,瘤体内见内径较大的血管,部分血管外壁被肿瘤组织侵蚀(图 5-2-41C)。

【讨论分析】

虽然低度恶性间质肉瘤好发于围绝经期,但也可见于育龄期;本例 32 岁,尚处育龄期。术前经腹普通超声检查提示子宫黏膜下肌瘤,子宫内膜增厚;宫腔镜镜下诊断为子宫黏膜下肌瘤、子宫内膜多发息肉;提示低度恶性间质肉瘤行普通超声检查及宫腔镜检查容易误诊。本例于宫腔镜手术后行经阴道彩色多普勒超声检查,发现子宫下段后壁低回声区血流信号丰富,可疑肿瘤残留病灶;大体病理肉眼未发现明确病灶;依据超声检查提示的病变部位取材,证实局部有肿瘤残存。因此,经阴道彩色多普勒超声检查可为大体标本取材定位。

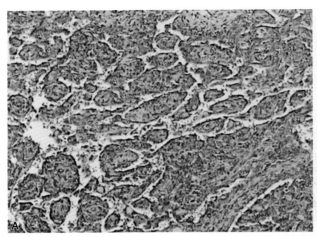

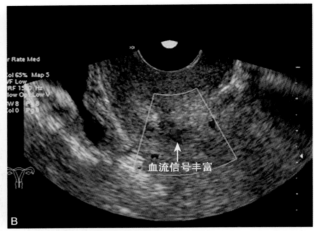

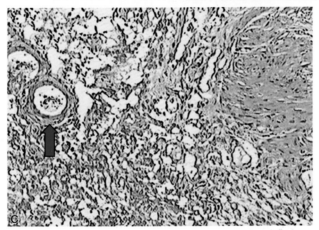

图 5-2-41　子宫内膜低度恶性间质肉瘤
A. 宫腔镜手术病理:病灶内血管丰富(HE 染色,×100);B. 宫腔镜手术后经阴道彩超检查:宫体下段低回声区血流信号较丰富;C. 镜下病理:箭头示瘤体内血管外壁被肿瘤组织侵蚀(HE 染色,×100)

六、上皮和间叶混合性肿瘤

(一)疾病概述

上皮和间叶混合性肿瘤是由上皮及间叶成分组成的子宫体肿瘤,又称米勒管混合瘤。

1. 病理分类与发病机制　上皮和间叶混合性肿瘤的组织学分类包括腺肌瘤、腺纤维瘤、腺肉瘤及癌肉瘤。由子宫内膜腺体和平滑肌构成的肿瘤称为腺肌瘤(图 5-2-42A),是上皮和间叶混合性肿瘤中较常见的良性肿瘤,多见于育龄期妇女;当腺上皮有不典型增生时称不典型腺肌瘤性息肉,部分可发生癌变。腺纤维瘤罕见,由良性上皮和纤维组织构成,常呈息肉样生长;多见于绝经后妇女,平均年龄 68 岁。腺肉瘤也罕见,由良性腺上皮和肉瘤构成;多见于绝经后妇女,30% 的患者发生于绝经期前或青春期。癌肉瘤由癌与肉瘤构成(图 5-2-42B),即恶性米勒管混合瘤,是上皮和间叶混合性肿瘤中较常见

的恶性肿瘤,占所有子宫体肿瘤的 2% ~5%,多见于绝经后妇女。此瘤恶性度高,一经发现肿瘤多已侵犯子宫肌层,5 年生存率为 12% ~20%。

多数学者认为上皮和间叶混合性肿瘤来源于具有多向分化潜能的干细胞,该细胞既可向上皮方向分化,也可向间质方向分化。

2. 临床表现　此类肿瘤的共同临床表现为子宫出血及腹部肿块,可伴有痛经和不孕。

3. 声像图表现

(1)腺肌瘤声像图表现:位于黏膜下的腺肌瘤呈息肉样,为宫腔内边界清楚的中高回声结节伴较粗大条状血流信号穿入瘤体(详见本节子宫内膜息肉)。

(2)癌肉瘤声像图表现:子宫体积常显著增大;宫腔回声弥漫性增厚,回声不均匀减低,可呈息肉样;病变核心部位血流信号稀疏,肌层浸润部血流信号相对丰富。

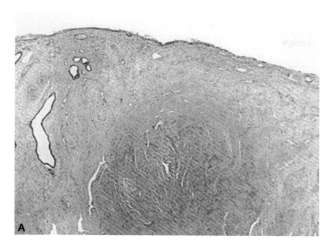 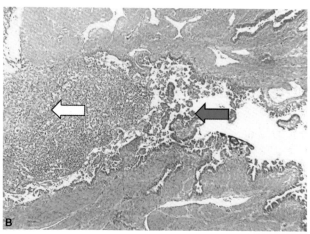

图 5-2-42

A. 腺肌瘤性息肉镜下病理:腺体与平滑肌并存(HE 染色,×40);B. 癌肉瘤镜下病理:红色箭头示癌的成分,白色箭头示肉瘤成分(HE 染色,×40)

4. 诊断与鉴别

(1) 腺肌瘤样息肉:与子宫内膜息肉声像图表现相似,与小的黏膜下肌瘤也难以鉴别。

(2) 癌肉瘤:因病变恶性度高,临床一经发现即属晚期,故病变范围较大。绝经后妇女,当子宫体积显著增大伴宫腔内大范围低回声息肉样病变应考虑癌肉瘤的可能,宫腔回声弥漫性增厚型癌肉瘤与子宫内膜癌在声像图上几乎无法鉴别。

5. 检查注意事项　子宫腺肌瘤与子宫腺肌病可同时发生,由于含有上皮成分,均可发生癌变;当病变在短期内明显增大伴不规则无回声区,血流信号增加,应建议查血清 CA125。

(二) 病例汇集

病例 5-2-21　子宫腺肌瘤性息肉癌变

【临床资料】

35 岁,月经不规律 3 年。

【经阴道彩超检查】

子宫中位,大小约 53mm×56mm×47mm,形态如常,肌壁回声均匀,宫腔回声厚 17.9mm(图 5-2-43A),涌动不明显,可见粗大血流穿入(图 5-2-43B),可取及动脉血流,RI:0.52 ～ 0.72。超声检查提示:子宫内膜超声所见,考虑息肉样病变。

【宫腔镜检查】

宫腔内见隆起性病变,提示内膜息肉。

【手术病理】

子宫腺肌瘤性息肉伴体部、顶部癌变(图 5-2-43C),根部未见癌变(图 5-2-43D);息肉旁子宫内膜呈复杂性增生过长伴中度不典型增生。

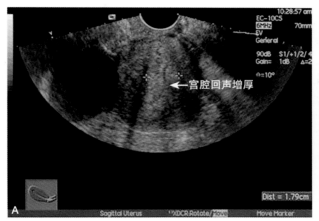 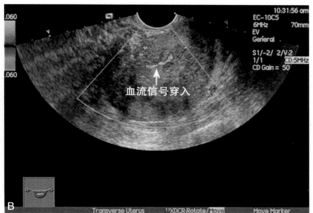

图 5-2-43　子宫腺肌瘤性息肉癌变

A. 经阴道超声检查:宫腔回声增厚;B. 宫腔回声内见粗大血流信号穿入

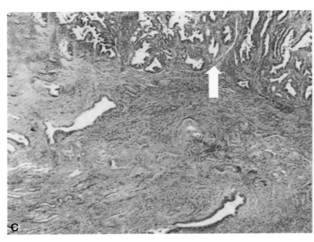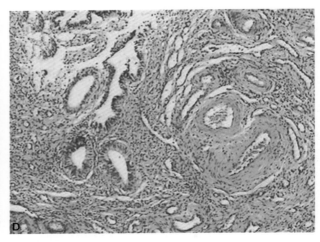

图 5-2-43　子宫腺肌瘤性息肉癌变

C. 镜下病理:腺肌瘤性息肉顶部癌变,箭头示腺体癌变(HE 染色,×40);D. 镜下病理:息肉根部可见腺体、平滑肌及粗大供养血管,未见癌变(HE 染色,×100)

【讨论分析】

子宫腺肌瘤样息肉属子宫内膜息肉中的一类,因组织成分既有子宫内膜腺体,又有平滑肌成分,故又属于上皮和间叶混合性肿瘤。其声像图表现既可为边界清楚的息肉样结节,也可边界不清、表现为宫腔回声增厚;供养动脉多较粗大。由于其上皮成分可发生癌变,故中老年妇女,凡超声检查提示为息肉样病变或伴有粗大供养动脉的内膜病变,均应建议进一步行宫腔镜检查。

病例 5-2-22　癌肉瘤

【临床资料】

62 岁,孕 4 产 3,绝经 12 年,阴道血性分泌物 2 个月余。

【经腹壁及经阴道彩超检查】

子宫前位,大小约 105mm×79mm×64mm,宫腔水平见 80mm×60mm×40mm 不均质低回声团块,边界尚清(图 5-2-44A);CDFI:团块核心部血流信号不丰富,团块周边血流信号较丰富(图 5-2-44B);可取及动脉血流,RI:0.37~0.48。双侧卵巢未探及;盆腔未探及增大淋巴结。

【宫腔镜检查】

宫腔形态失常,腔内被占位病变充填(图 5-2-44C),直径约 50mm,呈球形及分叶状,表面可见粗大血管。

【宫腔镜活检病理】

分化差的恶性肿瘤,形态符合癌肉瘤。

【大体及术后病理】

宫体部见带蒂肿物约 90mm×60mm×30mm,蒂

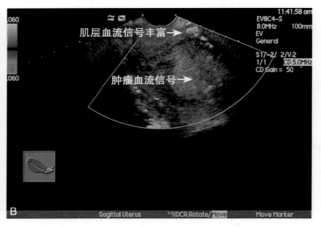

图 5-2-44　癌肉瘤

A. 经腹壁超声检查:宫腔水平低回声团块,边界尚清;B. 经阴道彩色多普勒超声检查:病变核心部位血流信号稀疏,肌层浸润部血流信号相对丰富

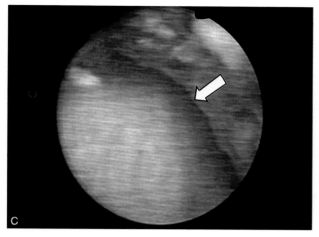
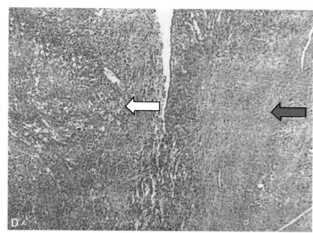

图 5-2-44 癌肉瘤
C. 宫腔镜检查:箭头示病变呈息肉样;D. 镜下病理:白色箭头为低分化癌,红色箭头为肉瘤(HE 染色,×40)

部直径 20mm;切面呈灰白、灰褐色,质嫩,鱼肉样;蒂部与肌层分界尚清;镜下病理诊断:子宫癌肉瘤伴横纹肌分化(图 5-2-44D),肌层浸润;双侧卵巢未见著变,淋巴结内未见癌转移。

【讨论分析】

癌肉瘤为少见病例。因恶性度高、生长速度快,故一经出现临床症状即为晚期;肿瘤可呈息肉样,超声检查常见肿瘤体积较大,息肉样生长的肿瘤在声像图上显示边界尚清;镜下病理示瘤体内血管较丰富,但血管平滑肌发育不完善,彩色多普勒超声检查不易显示;宫腔镜下见瘤体表面有粗大血管,与超声检查相吻合。

七、子宫内膜炎

（一）疾病概述

急性炎症常见于产后、人流术后或宫腔内手术后,致病菌经子宫内膜创面或胎盘附着面入侵。急性炎症治疗不当可转为慢性炎症,部分病例可合并宫腔粘连。

1. 病理特点 子宫内膜充血、水肿,内膜坏死时伴脓性分泌物,可侵犯肌层形成子宫肌炎。

2. 临床表现

（1）全身症状:起病急伴发热、寒战、下腹疼痛。

（2）局部症状:恶露增多、污秽,严重者阴道可排除大量脓性分泌物。

（3）妇科检查:子宫增大及触痛。

（4）如为慢性炎症,可表现为阴道不规则出血、阴道分泌物增多、不孕、流产及下腹坠痛等症状,

部分患者可有低热。

3. 声像图表现

（1）子宫稍大,轮廓尚清。

（2）子宫内膜因水肿而增厚,回声不均,可伴有不规则液性暗区。

（3）当子宫肌层受累时,可见肌层增厚,回声不均。

（4）子宫内膜慢性炎症合并宫腔粘连时可呈现相应的声像图表现。

（5）彩色多普勒血流显像:急性子宫内膜炎血流信号可丰富。

4. 诊断与鉴别

（1）典型的临床症状伴有子宫增大、内膜增厚及内膜血流信号增加应考虑急性子宫内膜炎。

（2）子宫内膜慢性炎症声像图表现常缺乏特异性,需与子宫内膜癌鉴别。

（3）子宫内膜炎伴有盆腔脓肿时,需与卵巢肿瘤鉴别。

（二）病例汇集

病例 5-2-23 结核性子宫内膜炎

【临床资料】

52 岁,阴道分泌物增多伴下腹坠痛数月。

【经阴道彩超检查】

子宫前位,大小 62mm×56mm×48mm,肌壁回声尚均匀,宫腔回声厚 14.6mm,回声不均,部分可见涌动;CDFI:宫腔回声内可见点状血流信号(图 5-2-45A),子宫各级动脉血流阻力减低,螺旋动脉 RI:0.42(图 5-2-45B)。双侧卵巢及附件区未见异常回声。超声检查提示:子宫内膜增厚伴子宫各级动脉

血流阻力减低,不除外炎症。

【诊断性刮宫病理】

镜下病理见子宫内膜间质内大量慢性炎细胞浸

润,于大量淋巴细胞背景中见少量浆细胞,并见干酪样坏死,其间可见扩张的螺旋动脉(图 5-2-45C);形态符合结核性子宫内膜炎。

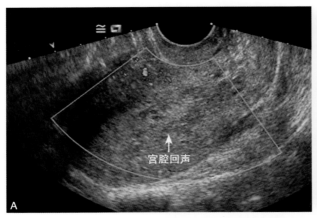
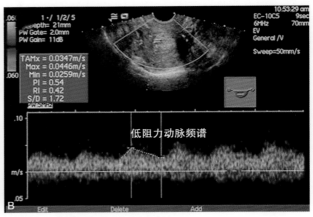
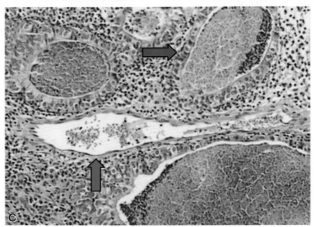

图 5-2-45 结核性子宫内膜炎
A. 宫腔回声不均伴点状血流信号;B. 螺旋动脉呈低阻力动脉血流;C. 镜下病理:绿色箭头示干酪样坏死,红色箭头示扩张的螺旋动脉(HE 染色,×100)

【讨论分析】

典型的急性子宫内膜炎结合临床症状不难作出诊断。慢性子宫内膜炎临床症状多不典型,声像图表现似子宫内膜癌,表现为宫腔回声增厚、回声不均,因慢性炎症导致螺旋动脉扩张,内膜中供养动脉可表现为低阻力动脉血流,与内膜癌相似。因此,临床症状不典型的慢性子宫内膜炎需诊断性刮宫确诊。

八、宫腔粘连

(一)疾病概述

子宫腔上宽下窄呈三角形。正常子宫腔的容量为 5ml,如未发生宫颈和宫腔粘连或宫颈管被病变阻塞,一般宫腔内没有液体存留。绝经后,由于子宫

收缩力减弱,宫腔内可有少量液体存留。

1. 宫腔粘连的病因 各种原因引发的子宫内膜基底层受损及炎症均可导致子宫腔粘连,部分病例合并宫腔积液。

(1)刮宫。

(2)子宫腔感染。

(3)经腹子宫切开术或子宫成形术缝合错位导致宫腔粘连。

(4)宫内节育器。

(5)宫腔镜手术。

2. 宫腔粘连的分类

(1)按部位分类:分为单纯宫颈粘连、宫颈和宫腔粘连及单纯宫腔粘连三类。

(2)按粘连位置分类:分为中央型、周围型和

混合型三种。

（3）按组织成分分类：分为膜性粘连、肌性粘连、纤维性粘连及混合性粘连。

（4）依据粘连范围分为三度：①轻度粘连：粘连范围<1/4 宫腔，一般为膜样粘连；②中度粘连：粘连范围<1/2 或>1/4 宫腔，通常为纤维肌肉粘连，较厚，但仍覆盖子宫内膜，宫腔局部或全部闭锁；③重度粘连：粘连范围>1/2 宫腔，粘连组织仅为结缔组织构成，没有子宫内膜组织。

3. 临床表现 闭经、月经减少、不孕及痛经等。

4. 声像图表现

（1）宫腔粘连合并积血或积液，超声检查可以看到宫腔内有单个或多个液性暗区（图 5-2-46 A）。

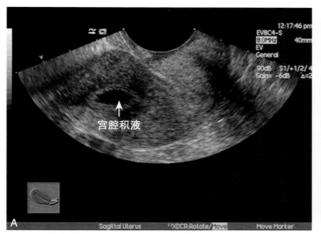

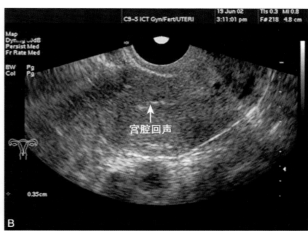

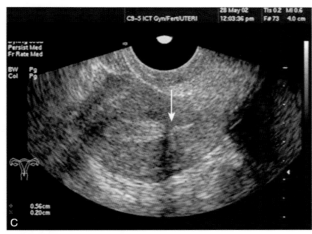

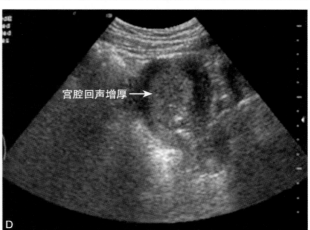

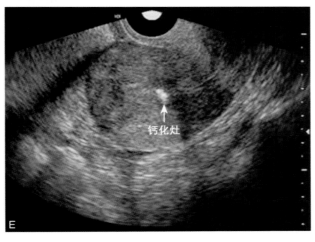

图 5-2-46 宫腔粘连

A. 宫腔粘连合并积液；B. 宫腔闭合性粘连。经阴道超声检查显示宫腔回声僵硬、呈带状；C. 宫颈部粘连。箭头示：宫腔回声于宫颈部中断；D. 膜性宫腔粘连。声像图显示宫腔回声增厚，酷似子宫内膜增生过长；E. 宫腔感染后形成的宫腔粘连，粘连部可见钙化灶

（2）宫腔闭合性粘连或周围型粘连在二维声像图上仅可显示子宫腔回声薄或无异常改变（图5-2-46B），往往不能明确诊断。

（3）宫颈部粘连：宫腔回声于宫颈部中断（图5-2-46C）。

（4）膜性粘连：宫腔回声增厚，酷似子宫内膜增生过长，但内膜涌动征象消失（图5-2-46D）。

（5）宫腔感染后形成的宫腔粘连，宫腔回声内可见钙化灶（图5-2-46E）。

5. 检查注意事项 当常规超声检查不能明确诊断时，应采用介入超声检查手段，包括宫腔声学造影检查及超声和宫腔镜联合检查。

（二）病例汇集

病例5-2-24 宫腔粘连

【临床资料】

41岁，原发不孕19年，闭经7年伴周期性腹痛。

【经腹部及经阴道盆腔扫查】

子宫前位，大小53mm×63mm×47mm，宫壁回声尚均匀。宫体部宫腔回声分离，可见两个非对称的腔，相距10.8mm（图5-2-47A），左大、右小，左侧宫腔内呈密集的点状回声，其下缘距宫颈内口距离约20mm。双侧卵巢未见异常。超声检查提示：宫体部宫腔粘连伴宫腔积血。

【宫腔镜检查】

提示宫腔粘连。

【宫腔镜手术及病理】

手术切除粘连组织，排除褐色积液。术后病理：粘连组织为平滑肌，间有少量纤维结缔组织（图5-2-47B）。

【讨论分析】

该病例为典型的宫腔粘连。有不孕、痛经及闭经的病史，超声检查可见宫腔积液及粘连带，病理证实为肌性粘连。

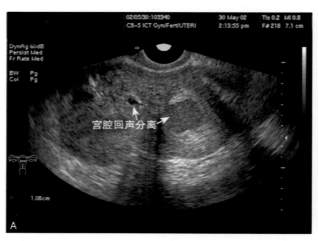
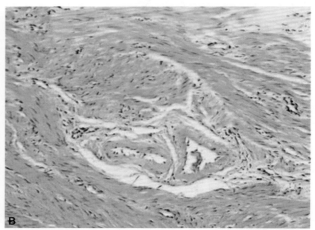

宫腔回声分离

图5-2-47 宫腔粘连
A. 经阴道横断扫查：宫腔回声分离，呈非对称的两个腔，左侧宫腔内呈密集的点状回声；B. 镜下病理：粘连组织为平滑肌组织，间有纤维结缔组织（HE染色，×100）

病例5-2-25 缩窄性宫腔粘连

【临床资料】

35岁，16岁起出现周期性腹痛，原发闭经。

【经腹部及经阴道盆腔扫查】

子宫前位，大小46mm×47mm×38mm，宫壁回声尚均匀。子宫上段可见内膜样回声，似有涌动；宫体中下段内膜涌动征象消失，可见数个强回声团伴声影（图5-2-48A）；左侧卵巢术后缺如，右侧卵巢未见异常。超声检查提示：宫体中下段异常，所见考虑宫腔粘连伴钙化，宫底水平考虑存有正常内膜组织。

【宫腔镜检查】

子宫中下段宫腔缩窄（图5-2-48B），提示缩窄性宫腔粘连。

【宫腔镜手术病理】

宫腔镜手术切除中下段粘连组织后，于宫体上段见子宫内膜样结构（图5-2-48C）；镜下病理：粘连组织以纤维结缔组织为主，粘连部上方可取及内膜组织（图5-2-48D）。

【讨论分析】

该例为周期性腹痛伴原发性闭经；超声检查子宫上段见内膜样回声，提示子宫内膜有周期性脱落；

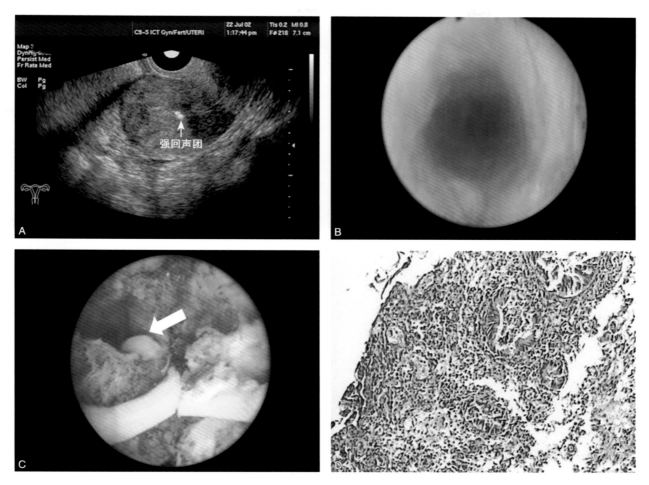

图 5-2-48 缩窄性宫腔粘连

A. 经阴道纵断扫查:子宫上段见内膜样回声,宫体中下段见数个强回声团伴声影;B. 宫腔镜检查:宫腔明显变窄;C. 宫腔镜手术切开下段粘连组织,箭头示宫体上段见内膜样结构;D. 镜下病理:粘连部上方的内膜组织(HE 染色,×40)

中下段内膜涌动征象消失,并见强回声钙化灶,考虑炎症造成宫腔粘连;由于子宫上段周期性脱落、经血不能经阴道排出,致患者周期性腹痛。故结合病史,超声检查不难作出诊断。

病例 5-2-26 膜性宫腔粘连

【临床资料】

26 岁,异常子宫出血 3 年,曾行诊断性刮宫;临床诊断:功能性子宫出血。

【经腹壁超声检查】

子宫前位,大小为 78mm×76mm×50mm,宫壁回声均匀;宫腔回声明显增厚,范围 43mm×72mm×32mm(图 5-2-49);未见涌动。双侧附件区未见明显异常;超声检查提示:子宫内膜病变。

【宫腔声学造影检查】

注液 3ml 后患者有胀痛感,宫腔内见液体注入,内膜回声未见明显变薄,边界不规则(图 5-2-49A)。

【宫腔镜检查】

子宫腔内见纤细条索状结构,提示宫腔粘连。

【宫腔镜手术及病理】

切除索条状粘连组织;镜下病理粘连带两侧可见内膜组织(图 5-2-49B),在粘连组织表面尚可见相对正常的子宫内膜(图 5-2-49C)。

【讨论分析】

膜性宫腔粘连多见于功能性子宫出血反复诊刮的患者,常规超声检查其宫腔回声酷似子宫内膜增生过长;动态观察,膜性宫腔粘连内膜涌动征象不明显,子宫内膜增生过长内膜涌动征象明显。宫腔声学造影检查,注入液体后,膜性宫腔粘连者宫腔液性暗区周边呈致密的、网格状中等回声(图 5-2-49A),吸宫或诊断性刮宫不易刮除内膜组织;增生过长的子宫内膜在吸宫时可将大部分内膜组织吸出,膨宫

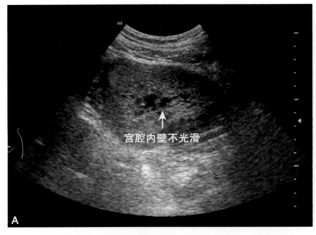

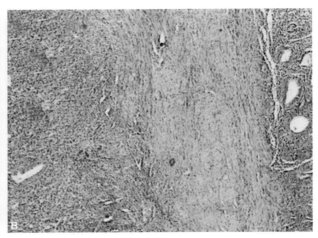

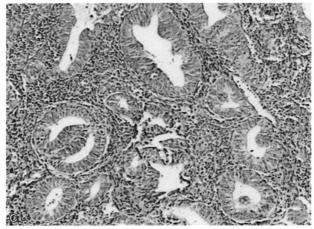

图 5-2-49　膜性宫腔粘连

A. 宫腔声学造影检查:液体注入宫腔后,宫腔回声未见变薄,宫腔内壁不光滑;B. 镜下病理:粘连带两侧均见内膜组织(HE 染色,×40);C. 镜下病理:粘连组织表面相对正常的子宫内膜(HE 染色,×100)

后内壁多光整。

病例 5-2-27　肌性宫腔粘连

【临床资料】

35 岁,人流术后继发不孕 10 年,月经量少。

【经腹部及经阴道盆腔扫查】

子宫前位,大小 51mm×46mm×37mm,宫壁回声尚均匀;子宫中下段宫腔回声较强,部分呈钙化样,未见涌动(图 5-2-50A);两侧宫底可见内膜样回声。双侧附件区未见明显异常。超声检查提示:宫腔粘连。

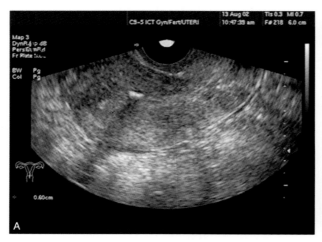

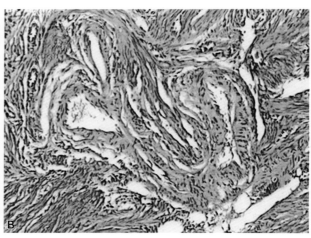

图 5-2-50　肌性宫腔粘连

A. 经阴道超声检查:子宫中下段回声增强,部分呈钙化样;B. 镜下病理:粘连组织为以平滑肌为主(HE 染色,×100)

【宫腔镜检查】

宫腔粘连。

【宫腔镜手术病理】

宫腔镜下切除粘连组织。镜下病理:粘连组织以平滑肌为主(图5-2-50B)。

【讨论分析】

人工流产是导致子宫内膜基底层受损的原因之一。如人工流产后月经量减少或闭经应考虑子宫内膜基底层受损。超声检查可见损伤部宫腔回声变薄、形态僵硬,局部内膜涌动征象消失。

第三节 子宫良性肿瘤

一、子宫肌瘤

(一) 概述

1. 子宫肌瘤的特点 子宫肌瘤是女性器官最常见的良性肿瘤。子宫平滑肌瘤来源于子宫肌层的平滑肌细胞,主要由平滑肌纤维与结缔组织纤维组成,又称子宫纤维肌瘤。国内报道住院患者中子宫肌瘤的患病率为3.3%~20.45%。子宫肌瘤是性激素依赖性肿瘤,多发生于中年妇女,70%~80%的子宫肌瘤发生于30~50岁即卵巢功能旺盛时期。子宫肌瘤具有多发性倾向,且易发生退行性病变,子宫肌瘤为良性很少恶变。子宫肌瘤生长部位分为宫体肌瘤和子宫颈肌瘤,前者约占90%,后者仅占10%左右。一般肌瘤是向阻力较小的方向发展,根据它的生长方式与子宫肌壁关系,形成了四种类型:肌壁间肌瘤、黏膜下肌瘤、浆膜下肌瘤及阔韧带肌瘤。阔韧带肌瘤是位于子宫侧壁的肌瘤向外突出于阔韧带内,因此可认为是一种特殊的浆膜下肌瘤。

子宫颈肌瘤少见,常为单发。

依据组织学类型,几种特殊类型的子宫肌瘤超声检查时可加以留意:①富于细胞的平滑肌瘤;②出血性富于细胞的平滑肌瘤;③上皮样平滑肌瘤;④黏液样平滑肌瘤;⑤奇异型平滑肌瘤;⑥核分裂活跃的平滑肌瘤;⑦脂肪平滑肌瘤;⑧血管平滑肌瘤。此外,由于生长方式变异而出现弥漫性平滑肌瘤病、静脉平滑肌瘤病、分割性平滑肌瘤、良性转移性平滑肌瘤、腹膜播散性肌瘤病。这些肌瘤声像图的特征表现,当病理报告提出诊断意见,超声应记录特征性表现来积累经验。

子宫肌瘤变性:子宫肌瘤失去了原有的典型结构称为变性。常见的变性有:①玻璃样变性:又称透明变性,最常见;②黏液变性:特征是肌瘤的纤维基质内出现黏液样物质;③囊性变:为子宫肌瘤玻璃样变性的继续发展;④脂肪变性:是较少见的一种改变,常继发于透明变性或坏死后;⑤红色样变:为变

性肌瘤的肉眼所见,是一种特殊类型的坏死,多见于妊娠期或产褥期,亦可见于非妊娠妇女有蒂肌瘤的扭转或嵌顿;⑥钙化:子宫肌瘤出现钙化并不少见,可为散在的或弥漫性的。绝经后肌瘤萎缩,子宫肌瘤透明变性均易发生钙化。

子宫肌瘤的血液供应类型:依据数字减影血管造影(digital subtraction angiography, DSA)的资料,子宫肌瘤的血液供应分为三型:Ⅰ型:一侧子宫动脉供血为主;Ⅱ型:双侧子宫动脉供血;Ⅲ型:单纯一侧子宫动脉供血。这不仅对子宫动脉栓塞治疗有重要意义,也对应用彩色多普勒观察子宫肌瘤的血流状态有实际作用。

2. 子宫肌瘤的临床表现 多数无明显症状,仅在体检时发现。

常见的症状有:①经量增多及经期延长,多见于较大的壁间肌瘤与黏膜下肌瘤。②下腹部包块,肌瘤增大使子宫大于妊娠3个月大小,可从腹部触及包块。③压迫症状:子宫前壁下段肌瘤可压迫膀胱引起尿频、尿急;子宫颈肌瘤可引起排尿困难、尿潴留;子宫后壁肌瘤可引起下腹坠胀不适、便秘等;阔韧带肌瘤嵌入盆腔内压迫输尿管致上尿路受阻。④不孕、流产等。⑤白带增多。

子宫肌瘤的临床治疗:治疗注意个体化、生育要求等,力求考虑全面。①随访观察;②药物治疗,适用于肌瘤小于妊娠2个月大小或不宜手术者;③介入治疗即子宫动脉栓塞治疗;④高强度聚焦超声治疗;⑤射频以及各种消融;⑥手术治疗:肌瘤切除术或子宫切除术。手术途径可经腹、经阴道或采用腹腔镜、宫腔镜进行。不同方法治疗,随访声像图各有特色。

3. 子宫肌瘤的诊断与鉴别诊断 子宫肌瘤的诊断:依据其临床表现及体征,诊断并不困难。超声经腹部与经腔内检查联合应用,可提供盆腔脏器的总体情况及相互关系、子宫大小、肌瘤大小、位置、与子宫肌层关系、瘤体内部状况、血供特征及丰富与否

等多方面的信息。超声检查是诊断子宫肌瘤的不可缺少的手段。子宫肌瘤超声一般表现:子宫增大、形态失常,局灶性实性病灶,内部回声可为低、中等或强,以低回声多见;周边血流信号呈环状或半环状,内部有血流信号,丰富程度因瘤体细胞不同差异较大。磁共振能提供分辨力更清晰的图像,由于价格昂贵,是临床遇到困难病例鉴别诊断的重要方法。

鉴别诊断应想到妊娠、卵巢肿瘤、子宫腺肌瘤、子宫内膜癌、子宫肉瘤、子宫颈癌、子宫畸形、子宫内膜息肉、腹膜后肿瘤等。

(二) 病例汇集

病例 5-3-1　子宫壁间肌瘤

【临床资料】

46 岁,体格检查发现子宫包块一个月余入院。入院体检:心、肝、脾、肺未及明显异常,腹软、无压痛。无痛经史。妇科检查:外阴已婚式,阴道通畅,宫颈光滑,子宫前位,增大饱满,质中、活动度可。双侧附件区未及明显异常。

【超声表现与提示】

子宫前位,大小为 7.3cm×5.7cm×5.7cm,形态大致正常,轮廓清晰,圆钝饱满,肌层回声不均匀,子宫内膜厚 0.8cm。子宫后壁见一个大小为 4.1cm×3.5cm 等回声区,边界欠清,呈类圆形,瘤体内有血流信号,记录到动脉阻力指数为 0.63。肌壁内尚可见多个低回声病灶。宫腔内见节育器强回声。双侧卵巢大小、形态显示正常(图 5-3-1A ~ C)。

超声提示:子宫肌瘤(壁间),宫腔内节育器。

【术中情况】

患者麻醉成功后取平卧位,洗手探查:子宫体饱满,双侧附件外观无异常。行全子宫切除术。

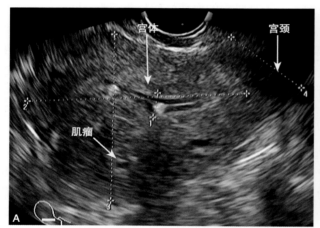

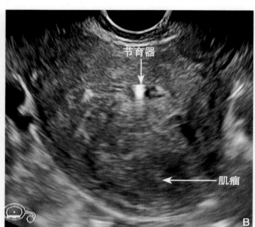

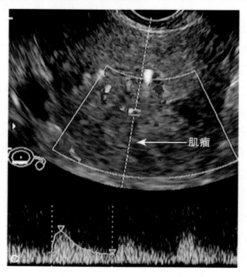

图 5-3-1　子宫壁间肌瘤

A. TVS 纵切:子宫前位,子宫后壁见一个直径为 4cm 等回声区,边界欠清,类圆形。宫腔内见节育器强回声。B. TVS 横切:瘤体位于子宫左后壁。宫腔内见节育器强回声;C. TVS 横切:瘤体内有丰富血流信号,记录到动脉阻力指数为 0.63

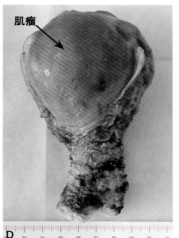
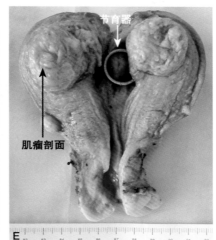

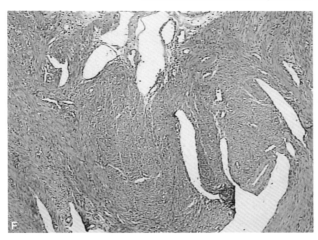
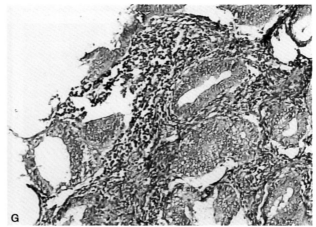

图 5-3-1　子宫壁间肌瘤

D. 大体外观:子宫外观大致正常,表面欠光滑,饱满,可见肌瘤结节。E. 大体剖面:子宫后壁宫底部见一瘤体,有边界,剖面向外膨出,易剥离。肌壁内还可见小的肌瘤结节。宫腔内见圆形节育器;F. 低倍:走向复杂平滑肌组织间见较多血管腔;G. 高倍:增生的内膜组织,炎性细胞浸润

【大体标本】

见图 5-3-1D、E。

【病理诊断】

子宫平滑肌瘤(图 5-3-1F、G)

【讨论分析】

这是最常见的壁间肌瘤,呈等回声,且边界欠清,增加了超声诊断的难度,注意与腺肌病的鉴别,患者无痛经史,故先考虑为肌瘤。

病例 5-3-2　子宫多发壁间、浆膜下平滑肌瘤

【临床资料】

45 岁,体检发现盆腔包块 4 个月余。月经史:月经周期 24～30 天,经期 7 天,无痛经史。生育史:$G_3P_1A_2$。妇科检查:外阴已婚式,未见皮疹及赘生物,阴道通畅,宫颈肥大,子宫前位,活动度可,增大如孕 3 个月大小,形态失常,质硬,双侧附件区未及异常。

【超声表现与提示】

子宫前位,明显增大,形态失常,轮廓不光滑,肌层回声不均匀,宫底部及后壁峡部分别见 4.9cm×4.8cm、5.5cm×4.8cm 的低回声区,类圆形,边界清晰,宫底部一个向外突起,内部回声呈漩涡状,周边及内部见血流信号,动脉阻力指数 0.63。子宫内膜走行弯曲,厚 1.0cm,宫颈前后径 3.7cm,双侧卵巢未见明显异常(图 5-3-2A～D)。

超声提示:子宫肌瘤(壁间、浆膜下)。

【术中情况】

在连续硬膜外麻醉下手术,术中探查:见子宫前位,活动度可,增大如孕 3 个月大小,形态失常,质硬。双侧卵巢、输卵管外观无异常。行全子宫切除术。

【大体标本】

见图 5-3-2E、F。

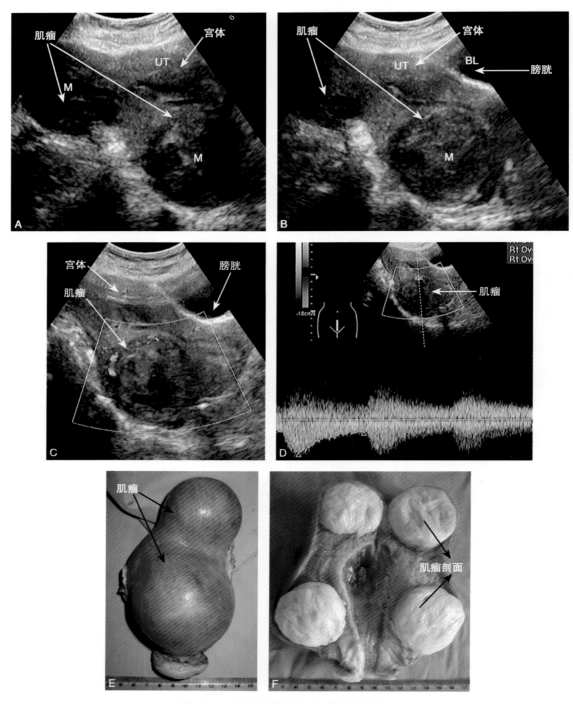

图5-3-2 子宫多发壁间、浆膜下平滑肌瘤

A. TAS斜切显示:子宫底部及峡部分别见两个低回声区,类圆形,有包膜,向外突起;B. TAS斜切显示:子宫底部及峡部见两个低回声区,并见子宫内膜走行弯曲;C. TAS纵切显示:子宫峡部瘤体血流呈半环状;D. TAS纵切显示:子宫峡部瘤体血流动脉阻力指数为0.63;E. 大体标本外观:子宫增大如孕3个月,表面见两个肌瘤结节突起;F. 大体标剖面观:宫底部及子宫峡部分别见一乳白色肿瘤,类圆形,内部组织呈编织状,自肌层向外挤出,质硬,易剥离,子宫内膜菲薄

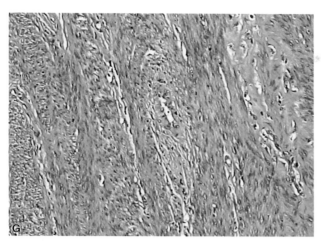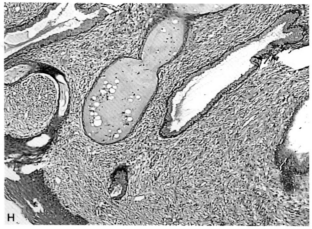

图 5-3-2　子宫多发壁间、浆膜下平滑肌瘤
G. 低倍：编织状的平滑肌组织；H. 低倍：宫颈组织，左下鳞状上皮组织

【病理诊断】

子宫多个平滑肌瘤（图 5-3-2G、H）。

【讨论分析】

本病例宫底部瘤体 2/3 突出于肌壁，考虑为浆膜下肌瘤，子宫峡部瘤体 2/3 位于肌壁内，考虑为壁间肌瘤。

病例 5-3-3　子宫浆膜下肌瘤

【临床资料】

39 岁，体检发现盆腔包块 20 余天入院。

妇科检查：外阴已婚式，未见皮疹及赘生物，阴

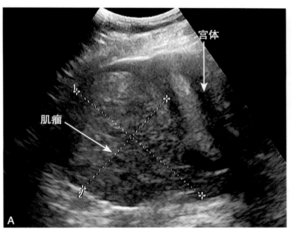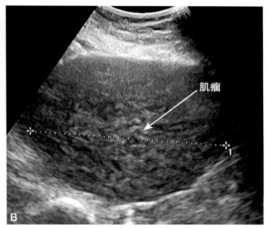

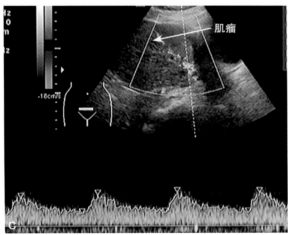

图 5-3-3　子宫浆膜下肌瘤
A. TAS 纵切：子宫前位，明显增大，形态失常，轮廓清晰，子宫右后方见直径 9cm 的稍强回声区，与子宫后壁关系密切，分界欠清，内部回声呈网络状；B. TAS 横切：子宫右后方见稍强回声区，清晰显示内部回声呈网络状；C. TAS 纵切：肿瘤周边及内部均见血流信号，动脉阻力指数 0.48

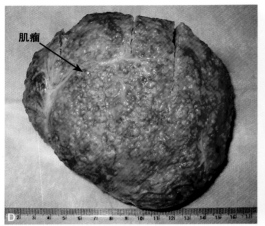
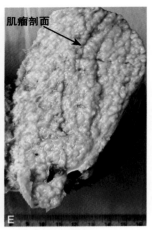

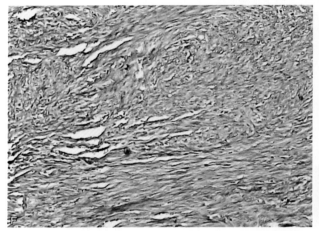
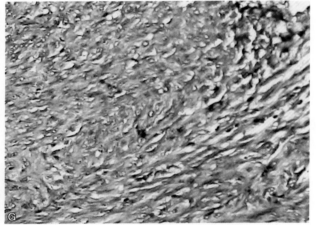

图 5-3-3 子宫浆膜下肌瘤
D. 大体标本外观:肿瘤表面不光滑呈粟粒状;E. 大体标本剖视:全视野为绿豆大小的肌结节,周围有结缔组织;F. 低倍:梭形的平滑肌组织编织状排列;G. 高倍:平滑肌组织,部分细胞核深染

道通畅,宫颈光滑,子宫前位,大小正常,活动度可,右侧附件区可及直径 9cm 实性包块与子宫分界尚清,质硬、无压痛。外院查血 CA125(糖类抗原 125)102.4KU/L,CEA(癌胚抗原)、AFP(甲胎蛋白)正常。

【超声表现与提示】

子宫前位,明显增大,形态失常,轮廓清晰,肌层回声不均匀,子宫内膜厚 0.9cm。子宫右后方见直径 9cm 的稍强回声区,与子宫后壁关系密切,分界欠清,内部回声呈网络状,周边及内部见血流信号,动脉阻力指数 0.48。双侧卵巢未见异常回声(图 5-3-3A ～ C)。

超声提示:盆腔实性包块(肌瘤可能)。

【术中情况】

在连续硬膜外麻醉下手术,术中探查:子宫后壁下段见 12cm×10cm×9cm 实性肿块,表面呈粟粒样结节,充血,未破裂,蒂部位于子宫后壁下段约 4cm×

2cm 大小,子宫前壁 1cm 大小浆膜下肌瘤,淡黄色腹水 500ml,双侧卵巢正常,双侧输卵管轻度积水(结扎后)。行子宫肌瘤剔除术。

【大体标本】

浆膜下子宫肌瘤(图 5-3-3D、E)。

【病理诊断】

平滑肌瘤(图 5-3-3F、G)。

【讨论分析】

本例术后诊断为子宫浆膜下肌瘤,大体剖视呈粟粒状结节,镜下证实为子宫平滑肌瘤结节。超声检查未能发现蒂,难以明确提示浆膜下。该瘤体呈粟粒状结节,故声像图不呈编织样特征。肌瘤的结构表现是多样化的,最后应由镜下来确定。

病例 5-3-4 子宫黏膜下肌瘤

【临床资料】

39 岁,月经量增多,超声发现子宫多发肌瘤而入院。

【超声表现与提示】

子宫前位,形态失常且增大,轮廓尚清晰,肌层回声不均匀,后壁见多个大小不一的低回声区,宫腔内见一个大小为 3.5cm×2.9cm 的低回声区,类圆形,周边及内部有丰富的血流信号,呈彩球状,测得动脉阻力指数 0.43,宫腔内见一暗区呈三角形,单层子宫内膜厚 0.2cm,宫颈前后径 3.0cm。双侧卵巢大小形态未见异常(图 5-3-4A~D)。

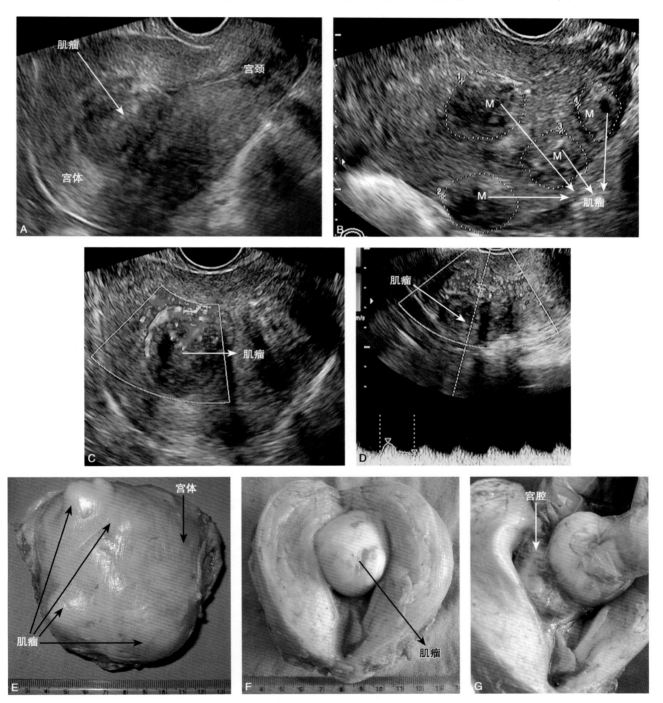

图 5-3-4 子宫黏膜下肌瘤

A. TVS 纵切显示:子宫前位,形态失常且增大,宫腔内见一个大小为 3.5cm×2.9cm 的低回声区,类圆形,宫腔内见一暗区呈三角形为自发性造影;B. TVS 横切显示:子宫形态失常且增大,轮廓尚清晰,肌层回声不均匀,后壁见多个大小不一的低回声区;C. TVS 横切显示:瘤体周边及内部有丰富的血流信号,呈彩球状;D. TVS 横切显示:在丰富的血流信号区测得动脉阻力指数 0.43;E. 大体外观:子宫增大,形态失常,子宫后壁表面可见多个肌瘤结节;F. 大体剖视:宫腔内见一圆形瘤体,表面有血迹;G. 大体剖视:显示该瘤体的蒂来自子宫后壁

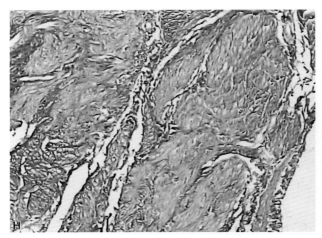
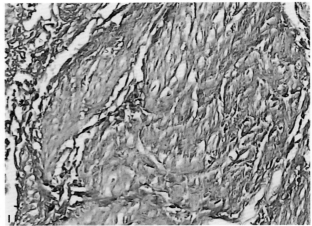

图 5-3-4　子宫黏膜下肌瘤
H. 低倍:变性的平滑肌瘤组织,可见血管腔;I. 高倍:平滑肌瘤组织变性

超声提示:子宫多发肌瘤(黏膜下、壁间)。

【术中情况】

在连续硬膜外麻醉下手术,术中探查见子宫增大,表面可及多个肌瘤结节、双侧卵巢、双侧输卵管外观无异常。行子宫切除术。

【大体标本】

见图 5-3-4E ~ G。

【病理诊断】

子宫平滑肌瘤(黏膜下、壁间)(图 5-3-4H、I)。

【讨论分析】

肌壁间肌瘤向子宫黏膜方向生长,突出于子宫腔,与黏膜层直接接触,临床不多见,肌瘤往往为单个性,有蒂黏膜下肌瘤在宫腔内犹如异物常引起子

宫收缩,肌瘤则被迫逐渐经宫颈至阴道,成为悬吊于阴道内的黏膜下肌瘤,如蒂较短,可发生不同程度的慢性内翻。蒂长的黏膜下肌瘤瘤体及其表面的子宫内膜易变性、坏死,在阴道内更易发生继发感染、出血、甚至形成溃疡。

病例 5-3-5　子宫黏膜下肌瘤

【临床资料】

53 岁,体检发现子宫肌瘤入院就诊。

【超声表现与提示】

子宫前位,大小为 8.9cm×10.8cm×9.4cm,形态失常,轮廓尚清晰,肌层回声不均匀,宫腔内见一个大小为 4.5cm×5.9cm 的低回声区,类圆形,周边及内部有丰富的血流信号,呈彩球状,测得动脉阻力指

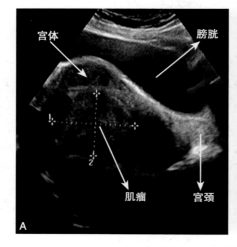
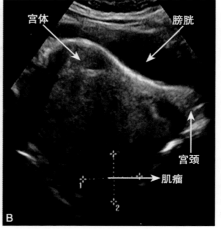

图 5-3-5　子宫黏膜下肌瘤
A. TAS 纵切显示:子宫明显增大,形态失常,宫腔内见一个大小为 4.5cm×5.9cm 的低回声区,类圆形,自后壁向宫腔内突起。子宫内膜前移。B. TAS 纵切显示:子宫后壁见一个较大的低回声区,大小为 3.4cm×3.9cm

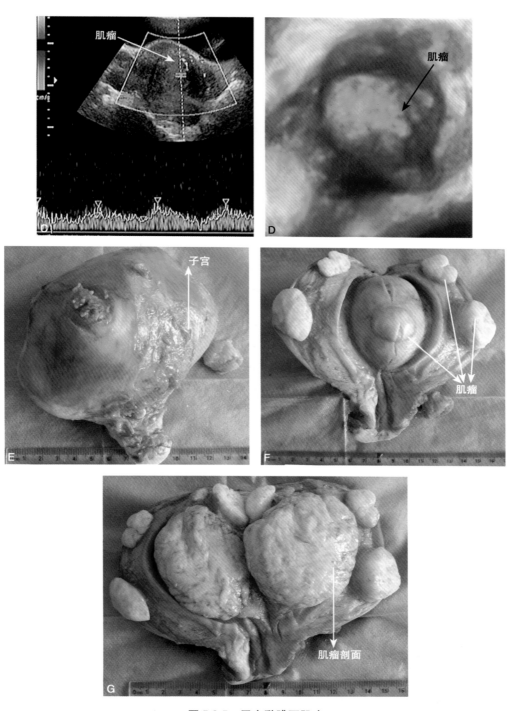

图 5-3-5　子宫黏膜下肌瘤

C. TAS 横切显示:宫腔内瘤体周边及内部有丰富的血流信号,测得动脉阻力指数 0.43;D. 三维
图像:显示宫腔内的瘤体;E. 大体外观:子宫形态失常,触及多个肌瘤结节,质硬;F. 大体剖视:
见多个壁间肌瘤,并见巨大瘤体自后壁突向宫腔;G. 大体剖视:宫腔内突起的瘤体剖面呈编织
状,大部分包绕着子宫内膜

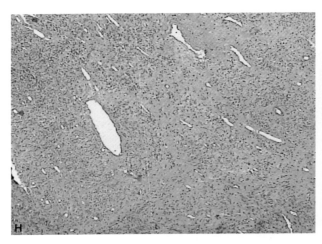
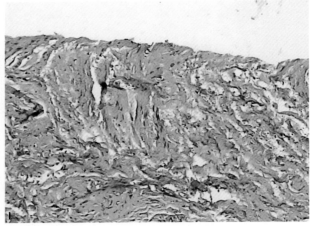

图 5-3-5　子宫黏膜下肌瘤
H. 低倍:平滑肌瘤组织中见较多粗细不一的血管;I. 高倍:平滑肌瘤组织变性

数 0.43;子宫后壁见多个大小不一的低回声区,其中较大的为 3.4cm×3.9cm。子宫内膜厚 0.4cm,宫颈前后径 3.3cm,双侧卵巢大小形态未见异常(图 5-3-5A~D)。

超声提示:子宫多发肌瘤(黏膜下、壁间)。

【术中情况】

在连续硬膜外麻醉下手术,术中探查见子宫形态失常,明显增大,触及多个肌瘤结节。双侧卵巢及输卵管外观无异常。行子宫切除术。

【大体标本】

见图 5-3-5E~G。

【病理诊断】

子宫平滑肌瘤(图 5-3-5H、I)。

【讨论分析】

子宫肌瘤有不同的生长方式,一般肌瘤开始发生于肌层内,有的呈离心性生长,有的向周围均匀发展,有的向一个方向生长,总之,肌瘤生长发展很大程度取决于周围组织阻力的大小。当壁间肌瘤生长的部位接近子宫内膜侧时,宫腔侧的阻力小,自然就突向宫腔形成黏膜下肌瘤,本病例显示黏膜下肌瘤来自后壁。

病例 5-3-6　子宫黏膜下肌瘤

【临床资料】

38 岁,体检发现宫颈异物一个月余入院。入院体检:心、肝、脾、肺未及明显异常,腹软、无压痛。妇科检查:外阴已婚式,阴道通畅,宫颈外口见一带蒂的瘤体,外表不光滑,子宫大小正常,双侧附件区未及明显异常。

【超声表现与提示】

子宫后位,大小为 4.7cm×4.7cm×5.0cm,形态大致正常,轮廓清晰,肌层回声尚均匀,子宫内膜厚

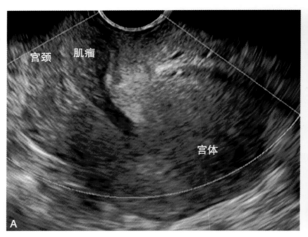
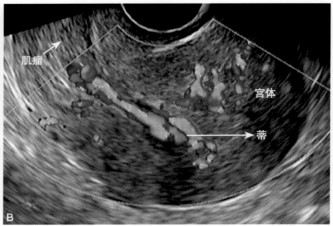

图 5-3-6　子宫黏膜下肌瘤
A. TVS 纵切:子宫后位,边界清晰,宫颈管内见一个大小为 3.5cm×2.2cm 低回声区,呈楔形,下端滑脱至宫颈外口,上端有蒂,粗约 0.6cm,与子宫底部前壁相连;B. TVS 纵切:蒂内一血流束自子宫前壁延伸至瘤体内

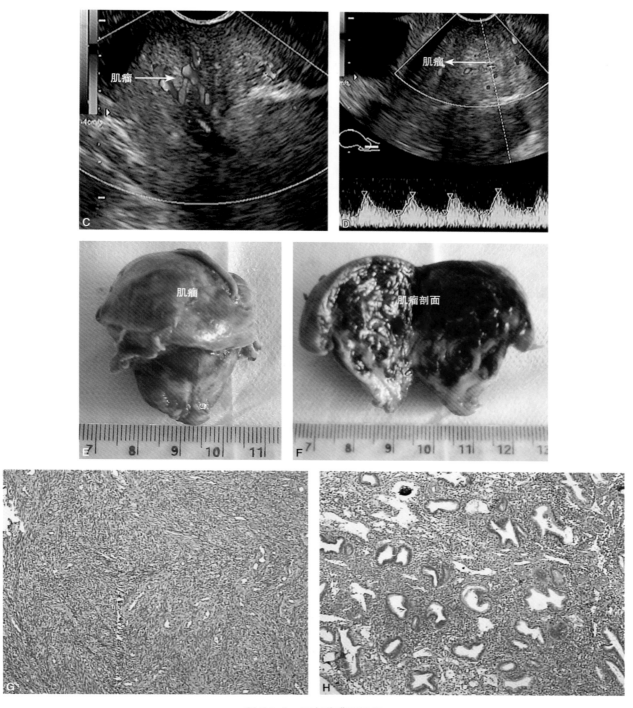

图 5-3-6 子宫黏膜下肌瘤

C. TVS 纵切:蒂内及瘤体内有丰富血流信号;D. TVS 纵切:蒂内及瘤体内丰富血流信号区记录到动脉阻力指数为 0.50;E. 大体外观:瘤体外观尚光滑,呈楔形,有包膜;F. 大体剖面:其内见网状淤血;G. 低倍:平滑肌瘤组织,细胞较致密,见较多小血管;H. 低倍:单纯性增生的子宫内膜

0.6cm。宫颈前后径 3.8cm,其内见一个大小为 3.5cm×2.2cm 低回声区,呈楔形,下端滑脱至宫颈外口,上端有蒂,粗约 0.6cm,与子宫底部前壁相连,并见蒂内一血流束自子宫前壁延伸至瘤体内,蒂内及瘤体内有丰富血流信号,记录到动脉阻力指数为 0.50。双侧卵巢未见明显异常(图 5-3-6 A ~ D)。

超声提示:子宫肌瘤(黏膜下)。

【术中情况】

患者取截石位,行瘤体摘除术。

【大体标本】

见图 5-3-6E、F。

【病理诊断】

黏膜下子宫肌瘤(图 5-3-6G、H)。

【讨论分析】

生长于子宫后壁的黏膜下肌瘤似异物持续刺激子宫肌壁收缩,逐渐形成细蒂使瘤体自宫腔向宫颈延伸,经彩色多普勒的观察,当蒂形成过程,蒂内伴有相应的血供,使瘤体有足够的血液灌注,保证瘤体的生长。

病例 5-3-7　子宫多发性肌瘤

【临床资料】

44 岁,发现子宫肌瘤 10 年,月经紊乱伴腰酸坠胀 6 个月余入院。入院体检:心、肝、脾、肺未及明显异常,腹软,无压痛。妇科检查:外阴已婚式,阴道通畅,宫颈光滑,子宫前位,增大如孕 3 个月大小,质中、活动度可。左侧附件区可及不规则包块,边界不清,右侧附件扪不清。

【超声表现与提示】

子宫前位,大小为 14.0cm×11.1cm×13.9cm,形态失常,轮廓欠清,肌层回声极不均匀,见多个大小不等的低回声区,子宫前壁、后壁及宫底部分别见两个较大者,大小为 6.1cm×3.9cm、4.7cm×4.6cm,周边血流呈半环状,内部有血流信号,记录到动脉阻力指数为 0.59。子宫内膜不厚,宫颈前后径 3.4cm,右侧卵巢显示不清,左侧附件区见 8.4cm×6.2cm×9.9cm 无回声区,边界清晰,内见分隔光带及细光点,光带上有血流信号,记录到动脉阻力指数为 0.42(图 5-3-7A～F)。

超声提示:子宫多发肌瘤,左侧附件区囊性包块。

【术中情况】

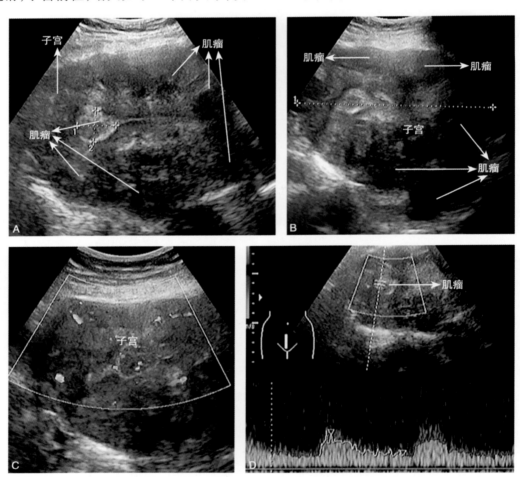

图 5-3-7　子宫多发性肌瘤

A. TAS 纵切:子宫前位,体积增大,形态失常,边界凹凸不平,内见多个大小不等的低回声光团,最大的直径约 6cm,宫腔内见直径 2cm 的稍强回声,内膜不厚;B. TAS 横切:子宫横径达 13.9cm,形态失常,边界凹凸不平,内见多个低回声区;C. TAS 纵切:低回声区周边血流呈半环状,内部有血流信号;D. TAS 纵切:瘤体内记录到动脉阻力指数为 0.59

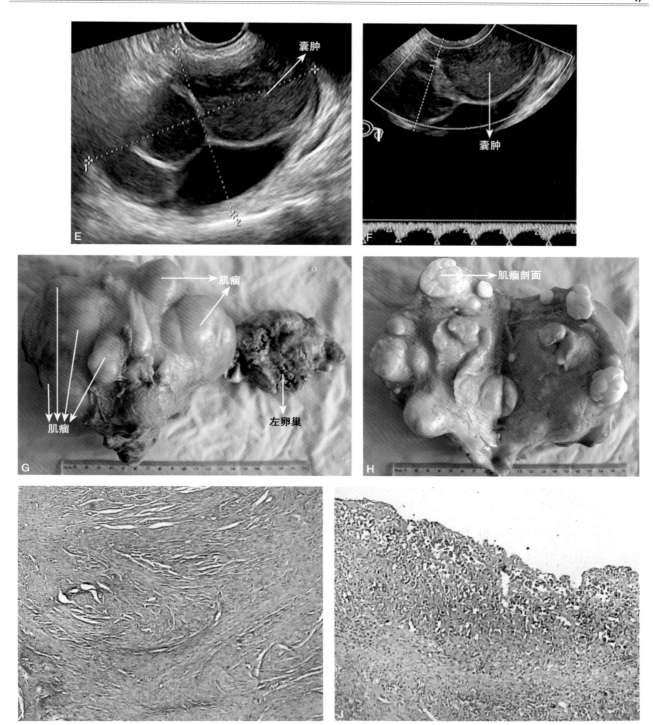

图 5-3-7　子宫多发性肌瘤
E. TVS 纵切：左侧附件区见 8.4cm×6.2cm×9.9cm 无回声区，边界清晰，内见分隔光带及细光点；F. TVS 纵切：光带上有血流信号，记录到动脉阻力指数为 0.42；G. 大体外观：子宫外表凹凸不平，见多个肌瘤结节突起，左侧卵巢肿瘤呈紫色；H. 大体剖面：子宫前壁、后壁及底部均可见大小不一的多发子宫肌瘤（浆膜下、壁间、黏膜下）；I. 低倍：漩涡状的平滑肌瘤组织；J. 高倍：上方囊腔，衬附上皮脱落，囊壁陈旧性出血

患者麻醉满意后，取平卧位，洗手探查：见子宫不均匀增大如孕 4 个月大小，质硬，右侧附件缺如，左侧卵巢增大见一 8.0cm×10.0cm 的囊性包块，壁较厚，形状不规则，与肠壁、子宫后壁及直肠子宫陷凹粘连固定。行子宫全切术加左侧卵巢巧克力囊肿切除术。

【大体标本】
见图 5-3-7G、H。

【病理诊断】

①子宫多发性平滑肌瘤;②左侧卵巢子宫内膜囊肿(图5-3-7I、J)。

【讨论分析】

本例为子宫多发肌瘤,浆膜下、壁间及黏膜下均可见到,大的直径为6cm,小的仅绿豆大小,超声发现这样的小肌瘤有一定困难。

病例5-3-8 子宫左侧阔韧带平滑肌瘤

【临床资料】

55岁,下腹坠胀一周入院。妇科检查:外阴已婚式,未见皮疹及赘生物,阴道通畅,宫颈光滑,子宫及附件扪不清,盆腔可及大小平脐的包块,质硬。

【超声表现与提示】

子宫前位,大小为6.2cm×4.8cm×5.6cm,肌层回声不均匀,子宫内膜单层厚0.7cm,经阴道检查可见宫腔少量积液(间距约0.4cm),宫颈前后径2.9cm,双侧卵巢未显示,子宫左侧见20.2cm×7.2cm×

18.0cm的包块回声,形态不规则,有包膜,内部回声强弱不均匀,与子宫有分界(图5-3-8A~C)。

超声提示:盆腔实性占位病变,宫腔少量积液。

【术中情况】

在连续硬膜外麻醉成功后,平卧手术台,术中探查见子宫左侧阔韧带内巨大肌瘤直径15cm,子宫如孕50天大小,可触及多个小肌瘤结节,双侧卵巢、双侧输卵管外观无异常。行剔除子宫左侧阔韧带内巨大肌瘤,蒂部附着于左侧宫旁,继行子宫切除术及左侧附件切除术。

【大体标本】

见图5-3-8D、E。

【病理诊断】

子宫左侧阔韧带平滑肌瘤(图5-3-8F、G)。

【讨论分析】

阔韧带平滑肌瘤又称韧带内肌瘤,原则上,可划归浆膜下肌瘤一类。当子宫侧壁的肌瘤位于外侧壁

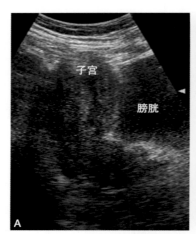
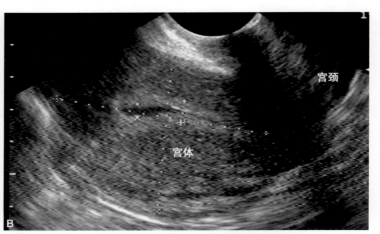
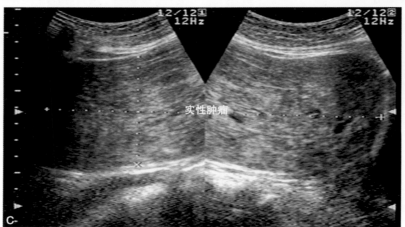

图5-3-8 子宫左侧阔韧带平滑肌瘤

A. TAS纵切显示:子宫前位,肌层回声不均匀,子宫后方有一巨大包块,与子宫分界不清;B. TVS纵切显示:子宫肌层回声不均,宫腔少量暗区;C. TAS纵切显示:盆腔巨大包块,形态不规则,有包膜,内部回声极不均匀,与子宫关系不清

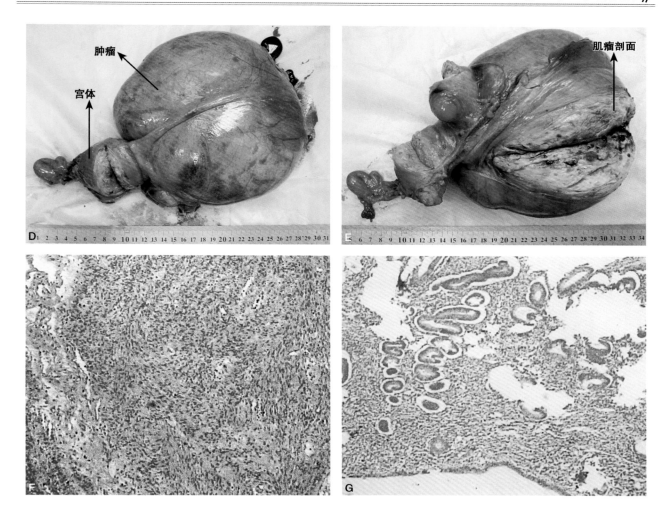

图 5-3-8 子宫左侧阔韧带平滑肌瘤

D. 大体标本外观:子宫左侧见直径约 15cm 的巨大实性肿瘤,有包膜,表面尚光滑,见血管怒张,有蒂与子宫左侧相连,
左侧输卵管附于其上;E. 大体标本剖面观:实性,见肌性组织,血供丰富;F. 低倍:细胞较丰富的平滑肌瘤组织;G. 高
倍:子宫内膜增生反应

时,肌瘤向外生长会突出于阔韧带内,因而形成阔韧带肌瘤,一侧肌瘤长大后可将子宫推向对侧,增大的阔韧带肌瘤充填了整个盆腔,不但可影响排尿、排便,还可压迫盆腔血管及输尿管或使其位置发生改变,给诊断与手术带来一定困难,因而另列一类对临床诊断及处理上有帮助。

病例 5-3-9 子宫阔韧带肌瘤

【临床资料】

62 岁,超声检查发现盆腔包块半月余入院。入院体检:心、肝、脾、肺未及明显异常,腹软、无压痛。绝经 12 年。妇科检查:外阴已婚式,阴道通畅,宫颈光滑,子宫前位,增大如孕 2 个月大小,子宫左侧可及一直径约 8cm 包块,质中、活动度欠佳。双侧附件区未及明显异常。

【超声表现与提示】

子宫前位,大小为 4.5cm×2.9cm×4.1cm,形态大致正常,轮廓清晰,肌层回声尚均匀,子宫内膜厚 0.2cm。子宫左前方见一个大小为 11.1cm×7.7cm 异常回声区,以低回声为主,其内夹有不规则片状稍强回声,与子宫似有分界,形态不规则、呈分叶状,瘤体内有丰富血流信号,记录到动脉阻力指数为 0.71。双侧卵巢显示不清(图 5-3-9A~D)。

超声提示:盆腔实质性包块。

【术中情况】

患者麻醉成功后取平卧位,洗手探查:子宫体大小正常,双侧附件外观无异常。子宫左侧阔韧带子宫肌瘤约 20.0cm×11.0cm×7.0cm 大小,形态不规则、呈分叶状,部分肿瘤包绕宫颈,向子宫颈与膀胱间延伸,最低相当于宫颈外口水平下 2cm。行全子宫切除术加双侧附件切除术加左侧阔韧带子宫肌瘤切除术。

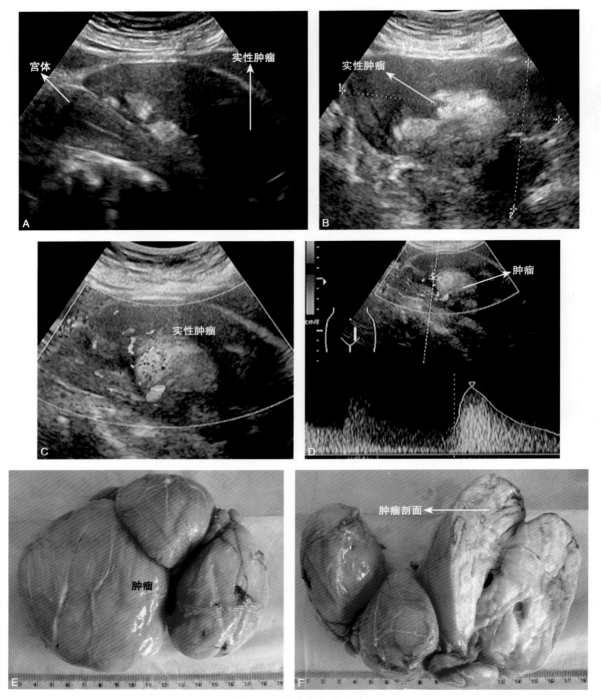

图 5-3-9　子宫阔韧带肌瘤

A. TAS 纵切:子宫前位,子宫前方见一个大小为 11.1cm×7.7cm 异常回声区,以低回声为主,与子宫似有分界;B. TAS 横切:瘤体位于子宫左侧,形态不规则,呈分叶状,以低回声为主,其内夹有不规则片状稍强回声;C. TAS 纵切:瘤体内有丰富血流信号;D. TAS 纵切:瘤体丰富血流信号内记录到动脉阻力指数为 0.50;E. 大体外观:瘤体外观尚光滑,呈分叶状,有包膜;F. 大体剖面:瘤体呈实性,淡黄色

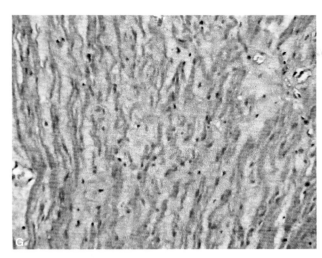
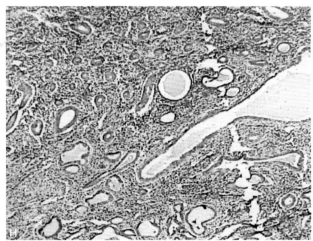

图 5-3-9 子宫阔韧带肌瘤
G. 低倍:平滑肌瘤伴玻璃样变;H. 高倍:子宫内膜增生反应

【大体标本】

见图 5-3-9E、F。

【病理诊断】

阔韧带平滑肌瘤(图 5-3-9G、H)。

【讨论分析】

本例阔韧带肌瘤自子宫左侧向外突出生长,形态不规则、呈分叶状,占据整个盆腔后,前方部分肿瘤包绕宫颈,向子宫颈与膀胱间延伸,同时向下生长使肿瘤最低相当于宫颈外口水平下 2cm,引起患者下腹坠胀不适,给超声检查及手术带来一定困难。

病例 5-3-10 子宫阔韧带肌瘤

【临床资料】

37 岁,尿频半年,发现盆腔包块一个月余入院。月经周期 27~30 天,经期 2~3 天,无痛经。生育史:$G_6P_1A_5$。妇科检查:外阴已婚式,未见皮疹及赘生物,阴道通畅,宫颈光滑,子宫前位,大小正常,活动度可,左侧附件区可及直径 9cm 囊性包块,边界尚清,与子宫分界不清。外院查血 CA125(糖类抗原 125):49.21KU/L,CEA(癌胚抗原)、AFP(甲胎蛋白)正常。

【超声表现与提示】

子宫前位,大小正常,轮廓光滑,肌层回声尚均匀,宫腔内见间距 1.0cm 无回声区,宫颈前后径 2.9cm。双侧卵巢大小形态正常。子宫左侧见 9.1cm×8.6cm 大小的不均匀低回声区,边界欠清晰,形态不规则,并见约 2cm 宽的蒂与子宫相连,瘤体内部有血流信号,并见蒂内血流与子宫及瘤体相连续,记录到其间动脉阻力指数为 0.62(图 5-3-10 A~D)。

超声提示:盆腔实性占位病变(浆膜下肌瘤可

能),宫腔积液。

【术中情况】

在连续硬膜外麻醉下手术,术中探查:见子宫形态、外观无异常,左侧阔韧带内可及一直径 18cm 包块,肉眼观似为囊性,触之为实性,呈哑铃状,左侧附件不清,右侧卵巢、输卵管外观无异常。行左侧阔韧带内肌瘤切除术。

【大体标本】

见图 5-3-10E、F。

【病理诊断】

左侧阔韧带血管平滑肌瘤(图 5-3-10G、H)。

【讨论分析】

1. 子宫阔韧带平滑肌瘤生长的部位特殊,术前易误诊,有文献报道误诊达 40%,多误诊为卵巢实性占位病变、附件区混合性包块、盆腔实性包块来源待定等。

2. 子宫阔韧带平滑肌瘤好发于育龄妇女,症状与普通肌瘤无明显不同,术前定性、定位诊断对术前制订手术方案有重要意义。

3. 本病例术后病理镜下证实是一例血管平滑肌瘤,它是一种特殊类型的肌瘤,在镜下的特点是平滑肌瘤中血管丰富,瘤细胞围绕血管排列与血管的平滑肌紧密相连。从声像图上难以识别。

4. 有学者报道子宫阔韧带平滑肌瘤,病理证实其发生特殊类型富于细胞型平滑肌瘤的几率较高,这种类型肌瘤血供丰富、阻力小、生长快、瘤体体积较大,易发生变性,还压迫周围血管、神经及盆腔其他脏器或推挤使之位置改变。子宫富于细胞型平滑肌瘤是一种交界性肿瘤,可发生局部及远处复发的

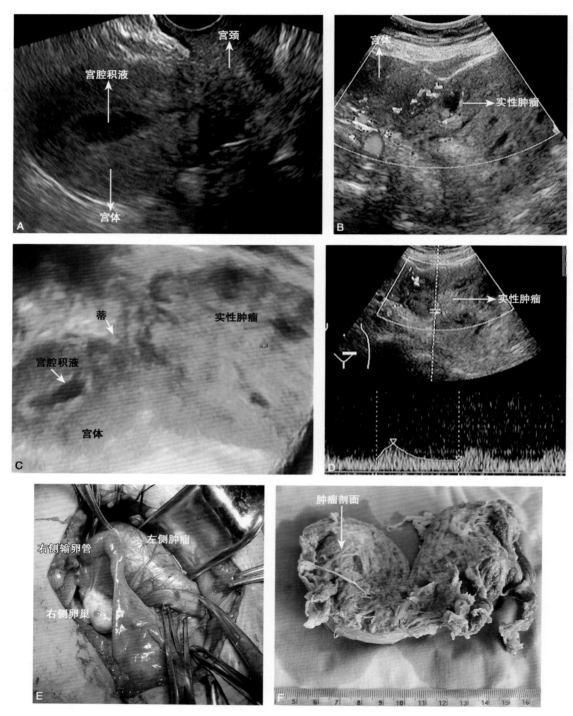

图 5-3-10　子宫阔韧带肌瘤

A. TVS 纵切：子宫前位，大小正常，宫腔内见间距 1.0cm 无回声区；B. TAS 横切：子宫左侧见巨大包块，并有粗约 2cm 的蒂与子宫相联系，蒂内血流与子宫及瘤体相连续；C. 三维图像：子宫横切显示宫腔内积液，子宫左侧见巨大瘤体，边界欠清晰，形态不规则，回声不均匀，并见约 2cm 宽的蒂与子宫相连；D. TAS 横切：瘤体内部血流记录到动脉频谱，动脉阻力指数 0.62；E. 术中显示：子宫左侧见一直径 18cm 包块，肉眼观颇似囊性，触之为实性，呈哑铃状；F. 大体标本剖面：瘤体有包膜，剖开流出许多的血色液体，内部结构紊乱，实性部分失去典型的漩涡状结构

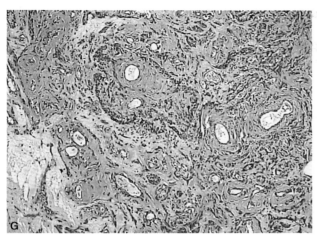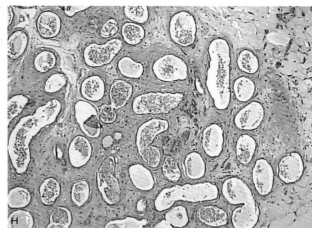

图 5-3-10　子宫阔韧带肌瘤
G. 低倍:血管平滑肌瘤,血管较多,并充血;H. 高倍:血管平滑肌瘤,血管较多,并充血

病例,应加强术后随访。

病例 5-3-11　壁间子宫肌瘤囊性变

【临床资料】

51 岁,经期延长 7 年,经量增多 3 年,自觉腹部增大一个月入院。月经周期 26 天,经期 4 天,无痛经。生育史:$G_2P_1A_1$。妇科检查:外阴已婚式,阴道通畅,宫颈轻度糜烂,子宫增大如孕 3 个月大小,质硬,活动度可,双侧附件未及异常。宫颈细胞学检查无上皮内病变及恶性病变。

【超声表现与提示】

子宫前位,明显增大,形态失常,子宫内膜厚 0.4cm,子宫底部及后壁见 21.1cm×8.1cm×8.0cm 的混合性回声,以稍低回声为主,夹有片状无回声,部分突向宫腔,其内部及周边有血流信号,动脉阻力指数为 0.38~0.42,肌层包绕其周边,厚约 0.9cm。肌壁内还见两个直径 2cm 的圆形低回声。宫腔内见节育器强回声,双侧卵巢显示(图 5-3-11A~D)。

超声提示:巨大子宫肌瘤伴变性(壁间),宫腔内节育器。

【术中情况】

患者麻醉成功后取平卧位,术中探查:见子宫增大,宫体部如孕 4 个月大小,宫底部向外突出一个大小约 10.0cm×15.0cm 结节,质中等,左侧附件粘连于宫体左侧壁,右侧输卵管、卵巢外观无异常。行全子宫加左侧附件切除术。

【大体标本】

剖视子宫宫底部见直径为 10cm 的肌瘤样结节,可见假包膜,子宫底部结节内见黄色脂肪样结构伴有大小不等多个囊腔,囊腔内为淡黄色胶冻样物质,无正常肌瘤结节网格状结构。

【病理诊断】

子宫平滑肌瘤伴囊性变,少数区域细胞增生活

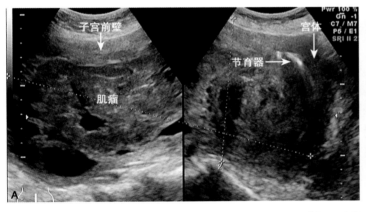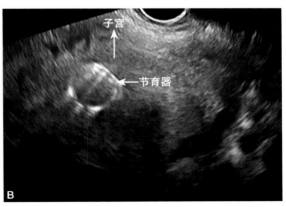

图 5-3-11　壁间子宫肌瘤囊性变
A. TAS 纵切:子宫前位,明显增大,形态失常,子宫底部及后壁见巨大的混合性回声,部分突向宫腔,肌层包绕其周边,厚约 0.9cm,宫腔内见节育器强回声被推挤至子宫内口处;B. TVS 横切:宫腔内见节育器强回声

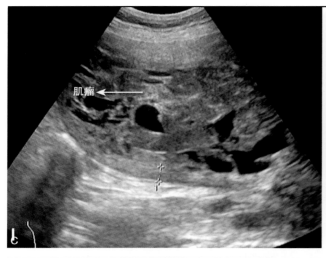
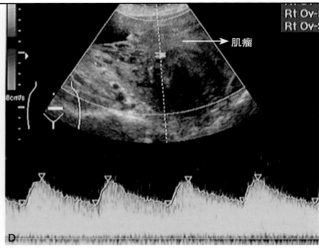
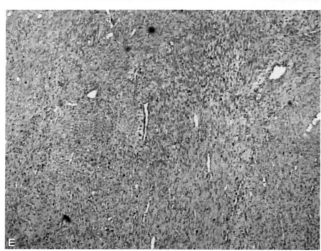
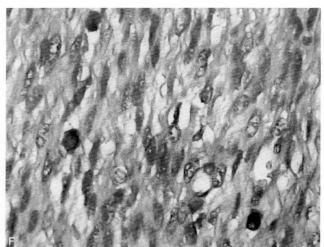

图 5-3-11 壁间子宫肌瘤囊性变

C. TAS 纵切:包块以稍低回声为主,夹有片状无回声;D. TAS 横切:包块内部及周边有血流信号,动脉阻力指数为 0.38;E. 低倍:平滑肌瘤增生活跃,细胞数量多;F. 高倍:瘤组织细胞核明显异型

跃,核分裂计数 = 10 - 15/HPF。恶性潜能不能确定(图 5-3-11E、F)。

【讨论分析】

1. 子宫壁间肌瘤可生长到很大,当瘤体生长影响子宫内膜,月经经期和经量多会发生改变。反之,则不会发生改变。

2. 子宫肌瘤囊样变性少见,据复旦大学妇产科医院统计约占该院收治肌瘤总数的 1.9%。多继发于玻璃样变后,组织坏死、液化形成多个囊腔,也可融合为一个大囊腔,甚至整个肌瘤为一单房囊腔,囊壁由透明变性的肌瘤组织构成,内壁无上皮衬托,不同于真正的囊肿。囊内液体可为无色透明也可为胶冻样,合并感染可为混浊、血性。

病例 5-3-12 子宫肌瘤囊性变

【临床资料】

48 岁,体格检查发现肿瘤,门诊以盆腔囊肿收入院。

【超声表现与提示】

子宫前位,大小 6.3cm×3.6cm×4.9cm,形态正常,轮廓清晰,肌层回声均匀,宫腔内见节育环强回声,宫颈前后径 3.6cm,右侧卵巢大小正常,左侧附件区见大小 6.4cm×3.2cm 的无回声区,边界清晰,右侧附件区见大小 7.8cm×5.4cm 的无回声区,边界清晰,内见分隔光带,囊壁上有血流信号显示,动脉阻力指数为 0.56(图 5-3-12 A ~ F)。

超声提示:双侧附件区囊肿。

【术中情况】

麻醉成功后,取平卧位,行子宫全切术加左侧卵巢囊肿切除术。

【大体标本】

见图 5-3-12G、H。

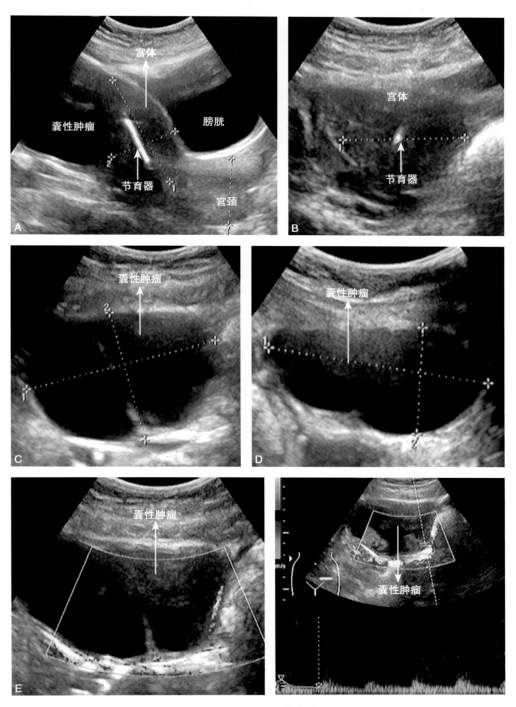

图 5-3-12　子宫肌瘤囊性变

A. TAS 纵切显示：子宫大小形态大致正常，子宫后方见一无回声区，前壁与子宫浆膜层相延续，暗区与子宫后壁分界不清，宫腔内见节育器强回声；B. TAS 横切显示：子宫横切宫腔内节育器呈点状强回声；C. TAS 横切显示：右侧附件区囊肿（实为肌瘤囊性变）；D. TAS 横切显示：左侧附件区囊肿；E. TAS 横切显示：右侧附件区包块囊壁有血流信号；F. TAS 横切显示：右侧附件区囊肿囊壁有血流信号，记录到动脉频谱，动脉阻力指数 0.56

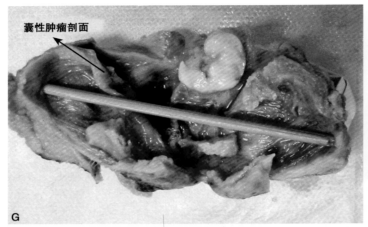
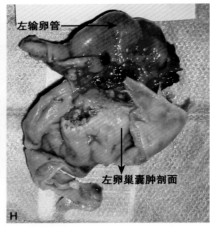
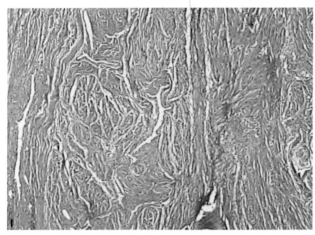
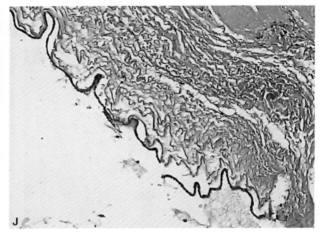

图 5-3-12 子宫肌瘤囊性变

G. 大体标本剖视显示:子宫后壁肌瘤囊性变,囊壁为子宫肌层,厚薄不一;H. 大体标本剖视显示:图上方为左侧输卵管,其下方为左侧卵巢囊肿剖面;I. 低倍:编织状的平滑肌瘤组织;J. 高倍:囊壁组织,被覆单层立方上皮

【病理诊断】

子宫肌瘤囊性变,左侧卵巢囊肿(图 5-3-12I、J)。

【讨论分析】

子宫肌瘤囊样变性少见,多继发于玻璃样变后,组织坏死、液化,形成多个囊腔,有时整个肌瘤为一单房囊肿。本例就为后壁单一囊肿,误以为右侧附件区囊肿,复习 TAS 纵切声像图显示右侧囊肿的囊壁与子宫后壁分辨不清,实际是子宫后壁的一部分。遇到肌瘤囊样变性的患者易与卵巢囊肿相混淆,必须注意两者的鉴别。

病例 5-3-13 子宫肌瘤玻璃样变性

【临床资料】

47 岁,发现子宫肌瘤十年余入院。入院体检:心、肝、脾、肺未及明显异常,腹软、无压痛。无痛经史。妇科检查:外阴已婚式,阴道通畅,宫颈光滑,子宫增大如孕 50 天大小。形态不规则,质硬,活动受限,双侧附件区未及异常。

【超声表现与提示】

子宫前位,大小 6.9cm×8.5cm×6.0cm,形态失常,轮廓尚清晰,肌层回声极不均匀,子宫底部横切见两个类圆形肿块回声,分别位于右后与左后,前者直径约 5cm,内部回声强而不均匀,后者直径约 4cm,内部回声稍低,周边均见半环状血流,内部也有血流信号,瘤体动脉阻力指数分别为 0.56、0.43。子宫腔内见节育器强回声,宫颈前后径 3.0cm,双侧卵巢未见异常回声(图 5-3-13A~E)。

超声提示:子宫多发肌瘤伴变性可能。

【术中情况】

患者麻醉成功后取平卧位,洗手探查:子宫大小如孕 2 个月,形态失常,有多个肌瘤结节突起,最大一个直径约 5cm。双侧附件外观无异常,行全子宫

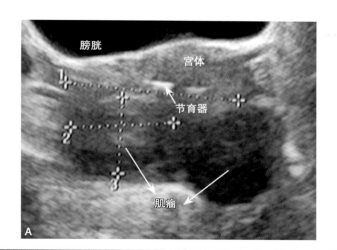

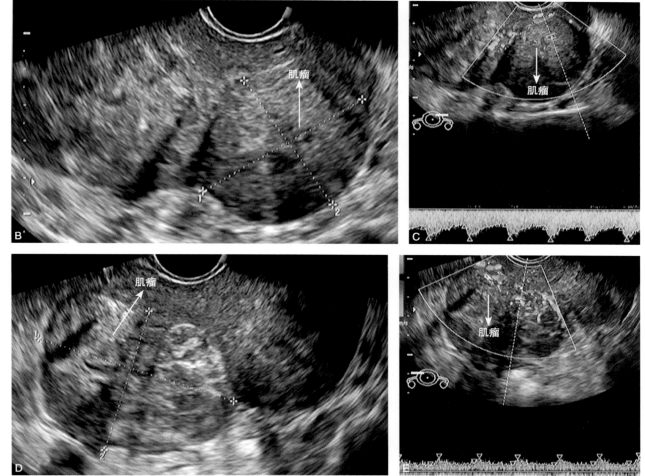

图 5-3-13　子宫肌瘤玻璃样变性

A. TAS 横切:子宫前位,体积增大,形态失常,边界清晰,子宫底部横切见两个类圆形肿块回声,分别位于右后与左后,前者直径约 5cm,内部回声强而不均匀,后者直径约 4cm,内部回声稍低;B. TVS 横切:子宫底部左侧见直径约 4cm 肿块,内部回声稍低,有包膜,边界清晰;C. TVS 横切:该包块周边及内部有血流信号,记录到动脉阻力指数为 0.43;D. TVS横切:子宫底部右侧见直径约 5cm 内部回声强而不均匀。结构呈网状,有包膜,边界清晰;E. TVS 横切:该包块周边及内部有丰富血流信号,记录到动脉阻力指数为 0.56

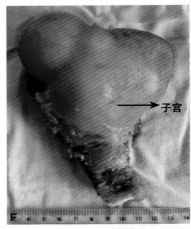
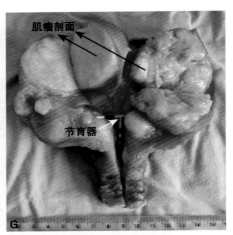
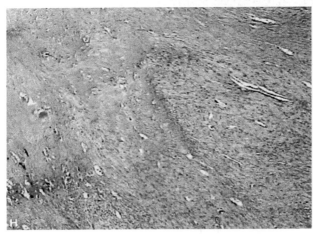
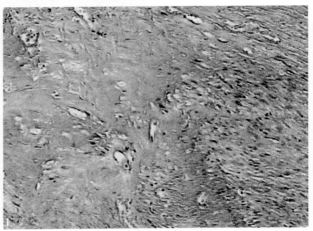

图 5-3-13 子宫肌瘤玻璃样变性

F. 大体标本外观:子宫明显增大,形态不规则,外表凹凸不平,有多个肌瘤结节向外突起。G. 大体标本剖面:剖视见子宫底部右侧见一直径为 4.0cm 肌瘤,有假包膜及漩涡状结构,子宫底部左侧有一直径为 5.0cm 肌瘤,有假包膜,内部结构紊乱为合并玻璃样变。此外,肌壁间还可见多个大小不一的肌瘤结节。宫腔内见 T 形节育器;H. 低倍:平滑肌瘤组织,左上部分玻璃样变;I. 高倍:平滑肌瘤,左侧为玻璃样变

切除术。

【大体标本】

见图 5-3-13F、G。

【病理诊断】

子宫多发平滑肌瘤伴玻璃样变性(图 5-3-13H、I)。

【讨论分析】

1. 子宫肌瘤可为单个,若为同一种肌瘤(如壁间肌瘤)有多个称多个肌瘤,若同时有多种肌瘤(如壁间肌瘤、浆膜下肌瘤)则称多发性肌瘤。

2. 玻璃样变性与未发生变性肌瘤由于其病理结构不同,两者的声像图是有区别的。本病例应提示为子宫多发性肌瘤合并玻璃样变性。

病例 5-3-14 子宫肌瘤玻璃样变性

【临床资料】

58 岁,下腹痛三天入院。入院体检:心、肝、脾、肺未及明显异常,腹软、无压痛。绝经 12 年。妇科检查:外阴已婚式,阴道通畅,宫颈光滑,子宫前位,增大如孕 3 个月大小,双侧附件区未及明显异常。外院超声检查提示:盆腔混合性包块(来自子宫可能)。

【超声表现与提示】

子宫前位,大小为 13.0cm×10.0cm×13.0cm,形态失常,轮廓清晰,肌层厚度仅 1cm,子宫内膜不清。子宫腔为一个直径约 12cm 呈蜂窝状异常回声所充填,瘤体内有丰富血流信号,记录到动脉阻力指数为 0.49。双侧卵巢显示不清(图 5-3-14A~D)。

超声提示:子宫实质性包块。

【术中情况】

患者麻醉成功后取平卧位,洗手探查:子宫增大如孕 3 个月大小,质软。双侧附件外观无异常。行全子宫切除术加双侧附件切除术。剖视子宫后壁向

宫腔内突出一包块,直径约15cm,质软,剖开包块结构呈蜂窝状,其内流出大量黄色黏稠液体。

【病理诊断】

子宫平滑肌瘤部分玻璃样变性(图5-3-14E、

F)。

【讨论分析】

子宫肌瘤玻璃样变性(透明变性)是肌瘤变性中最多见的,占复旦大学附属妇产科医院收治肌瘤

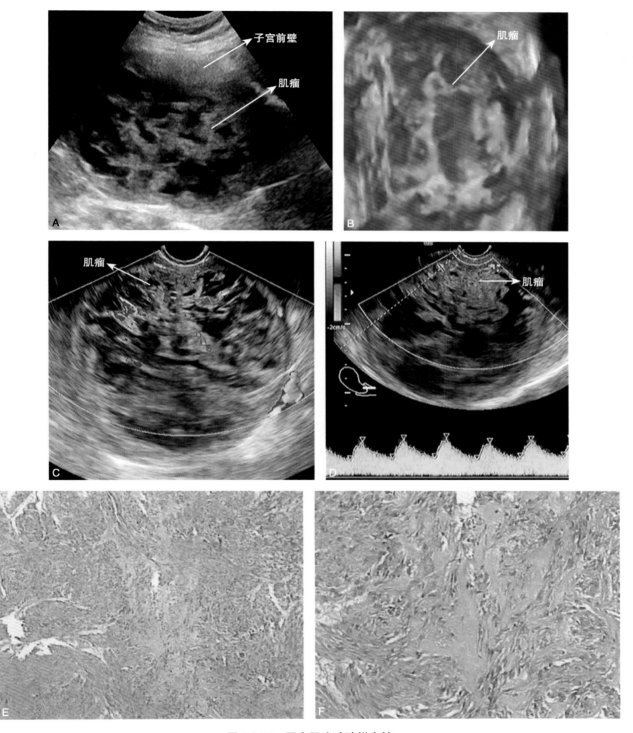

图 5-3-14 子宫肌瘤玻璃样变性

A. TAS 纵切:子宫前位,子宫腔为一个直径约12cm呈蜂窝状异常回声所充填;B. 三维图像:瘤体位于子宫后壁,内部呈蜂窝状,其内夹有不规则条状稍强回声;C. TVS 横切:瘤体内有丰富血流信号;D. TVS 横切:瘤体丰富血流信号内记录到动脉阻力指数为0.49;E. 低倍:平滑肌束不规则排列;F. 高倍:平滑肌瘤玻璃样变

总数的 90% 以上,但是其内部的组织结构改变是不完全相同的,大体外观及剖视所见也不尽相同,质地可软可硬,声像图显示差别很大。

病例 5-3-15　子宫平滑肌瘤透明变性

【临床资料】

45 岁,体格检查发现盆腔包块一个月余入院。有高血压及糖尿病史,入院体检:心、肝、脾、肺未及明显异常,腹软、无压痛。月经周期 27~33 天,经期 6 天,无痛经。生育史:G_0P_0。妇科检查:外阴已婚式,阴道通畅,宫颈光滑,子宫前位,增大如孕 2 个月大小,质硬,活动度可。双侧附件区未及明显异常。

【超声表现与提示】

子宫前位,大小为 10.0cm×8.5cm×6.8cm,形态大致正常,轮廓清晰,肌层回声尚均匀,子宫内膜线前移,厚 0.5cm。子宫后壁见一个直径为 6.0cm 稍强回声区,其内夹有不规则片状低回声,与子宫有分界,类圆形,瘤体内有丰富血流信号。双侧卵巢显示不清(图 5-3-15A、B)。

超声提示:子宫后壁壁间肌瘤合并变性可能。

【术中情况】

患者麻醉成功后取平卧位,洗手探查:子宫体均匀性增大如孕 2 个月,表面光滑圆钝,双侧附件外观无异常。行全子宫切除术。

【大体标本】

见图 5-3-15C、D。

【病理诊断】

子宫壁间平滑肌瘤伴玻璃样变(图 5-3-15E、F)。

【讨论分析】

1. 肌瘤血供障碍,营养不良,一般认为肌瘤直径达 4cm 以上者发生变性机会增加。由于瘤体中央部血供较差,所以变性多见于瘤体中心部位。

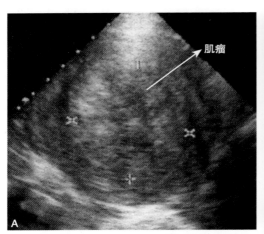
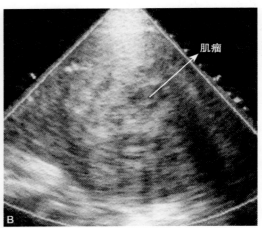
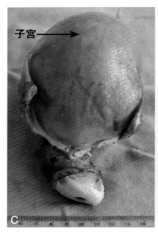
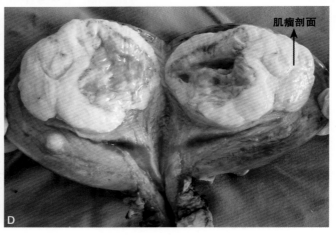

图 5-3-15　子宫平滑肌瘤透明变性

A. TAS 纵切:子宫前位,子宫后壁见一个直径为 6.0cm 稍低回声区,其内夹有不规则片状稍强回声,与子宫肌层有分界,类圆形;B. TAS 纵切:瘤体内有丰富血流信号;C. 大体外观:子宫增大,外观尚光滑;D. 大体剖面:子宫后壁见一直径 6cm 的瘤体,向外凸起,易剥离,呈乳白色,其中心部分为淡黄色,内膜被推挤向前。子宫前壁亦可见一 0.5cm 大小的壁间肌瘤结节

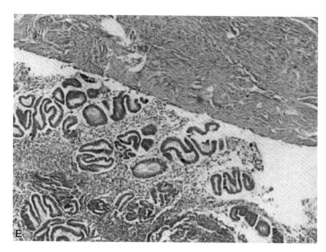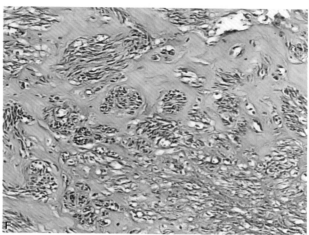

图 5-3-15　子宫平滑肌瘤透明变性
E. 低倍:上方为平滑肌瘤组织,下方还有子宫内膜,呈分泌反应;F. 高倍:平滑肌瘤广泛玻璃样变

2. 本例声像图的特征为瘤体发生局灶性蜂窝状改变,经病理证实为玻璃样变性。

病例 5-3-16　肌瘤玻璃样变伴钙化

【临床资料】

31 岁,月经量多,经期延长 2 个月入院。$G_3P_1A_2$,无痛经史,子宫大如孕 3 个月余,活动度可,双侧附件未见异常。

【超声表现与提示】

子宫前位,大小为 11.3cm×6.1cm×8.7cm,形态失常,表面不平,见多个大小不一的局限性异常回声,有低回声、等回声伴强回声光环。最大的为 5.2cm×4.4cm,有的周边见环状血流信号,动脉阻力指数为 0.67(图 5-3-16A ~ C)。

超声提示:子宫多发肌瘤伴变性。

【术中所见】

子宫增大如孕 3 个月余,形态不规则,表面见多个大小不一的肌瘤结节,双侧附件外观未见异常,行全子宫切除术。

【大体标本】

见图 5-3-16D、E。

【病理诊断】

子宫平滑肌瘤并玻璃样变性(图 5-3-16F、G)。

【分析讨论】

1. 子宫肌瘤出现钙化并不罕见。易发生于下列情况,绝经后肌瘤萎缩;子宫肌瘤透明变性或坏死;浆膜下肌瘤蒂较细等。在多发性肌瘤中仅见少数或个别瘤体出现钙化。

2. 肌瘤钙化表现的形式可为散在式和弥漫式。

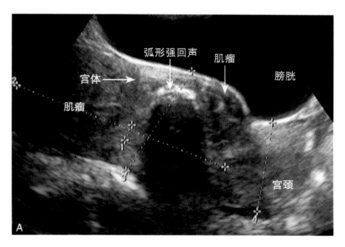

图 5-3-16　肌瘤玻璃样变伴钙化
A. TAS 纵切:子宫增大,形态失常,子宫前壁下段见一圆形强回声,紧邻其上方见另一低回声包块

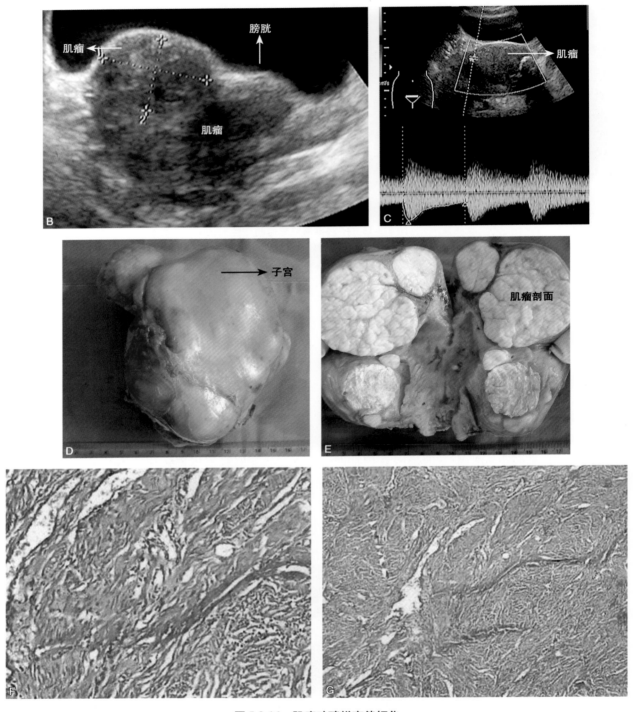

图 5-3-16　肌瘤玻璃样变伴钙化

B. TAS 横切:见两个稍低回声包块一个在壁间,另一个向外突起;C. TAS 横切:见周边有血流信号,记录到动脉阻力指数为 0. 67;D. 大体标本外观:形态失常,表面凹凸不平,质硬,触之结节感;E. 大体标本剖面:子宫前壁下段见一瘤体呈淡黄色,内部结构紊乱,切开时有砂粒感的阻力,触之为砂粒状物质,为肌瘤玻璃样变性伴钙化,其上方紧邻另一包块,呈乳白色,内部结构呈分叶状,两者均有假包膜;F. 低倍:平滑肌瘤玻璃样变性;G. 高倍:梭形平滑肌细胞束不规则排列

一般常见的多为散在,肌瘤部分钙化,钙化严重时肌瘤可全部钙化,称为子宫石。作者曾遇一例肌瘤弥漫性全部钙化,声像图上瘤体呈圆形强回声区,并在 X 线平片上清晰显示。肌瘤钙化声像图上表现为不同程度的,多种形态的强光斑、强光带等,钙化处无血流信号显示。声像图可为临床提供可靠诊断信息。

病例 5-3-17 肌瘤变性(出血)

【临床资料】

50 岁月经量多伴有血块入院。月经周期 30 天,经期 5 天,无痛经;生育史:G₂P₁A₁。妇科检查:外阴已婚式,阴道畅,宫颈轻度糜烂,子宫增大如孕 4 个月大小,双侧附件未见异常。

【超声表现与提示】

子宫前位,大小 15.0cm×11.0cm×13.0cm,形态失常,轮廓不清晰,肌层回声极不均匀,子宫底部见大小 11cm×9.9cm 的低回声区,边界不清晰,其内见大小 6.2cm×3.2cm 的无回声区,边界不清晰,子宫肌壁上有血流信号显示,呈半环状,动脉阻力指数为 0.56。子宫下段见节育环强回声,宫颈前后径 3.3cm,双侧卵巢显示不清(图 5-3-17A ~ E)。

超声提示:子宫增大,子宫底部回声异常(肌瘤变性待排)。

【术中情况】

在连续硬膜外麻醉下行手术,术中探查:子宫增大如孕 4 个月大小,形态不规则,表面见多个大小不等肌瘤结节突起,双侧附件外观未见异常。行子宫次全切除术,经过顺利。

【大体标本】

见图 5-3-17F、G。

【病理诊断】

子宫血管平滑肌瘤伴出血、坏死、玻璃样变性(图 5-3-17H、I)。

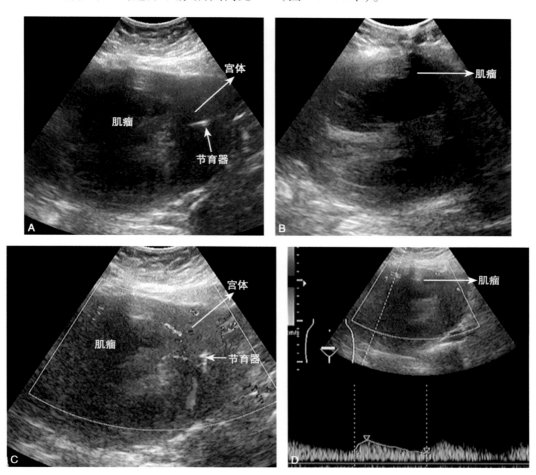

图 5-3-17 肌瘤变性(出血)

A. TAS 纵切:子宫增大,宫底见低回声区,子宫下段见节育器强回声;B. TAS 横切:见宫底低回声区内有片状无回声;C. TAS 纵切:彩色多普勒显示宫底低回声区周边有半环状血流信号;D. TAS 横切:频谱多普勒检查显示半环状血流动脉频谱动脉阻力指数为 0.54

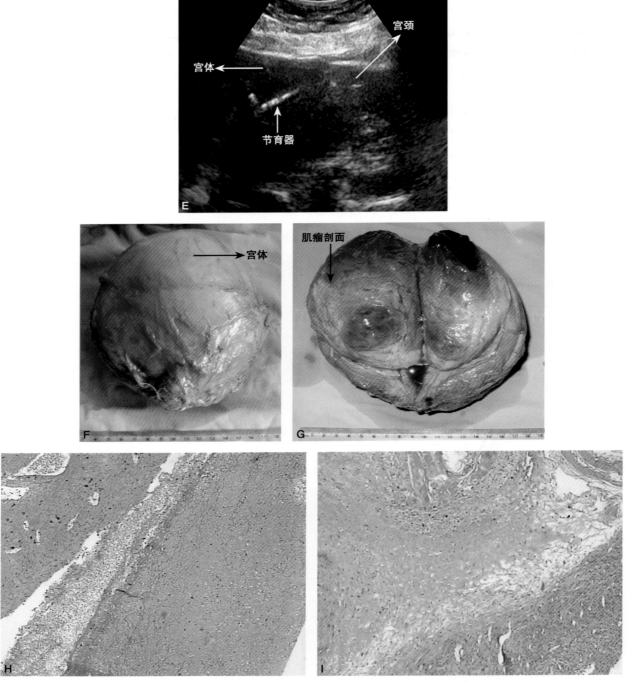

图 5-3-17 肌瘤变性(出血)

E. TAS 斜切:显示节育器为 T 型环,已异位于子宫下段;F. 大体标本外观:子宫次全切外观似球形;G. 大体标本剖视:
见单个巨大瘤体位于宫底,似肌瘤色较红,见多个出血灶,宫颈内口处见节育器尾丝;H. 低倍:平滑肌组织和较多血管
组织构成肿瘤实质;I. 高倍:肿瘤出血坏死及玻璃样变性区域

【讨论分析】

1. 血管平滑肌瘤是由平滑肌和致密增生的血管组成,血管平滑肌瘤中血管很丰富,增生的血管壁厚,有明显的管腔,这是一种组织学变异的子宫平滑肌瘤。

2. 由于组织学的改变,声像图的特色是肌瘤部分回声更低,常伴有出血坏死所形成的无回声区。

病例 5-3-18 多发子宫肌瘤合并玻璃样变性

【临床资料】

45 岁,体格检查发现盆腔包块一年余入院。10 年前行输卵管结扎。月经周期 30 天,经期 4 天,无痛经。生育史:$G_2P_1A_1$。入院体检:心、肝、脾、肺未及明显异常,腹软、无压痛。绝经 12 年。妇科检查:外阴已婚式,阴道通畅,宫颈光滑,子宫前位增大如孕 2 个月大小,质硬,形态失常,双侧附件区未及明显异常。

【超声表现与提示】

子宫前位,大小为 6.9cm×8.5cm×6.0cm,形态失常,轮廓欠清,肌层回声不均匀,子宫内膜厚 0.8cm。子宫左后壁见一个大小为 6.8cm×5.5cm 的低回声区,类圆形,瘤体周边及内有血流信号,呈半环状,记录到动脉阻力指数为 0.54,瘤体内有一直径为 3cm 弱回声,未见血流信号,宫底部见一直径约 3cm 的低回声区,向宫体外突出,有边界。双侧卵巢未见异常回声(图 5-3-18A ~ D)。

超声提示:多发子宫肌瘤合并变性。

【术中情况】

患者麻醉成功后取平卧位,洗手探查:子宫前位增大如孕 2 个月大小,子宫前壁近宫底及前壁近峡部分别见直径约 3cm 大小的浆膜下肌瘤,双侧附件外观无异常。术后剖开子宫见子宫后壁有一壁间肌瘤直径约 6cm 大小,内有一个约 3cm 的空洞。行全

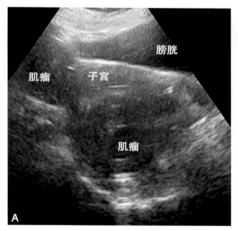
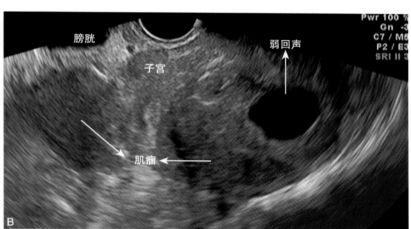
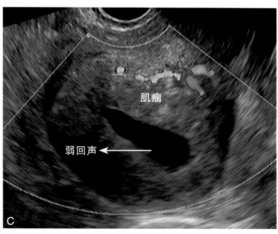
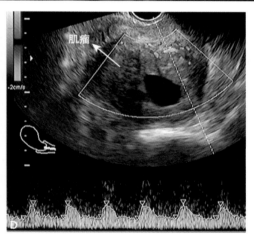

图 5-3-18 多发子宫肌瘤合并玻璃样变性

A. TAS 纵切:子宫前位,子宫宫底部见一直径约 3cm 的低回声区,向宫体外突出,有边界。左后方见一个直径大小为 7cm 异常回声区,以低回声为主,有边界,类圆形,中心部见弱回声。B. TVS 纵切:子宫宫底部见一直径约 3cm 的低回声区,另一瘤体位于子宫左后壁,以低回声为主,其内有一圆形弱回声;C. TVS 纵切:子宫左后壁瘤体内有丰富血流信号,呈半环状;D. TVS 纵切:瘤体丰富血流信号内记录到动脉阻力指数为 0.54

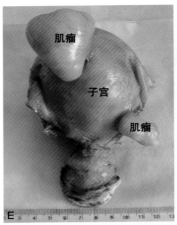
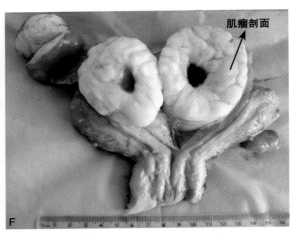

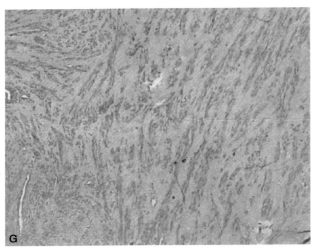
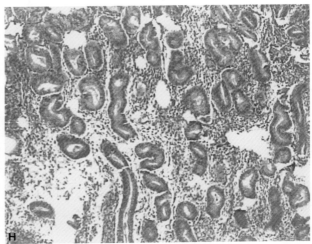

图 5-3-18   多发子宫肌瘤合并玻璃样变性
E. 大体外观:子宫外表见多个肌瘤结节突起,形态各异,有包膜,有蒂与瘤体相连;F. 大体剖面:子宫后壁瘤体呈乳白色,类圆形,中心部见一空洞,内有褐色胶冻样物质充填;G. 低倍:平滑肌瘤伴玻璃样变性;H. 高倍:子宫内膜呈增生反应

子宫切除术。

【大体标本】

见图 5-3-18E、F。

【病理诊断】

子宫多发平滑肌瘤,部分玻璃样变性(图 5-3-18G、H)。

【讨论分析】

肌瘤玻璃样变其表现形式是多样的,在声像图上也是多种多样的。可以说同病多图。

病例 5-3-19   子宫平滑肌瘤伴黏液变性及玻璃样变性

【临床资料】

49 岁,体检发现肌瘤 5 年入院。妇科检查:外阴已婚式,阴道畅,宫颈轻度糜烂,子宫增大如孕 3 个月大小,双侧附件未见异常。

【超声表现与提示】

子宫前位,大小 10.8cm×9.1cm×8.9cm,形态失常,轮廓清晰,肌层回声不均匀,宫底部见 8.2cm×7.4cm 低而不均的回声,边界清晰,其中夹有大小不等的无回声区,周边血流呈半环状,内部有血流信号显示,动脉阻力指数为 0.68,子宫内膜不清,宫腔下段见节育器强回声,宫颈前后径 2.7cm,双侧附件区未见明显异常(图 5-3-19A ~ D)。

超声提示:子宫肌瘤(壁间,变性可能),节育器位置下移。

【术中情况】

在麻醉成功后取平卧位行手术,术中探查:子宫增大如孕 3 个月大小,形态规则,表面光滑,质软,双侧附件外观未见异常。行全子宫切除术,经过顺利。切除组织剖视宫底部见肌瘤 8cm×9cm,内有黏液,质软。

【病理诊断】

子宫平滑肌瘤伴黏液变性及玻璃样变性,部分细胞增生活跃(图 5-3-19E、F)。

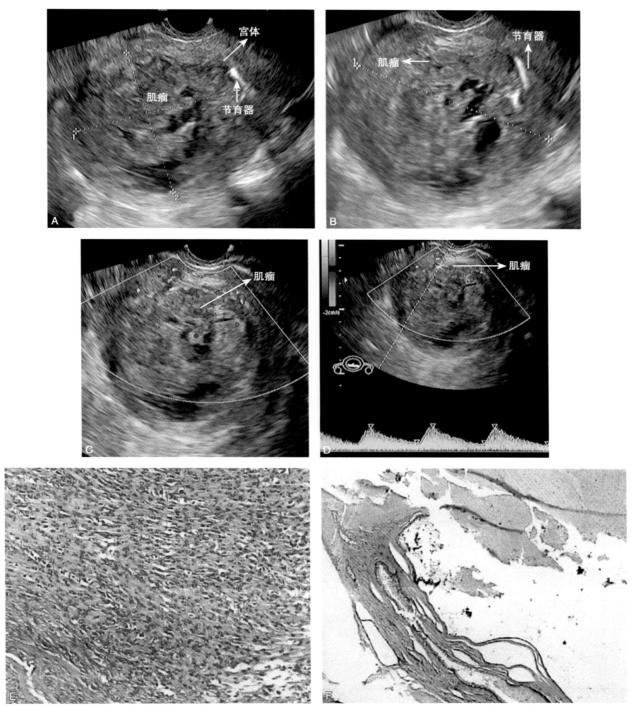

图 5-3-19 子宫平滑肌瘤伴黏液变性及玻璃样变性

A. TVS 纵切:子宫前位,直径大小约 10cm,形态失常,轮廓清晰,肌层回声不均匀,宫底部见 8.2cm×7.4cm 低而不均的回声,边界清晰,其中夹有大小不等的无回声区,宫腔下段见节育器强回声;B. TVS 斜切:宫底部见 8.2cm×7.4cm 低而不均的回声,边界清晰,类圆形,其中夹有大小不等的无回声区,瘤体右侧见节育器强回声;C. TVS 横切:瘤体周边及内部血流有血流信号显示,周边呈半环状;D. TVS 横切:周边血流信号记录到动脉阻力指数为 0.68;E. 低倍:平滑肌瘤细胞增生活跃;F. 高倍:平滑肌瘤黏液样变性区域

【讨论分析】

黏液样变较为少见,其特征是肌瘤的纤维基质内出现嗜碱性染成淡蓝色的黏液样物质,黏液增多时可形成黏液湖将肌细胞分隔开,黏液样变性的肌细胞无核分裂象,也无不典型改变,肌瘤边界清晰,在声像图上很难识别,最后应由病理检查诊断。

病例 5-3-20 子宫平滑肌瘤伴玻璃样变性及钙化

【临床资料】

49 岁,尿频 1 个月入院。妇科检查:外阴已婚式,阴道畅,宫颈光滑,子宫增大如孕 2 个月大小,表面不平,质中,双侧附件未见异常。

【超声表现与提示】

子宫前位,大小 4.9cm×5.4cm×8.4cm,形态失常,轮廓不光滑,肌层回声不均匀,后壁及左侧壁分别见大小为 3.2cm×2.6cm、4.6cm×4.2cm×5.9cm 的低回声区类圆形,其中充满了强光斑,后方见声影,宫腔内见节育器强回声,子宫内膜不清,宫颈前后径 2.1cm。右侧卵巢大小 1.4cm×1.0cm,左侧卵巢未显示(图 5-3-20A、B)。

超声提示:子宫肌瘤(壁间、浆膜下,合并玻璃样变性可能),宫腔内节育器。

【术中情况】

在连续硬膜外麻醉下行手术,术中探查:子宫增大如孕 2 个月大小,形态不规则,表面不光滑,子宫后壁见直径 8cm 的肌瘤结节突起,与周围组织无粘连,双侧附件外观未见异常。行子宫全切除+双侧附件切除术,经过顺利。剖视子宫多个肌瘤结节,子宫内膜薄,内有节育器一枚。

【大体标本】

见图 5-3-20C、D。

【病理诊断】

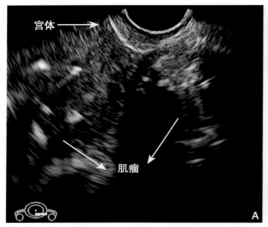
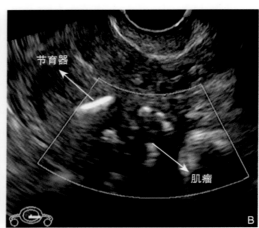
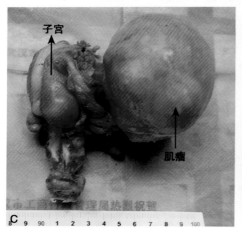
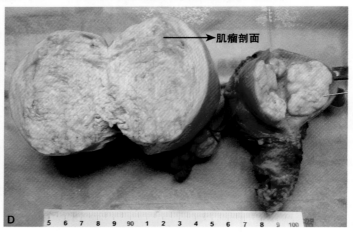

图 5-3-20 子宫平滑肌瘤伴玻璃样变性及钙化

A. TVS 显示:子宫后壁见多个低回声区,其内见不规则的强光斑;B. TVS 显示:肌壁内见另一个低回声区,其内见不规则的强光斑,宫腔内见节育器;C. 大体外观:子宫后壁突出肌瘤结节,有蒂相连,表面不光滑,质硬;D. 大体剖视:剖视切开时阻力较大,有沙砾感伴有喳喳声

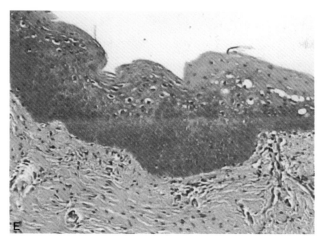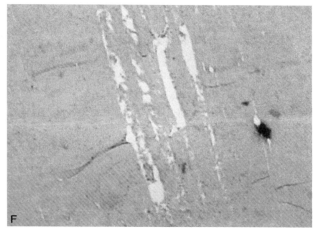

图 5-3-20 子宫平滑肌瘤伴玻璃样变性及钙化
E. 低倍:子宫颈鳞状上皮内病毒感染形成空泡变性细胞;F. 高倍:平滑肌瘤玻璃样变性及钙化

子宫平滑肌瘤伴玻璃样变性及钙化(图 5-3-20E、F)。

【讨论分析】

玻璃样变性即透明变性,是最常见的退行性变。退行性变伴发钙化改变时在声像图的特征性改变是原有的编织状回声消失,代之以不均匀的低回声,其间夹有不规则的强回声。这一特征有助于鉴别诊断。

病例 5-3-21 子宫平滑肌瘤伴出血变性坏死

【临床资料】

56 岁,下腹痛 4 天入院。月经周期 30 天,经期 3 天,无痛经;生育史:$G_2P_1A_1$。妇科检查:外阴已婚式,阴道通畅,宫颈明显抬举痛,子宫及双侧附件触诊不满意。右侧附件区可及一包块,触痛明显。肿瘤标志物未发现异常。

【超声表现与提示】

子宫前位,大小 4.1cm×3.2cm×3.8cm,形态大致正常,轮廓清晰,肌层回声欠均匀,子宫内膜厚 0.2cm,宫腔内见节育环强回声,宫颈前后径 2.3cm,子宫后方见 5.8cm×4.1cm 的混合性回声,有包膜,与子宫关系密切,内部回声不均,夹有大小不等的片状无回声区,混合性回声周边及内部无血流信号,子宫肌层有血流信号,动脉阻力指数为 0.60。双侧卵巢大小正常,未见异常回声(图 5-3-21A~D)。

超声提示:盆腔混合性包块(浆膜下肌瘤并变性待排)。

【术中情况】

在连续硬膜外麻醉下行手术,术中探查:子宫稍

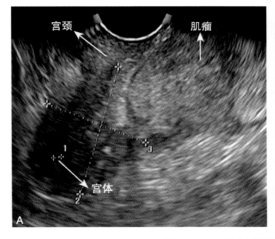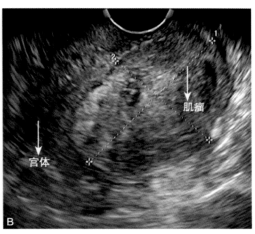

图 5-3-21 子宫平滑肌瘤伴出血变性坏死
A. TVS 显示:子宫前位,大小形态正常,后壁近峡部见一肿瘤,与子宫关系密切;B. TVS 显示:该肿瘤有包膜,呈椭圆形,内部回声不均

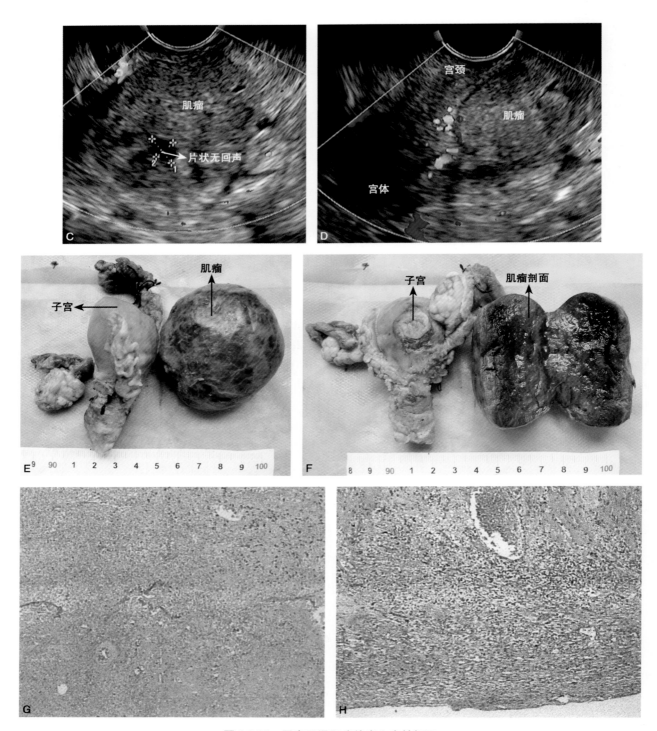

图 5-3-21 子宫平滑肌瘤伴出血变性坏死

C. TVS 显示:肿瘤内部回声不均,夹有大小不等的片状无回声区;D. TVS 显示:肿瘤周边及内部未见血流信号;E. 大体外观:大体侧面观子宫后方见一紫红色包块,包膜光滑;F. 大体剖视:包块内部为紫黑色出血及坏死组织;G. 低倍:子宫平滑肌瘤伴出血、变性、坏死;H. 高倍:子宫平滑肌瘤伴出血、变性、坏死

萎缩,子宫后壁见一直径约5cm之圆形浆膜下肌瘤,色暗红,质软,子宫后壁与肠管粘连,双侧附件萎缩,外观未见异常。行全子宫+双侧附件切除术,经过顺利。

【大体标本】

见图5-3-21E、F。

【病理诊断】

子宫平滑肌瘤伴出血变性坏死(图5-3-21G、H)。

【讨论分析】

子宫肌瘤发生出血坏死注意与红色变性相鉴别,后者是一种特殊类型的坏死,多发生在妊娠期或产褥期,也可见于非妊娠期妇女肌瘤的扭转或嵌顿,检查时,肌瘤变大,局部张力增加,触痛阳性,临床出现全身不适、发热、小腹痛等症状,上述条件有助鉴别。

病例5-3-22 子宫多发性平滑肌瘤,输卵管系膜平滑肌瘤

【临床资料】

47岁,超声检查发现肌瘤10天入院。月经周期24天,经期6~7天,无痛经;生育史:$G_3P_1A_2$。入院体检:心、肺、肝、脾、未及明显异常,腹软、压痛(-)。妇科检查:外阴已婚式,阴道通畅,宫颈光滑,子宫前位,形态不规则,宫底前壁可及直径6cm的包块,质硬,向外突起,双侧附件区未及明显异常。入院后查肿瘤标志物:CEA(癌胚抗原)1.52μg/L,AFP(甲胎蛋白)5.10μg/L,CA 125(糖类抗原125)17.59KU/L。

【超声表现与提示】

子宫前位,大小6.7cm×10.2cm×4.9cm,形态失常,轮廓不光滑,肌层回声不均匀,子宫内膜厚0.9cm。宫颈前后径2.8cm,宫颈管内见节育器强回

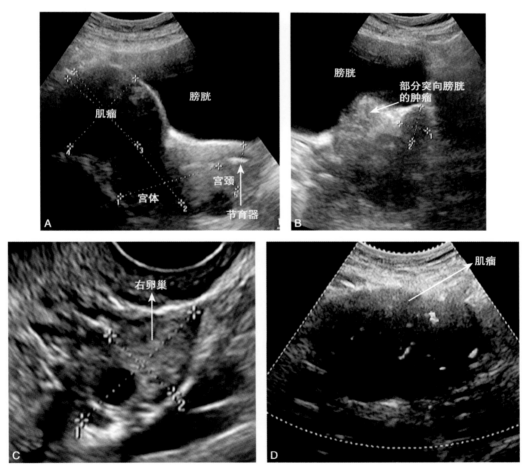

图5-3-22 子宫多发性平滑肌瘤,输卵管系膜平滑肌瘤

A. TAS纵切显示:子宫前位,大小6.7cm×10.2cm×4.9cm,形态失常,轮廓不光滑,肌层回声不均匀,宫颈管内见节育器强回声,已近宫颈外口;B. TAS斜切显示:子宫后壁见回声不均,形态不规则,部分突向膀胱的肿瘤;C. TVS纵切显示:右侧卵巢大小2.7cm×1.5cm,未见明显异常回声;D. TAS纵切显示:宫底前壁右侧见大小5.7cm×5.7cm×7.3cm低回声区,形态不规则,外突,边界不清,血流信号丰富,动脉阻力指数为0.52

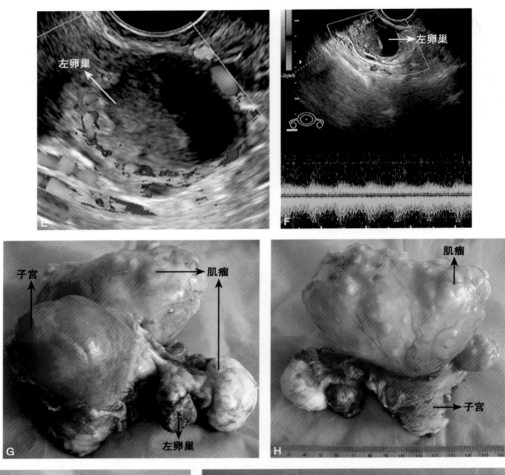

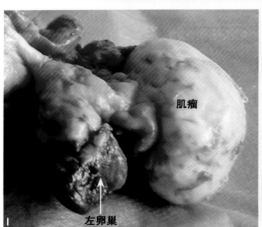

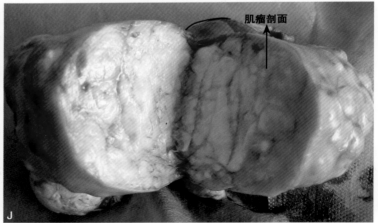

图 5-3-22　子宫多发性平滑肌瘤,输卵管系膜平滑肌瘤

E. TVS 纵切显示:左侧卵巢内可见直径为 2cm 的混合性回声,周边有环状血流;F. TVS 纵切显示:左侧卵巢混合性回声周边环状血流内,记录到动脉阻力指数为 0.40;G. 大体外观:子宫前面见宫体增大,背面有一瘤体外突,左侧附件有一乳白色肿瘤,左侧卵巢呈紫黑色;H. 大体外观:整个背面见大小不一的肌瘤外突,其中一个巨大,形态不规则;I. 大体外观:左侧附件区局部放大,瘤体与卵巢血肿显示清晰;J. 大体剖视:附件瘤体剖视呈编织状

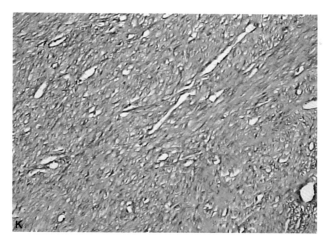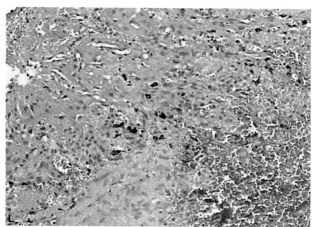

图 5-3-22　子宫多发性平滑肌瘤，输卵管系膜平滑肌瘤
K. 低倍：平滑肌瘤成分；L. 高倍：卵巢黄体出血，右下为出血成分，左上为变性的卵泡膜细胞

声，已近宫颈外口。

宫底前壁右侧见大小 5.7cm×5.7cm×7.3cm 低回声区，形态不规则，向外突，边界不清，血流信号丰富，动脉阻力指数为 0.52。宫底前壁左侧及宫底后壁分别见大小为 2.2cm×2.9cm、2.3cm×1.8cm 低回声区。右侧卵巢大小 2.7cm×1.5cm，未见异常回声，左侧卵巢大小 2.7cm×4.8cm，其内见大小 3.0cm×1.8cm 的无回声区，边界清晰，壁薄，左侧卵巢内可见直径为 2cm 的混合性回声，周边有环状血流，动脉阻力指数为 0.40（图 5-3-22A～F）。

超声提示：子宫多发肌瘤（浆膜下、壁间），左侧卵巢囊肿及混合性异常回声，环位异常。

【术中情况】

术前取出宫颈内的节育器。患者麻醉下取平卧位，行耻骨上横切口剖腹探查，术中探查：子宫形态失常，子宫前壁、子宫底部及后壁见多个大小不等肌瘤，向外突起，质硬，实性。右侧附件外观未见异常，左侧卵巢有一直径 5cm 肿瘤，表面光滑，质硬，实性，左侧输卵管未见异常，行次全子宫切除术加左附件切除术。

【大体标本】

见图 5-3-22G～J。

【病理诊断】

见图 5-3-22K、L。

1. 子宫多发性平滑肌瘤。

2. 输卵管系膜平滑肌瘤。

3. 左卵巢黄体出血。

【讨论分析】

子宫肌瘤的生长方式发生变异，文献报道有弥

漫性平滑肌瘤病、静脉内平滑肌瘤病等，也有生长于卵巢内或生长于输卵管系膜内，都是临床罕见的。了解与认识这类变异有重要的临床和病理学的意义，避免误诊，使病友得到适当和及时的治疗。

二、子宫肌瘤保守治疗后声像图特征

传统治疗子宫肌瘤的方法为子宫切除术，包括全子宫切除术和保留宫颈的次全子宫切除术。随着对生活质量要求的提高，越来越多的子宫肌瘤患者选择保留子宫的保守治疗方式，以减少创伤，保留子宫的生育及内分泌功能，维持身体的完整性。子宫肌瘤保守治疗的方法很多，有开腹、宫腔镜或者腹腔镜下肌瘤切除术，肌瘤拧除，射频消融靶位治疗，子宫动脉栓塞治疗，高频超声聚焦消融术及药物治疗等。排除肌瘤的恶性变是子宫肌瘤保守治疗的前提。由于现阶段子宫肌瘤保守治疗方法多样，对超声医师提出了新的要求：①要注意病史；②对肌瘤切除术后的残留肌瘤要有认识，避免引起不必要的误会和矛盾；③不同的保守治疗方法，不同的肌瘤生长部位，保守治疗后不同的阶段，子宫的声像图均可不同。以下根据不同的治疗方法分别概述。

（一）子宫肌瘤切除术

开腹或者腹腔镜、宫腔镜下肌瘤切除术，是目前最常用的子宫肌瘤保守治疗方法。术后子宫体积迅速缩小，形态恢复正常，月经量多及压迫等症状获得改善。

子宫肌瘤切除术后的声像图表现：大多数较小的壁间肌瘤、带蒂的浆膜下肌瘤及黏膜下肌瘤患者切除肌瘤后，子宫轮廓、大小、回声恢复正常，原肌瘤

部位也无明显瘢痕回声。大约 29.2% 的患者子宫局部轮廓不清晰、不光滑,肌瘤切除部位由杂乱的瘢痕回声所取代。子宫肌瘤切除术后瘢痕回声的有无及大小与肌瘤直径相关,还与肌瘤类型、部位、向浆膜外突出程度、手术方式及术中缝合线的疏密等有关。浆膜下肌瘤术后瘢痕回声可向外突出。瘢痕回声均表现为混合性回声,边界不清晰,形态不规则,内见点状或线状强回声。混合性瘢痕回声可能源于原肌瘤周边的肌壁组织被缝合后纠集所致。术后 6 个月内,混合性回声逐渐缩小或消失,以术后 1 个月内最为明显,最后衍变成内含短线状高回声的边界模糊的区域。子宫形态及轮廓恢复正常,6 个月后声像图表现趋于稳定。部分肌瘤切除术后早期,原肌瘤部位血流信号丰富,考虑为创伤所致非感染性炎症反应,以后逐渐转变成星点状,动脉阻力指数升高。

子宫肌瘤切除术后的声像图还包括对肌瘤残留和肌瘤复发的识别。

肌瘤残留是指术前超声显示肌瘤回声,术中未被发现,术后超声显示肌瘤声像图表现持续存在者。肌瘤残留表现为术后非肌瘤切除部位另见直径较小的低回声,类圆形,边界清晰,回声均匀,直径大多为 0.7~1.5cm,周边血流信号呈半环状或者线状,经追踪随访,低回声直径不变或者增大,据此可与肌瘤切除术后瘢痕声像图改变相鉴别。部分肌瘤残留术前未被超声医师注意到,这可能与肌瘤大小不等,较大肌瘤声像图干扰,使直径较小的肌瘤未能检出有关。部分小肌瘤在术中很难被触及到,尤其是腹腔镜手术,较小的肌壁间肌瘤定位常较困难,也是导致

小肌瘤术后残留的原因。

子宫肌瘤复发是指术后 6 个月后发现新的子宫肌瘤。子宫肌瘤复发多在术后 6~52 个月,平均为术后 19.4 个月。多发性肌瘤患者术后复发的几率较高,而术前肌瘤数目<2 个,妇科检查子宫体积<13 孕周,术后未生育,年龄<35 岁者,复发率最低。

病例 5-3-23 肌瘤切除术后混合性瘢痕回声

【临床资料】

30 岁,发现子宫肌瘤 3 年余,月经量正常,经期延长 7~10 天,肌瘤切除术后 1 个月,经期恢复正常。

【术前超声所见】

子宫大小 7.0cm×6.7cm×6.7cm,后壁见一个大小 5.4cm×4.4cm 低回声团,边界清晰。多普勒超声显示:低回声内部血流信号丰富,动脉频谱为低阻力型,RI 为 0.37。

超声提示:子宫壁间肌瘤。

【手术经过及病理】

术中切开子宫后壁浆膜层,钝性剥离出一个直径 6cm 的肌瘤结节,钳夹肌瘤蒂部,7 号丝线缝扎,1-0 肠线连续缝合子宫肌层,加固一次并浆膜化。病理结果:子宫平滑肌瘤。

【术后超声所见】

1. 术后 7 天 子宫大小为 4.0cm×3.5cm×4.0cm,后壁原肌瘤部位见 1.7cm×1.5cm 以低回声为主的混合性回声区,形态欠规则,边界不清晰,其内散在强光斑。多普勒超声示:混合性回声内无血流信号显示。

2. 术后 3 个月 后壁瘢痕回声缩小为 1.2cm×

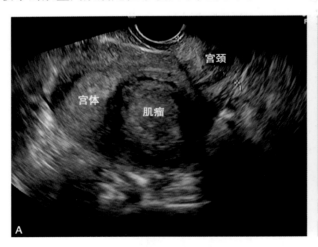
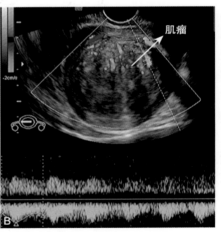

图 5-3-23 肌瘤切除术后后壁以低回声为主的混合性瘢痕回声
A. TVS 术前后壁壁间的一个低回声肌瘤;B. TVS 后壁肌瘤内部血流信号较丰富

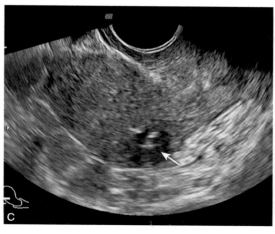
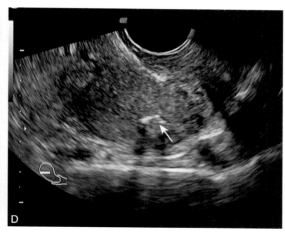

图 5-3-23　肌瘤切除术后后壁以低回声为主的混合性瘢痕回声
C. TVS 术后 7 天,后壁以低回声为主的瘢痕;D. TVS 术后 3 个月,后壁瘢痕回声增强

0.9cm,回声增强。

【讨论分析】

1. 本例子宫肌瘤切除术后,子宫明显缩小。

2. 子宫瘢痕表现为以低回声为主的混合性回声,边界不清晰,形态欠规则,以后逐渐缩小,回声增强。

3. 瘢痕回声需与肌瘤残留或者复发相鉴别。

病例 5-3-24　肌瘤切除术后稍强回声为主瘢痕回声

【临床资料】

39 岁,发现子宫肌瘤 1 年余,月经量增多 1 年。子宫肌瘤切除术后 1 个月,月经量正常。

【术前超声所见】

子宫大小 6.4cm×5.4cm×7.6cm,右后壁壁间见

一个 6.0cm×4.1cm 的低回声,边界清晰,回声欠均匀。超声提示:子宫壁间肌瘤。

【手术经过及病理】

术中剔除右后壁直径约 6cm 的壁间肌瘤。病理结果:子宫平滑肌瘤。

【术后超声所见】

1. **术后 7 天**　子宫缩小为 5.5cm×4.2cm×6.2cm,右后壁见 3.2cm×2.2cm 以稍强回声为主的混合性瘢痕回声,内见强光斑。瘢痕回声周边血流信号丰富,内部血流信号呈点状。

2. **术后 1 个月**　子宫体积进一步缩小为 4.9cm×4.0cm×4.7cm,右后壁稍强回声瘢痕明显缩小,周边血流信号减少,内部血流信号消失。

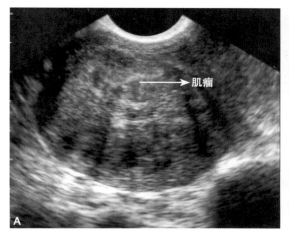
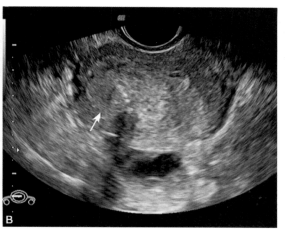

图 5-3-24　肌瘤切除术后稍强回声为主瘢痕回声
A. TVS 术前右后壁不均的低回声肌瘤;B. TVS 术后 7 天右后壁以稍强回声为主的混合性瘢痕回声

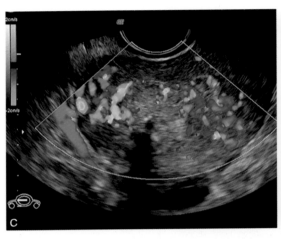
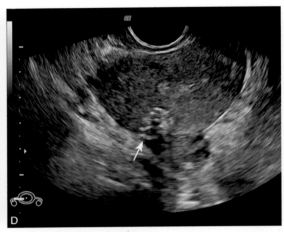

图 5-3-24 肌瘤切除术后稍强回声为主瘢痕回声

C. TVS 术后 7 天瘢痕回声周边血流信号丰富,内部血流信号呈点状;D. TVS 术后 1 个月瘢痕回声缩小,回声增强

病例 5-3-25 肌瘤切除术后等回声为主瘢痕回声

【临床资料】

40 岁,因发现子宫肌瘤生长迅速半年入院,月经量正常。

【术前超声所见】

后壁见两个大小分别为 5.4cm×5.0cm、0.9cm×0.5cm 的低回声,边界清晰。超声提示:子宫壁间肌瘤。

【手术经过及病理】

术中剔除后壁两个壁间肌瘤。病理结果:子宫平滑肌瘤。

【术后超声所见】

1. 手术后 4 天 子宫后壁见大小约 4.0cm×3.6cm 的以等回声区为主的混合性瘢痕回声,边界不清晰,子宫局部轮廓不清晰、不光滑,混合性回声内部血流信号丰富。

2. 手术后 6 个月 子宫轮廓恢复正常,瘢痕回声不明显,原肌瘤切除部位血流信号减少。

【讨论分析】

子宫肌瘤切除术后的瘢痕可表现为以等回声为主的混合性回声,局部轮廓不清晰,不光滑,经过大约 6 个月的时间,瘢痕回声不明显,子宫轮廓修复良好。

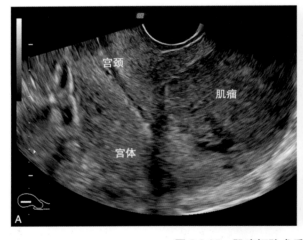
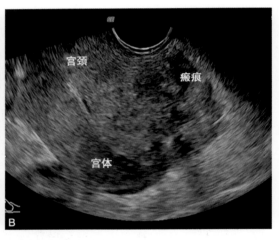

图 5-3-25 肌瘤切除术后等回声为主瘢痕回声

A. TVS 术前后壁低回声壁间肌瘤;B. TVS 术后 4 天后壁以等回声为主的混合性瘢痕回声,边界不清晰,局部轮廓不光滑

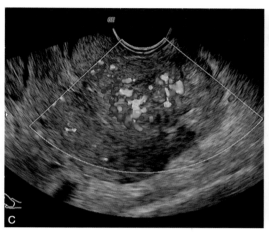
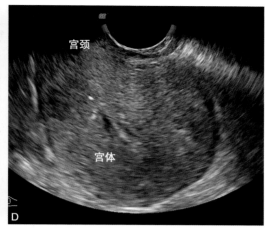

图 5-3-25 肌瘤切除术后等回声为主瘢痕回声
C. TVS 术后 4 天后壁瘢痕回声内部及周边血流信号丰富;D. TVS 术后 6 个月瘢痕回声不明显,轮廓光滑,肌层回声不均匀

病例 5-3-26 肌瘤切除术后瘢痕回声缩小

【临床资料】

31 岁,发现肌瘤 3 年余,月经量正常。

【手术前超声所见】

子宫大小 5.4cm×6.9cm×5.0cm,前壁见一个大小 5.5cm×4.8cm 的低回声团,边界清晰,大部分向浆膜外突出,基底部宽大。超声提示:浆膜下肌瘤。

【手术中所见及病理】

剔除子宫前壁一个大小 5.0cm×6.0cm 浆膜下肌瘤。病理结果:子宫平滑肌瘤。

【手术后超声所见】

1. 手术后 3 天 子宫大小 5.2cm×4.8cm×5.4cm,前壁见 3.6cm×2.0cm 的混合性瘢痕回声,类圆形,边界较清晰。

2. 手术后 1 个月 前壁瘢痕回声明显缩小,回声增强。

【讨论分析】

部分基底部较宽的浆膜下肌瘤切除术后早期,瘢痕回声较大,形态较规则,边界较清晰,很容易与肌瘤回声相混淆,定期随访可发现瘢痕回声显著缩小,回声增强,边界变模糊,而子宫肌瘤随访有增大趋势,回声变化不明显,可依此鉴别。

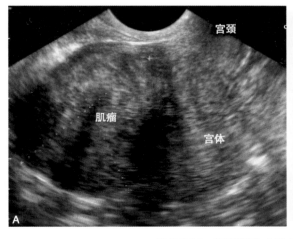
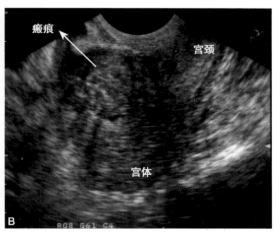

图 5-3-26 肌瘤切除术后 1 个月瘢痕回声明显缩小
A. TVS 术前子宫前壁低回声浆膜下肌瘤;B. TVS 术后 7 天前壁以等回声为主的瘢痕回声,边界较清晰

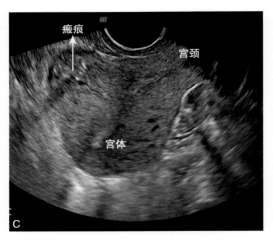

图 5-3-26 肌瘤切除术后 1 个月瘢痕回声明显缩小

C. TVS 术后 1 个月瘢痕回声明显缩小,回声增强

病例 5-3-27 浆膜下肌瘤切除术后缝线状瘢痕回声

【临床资料】

44 岁,发现子宫肌瘤 1 年入院,月经量正常。

【术前超声所见】

子宫大小 8.3cm×7.2cm×7.1cm,左前壁见一个 7.0cm×6.9cm 的低回声,边界清晰。多普勒超声示:低回声周边及内部血流信号丰富,并见瘤体血流与肌层相连续,频谱分析动脉呈低阻力型,RI 为 0.47。提示:浆膜下肌瘤。

【手术经过及病理】

术中见子宫前壁一个直径 7cm 的浆膜下肌瘤,剔除肌瘤后,电凝止血,然后以 1-0 可吸收肠线连续缝合肌层及浆膜层。病理结果:子宫平滑肌瘤(富细胞型)。

【术后超声所见】

1. 手术后 7 天 子宫大小 7.2cm×6.5cm×5.7cm,前壁肌层回声不均匀,其内见平行排列的类似缝合线走向的线状强回声,前壁原肌瘤部位血流信号丰富。

2. 手术后 6 个月 子宫大小正常,散在的线状强回声消失,前壁未见明显瘢痕回声,血流信号恢复正常。

【讨论分析】

瘢痕回声内平行排列的线状强回声可能与术中缝合线有关,经过大约 6 个月的时间,强回声可因缝合线的吸收而消失。

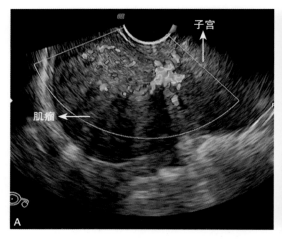 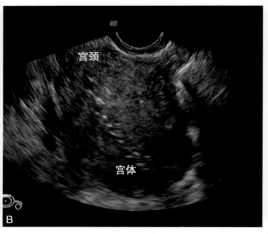

图 5-3-27 带蒂浆膜下肌瘤切除术前后缝线状瘢痕回声

A. 手术前前壁浆膜下肌瘤血流信号丰富并见瘤体血流与肌层相连续;B. 手术后 7 天前壁见平行走向的线状强回声

病例 5-3-28 肌瘤切除术后局部血流变化

【临床资料】

38 岁,发现子宫肌瘤 1 年余,月经量少。

【术前超声所见】

子宫大小 5.6cm×5.3cm×5.0cm,左前壁一个大小 5.9cm×4.4cm 低回声,边界清晰,向外突出。提示:浆膜下肌瘤。

【手术经过及病理】

术中切除前壁 6.0cm×7.0cm 浆膜下肌瘤及宫底部一个 2.0cm×3.0cm 壁间肌瘤结节。病理结果:子宫平滑肌瘤。

【术后超声所见】

1. 手术后 5 天 子宫大小 4.9cm×4.6cm×4.7cm,左前壁见 1.3cm×1.0cm 不均的稍强回声瘢痕,边界不清晰,内部血流信号丰富,动脉频谱为低阻力型,RI=0.31。宫底部 2.0cm×3.0cm 的肌瘤切除部位未见明显瘢痕回声。

2. 术后 1 个月 子宫大小 4.6cm×3.6cm×3.7cm,左前壁瘢痕回声不明显,局部血流信号恢复正常。

【讨论分析】

子宫肌瘤切除术后早期,部分患者原肌瘤部位血流信号极为丰富,以后逐渐减少。较小的肌瘤剔除术后,瘢痕回声常不明显。

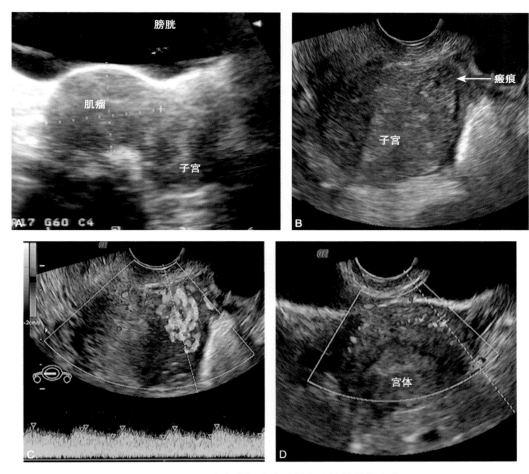

图 5-3-28 子宫肌瘤切除术后局部血流信号的变化

A. TAS 术前左前壁浆膜下肌瘤;B. TVS 术后 7 天,左前壁稍强回声瘢痕;C. TVS 术后 7 天,局部血流信号极为丰富;D. TVS 术后 1 个月,瘢痕回声消失,血流信号减少

病例 5-3-29 黏膜下肌瘤切除

【临床资料】

45 岁,月经过多 3 个月。

【术前超声所见】

子宫大小 7.1cm×5.8cm×6.8cm,宫腔内见

4.1cm×1.3cm 的低回声。多普勒超声示:低回声内血流信号较丰富,呈束状,动脉频谱为低阻力型,RI=0.47。超声提示:黏膜下肌瘤。

【手术经过及病理】

在宫腔镜下行肌瘤切除术。病检结果:子宫平滑肌瘤。

【术后超声所见】

术后 7 天,子宫大小 5.7cm×5.4cm×5.7cm,宫腔内未见明显瘢痕回声,内膜回声均匀。

【讨论分析】

宫腔镜是黏膜下肌瘤首选的切除路径,术后手术部位瘢痕回声不明显,子宫体积及内膜回声恢复正常,月经量明显减少。

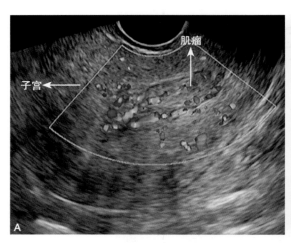
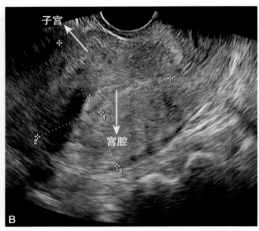

图 5-3-29　子宫黏膜下肌瘤切除前后声像图
A. TVS 术前宫腔内低回声,其内血流信号丰富;B. TVS 宫腔镜术后 7 天,宫腔内回声恢复正常

病例 5-3-30　肌瘤切除后壁间肌瘤残留

【临床资料】

39 岁,发现子宫肌瘤 1 个多月,月经量正常。

【术前超声所见】

子宫大小 5.2cm×10.7cm×5.0cm,肌层见多个大小不等的低回声,其中前壁一个 6.0cm×5.8cm 的低回声,向浆膜外突出,前壁壁间另见一个大小为 1.3cm×1.4cm 的低回声,周边血流呈半环状。提示:子宫多发性壁间及浆膜下肌瘤。

【手术经过及病理】

开腹手术,术中剔除 4 个大小不等的浆膜下肌瘤,大者直径 7cm,小者直径 1cm。病理结果:子宫平滑肌瘤伴出血。

【术后超声所见】

1. 术后 1 个月　子宫前壁仍可见大小为 1.3cm×1.2cm 的低回声,边界清晰,周边血流呈半环状。

2. 术后 6 个月　子宫前壁低回声大小为 1.6cm×1.2cm,边界清晰,周边血流呈半环状。

【讨论分析】

术前发现小的壁间肌瘤,术后同一部位持续存在边界清晰,回声均匀,周边血流呈环状或者半环状的低回声,随访一段时间,低回声不缩小或者有增大

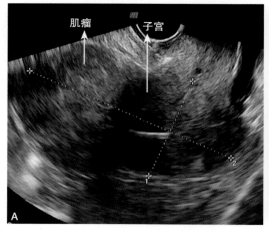
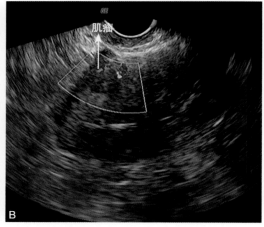

图 5-3-30　子宫肌瘤切除术后前壁小壁间肌瘤残留
A. TVS 术前前壁一个较大的浆膜下肌瘤;B. TVS 术前前壁另一个小的壁间肌瘤,周边血流呈半环状

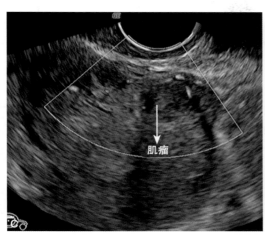
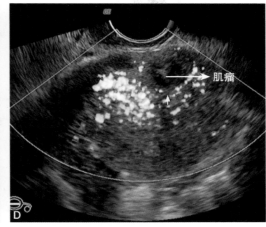

图 5-3-30 子宫肌瘤切除术后前壁小壁间肌瘤残留

C. TVS 术后 1 个月,前壁小低回声依然存在,周边血流呈半环状;D. TVS 术后 6 个月,前壁低回声有增大趋势,周边血流呈半环状

趋势,则为肌瘤残留的可能性大。肌瘤残留多见于多发性子宫肌瘤的患者,壁间肌瘤比浆膜下肌瘤更容易发生肌瘤残留。超声医师对肌瘤残留的诊断要慎重,必须结合病史及术前超声图像,避免轻易诊断引起的误会。

病例 5-3-31 肌瘤切除后富血流肌瘤残留

【临床资料】

52 岁,月经过多 6 个月,发现子宫肌瘤 6 个月。

【术前超声】

外院超声提示多发性子宫肌瘤。

【手术经过及病理】

开腹手术,术中剔除前壁两个、宫底部一个直径约 1cm 的肌瘤,后壁一个直径 3cm 的壁间肌瘤。病理结果:子宫平滑肌瘤。

【术后超声所见】

1. 术后 1 个月 子宫后壁见大小为 3.2cm×2.9cm 的不均的低回声团,边界清晰。多普勒超声示:低回声周边血流呈环状,内部血流信号极为丰富,动脉阻力呈低阻力型,RI=0.48。

2. 术后 6 个月 子宫后壁低回声大小为 4.3cm×3.2cm,相对术后 1 个月时有增大趋势,边界清晰。多普勒超声示:低回声周边及内部血流信号均极为丰富,动脉阻力指数 RI 为 0.43。

【讨论分析】

1. 子宫后壁低回声经术后随访有增大趋势,边界清晰,血流信号持续丰富,考虑为肌瘤残留。

2. 富血流肌瘤由于细胞及血管含量丰富,结缔组织相对较少,质地较为柔软,无论是手术过程中还

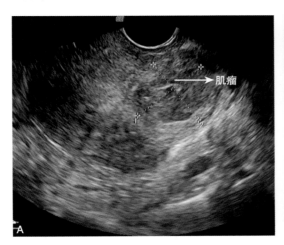
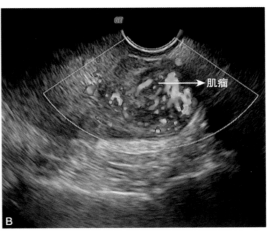

图 5-3-31 子宫肌瘤切除术后富血流肌瘤残留

A、B. TVS 术后 1 个月,后壁见 3.2cm×2.9cm 的低回声,边界尚清晰,其内见丰富的血流信号

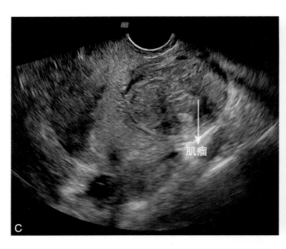
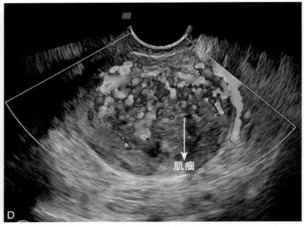

图 5-3-31 子宫肌瘤切除术后富血流肌瘤残留
C、D. TVS 术后 6 个月,后壁低回声大小 4.3cm×3.2cm,内部血流信号仍极为丰富

是手术前后的妇科检查,结节感均不明显,容易遗漏。因此,富血流肌瘤在术前和术中对超声检查的依赖性更大。

综上所述,子宫肌瘤切除术后应定期复查,发现子宫肌瘤切除术后声像图改变时应仔细分析观察,对瘢痕与残留肌瘤的声像图进行鉴别,特别是术后 6 个月内,瘢痕回声缩小和回声增强明显,血流信号逐渐减少,而残留肌瘤变化不明显或有增大趋势,血流信号不减少。肌瘤残留多见于多发性子宫肌瘤患者,术中发现肌瘤的部位及性质与超声检查不相符时,仔细检查有无遗漏对减少肌瘤残留有重要意义。

(二)子宫动脉栓塞术

1995 年,法国学者 Ravina 等首次报道应用子宫动脉栓塞术治疗子宫肌瘤,对于减少月经量的效果显著。子宫动脉栓塞术治疗后 1 个月子宫体积及肌瘤体积开

始缩小,随访 3~6 个月,肌瘤体积缩小 20%~80%。术后 1 个月肌瘤的声像图表现为边缘欠清晰,内部光点分布不均匀的低回声区。术后 3 个月,坏死的肌瘤机化,低回声区部分吸收,呈强弱相间斑片状回声,边缘较清晰。术后 6 个月~1 年子宫肌瘤逐步纤维化,回声增强,光点增粗,不均匀,边缘较清晰,部分较小肌瘤可吸收不见。术后 1~3 年子宫变化不明显,肌瘤改变趋于稳定,内部光点恢复至均匀的等回声。章春泉等研究显示,术后 3 个月时黏膜下肌瘤缩小最快,肌壁间肌瘤次之,浆膜下肌瘤缩小最慢。不同回声的子宫肌瘤子宫动脉栓塞术效果不同,低回声肌瘤治疗效果好,高回声和等回声肌瘤效果较差。

病例 5-3-32 子宫肌瘤放射介入治疗

【临床资料】

46 岁,发现子宫肌瘤 1 年余。

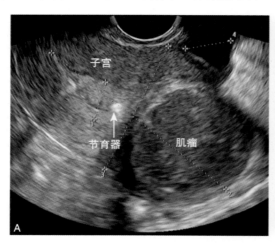
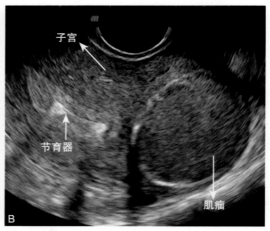

图 5-3-32 子宫动脉放射介入栓塞治疗术后子宫声像图
A. TVS 术后 3 个月,宫底部肌瘤缩小,周边回声增强;B. TVS 术后 1 年,宫底部肌瘤周边回声更增强,后方伴声影

【术前超声】

外院超声提示子宫浆膜下肌瘤(直径约7cm)。

【手术经过】

采用经皮穿刺股动脉插管,将导管分别插入左、右侧子宫动脉,造影后注入聚乙烯泡沫醇,完全栓塞双侧子宫动脉的相关分支。

【术后超声所见】

1. 术后3个月　宫底部低回声大小为4.2cm×3.8cm,边界清晰,回声不均匀,周边回声增强,内部血流信号消失。

2. 术后1年　宫底部低回声大小为3.7cm×3.3cm,较前有缩小趋势,周边回声进一步增强,后方出现明显声影,内部无血流信号显示,考虑为肌瘤钙化变性。

【讨论分析】

子宫动脉放射介入栓塞治疗术后3个月,子宫及肌瘤体积明显缩小,肌瘤回声不均匀,术后1年肌瘤周边可发生钙化。

病例5-3-33　子宫肌瘤放射介入治疗

【临床资料】

39岁,月经淋漓不净6个月。放射介入子宫动脉栓塞治疗后,月经周期正常,月经量减少。

【术前超声所见】

子宫大小6.4cm×7.0cm×7.4cm,右侧壁一个大小为4.9cm×3.5cm×5.6cm的低回声,回声均匀,边界清晰。多普勒超声示:低回声内部血流信号较丰富。超声提示:壁间肌瘤,IUD。

【手术经过】

双侧子宫动脉插管顺利,完全栓塞双侧子宫动脉的相关分支。

【术后3个月超声复查】

子宫大小5.9cm×5.2cm×6.2cm,右侧壁肌瘤大小3.4cm×3.0cm×3.3cm,回声增强且不均匀,边界清晰。多普勒超声显示:肌瘤内部无明显血流信号,

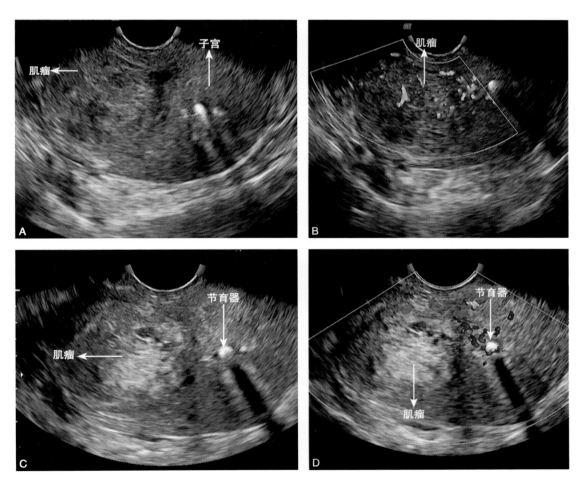

图5-3-33　子宫动脉栓塞术前、后子宫肌瘤声像图

A、B. TVS子宫动脉栓塞前,右侧壁的低回声边界清晰,回声均匀,其内血流信号丰富;C、D. TVS动脉栓塞术后3个月,右侧壁肌瘤缩小,回声增强,内部血流信号消失

周边偶见血流信号显示。

【讨论分析】

子宫动脉栓塞术后 3 个月,子宫体积及肌瘤体积明显缩小,肌瘤回声增强且不均匀,内部血流信号消失。

(三) 子宫肌瘤射频消融靶位治疗

子宫肌瘤射频消融靶位治疗即自凝刀,作为热疗的一种,它具有微创伤性、简便性的特点,治疗子宫肌瘤疗效确切,不影响子宫功能。在超声的动态观察和引导下,将射频治疗源经过阴道、宫颈等自然腔道,通过自凝刀准确定点地介入到肌瘤部位,自动精确地控制其治疗功率、时间和治疗范围,在不损伤正常组织的情况下,只使病变局部组织产生生物高热效应,使子宫肌瘤组织发生凝固、变性和坏死,最后被正常组织吸收或自动排出。自凝刀具有疗效肯定、安全、痛苦小、可多次反复使用等特点。超声全程引导下自凝刀可有效灭活直径<5.5cm 壁间肌瘤

和清除黏膜下肌瘤。壁间型肌瘤在射频消融治疗过程中的声像图表现为:肌瘤结节回声增强,气泡产生,直至肌瘤结节完全被强回声覆盖,并且强回声局限于肌瘤的假包膜内(见病例 5-3-34)。由于肌瘤组织脱水、组织变性,治疗结束时肌瘤明显缩小。1个月后结节表现为不均质稍强回声,3～6 个月后肌瘤结节逐渐缩小,内部回声进一步不均匀,6 个月后超声检查,壁间肌瘤结节缩小达 80% 以上,最后消失或留有瘢痕。黏膜下肌瘤在蒂部穿刺凝固、离断,肌瘤取出后蒂部凝固点也为强回声,以后强回声逐渐消失,子宫恢复正常。彩色多普勒显示射频消融治疗后肌瘤内血流信号消失。

病例 5-3-34　射频消融靶位治疗

见图 5-3-34A、B、C。

(四) 高强度聚焦超声(HIFU)治疗

HIFU 治疗子宫肌瘤是利用超声波的组织穿透性和可聚焦的物理特性,将体外的低能量超声波

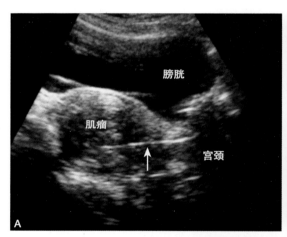

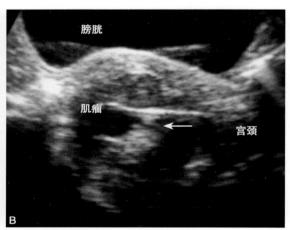

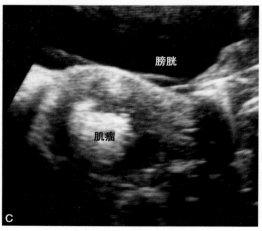

图 5-3-34　射频消融前、后子宫肌瘤声像图
A. TAS 自凝刀(纵向箭头所示)经宫颈进入后壁壁间的肌瘤结节(M)中央;B. TAS 治疗开始后,肌瘤结节内部分区域回声增强(横向箭头所示);C. TAS 射频消融治疗结束,后壁肌瘤结节几乎全部为强回声取代

聚焦在体内肿瘤部位,形成高强度声焦区,引起瞬态高温效应使靶区内组织温度在 0.5~1.0 秒内骤升至 65~100℃,致肿瘤组织出现凝固性坏死达到治疗目的。孙海燕等报道 HIFU 治疗子宫肌瘤 88 例,治疗前后进行彩色多普勒显像及超声造影对比检查。结果显示,治疗 2~5 天后肌瘤内部回声不均匀性增强,血流信号减少或消失,肌瘤内无造影剂显示,肌瘤内时间强度曲线幅度减低,治疗 3 个月后肌瘤体积较治疗前平均缩小 52%,临床症状改善。刘丽萍等研究表明,治疗结束后 2~5 分钟,肿瘤回声的强弱与面积相对稳定,不再发生较大变化。周凯等研究认为,治疗后 5 分钟肌瘤呈团块状不均高回声或落雪样斑块团可作为预估治疗有效的参照标准,而局部片状高回声型应尽量避免,低-等回声型可视为治疗无效,必须调整治疗方案,再次治疗。

三、子宫脂肪瘤

子宫脂肪瘤是子宫一种非常罕见的良性肿瘤,其发生率为 0.03%~0.12%,栾智勇等统计国内 2007 年以前 10 余年中仅 17 例见于报道。我们遇见一例。

病例 5-3-35 子宫脂肪瘤
【临床资料】

67 岁,小便不畅半月余至门诊检查,超声检查发现子宫肿块,门诊拟诊子宫肌瘤入院。1978 年行结扎术,绝经 20 余年,生育史:$G_{11}P_5A_6$。入院体检:心、肝、脾、肺未及明显异常,腹软、无压痛。妇科检查:外阴老年式,阴道通畅,少量白色分泌物,无异味,宫颈光滑,肥大,子宫前位,增大如孕 3 个月,双侧附件区未及明显异常。

【超声表现与提示】

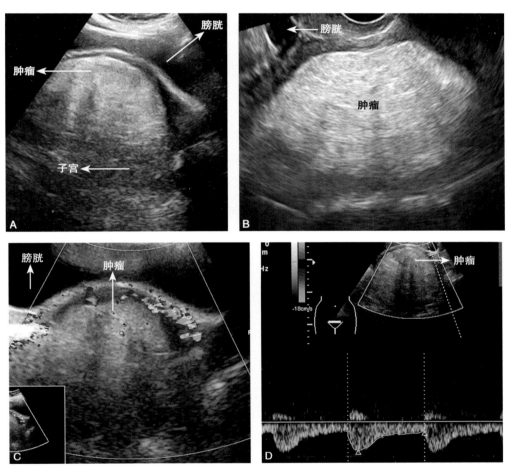

图 5-3-35 子宫脂肪瘤
A. TAS 纵切:子宫前位,体积增大,边界清,内部回声光点强而不均匀;B. TVS 横切:横径达 11.0cm,高频探头显示内部回声光点强而不均匀,并见长短不一的光带回声,周边有包膜及声晕;C. TAS 横切:肿瘤周边有低回声声晕,声晕内有血流信号,呈半环状;D. TAS 横切:声晕血流信号内记录到动脉阻力指数为 0.57

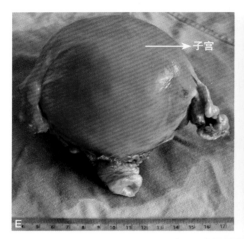
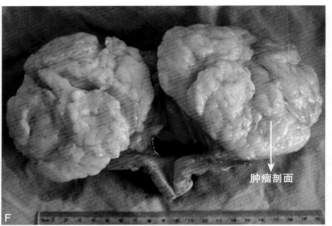
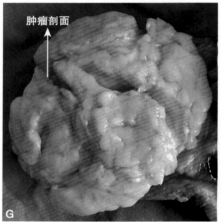
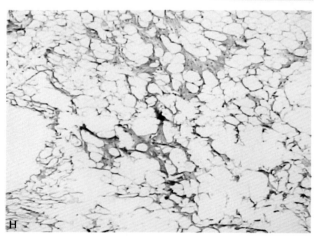
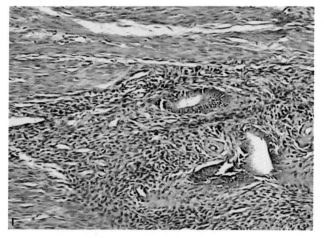

图 5-3-35 子宫脂肪瘤

E. 大体外观:子宫增大饱满如球形,外表光滑;F. 大体剖面:子宫后壁及底部可见巨大金黄色脂肪样病变组织,质实,呈分叶状,四周有薄的纤维组织包绕,直径 12cm,与周围肌壁分界清,易剥离,子宫腔形态正常,内膜光滑,无增厚;G. 大体剖面:剖面局部放大,清晰显示瘤体内的成熟脂肪组织结构;H. 低倍:脂肪瘤由成熟的脂肪组织构成;I. 高倍:子宫平滑肌组织内子宫内膜异位

子宫前位,明显增大如球形,轮廓尚清,子宫后壁及宫底部肌层内见大小为 12.0cm×11.0cm×10.0cm 高回声,内部回声欠均匀,类圆形,其内无血流信号,周边有低回声声晕,声晕内有血流信号,记录到动脉阻力指数为 0.57。子宫内膜被推移至前方,厚 0.3cm,宫颈短,前后径 2.6cm。双侧卵巢未见异常回声(图 5-3-35A ~ D)。

超声提示:子宫实性占位病变(肌瘤钙化?)。

【术中情况】

患者腰硬联合麻醉下取平卧位,取下腹正中切口约 12cm,术中见子宫球形增大如孕 3 个月余,双侧附件已萎缩,外观未见明显异常,行子宫及附件切除术。

【大体标本】

见图 5-3-35E ~ G。

【病理诊断】

见图 5-3-35H、I。

子宫脂肪瘤,子宫腺肌病。

肿瘤由成熟脂肪组织构成,细胞无异型性,未见核分裂。间质为少量结缔组织及血管,外具纤维包膜。

【讨论分析】

子宫脂肪瘤:1861 年,Lobstein 首次对子宫脂肪瘤进行报道。它是子宫一种非常罕见的良性肿瘤,其发生率为 0.03% ~ 0.12%。栾智勇等统计,国内 2007 年以前 10 余年中仅 17 例见于报道,主要发生在绝经后老年妇女,病变由成熟的脂肪组织组成,纤维组织将其分隔成多个小叶,并有一层薄包膜将其与周围肌层分开,绝大多数病变位于子宫肌层。

子宫脂肪瘤的组织发生来源尚有争议,有下列 3 种学说:①子宫血管旁脂肪组织发生:即从子宫旁进入子宫壁的血管周围脂肪组织,是脂肪瘤发生的来源;②化生说:由子宫平滑肌细胞化生转变而成的脂肪细胞发生;③胚胎细胞残余异位说:主张子宫内胚胎脂肪细胞的残余是子宫脂肪瘤的发生来源。由于肿瘤组织起源不明,其组织学成分可为仅含脂肪组织,亦可为不同比例的脂肪组织、平滑肌、纤维组织。

子宫脂肪瘤初期无任何症状,中晚期可有腹胀、腹痛、下腹坠胀感、阴道少量流血及尿频等不适,患者常自我或体检发现盆腔包块而入院。超声检查能确定子宫有实性占位病变,多为强而欠均匀回声,边界清晰,由于肿瘤压迫周围子宫平滑肌,肿瘤周围出现低回声声晕,周边声晕有血流信号,动脉多普勒频谱为中等阻力,临床和超声易误为子宫肌瘤。应用 CT 和 MRI 能准确地进行术前诊断。CT 表现为低密度病灶,CT 值在 50 ~ 200Hu 之间,MRI 在术前定性及定位诊断具有特异性。MRI 在标准自旋回波序列(SE 序列),脂肪组织表现为特征性短 T_1 稍长 T_2 信号,表示包块由脂肪组织构成的定性诊断,还可应用翻转恢复序列(IR 序列)扫描,对脂肪组织的信号进行抑制,使脂肪肿瘤的诊断进一步证实。MRI 的

直接三维成像能清晰显示肿瘤在子宫内的位置,为制订正确的手术方案提供依据。当然最后诊断仍依靠组织病理学检查。镜下:单纯性子宫脂肪瘤由成熟的脂肪细胞构成,细胞大小不一,胞核少,位于细胞的边缘,瘤内没有平滑肌和纤维成分,免疫组织化学方法显示 S-200 蛋白只在脂肪细胞中表达,而平滑肌瘤细胞只表达平滑肌肌动蛋白。这一特征对子宫平滑肌瘤与子宫脂肪瘤鉴别诊断有帮助。子宫脂肪瘤需与子宫平滑肌层的平滑肌脂肪瘤进行鉴别,后者由成熟的平滑肌组织和脂肪组织混合构成。影像学鉴别较为困难。较大的子宫平滑肌瘤可发生脂肪变性,即肌细胞质内出现异常的脂滴,脂肪变性只发生于肌瘤的某些部分,散在或呈区域性,注意与子宫脂肪瘤区别。

四、子宫壁间囊肿

子宫囊肿是一种很少见的良性肿瘤,临床上容易被忽略。

病例 5-3-36　子宫肌壁间囊肿

【临床资料】

35 岁,门诊常规妇科超声检查。

【超声表现与提示】

子宫后位,大小为 5.5cm×4.4cm×5.6cm,形态大致正常,轮廓尚清,肌层回声欠均匀,子宫左后壁肌层内见一类圆形无回声区,直径约 4.5cm,有包膜,稍向外突,周围肌层血流丰富,记录到子宫动脉阻力指数为 0.69,子宫内膜居中,厚 0.6cm,宫颈前后径 3.0cm,双侧卵巢未见异常回声(图 5-3-36A ~ D)。

超声提示:子宫肌壁囊肿。

【讨论分析】

1. 子宫囊肿是一种很少见的疾病,临床上容易被忽略。可分为先天性与后天性子宫囊肿,前者来源于中肾管和副中肾管,多发生于子宫后壁或子宫底部;后者多由良性疾病继发而来或由浆膜的间质细胞发育而来,如子宫肌瘤囊性变、囊性的子宫腺肌瘤、子宫浆膜囊肿等。囊肿的位置可为浆膜下、肌壁间和黏膜下。病理镜下显示,来源于中肾管的囊壁多由柱状或复层鳞状上皮构成,来源于副中肾管的囊壁多由纤毛柱状上皮构成。

2. 鉴别诊断　应与卵巢囊肿鉴别,超声检查时发现子宫一侧或双侧有囊肿,与子宫可分离,不随子宫活动而活动,多为卵巢囊肿,腹腔镜检查也有助于鉴别。

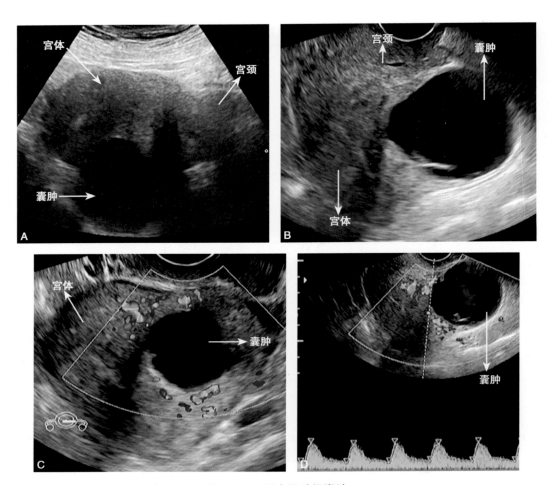

图 5-3-36　子宫肌壁间囊肿

A. TAS 纵切:子宫后位,体积增大,子宫后壁见一无回声区,有包膜,边界清晰,内膜线居中,厚0.6cm;B. TVS 纵切:子宫后壁见一类圆形无回声区,有包膜,边界清,后方有声增强;C. TVS 横切:囊肿位于左后壁,周围肌层血流丰富;D. TVS 纵切:在囊肿周围血流信号中,记录到子宫动脉阻力指数为 0.59

■ 第四节　子宫恶性肿瘤

子宫肉瘤是一种恶性程度较高的女性生殖肿瘤,罕见。好发于中年妇女,常见的发病年龄为 50 岁左右。肉瘤可在子宫任何部位生长,宫体部远较宫颈为多,约 15:1。宫体肉瘤可由子宫肌层或子宫内膜发生,前者比后者高 10 倍。子宫肉瘤与子宫体癌之比为 1:10.5。子宫肉瘤发病率低,预后不易推测,据现有零星报道,肉瘤预后较差,因不易早期发现,局部复发快,临床过程短。

病例 5-4-1　子宫平滑肌肉瘤

【临床资料】

53 岁,腹胀一年余,加重一个月余入院。入院体检:心、肝、脾、肺未及明显异常,腹软、无压痛。月经周期 30 天,经期 6 天,无痛经,生育史:G_2P_2。妇科检查:外阴已婚式,阴道通畅,宫颈光滑,子宫增大如孕 5 个月大小,质硬,活动度欠佳。占据整个盆腹腔,双侧附件区扪不清。肿瘤标志物:CEA(癌胚抗原)0.708ug/L,CA125(糖类抗原 125)140.7KU/L。

【超声表现与提示】

子宫前位,大小为 27.5cm×14.7cm×27.2cm,形态不规则,轮廓尚清,肌层明显增厚,回声不均匀,子宫内膜无法辨认。宫颈、宫体无法识别,巨大实性瘤体充满盆腔,呈分叶状,瘤体内有丰富血流信号,记录到动脉阻力指数为 0.41。双侧卵巢显示不清(图 5-4-1A ~ C)。

超声提示:盆腔巨大实质性包块(来自子宫可能)。

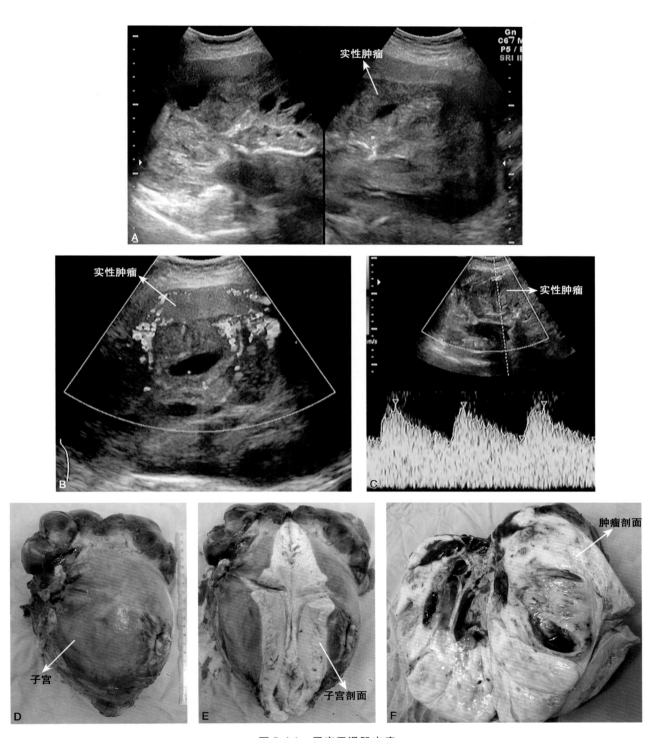

图 5-4-1 子宫平滑肌肉瘤

A. TAS 纵切:盆腔内见一个大小为 27.5cm×14.7cm×27.2cm 的实性占位瘤体,形态不规则,内部结构紊乱,宫颈、宫体及子宫内膜均难以辨认;B. TAS 纵切:瘤体形态不规则,呈分叶状,以低回声为主,瘤体内有丰富血流信号;C. TAS 纵切:瘤体丰富血流信号内记录到动脉阻力指数为 0.41;D. 大体外观:切除肿大之子宫,宫底部右侧及左侧向外突出之肿瘤,色暗红,形态不规则;E. 大体剖视:子宫肌层明显增厚,宫腔后壁见淡黄色瘤体组织;F. 大体底部剖面:对宫体底部瘤体行横切面观,其内见增厚的肌壁并见局部鱼肉样、坏死及出血结构

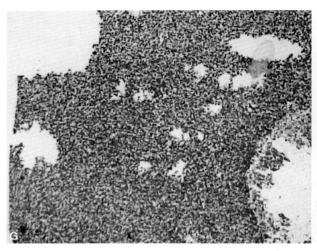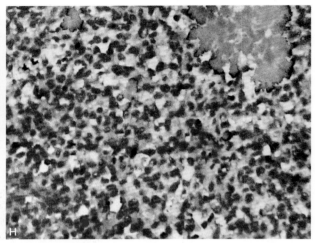

图 5-4-1　子宫平滑肌肉瘤
G. 低倍:子宫平滑肌肉瘤细胞分化不成熟;H. 高倍:平滑肌肉瘤细胞显著异型改变,部分变性坏死

【术中情况】

患者麻醉成功后取平卧位,洗手探查:肝、胆、脾、胃及大网膜外观无异常,子宫增大如孕 5 个月大小,质软,子宫宫底部及右侧宫角部分别可见直径约 6cm 的囊实性包块,色暗红,大网膜与右侧宫角部粘连,子宫后壁有一包块外突,压迫直肠。右侧附件包裹于其中,左侧附件外观无明显异常。盆腔淋巴结未见肿大。行全子宫切除术加双侧附件切除术加大网膜切除术。

【大体标本】

见图 5-4-1D ~ F。

【病理诊断】

子宫平滑肌肉瘤,侵及子宫壁全层。双侧附件及大网膜未见肿瘤累及(图 5-4-1G、H)。

【讨论分析】

子宫平滑肌肉瘤为宫体肉瘤中最多见的一种,占复旦大学附属妇产科医院肉瘤总数的 74.3%。当肌瘤内部分肌细胞恶变者称肌瘤肉瘤变,而整个肌细胞都恶变则称为平滑肌肉瘤。平滑肌肉瘤为弥漫性生长,若肌瘤肉瘤变时常由中心开始向周围播撒,也可有假包膜。复旦大学附属妇产科医院 58 例平滑肌肉瘤中有 38 例可以追溯来源于平滑肌瘤。

病例 5-4-2　子宫内膜间质肉瘤

【临床资料】

42 岁,阴道大量出血 2 小时,诊刮发现内膜病变一个月余入院。入院体检:心、肝、脾、肺未及明显异常,腹软、无压痛。患者于 1992 年行剖宫产。月经周期 29 ~ 31 天,经期 7 天。生育史:$G_6P_1A_5$。妇科检查:外阴已婚式,阴道通畅,宫颈光滑,子宫增大如孕 4 个月大小,质中,活动度可。双侧附件区未及明显异常。

【超声表现与提示】

子宫前位,进行性增大,此次大小为 9.7cm×7.9cm×10.1cm 较一个月前直径增大 1cm,形态失常,轮廓尚清,肌层回声增厚呈低回声且不均匀,子宫内膜居中,厚 0.9cm,呈三线征,宫颈增粗,前后径 4.8cm,宫颈管黏膜呈强回声,宫颈壁呈低回声,子宫肌层及子宫颈壁的血流均极其丰富呈彩球状,记录到子宫动脉阻力指数为 0.46。右侧卵巢未见异常回声。左侧卵巢未见显示(图 5-4-2 A ~ E)。

超声提示:子宫进行性增大,恶性病变待排。

【术中情况】

患者麻醉平卧手术台,进入腹腔探查:大网膜与原剖宫产切口处有粘连。上腹部、肝、膈、胃肠及大网膜均未见明显异常,子宫增大如孕 4 个月大小,均匀饱满子宫颈增粗如桶状,直径约 5cm,浆膜面光滑,色泽无明显改变,双侧卵巢略大于正常,外观无异常,表面光滑,盆腔内见 50ml 淡黄色腹水。行全子宫及双侧附件切除术加盆腔淋巴结切除术。

【大体标本】

见图 5-4-2F。

【病理诊断】

见图 5-4-2G、H。

1. 可能为子宫恶性肿瘤。

2. 子宫内膜间质肉瘤。

3. 恶性淋巴瘤。

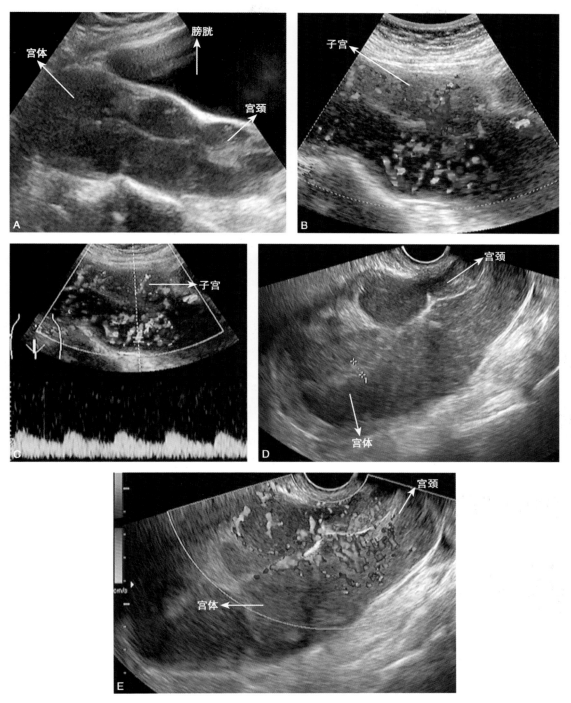

图 5-4-2　子宫内膜间质肉瘤

A. TAS 纵切：子宫前位，体积增大，边界清晰，内部回声极低而不均匀，内膜呈强回声；B. TAS 纵切：子宫肌层内部血流均极其丰富呈彩球状；C. TAS 纵切：肌层血流丰富区内记录到子宫动脉阻力指数为 0. 46；D. TVS 纵切显示：剖宫产切口处及宫颈前壁处回声极低；E. TVS 纵切显示：剖宫产切口及宫颈前壁回声极低处，血流极其丰富

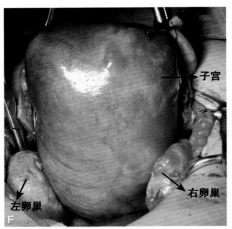

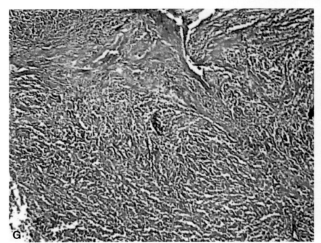
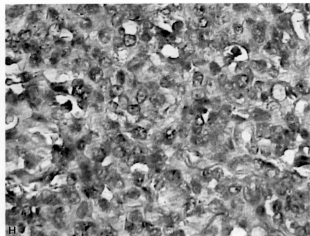

图 5-4-2　子宫内膜间质肉瘤

F. 大体外观：子宫明显增大，大小约为直径 8cm，宫颈直径约 5cm，浆膜面光滑。双侧卵巢略大于正常。标本行大体剖视所见，宫颈及宫体内膜光滑，壁层增厚、质韧，无明显纹理，子宫颈左后方壁层异常增厚组织质脆；G. 低倍：肿瘤由小圆、小梭形细胞组成。分化不成熟；H. 高倍：肿瘤细胞异型性显著，核分裂易见

【讨论分析】

　　子宫肉瘤中一种少见的类型为来自子宫内膜间质细胞的肿瘤，罕见。

　　子宫肉瘤最常见的症状是阴道异常出血，复旦大学附属妇产科医院报道，该院诊断肉瘤的患者出现阴道异常出血者占 78.2%。此外还伴有腹部包块、腹痛、压迫症状（膀胱、直肠），发现子宫明显、迅速增大者应加以注意。

病例 5-4-3　子宫恶性间叶性肿瘤

【临床资料】

　　60 岁，阴道流血 6 天，加重 2 天，月经周期 30天，经期 5 天，有痛经史，绝经 8 年。妇科检查：子宫增大如孕 5 个月余，子宫前方可及一包块，大小为 12cm×11cm×11cm，实性但质软，边界清，包块与宫体附着紧密，双侧附件未见异常。肿瘤标志物正常。

【超声表现与提示】

　　子宫前位，位于左侧腹，大小 6.6cm×2.9cm×2.7cm，形态不规则，有血流信号显示，子宫动脉阻力指数 = 0.54，宫腔内见 5.1cm×1.5cm 无回声区。盆腔见 14cm×11cm×11cm 混合性回声，以无回声为主并见絮状稍强回声，位于子宫右后方，与子宫关系密切，有边界，囊壁厚 0.6cm，未见血流信号（图 5-4-3A～D）。

　　超声提示：盆腔包块（与子宫关系密切），宫腔积液。

【术中所见】

　　子宫增大如孕 5 个月，质软、形态不规则。右侧壁下段向外突出一个直径为 12cm 包块，表面光滑，壁厚、囊性感，无腹水，腹盆腔无转移灶，双侧卵巢萎缩，双侧附件外观未见明显异常（图 5-4-3E、F）。

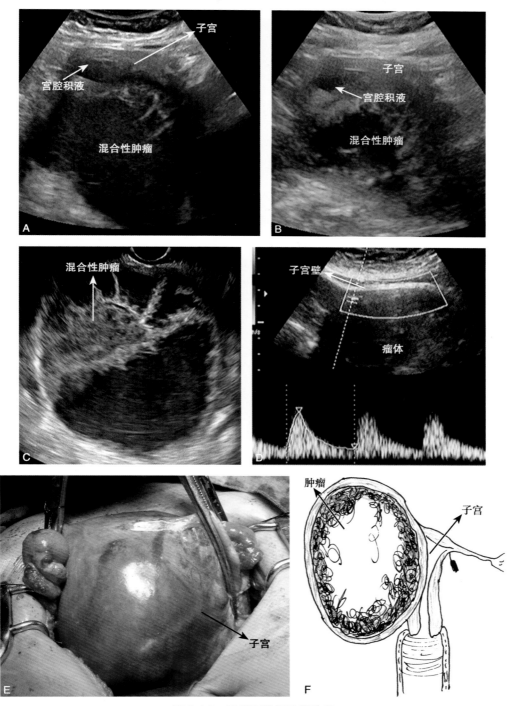

图 5-4-3　子宫恶性间叶性肿瘤

A. TAS 纵切显示：子宫后方有一巨大肿块向外突出，子宫腔内有无回声区；B. TAS 横切显示：子宫右后方有一巨大肿块向外突出，内部回声呈混合性，与子宫关系密切；C. TVS 横切显示：肿块有边界，内部以无回声为主，并见片状或絮状稍强回声，未见血流信号；D. TAS 横切显示：瘤体附近子宫肌层动脉频谱；E. 术中所见：子宫增大如孕 5 个月，质软、形态不规则。右侧壁下段向外突出一个直径为 12cm 包块，表面光滑；F. 术中所见冠状切面手绘图

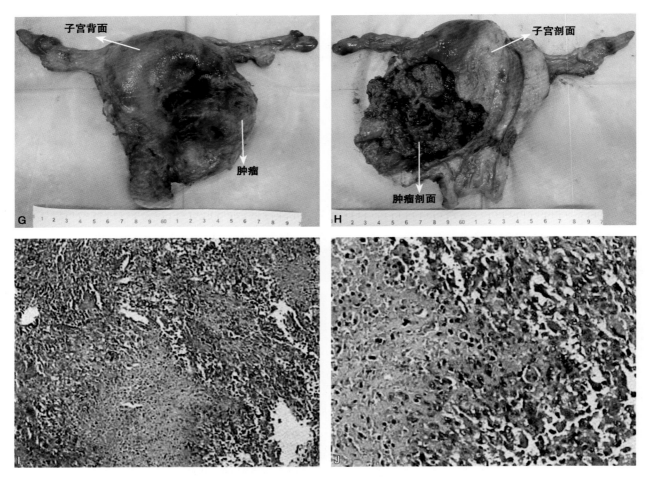

图 5-4-3 子宫恶性间叶性肿瘤

G. 大体外观（背面）：子宫右侧壁下段向外突出直径为 12cm 肿块；H. 大体剖视（正面）：子宫右侧壁的肿块壁为薄层肌性组织，厚约 0.8cm，内见大量暗红色血性液体及絮状腐烂坏死组织，子宫其他部分未见明显异常；I. 低倍：肿瘤组织变性坏死；J. 高倍：肿瘤细胞显著异型增生

【大体标本】

见图 5-4-3G、H。

【病理诊断】

子宫恶性间叶性肿瘤并显著出血坏死。部分分化成熟平滑肌组织伴少量呈弥漫显著异型改变的肿瘤组织，疑为平滑肌肉瘤（图 5-4-3I、J）。

【分析讨论】

易误诊为肉瘤的平滑肌瘤有：富细胞性平滑肌瘤，又称生长活跃平滑肌瘤，特点为镜下核分裂少见；奇形怪状核平滑肌瘤，特点为镜下肌瘤中有较多的奇形怪状核瘤细胞，核分裂少见。值得特别注意的是妊娠和口服避孕药的平滑肌瘤，妊娠和口服避孕药可使良性的平滑肌瘤中核分裂增多，并出现出血或灶性坏死，这种坏死称凋亡性坏死，镜下特点是核分裂增多，肌瘤中出现新鲜出血，周围为细胞密集和核分裂活跃的肌瘤带，亦可有黏液变性，这种平滑肌瘤称凋亡性平滑肌瘤。一个重要的问题是不要轻易为妊娠和口服避孕药的妇女诊断平滑肌肉瘤，生殖年龄妇女很少发生平滑肌肉瘤。此外少见的易误诊的还有核分裂活跃平滑肌瘤、良性转移性平滑肌瘤、腹膜弥漫性平滑肌瘤病、静脉内平滑肌瘤等。这有赖于病理学的最后诊断。

第五节　子宫内膜异位症和子宫腺肌病

一、子宫内膜异位症

子宫内膜异位症（简称内异症 endometriosis）和子宫腺肌病（adenomyosis）都是妇科多发病，两者共同之处是均存在子宫内膜异位，前者子宫内膜异位于盆腔，后者子宫内膜异位于子宫肌层，过去认为是同一疾病不同表现形式，将子宫以外的内膜生长称为外在性内膜异位症，将子宫内膜长入肌层的称为内在性内膜异位症，近年研究表明两者的发病机制和组织发生学以及临床表现皆不同，实际是两种不同的疾病，两者可同时并存。

（一）概述

子宫内膜异位症的定义指具有生长功能的子宫内膜组织（腺体和间质）在子宫腔以外的部位出现、生长、浸润、反复出血，可形成结节及包块，引起疼痛或不育等。内异症病变广泛，形态多样，极具侵袭和复发性成为难治之症。内异症在病理上属于良性病变，但有明显的浸润、转移和复发等恶性生物学行为。临床表现多种多样，是生育年龄妇女最常见的疾病之一，以 25～45 岁为多见。近年来其发病率不断升高，以北京协和医院为例，已达 32.7%。发病率增加的原因与腹腔镜的应用，妇科医师对本病的认识提高有关，也与晚育、吸宫、流产及放环有一定的关系。异位子宫内膜可侵犯全身任何部位，宫骶韧带、直肠子宫陷窝及卵巢为最常见的被侵犯的部位；其次为子宫浆膜、乙状结肠、腹膜脏层和阴道直肠隔。异位子宫内膜还可出现在身体其他部位如脐、膀胱、肾、输尿管、肺、胸膜、乳腺、淋巴结等。

本病的发病机制尚未明了，异位子宫内膜的来源有三种学说：一为种植学说，认为异位子宫内膜乃由于经血逆流、淋巴静脉播散、医源性种植等途径到达全身各处，但无法解释盆腔外的内异症；二为体腔上皮化生学说，缺乏科学依据亦未被推翻；三为诱导学说，认为种植的异位子宫内膜释放某种未知物质，诱导未分化的间充质，形成异位子宫内膜组织。据临床观察子宫内膜异位症的发生还与下列因素有关：遗传因素、免疫因素、炎症等。异位种植的子宫内膜随卵巢激素的变化而发生周期性出血，形成大小不等的紫色结节或囊肿。临床主要表现为痛经、盆腔痛、性交痛、不孕。25% 患者无任何症状。临床病史是诊断的重要环节。

经腹和经腔内超声检查是简便有效的影像手段之一，CA125 的测值轻度升高也是应予重视的。腹腔镜是目前认为集诊断与治疗于一体的较为可靠方法。当然并不是每一个患者都必须经历腹腔镜检查的。

内异症临床病理据多数学者意见分为四类：

（1）腹膜型子宫内膜异位症，最常见的一种内异症，广泛分布在盆腔腹膜上。

（2）卵巢型子宫内膜异位症，卵巢内异症十分常见，卵巢上形成囊肿，内含褐色黏稠液体，又称"巧克力囊肿"。

（3）深部浸润型子宫内膜异位症系指病灶浸润深度>5mm，常见于宫骶韧带、直肠子宫陷凹、阴道穹隆、阴道直肠隔等处。常累及重要脏器，病变复杂，疼痛症状严重，术前难以准确评估，手术切除困难、风险大，对药物治疗不敏感。临床医师主要根据患者对疼痛的描述、三合诊发现宫骶韧带增粗和（或）后穹隆触痛结节、经阴道或经直肠超声以及磁共振成像的结果，来初步判断深部内异症病灶的范围、浸润深度，是否合并输尿管狭窄或梗阻以及有无肠道浸润等。

（4）其他部位的子宫内膜异位症如消化道内异症、泌尿道内异症、胸肺内异症等。

（二）病例汇集

病例 5-5-1　卵巢子宫内膜囊肿

【临床资料】

40 岁，痛经进行性加重 6 个月余入院。月经周期 35 天，经期 7 天。生育史 $G_2P_1A_1$。入院体检：心、肝、脾、肺未及明显异常，腹软、无压痛。妇科检查：外阴已婚式，阴道通畅，宫颈光滑，子宫后位稍大，质硬，右侧附件区可及直径 7cm 的包块，不活动。

【超声表现与提示】

子宫前位，大小为 6.9cm×4.4cm×6.0cm 形态大致正常，边界光滑，轮廓尚清，肌层回声极不均匀，光点增粗，回声强弱不均，尤以子宫后壁及宫底部为明显，并见小囊样结构，肌层血流丰富呈树枝状，记录到子宫动脉阻力指数为 0.68，子宫内膜被推移至前方，厚 0.7cm，呈三线征，宫颈短，前后径

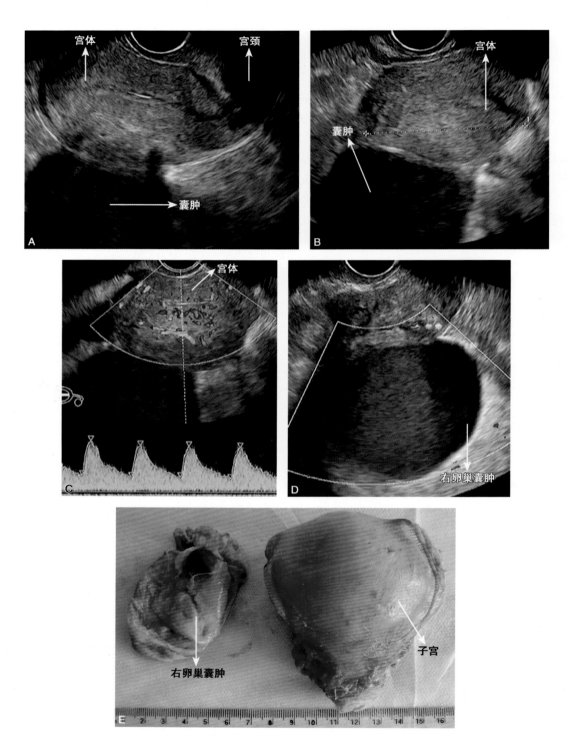

图 5-5-1 卵巢子宫内膜囊肿

A. TVS 纵切：子宫前位，体积增大，边界清晰，内部回声光点粗而强，内膜呈三线征，被推挤至前下方；
B. TVS 横切：横径达 7.2cm，内部回声光点粗而强，其内见小的类圆形无回声区，后方有声增强；C. TVS
横切：肌层血流丰富呈树枝状，记录到子宫动脉阻力指数为 0.59；D. TVS 横切：右侧卵巢囊肿内未见血
流信号；E. 大体外观：子宫次全切除，外表光滑、饱满。右侧卵巢囊肿外观

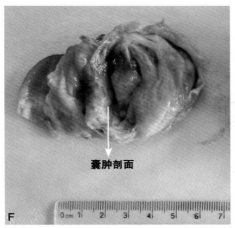
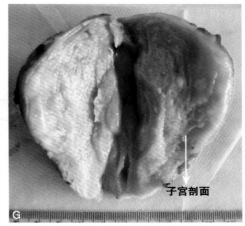
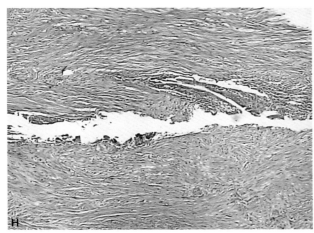
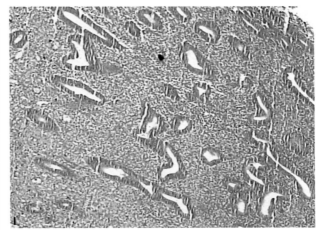

图 5-5-1　卵巢子宫内膜囊肿

F. 大体剖面:右侧卵巢囊肿剖视见大量巧克力样液体流出;G. 大体剖面:子宫后壁明显增厚。缺乏典型腺肌瘤样改变;H. 低倍:中部空白处为囊腔,囊腔上皮已脱落,仍可见子宫内膜间质成分,上下为囊壁的纤维组织成分;I. 高倍:增生的子宫内膜

3.5cm,右侧卵巢内见 6.2cm×5.5cm 的无回声区,有包膜,类圆形,其内见密集细光点。左侧卵巢未见异常回声(图 5-5-1A ~ D)。

超声提示:卵巢内膜异位症和子宫腺肌病。

【术中情况】

患者连续硬膜外麻醉后取平卧位,洗手探查,子宫增大如孕 50 天大小,表面不平,有多个硬结节,子宫后壁下段与直肠粘连,乙状结肠与子宫左侧壁及盆腔广泛粘连,活动度差,右侧卵巢囊肿直径 7cm,与周围有粘连,右侧输卵管外观无异常。行子宫次全切除加右侧卵巢囊肿剔除术,剖视囊肿,囊内为黏稠褐色液体。

【大体标本】

见图 5-5-1E ~ G。

【病理诊断】

见图 5-5-1H、I。

1. 送检囊壁样组织取材,镜下见被覆单层立方上皮伴出血,符合子宫内膜囊肿的镜下改变。

2. 子宫壁血管平滑肌组织增生。

【讨论分析】

这是一例单纯子宫内膜异位囊肿。子宫饱满子宫血管平滑肌增生,仅凭声像图特征不易鉴别。

病例 5-5-2　子宫内膜囊肿,子宫腺肌病,子宫肌瘤

【临床资料】

52 岁,体检发现子宫肌瘤一个月余入院。入院体检:心、肝、脾、肺未及明显异常,腹软、无压痛。妇科检查:外阴已婚式,质软。阴道通畅,宫颈光滑,子宫饱满,质硬,右侧附件区可及一直径 7cm 的包块,囊性感。

【超声表现与提示】

子宫前位,大小为 7.6cm×7.7cm×7.2cm,形态

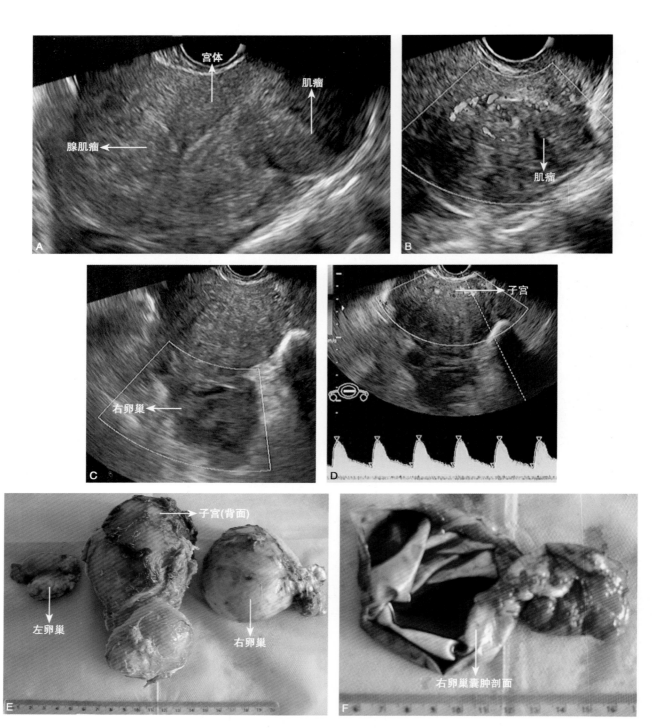

图 5-5-2   子宫内膜囊肿,子宫腺肌病,子宫肌瘤

A. TVS 纵切:子宫前位,体积增大,边界清晰,子宫前壁近宫底部见 3.4cm×3.4cm 光团,内部回声光点粗而强弱不均匀,与周围分界不清。子宫后壁峡部见 3.8cm×4.7cm 低回声区,类圆形,包膜完整,与周围分界清,子宫内膜厚 0.9cm;B. TVS 纵切:子宫后壁峡部类圆形低回声区,包膜完整,与周围分界清,内部有血流信号,周边血流呈半环状;C. TVS 横切:右侧卵巢增大为 7.9cm×6.2cm 呈混合性回声,形态不规则,后方有声增强,未见血流信号;D. TVS 横切:前壁肌层血流丰富呈树枝状,记录到子宫动脉阻力指数为 0.70;E. 大体外观:子宫全切(背面),外表尚光滑。峡部见一肿块突出,双侧卵巢均见囊性包块;F. 右侧囊肿内的巧克力液体

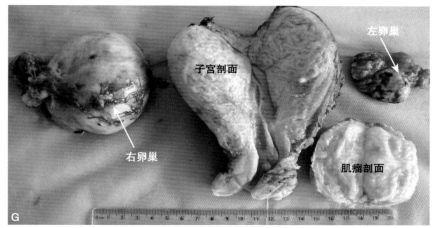
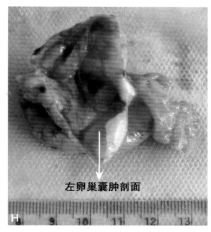

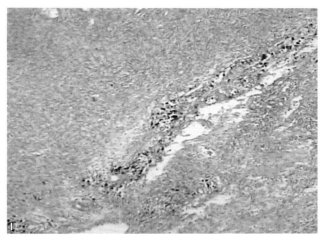
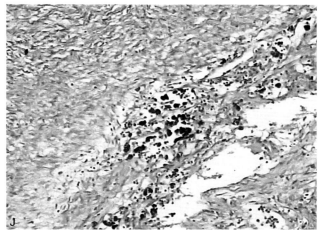

图 5-5-2　子宫内膜囊肿,子宫腺肌病,子宫肌瘤
G. 大体剖面:子宫前壁及底部可见腺肌瘤。峡部见一肿块剖面为乳白色、漩涡状走向的肌瘤;H. 左侧囊肿内有少量液体;I. 低倍:下方小块空白处是囊腔一部分,囊壁显示变性的纤维组织,部分区域出血;J. 高倍:囊壁组织中见出血成分

失常,轮廓尚清,肌层回声极不均匀,子宫前壁近宫底部光点增粗,见 3.4cm×3.4cm 回声强弱不均光团,与周围分界不清,肌层血流丰富呈树枝状,记录到动脉阻力指数为 0.76。子宫后壁峡部见 3.8cm×4.7cm 低回声区,类圆形,包膜完整,与周围分界清,见到半环状血流。子宫内膜厚 0.9cm,宫颈短,前后径 3.5cm,右侧卵巢增大为 7.9cm×6.2cm 呈混合性回声,形态不规则,后方有声增强,未见血流信号,左侧卵巢未见异常回声(图 5-5-2A～D)。

超声提示:子宫肌瘤,子宫腺肌瘤待排,右侧附件区回声异常。

【术中情况】
行子宫全切除加双侧附件切除术。

【大体标本】
见图 5-5-2E～H。

【病理诊断】
见图 5-5-2I、J。

①子宫平滑肌瘤;②子宫腺肌病;③子宫内膜单纯性增生;④(右侧卵巢)子宫内膜囊肿;⑤(左侧卵巢)包涵囊肿;⑥慢性子宫颈炎伴鳞状上皮化生及纳氏囊肿。

【讨论分析】
本例子宫腺肌病和肌瘤并存,两者鉴别有助于手术方式的选择。前者肌层增厚,回声增强,光点增粗,边界不清,血流呈树枝状。后者多边界清,回声低,血流呈环状或半环状。

卵巢子宫内膜囊肿由于随月经周期反复出血、吸收,囊内液体黏稠,声像图呈混合性回声。

病例 5-5-3　双侧卵巢子宫内膜囊肿　腺肌瘤
【临床资料】
45 岁,体检发现卵巢肿块十余日入院。入院体检:心、肝、脾、肺未及明显异常,腹软、无压痛。妇科检查:外阴已婚式,阴道通畅,宫颈肥大不光滑,子宫前位,大于正常,活动度差,双侧附件区可触及直径分别为 7cm、8cm 的囊性包块,与子宫粘连,不活动。

【超声表现与提示】

子宫前位,大小为 5.5cm×6.3cm×6.8cm 形态失常,轮廓尚清,肌层回声不均匀,光点增粗增强,以后壁及宫底部为甚,肌层血流信号丰富,走向呈树枝样分布,动脉阻力指数为 0.90。子宫内膜线前移,厚 1.1cm。宫颈短,宫颈前后径为 3.3cm,宫颈外口见 1.2cm×0.8cm 的稍强回声,边界尚清,内部有血流信号。双侧附件区分别见 6.1cm×9.3cm(右)及 5.6cm×4.6cm(左)的无回声区,边界尚清,类圆形。内部见密集细光点,囊壁厚薄不均,可见血流信号(图 5-5-3A~D)。

超声提示:子宫腺肌瘤,双侧附件区子宫内膜异位囊肿,宫颈息肉可能。

【术中情况】

患者全身麻醉下取平卧位,术中探查:子宫增大如孕 2 个月大小,双侧附件区可及直径分别为 7cm(左)、8cm(右)的巧克力囊肿,与子宫两侧及后壁直肠、结肠紧密粘连,直肠子宫陷凹完全封闭,行子宫全切除术+右侧附件切除术加左侧卵巢囊肿剥除术。剖视囊肿,囊内为巧克力样黏稠液体。

【大体标本】

见图 5-5-3E、F。

【病理诊断】

见图 5-5-3G、H。

①子宫腺肌瘤;②子宫内膜单纯性增生;③子宫内膜息肉;④慢性子宫颈炎;⑤(双)卵巢子宫内膜囊肿。

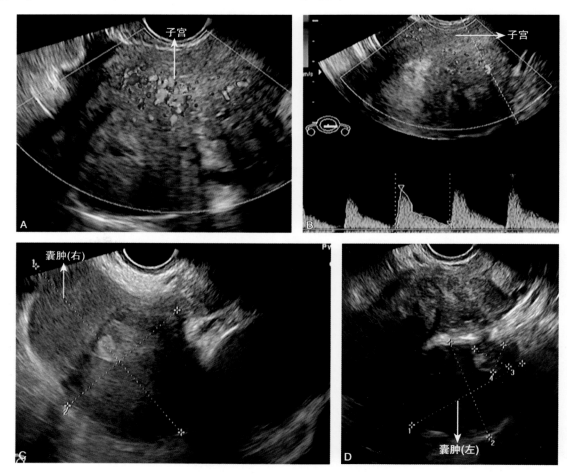

图 5-5-3 双侧卵巢子宫内膜囊肿 腺肌瘤

A. TVS 纵切:子宫前位,体积增大,边界清,内部回声光点粗而强,子宫内膜线前移,肌层血流呈树枝状样分布;B. TVS 横切:肌层血流丰富区动脉阻力指数为 0.9;C. TVS 纵切:右侧附件区见 6.1cm×9.3cm 的无回声区,边界尚清,类圆形。内部见密集细光点,囊壁厚薄不均;D. TVS 纵切:左侧附件区见 5.6cm ×4.6cm 的无回声区,边界尚清,类圆形。内部见密集细光点,囊壁厚薄不均

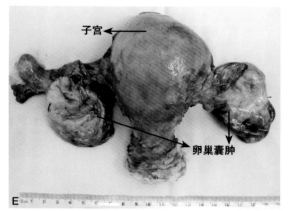
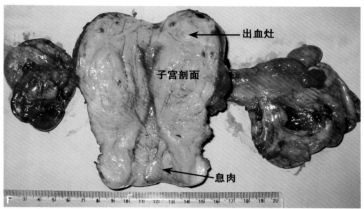
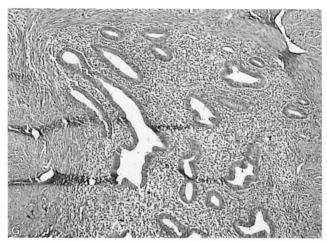
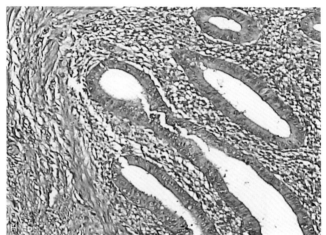

图 5-5-3 双侧卵巢子宫内膜囊肿 腺肌瘤

E. 大体外观:子宫体饱满,宫颈粗短,外表光滑,子宫左右两侧见大小相近的囊肿,色紫;F. 大体剖面:子宫后壁增厚,有多个紫色小出血灶,并见大小不一的小梁状结构,周围增生的平滑肌呈编织状,颈管内见一赘生物为息肉;G. 低倍:平滑肌组织中见增生的子宫内膜;H. 高倍:平滑肌组织中见增生的子宫内膜

【讨论分析】

本例双侧卵巢子宫内膜囊肿及子宫腺肌瘤同时存在,这种情况并不少见,提示超声检查时要加以注意,减少漏诊。

病例 5-5-4 子宫内膜囊肿 子宫肌瘤

【临床资料】

45 岁,痛经 5 年,经量增多三年入院。月经周期 30 天,经期 6 天,有痛经。生育史:G_1P_1。入院体检:心、肝、脾、肺未及明显异常,腹软、无压痛。妇科检查:外阴已婚式,阴道通畅,宫颈肥大、光滑,宫口横裂,子宫前位,稍饱满,活动度可。右侧附件区可及一直径 5cm 囊性包块,张力大,压痛(+),左侧附件区可及一直径 6cm 囊性包块。外院超声提示:子宫肌瘤,左侧附件区囊肿,右侧巧克力囊肿,直肠子宫陷凹积液。

【超声表现与提示】

子宫前位,大小为 6.5cm×5.9cm×6.2cm,形态大致正常,轮廓尚清,肌层回声欠均匀,子宫右前壁见 2.6cm×2.3cm 低回声区,边界清晰,周边血流信号呈半环状,内部有血流信号,记录到动脉阻力指数为 0.74,子宫内膜厚 0.5cm,宫颈前后径 3.4cm。右侧卵巢内见 3.4cm×3.0cm 无回声区,内有密集细光点,一侧紧邻一 1.9cm×1.0cm 的囊肿,左侧卵巢内见 6.7cm×6.3cm 无回声区,内亦有密集细光点(图 5-5-4A ~ F)。

超声提示:双侧卵巢子宫内膜囊肿,子宫肌瘤(壁间)。

【术中情况】

患者麻醉成功后取平卧位,洗手探查子宫增大如孕 2 个月,形态失常,质硬,前壁见质硬的肌瘤样结节向外突起,右侧卵巢有多个巧克力囊肿大的直径约 3cm,小的直径约 2cm,右侧输卵管外观未见异常,左侧卵巢巧克力囊肿直径约 2cm,另有一个直径约 6cm 的卵巢冠囊肿,边界清,囊液清亮透明。左

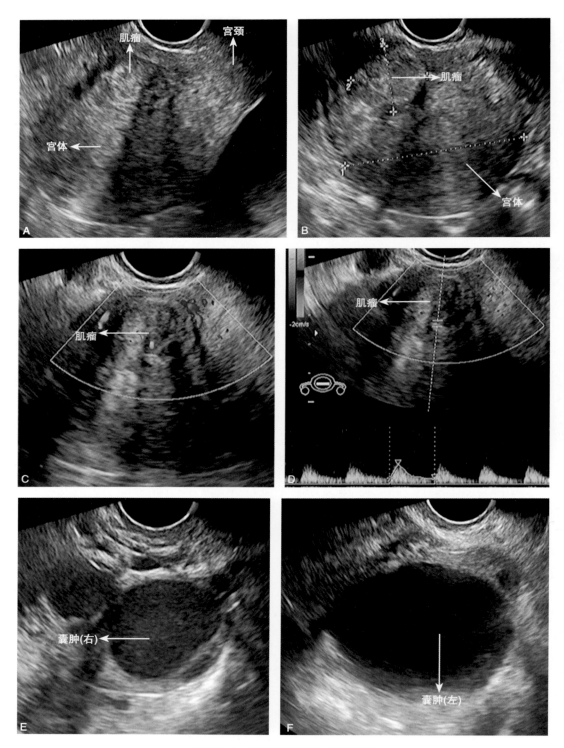

图 5-5-4 子宫内膜囊肿 子宫肌瘤

A. TVS 纵切:子宫前位,体积增大,边界清晰,子宫前壁见 2.6cm×2.3cm 低回声区,有包膜;B. TVS 横切:子宫右前壁内见类圆形低回声区,边界清晰;C. TVS 横切:子宫右前壁瘤体周围血流丰富呈半环状;D. TVS 横切:瘤体周围血流记录到动脉阻力指数为 0.59;E. 右侧卵巢内见 3.4cm×3.0cm 无回声区,内有密集细光点,外侧紧邻一个 1.9cm×1.0cm 的囊肿;F. 左侧卵巢内见 6.7cm×6.3cm 无回声区,内亦有密集细光点

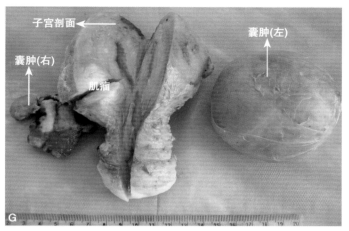

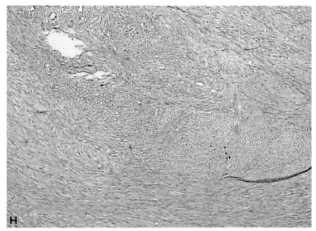
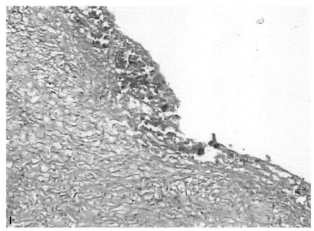

图 5-5-4　子宫内膜囊肿　子宫肌瘤

G. 大体外观及剖视:子宫增大,外表尚光滑。子宫前壁见乳白色、圆形肌瘤结节,边界清晰。右侧卵巢见多个巧克力囊肿,其中一直径约 2cm 紫色囊肿,包膜完整;左侧卵巢见一直径约 2cm 巧克力囊肿,包膜完整,左侧另见一直径约 6cm 囊肿,包膜完整,囊液透明。两侧巧克力囊肿剥除中破裂,流出巧克力色黏稠液体;H. 低倍:平滑肌瘤;I. 高倍:右上为囊腔,左下囊壁变性,被覆上皮变性脱落,其下间质出血

侧输卵管附着其上,子宫后壁与肠管及左侧附件区致密粘连,直肠子宫陷窝封闭。行全子宫切除术加右侧附件切除术加左侧卵巢冠囊肿剥除术加左侧巧克力囊肿剥除术。

【大体标本】

见图 5-5-4G。

【病理诊断】

见图 5-5-4H、I。

①(左侧)卵巢子宫内膜囊肿;②(左侧)卵巢冠囊肿;③(右侧)卵巢子宫内膜囊肿;④子宫平滑肌瘤;⑤子宫内膜单纯性增生;⑥慢性宫颈炎。

【讨论分析】

临床实际遇到的病例,情况往往是复杂多样的,本例患者的巧克力囊肿既是双侧,又是多个,同时合并左侧卵巢冠囊肿,随访病理诊断可能发现,否则都当囊肿报出去了,对病情的认识永远停留在

看图识字的水平。

病例 5-5-5　腹壁剖宫产切口子宫内膜异位症

【临床资料】

34 岁,发现腹部切口右端包块两年余入院。既往有剖宫产史,月经周期 30 天,经期 7 天,有痛经史,生育史:$G_3P_1A_2$。入院体检:心、肝、脾、肺未及明显异常,腹软、无压痛。妇科检查:外阴已婚式。阴道通畅,宫颈光滑,子宫前位,大小正常,活动、质中。腹壁剖宫产切口触及一包块,质软。

【超声表现与提示】

子宫前位,子宫轮廓清晰,肌层回声尚均匀,前壁下段见剖宫产切口瘢痕。用高频探头检查腹壁剖宫产切口瘢痕右侧见一直径约 2cm 的无回声区,边界欠清,内部未见血流信号,周边偶见点状血流信号,动脉阻力指数为 0.89(图 5-5-5A~C)。

超声提示:腹壁切口瘢痕处异常回声(子宫内

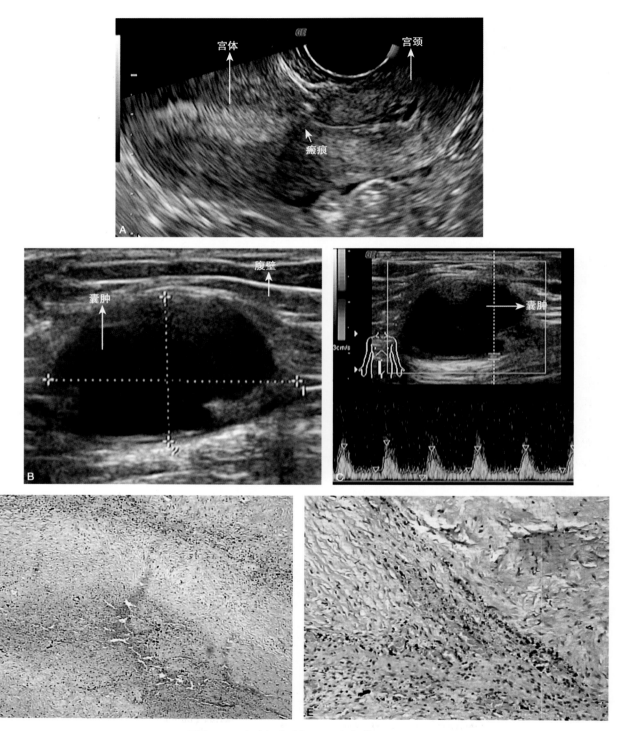

图 5-5-5　腹壁剖宫产切口子宫内膜异位症

A. TVS 纵切:子宫前位,边界清晰,内部回声光点尚均匀,前壁下段见剖宫产切口瘢痕;B. 高频探头纵切:腹壁剖宫产切口瘢痕右侧端见直径达 2.6cm 的无回声区,边界欠清,囊壁厚薄不一;C. 高频探头纵切:内部未见血流信号,周边偶见点状血流信号,记录到子宫动脉阻力指数为 0.79;D. 低倍:腹壁组织间见陈旧性出血;E. 高倍:腹壁组织间见陈旧性出血,吞噬含铁血黄素的吞噬细胞

膜异位待排）。

【术中情况】

患者在全身麻醉下取平卧位，行病灶切除术，术中见腹壁剖宫产切口处右侧有一直径2cm结节，内为褐色黏稠液体。行子宫异位内膜病灶切除术，经过顺利。

【病理诊断】

腹壁切口子宫内膜异位囊肿（图5-5-5D、E）。

【讨论分析】

子宫内膜异位症可侵犯全身任何部位，如脐、膀胱、肾、输尿管、肺、胸膜、乳腺，甚至手臂、大腿，但绝大多数位于盆腔内。近年来，剖宫产呈上升趋势，子宫内膜异位症发生于剖宫产切口处并不少见。由于子宫内膜异位症是雌激素依耐性疾病，其引发的包块可随月经周期雌激素水平的变化出现大小的改变，这一特征有助于鉴别诊断。

病例5-5-6　输尿管子宫内膜异位症

【临床资料】

42岁，体检发现右肾积液两天入泌尿外科。有剖宫产史、痛经史；近两年痛经逐渐加重、发作时不能忍受，卧床不起，无肾绞痛，无尿频、尿急、尿痛，无肉眼血尿及尿路刺激等泌尿系症状。入院体检：心、肝、脾、肺未及明显异常，腹软，输尿管走向无压痛，双肾区叩击痛阴性。外院多次B超检查示：子宫腺肌瘤，右侧附件区囊肿。本院超声检查提示：子宫腺肌瘤，右肾集合系统分离3.6cm。肾功能正常，静脉肾盂造影和泌尿系CT示右肾积液、右侧输尿管中上段扩张，考虑输尿管狭窄（管外因素所致）。行输尿管逆行插管见输尿管下段狭窄。妇科

会诊检查：外阴已婚式，阴道通畅，宫颈光滑，子宫增大如孕2个多月大小，形态失常，双侧附件未扪及明显包块，患者药物治疗效果不佳，有手术切除子宫指征。行右侧输尿管检查见右侧输尿管中下段占位病变。考虑妇科和泌尿外科联合治疗。

【超声表现与提示】

子宫前位，大小为6.3cm×7.3cm×7.2cm形态失常，轮廓尚清，肌层回声不均匀，子宫前壁及后壁分别见大小为2.9cm×2.4cm，3.4cm×3.5cm稍强回声团，无包膜，边界不清。子宫内膜厚0.7cm，宫颈前后径3.1cm。双侧卵巢未见明显异常回声。右肾集合系统分离呈调色板样改变，最大间距为3.6cm，输尿管内径上段内径约1.1cm，中段内径约1.4cm，下段内径约0.3cm，呈鸟嘴样；左肾、左侧输尿管、膀胱无阳性发现（图5-5-6A～D）。

超声提示：子宫腺肌瘤（两个），右肾积液，右侧输尿管中上段扩张。

【术前其他检查】

见图5-5-6E～H。

IVU及泌尿系CT提示：右肾积液，右输尿管中上段扩张。

右侧输尿管逆行插管提示：输尿下段狭窄。

右侧输尿管镜检查见右侧输尿管中下段占位病变，并于病变区取活检，病检结果示：纤维组织增生伴水肿、出血及炎性细胞浸润。

【术中情况】

泌尿外科行右侧输尿管中段占位病变切除术+双J管置入术+右侧输尿管端端吻合术；妇科行全子

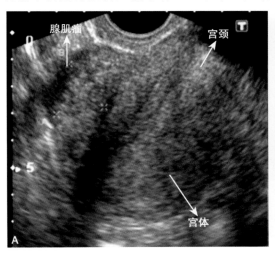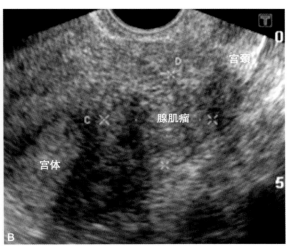

图5-5-6　输尿管子宫内膜异位症

A. TVS纵切显示：子宫前位，子宫前壁见大小为2.9cm×2.04cm稍强回声团，无包膜，边界不清。子宫内膜厚0.7cm；B. TVS纵切显示：子宫后壁大小为3.4cm×3.5cm稍强回声团，无包膜，边界不清

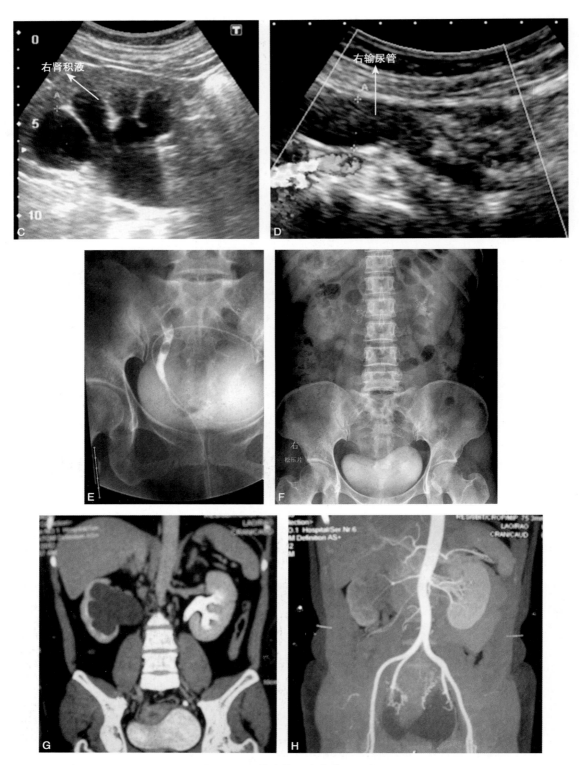

图 5-5-6　输尿管子宫内膜异位症

C. TAS 纵切显示：右肾集合系统分离呈调色板样改变，最大间距为 3.6cm；D. TAS 纵切显示：右输尿管上段内径约 1.1cm，中段内径约 1.4cm，下段内径约 0.3cm 并呈鸟嘴样改变；E. 右侧逆行泌尿系造影：右侧输尿管中段梗阻；F. IVP：右肾、右输尿管未见明确显影，左肾及输尿管正常；G. MPR（多平面成像）：右输尿管中段梗阻、局部管壁稍增厚，伴其上输尿管及右肾盂积水扩张；H. 肾血管；CTA：右肾动脉较对侧稍显细小

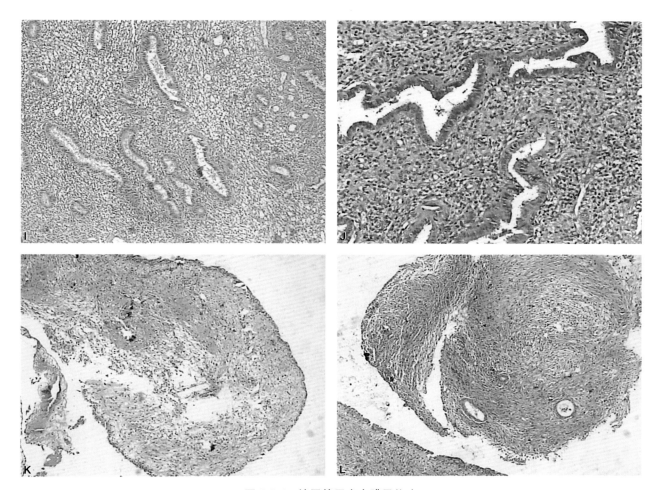

图 5-5-6　输尿管子宫内膜异位症
I. 低倍:间质中增生期的子宫内膜腺;J. 高倍:间质中增生期的子宫内膜腺体;K. 低倍:纤维组织增生伴水肿、出血及炎性细胞浸润。被覆尿路上皮分化成熟;L. 高倍:间质内少许内膜腺管成分

宫切除术+双侧卵巢囊肿剔除术。

【病理诊断】

右输尿管子宫内膜异位症伴纤维组织增生,部分呈息肉样改变,左侧卵巢黄体出血,右侧卵巢滤泡囊肿,子宫腺肌瘤,子宫内膜单纯性增生(图 5-5-6I～L)。

【讨论分析】

据文献报道:输尿管子宫内膜异位症非常少见,发生率约为 0.01%～1%,多发生于下 1/3 段,单侧多见,左侧多于右侧,亦可累及双侧;组织学上根据输尿管壁的肌层甚至黏膜下是否有子宫内膜腺体和间质,将其分为外在性和内在性两类,约 80% 病例为外在性。异位的子宫内膜在输尿管周围组织产生炎性改变、纤维化粘连,引起输尿管狭窄、梗阻,进而引起肾积水;内在性者其异位子宫内膜腺体存在于输尿管固有层和肌层。输尿管子宫内膜异位症早期可以完全没有症状,诊断困难,随着

病情进展可能引起严重后果,导致不可逆肾脏损害,甚至肾功能丧失,因而具有特殊的临床意义。

进行妇科超声检查时,发现附件区的囊性包块,不应仅限于考虑妇科疾病,在分析包块来源时,应想到来自其他系统的可能,如泌尿系。该患者有痛经史、剖宫产史、子宫腺肌瘤史,发现输尿管梗阻的声像图表现,应提高警惕,注意排除输尿管子宫内膜异位症。

病例 5-5-7　膀胱子宫内膜异位症

【临床资料】

35 岁,发现膀胱占位性病变 5 天。既往有宫外孕腹腔镜手术史。患者于 5 天前检查时发现膀胱后壁占位性病变,无肉眼血尿,无明显尿路刺激征,不伴发热、恶心、呕吐及腰痛症状。门诊行泌尿系 CT 检查示膀胱占位入院。体格检查:体温 36.8℃;脉搏:71 次/分;呼吸:17 次/分;血压:104/73mmHg。腹部外形正常,腹软、无压痛及反跳痛,未触及腹部

包块,肝脏肋下未触及,脾脏肋下未触及,肾脏未触及。专科情况:输尿管走行区无压痛,双肾区叩击痛(-)。耻骨上膀胱区无压痛。妇科情况:生育史: $G_1P_0A_1$ 。月经史:经量一般,无痛经现象,经期规则。初潮年龄:13 岁;月经周期:28 天;行经天数:5 天;末次月经:2016 年 4 月 17 日。

入院后行膀胱镜检查:见膀胱后壁中央位置一凸起状改变,膀胱黏膜完整,凸起物周边少许慢性炎症改变,余处未见明显异常,双侧输尿管开口清晰可见。术中请妇科医师会诊,瘤体光滑无粘连,大小约 3.5cm×3cm,考虑为子宫肌瘤压迫膀胱所致可能性大,建议暂不手术处理,术后复查妇科 B 超及随访。取凸起物组织小块送病理检查。病理结果:送检"膀胱新生物",镜下见呈炎性息肉样改变,局灶被覆尿路上皮轻度非典型增生。建议随访观察。

膀胱镜术后第二天行腔内超声检查。

【超声表现与提示】

子宫前位,大小 5.0cm×3.7cm×4.7cm,轮廓清晰、光滑,子宫肌层回声均匀。子宫内膜厚 0.7cm。宫颈前后径 2.7cm。

右侧卵巢大小 3.1cm×2.9cm,左侧卵巢大小 2.8cm×1.7cm,未见异常回声。

膀胱后壁肌壁内见 2.9cm×2.4cm 不均匀的稍低回声,基底部宽,向膀胱腔内及膀胱浆膜面突起,内部夹杂一些小的无回声,实性部分可探及血流信号,测得动脉阻力指数(RI)= 0.73。膀胱黏膜层光滑,浆膜层与子宫前壁分界清(图 5-5-7A～D)。

超声提示:子宫及附件区未见异常;膀胱肌层实性占位。

【术中所见】

麻醉满意后,平卧位,常规消毒铺巾,置入一次

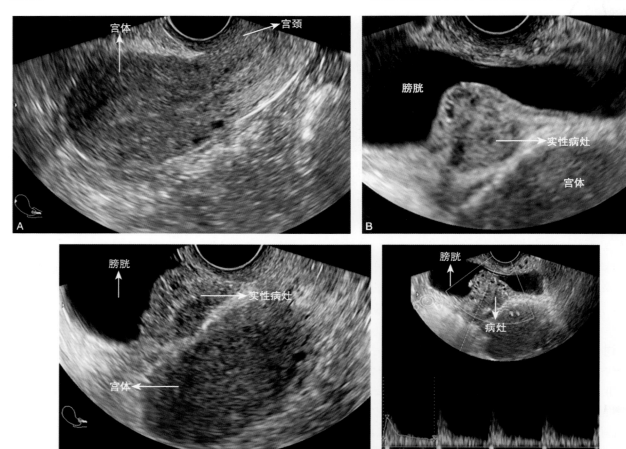

图 5-5-7　膀胱子宫内膜异位症

A. TVS 纵切显示:子宫前位,正常大小,轮廓清晰、光滑,子宫肌层回声均匀;B. TVS 横切显示:膀胱后壁肌壁内见 2.9cm×2.4cm 不均匀的稍低回声,向膀胱腔内及膀胱浆膜面突起,内部夹杂一些小的无回声。膀胱黏膜层光滑,浆膜层与子宫前壁分界清;C. TVS 斜切显示膀胱后壁肌壁内不均匀的稍低回声基底部宽,膀胱浆膜层与子宫前壁分界清;D. TVS 横切显示稍低回声内部可探及血流信号,测得动脉阻力指数(RI)= 0.73

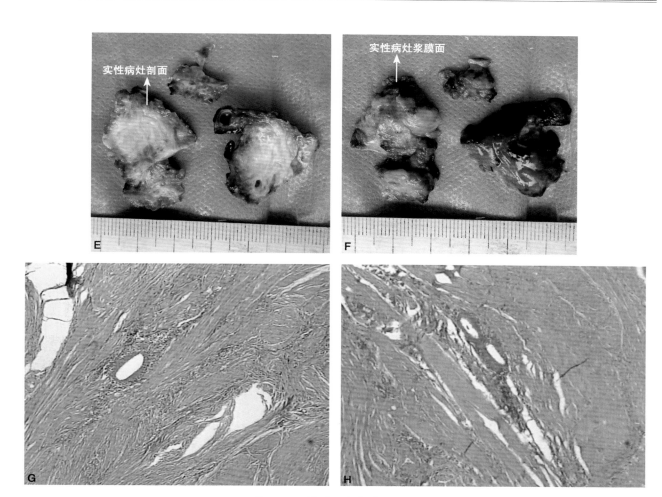

图 5-5-7　膀胱子宫内膜异位症
E. 切除的病灶黏膜面(取材后)隐约可见紫蓝色出血小囊；F. 切除的病灶浆膜面不光滑；G. 低倍：膀胱肌层间见正常的内膜腺体及间质；H. 高倍：膀胱肌层间见正常的内膜腺体及间质

性尿管,向膀胱内注水约 200ml,拔出尿管,再次消毒铺巾,取下腹部正中切口,切开皮肤、皮下组织,腹直肌鞘膜,分离肌肉,暴露膀胱,打开膀胱,发现膀胱后壁 2cm×3cm 实性占位,质地较硬,活动度较差,并与部分腹膜粘连,与子宫尚有可分离之间隙,完整分离肿块。双侧输尿管口喷尿正常。将肿块处黏膜及肌层予以切除,3-0 肠线间断缝合创面,以3-0 肠线全层缝合膀胱。置耻骨后引流一根。丝线间断缝合腹直肌鞘膜、皮下组织、皮肤。留置 22Fr三腔气囊导尿管一根,行持续膀胱冲洗。手术经过顺利。

　　术前诊断:膀胱占位性病变。

　　术中诊断:膀胱占位性病变。

　　手术名称:膀胱部分切除术。

【大体标本】

　　见图 5-5-7E、F。

【病理诊断】

　　(膀胱肌层及腹膜组织)子宫内膜异位症(图 5-5-7G、H)。

【讨论分析】

　　子宫内膜异位症是育龄期妇女的常见病,异位内膜多发生在盆腔脏器,偶可见泌尿系统,发病率为 1% ~3%,其中约84%位于膀胱。异位子宫内膜累及膀胱逼尿肌全层称为膀胱子宫内膜异位症,又称为膀胱逼尿肌子宫内膜异位症。本病多为单个病灶,约90%位于膀胱后壁和顶部,个别位于输尿管入口的下方,典型症状为膀胱刺激症状以及经期肉眼血尿等,确诊需依赖病理检查。膀胱镜下活检很少能确诊,尤其是异位在膀胱浆膜层与肌层的。本例无任何临床症状,膀胱镜仅见膀胱后壁一凸起状改变,膀胱黏膜完整,无其他阳性发现,增加了诊断的困难性,而超声检查弥补了膀胱镜的不足,清晰显示病灶位于膀胱肌壁内,膀胱黏膜面光滑完整,并且与子宫分界清晰,明确了病变的部位,为下一步的手术治疗提供了重要信息。

对盆腔子宫内膜异位症或有盆腔手术史的患者,如反复出现膀胱刺激症状,或子宫内膜异位症患者虽无症状,但影像学检查示膀胱有占位性病变或出现原因不明的泌尿系梗阻,均应考虑有发生膀胱子宫内膜异位症的可能,仔细询问病史,有助于诊断。

二、子宫腺肌病

(一)概述

子宫腺肌病(adenomyosis,Am)是指子宫内膜腺体和间质侵入子宫肌层生长而产生的病变。病变常弥散在子宫肌层,有时病变在子宫肌层表现为局限性结节状,称为子宫腺肌瘤。本病发病率统计结果不同,总的文献报告发病率为5%~70%,北京协和医院报告子宫腺肌病发病率为7.8%,发病年龄为42~45岁。病因至今了解甚少。研究发现,人体所有空腔器官都有黏膜下层,只有子宫例外。黏膜下层的主要作用就是阻止腺体向肌层内生长,保持向空腔方向生长。目前多数学者认为子宫腺肌病是基底层内膜细胞增生,侵入到肌层间质的结果。但是近年来研究发现子宫腺肌病发生的异位内膜既有基底层内膜,也有功能层内膜,功能层内膜通过淋巴、血管等途径向子宫肌层内扩展。病理学观察发现有25%~50%异位内膜存在周期性变化。为何会引起基底层内膜细胞增生和侵入尚与下列因素有关:①遗传因素;②损伤如刮宫和剖宫产;③高雌激素血症;④病毒感染。尤以高雌激素血症关系密切。近期研究表明,宫腔内在某种情况下压力升高,子宫肌层较薄弱以及体内雌激素水平升高,这是造成子宫腺肌病发病的重要因素。患子宫腺肌病妇女,其在位内膜与异位内膜都合成雌激素,这些雌激素可能影响子宫腺肌病的生长。异位内膜的改变常表现与在位内膜不同步,北京协和医院统计209例子宫腺肌病异位内膜有分泌期改变占59.4%,与在位内膜改变同步的仅占28.1%。子宫腺肌病临床主要表现是痛经和月经异常(经量增多),痛经逐渐加重,常在来潮前一周就开始直至月经结束,还可出现经量增多,经期延长。约25%患者无症状。痛经的原因可能为异位内膜随卵巢周期改变出血而产生病灶外局部压力增高,其周围平

滑肌组织受到刺激而发生痉挛收缩产生疼痛。近年来提出腺肌病异位灶前列腺素增加使疼痛增加十分重要。约15%~25%合并内异症,半数患者同时合并肌瘤,给诊断带来困难。

子宫腺肌病的诊断主要靠临床症状与体征,辅助检查的影像手段有:子宫碘油造影、超声检查(腔内及多普勒)、CT及磁共振等。

经腹及经腔内超声检查,观察子宫肌层内回声的光点增粗增强及杂乱不均,彩色多普勒显示病灶区树枝状血流,及频谱多普勒测定子宫肌层病灶处动脉为高阻力,可作出较明确的诊断。近年开展的超声造影,清晰显示子宫腺肌病的特殊血流灌注特点,增加了超声诊断的信心。Atri等认为超声诊断腺肌病敏感性为81%,特异性为71%,正确率为74%。与以往报道相似。CT及磁共振检查是诊断盆腔疾病比较先进的影像手段,Byun等报道45例腺肌病磁共振特征,发现66.7%为弥漫病变,33.3%为局限性病变,除一例外,其余全部符合,证实了磁共振是有用而确切的。

由于认识到子宫腺肌病的发生,其异位内膜既有基底层内膜也有功能层内膜,使子宫腺肌病的治疗方法呈现多样化,不仅传统手术疗法多样,而且药物疗法取得明显效果,已有多种药物可供选择,还可选用药物与手术疗法相结合。近来血管性介入治疗也应用于子宫腺肌病,取得了较好的疗效。

(二)病例汇集

病例 5-5-8 子宫腺肌病

【临床资料】

46岁,痛经进行性加重2年余入院。入院体检:心、肝、脾、肺未及明显异常,腹软、无压痛。妇科检查:外阴已婚式,右侧外阴下方扪及包块,囊性,质软。阴道通畅,宫颈光滑,子宫如孕2个月大小,双侧附件区未及异常。

【超声表现与提示】

子宫前位,大小为8.2cm×7.2cm×7.2cm,形态失常,轮廓尚清,肌层回声极不均匀,光点增粗,回声强弱不均,尤以子宫后壁及宫底部为明显,并见小囊样结构,肌层血流丰富呈树枝状,记录到子宫动脉阻力指数为0.59,子宫内膜被推移至前下方,厚0.7cm,呈三线征,宫颈短,前后径3.5cm。双侧卵巢未见异常回声(图5-5-8A~C)。

超声提示:子宫腺肌病(均匀型)。

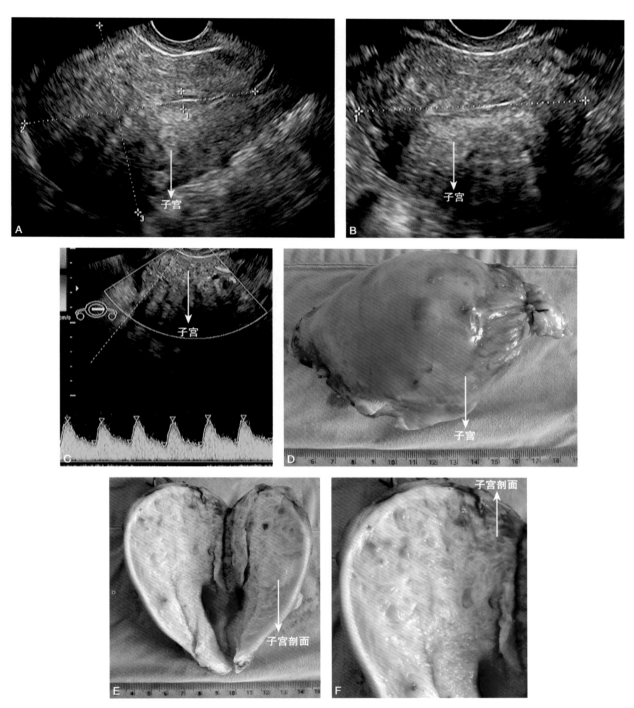

图 5-5-8 子宫腺肌病

A. TVS 纵切：子宫前位，体积增大，边界清，内部回声光点粗而强，内膜呈三线征，被推挤至前下方；B. TVS 横切：横径达 7.2cm，内部回声光点粗而强，其内见小的类圆形无回声区，后方有声增强；C. TVS 纵切：肌层血流丰富呈树枝状，记录到动脉阻力指数为 0.59；D. 大体外观：子宫次全切除，外表尚光滑，见多个紫色结节，子宫呈对称性增大；E. 大体剖面：子宫后壁及底部均可见腺肌病变。并见多个紫色出血小囊；F. 局部放大：子宫底部腺肌病病灶内有大小不等的小梁状结构，凹凸不平，周围平滑肌增生呈编织状，周边无清晰包膜，见多个紫色或褐色小囊

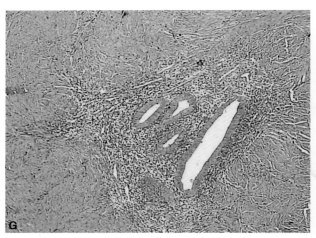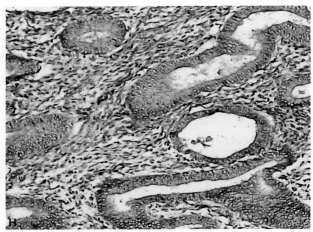

图 5-5-8　子宫腺肌病

G. 低倍:子宫平滑肌间见岛屿状子宫内膜腺体和间质;H. 高倍:子宫内膜组织增生,腺体数量增多,管腔变长、扩张

【术中情况】

患者连续硬膜外麻醉成功后取平卧位,洗手探查:子宫圆形增大如孕 2 个月大小,质硬,双侧附件外观未见异常,行子宫次全切除术。

【大体标本】

见图 5-5-8D ~ F。

【病理诊断】

子宫腺肌病(图 5-5-8G、H)。

【讨论分析】

1. 子宫腺肌病是育龄妇女的常见病,系子宫内膜腺体和间质侵入子宫肌层中,伴随周围肌层细胞的代偿性肥大和增生的良性病变。病因至今不明,从组织学看,子宫是体内空腔脏器中唯一没有黏膜下层结构,无法阻止内膜腺体和间质向肌层内生长。研究表明,其发病与下列因素有关:①与遗传有关;②损伤,如刮宫、剖宫产等;③高雌激素血症;④病毒感染。其中高雌激素血症尤为引人关注。该病多发于 40 岁以上的经产妇。

2. 子宫内膜侵入子宫肌层有两种方式:即弥漫型和局限型,前者为异位内膜侵入整个肌层内,在不同部位其侵入深浅与范围可不同;后者异位内膜仅侵及某一部分肌层内,形同子宫肌瘤,但其与周围组织无分界(即无假包膜)。

3. 多数有较重的临床症状,如经量增多、经期延长和逐渐加剧的进行性痛经。约 35% 患者无任何临床症状,15% ~40% 患者合并子宫内膜异位症。

病例 5-5-9　子宫腺肌瘤(后壁)

【临床资料】

49 岁,进行性痛经 5 年加重 2 个月余入院。月经周期 25 天,经期 5 天。生育史:$G_2P_1A_1$。入院体检:心、肝、脾、肺未及明显异常,腹软、无压痛。妇科检查:外阴已婚式,阴道通畅,宫颈轻度糜烂,子宫如孕 3 个月大小,双侧附件未及异常。

【超声表现与提示】

子宫水平位,圆钝饱满,大小为 8.1cm×9.2cm× 9.2cm,形态失常,轮廓尚清,肌层回声不均匀,子宫后壁增厚,内见直径约 6.0cm 的强光团,与周边子宫肌层分界不清,其内血流信号丰富,走向杂乱,记录到动脉阻力指数为 0.81。子宫内膜回声前移,宫腔内见节育器强回声,宫颈短,前后径 3.3cm。双侧卵巢未见异常回声(图 5-5-9A ~ D)。

超声提示:子宫腺肌瘤(后壁),宫腔内节育器。

【术中情况】

患者在全身麻醉成功后取平卧位,术中探查:子宫如孕 3 个月大小,双侧附件区外观未见异常,行全子宫切除术。

【大体标本】

见图 5-5-9E、F。

【病理诊断】

子宫腺肌瘤,内膜单纯性增生(图 5-5-9G、H)。

【讨论分析】

1. Uduwela 等认为子宫内膜腺体侵入超过内膜-肌层界 2.5mm,或微小侵入腺肌瘤超过基底层下 2.0mm,才能诊断为腺肌病。一般子宫后壁受累较前壁更常见,推挤子宫内膜前移。子宫增大一般不超过孕 3 个月的大小。

2. 子宫肌层组织结构改变是声像图改变的基础。本例子宫肌层后壁声像图呈松散状强光点光

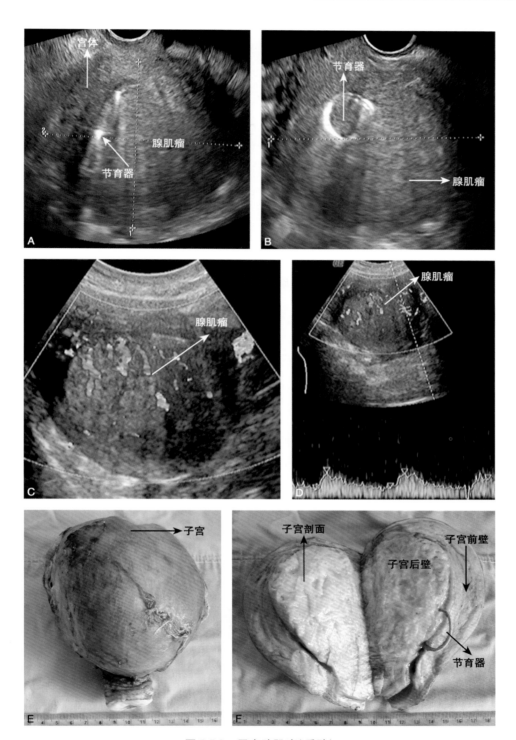

图 5-5-9 子宫腺肌瘤（后壁）

A. TVS 纵切：子宫水平位，圆钝饱满，边界清，后壁肌层内部回声光点粗而强，见直径约 6.0cm 的强光团，边界不清，宫腔内见节育器强回声，宫腔回声前移；B. TVS 横切：横径达 9.2cm，后壁内部回声光点粗而强，宫腔内见节育器强回声；C. TAS 纵切：子宫后壁见 6.0cm 的强光团，与周边子宫肌层分界不清。其中血流信号丰富，血管走向杂乱；D. TAS 纵切：子宫后壁的强光团内血流信号丰富，走向杂乱，记录到动脉阻力指数为 0.81；E. 大体外观：圆钝饱满，呈球形，表面尚光滑。大小如孕 3 个月；F. 大体剖面：后壁肌层明显增厚，见腺肌瘤病灶。剖面呈网格状，宫腔移向前壁，宫腔内见节育器

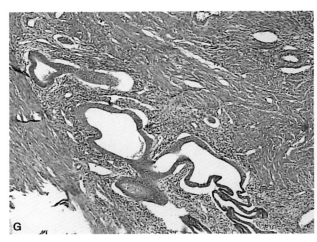
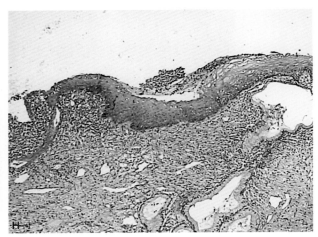

图 5-5-9 子宫腺肌瘤(后壁)

G. 低倍:平滑肌间见扩张的子宫内膜腺体,腺体周围少量内膜间质;H. 高倍:子宫颈组织,显示炎性反应

斑型,伴有大小不一的低回声夹杂其间,对照大体剖面多为网格样结构,并见平滑肌增大增粗。

3. 子宫腺肌病血流信号丰富。有研究观察到子宫腺肌病的子宫内膜功能层血管增生活跃。采用计算机形态学分析显示腺肌病患者血管数量、面积在增殖期及分泌期均较对照组显著增加,应用彩色多普勒可以清晰显示丰富的血流信号,表明腺肌病具有侵袭过程所特有的血管增生特性。

病例 5-5-10 子宫腺肌瘤(前壁)

【临床资料】

39 岁,痛经多年,进行性加重 6 个月余,药物疗效不佳入院。

【超声表现与提示】

子宫后位,大小为 7.2cm×6.5cm×7.6cm,形态大体正常,圆钝饱满,轮廓尚清,肌层回声不均匀,光点增粗,回声增强,尤以前壁为明显,子宫内膜厚0.3cm,肌层血流丰富,呈树枝样分布,记录到动脉阻力指数为 0.71,宫颈短,前后径2.5cm。双侧卵巢未见异常回声(图 5-5-10A ～ D)。

超声提示:子宫腺肌病。

【术中情况】

行子宫全切除术。

【大体标本】

见图 5-5-10E ～ G。

【病理诊断】

见图 5-5-10H、I。

1. 子宫腺肌瘤。

2. 子宫内膜增生反应。

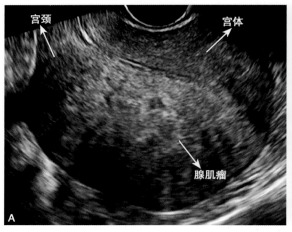
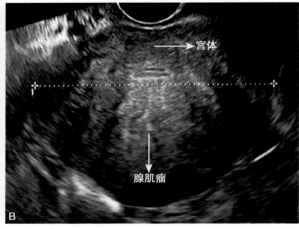

图 5-5-10 子宫腺肌瘤(前壁)

A. TVS 纵切:子宫后位,体积增大,边界清,内部回声光点粗而强弱不均,尤以前壁为明显;B. TVS 横切:横径达7.6cm,内部回声光点粗而强,宫腔内膜线后移

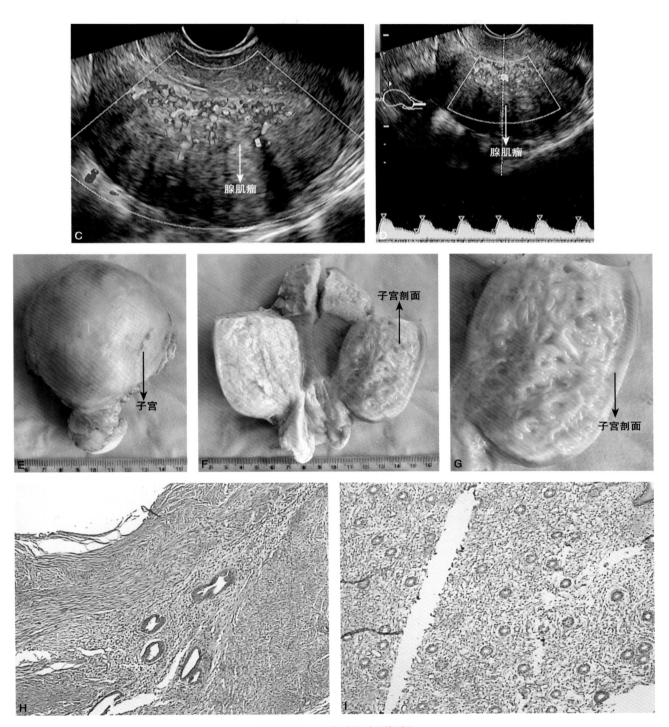

图 5-5-10 子宫腺肌瘤(前壁)

C. TVS 纵切:子宫前壁肌层血流丰富,呈树枝样分布;D. TVS 纵切:子宫前壁肌层树枝样分布血流内记录到动脉阻力指数为 0.71;E. 大体外观:子宫光滑,圆钝饱满,似孕 2 个月大小,宫颈粗短;F. 大体剖面:见前壁肌层结构紊乱,腺肌病病灶呈弥漫性;G. 大体剖面局部:子宫前壁肌层明显增厚,剖面不平,见腺肌病病灶呈大小不等的蜂窝状结构,中心部稍凹陷,周边有肿胀增粗的平滑肌,走向紊乱,与周边肌层无清晰分界,偶见淡褐色小囊;H. 低倍:子宫平滑肌间见岛屿状子宫内膜腺体和间质;I. 高倍:子宫内膜腺体形态一致,分布均匀,间质轻度水肿

【讨论分析】

本例子宫腺肌瘤病灶发生于前壁,较后壁少见。异位内膜形成的病灶均匀分布、无边界。

病例5-5-11 子宫腺肌瘤(后壁)

【临床资料】

51岁,发现子宫肌瘤4年,尿频2年入院。月经周期26～28天,生育史G_2P_1。入院体检:心、肝、脾、肺未及明显异常,腹软、无压痛。妇科检查:外阴已婚式,阴道通畅,宫颈肥大、轻度糜烂,子宫增大如孕3个月大小,形态大致正常,质硬,双侧附件区未及明显异常。

【超声表现与提示】

子宫前位,大小为10.0cm×8.4cm×8.4cm,形态大致正常,明显增大,轮廓尚清,肌层回声极不均匀,光点增粗,回声强弱不均,尤以子宫后壁为明显,其内见6.4cm×5.3cm的光团,似有边界,并见栅栏征,肌层血流丰富呈树枝状,记录到动脉阻力指数为0.74。宫腔内见节育器强回声,子宫内膜不清,宫颈短,前后径2.8cm。双侧卵巢未见异常回声(图5-5-11A～D)。

超声提示:子宫腺肌瘤。

【术中情况】

患者在腰硬联合麻醉下取平卧位,术中探查:见子宫增大如孕3个月大小,形态失常,质硬。左侧卵巢有一直径4cm囊肿,表面光滑,边界清晰,囊内为透明液体,左侧输卵管及右侧附件未见明显异常。行全子宫切除术加左侧卵巢囊肿剥除术。

【大体标本】

见图5-5-11E、F。

【病理诊断】

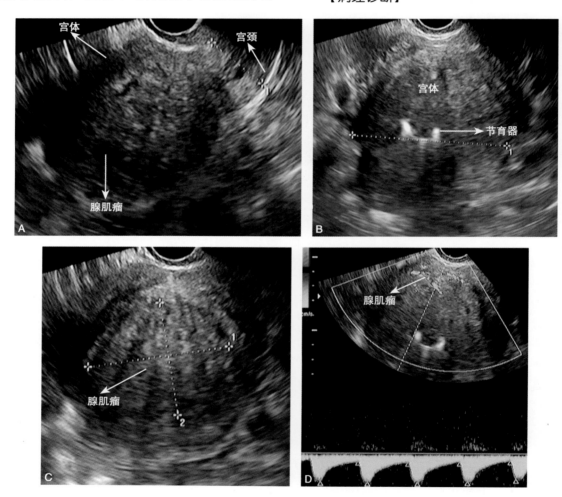

图5-5-11 子宫腺肌瘤(后壁)

A. TVS纵切:子宫前位,体积增大,边界清,内部回声光点粗而强,疏密不均。B. TVS横切:横径达8.4cm,内部回声光点粗而强,其内见小的类圆形无回声区,后方有声增强。宫腔内见节育器强回声;C. TVS纵切:子宫后壁见类圆形的光团边界不清,内部回声强而不均,有栅栏征;D. TVS横切:肌层血流丰富呈树枝状,记录到子宫动脉阻力指数为0.59

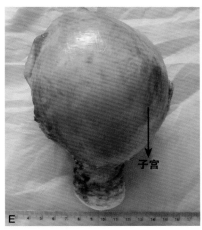
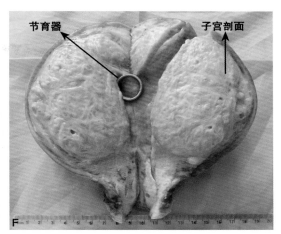

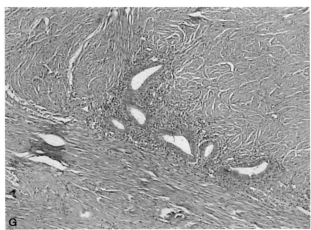
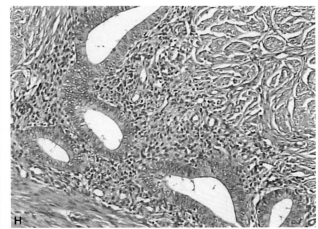

图 5-5-11 子宫腺肌瘤(后壁)

E. 大体外观:子宫全切,增大如孕 3 个月,外表尚光滑。F. 大体剖面:子宫后壁及底部均可见腺肌病变。并见多个淡褐色出血小囊;G. 低倍:子宫平滑肌间见岛屿状子宫内膜腺体和间质;H. 高倍:子宫平滑肌间见岛屿状子宫内膜腺体和间质,腺体显示为增生期

见图 5-5-11G、H。

1. 子宫腺肌病。

2. 左侧卵巢黄体血肿。

【讨论分析】

1. 本例声像图特征为后壁肌层回声极不均匀,光点增粗,回声强弱不均,其内见 6.4cm×5.3cm 的光团,边界模糊,并见栅栏征,其对应的病理改变,大体标本见后壁增厚,其内见边界欠清的肿块,肌壁间有漩涡状结构,有时可见积血小腔,镜下肌层有岛状分布的腺体,周围平滑肌呈漩涡状排列,间质较多。这是典型的腺肌瘤声像图改变。

2. 鉴别诊断 子宫肌瘤与子宫腺肌病都是妇科常见病,两者鉴别尤为重要,加上子宫肌瘤与子宫腺肌病在临床症状、体征及影像学上都有许多相近之处,从声像图看子宫腺肌病声像图有以下特征:子宫增大一般不超过孕 3 个月,子宫呈均匀性增大,不发生变性改变,无假包膜,彩色血流不呈环状或半环状,而呈树枝状或瀑布状,动脉血流阻力为高阻力频谱。如依据上述特征两者鉴别仍有困难,可行 MRI 检查有助于鉴别。其他鉴别诊断应考虑的疾病有妊娠、子宫内膜癌、子宫肉瘤、子宫肥大症、盆腔静脉淤血综合征等。

病例 5-5-12 子宫腺肌瘤

【临床资料】

53 岁,经量增多 3 年余入院。月经周期 30 天,经期 4 ~ 6 天,生育史:$G_2P_1A_1$。入院体检:心、肝、脾、肺未及明显异常,腹软、无压痛。妇科检查:外阴已婚式,阴道通畅,宫颈肥大,轻度糜烂,子宫增大如孕 2 个月大小,质硬,后壁可及质硬肌瘤结节,双侧附件未及明显异常。外院超声提示:子宫肌瘤。

【超声表现与提示】

子宫后位,明显增大,大小为 8.2cm×7.1cm×

6.9cm,形态大致正常,轮廓尚清,肌层回声不均匀,子宫后壁光点增粗,且强弱不均极为明显,并见小囊样结构,肌层血流丰富呈树枝状,记录到子宫动脉阻力指数为0.59,子宫内膜被推移至前方,厚0.7cm,宫颈短,前后径3.0cm,双侧卵巢未见异常回声(图5-5-12A~C)。

超声提示:子宫腺肌病。

【术中情况】

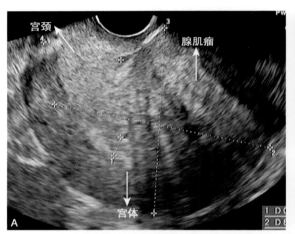

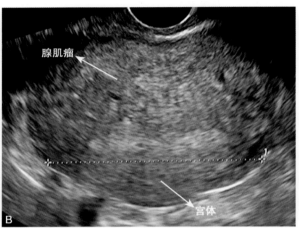

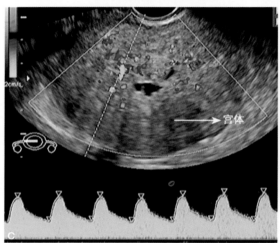

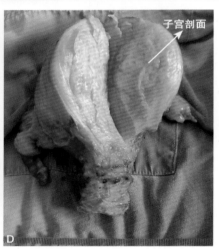

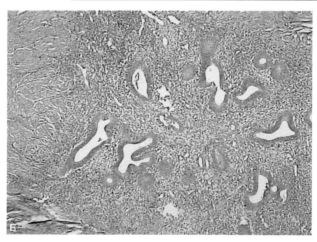

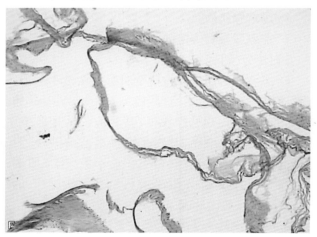

图 5-5-12 子宫腺肌瘤

A. TVS 纵切:子宫后位,体积增大,边界清,肌层回声不均匀,子宫后壁光点增粗,且强弱不均极为明显,并见小囊样结构,内膜回声被推挤至前方;B. TVS 横切:横径达6.9cm,肌层后壁回声光点粗而强,其内见小的类圆形无回声区,后方有声增强;C. TVS 横切:肌层血流丰富呈树枝状,记录到子宫动脉阻力指数为0.59;D. 大体剖面:子宫后壁及底部均可见腺肌病变;E. 低倍:平滑肌之间大片子宫内膜组织;F. 高倍:囊壁组织很薄

患者联硬外麻醉成功后,取平卧位,洗手探查,子宫增大如孕2个月余,质硬,后壁触及一直径约7cm肌瘤结节向外凸起,右侧及左侧输卵管分别见直径4cm、2cm系膜囊肿,表面光滑,囊液清亮,行全子宫加双侧附件切除术。

【大体标本】

见图5-5-12D。

【病理诊断】

见图5-5-12E、F。

1. 子宫腺肌瘤。

2. 双侧输卵管系膜囊肿。

【讨论分析】

这是一例后位子宫,于后壁有一腺肌瘤,其声像图呈不典型改变,易于考虑为腺肌病。

病例5-5-13 子宫腺肌病(子宫前壁后壁均有侵犯)

【临床资料】

47岁,月经紊乱2年,阴道出血一天入院。有痛经史。妇科检查:外阴已婚式,阴道通畅,宫颈光滑,子宫如孕2个月大小,质硬,双侧附件未及明显异常。

【超声表现与提示】

子宫前位,圆钝饱满,大小为7.2cm×5.9cm×6.6cm,形态大致正常,轮廓尚清,肌层回声不均匀,前壁及底部明显增厚,与周边子宫肌层分界不清,其内血流信号丰富、走向紊乱,记录到子宫动脉阻力指数为0.80。子宫内膜线后移,宫颈短,前后径2.2cm。双侧卵巢未见异常回声(图5-5-13A～D)。

超声提示:子宫腺肌病。

【术中情况】

患者全身麻醉下取平卧位,行全子宫切除术。

【大体标本】

见图5-5-13E～G。

【病理诊断】

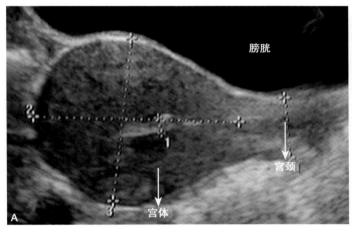

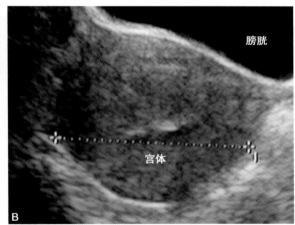

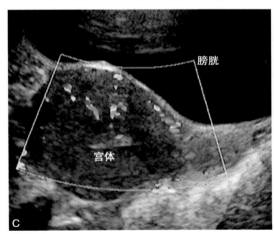

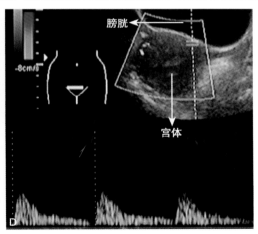

图5-5-13 子宫腺肌病(子宫前壁后壁均有侵犯)

A. TAS纵切:子宫前位,体积增大,圆钝饱满,边界清,子宫肌壁增厚,内部回声光点粗而强,宫颈短;B. TAS横切:横径达6.6cm,子宫肌壁增厚,内部回声光点粗而强;C. TAS纵切:子宫前壁血流信号丰富,走向紊乱;D. TAS纵切:子宫前壁血流信号丰富内记录到动脉阻力指数为0.59

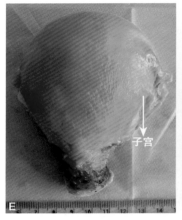
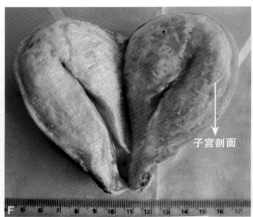
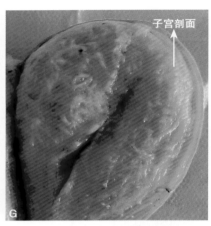
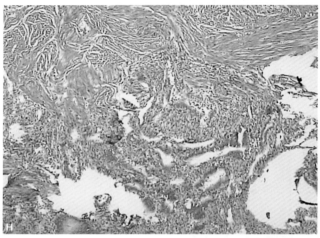
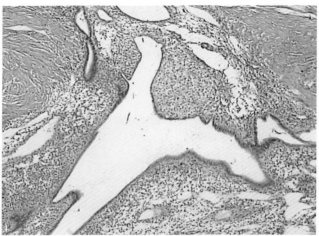

图 5-5-13　子宫腺肌病（子宫前壁后壁均有侵犯）

E. 大体外观：子宫增大呈球形，表面尚光滑。F. 大体剖面：子宫前后壁均增厚，剖面凹凸不平，可见网格样结构，异位内膜呈弥漫性侵入肌层。G. 大体剖面局部：见剖面不平，清晰显示增厚的肌壁内见网格状结构。还见紫色出血灶；H. 低倍：上部为子宫平滑肌，下部为子宫内膜，组织稍变性；I. 高倍：两边上角为子宫平滑肌，中部大片内膜，似宫颈内膜

子宫腺肌病（图 5-5-13H、I）。

【讨论分析】

异位内膜侵入子宫肌层可呈弥漫性，也可呈局限性（腺肌瘤）。本例呈弥漫性侵入子宫全肌层，声像图及术后大体标本均显示这一特点。子宫前后壁肌层均增厚，并呈网格样改变。

病例 5-5-14　子宫腺肌病合并子宫黏膜下肌瘤
【临床资料】

45 岁，继发性痛经 2 年余入院。曾因右侧卵巢卵泡膜细胞瘤行右侧附件加左侧卵巢部分切除加部分大网膜切除术。月经周期 28 天，经期 5～6 天，生育史：$G_{11}P_1A_{10}$。入院体检：心、肝、脾、肺未及明显异常，腹软、无压痛。妇科检查：外阴已婚式，阴道通畅，宫颈中度糜烂，子宫增大如孕 2 个月，质硬，活动度可，左侧附件未及明显异常。

【超声表现与提示】

子宫前位，大小为 5.5cm×5.2cm×5.4cm，形态饱满，轮廓尚清，肌层回声不均匀，子宫前壁见一 2.4cm×2.1cm 稍强光团，光点粗而不均匀，与周边子宫肌层分界不清，内部血流丰富，走向杂乱，子宫腔内 2.1cm×1.6cm 低回声区，有包膜，充填整个宫腔，类圆形，周边血流呈半环状，记录到动脉阻力指数为 0.47。宫颈前后径 2.8cm。左侧卵巢未见异常回声，右侧卵巢已摘除（图 5-5-14A～D）。

超声提示：子宫腺肌瘤合并黏膜下肌瘤。

【术中情况】

患者全身麻醉下取平卧位，术中探查：见子宫增大如孕 2 个月，外表光滑，肠管与子宫右侧壁见直径 4cm 包裹性积液，左侧卵巢未见明显异常。行全子宫切除术。

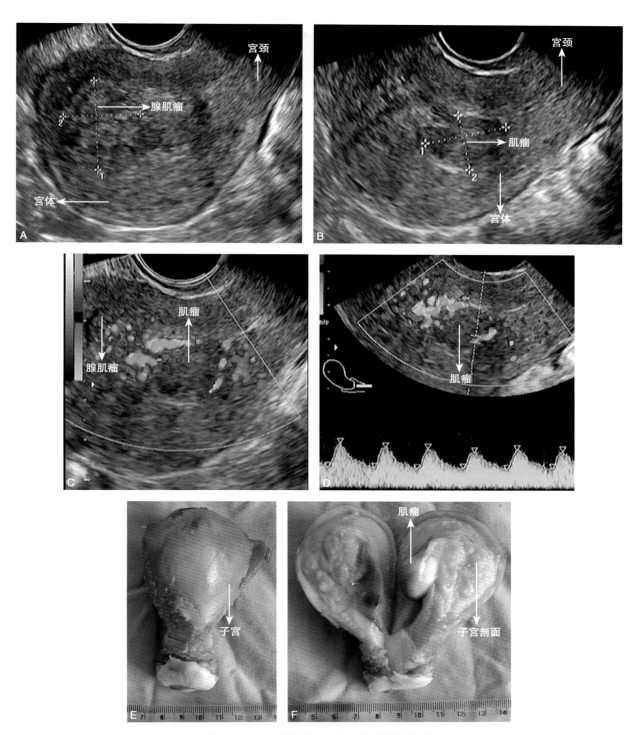

图 5-5-14　子宫腺肌病合并子宫黏膜下肌瘤

A. TVS 纵切:子宫前位,体积增大,边界清,子宫前壁内见一 2.4cm×2.1cm 稍强光团,光点粗而不匀,与周边子宫肌层分界不清,局部回声光点粗而强;B. TVS 纵切:子宫腔内 2.1cm×1.6cm 低回声区,充填整个宫腔,有包膜,类圆形;C. TVS 纵切:子宫前壁稍强光团,内部血流极丰富,走向杂乱;D. TAS 纵切:子宫腔内低回声区,周边及内部均有血流信号,周边血流呈半环状,记录到动脉阻力指数为 0.47;E. 大体外观:子宫饱满,外表尚光滑;F. 大体剖面:子宫前壁增厚,见局灶性结构杂乱的网格样组织,并见自前壁底部向宫腔内突起生长的瘤体,外部包覆子宫内膜,伴有出血改变

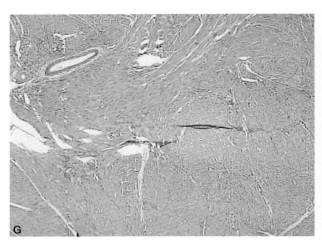
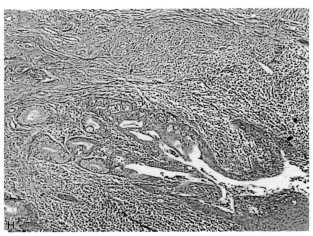

图 5-5-14   子宫腺肌病合并子宫黏膜下肌瘤

G. 低倍:不同走向并增生的子宫平滑肌,左上角可见肌间有一个子宫内膜腺体,腺体周围少量内膜间质;H. 高倍:上部为平滑肌组织,下部为子宫内膜组织

【大体标本】

见图 5-5-14E、F。

【病理诊断】

子宫腺肌瘤,子宫内膜单纯性增生(图 5-5-14G、H)。

【讨论分析】

腺肌瘤常和肌瘤、内异症等病变并存,其中最常见的是子宫肌瘤,由于两者在临床症状上有许多相似之处,造成鉴别诊断的困难,特别是有生育要求的妇女,对临床术前确定手术方案带来更高的要求。本例因无继续生育要求,家属要求行子宫全切。

病例 5-5-15   子宫腺肌病合并早孕

【临床资料】

45 岁,继发性痛经,进行性加重而入院要求手术。

【超声表现与提示】

子宫前位,大小为 12.7cm×9.8cm×14.5cm,形态失常,轮廓尚清,肌层回声不均匀,子宫后壁见 6.3cm×9.3cm 及子宫底部见 6.8cm×5.4cm 的强光团,与周边子宫肌层分界不清,子宫内膜不清,宫腔内见 2.9cm×1.6cm 无回声区,壁厚,类圆形,内见卵黄囊。宫颈短,前后径 3.1cm。双侧卵巢未见异常回声(图 5-5-15A ~ D)。

超声提示:子宫腺肌瘤(多发)合并早孕。

【术中情况】

患者全身麻醉下取平卧位,行子宫全切除术。

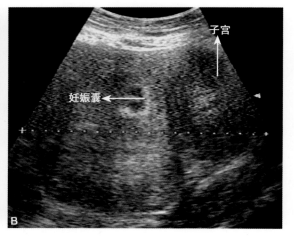

图 5-5-15   子宫腺肌病合并早孕

A. TAS 纵切:子宫前位,体积增大,边界清,内部回声光点粗而强,宫腔内见类圆形无回声区,囊壁厚;B. TAS 横切:横径达 14.5cm,内部回声光点粗而强,宫腔内见囊壁厚、类圆形无回声区

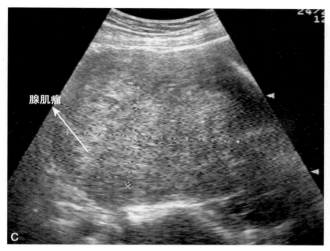
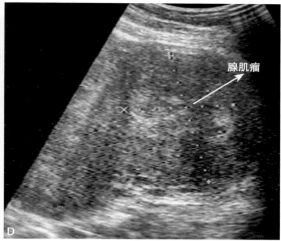
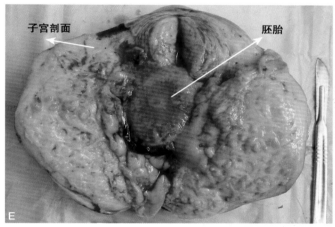
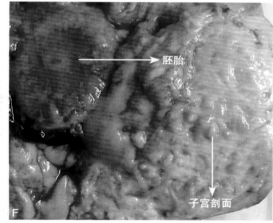

图 5-5-15　子宫腺肌病合并早孕

C. TAS 纵切:子宫后壁见 6.3cm×9.3cm 的强光团,与周边子宫肌层分界不清;D. TAS 横切:子宫底部见 6.8cm×5.4cm 的强光团,与周边子宫肌层分界不清;E. 大体剖面:子宫后壁及底部均可见腺肌瘤病灶。宫腔内见妊娠囊及增厚的蜕膜。F. 大体剖面:放大观察宫腔内妊娠囊,隐约见囊内结构,清晰显示增厚的肌壁内由于异位内膜的侵入,平滑肌细胞增生肥大而致子宫肌层剖面粗糙不平,呈网格状

【大体标本】

见图 5-5-15E、F。

【病理诊断】

子宫腺肌瘤,绒毛组织。

【讨论分析】

子宫腺肌病是否导致不孕尚无定论。有研究表明患有子宫内膜异位症又合并腺肌病者子宫输卵管运输精子的能力明显受损,弥漫性病变较局限性病变的发生率为高。

病例 5-5-16　子宫腺肌病(药物治疗后)

【临床资料】

49 岁,痛经 6 年逐渐加重 6 个月余。门诊用药物治疗 6 个月后,一直未来月经,症状减轻,来院复查。(具体药物不详)

【超声表现与提示】

子宫前位,大小为 14.0cm×9.3cm×12.6cm形态失常,轮廓尚清,肌层回声极不均匀,子宫后壁明显增厚,光点增粗,回声强弱不均,并见众多大小不一的暗区,呈蜂窝状改变,肌层血流丰富呈树枝状,记录到子宫动脉阻力指数为 0.59。子宫内膜被推移至前方,厚 0.7cm,宫颈短,前后径 3.5cm。双侧卵巢未见异常回声(图 5-5-16A～C)。

超声提示:子宫腺肌病(药物治疗后)。

【讨论分析】

子宫腺肌病的治疗是多样化的,既有多种方法手术治疗,又有多种药物可供选择,还可药物与手术联合应用,近来,血管性介入治疗也开始应用。依据患者年龄、生育要求、临床症状轻重、病变部位范围与医院技术等条件来考虑恰当的治疗方法。药物治疗子宫腺肌病取得一定疗效,不同药物通过不同途径使患者不来月经,临床症状减轻,但异位

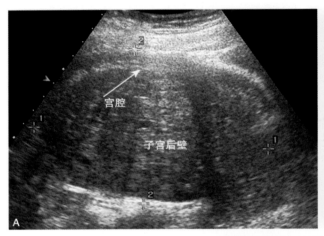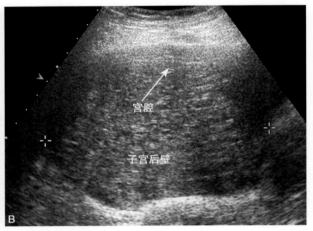

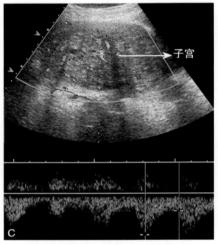

图 5-5-16　子宫腺肌病（药物治疗后）

A. TAS 纵切：子宫前位，体积明显增大，边界清，后壁增厚，内部回声光点粗而强，见众多大小不一的暗区，呈蜂窝状改变，内膜前移；B. TAS 横切：横径达 12.6cm，内部回声光点粗而强，其内见小的类圆形无回声区，后方有声增强；C. TAS 纵切：后壁肌层血流丰富呈树枝状，记录到子宫动脉阻力指数为 0.59

内膜在肌层仍有周期性改变，使子宫增大，肌层增厚，声像图与未用药前有明显不同，呈现蜂窝样改变且血流信号极丰富。超声检查随访用药后子宫的变化可为临床医师提供参考信息，结合病史，有助于与子宫肉瘤等鉴别。

■ 第六节　子宫发育异常

一、概述

女性生殖器官在形成、分化过程中，由于某些内源性因素或外源性因素的影响，原始性腺分化、发育、内生殖器始基的融合、管道腔化和发育以及外生殖器的演变可发生改变，导致各种发育异常。常见的生殖器官发育异常有：①正常管道形成受阻所致异常，如处女膜闭锁、阴道闭锁、宫颈闭锁、阴道横隔、阴道纵隔等；②副中肾管衍生物发育不全所致异常，如无子宫、无阴道、始基子宫、子宫发育不良和输卵管发育异常；③副中肾管衍生物融合障碍所致异常，包括双子宫、双角子宫、鞍状子宫和纵隔子宫等。

由于女性生殖器官与泌尿器官在起源上相同，故泌尿器官的发育可影响生殖器官的发育，因此在诊断生殖器官异常的同时，要考虑是否伴有泌尿器官的异常。

子宫发育异常多因形成子宫段副中肾管发育及融合异常所致（图 5-6-1）。

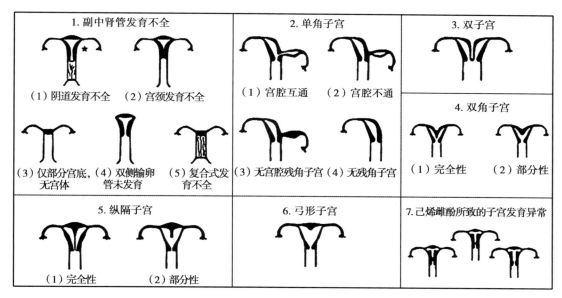

图 5-6-1 子宫发育异常示意图

二、病例汇集

病例 5-6-1 子宫未发育（见第三章病例 3-3-1）
病例 5-6-2 双角子宫
【临床资料】

23 岁,体格检查,常规检查妇科。

【超声表现与提示】

子宫前位,横切面见子宫呈双角状,右侧子宫内膜厚 1.4cm,左侧子宫内膜厚 0.9cm,宫颈前后径为 2.7cm(图 5-6-2A)。

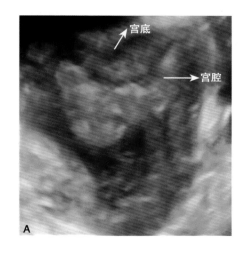

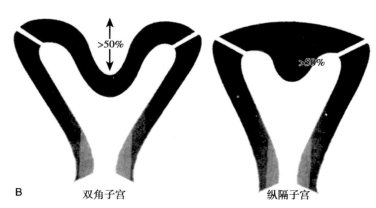

图 5-6-2
A. 三维图像显示子宫呈双角状;B. 欧洲人类生殖与胚胎学会定义的双角子宫和纵隔子宫的区别

超声提示:子宫发育异常(双角子宫待排)。

【讨论分析】

双角子宫是双侧中肾管融合不良所致,双角子宫注意与纵隔子宫相鉴别,目前文献报道的两者鉴别诊断的标准不统一。我国专家推荐使用 ESHRE 的定义,鉴别纵隔子宫与双角子宫。ESHRE 定义的双角子宫和纵隔子宫:若宫底浆膜层内陷<宫壁厚度的 50% 且宫腔内隔厚度>宫壁厚度的 50%,定位纵隔子宫;若宫底内陷>宫壁厚度的 50%,则为双角子宫。见图 5-6-2B。①完全双角子宫(从宫颈内口处分开);②双角子宫要与纵隔子宫相鉴别(从宫颈内口以上处分开),一般无症状,也无需处理。

病例 5-6-3 双子宫 双节育器
【临床资料】

59 岁,取环前常规检查。

【超声表现与提示】

子宫前位,见两个子宫,大小分别为 4.0cm× 2.4cm×3.2cm、3.5cm×2.8cm×3.4,肌层光点分布均匀,左侧子宫内膜厚 0.3cm,回声增强,左侧宫腔内见 0.6cm 的强回声;右侧宫腔内可见节育器强回声。宫颈前后径分别为 1.8cm、2.2cm。右侧卵巢大小为 3.6cm×2.8cm,内见大小为 1.8cm×2.0cm 的无回声区,边界清晰。左侧卵巢显示不清。测得子宫动脉阻力指数(RI)= 0.58(图 5-6-3A ~ F)。

超声提示:子宫发育异常(双子宫),节育器位

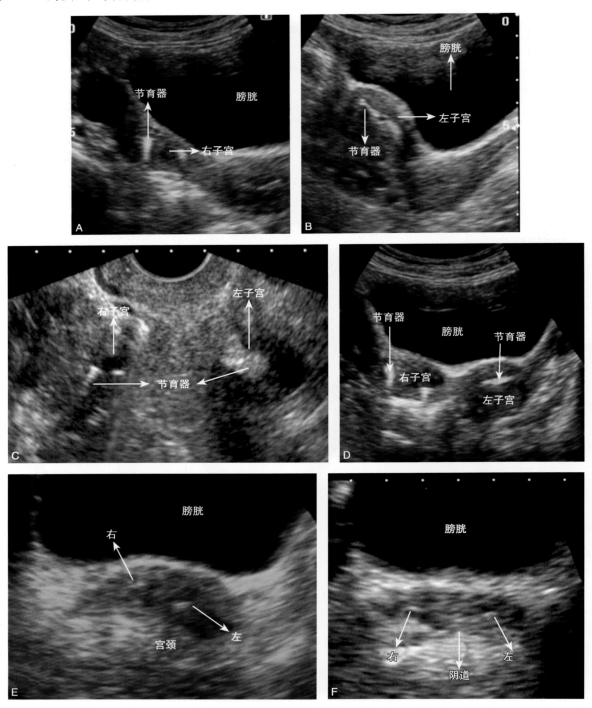

图 5-6-3 双子宫 双节育器

A. TAS 纵切:右侧子宫前位,宫腔内有节育器强回声;B. TAS 纵切:左侧子宫前位,宫腔内有残留节育器强回声;C. TVS 横切:右侧子宫宫腔内有完整的圆环型节育器强回声,左侧子宫宫腔内有残留节育器强回声;D. TAS横切:右侧子宫宫腔内有完整的圆环型节育器强回声,左侧子宫宫腔内有残留节育器强回声;E. TAS 横切:见两个宫颈管回声;F. TAS 横切:见两个阴道回声

于右侧宫腔内,左侧宫腔内异常回声(节育器残留待排)。

【讨论分析】

双子宫为两侧副中肾管未融合,各自发育成两个子宫和两个宫颈。两个宫颈可分开或相连,宫颈之间可有交通管,也可为一侧宫颈发育不良、缺如,常有一通道与对侧阴道相通。双子宫可伴有阴道纵隔或斜隔,一般无症状,也不予处理。

病例5-6-4　双子宫合并肌瘤

【临床资料】

35岁,月经不调来诊,常规妇科超声检查。

【超声表现与提示】

腔内超声扫查:盆腔内探及左右两个宫颈管及

子宫结构回声:均为前位子宫,形态正常,右侧大小为4.8cm×3.1cm×3.6cm,肌层光点分布均匀,子宫内膜厚1.6cm,宫颈前后径1.8cm。左侧子宫,形态轻度失常,大小为4.7cm×3.2cm×3.3cm,肌层光点分布不均匀,前壁见0.8cm×0.7cm的低回声,边界清晰。后壁见2.5cm×2.8cm低回声,边界清晰,向外突,周边有血流信号,测得动脉阻力指数(RI)=0.60。宫颈前后径1.8cm。右侧卵巢大小为3.0cm×1.6cm,左侧卵巢大小为3.0cm×2.1cm,未见明显异常回声(图5-6-4A、B)。

超声提示:双子宫,左侧子宫肌瘤。

【讨论分析】

本病例双子宫,左侧子宫合并子宫肌瘤,容易遗漏。

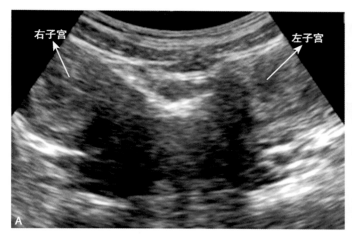
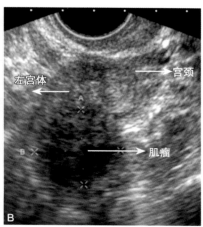

图5-6-4　双子宫合并肌瘤
A. TAS斜切:盆腔内探及左右两个宫颈管及子宫结构回声:均为前位子宫,形态正常,右侧大小为4.8cm×3.1cm×3.6cm,肌层光点分布均匀,子宫内膜厚1.6cm;B. TVS纵切:左侧子宫后壁见2.5cm×2.8cm低回声,边界清晰,向外突

病例5-6-5　双子宫　子宫内膜囊肿

【临床资料】

38岁,患者继发性进行性痛经2个月入院。三年前行剖宫产并卵巢囊肿摘除术。月经周期37天,经期7天,无痛经。生育史:G_1P_1。入院时生命体征稳定。妇科检查:外阴已婚式,阴道通畅,宫颈光滑,子宫前位,大小正常,活动度可,子宫左后方可及直径约8cm包块,囊性感,张力大,活动度差。

【超声表现与提示】

腔内超声扫查:右侧子宫前位,形态正常,大小为5.6cm×4.1cm×3.6cm,肌层光点分布均匀,子宫内膜厚1.1cm,宫颈前后径3.6cm。左侧附件区见一大小为6.4cm×4.2cm×6.0cm回声,壁厚似子宫

肌层且光点分布均匀,其内见4.4cm×1.9cm暗区,并见其与一前后径约1.8cm宫颈样回声相连。右侧卵巢大小为3.0cm×1.6cm,左侧卵巢大小为7.9cm×8.2cm,内见7.9cm×5.4cm暗区,其内有密集细光点及分隔光带(图5-6-5A~D)。

超声提示:左侧卵巢囊肿,左侧附件区包块(残角子宫合并积液可能)。

【术中情况】

患者麻醉成功后取平卧位,洗手探查:双子宫,宫体大小均为5cm×4cm×3cm,表面光滑,各有一套输卵管和卵巢,左子宫后方有一直径8cm包块固定不活动,粘连于子宫后壁及直肠,右侧卵巢大小5cm×4cm×3cm,双侧输卵管外观无异常。行左侧卵巢

囊肿剥除术加右侧卵巢剖视。

【术中所见】

见图 5-6-5E。

【病理诊断】

左侧卵巢子宫内膜囊肿,右侧卵巢黄体囊肿(图 5-6-5F、G)。

【讨论分析】

患者左侧有巨大卵巢囊肿,盆腔器官的位置有所改变,术前能确认右侧子宫,对左侧子宫则辨认不清,宫腔积液对提示子宫有帮助,经腔内检查难于识辨相互关系,如果加做经腹和三维检查可能对识辨双子宫提供有价值信息。

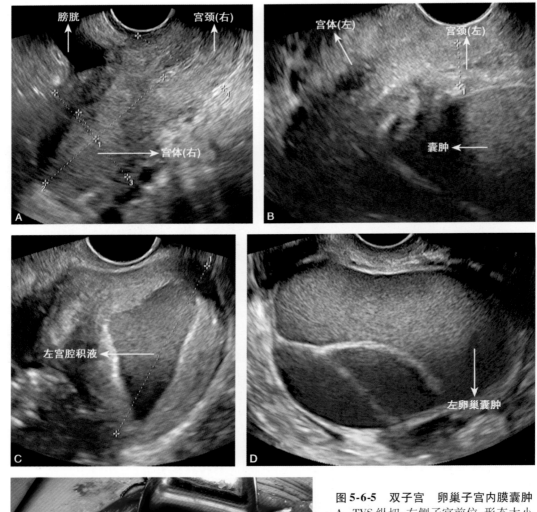

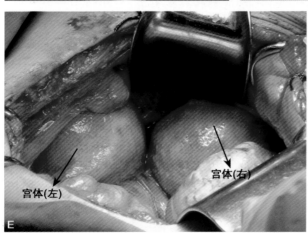

图 5-6-5 双子宫 卵巢子宫内膜囊肿

A. TVS 纵切:右侧子宫前位,形态大小未见明显异常。B. TVS 纵切:左侧子宫宫颈,前后径 1.8cm。其后方见巨大囊性包块;C. TVS 纵切:左侧宫体内有 4.4cm×1.9cm 暗区;D. TVS 纵切:左侧卵巢大小为 7.9cm×8.2cm,内见 7.9cm ×5.4cm 暗区,其内有密集细光点及分隔光带;E. 宫体大小均为 5cm×4cm×3cm,表面光滑,各有一套输卵管和卵巢

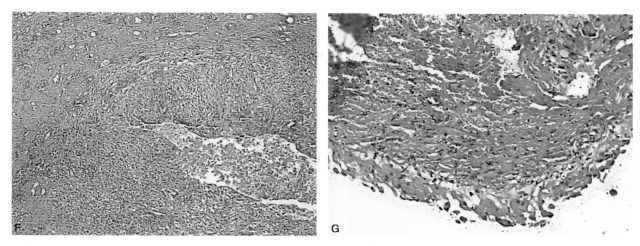

图 5-6-5 双子宫 卵巢子宫内膜囊肿

F. 低倍:左上正常卵巢组织,右下异位内膜,脱落出血形成囊肿;G. 高倍:左上正常卵巢组织,右下异位内膜,脱落出血形成囊肿

病例 5-6-6 双子宫 右肾缺如

【临床资料】

53 岁,常规体格检查。

【超声表现与提示】

子宫前位,见两个子宫,大小正常,肌层光点分布均匀,左侧子宫内膜厚 0.3cm,右侧子宫内膜厚

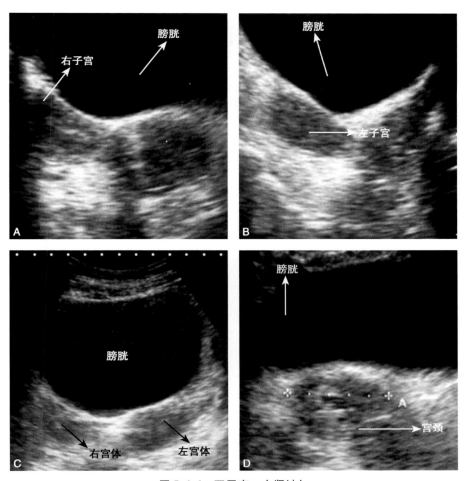

图 5-6-6 双子宫 右肾缺如

A. TAS 纵切:子宫前位,宫体偏向右侧;B. TAS 纵切:子宫前位,宫体偏向左侧;C. TAS 横切:左右两侧宫体分离呈蝴蝶状;D. TAS 横切:宫颈增粗,见两个外口

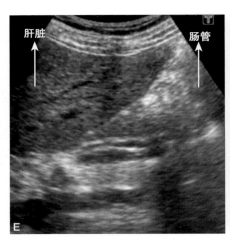
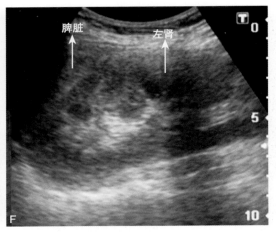

图 5-6-6　双子宫　右肾缺如
E. TAS 斜切：右肾区右肾缺如；F. TAS 斜切：左肾代偿性增大

0.3cm。宫颈前后径分别为 1.8cm（右），2.2cm（左）。双侧卵巢显示不清（图 5-6-6A～F）。

超声提示：子宫发育异常（双子宫），孤肾（右侧肾缺如）。

【讨论分析】

女性生殖器官与泌尿器官在起源上相同，故泌尿器官的发育可影响生殖器官的发育，因此在发现泌尿器官异常的同时，要考虑是否伴有生殖器官的异常。本病例进行体检时发现右肾缺如，建议做妇科检查发现为双子宫。

病例 5-6-7　双子宫　左肾缺如

【临床资料】

21 岁，体格检查，常规妇科超声检查。

【超声表现与提示】

经腹斜切面见两个宫体呈左右排列，呈蝴蝶状，分别见内膜回声居中，左侧宫体大小为 4.2cm×2.3cm×3.8cm，内膜厚 0.6cm，右侧宫体大小为 4.3cm×2.5cm×3.6cm，内膜厚 0.6cm，并见两个宫颈管回声，左侧宫颈内径为 2.1cm，右侧宫颈内径为 1.7cm。右侧卵巢大小为 2.8cm×2.1cm，左侧卵巢大小为 2.7cm×1.2cm，未见明显异常回声。测得子宫动脉阻力指数 0.87。

右肾大小为 13.1cm×5.8cm，实质呈低回声，肾窦未见分离，右肾内未见异常回声。左肾区未见肾脏结构显示（图 5-6-7A～C）。

超声提示：双子宫，左肾缺如。

【讨论分析】

女性生殖器官与泌尿器官在起源上相同，故泌尿器官的发育可影响生殖器官的发育，因此在诊断生殖器官异常的同时，要考虑是否伴有泌尿器官的

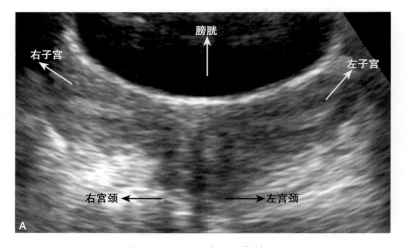

图 5-6-7　双子宫　左肾缺如
A. TAS 斜切：子宫前位，见两个宫体呈左右排列，呈蝴蝶状，分别见内膜回声居中，并见两个宫颈管回声

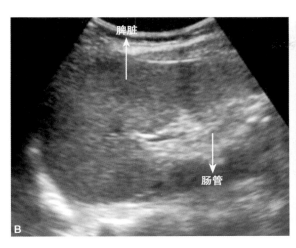

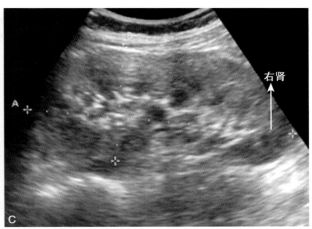

图 5-6-7 双子宫 左肾缺如

B. TAS 纵切:左肾区未见肾脏结构显示,脾脏显示清晰;C. TAS 纵切:右肾区显示右肾实质呈低回声,肾窦未见分离,肾内未见异常回声

异常。本病例发现双子宫,进一步检查泌尿系统,发现左肾缺如。

病例 5-6-8 纵隔子宫

【临床资料】

26 岁,常规妇科检查。

【超声表现与提示】

子宫前位,大小为 6.1cm×4.1cm×5.6cm,肌层光点分布均匀,横切见宫体内有两个宫腔回声,右侧子宫内膜厚 0.9cm,左侧子宫内膜厚 0.6cm,宫颈前后径为 2.2cm。右侧卵巢大小为 2.7cm×1.9cm,左侧卵巢大小为 3.2cm×1.7cm。测得子宫动脉阻力指数（RI）= 0.63（图 5-6-8 A~D）。

超声提示:子宫发育异常(纵隔子宫)。

【讨论分析】

纵隔子宫为双侧副中肾管融合后,纵隔吸收受阻所致。分两类:①完全纵隔子宫(纵隔由子宫底至宫颈内口之下);②不完全纵隔子宫(纵隔终止于宫颈内口之上)。纵隔子宫影响生育时,传统的治疗方法是宫底楔形切除纵隔。本例三维图像显示纵隔终止于宫颈内口之上考虑为不完全纵隔。三维图像对子宫发育不全具有很高的诊断价值。纵隔子宫应注意与弓形子宫相鉴别,弓形子宫的定义尚有争议,2013 年的欧洲人类生殖与胚胎学会(ESHRE)及欧洲妇科内镜学会分类中已无此命名。各文献中的常见定义为:子宫外形基本正常,宫底外形无切迹,宫腔底部内膜呈弧形内凹,内凹深度一般<1cm,两侧内膜夹角>90°。弓

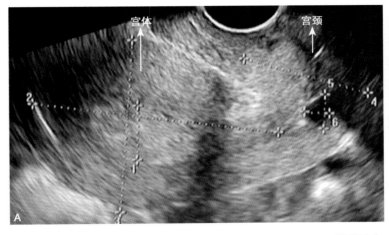

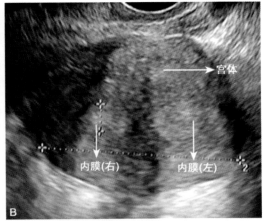

图 5-6-8 纵隔子宫

A. TVS 纵切:子宫前位,宫颈外口见一个大小为 0.8cm×0.9cm 的无回声区,边界清晰;B. TVS 横切:宫体内有两个宫腔回声,右侧子宫内膜厚 0.9cm,左侧子宫内膜厚 0.6cm

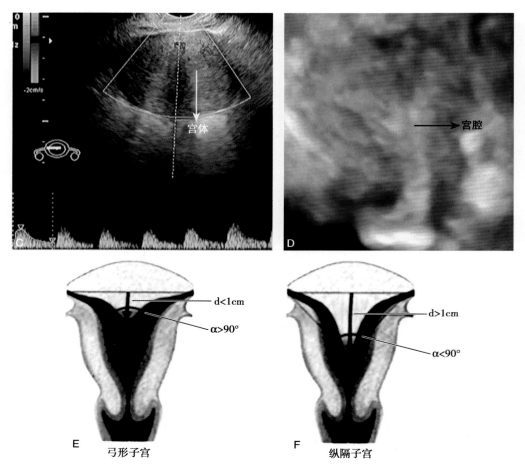

图 5-6-8 纵隔子宫

C. TVS 横切:宫体内有血流信号,测得子宫动脉阻力指数(RI)=0.63;D. TAS 三维:宫体内宫腔回声呈 Y 字形;E. 弓形子宫示意图;F. 纵隔子宫示意图

形子宫与纵隔子宫的鉴别:在三维冠状切面上,这两种畸形的子宫外形都是正常的,以宫腔内侧宫底凹陷最低点为顶点分别与两侧宫角部内膜顶点连线,两线间的夹角为 α 角,链接两侧宫角部内膜顶点画一条线,测量此中点距离宫底凹陷最低点的距离为 d,若 α 角为钝角、d<1cm 则为弓形子宫(图 5-6-8E);若 α 角为锐角、d>1cm 则为纵隔子宫(图 5-6-8F)。还有罕见的罗伯特(Robert)子宫应加以注意(图 5-6-10)。

病例 5-6-9 纵隔子宫 右侧妊娠

【临床资料】

23 岁,停经 50 余天来院检查。

【超声表现与提示】

增大子宫切面内可见两个宫腔回声,右侧宫腔内见孕囊回声,囊内可见胎体及胎心搏动回声,头臀长(CRL)1.3cm。左侧宫腔内膜厚 0.9cm。仅见一个宫颈回声。右侧卵巢大小为 5.2cm×4.1cm,内见大小 4.2cm×3.8cm 无回声区,边界清晰。左侧卵巢未见异常回声(图 5-6-9A ~ D)。

超声提示:子宫发育异常(纵隔子宫或弓形子宫可能,右侧宫腔妊娠,根据头臀长估测孕龄相当于 7^{+5} 周)。

【讨论分析】

弓形子宫为子宫底部发育不良,中间凹陷,子宫壁略向宫腔突出。一般无症状,也无需处理,如出现反复流产,则应考虑子宫整形术。本例一侧妊娠,另一侧出现蜕膜改变,横切显示宫底改变符合弓形子宫。

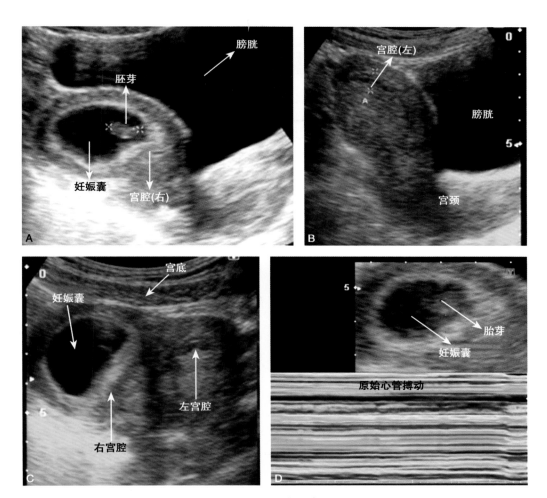

图 5-6-9 纵隔子宫 右侧妊娠
A. TAS 纵切:右侧宫腔内见妊娠囊回声,其内见胚芽及心管搏动;B. TAS 纵切:左侧宫腔见蜕膜改变;C. TAS 横切:子宫外形正常;D. TAS 横切:M 型记录原始心管搏动

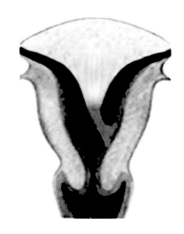

图 5-6-10 Robert 子宫示意图(以前称斜隔子宫、盲角子宫)

建议使用:Robert 子宫(Robert uterus)。子宫分割偏于宫腔一侧,将该侧宫腔完全封闭,使之成为与阴道或对侧宫腔不相通的盲腔。Robert 子宫,最早由 Robert H 于 1970 年提出,是一种罕见的子宫畸形,目前英文文献报道不到 20 篇。中文文献中"Robert 子宫"命名者约是"斜隔子宫"的 2 倍。建议废除"斜隔子宫"、"盲角子宫";与国际命名统一,使用"Robert 子宫"命名

第六章
卵 巢 疾 病

卵巢肿瘤是常见的妇科肿瘤,各个年龄段均可发病,但肿瘤的组织学类型会有所不同。卵巢组织成分非常复杂,是全身各脏器原发肿瘤类型最多的器官,不同类型卵巢肿瘤的组织学结构和生物性行为都存在很大差异,尚有良性、交界性和恶性之分。目前最常用和最实用的分类是依据世界卫生组织1973年依卵巢肿瘤组织学的分类法,将卵巢肿瘤分为七大类:①上皮性肿瘤,好发于50~60岁妇女;②生殖细胞肿瘤,多见于30岁以下的年轻妇女;③性索间质肿瘤;④脂质细胞瘤;⑤性腺母细胞瘤;⑥非卵巢特异性软组织肿瘤(肉瘤、纤维肉瘤、淋巴肉瘤);⑦未分类肿瘤;⑧转移性肿瘤;⑨瘤样病变,包括:妊娠黄体瘤、卵巢间质增生和卵泡膜细胞增生、卵巢重度水肿、单发性滤泡囊肿、多发性滤泡囊肿(多囊卵巢)、多发性黄素化滤泡囊肿和多发性黄体、子宫内膜异位症、表面上皮包涵囊肿(生发上皮包涵囊肿)、单纯囊肿、炎性病变、卵巢冠囊肿等。

如此复杂多样的卵巢肿瘤在声像图上的表现如下,从回声特点看分为三大类即无回声区、混合性回声区、实质性回声区;从血流动力学看有血流灌注丰富、不丰富和无血流显示三类;器官动脉血流灌注阻力大小有高低之别。一般情况下,势必出现"同图异病",在疾病发展的不同程度、不同阶段出现"同病异图"的特点。为了给临床诊断提供更多的信息,就要求超声医师对检查的患者以及声像图做更细致的观察,结合临床资料做出适当的提示,最后确诊有赖于病理诊断。

关于卵巢肿瘤的分类,WHO于2003年9月出版了新的分类,限于客观条件,本章仍采用1973年问世的第1版分类。

第一节 卵巢肿瘤

一、卵巢上皮性肿瘤

卵巢上皮性肿瘤是卵巢最常见的肿瘤,它来源于卵巢表面上皮。这些上皮来源的肿瘤占卵巢原发性肿瘤50%~70%。它分为良性、交界性及恶性三种类型。

(一) 卵巢囊腺瘤

良性卵巢上皮性肿瘤有浆液性囊腺瘤、黏液性囊腺瘤、子宫内膜样肿瘤、透明细胞肿瘤、移行细胞肿瘤、鳞状细胞肿瘤、混合性上皮肿瘤。

卵巢囊腺瘤无特殊临床表现,早期无症状,其临床症状因肿瘤性质、大小、生长方式及有无并发症而异,主要症状有腹部包块、腹痛、月经改变、压迫症状、不育、消瘦等。卵巢囊腺瘤无特殊症状,故缺乏确切的早期诊断方法。临床定期检查仍是诊断卵巢肿瘤的主要方法,现在有许多检查手段如超声扫描、抗原标志检查、腹腔镜等有助于卵巢肿瘤的早期发现、早期诊断。

1. 卵巢浆液性肿瘤　约占全部卵巢肿瘤的30%~50%。是最为常见的上皮性来源肿瘤。卵巢浆液性肿瘤中,良性约占70%左右,主要发生于生育年龄,在20~60岁之间,好发于30~40岁绝经后妇女约占10%。良性卵巢浆液性囊腺瘤/乳头状囊腺瘤,约占卵巢良性肿瘤的20%~30%,大多为单侧,双侧约为20%~25%,可为单房或多房,囊内壁无明显乳头或简单乳头者为囊腺瘤,有较复杂乳头结构者为乳头状囊腺瘤。

(1) 良性卵巢浆液性囊腺瘤:大小不一,可大到20~30cm,表面光滑、壁薄、透亮、乳白色有光泽,切面为单个囊腔,内含淡黄色清亮液体,囊内壁光滑,有时可见扁平、散在、圆钝的乳头,分布局限。

(2) 浆液性乳头状囊腺瘤:大多为多房性,包膜略厚,呈灰白色,表面光滑,可以很小,也可大到充满整个腹腔,一般大小直径为20cm,切面可见囊腔由纤维组织分隔为多房,房的大小、形态不一,房内有黄色清亮液体,乳头一般为内生,亦可内外均有生长,乳头一般为细小、平坦样,亦可粗短、质硬不脆。如乳头生长细密或指头状突起,组织脆、易脱落,应注意恶变可能。

病例 6-1-1　卵巢浆液性囊腺瘤

【临床资料】

48 岁,尿频、尿急 2 周余入院。既往行右侧卵巢切除术加左侧输卵管结扎术。入院体检:心、肝、脾、肺未及明显异常,腹软、无压痛。月经周期 30 天,经期 7 天,无痛经。生育史:G_2P_2。妇科检查:外阴已婚式,阴道通畅,宫颈光滑,子宫前位,大小正常,子宫左上方可及直径 20cm 大小包块,囊性、活动欠佳,压痛(-)。入院后检查肿瘤标志物 CA125(糖类抗原 125)22.12KU/L,CEA(癌胚抗原)3.23μg/L。

【超声表现与提示】

子宫前位,大小为 3.9cm×4.2cm×4.3cm,形态正常,轮廓尚清,肌层回声均匀,宫腔内见间距 0.4cm 无回声区,子宫内膜单层厚 0.2cm,宫颈前后径 2.2cm。子宫左前方见直径约 21cm 的无回声区,有包膜,形态不规则,偶见间隔光带,囊壁上有血流信号(图 6-1-1A ~ D)。

超声提示:盆腹腔囊性肿瘤,宫腔少量积液。

【术中情况】

洗手腹腔探查:左侧卵巢肿瘤直径约 20cm 大小,与直肠、结肠有粘连,右侧附件缺如,子宫外观无异常,盆腹腔无腹水,大网膜与阑尾外观无异常。行全子宫切除术及左侧附件切除术。

【大体标本】

见图 6-1-1E、F。

【病理诊断】

卵巢浆液性囊腺瘤(左侧)(图 6-1-1G、H)。

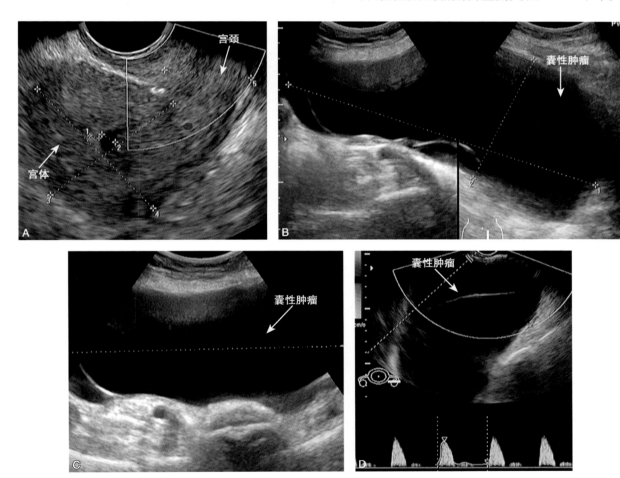

图 6-1-1　卵巢浆液性囊腺瘤
A. TVS 纵切:子宫前位,大小及形态正常,宫腔内见间距 0.4cm 无回声;B. TAS 纵切:子宫左前方见直径 21cm 的无回声区,有包膜,形态不规则,偶见间隔光带;C. TAS 横切:无回声包块有包膜,偶见间隔光带;D. TVS 横切:包块囊壁上有血流信号

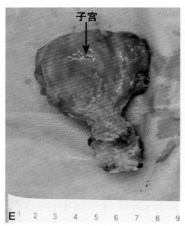
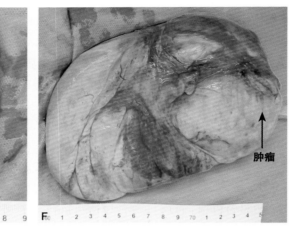

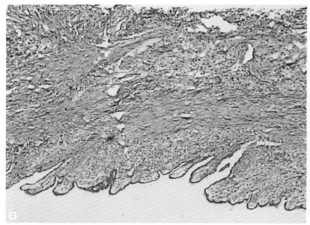
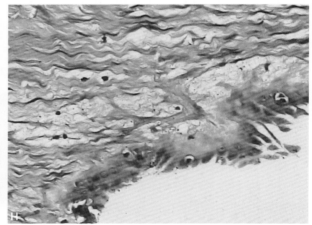

图 6-1-1 卵巢浆液性囊腺瘤

E. 大体外观:子宫大小及形态正常,表面光滑;F. 大体外观:肿瘤包膜较厚,呈灰白色、囊性感;G. 低倍:囊壁组织,上部囊壁纤维组织较厚,可见血管,下部空白为囊腔,囊壁腔面纤维组织稍增生,形成小乳头状,被覆单层上皮细胞;H. 高倍:下部显示被覆组织上皮细胞,稍变性,上部囊壁间质胶原纤维增生

【讨论分析】

见病例 6-1-2。

病例 6-1-2 卵巢浆液性囊腺瘤

【临床资料】

80 岁,发现腹部包块 20 余年,近来进行性增大而就诊入院。入院体检:心、肝、脾、肺未及明显异常,腹部膨隆,腹壁高度紧张,触及 10cm×20cm 包块,质硬、边界不清,活动度差。妇科检查:外阴已婚式,阴道通畅,宫颈光滑,子宫触诊不满意,盆腔可触及巨大占位病变,质硬、活动度差。入院后查血癌胚抗原(CEA)11.56ng/L,糖类抗原 125(CA125)62.536KU/L,人绒毛膜促性腺激素(hCG)10.00IU/L。腹部 CT 显示:腹部见 29cm×18cm×32cm 稍低密度影,CT 值 32Hu,毗邻腹腔各脏器受压移位,肝、脾、双肾不大,未见明显异常高低密度影。腹膜后结构显示不清,腹腔少量积液,所示为腹部巨大占位病变,腹腔少量积液,建议进一步检查。

【超声表现与提示】

子宫前位,大小及形态大致正常,轮廓光滑,肌层回声不均匀,子宫内膜单层厚 0.2cm,宫颈前后径 2.0cm。双侧卵巢未显示。盆腹腔见直径约 30cm 的无回声区,边界清晰(图 6-1-2A、B)。

超声提示:盆腹腔巨大囊肿。

【术中情况】

在连续硬膜外及全麻醉下行剖腹探查术,术中探查:盆腹腔为一巨大囊性包块,上至剑突下,下至盆腔底,来源于右侧卵巢,子宫及左侧附件均萎缩,外观无异常,见少量淡黄色腹水,在囊壁穿刺一小孔,缓慢放出暗而淡红色液体 11 000ml,行右侧附件切除术。

【大体标本】

见图 6-1-2C、D。

【病理诊断】

右侧卵巢浆液性囊腺瘤(图 6-1-2E、F)。

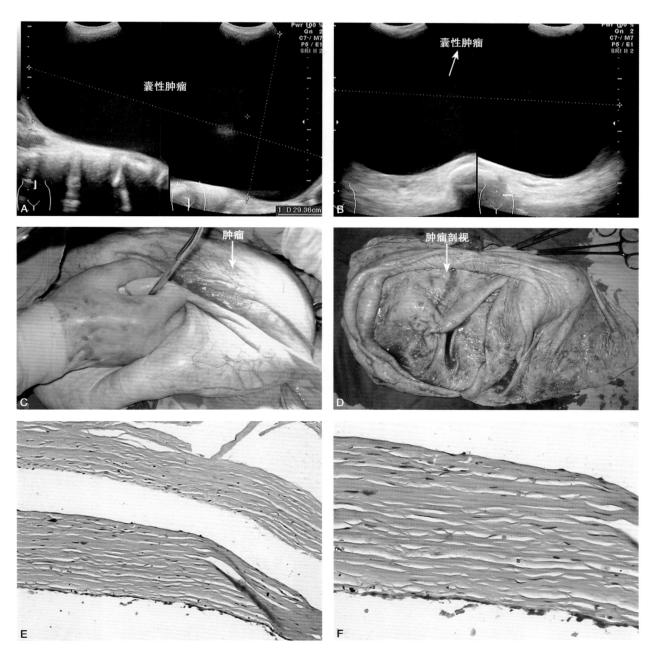

图 6-1-2　卵巢浆液性囊腺瘤

A. TAS 纵切显示：盆腹腔巨大无回声区，有包膜，边界清；B. TAS 横切显示：盆腹腔巨大无回声区，双幅超声图不能完全显示其大小；C. 大体外观：瘤体外表光滑，与周围无明显粘连，术中吸出部分液体后，完整娩出瘤体；D. 大体剖视：囊肿为单房性，囊壁厚且有丰富血管，呈灰红色，内壁光滑；E. 低倍：囊壁组织，下部囊腔，腔面平整，被覆立方上皮细胞；F. 高倍：囊壁纤维组织排列整齐，平行囊腔走行

【讨论分析】

卵巢浆液性囊腺瘤是卵巢上皮性肿瘤最常见的良性肿瘤。从病理学看，有单房性浆液性囊腺瘤、浆液性乳头状囊腺瘤、浆液性表面乳头状瘤三种。单房性浆液性囊腺瘤多见，呈圆形或椭圆形，大小不等，直径可从数厘米至数十厘米，一般壁薄透亮，乳白色有光泽，切面为单个囊腔，腔内为淡黄色液体，囊内壁光滑。超声检查发现单个囊腔的巨大囊肿，首先想到单房性浆液性囊腺瘤，但是浆液性乳头状囊腺瘤、浆液性表面乳头状瘤虽少见，其特征切面为多房，房内壁见乳头生长，乳头分布不均，可向内或向外生长，乳头大小、形态不一，乳头粗短，质坚实，这种乳头是良性的。对巨大囊肿检查时，仔细观察囊壁厚薄，有无乳头及乳头特征对

临床有鉴别意义。笔者遇到的两例均为单房,一例有间隔光带,未见乳头,一例壁厚且有血流信号,两例病理最后诊断为卵巢浆液性囊腺瘤。

病例 6-1-3　卵巢浆液性外生性乳头状肿瘤

【临床资料】

30 岁,右腹隐痛 2 周余就诊。外院超声检查提示左侧附件区包块收入院。妇科检查:子宫大小正常,右侧附件区无异常,直肠子宫陷凹内偏左侧触及实质性、形态不规则、质地硬、表面不平、直径约 5cm 肿块,无压痛。肿瘤标志物阴性。

【超声表现与提示】

子宫后位,大小 4.6cm×4.0cm×4.0cm,形态正常,轮廓尚清,肌层回声均匀,子宫内膜厚 0.5cm,宫颈前后径 2.8cm。右侧卵巢大小为 2.7cm×1.8cm,未见明显异常;左侧卵巢大小为 2.5cm×1.8cm,左侧卵巢下方见 8.8cm×3.8cm×5.3cm 稍低回声区,边界清、实性,左侧卵巢下外方还见 2.5cm×2.1cm 无回声区,边界清、囊性,并见自左侧卵巢发出一支血流穿行于囊实性肿瘤之间,分布于实性肿瘤内,血流信号极丰富,记录到动脉频谱,阻力指数为 0.49。两者与左侧卵巢关系密切但分界清晰(图 6-1-3A ～ D)。

超声提示:左侧附件区实性及囊性肿瘤。

【术中情况】

术中见子宫及右侧卵巢无异常,左侧卵巢大小为 3cm×2cm×1cm,左侧卵巢之肿瘤呈实性,一部分表面呈桑葚样,另一部分呈囊肿样,色灰,肿瘤与左侧卵巢有一蒂相连,蒂粗 1cm,切除肿瘤送快速病理检查,病理报告为卵巢浆液性外生性乳头状良性肿瘤。

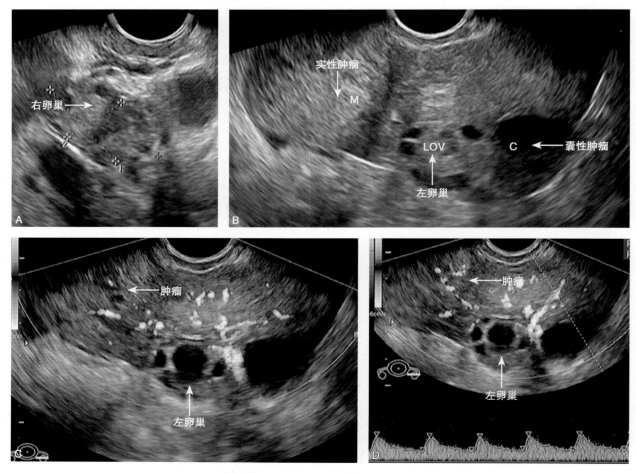

图 6-1-3　卵巢浆液性外生性乳头状肿瘤

A. TVS 纵切:右侧卵巢大小为 2.7cm×1.8cm,未见明显异常;B. TVS 横切:左侧卵巢大小为 2.5cm×1.8cm,其下方见 8.8cm×3.8cm×5.3cm 稍低回声区,边界清、实性,左侧卵巢外侧见 2.5cm×2.1cm 无回声区,边界清、囊性;C. TVS 横切:一支血流自左侧卵巢发出,穿行于囊实性肿瘤之间,进入实性肿瘤内;D. TVS 横切:实性肿瘤内血流信号极丰富,记录到动脉频谱,阻力指数为 0.49

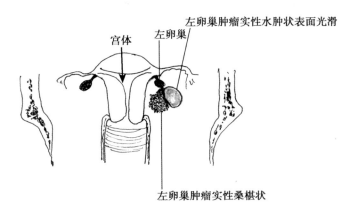

E

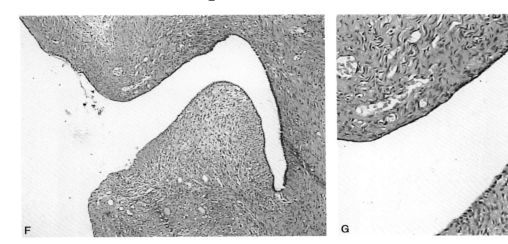

F　　　　　　　　　　　　　　　　　　G

图 6-1-3　卵巢浆液性外生性乳头状肿瘤

E. 术中所见线条图;F. 低倍:卵巢表面纤维组织增生,呈宽基底乳头状,表面为单层立方上皮;G. 高倍:纤维组织增生,血管充血,表面呈单层立方上皮,上皮轻度增生

【术中所见示意图】

见图 6-1-3E。

【病理诊断】

卵巢浆液性外生性乳头状良性肿瘤(图 6-1-3F、G)。

【讨论分析】

浆液性表面乳头状瘤:较少见,特点是乳头全呈外生型,大小不等,镜下则可见卵巢间质或纤维组织,表面覆盖单层立方形或低柱状上皮,部分细胞有纤毛。这类肿瘤虽属良性,但上皮细胞可脱落,种植于腹膜或盆腔器官表面,甚至出现腹水,临床上应引起重视。

多房浆液性囊腺瘤或浆液性乳头状囊腺瘤:囊腔因纤维组织被分隔为多房,表面可呈结节状,大小和质地取决于囊的大小和囊液的张力。一般包膜略厚,呈灰白色、光滑,房内可见乳头状生长,乳头可呈内生型、外生型或内外型均有。上皮大部分为输卵管型,细胞排列整齐,大小一致,无核分裂

象。肿瘤间质和乳头间有时可见到砂粒体。

本例术前难以确定是妇科肿瘤,多普勒超声描述肿瘤血供来源于左侧卵巢的一侧,遂由妇科行探查手术。手术结果与超声描述一致。足见血流信息对妇科肿瘤诊断的临床价值。

2. 卵巢交界性浆液性囊腺瘤　交界性囊腺瘤/乳头状囊腺瘤是介于良性与恶性之间的一类中间形态的肿瘤。为潜在低度恶性。肿瘤多数呈中等大小,约 70% 呈双侧性,乳头生长局限在囊内者较少,多数向外生长。良性乳头向囊外生长或种植于腹膜上要考虑为交界性。肿瘤外观与良性者相似,唯乳头结构更多而细密,覆盖区域更广泛。最后需在镜下确诊。

3. 卵巢浆液性囊腺癌　卵巢浆液性囊腺癌是最常见的卵巢原发性恶性肿瘤,约占卵巢恶性肿瘤的 40% ~ 60%,好发于 40 ~ 60 岁妇女,约半数为双侧发生。约 1/4 呈囊性,2/3 是囊实质混合性,半数

以上累及双侧卵巢。浆液性囊腺癌的体积变化较大，可以从很小到充满整个盆腔，约半数肿瘤直径超过15cm，多呈结节状或分叶状，表面光滑，灰白色，切面多为多房性，囊壁内有乳头生长，大量乳头生长使肿瘤呈囊实性或实质性，乳头似菜花状，质脆而软，肿瘤的实性区内常有出血坏死，囊内含有血性混浊液体。其5年及10年生存率为43.67+/−6.4%，34.53+/−6.2%。

病例6-1-4　卵巢浆液性腺癌
【临床资料】

54岁，绝经后阴道流血一个月入院。入院体检：心、肝、脾、肺未及明显异常，腹软，脐下2指可及腹壁包块。月经史：月经周期30天，经期4天，无痛经。生育史：已婚。妇科检查：外阴已婚式，阴道通畅，宫颈光滑，子宫萎缩，盆腔可及直径10cm大小实性包块，形态不规则，表面不平，边界欠清，不活动。双附件与包块粘连成团，直肠子宫陷凹内可及实性结节。入院后查血CA125（糖类抗原125）657.7KU/L。

【超声表现与提示】

子宫前位，大小4.6cm×2.7cm×4.7cm，形态失常，轮廓不清晰，肌层回声不均匀，子宫内膜厚0.2cm，宫颈前后径3.6cm。双侧卵巢显示不清。子宫后上方见大小13.4cm×9.9cm×12.6cm的混合性回声，边界欠清晰，形态不规则，以实性为主，夹有片状无回声区，其中一片大小为5.0cm×3.2cm，实性回声区有血流信号，动脉阻力指数为0.58。双侧髂窝处见间距2.0cm的无回声，肝肾之间见间距1.8cm的无回声（图6-1-4A～D）。

超声提示：盆腔囊实性包块（以实性为主），腹腔积液。

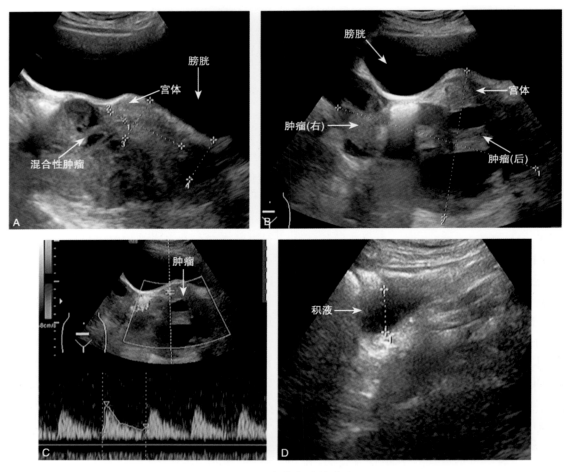

图6-1-4　卵巢浆液性腺癌
A. TAS纵切显示：子宫前位，其后上方见直径约12cm的混合性回声，边界欠清晰，形态不规则，以实性为主；
B. TAS横切显示：子宫右侧有一肿瘤，直径约5cm，子宫后方见直径约12cm的混合性回声，其中一片无回声区大小为5.0cm×3.2cm，两个肿瘤相距很近；C. TAS横切显示：实性回声区有血流信号，动脉阻力指数为0.58；D. TAS纵切显示：双侧髂窝处见间距2.0cm的无回声

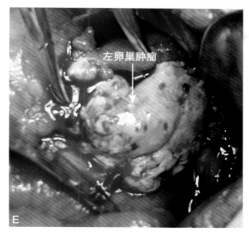
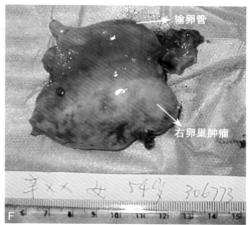

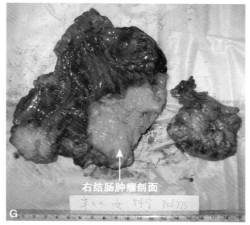

图6-1-4 卵巢浆液性腺癌

E. 术中暴露左侧卵巢肿瘤,囊实性,表面已溃破,与盆腔左侧壁、直肠、乙状结肠广泛致密粘连；

F. 右侧卵巢肿瘤约6cm×5cm×5cm；G. 右结肠回盲部可见3cm质硬的肿块及其剖面

【术中情况】

在连续硬膜外麻醉下行剖腹探查,下腹部正中切口,洗手探查:腹膜壁层明显增厚,质脆,腹腔内见血性腹水约500ml。上腹部检查:肝表面光滑,肠表面可触及异常结节,右结肠回盲部可触及3cm质硬的肿块,大网膜覆盖表面,下端包裹于盆腔包块处,大网膜可见约3～4cm菜花状种植灶,见左侧卵巢肿瘤大小约10cm×8cm×8cm包块,囊实性,表面已溃破,盆腔左侧壁、直肠、乙状结肠广泛致密粘连,右侧卵巢肿瘤约6cm×5cm,与直肠、盆壁、直肠子宫陷凹广泛致密粘连,部分小肠、直肠、子宫后壁与两侧肿瘤紧密粘连,膀胱子宫陷凹与直肠子宫陷凹消失,盆腔呈冰冻样。快速病理切片检查报告为恶性肿瘤。分离粘连后,行卵巢肿瘤减灭术。

【大体标本】

见图6-1-4E～G。

【病理诊断】

右侧卵巢低分化浆液性腺癌,输卵管见癌浸润,大网膜、肠壁、直肠子宫陷凹、腹壁等处剥离物见癌浸润(种植转移)(图6-1-4H、I)。

【讨论分析】

卵巢癌的转移途径主要包括肿瘤细胞直接种植、淋巴引流扩散和血行播散。肿瘤细胞直接种植是卵巢癌最常见和最早的转移方式。癌细胞脱落种植于腹腔壁、腹膜及腹腔脏器的浆膜,如横膈、网膜、小肠、直肠、直肠子宫陷凹、输卵管及子宫浆膜层。本例大网膜、肠壁、直肠子宫陷凹、腹壁等处剥离物及输卵管见癌浸润,这是癌细胞直接种植转移。转移途径和部位与预后关系密切。

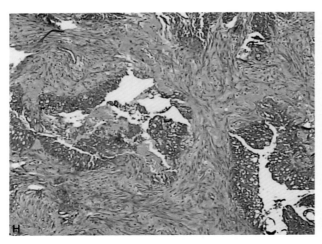
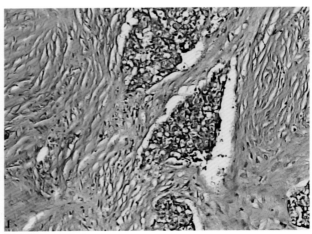

图 6-1-4 卵巢浆液性腺癌

H. 低倍:红染的增生纤维组织间可见染色较深的肿瘤组织;I. 高倍:纤维组织中见染色较深的肿瘤组织浸润,肿瘤呈岛状,无明显腺腔结构,低分化癌表现,肿瘤细胞及周围有较多炎性细胞

病例 6-1-5 卵巢浆液性乳头状囊腺癌(右)

【临床资料】

63 岁,胃胀一个月余入院。入院体检:心、肝、脾、肺未及明显异常,腹软。妇科检查:外阴已婚式,阴道通畅、软,宫颈萎缩,可扪及宫颈位于阴道顶端上方,子宫扪不清,盆腹腔可及一囊性包块,占据整个盆腹腔,上界达脐上。入院后查血 CA125(糖类抗原 125) 733.8KU/L,术后查血 CA125 67.74KU/L,较术前明显下降。

【超声表现与提示】

子宫前位,大小 5.2cm×4.8cm×6.2cm,形态失常,轮廓欠清晰,肌层回声不均匀,子宫前壁见直径 5cm 的低回声区,呈椭圆形,向外突起。有血流信号显示。子宫内膜厚 0.4cm,宫颈前后径 2.4cm。双侧卵巢显示不清。右侧附件区见大小 18.3cm×8.3cm×8.7cm 的混合性回声区,以囊性为主,有包膜,边界清晰,内见分隔光带,囊壁上有血流信号显示,动脉阻力指数为 0.56。还见大小不一的实性回声,其内有血流信号,记录到动脉阻力指数为 0.40。侧腹及直肠子宫陷凹均见大片无回声区(图 6-1-5A ~ E)。

超声提示:盆腹腔混合性肿瘤,以囊性为主,子宫肌瘤,盆腹腔积液。

【术中情况】

在连续硬膜外麻醉下行剖腹探查,术中见:盆腔有一大小约为 18cm×12cm 囊实性包块,来源于右侧卵巢,包膜不完整,表面可见粟粒样结节,包块与肠管及盆壁疏松粘连。子宫增大,形态失常,右前壁有一直径约 5cm 肌瘤结节向外突起,左侧附件肉眼观察未见异常,盆腹腔内见淡黄色腹水 2300ml,腹膜及肠表面见粟粒样结节,乙状结肠表面增粗变硬,大网膜增厚,并粘连于上腹壁,无法探及肝、胆、脾表面,行全子宫+双侧附件切除+盆腔淋巴结清扫术+乙状结肠脂肪垂活检术。术后诊断为卵巢癌Ⅲc 期。

【大体标本】

见图 6-1-5F ~ J。

【病理诊断】

见图 6-1-5K、L。

1. 卵巢浆液性乳头状囊腺癌(右)。

2. 双侧卵巢肉芽肿性炎,考虑为结核。

3. 送检 5 处淋巴结、乙状结肠脂肪垂均未见癌累及。

4. 腹水未查见癌细胞。

【讨论分析】

浆液性囊腺癌约有 1/4 为囊性,3/4 呈囊实性。浆液性乳头状囊腺癌囊壁内有乳头生长,乳头大小及形态不一,囊腔内形成多种形态的实性回声,实性回声内部可见血流信号,切面特征呈囊实性比较多见。本例表现与描述相似,特殊之处在于肿瘤合并结核临床少见。

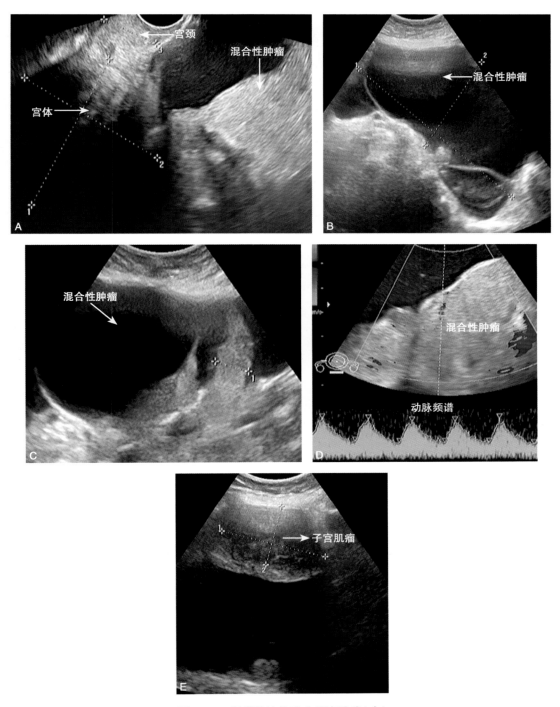

图 6-1-5 卵巢浆液性乳头状囊腺癌(右)

A. TVS 纵切显示:子宫前位,明显增大,形态失常,轮廓欠清晰,肌层回声不均匀,被推向前移;B. TAS 纵切显示:子宫后方、右侧附件区见大小 18.3cm×8.3cm×8.7cm 的混合性回声区,以囊性为主,有包膜,边界清晰,内见分隔光带和乳头;C. TAS 横切显示:经腹横切见肿瘤内囊性及实质性回声;D. TAS 横切显示:肿瘤实质性回声内有血流信号,记录到动脉阻力指数为 0.40;E. TAS 横切显示:子宫右前壁见直径 5cm 的低回声区,呈椭圆形,向外突起

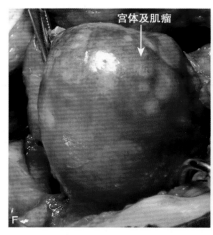

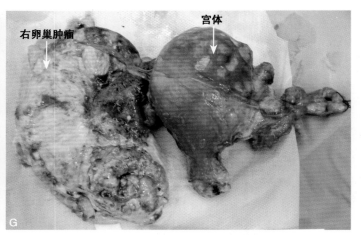

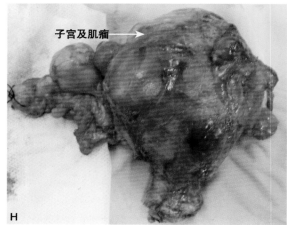

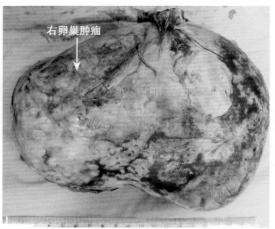

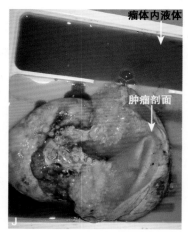

图 6-1-5　卵巢浆液性乳头状囊腺癌（右）

F. 术中所见：宫体增大，表面有多个大小不一的结节；G. 大体剖面：子宫增大，右侧卵巢肿瘤剖面呈鱼肉样改变伴有出血坏死，左侧卵巢萎缩；H. 大体外观：子宫形态失常，明显增大，子宫前壁见向外凸起的肌瘤结节；I. 大体外观：切除的卵巢肿瘤，肾形、有包膜，灰白色，表面血管怒张；J. 大体剖视：横切瘤体，流出大量黄绿色液体，内部布满大小不一、形态各异的瘤体结节

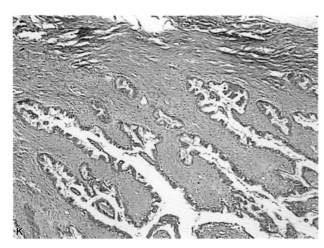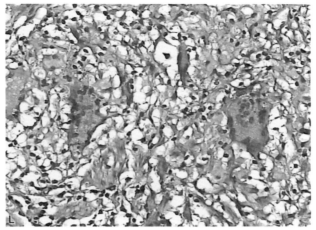

图 6-1-5 卵巢浆液性乳头状囊腺癌(右)
K. 低倍:纤维组织中见乳头状增生的腺癌组织;L. 高倍:脂肪组织间见多核的异物巨细胞

病例 6-1-6 卵巢低分化浆液性腺癌

【临床资料】

50 岁,腹部膨大伴腹胀一个月余入院。4 年前曾行全子宫切除术。心、肺、肝、脾未及明显异常,腹软,腹部可及包块,达脐下两指。妇科检查:外阴已婚式,阴道通畅,宫颈光滑,子宫缺如,盆腔内可及一直径 15cm 大小的囊性包块,形态不规则,边界不清晰,活动度欠佳。双侧卵巢未扪及。

【超声表现与提示】

子宫切除术后,宫颈前后径 2.8cm,双侧卵巢显示不清。见巨大瘤体充满盆腔,有包膜,瘤体内以无回声为主,囊内有分隔光带,其上有血流信号,记录到动脉阻力指数为 0.55。囊壁厚薄不一,较厚处为 2cm,其内亦有血流信号,记录到动脉阻力指数为 0.67。脐周腹部检查可见稍强片状回声,厚约 2cm,其内有血流信号,边界欠清,后方隐约见肠管强回声(图 6-1-6A ~ F)。

超声提示:盆腔巨大混合性包块(以囊性为主),腹腔异常回声(大网膜转移?)。

【术中情况】

患者麻醉成功后取平卧位,洗手探查:腹腔内见暗红色腹水 400ml,盆腔已封闭,大网膜缩短并增厚呈饼状,厚约 3cm,盆腹腔及肠壁上布满转移灶,盆腔内肿瘤与大肠及盆壁致密粘连不可分离,分离即出血不止,分离过程囊肿破裂,内为血性液体,肿瘤为右侧卵巢恶性肿瘤,体积为 15.0cm×8.0cm×8.0cm 大小,囊实性,组织呈鱼肉样,质脆,肿瘤侵犯右盆壁、结肠、膀胱。左侧附件未见。行卵巢肿瘤减瘤术。

【大体标本】

见图 6-1-6G 、H。

【病理诊断】

卵巢低分化浆液性腺癌,大网膜转移性低分化浆液性腺癌(图 6-1-6I ~ K)。

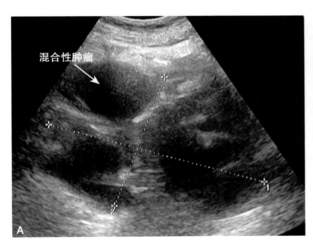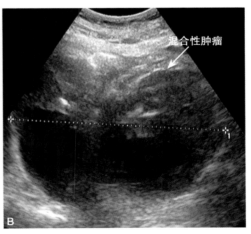

图 6-1-6 卵巢低分化浆液性腺癌
A. TAS 纵切:瘤体偏于盆腔左侧,形态不规则,以无回声为主,其内有不规则稍强光带回声;B. TAS 横切:瘤体内部以无回声为主,有包膜

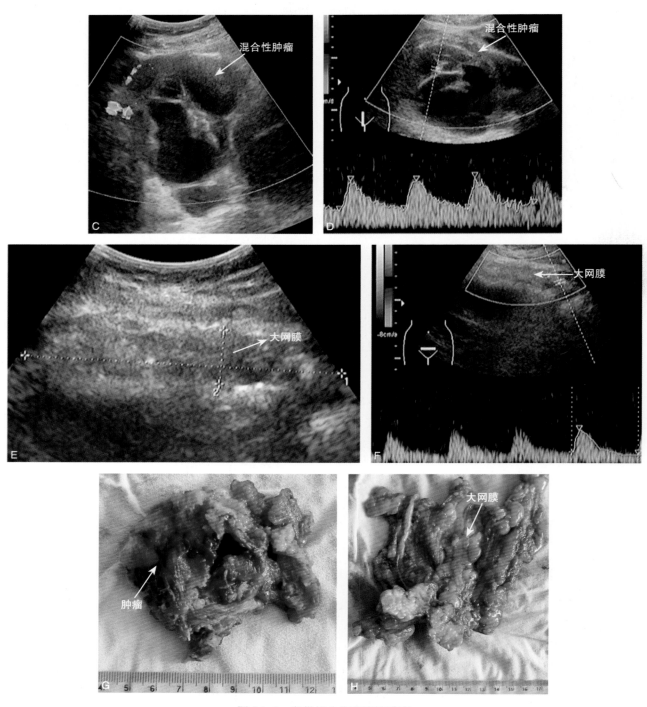

图 6-1-6　卵巢低分化浆液性腺癌

C. TAS 纵切：瘤体有多条间隔光带，其上有血流信号；D. TAS 纵切：光带上血流信号内记录到动脉阻力指数为 0.55；E. 脐周腹部检查：见稍强片状回声，边界欠清，后方隐约见肠管强回声；F. 脐周腹部检查：稍强片状回声内有血流信号，记录到动脉阻力指数为 0.67；G. 大体外观：切除的部分瘤体及大网膜；H. 大体外观：大网膜挛缩、增厚呈不规则饼状，其内有瘤结节，剖面似鱼肉状

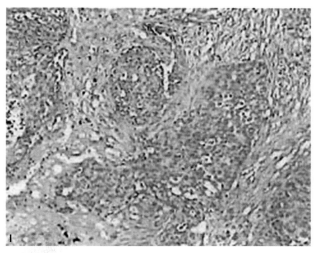
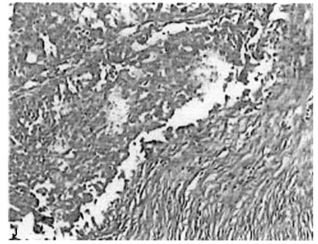

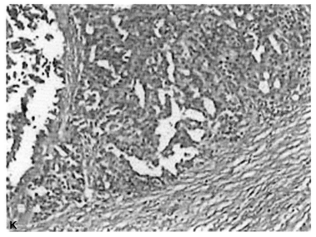

图 6-1-6 卵巢低分化浆液性腺癌

I. 低倍:纤维组织间见实性肿瘤组织,其中有小腺腔样结构;J. 高倍:下部为纤维组织,上部为增生呈筛状的肿瘤组织;
K. 高倍:上部肿瘤组织呈复杂乳头状,下部为纤维组织

【讨论分析】

大网膜是卵巢癌细胞种植转移的器官之一,超声检查能发现挛缩增厚的网膜,又称网膜饼,这一信息有助于临床分期诊断。

病例 6-1-7 双侧卵巢浆液性乳头状囊腺癌

【临床资料】

53 岁,下腹坠胀一个月余入院。入院体检:心、肝、脾、肺未及明显异常,腹软,无压痛。月经周期 30 天,经期 7 天。无痛经。生育史:G_2P_2。妇科检查:外阴已婚式,阴道通畅,宫颈光滑,子宫触诊不清,盆腔可及直径 13cm 大小包块,质硬、活动欠佳。双侧附件区触诊不清。入院后检查肿瘤标志物 CA125(糖类抗原 125)1167.20KU/L,CA199(糖类抗原 19-9)38.01KU/L。

【超声表现与提示】

子宫水平位,大小为 4.2cm×3.2cm×4.2cm,形态正常,轮廓尚清,肌层回声均匀,子宫内膜厚 0.3cm,宫颈前后径 2.4cm。子宫前方及直肠子宫陷凹分别见间距约 4.0cm、3.6cm 的无回声。双侧卵巢显示不清。子宫右前上方见直径 13cm 的混合性回声,有包膜,形态不规则,以实性为主约占 2/3 面积,实性回声内部血流信号丰富,记录到动脉阻力指数为 0.31。子宫前方另见一直径 5cm 的混合性回声,包膜清晰,实性回声内部血流信号丰富,记录到动脉阻力指数为 0.52。两个肿瘤与子宫及相互间分界清。肝前、左右侧腹均见大片暗区(图 6-1-7A ~ E)。

超声提示:盆腹腔囊实性肿瘤(以实性为主),腹腔积液。

【术中情况】

患者麻醉成功后取平卧位,进入腹腔探查:腹腔内可见约 2000ml 血性腹水,右侧卵巢囊实性肿瘤约 14cm×12cm×8cm,左侧卵巢囊实性肿瘤约

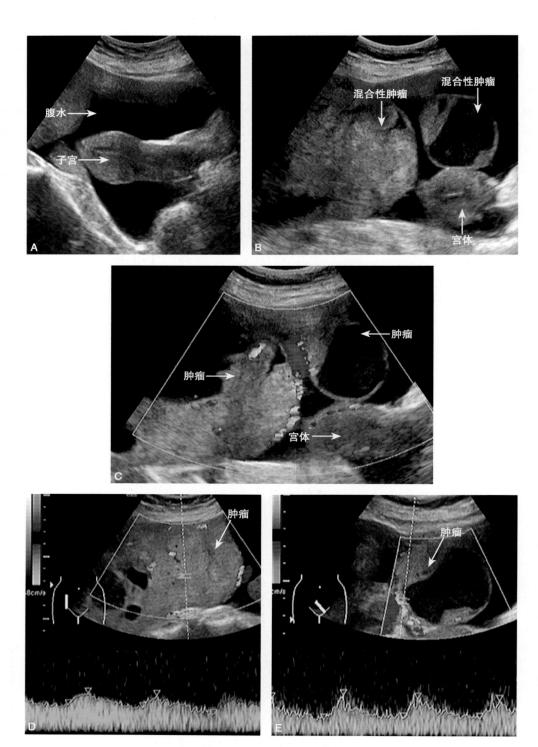

图 6-1-7 双侧卵巢浆液性乳头状囊腺癌

A. TAS 纵切:子宫水平位,稍小,边界清,浸泡于无声暗区中。B. TAS 横切:子宫右前上方见直径
13cm 以实性为主的混合性回声,有包膜,形态不规则;子宫前方另见一直径 5cm 的混合性回声,包膜
清晰。两个肿瘤与子宫及相互间分界清。C. TAS 横切:两个肿瘤实性部分均可见丰富的血流信号;
D. TAS 纵切:子宫右前上方包块实性回声内血流信号丰富,记录到动脉阻力指数为 0.31;E. TAS 斜
切:子宫前方包块实性回声内部血流信号丰富,记录到动脉阻力指数为 0.52

7.0cm×6.0cm×8.0cm,表面不规则,尚光滑,与周围无粘连,子宫外观无明显异常,肝、脾、胃及盆髂淋巴结未发现结节病灶,乙状结肠髂段有一直径约6cm包块种植于左侧髂窝,不能推动,小肠表面、腹壁及子宫前后反折腹膜,左侧骶髂韧带及膈下腹膜表面均见多个从粟粒状至3cm大小肿瘤种植灶,大网膜部分变硬。行全子宫及双侧附件加数处肿瘤种植灶切除术。家属拒绝做肠道手术。

【大体标本】

见图6-1-7F。

【病理诊断】

双侧卵巢浆液性乳头状囊腺癌,子宫膀胱腹膜

反折处、乙状结肠、左侧骶韧带、右侧盆腹膜均见转移癌。大网膜未见癌累及(图6-1-7G、H)。

【讨论分析】

浆液性乳头状囊腺癌可单侧发生,但双侧发生占半数以上。本例浆液性乳头状囊腺癌的癌细胞种植转移至子宫膀胱腹膜反折处、乙状结肠、左侧骶韧带、右侧盆腹膜均见转移癌。可大网膜未见癌累及。

腹水是卵巢癌最常见和最重要的体征之一。腹水与腹水量是影响卵巢癌预后的因素之一,有腹水者预后较差,其生存率比无腹水者约低1/2。最近有研究者指出腹水量大于500ml者,其预后明显比腹水少于500ml者或无腹水者差。

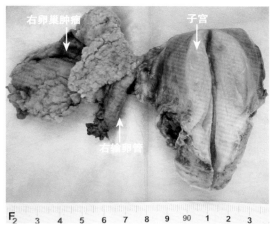

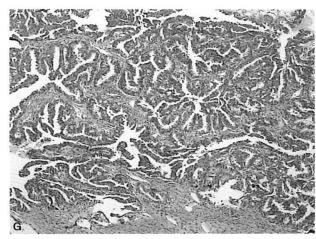 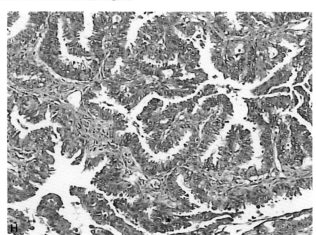

图6-1-7　双侧卵巢浆液性乳头状囊腺癌

F. 大体所见:子宫外观无明显异常。右侧卵巢肿瘤约14cm×12cm×8cm大小,形态不规则。剖视囊壁内有乳头状突起,囊内容物为暗红色陈旧性液体。左侧肿瘤未能拍到;G. 低倍:乳头状增生的腺癌组织,夹杂少量纤维组织;H. 高倍:乳头状的腺癌组织,夹杂少量纤维组织

病例6-1-8　双侧卵巢低分化浆液性乳头状囊腺癌

【临床资料】

68岁,发现中下腹部包块五天入院。入院体

检:心、肝、脾、肺未及明显异常,腹软,中下腹部触及一直径15cm包块,实性感、无压痛,活动度尚可。妇科检查:外阴已婚式,阴道通畅,宫颈萎缩,子宫偏大,被推挤向右侧,子宫后方偏左可触及直径

15cm包块,边界清,实性、质中、活动度可。入院后查血癌胚抗原(CEA)2.42μg/L,甲胎蛋白(AFP)43.44μg/L,糖类抗原125(CA125)2797.0KU/L。

【超声表现与提示】

子宫前位,大小3.4cm×2.5cm×3.1cm,形态正常,轮廓不清晰,肌层回声不均匀,子宫内膜单层厚0.1cm,宫腔内见间距0.4cm无回声,宫颈前后径1.8cm。双侧卵巢未见显示。盆腹腔见大小12.1cm×9.3cm×12.1cm的混合性回声区,边界清晰,形态不规则,以实性为主,实性部分内部有丰富血流信号显示,动脉阻力指数为0.51。直肠子宫陷凹见间距0.9cm无回声(6-1-8A~D)。

超声提示:盆腔巨大混合性包块,宫腔分离,直肠子宫陷凹少量积液。

【术中情况】

在连续硬膜外麻醉下行剖腹探查术,术中探查:开腹即见盆腔包块,来源于左侧附件,左侧卵巢见直径15cm,形态不规则、囊实性、表面不光滑,直

肠、乙状结肠、阑尾侧盆壁腹膜与膀胱包围在肿瘤周围,紧密愈着、包裹成团,固定于盆腔,使盆腔完全封闭,子宫与另侧附件无法直视暴露,也无法触摸探及,探查肝、胃、脾、肠及网膜表面未及异常转移结节,术中快速病理检查提示卵巢恶性肿瘤,行卵巢肿瘤减灭术。

【大体标本】

见图6-1-8E、F。

【病理诊断】

双侧卵巢低分化浆液性乳头状囊腺癌(图6-1-8G、H)。

【讨论分析】

本例患者68岁,超声发现盆腔巨大混合性包块以实性为主,术中发现为双侧卵巢病变,病理诊断为双侧卵巢低分化浆液性乳头状囊腺癌。卵巢肿瘤增长迅速,当盆腔无腹水,又无空间,超声辨认双侧肿瘤有一定难度,可建议采用其他影像方法来提供更多信息。

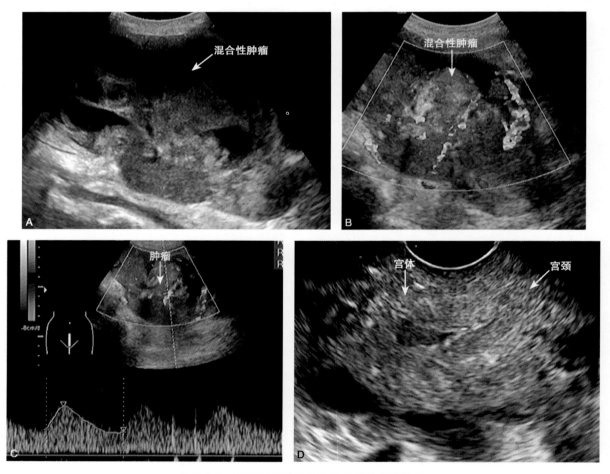

图6-1-8 双侧卵巢低分化浆液性乳头状囊腺癌

A. TAS纵切显示:子宫左前方巨大以实质性回声为主的混合性包块,形态不规则,内部回声不均匀;B. TAS纵切显示:包块实质性回声部分血流信号丰富;C. TAS纵切显示:包块实质性回声部分血流信号丰富区记录到动脉频谱,阻力指数为0.51;D. TVS纵切显示:子宫萎缩,肌层回声不均,内膜菲薄,宫腔内见间距0.4cm无回声

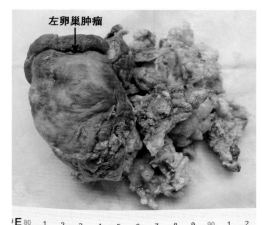
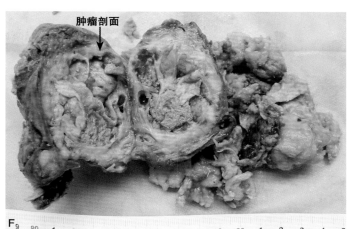
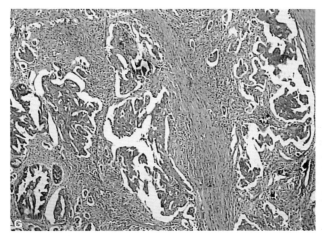
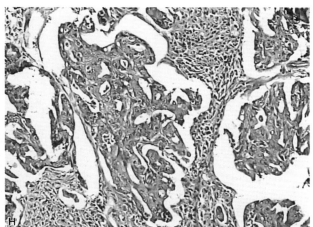

图 6-1-8 双侧卵巢低分化浆液性乳头状囊腺癌
E. 大体外观:左侧卵巢增大,形态不规则;F. 大体剖面:呈乳头状烂肉样改变;G. 低倍:纤维组织间见大小不一,形态各异的肿瘤组织团,大量炎性细胞浸润;H. 高倍:肿瘤组织,纤维组织中见大量炎性细胞浸润,部分肿瘤细胞变性坏死

病例 6-1-9 (双侧)卵巢中-低分化浆液性腺癌

【临床资料】

37 岁,发现盆腔包块一个月余入院。一个月前在外院超声检查提示盆腔混合性包块,来源待定。入院体检:心、肝、脾、肺未及明显异常,腹软,下腹部及一较大包块,实性感,活动可,压痛阴性。妇科检查:外阴已婚式,阴道通畅,宫颈光滑,子宫前位,大小正常,活动度可。左侧附件区可及直径 8cm 包块;右侧附件区可及直径 10cm 包块,活动度差。入院后,胃镜检查:糜烂性胃炎Ⅱ级。查血癌胚抗原(CEA)1.25μg/L,甲胎蛋白(AFP)4.63μg/L,糖类抗原 125(CA125)1606KU/L。

【超声表现与提示】

子宫前位,大小 5.1cm×4.2cm×5.0cm,形态大致正常,轮廓光滑,肌层回声不均匀,子宫内膜厚0.5cm,宫颈前后径 2.5cm。双侧卵巢未显示。左侧附件区见大小 8.5cm×4.6cm×4.8cm 的混合性回声区,子宫右上方见大小 11.3cm×7.0cm×10.5cm 的混合性回声区,双侧包块边界清晰,形态不规则,呈肾形、以实性为主,实性部分血流信号丰富,测得动脉阻力指数分别为 0.47(左)、0.19(右)。侧腹见无回声,间距 2.3cm(图 6-1-9A ~ G)。

超声提示:双侧附件区囊实性占位病变,以实性为主,腹腔积液。

【术中情况】

在连续硬膜外麻醉下行剖腹探查术,术中探查:子宫大小正常,腹水约 400ml,右侧卵巢见直径10cm 肿瘤,左侧卵巢见直径 7cm 肿瘤,双侧肿瘤为非均质性,表面尚光滑,形态不规则,均未破溃,肝、膈、胃、肠及表面未及转移结节,大网膜见两处直径3cm 转移结节,右侧盆腹膜上见直径 4cm 转移结节,直肠子宫陷凹盆腹膜上见多个大小 0.5cm 的转移结节,术中快速病理检查提示双侧卵巢癌。行全子宫及双侧附件切除术加大网膜切除术加阑尾切除术加双侧髂内外淋巴结清扫术,手术经过顺利。

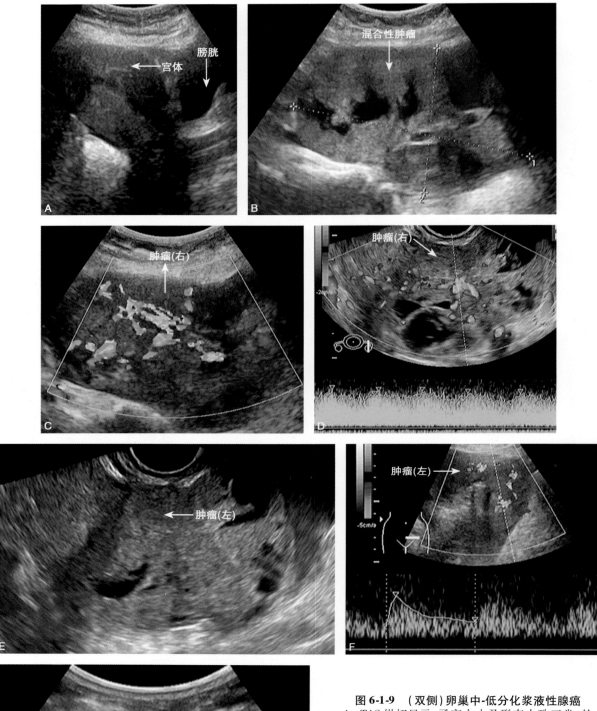

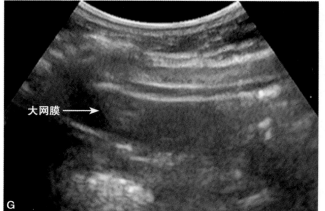

图 6-1-9 （双侧）卵巢中-低分化浆液性腺癌

A. TAS 纵切显示：子宫大小及形态大致正常，轮廓光滑，其上方见部分肿瘤回声；B. TAS 纵切显示：子宫右上方见大小 11.3cm×7.0cm×10.5cm 的混合性回声区，以实性为主，边界清晰，形态不规则，呈肾形；C. TAS 纵切显示：右侧包块实性部分血流信号丰富；D. TAS 纵切显示：右侧包块血流信号区测得动脉阻力指数为 0.19；E. TVS 纵切显示：左侧附件区见大小 8.5cm×4.6cm×4.8cm 的混合性回声区，以实性为主，边界清晰，形态不规则；F. TAS 横切显示：左侧肿瘤的实性部分血流信号丰富，测得动脉阻力指数为 0.47；G. TAS 纵切显示：剑突下见增厚且挛缩的大网膜回声

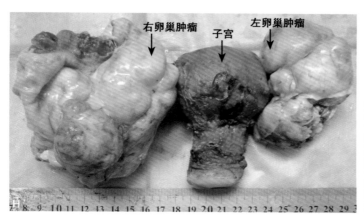
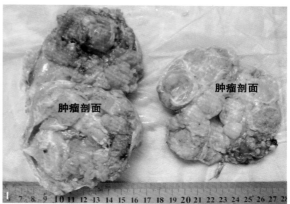
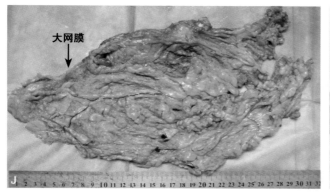
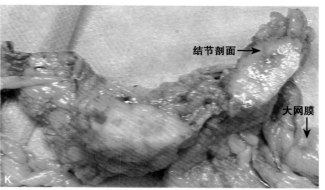
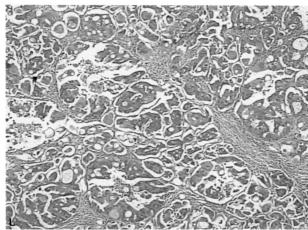
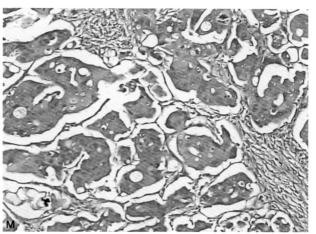

图 6-1-9 （双侧）卵巢中-低分化浆液性腺癌

H. 大体外观：子宫左右两侧可见大小不一的肿瘤，右侧稍大，有包膜，色淡红，表面凹凸不平呈分叶状。左侧呈肾形；I. 大体剖视：双侧肿瘤内部有分隔，分隔内见鱼肉样组织，伴有出血、坏死；J. 大体外观：切除部分大网膜，网内布满大小不等的肿瘤转移结节；K. 大体剖视：剖开其中较大的一个肿瘤结节，呈鱼肉样改变；L. 低倍：大小不一的肿瘤组织团，其间少量纤维组织分割；M. 高倍：肿瘤组织团由少量纤维组织分割，肿瘤细胞异型明显，可见核分裂象

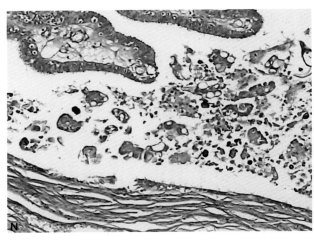
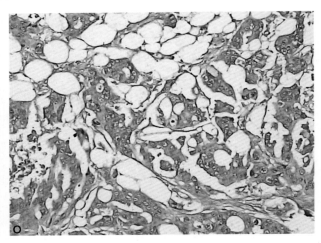

图 6-1-9 （双侧）卵巢中-低分化浆液性腺癌

N. 低倍：上部两个乳头状结构腺体，异型不大，中部细小的肿瘤组织团，部分变性坏死脱落，异型大，下部为纤维组织；
O. 高倍：空泡状的脂肪组织间见腺腔样、筛状、条索样肿瘤组织

【大体标本】

见图 6-1-9H～K。

【病理诊断】

见图 6-1-9L～O。

（双侧）卵巢中-低分化浆液性腺癌。

左侧输卵管、大网膜、后腹膜包块、小肠脂肪垂、双侧髂外、左侧髂内淋巴结均见转移癌，右侧髂内淋巴结未见转移癌。

【讨论分析】

病理学按组织结构和分化程度可将肿瘤分为 3 级。Ⅰ级（高分化）细胞轻度异型化，见少量核分裂象；Ⅱ级（中分化）细胞轻度异型化，核分裂象多；Ⅲ级（低分化）瘤细胞大量增加，细胞异型性大，核分裂象多。肿瘤细胞分级对预后影响大，分级越高预后越差。年龄也是预后的影响因素之一，本例年龄轻，双侧卵巢癌，腹水，大网膜及淋巴结转移，肿瘤细胞分化低，预后差。

病例 6-1-10 双侧卵巢浆液性腺癌

【临床资料】

76 岁，发现腹腔转移性腺癌伴腹胀 6 个月入院。入院体检：心、肝、脾、肺未及明显异常，腹软、无压痛，绝经 30 余年，生育史：$G_6P_1A_5$。妇科检查：外阴已萎缩，阴道通畅，宫颈萎缩，子宫前位、萎缩，子宫前方可及一直径约 8cm 包块，质硬、活动度欠佳，与子宫联系紧密。双侧附件区未及明显异常。

【超声表现与提示】

这位患者一年内来笔者所在医院做了四次超声检查，观察了卵巢肿瘤的迅速变化。

第一次检查：子宫前位，大小为 3.2cm×2.4cm×3.5cm，形态规则，轮廓尚清，肌层回声不均匀有多个钙化斑，子宫内膜厚 0.2cm，双侧卵巢显示不清。盆腔右侧见直径 3cm 的混合性回声，边界不清，形态不规则，未见血流信号（图 6-1-10A、B）。

超声提示：盆腔右侧回声异常，盆腔积液，建议复查。

第二次检查：5 个月后患者来做复查。

右侧包块大小、形态无特殊变化，但边界较前清晰，腹腔积液明显增多（图 6-1-10C、D）。

第三次检查：7 个月后患者来做第三次复查，病情有了明显进展（图 6-1-10E、F）。

第四次检查：12 个月后患者来复查，与上次相隔 5 个月，与第一次检查一年之后，病情突变，右侧肿瘤增大至直径为 7cm，内部血流信号丰富，记录到动脉阻力指数为 0.52；左侧肿瘤与上次大小无明显变化；剑突下见一片状强回声，覆盖于肠管之上，其内有血流信号，记录到动脉阻力指数为 0.78；盆腹腔大量积液（图 6-1-10G～J）。

【术中情况】

患者麻醉成功后取平卧位，洗手探查：盆腹腔肠管及网膜广泛粘连，大网膜增厚呈板状，子宫及双侧附件包裹于肠管中，分离粘连，见右侧附件区有一直径 8cm 的囊性包块，左侧卵巢见约 2.0cm 大小囊肿，子宫与前壁、直肠、广泛粘连，子宫萎缩，直肠子宫陷凹封闭。行全子宫切除术加双附件切除术加大网膜切除术。

【大体标本】

见图 6-1-10K、L。

【病理诊断】

双侧卵巢浆液性腺癌，中-低分化，大网膜组织见癌浸润，子宫内膜及肌层组织萎缩（图 6-1-10M、N）。

【讨论分析】

正常卵巢绝经前大小约为 3.5cm×2.0cm×1.5cm，绝经后 1～2 年大小约为 2.0cm×1.5cm×

0.5cm,绝经 2 年以上大小则为 1.5cm×1.5cm× 0.5cm。1971 年,Barber 首先提出绝经后扪及卵巢综合征的看法,在绝经一年以上的妇女中,正常情况下卵巢应该萎缩而不能扪及,如果此时在妇科和超声检查能发现与绝经前大小相近的卵巢,应引起高度警惕,进一步检查以明确诊断。

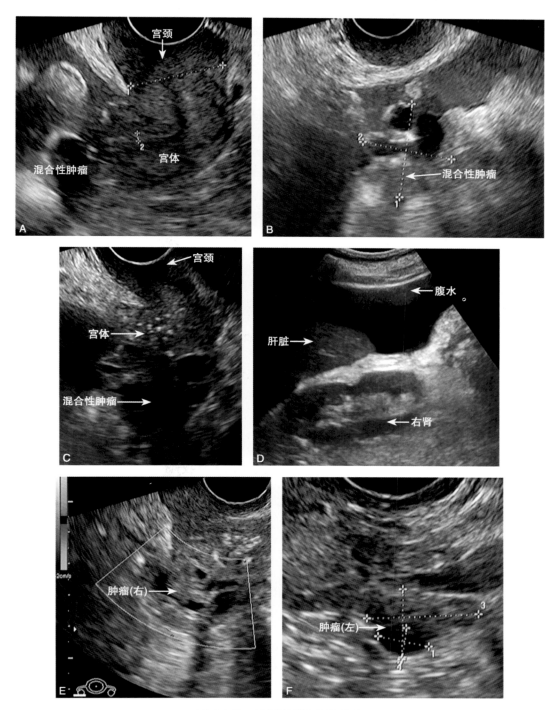

图 6-1-10　双侧卵巢浆液性腺癌
A. TVS 纵切:子宫前位,子宫底部见一个直径 3cm 的混合性回声,与子宫似有分界;B. TVS 纵切:该直径 3cm 的混合性回声,边界不清,形态不规则,未见血流信号;C. TVS 纵切:子宫前位,子宫肌层有多个钙化斑,子宫后方见一个直径为 3cm 异常回声区,以低回声为主,与子宫有分界;D. TAS 纵切:侧腹见大片无回声;E. TVS 纵切:右侧瘤体内有血流信号,动脉阻力指数为 0.67;F. TVS 纵切:左侧附件区发现 1.8cm×1.2cm 混合性回声,未见血流信号

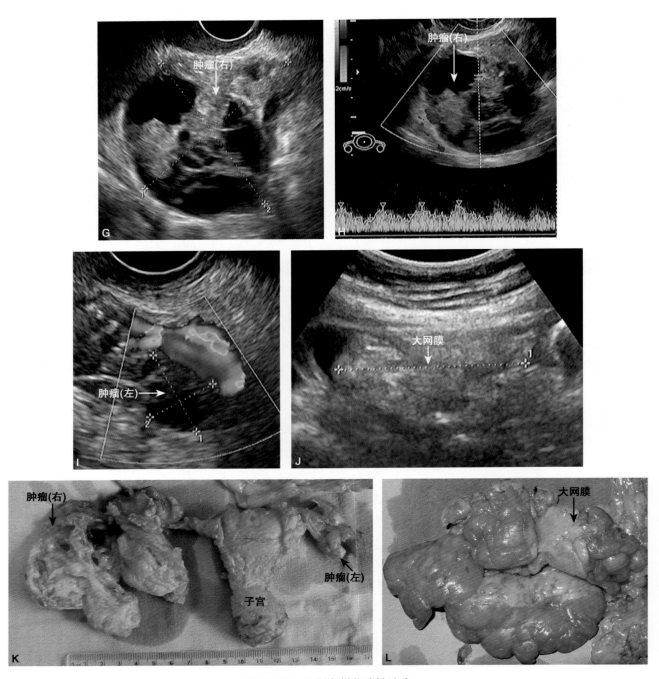

图 6-1-10　双侧卵巢浆液性腺癌

　G. TVS 纵切:右侧瘤体增大至直径为 7cm,为囊实性,有包膜,形态不规则;H. TVS 纵切:瘤体实性部分有丰富血流信号,其内记录到动脉阻力指数为 0.52;I. TVS 纵切:左侧肿瘤与上次大小无明显变化,未见血流信号;J. TAS 横切:剑突下见一片状强回声,覆盖于肠管之上,其内有血流信号,记录到动脉阻力指数为 0.78;K. 大体外观:瘤体外观有包膜,形态不规则,实性部分呈鱼肉状,其间尚有囊性结构;L. 大体剖面:大网膜呈饼状

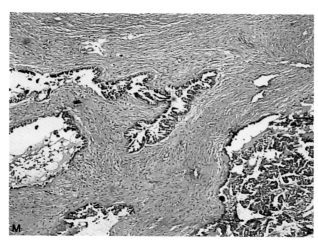
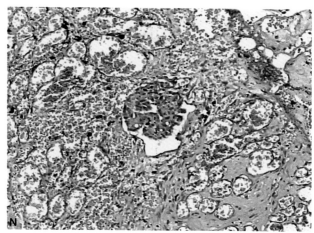

图 6-1-10 双侧卵巢浆液性腺癌

M. 低倍:纤维组织间见乳头状增生的腺组织;N. 高倍:纤维组织分割的肿瘤组织大部分变性坏死,仅见中部一团未坏死的异型肿瘤组织

本例患者开始拒绝手术,一直到第四次超声检查后才同意手术。

卵巢癌的预后与分期、组织学分类、分级、患者年龄及治疗方式有关,以分期最重要,期别越早预后越好。据文献分析Ⅰ期卵巢癌病变局限于包膜内,5 年生存率为 90%,若囊外有赘生物,腹腔冲洗液找到癌细胞降至 68%,Ⅲ期卵巢癌 5 年生存率为 30% ~40%,Ⅳ期 5 年生存率为 10%。本例第一次超声检查发现右侧附件区有异常回声,应做进一步检查,及早诊断,5 个月后肿瘤长大,腹水增多,更表现了疾病发展趋势,一年后决定行手术治疗时已转移至大网膜,到了临床Ⅲ期。5 年生存率Ⅲ期仅为 30% ~40%,患者年龄大,癌细胞分化低,估计预后较差。经阴道超声对患者系统定期检查,可提供疾病发展趋势有价值的资料,值得合理使用。

(二) 卵巢黏液性囊腺瘤

卵巢黏液性囊腺瘤伴发乳头者较少,常呈多房性,一般较浆液性大,甚至可达巨大囊肿,该病手术切除预后好。

有下列四种类型:

(1) 单房性黏液性囊腺瘤:一般为中等大小、圆形或椭圆形、表面光滑、灰白色,囊壁比浆液性的厚,切面为单个囊腔,囊内含有乳白色黏液,无乳头生长。

(2) 多房性黏液性囊腺瘤:一般较大,直径约为 15 ~30cm,圆形或椭圆形、表面光滑、灰白色、分叶状,分叶的大小和形态因肿瘤内房的大小和形态而异,切面为多房,房的大小不一,有的可细小密集成蜂窝状,有的可以很大,房内充满黏液,有的黏液黏稠厚如胶冻,有的稀薄如同浆液。黏液性囊腺瘤不论是单房或多房囊壁均为结缔组织构成。

(3) 乳头状黏液性囊腺瘤:肿瘤内出现乳头,乳头常在囊腔的内壁。15% ~25% 可见到乳头增生。

(4) 黏液瘤型黏液性囊腺瘤:该型的黏液性囊腺瘤囊腔内充满黏液,使瘤体纤维壁变薄易破裂,黏液融合成片,当囊壁破裂时,肿瘤内的黏液种植在腹膜上形成假性腹膜黏液瘤。此型切忌做超声引导穿刺治疗。

1. 良性卵巢黏液性囊腺瘤
病例 6-1-11 卵巢黏液性囊腺瘤
【临床资料】

20 岁,停经 2 个月余,体检发现盆腔包块 3 天入院。入院体检:心、肝、脾、肺未及明显异常,腹软,无压痛。月经周期 28 天,经期 5 ~6 天。有痛经。妇科检查:外阴已婚式,阴道通畅,宫颈光滑,子宫增大如孕 3 个月大小,中上腹可及儿头大小包块,质中、活动度可,位置较高。双侧附件区未及明显异常。外院超声提示:宫内早孕,盆腹腔囊性包块。入院后检查肿瘤标志物 CA125(糖类抗原 125)82. 10KU/L,CA199 糖类抗原 19-9 55. 82KU/L。向患者交代病情后,患者同意先终止妊娠,然后手术。

【超声表现与提示】

人流术后 5 天,子宫前位,大小为 9.0cm×4. 3cm×5. 5cm,形态正常,轮廓尚清,子宫内膜厚 0. 7cm,宫颈前后径 2. 4cm。左侧卵巢大小正常,未见异常回声。右侧卵巢显示不清,子宫右前上方见直径10cm的无回声区,边界清晰,内见多个分隔光带,未见血流信号显示(图6-1-11A、B)。

超声提示:盆腔巨大多房囊性肿瘤(来源于右侧卵巢可能)。

【术中情况】

麻醉成功后,腹腔探查:盆腹腔无腹水,上腹部、肝、膈、胃肠及大网膜均未见明显异常,盆腹腔内见直径约15cm的多房性囊肿,表面光滑,与周围组织无粘连,来源于右侧卵巢,右侧输卵管附着于卵巢肿瘤上,长约20cm,右侧卵巢未见正常卵巢组织,右侧附件无法保留。子宫饱满,未及肿瘤结节,左侧附件外观未及明显异常。行右侧附件及肿瘤切除术。

【大体标本】

见图6-1-11C、D。

【病理诊断】

卵巢黏液性囊腺瘤(图6-1-11E、F)。

【讨论分析】

卵巢黏液性囊腺瘤是良性肿瘤,多房性多见,一般较大,常见大小直径约为15~30cm,圆形或椭圆形,表面光滑,灰白色,分叶状,切面呈多房,房的大小不一,有的可很大,也可细小密集呈蜂窝状,房内充满黏液,黏液可稀薄如浆液,超声显示似无回声,也可黏稠如藕粉样,超声显示为无回声区内见密集细光点。

2. 交界性卵巢黏液性囊腺瘤　交界性卵巢黏液性囊腺瘤的瘤体一般较大,8%呈双侧性,表面光滑,大多为多房,切面一般都可见到囊壁增厚区和乳头,乳头细小成片,质软,有时在囊壁上可见到实质区。该病手术切除预后较好。

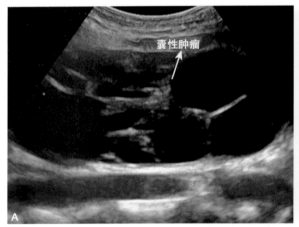

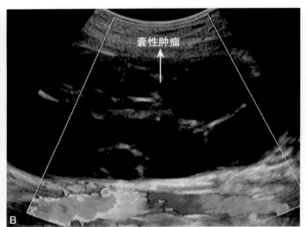

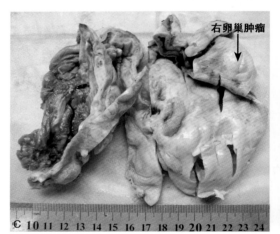

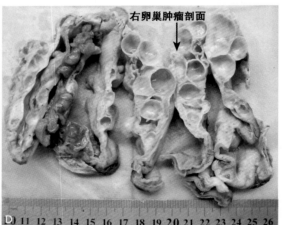

图6-1-11　卵巢黏液性囊腺瘤

A. TAS纵切:子宫右前上方见直径10cm的无回声区,边界清晰,内见多个分隔光带,呈多房性;B. TAS横切:子宫右前上方的无回声区未见血流信号显示;C. 大体外观:肿瘤表面灰白、壁薄;D. 大体剖视:瘤体内壁光滑、多房,未见实性成分及乳头等

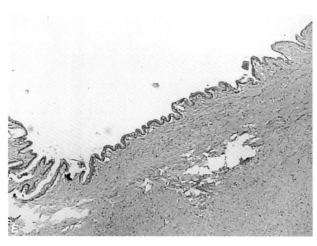
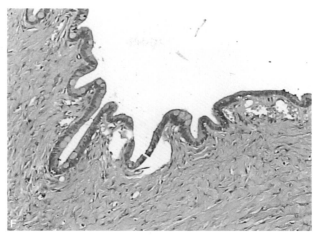

图 6-1-11　卵巢黏液性囊腺瘤

E. 低倍:上部为囊腔,下部囊壁组织,纤维组织被覆单层柱状上皮细胞;F. 高倍:上部为囊腔,下部囊壁组织,纤维组织被覆单层黏液柱状上皮细胞

病例 6-1-12　交界性多房性黏液性囊腺瘤

【临床资料】

16 岁,发现腹部包块 6 个月余,伴腹胀,呕吐一周入院,入院体检:心、肝、脾、肺未及明显异常,腹软、无压痛及反跳痛,移动性浊音(-)。剑突下可及囊实性包块。妇科检查(肛诊):外阴未婚式,阴道及宫颈未检查,子宫及双侧附件触诊不清,盆腔可及巨大囊实性包块。

【超声表现与提示】

子宫前位,大小及形态正常,轮廓尚清,肌层回声均匀,子宫内膜居中,厚 0.4cm,宫颈前后径 2.7cm。双侧卵巢显示不清。盆腹腔内见直径约 22.0cm 的混合性回声,有包膜,形态不规则,边界欠清,实性部分有血流信号,记录到动脉阻力指数为 0.35。右肾集合系统分离,见间距 1.9cm 无回声(图 6-1-12A ~ D)。

超声提示:盆腹腔囊实性包块,右肾积水。

【术中情况】

患者取平卧位,麻醉成功后,进入腹腔探查:盆腹腔巨大肿瘤,包膜完整,活动度可,表面光滑,以实性为主,直径约 20cm 大小,来源于右侧卵巢,右侧输卵管附着于肿瘤表面,与周围组织无粘连。左侧卵巢外观未见异常,子宫稍饱满,外观无异常。行右侧卵巢肿瘤剔除术及右侧卵巢成形术。术中请外科医师会诊,诊断幽门梗阻及十二指肠球部溃疡。

【大体所见】

见图 6-1-12E ~ H。

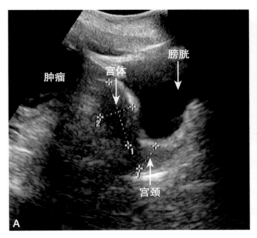
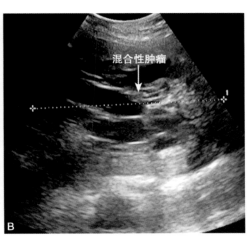

图 6-1-12　交界性多房性黏液性囊腺瘤

A. TAS 纵切:子宫前位,大小及形态正常,子宫后方见肿瘤回声;B. TAS 横切:盆腹腔内见直径约 22.0cm 的混合性回声,有包膜,形态不规则,边界欠清

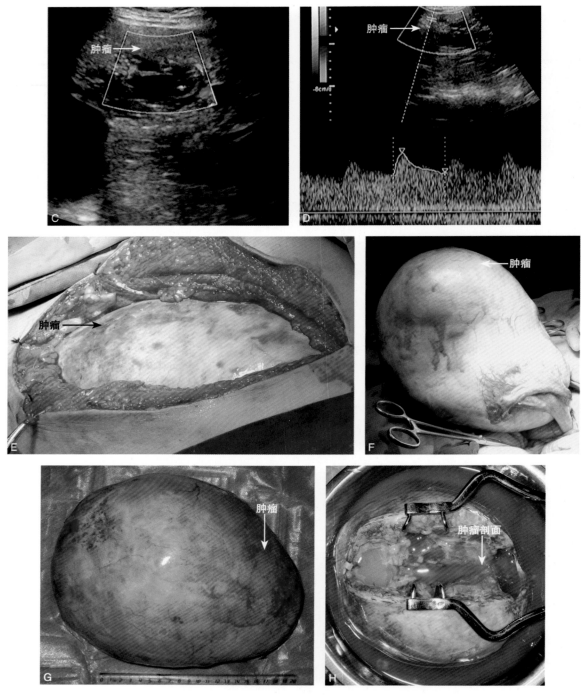

图 6-1-12 交界性多房性黏液性囊腺瘤

C. TAS 横切：实性部分及间隔有血流信号；D. TAS 横切：实性部分记录到动脉阻力阻力指数为 0. 35；E. 术中所见：打开腹腔即见巨大肿瘤，包膜完整，呈灰白色；F. 术中所见：从腹腔内娩出巨大包块，外观似梨形，呈灰白色，包膜较厚；G. 大体外观：测量肿瘤纵径约 25cm，表面光滑；H. 大体剖视：肿瘤内部有大量乳白色、淡黄色及草绿色黏稠液体，另见一片烂肉样组织

【病理诊断】

卵巢多房性黏液性囊腺瘤,少数区域呈交界性改变(图 6-1-12I、J)。

【讨论分析】

本例声像图显示少许实性成分,其内见血流信号并记录到低阻力指数的动脉频谱,表明血流信号及阻力指数对提示肿瘤的良、恶性倾向有一定的临床价值。

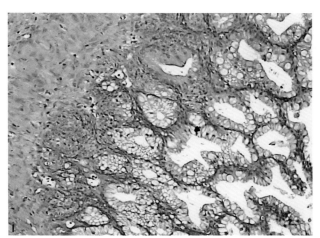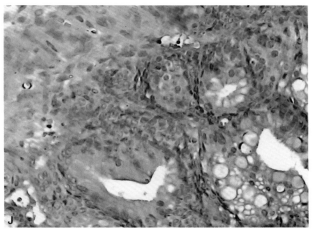

图 6-1-12　交界性多房性黏液性囊腺瘤

I. 低倍:右侧为增生的腺体组织,由含较多分泌泡的黏液细胞组成,左侧为纤维组织;J. 高倍:右侧的黏液腺组织,细胞增生明显,异型不大

病例 6-1-13　双侧卵巢交界性黏液性囊腺瘤,部分癌变

【临床资料】

75 岁,发现腹部包块 10 个月余入院。绝经 30 余年,生育史:$G_8P_5A_3$。入院体检:心、肝、脾、肺未及明显异常,腹软。妇科检查:外阴已婚式,阴道通畅,宫颈萎缩,子宫触诊不满意,下腹及盆腔可及直径 20cm 的囊实性包块,无触痛。入院后查血癌胚抗原(CEA)2.25μg/L,甲胎蛋白(AFP)1.62μg/L,糖类抗原 125(CA125)373.0KU/L。

【超声表现与提示】

子宫前位,大小 5.0cm×1.9cm×3.2cm,形态大致正常,轮廓光滑,肌层回声不均匀,子宫内膜厚 0.4cm,宫颈前后径 2.4cm。双侧卵巢未显示。自耻骨联合上至脐上两横指见直径为 18cm 的无回声区,形态不规则,有包膜,边界清,内见多个分隔光带,隔上有血流信号,动脉阻力指数为 0.59。左、右侧腹分别见间距 1.8cm、3.5cm 的无回声(图 6-1-13A ~ D)。

超声提示:盆腔巨大多房性囊性包块,腹腔积液。

【术中情况】

在连续硬膜外麻醉下行剖腹探查术,术中探查:盆腹腔见淡黄色腹水约 2000ml,大网膜、小肠系膜及横结肠系膜均见肿瘤组织侵犯,小肠一段颜色发紫,长约 20cm,挛缩状,左侧卵巢有一直径约 20cm 的肿瘤,囊实性,表面尚光滑,肝、膈、胃、肠及网膜表面未及异常转移结节,右侧卵巢见直径 13cm 肿瘤,囊实性,表面光滑,与周围组织无明显粘连,子宫稍饱满,双侧输卵管外观未见明显异常,膀胱、盆腹膜可见大小不一广泛转移灶。术中快速病理检查提示恶性肿瘤。行全子宫及双附件加大网膜切除术。

【大体标本】

大体标本剖视:两侧包块囊内均见咖啡色液体分别有 500ml、800ml,还可见实性病变(图 6-1-13E ~ H)。

【病理诊断】

见图 6-1-13I、J。

1. 双侧卵巢交界性黏液性囊腺瘤,部分癌变——黏液性腺癌。

2. 大网膜见转移性黏液性腺癌。

3. 腹水中可见癌细胞团。

【讨论分析】

患者 75 岁,发现盆腔巨大包块,囊性、多房,超声检查提示单侧,未发现明显实性成分及乳头样结构,术后证实为双侧卵巢交界性黏液性囊腺瘤部分癌变——黏液性腺癌,当包块巨大时,超声识辨两侧包块较为困难,有一定局限性,应用其他影像手段来获取更多资料。

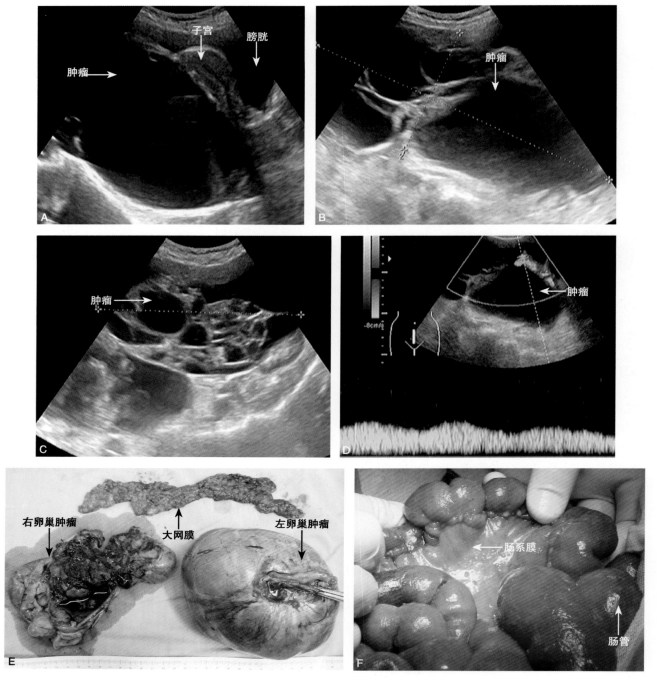

图 6-1-13 双侧卵巢交界性黏液性囊腺瘤,部分癌变

A. TAS 纵切显示:子宫萎缩,其后方见一巨大肿瘤,内部为无回声,有包膜;B. TAS 纵切显示:巨大无回声肿瘤内见许多间隔光带呈多房改变,各房大小不一;C. TAS 横切显示:肿瘤下端见大小不一的房,内有絮状实性回声;D. TAS 横切显示:间隔厚薄不一,厚的间隔光带见血流信号;E. 大体所见:双侧卵巢肿瘤及部分增厚的大网膜,双侧卵巢肿瘤均为囊实性,表面尚光滑,剖视见两侧包块内均见咖啡色液体,分别有 500ml(右)、800ml(左),还可见实性病变;F. 大体外观:大网膜、小肠系膜及横结肠系膜均见肿瘤组织侵犯

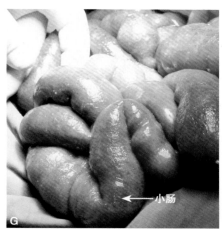
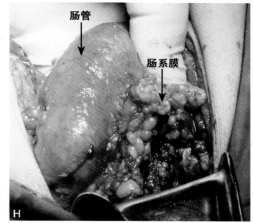
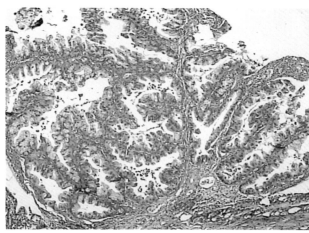
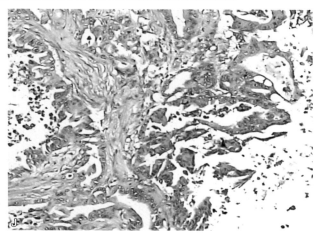

图 6-1-13 双侧卵巢交界性黏液性囊腺瘤,部分癌变
G. 小肠一段颜色发紫,长约 20cm,挛缩状;H. 一段肠系膜见肿瘤组织侵犯;I. 低倍:增生的黏液腺组织;J. 高倍:纤维组织分割的增生腺体,明显异型改变,部分细胞坏死脱落

对高龄患者发现肿瘤以囊为主,多房并有大量腹水时,注意找实性成分和血流信息,对判断良、恶性有重要意义。

3. 卵巢黏液性囊腺癌 卵巢黏液性囊腺癌约占卵巢恶性肿瘤的 10%。黏液性囊腺癌与浆液性囊腺癌相似,很少有外生性乳头,包膜有浸润时可与大网膜及周围组织发生粘连,切面为密集多房中间夹有实质区,有时肿瘤大部分为实质区,实质区切面呈灰白色脑组织样,质脆,常有出血和坏死,有时囊内壁为一片细小乳头,质软,囊腔内液体可稀薄、黏稠或如胶冻样,但常为血性。其 5 年及 10 年生存率为 72.02+/−5.09%,69.25+/−6.34%(复旦大学附属妇产科医院资料)。该病手术切除后,预后与临床级别、病理分类、细胞分化程度及治疗方法等有关。

病例 6-1-14 卵巢低分化黏液性腺癌大网膜转移

【临床资料】

57 岁,尿频伴低热一个月余。体检发现盆腔包块 10 余天入院。入院体检:心、肝、脾、肺未及明显异常,腹软。妇科检查:外阴已婚式,阴道通畅,软,宫颈轻度糜烂,子宫前位,正常大小,质中,活动度可。子宫后方可及 8cm×10cm 大小包块,囊实感,形态不规则,边界欠清,活动欠佳,双侧附件未见明显异常。外院超声提示:左侧附件区囊实性包块。入院后查血:糖类抗原 125(CA125)3480KU/L。

【超声表现与提示】

子宫前位,大小 4.2cm×3.3cm×4.2cm,形态正常,轮廓清晰,肌层回声尚均匀,子宫被推移至右侧盆壁,宫颈前后径 2.6cm。双侧卵巢未见显示。子宫左侧见直径约 8cm 大小的低回声区,边界清晰,形态不规则,内有丰富血流信号显示,记录动脉阻力指数为 0.30。包块与膀胱关系密切。剑突下见长径约 8cm 的片状稍强不均回声区,边界欠清晰,形态呈不规则扁平状,覆盖于肠管上,不随肠管运动而运动,其内有血流信号显示,动脉阻力指数为 0.74。双侧髂窝、侧腹均可见无回声(图 6-1-14A ~ G)。

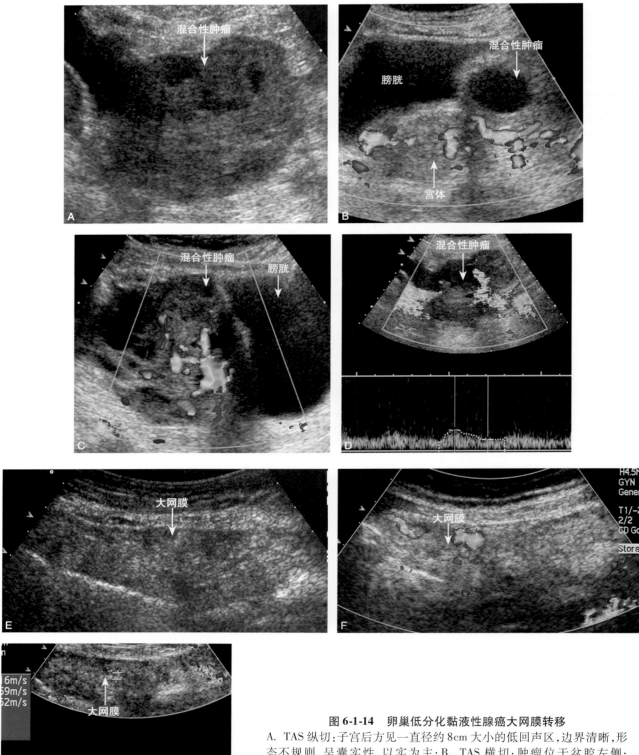

图 6-1-14 卵巢低分化黏液性腺癌大网膜转移

A. TAS 纵切:子宫后方见一直径约 8cm 大小的低回声区,边界清晰,形态不规则,呈囊实性,以实为主;B. TAS 横切:肿瘤位于盆腔左侧;C. TAS 纵切:肿瘤内有丰富血流信号显示;D. TAS 纵切:盆腔包块血流记录到动脉阻力指数为 0.30;E. TAS 纵切:剑突下见长径约 8cm 的片状稍强不均回声区,边界欠清晰,形态呈不规则扁平状,覆盖于肠管上,不随肠管运动而运动;F. TAS 纵切:包块内有血流信号显示;G. TAS 纵切:腹部包块血流记录到动脉阻力指数为 0.74

超声提示:盆腹腔囊实性肿瘤,以实性为主,上腹部实性包块,盆腹腔积液。

【术中情况】

在连续硬膜外麻醉下行剖腹探查,术中见:子宫略大于正常,右侧附件未见异常,左侧输卵管未见明显异常,左侧卵巢增大约为8cm×8cm×9cm,囊实性,表面尚光滑,边界清楚,包膜完整,底部与直肠子宫陷凹致密粘连,腹膜及膀胱腹膜反折处均见大小不等结节,直肠浆膜增厚为0.5cm,其上见粟粒状结节,大网膜呈板块状,肝、脾表面未见结节,腹腔内见淡黄色腹水2100ml。行卵巢肿瘤减灭术(全子宫+双侧附件切除+大网膜切除+阑尾切除+淋巴

结清扫术)。临床诊断卵巢癌Ⅲc期。

【大体标本】

见图6-1-14H~K。

【病理诊断】

卵巢低分化黏液性腺癌,左侧附件、大网膜、阑尾见转移性低分化黏液性腺癌,双侧髂内及髂外淋巴结见转移性癌,子宫未见累及(图6-1-14L、M)。

【讨论分析】

卵巢黏液性腺癌的声像图特征虽为囊实性,但多以实性为主,实性部分回声不均,血流信号丰富,为低阻力动脉频谱。浆液性腺瘤及黏液性腺瘤是以囊性为主,良性与恶性表现明显不同。

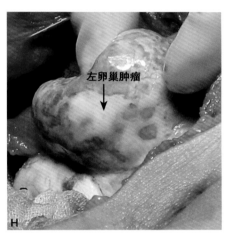
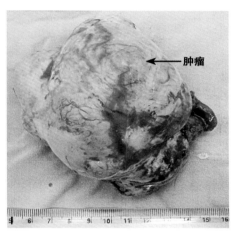
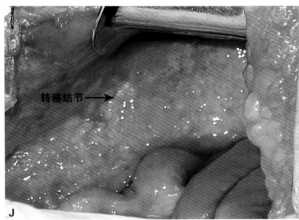
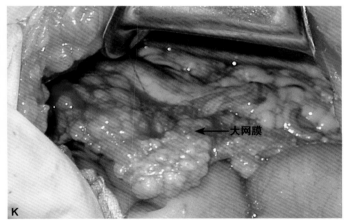

图6-1-14 卵巢低分化黏液性腺癌大网膜转移

H. 术中所见:来自左侧卵巢的肿瘤;I. 大体外观:肿瘤有包膜形态不规则,表面凹凸不平,呈灰紫色,囊实感;J. 术中所见:左侧盆壁上见密布粟粒状转移结节;K. 术中所见:覆盖于肠管上的大网膜,呈板块状,又称网膜饼

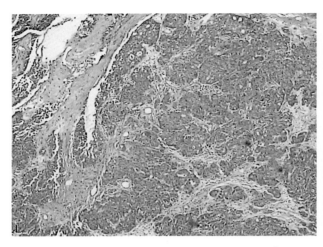
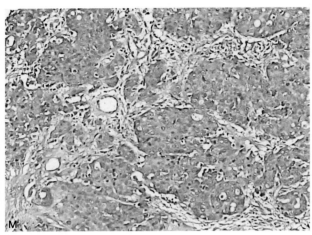

图 6-1-14 卵巢低分化黏液性腺癌大网膜转移

L. 低倍：大部分为实性的腺癌细胞巢，夹杂少量纤维间质；M. 高倍：实性的低分化腺癌巢，部分腺管样，肿瘤细胞异型明显，周围炎性细胞浸润

病例 6-1-15 卵巢低分化黏液性腺癌

【临床资料】

67 岁，发现盆腔包块 3 年，下腹痛一个月余入院。入院体检：心、肝、脾、肺未及明显异常，腹软。一个月前在外院超声检查提示盆腔混合性包块，来源待定。妇科检查：外阴已婚式，阴道通畅，分泌物少，宫颈萎缩并点状出血，子宫及双附件扪诊不清，下腹部可及 6cm×7cm 大小包块，形态不规则，质地坚硬，活动度差，压痛不明显。入院后查血 CA125（糖类抗原 125）466.7KU/L。

【超声表现与提示】

子宫前位，大小 3.4cm×1.6cm×3.8cm，被推移至腹侧，形态正常，轮廓欠清晰，肌层回声不均匀，宫腔内见节育器强回声，宫颈前后径 1.6cm。双侧卵巢未显示。子宫后方见大小 14.6cm×10.4cm×

9.9cm 的混合性回声，边界清晰，内部以实性为主，并见多个大小不一的无回声区，其中一个大小 7.8cm×5.4cm，实性回声内有丰富血流信号显示，动脉阻力指数为 0.19（图 6-1-15A～D）。

经阴道超声提示：盆腔混合性包块（实性为主），宫腔内节育器。

经腹超声提示：右肾积液，右输尿管上段积液扩张。

【术中情况】

在连续硬膜外麻醉下行剖腹探查，术前由泌尿外科上右侧输尿管支架，深度仅 7cm。下腹正中切口 12cm，术中探查：肝、脾、胃、肠及网膜表面未及异常转移结节，右侧卵巢见直径 13cm 肿瘤，表面不规则，实性，肿瘤与肠管、盆壁及子宫后方种植粘连，子宫及左侧附件已萎缩，淡红色腹水约 300ml，切

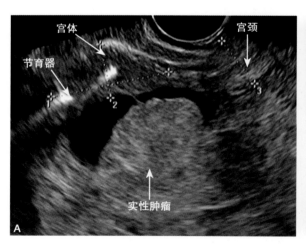
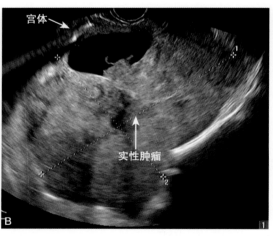

图 6-1-15 卵巢低分化黏液性腺癌

A. TVS 纵切显示：萎缩的子宫及节育器；B. TVS 纵切显示：子宫后方见分叶状，回声稍强的实性包块

除右侧卵巢肿瘤。打开后腹膜游离右侧输尿管,主韧带段被肿瘤种植灶包裹并粘连狭窄,其上方输尿管明显扩张,由泌尿外科医师行右侧输尿管导管置入术。

【大体标本】

见图 6-1-15E ~ G。

【病理诊断】

卵巢低分化黏液性腺癌伴大片坏死(图 6-1-15H、I)。

【讨论分析】

本例患者发现包块三年,直到临床出现腹痛才

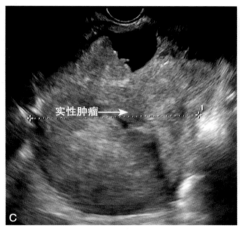

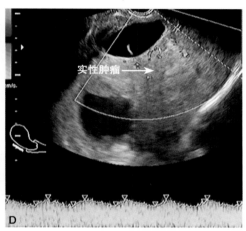

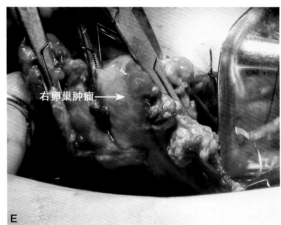

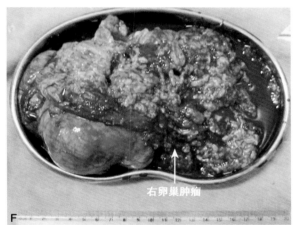

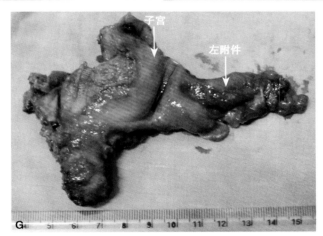

图 6-1-15 卵巢低分化黏液性腺癌

C. TVS 横切显示:子宫后方见分叶状、回声稍强而不均的实性包块;D. TVS 纵切显示:包块内血流信号丰富,检测到低阻力动脉频谱,阻力指数 0.19;E. 术中所见:暴露右侧肿瘤;F. 术中所见:右侧卵巢肿瘤,质脆,与周围组织粘连,术中取出即破裂;G. 大体标本外观:子宫及左侧附件萎缩

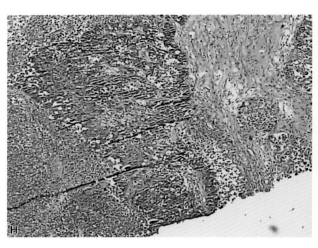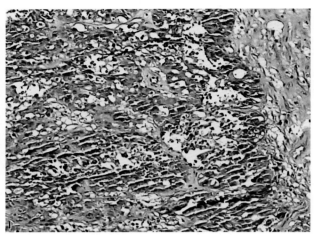

图 6-1-15 卵巢低分化黏液性腺癌

H. 低倍:右侧部分纤维组织,左侧癌组织纤维组织夹杂,且大部分坏死脱落,炎性细胞浸润;I. 高倍:腺癌组织中,大部分变性坏死,炎性细胞浸润

来就诊,已是晚期,耽误了可贵的治疗时间,患者的五年生存率缩短,极大地影响了疗效。卵巢癌有"隐性杀手"之称,宣传早发现早治疗亟待加强。

患者做全面超声检查发现右肾积液、右侧输尿管扩张,为临床提供了右侧泌尿系可能受浸润的信息,以便术前做好充分准备。

（三）卵巢内膜样肿瘤

卵巢内膜样肿瘤是另一组卵巢上皮肿瘤,约占卵巢恶性肿瘤的20%。据复旦大学附属妇产科医院资料,卵巢内膜样癌占卵巢原发性肿瘤的14.2%,占卵巢上皮性肿瘤的23.5%。与卵巢内膜异位症不同,良性卵巢内膜样肿瘤比较少见,其发病率仅次于浆液性囊腺癌。5%以下的卵巢内膜样癌来源于卵巢内膜样囊肿,5%~10%的患者伴有卵巢内膜异位症。本病多发生在老年妇女50~70岁,肿瘤一般直径为10~25cm,约30%为双侧性,切面可呈囊性,与良性内膜样囊肿相似,较常见为半囊性或实性,囊液呈巧克力色或黏液样。本病术后5年生存率Ⅰ期为93.5+/-4.5%,Ⅱ期为21.6+/-9.0%,Ⅲ期为4.5+/-4.4%。

病例6-1-16 卵巢转移性低分化性腺癌

【临床资料】

50岁,下腹胀20余天入院。一年前因右侧卵巢囊肿行右侧卵巢切除术,术后病理诊断为良性。绝经5年,生育史:G₆P₄A₂。入院体检:心、肝、脾、肺未及明显异常,腹软,下腹部见一纵向切口瘢痕,并触及一包块,囊性感。一个月前在外院超声检查提示盆腔混合性包块,来源待定。妇科检查:外阴已婚式,阴道通畅,宫颈充血,子宫扪不清,盆腔可及一包块,形态不规则,质地囊实性,占据整个盆腔,活动度差,压痛不明显。肛诊可及直肠子宫陷凹内质硬包块,表面不平。入院后查糖类抗原125（CA125）4925KU/L,癌胚抗原（CEA）0.590μg/L,甲胎蛋白（AFP）0.811μg/L。

【超声表现与提示】

子宫后位,大小4.1cm×2.5cm×2.8cm,形态正常,轮廓清晰,肌层回声均匀,子宫内膜居中,厚0.5cm,宫颈前后径2.9cm。双侧卵巢未显示。子宫后方见大小6.1cm×4.8cm的实性回声区,内部回声强弱不均,边界不清晰,包块内显示丰富血流信号,动脉阻力指数为0.27。盆底腹膜增厚达0.8cm,并见血流信号。肝前、脾前、肝肾之间、腹腔均见无回声,左侧腹最深处达5.6cm（图6-1-16A~F）。

超声提示:盆腔肿瘤（转移灶待排）,腹腔积液。

【术中情况】

在连续硬膜外麻醉下,行剖腹探查,下腹正中切口12cm。术中探查:盆腹腔淡黄色腹水约6000ml,盆腔封闭,仅见子宫底,双侧附件均与盆壁、子宫致密粘连,大网膜呈饼状增厚,并与肠管、子宫致密粘连,腹膜、盆壁及肠管均见结节状转移病灶,无法切除肿瘤,临床诊断卵巢癌Ⅲc期,取大网膜2cm×3cm送病检。

【大体标本】

见图6-1-16G、H。

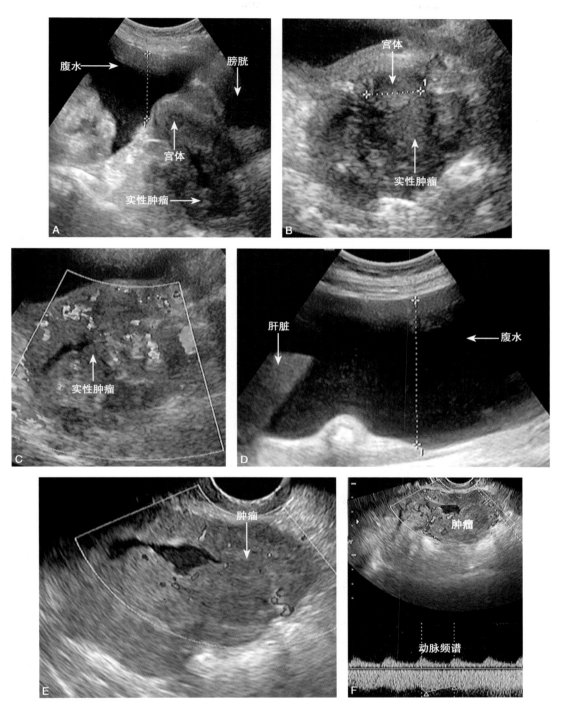

图 6-1-16　卵巢转移性低分化性腺癌

A. TAS 纵切显示：子宫及其后的低回声肿瘤，边界不清，形态不规则，腹腔见大片暗区，肠管漂浮其间；
B. TAS 横切显示：子宫横切面，其后为一低回声肿瘤，包绕子宫，占据整个盆腔；C. TAS 横切显示：肿瘤内血流信号极丰富；D. TAS 纵切显示：右侧腹见大片暗区，肝脏漂浮其间；E. TVS 横切显示：肿瘤呈不均匀的低回声，血流信号丰富，与周围盆壁致密粘连；F. TVS 横切显示：丰富血流信号中检测到低阻力动脉频谱，动脉阻力指数 0.27

【病理诊断】

见图 6-1-16I、J。

1. 大网膜转移性低分化性腺癌。
2. 腹水涂片,镜下见癌细胞。

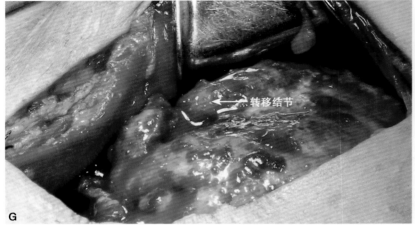
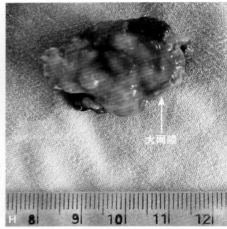
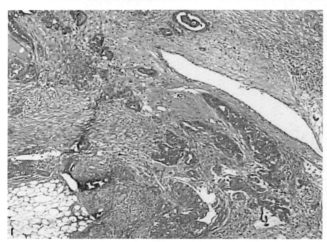
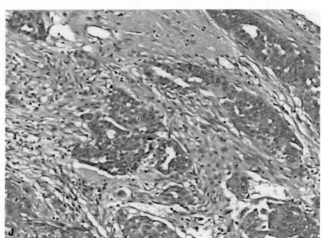

图 6-1-16 卵巢转移性低分化性腺癌

G. 术中显示:腹膜、盆壁及肠管均见结节状转移病灶;H. 切除送检的大网膜标本,见多个肿瘤转移结节;I. 低倍:在纤维组织、脂肪组织(左下)间见大小不一的低分化腺癌细胞团;J. 高倍:纤维组织中见小团分布的低分化腺癌团,周围炎性细胞浸润

【讨论分析】

卵巢肿瘤不论良性或恶性,手术后进行定期复查是必要的,尽量避免到晚期才发现。失去手术切除肿瘤的机会。

(四) 卵巢勃伦纳瘤

病例 6-1-17 卵巢勃伦纳瘤

【临床资料】

83 岁,发现腹部包块进行性增大一年入院。入院体检:心、肝、脾、肺未及明显异常,腹软,脐下 2 指可及腹部包块。月经史:月经周期 30 天,经期 4 天,无痛经。妇科检查:外阴萎缩,阴道萎缩但通畅,宫颈光滑,子宫萎缩,附件未及。腹部可及 20cm×15cm 大小囊性包块,形态不规则,边界欠清,活动欠佳,上界达剑突。入院后查血 CA125(糖类抗原 125)171.4KU/L。

【超声表现及提示】

子宫后位,大小 3.9cm×2.1cm×3.5cm,形态正常,轮廓清晰,肌层回声不均匀,子宫内膜厚 0.5cm,居中。宫颈前后径 2.0cm。双侧卵巢显示不清。盆腹腔内见大小 24.1cm×12.2cm×23.5cm 的无回声区,边界清晰,包膜完整,内见众多分隔光带,部分房内有密集细光点,较大房内还见大小 8.1cm×3.9cm 的稍强回声,边界欠清晰,形态不规则,附着于囊壁。囊肿的分隔光带及囊壁上有静脉血流信号显示(图 6-1-17A ~ F)。

【术中情况】

在连续硬膜外麻醉下行剖腹探查,脐耻间纵切口,术中见:肝左叶增大,肝肠间及肾肠间网膜未见明显异常,盆腹腔可及一巨大囊性包块,表面光滑,上达剑突下,下至盆腔,包块来源于左侧卵巢,囊肿蒂部部分为质硬的实性结节,与周围组织轻微粘连,子宫及右侧附件均萎缩。将囊肿穿刺缓慢放出囊内液,共约8000ml,黏液状、褐色,囊内壁光滑,瘤

蒂部分实性、质硬。

【大体标本】
见图6-1-17G～L。

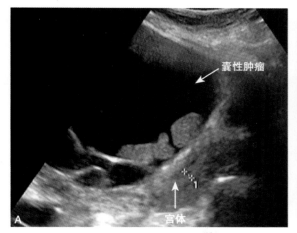

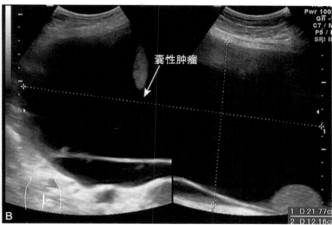

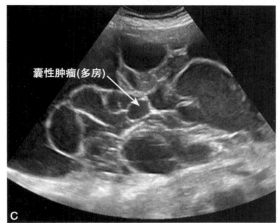

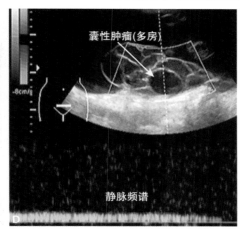

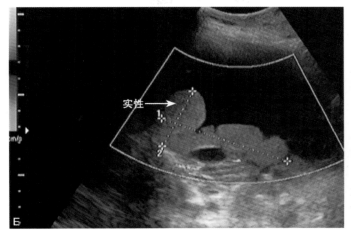

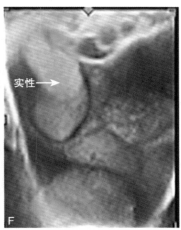

图6-1-17 卵巢勃伦纳瘤

A. TAS纵切显示:盆腹腔内见巨大无回声区,边界清晰,包膜完整,内见众多分隔光带;B. TAS纵切显示:盆腹腔内见上下径约24.1cm的无回声区,边界清晰,包膜完整,内见众多分隔光带;C. TAS纵切显示:巨大无回声区内见众多分隔光带,分隔大小不一的房,有的房内见密集细光点;D. TAS横切显示:分隔光带上有血流信号,记录到静脉频谱;E. TAS纵切显示:囊内实性回声形态不规则,未见血流信号;F. 三维图像显示:瘤体实性部分呈分叶状

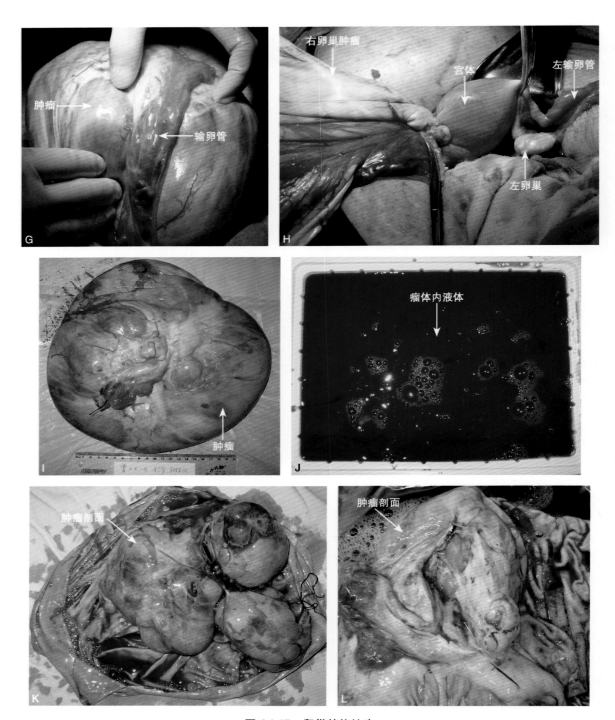

图 6-1-17 卵巢勃伦纳瘤

G. 术中所见:瘤体包膜呈灰白色,壁厚,输卵管行走于瘤体上;H. 术中所见:右侧输卵管及卵巢萎缩,外观未见明显异常;I. 大体所见:放出大量液体后娩出的瘤体;J. 大体所见:瘤体内的液体黏稠呈血色;K. 大体剖视:囊内见多个瘤体结节,突向瘤体内;L. 大体剖视:剖开瘤体结节,内部呈乳白色

【病理诊断】

卵巢黏液性囊腺瘤合并勃伦纳（Brenner）瘤（图6-1-17M、N）。

【讨论分析】

卵巢勃伦纳瘤（Brenner tumor of ovary）是较常见的一种卵巢上皮性肿瘤，绝大多数为良性，肿瘤呈实质性，外观呈白色或灰黄色，剖面呈纤维样。多在术中或病检中发现。它也有交界性与恶性。本例在黏液性囊腺瘤大的房内发现形态不规则的实性回声，病理诊断为卵巢勃伦纳（Brenner）瘤，一个瘤体内可有两种上皮性肿瘤同时存在，值得超声医师检查时仔细观察，注意细节。

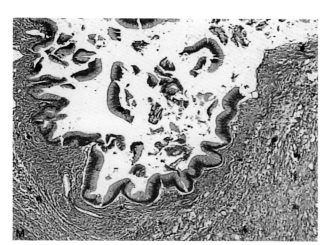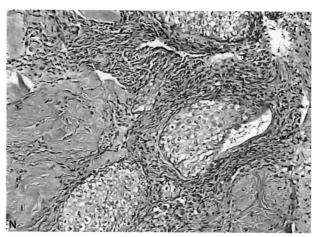

图6-1-17 卵巢勃伦纳瘤
M. 低倍：被覆黏液性腺上皮的囊腔，部分被覆上皮糜烂脱落，囊壁间质血管充血；N. 高倍：纤维性间质中有尿路上皮分化的细胞巢，间质炎性细胞浸润

二、卵巢生殖细胞肿瘤

（一）卵巢无性细胞瘤

卵巢无性细胞瘤来自生殖细胞，是中度恶性的卵巢实性肿瘤，占女性原发性恶性肿瘤的5%左右。据复旦大学妇产医院报道30岁以下者占78.5%。单侧多见，50%发生在右侧。圆形或椭圆形，表面光滑，包膜完整，有时呈分叶状，切面呈灰淡红色或棕黄色。瘤体约50%伴有出血及坏死区。

（二）卵巢畸胎瘤

卵巢畸胎瘤为卵巢常见的肿瘤，由多胚层组织组成。卵巢畸胎瘤有良性、恶性、囊性、实性之分。囊性畸胎瘤（包括皮样囊肿）绝大多数为良性，少数是恶性，实性畸胎瘤多数为恶性，少数是良性。现在以肿瘤组织的成熟或未成熟来区分畸胎瘤的良恶性。

1. 成熟性囊性畸胎瘤
病例6-1-18
【临床资料】
腹胀、发现腹部包块一个月入院。

【超声表现与提示】
子宫前位，大小及形态正常。双侧卵巢显示不清，盆腔内见直径约10cm的无回声区，有包膜，其内有多个大小不等的类圆形强光团，强光团内部分层，外表有毛刺样光带，强光团随体位改变而游动，相互分界清晰（图6-1-18A、B）。

超声提示：盆腔囊实性包块，以囊为主（良性畸胎瘤待排）。

【大体标本】
见图6-1-18C～E。

【病理诊断】
成熟性囊性畸胎瘤。

【讨论分析】
成熟性囊性畸胎瘤为常见的卵巢良性肿瘤，由分化成熟的组织构成，包含外胚层、中胚层及内胚层的组织。占卵巢畸胎瘤的95%以上。单侧多见，一般一个卵巢含一个肿瘤，一个卵巢含2～3个肿瘤也不少见。肿瘤常有蒂，多数直径在5～15cm之间，囊肿为圆形、椭圆形或梨形，表面光滑，呈灰白色、棕色或黄色。刚切下的囊肿软而有波动感，稍后即如面团样，压之有凹痕。囊腔内含有油脂、毛发、骨、软骨或牙齿等。本例囊腔内容物形成圆形、实性、乳白色团块，称之为"白脱球"，大小约为3～4cm，30～40个，由脂肪与毛发构成。据文献报道，在一个畸胎瘤囊腔这种"白脱球"可从数毫米到鸡蛋样大小，数目可达300 000个。

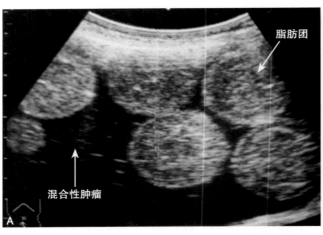
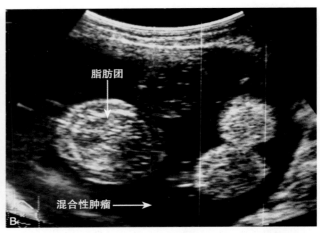
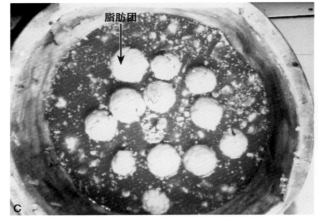
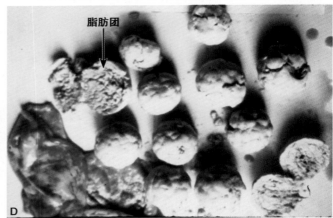
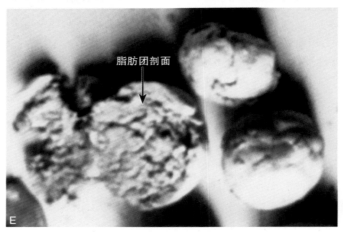

图 6-1-18 成熟性囊性畸胎瘤

A. TAS 纵切显示:巨大无回声区内见多个大小不等的类圆形强光团,相互分界清晰,随体位改变而游动;B. TAS 横切显示:强光团内部分层,外表有毛刺样光带;C. 大体所见:切开囊肿流出大量血色液体,其间见多个乳白色脂肪团,颇似汤圆,又称"白脱球";D. 大体所见:乳白色脂肪团夹有一些毛发,结构尚紧密,表面不光滑并可见散在毛发;E. 放大见球体表面不光滑,内部结构分层

病例 6-1-19 卵巢囊性成熟性畸胎瘤

【临床资料】

42 岁,体检发现附件包块 3 个月余入院。

【超声表现与提示】

子宫前位,大小及形态正常,轮廓尚清,肌层回声欠均匀。左侧附件区见直径约 8cm 无回声区,边界清,其内见密集细光点。左侧卵巢未显示,右侧卵巢大小及形态未见明显异常(图 6-1-19A ~ D)。

超声提示：左侧附件区囊性包块（囊性成熟性畸胎瘤待排）。

【大体标本】

见图6-1-19E。

【病理诊断】

右侧卵巢囊性成熟性畸胎瘤。

【讨论分析】

囊性成熟性畸胎瘤在体内油脂呈液态，超声检查时其图像随患者体位及探头的位置、方向不同而有改变，同一疾病出现多种图像。

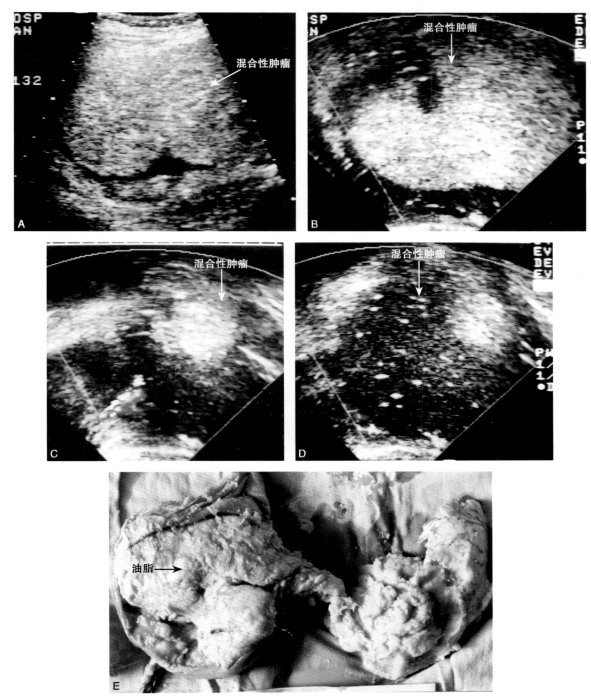

图6-1-19　卵巢囊性成熟性畸胎瘤

A. TAS纵切：子宫前位，大小及形态正常，左侧附件区见直径8cm无回声区，有包膜，边界清，类圆形，其内见密集细光点；B. TVS横切：包块囊壁不光滑，厚薄不一，其内见密集细光点，回声强而分布不均匀；C. TVS横切：左侧包块囊壁见血流信号，囊内未见血流信号；D. TVS横切：左侧包块内见强回声光点，时而聚集成团，时而成点状分布；E. 囊肿剖视：见囊肿内为奶黄色油脂所充填，并夹有一些毛发，囊壁厚

病例 6-1-20 卵巢畸胎瘤（双侧）

【临床资料】

29 岁,下腹痛 9 小时就诊。发现盆腔包块收入院。月经周期 30 天,经期 7 天。生育史：G_0P_0。生命体征平稳。腹软、压痛及反跳痛阴性。妇科检查：外阴已婚式,阴道通畅,右侧附件区可及直径 10cm 包块。左侧附件区未及异常。

【超声表现与提示】

子宫前位,大小及形态正常,轮廓尚清,肌层回声均匀,子宫内膜厚 2.5cm,内有血流信号记录到动脉频谱,阻力指数为 0.56。宫颈前后径 2.6cm。左侧卵巢大小为 2.6cm×2.0cm,未见明显异常。右侧卵巢未显示。盆腔右侧见 11.6cm×6.7cm×9.8cm 混合性回声区,边界清,囊实性,内见多个强光团回声,呈"面团征",其中最大的直径约 3cm,该强光团内见血流信号,记录到动脉频谱,阻力指数为 0.18（图 6-1-20A～C）。

超声提示：右侧附件区囊实性肿瘤（畸胎瘤待排）。

【术中情况】

患者麻醉后取截石位,置镜探查：子宫大小正常,右侧卵巢见畸胎瘤样包块,大小为 12cm×7cm×10cm,左侧卵巢见直径 2cm 大小畸胎瘤样包块,双侧输卵管外观无异常,行双侧卵巢畸胎瘤剥除术。瘤体内见胎脂及毛发。

【病理诊断】

双侧卵巢成熟性囊性畸胎瘤（图 6-1-20D、E）。

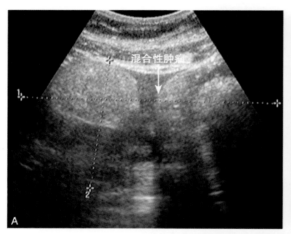
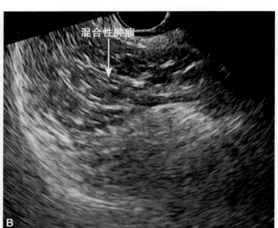
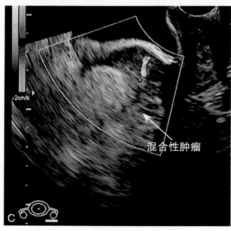

图 6-1-20 卵巢畸胎瘤（双侧）

A. TAS 纵切：盆腔右侧见 11.6cm×6.7cm×9.8cm 混合性回声区,边界清,囊实性,内见多个强光团回声,呈"面团征",其中最大的直径约 3cm；B. TVS 横切：右侧包块包膜光滑,以无回声为主,其内见弱回声光带和光点,未见血流信号；C. TVS 横切：左侧包块内亦可见稍强回声光团和光带,并在实性低回声区见血流信号,记录到动脉频谱,阻力指数为 0.39

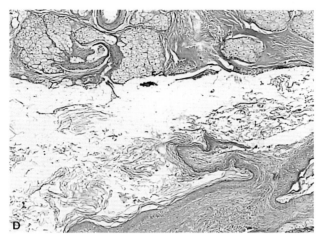
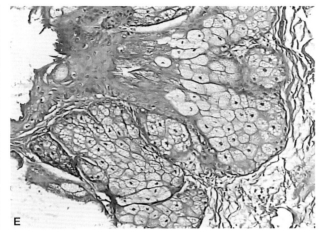

图 6-1-20 卵巢畸胎瘤(双侧)
D. 低倍:显示皮肤附属器成分,上部为皮脂腺成分,下部为毛囊;E. 高倍:显示成熟的皮脂腺

【讨论分析】

本例手术及病理证实为双侧性成熟性畸胎瘤,为何超声检查会遗漏另一侧呢?一般而言,成熟性畸胎瘤是卵巢肿瘤比较易于诊断的,但如果双侧肿瘤过大,超声检查会把两个当成一个,且难分左侧与右侧,有时囊内所含胎脂与毛发含量较少,形成的"面团征"回声类似肠道容易误为肠道回声,有的体积过小容易遗漏。至于检查中记录到左侧卵巢见血流信号可能是来自附近脏器。

病例 6-1-21 卵巢畸胎瘤(右侧)

【临床资料】

22 岁,自觉腹部膨起 3 个月余就诊。发现盆腔包块收入院。月经周期 30 天,经期 5～6 天,无痛经。生育史:G_1P_0。生命体征平稳。心肺肝脾未及明显异常,腹软、压痛及反跳痛阴性。妇科检查:外阴已婚式,阴道通畅,宫颈轻度糜烂,子宫前位,大小正常。盆腹腔可及巨大囊性包块,上达脐上三横指,张力较大,活动欠佳。左侧附件区未及异常。外院超声检查提示:腹腔巨大囊性包块。

【超声表现与提示】

子宫前位,大小及形态正常,轮廓尚清,肌层回声均匀,子宫内膜厚 0.6cm,宫颈前后径 2.3cm。左侧卵巢大小为 3.0cm×1.3cm,未见明显异常。右侧卵巢未显示。从耻骨上至剑下三横指见 16.2cm×9.8cm×16.1cm 无回声区,边界清,囊实性,内见多条分隔光带及细光点,囊内壁不光滑,见多个形态不一的强光团,其中最大的为 5.2cm×2.1cm,该强光团内见血流信号,记录到动脉频谱,阻力指数为 0.45(图 6-1-21A～D)。

超声提示:盆腹腔巨大肿瘤,以囊性为主,有实性成分(来自右侧附件区可能,畸胎瘤待排)。

【术中情况】

患者麻醉后取平卧位,洗手探查:子宫大小正常,左侧附件及右侧输卵管外观未见异常,右侧卵巢见一囊性包块大小为 13cm×15cm,表面光滑,活动度好,残留的卵巢皮质部分不足 1/10。切开囊壁,切口大小约 0.5cm,吸出淡黄色透明囊液约 1000ml,囊内壁见 4 个大小不等的实性包块,其中两个为实性,见脂肪及毛发组织,可触及骨样物质,另两个淡黄色透明液体。行右侧卵巢肿瘤剥除术。

【病理诊断】

右侧卵巢成熟性囊性畸胎瘤(图 6-1-21E、F)。

【讨论分析】

本例成熟性囊性畸胎瘤是以囊性为主,实性成分少而小,容易误为一般囊肿。实性成分发现血流信号值得高度警惕,经阴道超声可对囊内容物进行高分辨力的观察,对鉴别诊断有益。

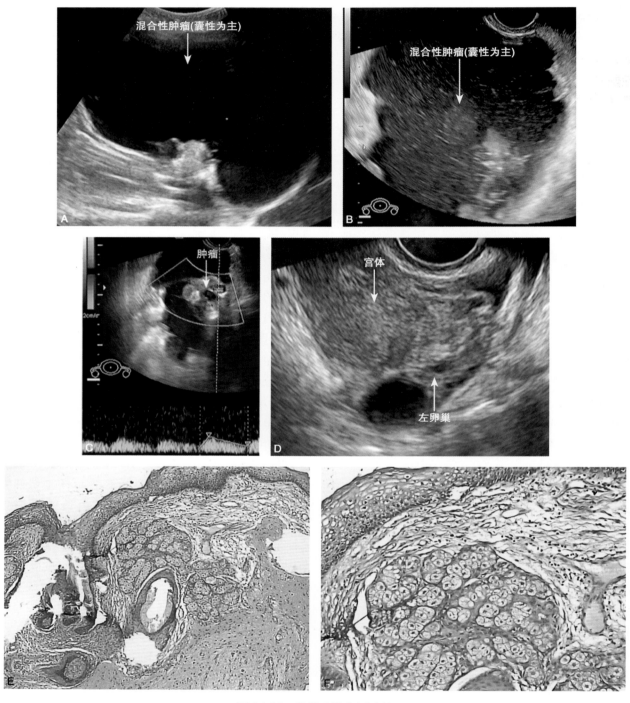

图 6-1-21　卵巢畸胎瘤(右侧)

A. TAS 纵切:盆腹腔内见 16.2cm×9.8cm×16.1cm 无回声区,有包膜,边界清,囊实性,见多个形态不一的强光团,其中最大的为 5.2cm×2.1cm;B. TVS 横切:包块内壁不光滑,囊内液中有密集细光点,囊内壁附着实性强光团;C. TVS 横切:右侧包块囊壁实性回声有一处见血流信号,记录到动脉频谱,阻力指数为 0.45;D. TVS 横切:左侧卵巢大小、形态正常,见优势卵泡,未见明显异常;E. 低倍:显示成熟的鳞状上皮及皮肤附属器;F. 高倍:上部为成熟鳞状上皮,下部为成熟皮脂腺

病例 6-1-22　成熟畸胎瘤—恶性变(鳞癌)

【临床资料】

36 岁,无意发现下腹部包块来就诊。临床无不适。

【超声表现与提示】

子宫前位,大小及形态正常,轮廓尚清,肌层回声均匀,子宫内膜厚 0.8cm,宫颈前后径 3.0cm。中下腹偏右侧见 17.0cm×19.8cm 的无回声区,有包膜,边界清,内部主要为无回声,其间夹有大小不一的强光点、光带及光团,最大的一个光团直径约 5cm,似面团征,局部放大观察实性强光团内有血流信号显示,记录到动脉频谱,阻力指数为 0.39。双侧卵巢未显示(图 6-1-22A～D)。

超声提示:右侧附件区巨大混合性肿瘤,以囊性为主,实性部分有血流信号。建议进一步检查。

【大体标本】

见图 6-1-22E。

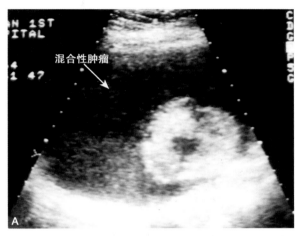
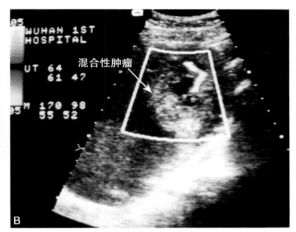
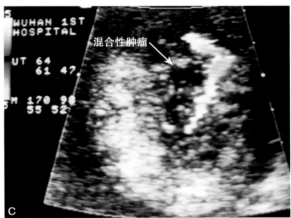
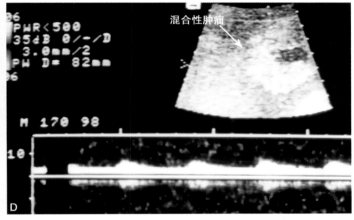
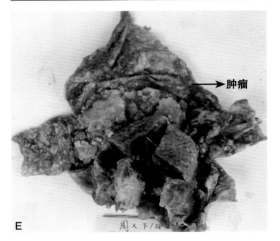

图 6-1-22　成熟畸胎瘤—恶性变(鳞癌)

A. TAS 纵切:中下腹见 17.0cm×19.8cm 的无回声区,有包膜,边界清,内部主要为无回声,其间夹有大小不一的强光点、光带及光团,最大的一个光团直径约 5cm,似面团征;B. TAS 纵切:实性强光团内有丰富血流信号显示;C. TAS 纵切:局部放大观察实性强光团内有丰富血流信号显示;D. TAS 纵切:实性强光团内的血流信号中记录到动脉频谱,阻力指数为 0.39;E. 大体剖视:肿瘤内壁不光滑,多个乳头样突起,并见直径约 5cm 的息肉样的实性肿块自囊壁向囊腔生长

【病理诊断】

卵巢囊性畸胎瘤并恶变(鳞癌)。

【讨论分析】

卵巢良性畸胎瘤有2%发生恶变。多见于50~60岁。由于畸胎瘤内含有多种组织可以有多种不同恶性类型,包括来源于皮肤及其附属器的鳞状细胞癌、腺癌;来源于消化道和呼吸道的腺癌等,其中以鳞状细胞癌最多见,因为囊性畸胎瘤中鳞状上皮占优势。良性畸胎瘤发生的鳞状细胞癌总生存率为15%~20%,决定预后的主要因素是肿瘤是否穿破囊壁。良性畸胎瘤发生的腺癌及肉瘤预后较差。一般良性畸胎瘤存在多年才发生恶变,故良性畸胎瘤应及早手术,以免后患。

2. 未成熟性畸胎瘤 恶性畸胎瘤为未成熟性畸胎瘤,肿瘤的全部或部分由分化程度不同的未成熟(胚胎)组织构成。多为实性,胚细胞性癌细胞量多少决定肿瘤的恶性程度。主要发生于年轻妇女。多为单侧,呈圆形或椭圆形,肿瘤直径多在12cm以上。卵巢恶性畸胎瘤少见,占卵巢畸胎瘤的1%左右。

病例6-1-23 卵巢部分性未成熟畸胎瘤(右侧)

【临床资料】

31岁,下腹部胀痛3周余,外院超声检查发现盆腔包块4天收入院。月经周期28天,经期5天,无痛经。生育史:G_2P_1。生命体征平稳。心、肺、肝、脾未及明显异常,腹软、压痛及反跳痛阴性。妇科检查:外阴已婚式,阴道通畅,宫颈光滑,子宫后位,大小正常。盆腹腔可及巨大囊性包块,囊性、质软、无压痛。左侧附件区未及异常。外院超声检查提示:腹腔巨大囊性包块。

【超声表现与提示】

子宫后位,大小及形态正常,轮廓尚清,肌层回声均匀,子宫内膜厚0.8cm,宫颈前后径2.6cm。左侧卵巢大小为3.0cm×1.8cm,未见明显异常。右侧卵巢未显示。从耻骨上至脐上四横指见27.2cm×13.9cm×22.5cm无回声区,边界清,囊实性,内见密集浮动的细光点,囊内壁不光滑,见一个形态不规则菜花状的稍强光团,大小为11.6cm×6.9cm,该强光团内见血流信号,记录到动脉频谱,阻力指数为0.27。直肠子宫陷凹见间距1.1cm的无回声(图6-1-23A~D)。

超声提示:盆腹腔巨大肿瘤,以囊性为主,有实性成分(畸胎瘤待排),直肠子宫陷凹积液。

【术中情况】

患者麻醉后取平卧位,洗手探查:腹水量约400ml,淡黄色,子宫大小正常,左侧卵巢及输卵管外观未见异常,右侧卵巢见一肿瘤,囊性部分已破裂,囊肿壁薄,见实性部分自囊壁突起,直径为8cm,行右侧卵巢肿瘤切除术。

【病理诊断】

镜下见大部分为右侧卵巢成熟性囊性畸胎瘤改变,少数区域见未成熟畸胎瘤成分(此例彩图中显示的主要为未成熟畸胎瘤成分)(图6-1-23E、F)。

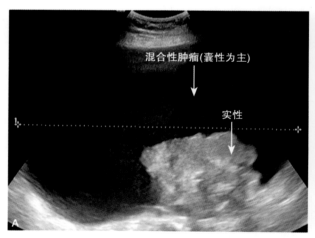
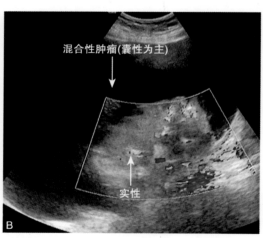

图6-1-23 卵巢部分性未成熟畸胎瘤(右侧)
A. TAS纵切:盆腹腔巨大无回声区内见一形态不规则菜花状的稍强光团,大小为11.6cm×6.9cm,附着于囊壁上;
B. TAS横切:菜花状光团内见血流信号

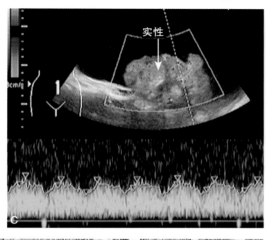
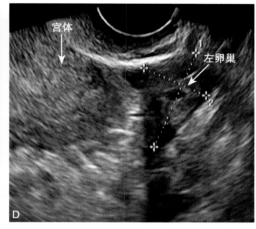
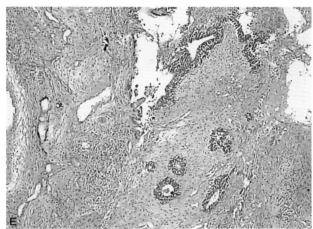
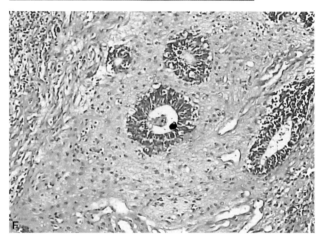

图 6-1-23 卵巢部分性未成熟畸胎瘤(右侧)

C. TAS 纵切:菜花状光团内见血流信号并记录到动脉频谱,阻力指数为 0.27;D. TVS 横切:左侧卵巢大小形态正常,未见明显异常;E. 低倍:间叶组织中可见部分神经胶质、未成熟的神经外胚层成分;F. 高倍:神经胶质中见成菊形团样的未成熟神经外胚层组织

【讨论分析】

未成熟畸胎瘤即恶性畸胎瘤,可表现为内、中、外三个胚层分化的胚胎性组织构成,亦可表现为一个胚层分化未成熟组织构成。成熟组织与未成熟组织常混杂。多数为单侧,肿瘤体积较大,平均直径约 20cm,多呈圆形或浅分叶状,多数实性,亦可半囊半实,切面可有灰、黄、红等颜色。肿瘤内的未成熟的神经组织决定肿瘤的恶性程度。大约在 10~20 岁发病,绝经后罕见。预后与年龄、组织亚型、有无残留病灶、瘤体大小、手术分级、病理分级和治疗模式有关,但手术切除不干净及肿瘤组织中含有的恶性成分是影响预后的关键因素。超声检查发现畸胎瘤实性成分有血流信号是一条极有价值的信息,值得临床医师重视,术前做好准备。

3. 向单一胚层高度分化的畸胎瘤 畸胎瘤向单一胚层高度分化主要形成两类肿瘤,即甲状腺肿和类癌。

甲状腺肿

病例 6-1-24 卵巢甲状腺肿

【临床资料】

58 岁,腹胀难忍 2 个月余就诊。发现盆腔包块收入院。

【超声表现与提示】

子宫前位,明显萎缩,形态正常,轮廓尚清,肌层回声欠均匀,子宫内膜厚 0.2cm,宫颈前后径 1.5cm。左侧卵巢大小为 4.5cm×4.0cm,明显增大,呈实性,回声不均,内部血流信号丰富,记录到动脉频谱,阻力指数为 0.66。右侧卵巢未显示。盆腹腔见大片的无回声(图 6-1-24A~C)。

超声提示:左侧卵巢包块,大量腹水。

【大体标本】

见图 6-1-24D。

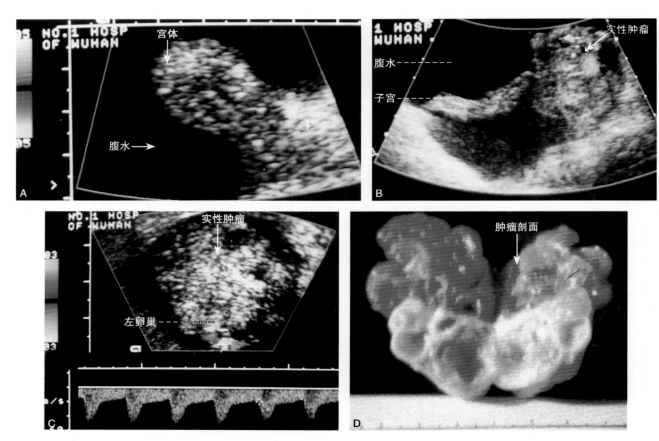

图 6-1-24　卵巢甲状腺肿

A. TAS 纵切:子宫前位,明显萎缩,形态正常,子宫内膜清晰可见,不厚。子宫周围为无回声所包绕。B. TAS 横切:左侧卵巢明显增大,直径约 4cm,呈实性,内部回声不均,血流信号丰富。C. TVS 横切:左侧包块内见血流信号,记录到动脉频谱,阻力指数为 0.66;D. 大体剖视:肿瘤大小为 4.0cm×5.0cm,剖视见部分呈乳白色,质硬似软骨,另一部分呈肉红色,质软,外观血管丰富

【病理诊断】

左侧卵巢甲状腺肿。

【讨论分析】

卵巢甲状腺肿比较罕见,为卵巢良性肿瘤之一。卵巢畸胎瘤常含甲状腺组织,若含甲状腺组织超过肿瘤的 50% 则称为甲状腺肿,又称卵巢甲状腺肿样畸胎瘤。好发于中年妇女,多数无明显症状,有的可出现甲状腺功能亢进,少数病例合并胸腹水,多为单侧,中等大小。治疗方法为手术切除患侧肿瘤或卵巢,预后好。本例因腹胀来检查,发现大量腹水和肿瘤,疑为卵巢肿瘤,进行剖腹探查才最后得以确诊。

类癌极少见。常来源于成熟畸胎瘤中所含胃肠道或呼吸道上皮。发病年龄稍大,治疗原则是手术切除,预后好。

（三）胚胎性癌

胚胎性癌很少见,恶性程度高。来源于分化为胚外组织前的生殖细胞。表现为腹部包块。半数以上

患者性激素水平异常。

（四）非妊娠性原发性绒毛膜癌

非妊娠性原发性绒毛膜癌是罕见的卵巢肿瘤,来源于生殖细胞的一种恶性肿瘤,恶性程度高,多见于青春期前的女孩,平均年龄为 13 岁。多为单侧,实性伴有出血、坏死。主要特征为合体滋养细胞及滋养细胞同时存在。表现为性早熟伴乳房发育,血浆或尿 hCG 增高,有助明确诊断。

（五）内胚窦瘤

病例 6-1-25　恶性卵黄囊瘤

【临床资料】

52 岁,发现腹部包块 3 个月余入院。入院体检:心、肝、脾、肺未及明显异常,腹软,脐下 2 指可及腹部包块。妇科检查:外阴已婚式,阴道通畅,软,宫颈光滑,子宫触诊不清。盆腔可及孕 4 个月大小包块,质硬、形态不规则、边界欠清、活动度欠佳。入院后查血糖类抗原 125（CA125）121.1KU/L,癌胚抗原（CEA）

7. 19μg/L。

【超声表现与提示】

子宫水平位,大小 4.7cm×2.5cm×4.6cm,形态正常,轮廓清晰,肌层回声尚均匀,宫颈前后径 2.6cm。双侧卵巢显示不清。盆腔右侧子宫前方见直径约 13cm 的混合性回声区,有包膜,边界清晰,内见直径约 8cm 的稍强回声,呈分叶状,自囊壁向内生长,实性部分有丰富血流信号显示,记录到动脉阻力指数为 0.71(图 6-1-25A～D)。

超声提示:盆腔混合性肿瘤。

【术中情况】

在连续硬膜外麻醉下行剖腹探查,术中见:腹腔内见淡黄色腹水约 100ml,盆腹腔包块直径约 15cm,来源于右侧卵巢,表面包膜完整,后方与结肠粘连,右侧与盆壁粘连,剖面呈囊实性改变,组织似鱼肉样,质脆,肿瘤侵犯右盆壁、结肠、膀胱,并致密

粘连愈着。快速病理切片报告大网膜大量癌转移细胞。分离粘连后,行卵巢癌减瘤术,左侧附件未见,无法分出,手术十分困难,无法达到无瘤术。

【大体标本】

见图 6-1-25E、F。

【病理诊断】

恶性卵黄囊瘤(图 6-1-25G、H)。

【讨论分析】

卵黄囊瘤(内胚窦瘤)是卵巢生殖细胞恶性肿瘤之一,较罕见。发生率很难估计。多见于儿童及年轻妇女。肿瘤多为单侧性,以右侧卵巢多见,生长迅速,肿瘤一般较大,平均直径约为 15～25cm,圆形或椭圆形,囊实性,柔软而质脆,易于破裂。早期无特殊症状,无内分泌功能。常早期即发生转移,可出现腹痛、腹胀等症状。血清甲胎蛋白可增高,其含量与肿瘤大小、治疗及复发有密切关系。治疗首选方法为手术切除。

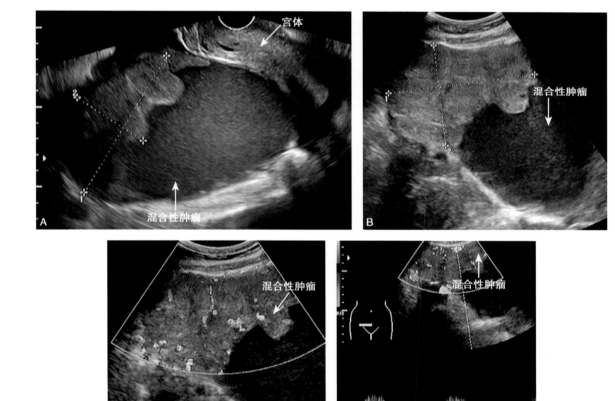

图 6-1-25　恶性卵黄囊瘤

A. TVS 纵切显示:子宫水平位,前方见一巨大混合性肿瘤回声;B. TAS 横切显示:瘤体内有大片暗区,内有细小光点,并见直径约 8cm 的稍强回声呈分叶状;C. TAS 横切显示:实性成分内显示丰富血流信号;D. TAS 横切显示:丰富血流信号内,记录到动脉阻力指数为 0.71

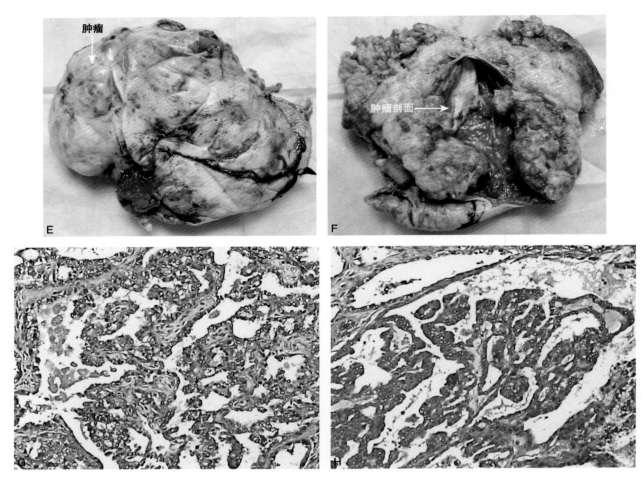

图 6-1-25　恶性卵黄囊瘤

E. 大体外观：切除部分瘤体有包膜，表面凹凸不平；F. 大体剖视：剖面呈囊实性改变，实性组织似鱼肉样，质脆，囊腔内有褐色黏稠液体；G. 低倍：特征性的迷路样网状结构，间质为疏松结缔组织；腔隙大小不一，有的腔隙形成较大的囊状，腔隙周围覆盖上皮样细胞。H. 高倍：增生的上皮样细胞形成筛网状结构，上皮细胞之间有黏液样基质，上皮细胞异型明显

三、卵巢性索-间质肿瘤

卵巢性索间质肿瘤是另一类较常见卵巢肿瘤，比卵巢上皮性肿瘤少见。这组肿瘤来源于原始性腺中的性索和间质组织，原始性腺中的性索组织在女性演变为颗粒细胞，原始性腺中的特殊间质组织在女性演变为卵泡膜细胞，这类肿瘤包括颗粒细胞肿瘤、卵泡膜细胞肿瘤、支持细胞-间质细胞肿瘤、两性母细胞肿瘤、睾丸间质细胞瘤等。它往往由单一细胞组成。其发生率约占卵巢肿瘤的 1.7% ~ 5%。这类肿瘤中大多数能分泌类固醇激素，临床上可出现内分泌紊乱的表现，如发育异常、月经紊乱及绝经后出血等，有助于临床拟诊。最后需病理确诊。

（一）颗粒细胞瘤

（二）卵泡膜细胞瘤

病例 6-1-26　卵泡膜细胞瘤
【临床资料】

72 岁，发现腹部包块一周入院。入院体检：心、肝、脾、肺未及明显异常，腹软，脐下 2 指可及腹部包块。月经史：绝经近 30 年。妇科检查：外阴已婚式，阴道通畅，宫颈光滑，阴道穹隆展平，子宫平位，盆腔可及实性包块，如孕 3 个月大小，质硬、活动度可。入院后查血糖类抗原 125（CA125）255.2KU/L。

【超声表现与提示】

子宫平位，大小 4.1cm×3.1cm×4.0cm，形态正常，轮廓清晰，肌层回声不均匀，子宫内膜厚 0.4cm，宫颈前后径 2.3cm。直肠子宫陷凹见间距 1.3cm 无回声，左侧髂窝见间距 3.2cm 无回声。双侧卵巢显示不清。子宫前方见大小 12.3cm×9.3cm 的低回声区，边界清晰，包膜完整，实性，内部有血流信号，记录到静脉频谱（图 6-1-26A ~ D）。

超声提示：盆腔实性包块（肌瘤可能），盆腔积液。

【术中情况】

在连续硬膜外麻醉下行剖腹探查，术中见：肝、膈、胃肠及网膜表面未见异常结节，腹腔内见淡黄色腹水400ml。右侧卵巢及附件未见异常，左侧卵巢增大，见直径约 15cm 大小的肿瘤，实性，表面光滑，包膜完整，呈灰白淡黄色，行全子宫及双侧附件切除术。

【大体标本】

见图 6-1-26E、F。

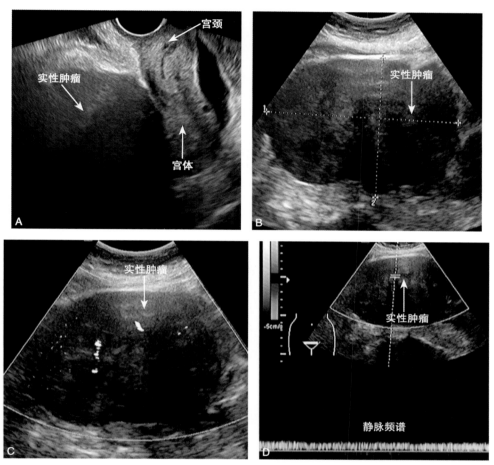

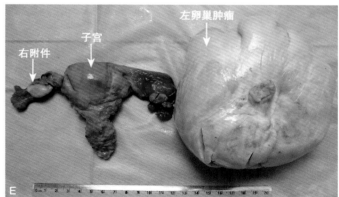

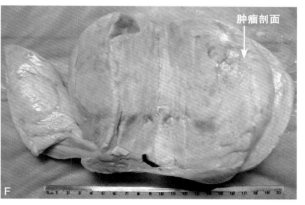

图 6-1-26　卵泡膜细胞瘤

A. TVS 纵切：子宫平位，大小、形态正常，子宫前方见低回声肿块；B. TAS 横切：包块大小 12.3cm×9.3cm，内部为低回声，边界清晰，包膜完整，实性；C. TAS 横切：肿块内部有血流信号；D. TAS 横切：肿块内记录到静脉频谱；E. 大体外观：子宫及右侧附件未见异常，左侧卵巢内见巨大瘤体，有包膜，灰白色；F. 大体剖视：瘤体内呈实性，质地细腻，呈灰黄色

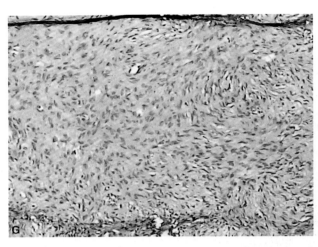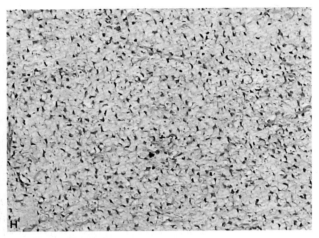

图 6-1-26 卵泡膜细胞瘤

G. 低倍：瘤组织由较一致的纤维细胞样细胞组成，胞核卵圆或梭形，胞质丰富，淡染；H. 高倍：瘤细胞核卵圆或梭形，胞质空泡状，富含脂质

【病理诊断】

左卵巢卵泡膜瘤（图 6-1-26G、H）。

【讨论分析】

1. 卵泡膜细胞肿瘤属卵巢性索间质肿瘤之一，常和颗粒细胞肿瘤同时存在，是一种有内分泌功能的实质性肿瘤，患者体内总是有雌激素活性，有内分泌紊乱，临床上主要表现为绝经后阴道流血或月经异常，伴发子宫肌层肥厚、子宫肌瘤、子宫内膜增生过长等。少数可有男性化表现，如闭经、多毛等。

2. 卵泡膜细胞肿瘤发病率不详，复旦大学妇产医院报道卵泡膜细胞肿瘤占该院全部卵巢肿瘤的1.16%。多为单侧性，双侧性极少见，肿瘤大小不一，平均直径为 8cm，多发生于年龄较大的女性，65% 以上患者为绝经后妇女，最常见的症状是腹胀、腹痛，少数可有腹水或胸腹水。肿瘤呈圆形或椭圆形，有的可呈分叶状，表面有包膜，实质性，质硬、剖面呈灰白、菊黄色，有的可见小的囊性区域。绝大部分是良性肿瘤，预后较好，2%～5% 可以恶变，恶变者则预后较差。

3. 本例的鉴别诊断首先应考虑肿瘤来自子宫还是来自卵巢，结合病史，患者绝经多年，发现腹部包块伴有腹水，实性、包膜完整，与子宫分界清，声像图为大致均匀的低回声，无螺旋纹，亦无栅栏征，内部有血流信号，但血流信号不具备环状或半环状的特点，双侧卵巢未能显示，应考虑肿瘤来自附件的可能性大。

病例 6-1-27 卵泡膜细胞瘤

【临床资料】

30 岁，体检发现子宫肌瘤 10 余天，要求手术入院。入院体检：心、肝、脾、肺未及明显异常，腹软。月经史：月经周期 28 天，经期 5～7 天，无痛经；生育史：已婚，有剖宫产史。妇科检查：外阴已婚式，阴道通畅，软，宫颈光滑，子宫后位，子宫左后壁可及肌瘤样结节，约 6cm×7cm 大小，双侧附件未及明显异常。外院超声提示：浆膜下子宫肌瘤。

【超声表现与提示】

子宫前位，大小 5.4cm×4.1cm×4.7cm，形态大致正常，轮廓清晰，肌层回声不均匀，宫腔内见节育器强回声，宫颈前后径 2.7cm。右侧卵巢大小正常（2.2cm×1.0cm），左侧卵巢显示不清。子宫左侧见 6.5cm×5.0cm 的低回声区，边界清，包膜完整，内部回声不均（图 6-1-27A、B）。

超声提示：子宫肌瘤（浆膜下）。

【术中情况】

在连续硬膜外麻醉下行剖腹探查，术中见：子宫大小正常，右侧附件未见异常，左侧输卵管未见明显异常，左侧卵巢见大小约 6cm×7cm 包块，边界清楚，包膜完整，实性。行左侧附件切除术。

【大体标本】

图 6-1-27C～E。

【病理诊断】

卵巢卵泡膜细胞瘤（左）（图 6-1-27F、G）。

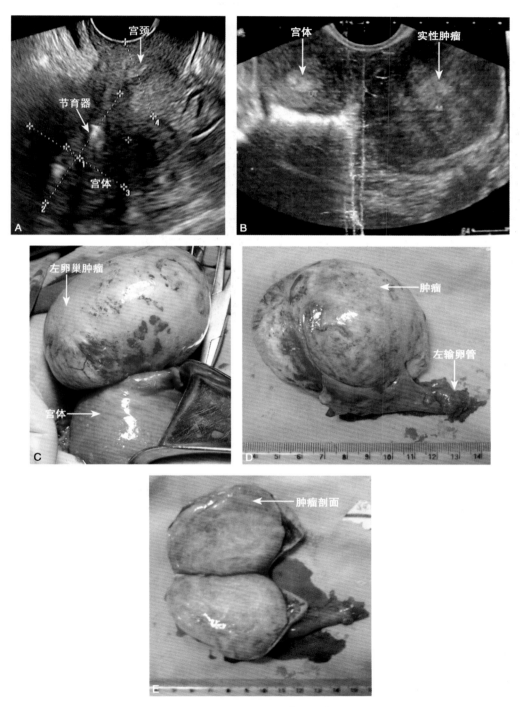

图 6-1-27　卵泡膜细胞瘤

A. TVS 纵切:子宫前位,大小、形态大致正常,宫腔内见节育器强回声;B. TVS 横切:子宫左侧见直径 6.0cm 的低回声区,边界清,包膜完整,内部回声不均;C. 术中所见:术中见左卵巢巨大肿瘤;D. 大体外观:切除左侧输卵管及肿瘤,外表光滑,灰紫色,有包膜,输卵管附着于肿瘤上;E. 大体剖视:肿瘤内部为实性,质地均匀,呈淡紫色

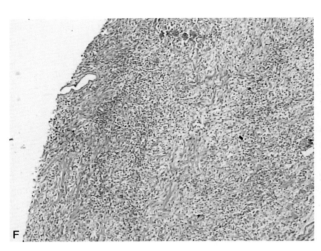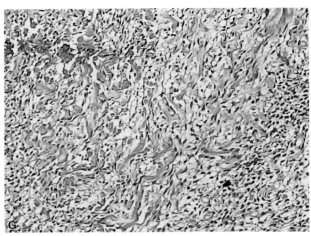

图 6-1-27　卵泡膜细胞瘤

F. 低倍:纤维样组织生长较均匀、致密;G. 高倍:富含脂质的瘤细胞生长较致密,之间还有较多胶原纤维成分

【讨论分析】

这位患者年纪较轻,肿瘤为单侧,无腹水,比较少见。值得关注的是经过两家三甲医院超声医师检查均提示为子宫肌瘤(浆膜下)。附件实性肿瘤与肌瘤的鉴别诊断应当引起超声医师的警惕与仔细观察。这例肿瘤的大体标本的剖面呈淡紫色。

病例 6-1-28　卵泡膜细胞瘤

【临床资料】

52 岁,自扪及下腹部包块 7 天入院。入院体检:心、肝、脾、肺未及明显异常,腹软。月经史:月经周期 35 天,经期 2～3 天,绝经 2 年。生育史:G₂P₂。妇科检查:外阴已婚式,阴道通畅,软,少量白色分泌物,无异味,宫颈光滑。子宫前位,增大如孕 3 个月大小,双附件未及明显异常。

【超声表现及提示】

子宫前位,大小 3.9cm×2.2cm×3.7cm,形态正常,轮廓清晰,肌层回声不均匀,子宫内膜居中厚 0.2cm,宫颈前后径 2.2cm。直肠子宫陷凹见间距 1.8cm 无回声。双侧卵巢未显示。子宫后上方见大小 12.2cm×9.5cm×10.8cm 的低回声区,类圆形,包膜完整,边界清晰,周边及内部有血流信号显示,记录到动脉阻力指数为 0.51(图 6-1-28A～D)。

超声提示:盆腔实质性包块(阔韧带肌瘤可能),盆腔积液。

【术中情况】

在连续硬膜外麻醉下行剖腹探查,术中见:腹

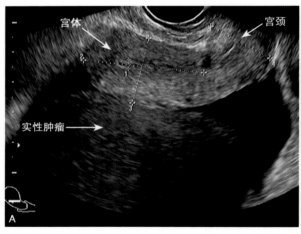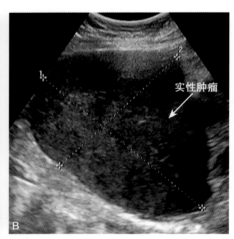

图 6-1-28　卵泡膜细胞瘤

A. TVS 纵切:子宫前位,稍小、形态正常,轮廓清晰;B. TAS 纵切:子宫后上方见直径约 12.0cm 的低回声区,包膜完整,边界清晰

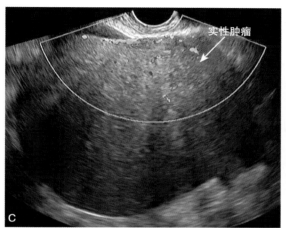

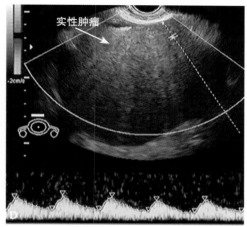

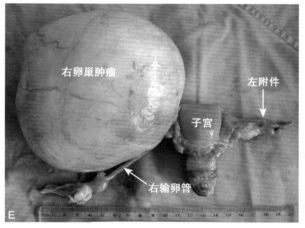

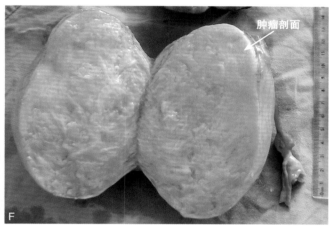

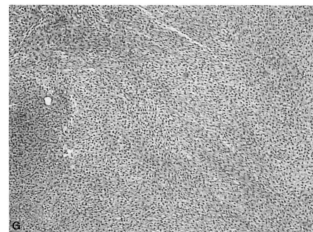

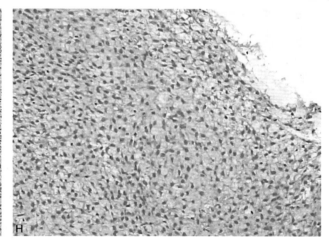

图 6-1-28　卵泡膜细胞瘤

C. TVS 纵切:肿瘤周边及内部有血流信号显示;D. TVS 纵切:记录到动脉阻力指数为 0.51;E. 大体外观:子宫萎缩,左侧附件未见异常,右侧卵巢见直径约 12.0cm 实性包块,表面光滑,边界清楚,包膜完整,与周围无粘连,呈灰红色;F. 大体剖视:瘤体内部呈淡黄色,质地细腻;G. 低倍:瘤细胞分布均匀一致;H. 高倍:富含脂质的瘤细胞以短梭形为主

腔内见淡黄色腹水约 100ml,子宫已萎缩,左侧附件未见异常,右侧卵巢见大小约 13cm×10cm×10cm 实性包块,表面光滑,边界清楚,包膜完整,与周围无粘连,右侧输卵管未见明显异常,行全子宫加双侧附件切除术。

【大体标本】
见图 6-1-28E、F。
【病理诊断】
见图 6-1-28G、H。
1. 卵巢卵泡膜瘤(右)。

2. 双侧输卵管系膜囊肿。

3. 子宫内膜增生反应。

【讨论分析】

1. 这位患者绝经 2 年，有腹水，子宫内膜超声测量厚 0.2cm，病理报告呈增生反应，这与内分泌紊乱有关，独特之处为大体标本剖面淡黄色。

2. 超声术前提示为阔韧带肌瘤，但从声像图看：肿瘤内部回声低且均匀，无漩涡状或栅栏状表现。肌瘤的血流信号多呈环状或半环状，肌瘤很少合并腹水。通过几个实例的回顾分析，血流特点及有无腹水对两者鉴别诊断有价值。

病例 6-1-29　卵泡膜细胞瘤

【临床资料】

58 岁，自觉下腹坠胀 5 天，超声发现包块 2 天入院。入院体检：心、肝、脾、肺未及明显异常，腹软。月经史：绝经 8 年。生育史：G₃P₁A₂。妇科检查：外阴已婚式，阴道通畅，软，阴道前壁膨出，宫颈外口见 2cm×3cm 大小赘生物，子宫后位，活动度可，左侧附件可及一直径 10cm 大小包块，活动度差，右附件未及明显异

常。入院后查血糖类抗原 125(CA125)546.6KU/L。

【超声表现与提示】

子宫前位，大小 4.9cm×3.2cm×4.3cm，形态正常，轮廓清晰，肌层回声欠均匀，子宫内膜厚 0.4cm，宫颈前后径 2.3cm，左侧卵巢大小 2.1cm×0.9cm，未见异常回声。右侧附件区见大小 8.2cm×8.7cm×10.2cm 的低回声区，边界清晰，内部回声不均匀，其内见大小 1.3cm×1.3cm 的无回声区，边界清晰，低回声区内有血流信号显示，动脉阻力指数为 0.58。肝前、侧腹见无回声区，间距分别为 2.0cm、5.2cm（图 6-1-29A～F）。

超声提示：右侧附件区实性包块，腹腔积液。

【术中情况】

在连续硬膜外麻醉下行剖腹探查，术中见：淡黄色腹水 3000ml，子宫稍小，质中，左侧附件及右侧输卵管外观未见明显异常，右侧卵巢肿瘤大小约 10.0cm×9.0cm×8.0cm，边界清楚，包膜完整，表面光滑，质中。行右侧附件切除术，接着行全子宫切除术加残端悬吊术。手术经过顺利。

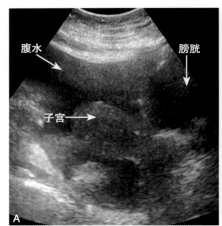

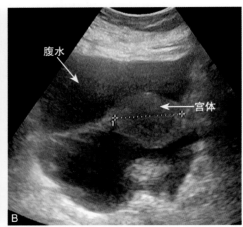

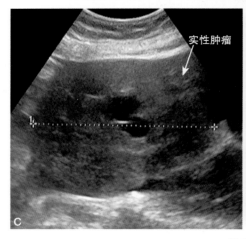

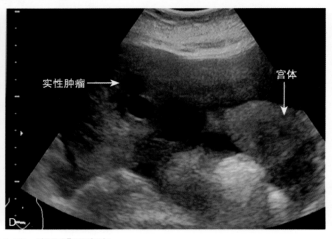

图 6-1-29　卵泡膜细胞瘤

A. TAS 纵切：子宫前位，稍小、形态正常，轮廓清晰，子宫周围有大量暗区；B. TAS 横切：子宫前后包绕有大量暗区；C. TAS 横切：显示肿瘤为低回声，内部回声欠均匀；D. TAS 横切：显示肿瘤低回声区内见局灶性无回声

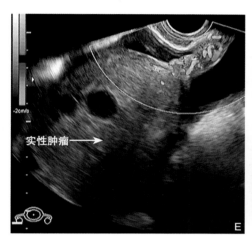
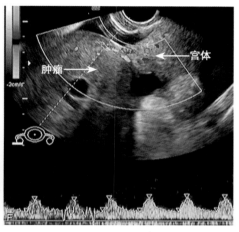

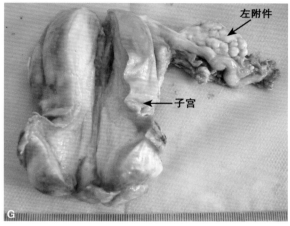

图 6-1-29 卵泡膜细胞瘤

E. TVS 横切：显示肿瘤的血供来源，瘤体内有血流信号；F. TVS 横切：显示瘤体血流信号内记录到动脉频谱，阻力指数为 0.58；G. 大体所见：子宫及外观正常的左侧附件。瘤体因快速切片未能拍到

【大体标本】

见图 6-1-29G。

【病理诊断】

1. 卵巢卵泡膜瘤（右）。

2. 子宫内膜增生反应。

3. 子宫颈炎性息肉伴鳞状上皮化生及纳氏囊肿。

【讨论分析】

1. 这位患者绝经 8 年，年近六旬，超声发现肝前、肝肾间、侧腹均可见无回声，术中抽吸腹水达 3000ml，大量腹水随瘤体的切除而自然消退。

2. 子宫内膜超声测量仅厚 0.4cm，病理报告为子宫内膜增生反应，这是本病好伴发的病变之一，可能与内分泌紊乱有关。

3. 少数病例瘤体内可出现小的囊性区域。本例声像图上反映了这一特点。

（三）卵巢支持-间质细胞瘤

病例 6-1-30 右侧卵巢支持-睾丸间质细胞瘤

（卵巢睾丸母细胞瘤）

【临床资料】

23 岁，结婚三年不孕，声音低沉 2 年，月经减少 1 年，闭经 5 个月，下腹部渐渐隆起自疑为妊娠来就医。体检外观浓眉大眼，有喉结，声音粗哑，肩宽背阔。妇科检查：外阴已婚型，阴毛男性化分布，阴蒂肥大，阴道通畅，宫颈光滑，子宫后位，大小及形态正常。盆腔扪及巨大包块，囊实性感，收入院。入院后尿液检查：17-酮皮质类固醇（17-KS）升高。

【超声表现与提示】

子宫后位，大小及形态正常，轮廓尚清，肌层回声均匀，子宫内膜厚 0.5cm，宫颈前后径 2.5cm。子宫右上方见大小为 26.7cm×26.0cm×9.8cm 异常回声区，有包膜，边界清晰光滑，实性为主夹有囊性，实质区见丰富血流信号，记录到动脉频谱，阻力指数为 0.26。双侧卵巢未显示（图 6-1-30A～D）。

超声提示：右侧附件区实性肿瘤（结合病史卵

巢肿瘤待排）。

【大体标本】

见图 6-1-30E、F。

【病理诊断】

右侧卵巢支持-睾丸间质细胞瘤（卵巢睾丸母细

胞瘤）。

【讨论分析】

卵巢支持-睾丸间质细胞瘤以含支持细胞为主，又称卵巢支持细胞瘤，以卵巢睾丸间质细胞瘤为主称卵巢睾丸间质细胞瘤，含支持细胞和睾丸间质细

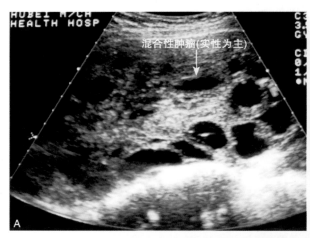

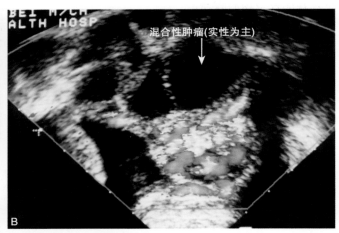

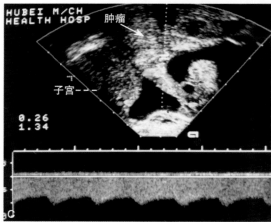

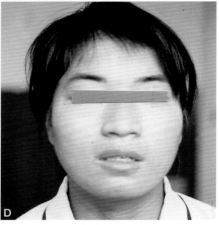

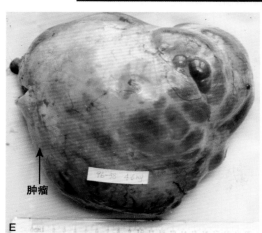

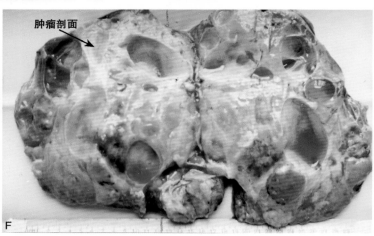

图 6-1-30 右侧卵巢支持-睾丸间质细胞瘤（卵巢睾丸母细胞瘤）

A. TAS 纵切：子宫后位，大小及形态正常，子宫右上方见直径 25cm 低回声区，有包膜，边界清，类肾形，实质性为主夹有囊性；B. TVS 横切：包块内部回声强弱不均，实质性回声内见丰富血流信号；C. TVS 横切：右侧包块血流信号中记录到动脉频谱，阻力指数为 0.26；D. 患者外观：浓眉方脸，男性体态，颈部见喉结，声音粗哑，肩宽背阔；E. 大体外观：肿瘤外观有包膜，表面光滑，形态不规则，色暗红，重 4.6kg；F. 大体剖视：切面黄红相间，呈鱼肉样，夹有多个大小不一的囊性区，囊内有黏性液体

胞称支持-睾丸间质细胞瘤。依据镜下表现结合临床,分为四型:高分化型、中分化型、低分化型、伴有异原成分型。Roth(1981)认为分化程度越差则男性化发生率越高,高分化可为雌激素刺激表现,如不规则阴道出血闭经等。高分化型预后较好,相对而言其他各型预后较差。

病例 6-1-31　卵巢睾丸母细胞瘤

【临床资料】

27 岁,发现长胡须、喉结,声音低沉,肩部变宽,闭经数月余就诊。发现盆腔包块收入院。

【超声表现与提示】

子宫前位,大小及形态正常,轮廓尚清,肌层回声均匀,子宫内膜厚 0.6cm,宫颈前后径 2.8cm。右侧卵巢大小为 2.1cm×3.0cm,未见明显异常。左侧卵巢未显示。子宫左后方见 5.2cm×3.9cm 低回声区,边界清,实性,其内见丰富血流信号,记录到动脉频谱,阻力指数为 0.39(图 6-1-31A ~ E)。

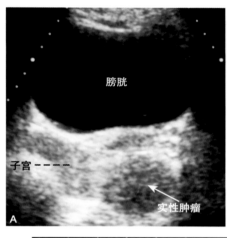
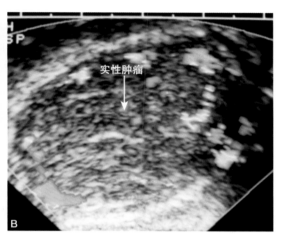
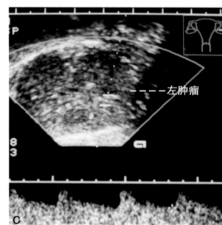
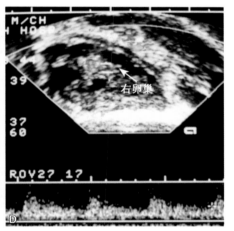
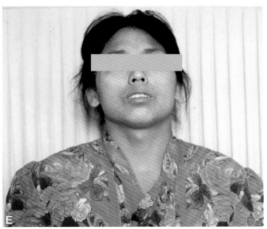

图 6-1-31　卵巢睾丸母细胞瘤
A. TAS 纵切:子宫前位,大小及形态正常,子宫左后方见直径 4cm 低回声区,有包膜,边界清,类圆形;B. TVS 横切:包块包膜光滑,低回声,实性,其内见丰富血流信号;C. TVS 横切:左侧包块血流信号中记录到动脉频谱,阻力指数为 0.39;D. TVS 横切:右侧卵巢大小形态正常,未见明显异常;E. 患者外观:明显男性化,唇周有胡须,颈部见喉结,肩宽似壮汉,说话声音低沉

超声提示:左侧附件区实性肿瘤(结合病史卵巢肿瘤待排)。

【病理诊断】

左侧卵巢睾丸母细胞瘤。

【讨论分析】

卵巢睾丸母细胞瘤极为少见。大小在 1～7cm 之间,多为单侧,可为实性或囊性,肿瘤有完整包膜,切面为黄褐色。75% 患者出现男性化、多毛、声音低沉、阴蒂肥大,24 小时尿 17-酮皮质类固醇(17-KS)升高,约有 23% 出现雌激素作用,发生绝经后阴道流血。此类肿瘤大多为良性,术后预后良好。20% 临床表现为恶性。

四、卵巢脂质细胞瘤

卵巢脂质细胞瘤是一组由大的、圆形或多角形细胞组成的卵巢肿瘤。比较少见,仅占卵巢肿瘤的 0.1%,实质性、大小不一、分叶状、多为单侧,多见于生育年龄妇女。患者表现多毛、高血压、红细胞增多症、糖耐量异常,也有表现为雌激素增多伴性早熟。大多数为良性,有报道 20% 出现恶性行为。由于本病极少见,尚无统一治疗原则。

五、卵巢非特异性间质肿瘤

病例 6-1-32 双侧卵巢纤维瘤

【临床资料】

76 岁,体检发现腹部包块一个月余入院。有糖尿病史。入院体检:心、肝、脾、肺未及明显异常,腹软、无压痛及反跳痛,移动性浊音(-)。妇科检查:外阴已婚式,阴道通畅,宫颈见光滑,子宫后位,稍大、活动度可,压痛(-),右侧附件区可及直径 10cm 包块。入院血液分析:白细胞(WBC)4.6G/L,血红蛋白(HGB)124g/L。

【超声表现与提示】

子宫后位,大小 4.7cm×3.7cm×4.7cm,形态正常,轮廓尚清,肌层回声不均匀,前壁见 1.4cm×1.2cm 低回声区,边界清,向外突。宫腔内见间距 0.5cm 无回声,宫颈前后径 3.4cm。双侧卵巢未显示。右侧附件区见 4.7cm×3.7cm 的无回声区,有包膜,边界清,类圆形,盆腹腔内见直径约 11cm 的实性回声,有包膜,边界清,其内见血流信号,记录到动脉频谱,阻力指数为 0.40。右侧腹见间距 4.5cm、直肠子宫陷凹见间距 1.2cm 的无回声(图 6-1-32 A～F)。

超声提示:浆膜下子宫肌瘤,宫腔分离,下腹部实性包块,右侧附件区囊肿,腹腔积液。

【术中情况】

患者取平卧位,麻醉成功后,进入腹腔探查:左侧卵巢包块大小为 14.0cm×10.0cm×11.0cm 表面光滑,右侧卵巢实性包块大小为 5.0cm×5.0cm×4.0cm,其下方见一直径为 6cm 囊性包块,子宫萎缩,前壁可见 2cm 肌瘤结节向外突起,左侧附件与肠管粘连,切除双侧附件,快速病理切片检查报告为良性,行全子宫切除术。

【大体标本】

见图 6-1-32G～J。

【病理诊断】

双侧卵巢纤维瘤,右侧部分区域见滤泡囊肿(图 6-1-32K、L)。

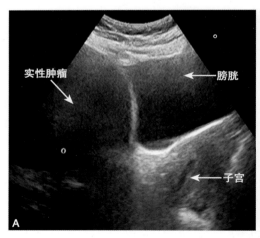
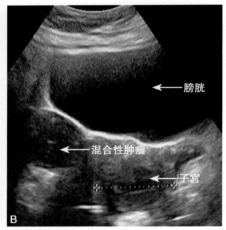

图 6-1-32 双侧卵巢纤维瘤

A. TAS 纵切:子宫后位,稍小,形态正常,子宫腔内见间距 0.5cm 无回声,子宫前方见一低回声肿瘤,有包膜;B. TVS 横切:子宫右侧见一混合性包块,上段为囊性,下段为实性,有包膜,边界欠清晰

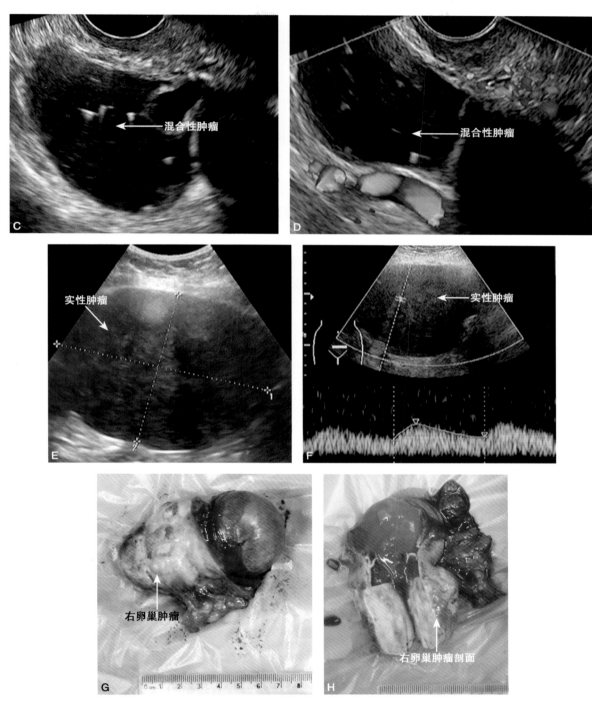

图 6-1-32 双侧卵巢纤维瘤

C. TVS 横切:右侧包块上段为囊性,其内见散在稍强光点,下段显示弱回声;D. TVS 横切:右侧包块上段及下段,未见血流信号;E. TAS 纵切:盆腹腔内见直径约 11cm 的实性低回声,有包膜,边界清;F. TAS 横切:实性低回声包块内见血流信号,记录到动脉频谱,阻力指数为 0. 40;G. 标本外观:右侧卵巢肿瘤一端呈灰白色,一端呈暗红色,有包膜;H. 标本剖视:右侧卵巢肿瘤外包以较厚而坚硬的包膜,灰白色一端实性,剖面为白色,质地均匀,另一端为胶冻样的物质

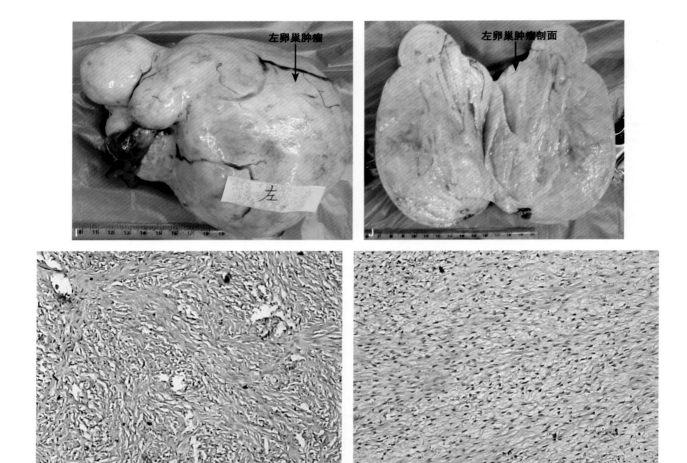

图 6-1-32　双侧卵巢纤维瘤
I. 标本外观:左侧卵巢肿瘤外观呈灰白色,分叶状,表面光滑,见数条血管绕行其上;J. 标本剖视:左侧卵巢肿瘤剖面亦呈灰白色,有纤维束呈编织状排列;K. 低倍:肿瘤由交错的梭形纤维组织构成;L. 高倍:均匀一致的梭形细胞

【讨论分析】

卵巢纤维瘤为良性、实质性的纤维结缔组织肿瘤。起源于卵巢内的非特异性纤维结缔组织。据复旦大学妇产医院资料,其发生率占卵巢全部肿瘤的 4.4%,发病年龄 25~86 岁,平均年龄 47.3 岁。肿瘤生长缓慢,早期无症状,当长到一定大小可出现压迫症状及腹痛等。卵巢纤维瘤有 36% 伴发腹水,伴胸水者为 3%。伴发腹水、胸水者称 Meigs 综合征(梅格斯综合征)。卵巢纤维瘤一般为单侧,大小不一,可以小至米粒大,也可长得很大。本例为双侧且两侧肿瘤组织结构不完全相同,增加了诊断的难度,说明卵巢肿瘤的复杂性。

病例 6-1-33　卵巢平滑肌瘤

【临床资料】

40 岁,体检发现盆腔包块 1 年来就诊,以盆腔包块待查收入院。

【超声表现与提示】

子宫前位,大小及形态正常,轮廓尚清,肌层回声均匀,子宫内膜厚 0.6cm,宫颈前后径 2.8cm。右侧卵巢增大为 5.2cm×4.2cm×5.5cm,表面不光滑,内部回声杂乱,见多个强光团,实性,周边及内部见丰富血流信号,记录到动脉频谱,阻力指数为 0.46。左侧卵巢未显示异常(图 6-1-33A、B)。

超声提示:右侧卵巢实性肿瘤。

【大体标本】

见图 6-1-33C。

【病理诊断】

右侧卵巢平滑肌瘤。

【讨论分析】

卵巢平滑肌瘤是罕见的肌瘤,可来源于卵巢血管壁平滑肌、卵巢内卵泡外膜及间质的平滑肌或卵巢韧带。常为单侧性,表面光滑,质地坚硬,切面见漩涡状结构,可伴有局灶性钙化,镜下见平滑肌纤维束交叉排列为其特征。

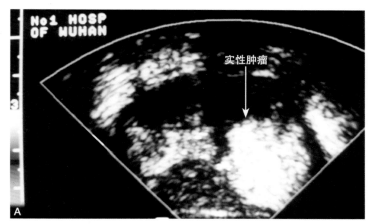
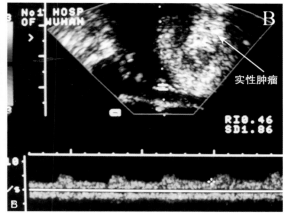

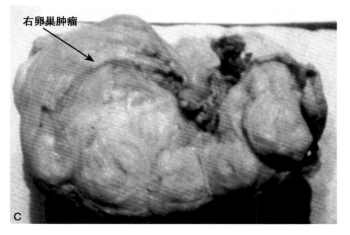

图 6-1-33　卵巢平滑肌瘤

A. TVS 纵切:右侧卵巢增大,直径约 6cm,内部回声强弱不均,见多个强光团,实性,周边及内部见丰富血流信号;

B. TVS横切:右侧卵巢强光团丰富血流信号内记录到动脉频谱,阻力指数为 0.46;C. 大体所见:右侧卵巢增大,直径约 6cm,质地硬,表面凹凸不平,剖视见多个乳白色实性瘤体向外膨出,剖面呈漩涡状结构。VG 染色呈黄色平滑肌组织

六、卵巢转移性恶性肿瘤

卵巢转移性恶性肿瘤可来源于胃肠道、生殖道及乳腺。卵巢是转移癌好发部位,不同作者报道的卵巢转移性恶性肿瘤的发病率数字差别较大,约占各类卵巢恶性肿瘤的 8.1% ~12.6%。体内任何部位的原发性恶性肿瘤都可转移到卵巢,常见的原发性恶性肿瘤有乳腺、肠、胃、生殖道、泌尿道以及其他脏器。北京协和医院 66 例卵巢转移癌的原发瘤分布,来自胃肠道39 例(占 69.3%),来源于生殖道10 例(占 15.2%),来源于乳腺4 例(占 7.1%),来源于其他器官及来源不明的 13 例(占 19.6%)。石一复等 1992 年报道来源于消化道占 67.0%,来源于生殖道占 8.1%,来源于乳腺占 2.6%。两家意见相近。

(一) 继发于胃肠道癌的卵巢肿瘤

继发于胃肠道癌的卵巢肿瘤称库肯勃瘤(Krukenberg 瘤),由德国学者库肯勃(Krukenberg,1896)首先报道了 6 例具有独特形态的卵巢肿瘤。Schlagenhaufer(1906 年)认为该肿瘤是来自胃肠道癌的卵巢转移性癌。其发生率国外报道约占卵巢肿瘤的 1% ~9%。库肯勃瘤为实性,呈肾形或椭圆形,表面光滑,小的与正常卵巢相近,大的可达 15cm以上,一般直径约为 10 ~15cm,有包膜,剖面为黄色常伴有出血或坏死,可见大小不一囊腔,腔内有黏液样物质,镜下见印戒细胞是典型改变。常为双侧性,偶见单侧性,超声检查时常由于一侧过小,误为正常卵巢而漏诊,临床主要症状是腹胀、腹部包块、腹水。据复旦大学妇产医院资料,该院 69 例患者出现腹部包块者 44 例(占 74.6%),腹水者 34 例(占57.6%)。肿瘤生长较快,还可出现月经改变。

(二) 继发于乳癌

Janovski 曾报道约有 30% ~40% 的乳癌患者并发有卵巢转移性癌,本病的症状、体征及治疗与来自消化道癌相同,注意询问有无乳腺癌病史,有助于鉴别诊断。

(三)继发于生殖道癌

生殖道原发性癌都可转移至卵巢,如子宫内膜癌转移至卵巢较多见,输卵管癌直接蔓延至卵巢,子宫颈癌转移至卵巢少见,外阴及阴道癌转移至卵巢更为少见。北京协和医院 66 例转移癌的原发瘤分布,来源于生殖道 10 例(占 15.2%),其中来自子宫 5 例,来自输卵管 4 例,来自子宫颈癌仅 1 例。

病例 6-1-34 库肯勃瘤
【临床资料】

41 岁,月经紊乱 4 个月,2003 年诊断胃癌行胃切除史,术后因经济条件所限,只做了一次化疗。病理诊断为低分化腺癌。2007 年外院超声检查发现盆腔包块来诊。月经周期 28～30 天,经期 4～7 天,无痛经;生育史:G₃P₁A₂,上环 10 余年。妇科检查:外阴已婚式,未见皮疹及赘生物,阴道通畅,宫颈明显肥大,轻度糜烂,子宫前位,大小正常,活动度可,右侧附件可及直径 9cm 囊实性包块,左侧附件可及直径 5cm 囊性包块,化验:糖类抗原 125(CA125)17KU/L,癌胚抗原(CEA)7.1μg/L。

【超声表现与提示】

子宫前位,大小形态正常,宫腔内见节育器强回声,宫颈前后径 3.3cm。直肠子宫陷凹见间距 1.4cm 无回声。双侧卵巢未见显示。右侧附件区见 5.6cm×4.8cm 的低回声,边界清晰,形态不规则,内见数个无回声区,最大的一个为 2.5cm×1.6cm,低回声区内血流信号丰富,动脉阻力指数 0.22～0.33;左侧附件区见 8.7cm×4.3cm 的低回声,边界清晰,形态不规则,内见数个无回声区,最大的一个为 4.3cm×3.6cm,低回声区内血流信号丰富,动脉阻力指数 0.49(图 6-1-34A～D)。

超声提示:双侧附件区囊实性包块(以实性为主,结合病史库肯勃瘤待排),直肠子宫陷凹积液,宫腔内节育器。

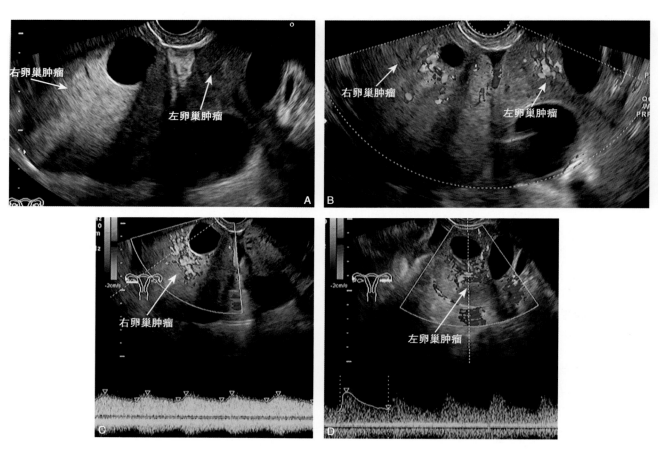

图 6-1-34 库肯勃瘤
A. 双侧附件区见囊实性包块(以实性为主);B. 双侧附件区囊实性包块的实性部分均见丰富血流信号;C. 右侧肿物内动脉阻力指数 0.22～0.33;D. 左侧肿物内动脉阻力指数 0.49

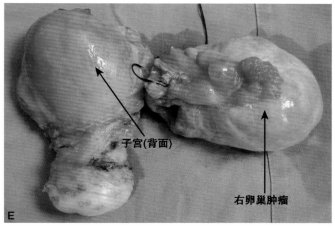

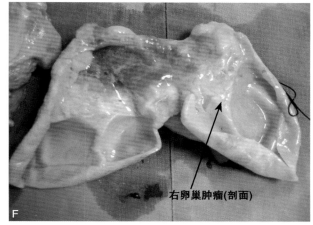

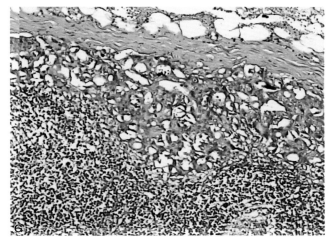

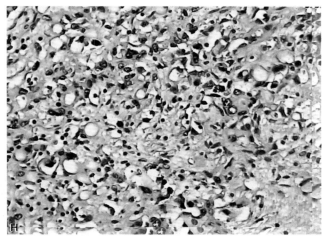

图 6-1-34　库肯勃瘤

E. 大体所见:子宫外表光滑,稍饱满。右侧卵巢肿瘤有包膜,表面不光滑,呈粉红色,还见滤泡囊肿。另一侧送去做术中快速病理切片检查。F. 大体剖视:右侧卵巢肿瘤实性部分呈肉色,有出血,并见囊性结构;G. 低倍:淋巴细胞中见纤维组织包绕的散在印戒样细胞;H. 高倍:见间质中散在异型明显的印戒样细胞

【术中情况】

在连续硬膜外麻醉下手术,术中探查见肝、胆、脾、肠道未见结节,大网膜及胃缺失,子宫形态正常,稍大,右侧附件区见一直径 9cm 实性包块,左侧附件区见一直径 7cm 实性包块,表面凹凸不平,活动可,腹腔内见血性腹水 100ml,右侧髂内淋巴结稍大约 2cm,双侧肿物送快速病理切片检查报告为卵巢转移低分化腺癌,行全子宫 + 双附件 + 阑尾切除术。

【大体标本】

见图 6-1-34E、F。

【病理诊断】

双侧卵巢转移性低分化性腺癌(库肯勃瘤),送检右侧腹股沟淋巴结、右髂内淋巴结见转移癌,其他淋巴结未见转移癌。送检腹水,镜下见癌细胞团。慢性阑尾炎(图 6-1-34G、H)。

【讨论分析】

1. 本例临床首发是消化道的肿瘤,术后未按常规完成化疗,四年后发生双侧卵巢转移。手术当年妇科情况无记录可查。对女性主诉有消化道症状或诊断为消化道恶性肿瘤者,均应高度警惕卵巢转移癌的可能,进行仔细的妇科检查,以防遗漏。

2. 胃癌卵巢转移途径尚不完全清楚,目前临床经验多认为以淋巴道转移为主,故双侧卵巢受累。胃癌的早期转移与癌细胞分化程度相关,分化越低,转移越早。

3. 据报道卵巢转移癌一般较原发性卵巢癌的发生早 10 年左右,年轻女性卵巢生理功能活跃,血管丰富,利于癌细胞生长。本病例仅 40 岁。

病例 6-1-35　库肯勃瘤

【临床资料】

58 岁,阴道少量不规则流血 20 天,体检发现子宫肌瘤伴变性液化 10 天,以子宫肌瘤收入院。妇科

检查:外阴已婚式,未见皮疹及赘生物,阴道通畅,宫颈轻度糜烂,子宫前位,增大如孕 2 个月余,形态不规则,活动度可,压痛(-)。化验:(癌胚抗原,CEA)(-),甲胎蛋白(AFP)(-),糖类抗原 125(CA125)51.2KU/L。

【超声表现与提示】

子宫前位,大小为 6.2cm×5.0cm×5.3cm,形态正常,子宫内膜厚 0.6cm,宫颈前后径 2.9cm。双侧卵巢显示不清。右侧附件区见 9.0cm×6.5cm 的混合性回声,边界清晰,形态不规则,内见多个大小不等的无回声区,最大一个为 3.1cm×2.5cm;左侧附件区见 3.0cm×2.0cm 的混合性回声,边界清晰,形态不规则,内见一个 1.2cm×0.7cm 无回声区;双侧肿块实性部分有血流信号,动脉阻力指数 0.35(图 6-1-35A～D)。

超声提示:双侧附件区囊实性占位病变。

【术中情况】

在连续硬膜外麻醉下手术,术中探查:盆腹腔未见积液,上腹部探查肝、脾、肠壁、大网膜及腹膜未及增厚和结节样病灶,腹主动脉旁未及肿大淋巴结,胃小弯处扪及 3cm×4cm 包块,质硬,子宫增大如孕 50 天,后壁与直肠粘连,直肠子宫陷凹封闭,双侧输卵管外观无异常。双侧卵巢表面光滑,右侧卵巢大小为 6cm×7cm,左侧卵巢 3cm×4cm,双侧卵巢均与直肠粘连,切除右侧附件,右卵巢剖视切面为实性,非均质,黄色胶样,术中快速病理切片报告:卵巢恶性肿瘤转移癌可能性大。行双附件及子宫切除术。

【术后一周行电子食管胃镜检查】

食管各段形态及黏膜色泽正常,贲门开闭好,齿状线清晰。胃底黏膜充血肿胀,胃体前壁小弯侧大片黏膜充血肿胀,可见 2.5cm×3.0cm 的不规则溃疡,凹陷深,覆盖白苔,周边见结节样增生,胃角、胃窦及幽门部黏膜充血肿胀,蠕动正常。十二指肠黏膜未见明显异常(图 6-1-35E1、E2)。提示:胃体巨大溃疡,性质待病检。

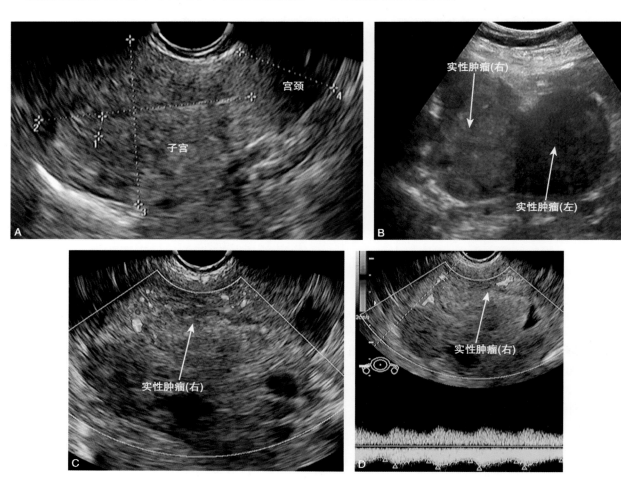

图 6-1-35　库肯勃瘤

A. TVS 显示:子宫前位,稍饱满,形态正常,子宫内膜稍厚;B. TAS 显示:盆腔内见两个大小不一的实性包块,类圆形,内部回声低而不均;C. TVS 显示:右侧肿瘤内有丰富血流信号;D. TVS 显示:右侧肿瘤血流信号内动脉频谱阻力指数为 0.35

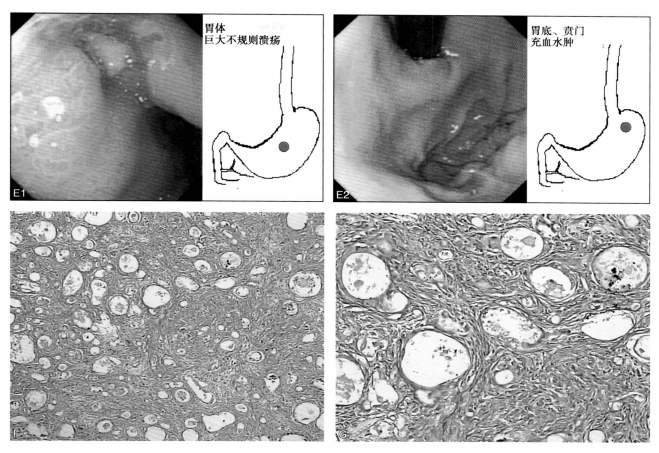

图 6-1-35　库肯勃瘤
E. 胃镜取材病理诊断:胃体中-低分化腺癌;F. 低倍:明显纤维反应的间质中显示大小不一的异型腺管;G. 高倍:增生的纤维组织中见较多大小不一的腺管,腺管上皮部分为立方状上皮,部分为扁平状(可能为管内黏液压迫所致)

【病理诊断】

术后送检双侧卵巢肿块,镜下见纤维背景中大量不同程度异型改变腺管,考虑为库肯勃瘤(图 6-1-35F、G)。

【讨论分析】

本病例的首发症状是阴道流血,体检发现包块,外院疑为子宫肌瘤而收入妇产科。

1. 手术后病理诊断为库肯勃瘤,回过头去寻找消化道肿瘤,胃镜检查明确诊断,患者得以及时治疗。

2. 双侧性卵巢肿瘤,常是一侧较大,容易引起关注,另一侧较小,甚至和正常卵巢大小相近,值得提高警惕。

3. 以卵巢癌为首发表现的胃癌多数属于早期,具备手术根治切除的可能。

病例 6-1-36　双侧卵巢库肯勃瘤

【临床资料】

43 岁,下腹隐痛 3 个月余,加重 1 个月余,以盆腔包块入院。月经周期 22~23 天,经期 3~4 天,无痛经史。妇科检查:外阴已婚式,未见皮疹及赘生物,阴道通畅,宫颈轻度糜烂,宫颈后方可及触痛结节,子宫平位,大小正常,左侧附件区可及大小约 5cm 肿物,囊实性,右侧附件区未及异常。化验:癌胚抗原(CEA)(-),糖类抗原 125(CA125)81.75KU/L,甲胎蛋白(AFP)1.75μg/L,糖类抗原 19-9(CA199)11.58KU/L,人绒毛膜促性腺激素(β-hCG)<0.1IU/L。

【超声表现与提示】

子宫前位,大小 4.4cm×3.4cm×4.4cm,轮廓清晰、光滑,子宫肌层回声均匀,子宫内膜模糊不清,宫腔内见节育器强回声,宫颈前后径 2.5cm。直肠子宫陷凹见间距 0.7cm 无声暗区。右侧卵巢大小 3.6cm×3.2cm,未见异常回声;左侧卵巢显示不清。左侧附件区见 5.4cm×4.3cm 的混合性回声,边界尚清晰(图 6-1-36A、B)。

超声提示:左侧附件区非均质性包块,IUD,直肠子宫陷凹积液。

【术中情况】

在连续硬膜外麻醉下手术,术中探查见腹腔血性腹水约 60ml,多处腹膜见芝麻大小白色种植灶,呈片状分布,子宫形态正常,稍饱满,前壁与子宫膀胱反折腹膜粘连,并见白色种植灶,子宫后壁与肠管粘连,直肠子宫陷凹封闭,可见数个1cm大小结节,左侧卵巢见一4cm×5cm囊实性肿物,右侧卵巢见3cm×4cm囊实性肿物,形态均不规则,表面尚光滑,无破溃,与周围组织无粘连。行左侧附件切除术+右侧卵巢肿物剥除术+卵巢成形术。

术后一周行电子食管胃镜检查:食管各段形态及黏膜色泽正常,贲门开闭好,齿状线清晰。胃底黏膜光滑,胃体大弯侧大片黏膜充血肿胀,可见0.8cm×1.5cm的溃疡,凹陷深,覆盖黄白苔,胃角、胃窦及幽门部黏膜充血肿胀。十二指肠黏膜未见明显异常(图6-1-36C1、C2)提示:胃体新生物。

【病理诊断】

卵巢组织:大体观呈囊实性,表面光滑。镜下所见诊断:双侧卵巢库肯勃瘤(图6-1-36D、E)。

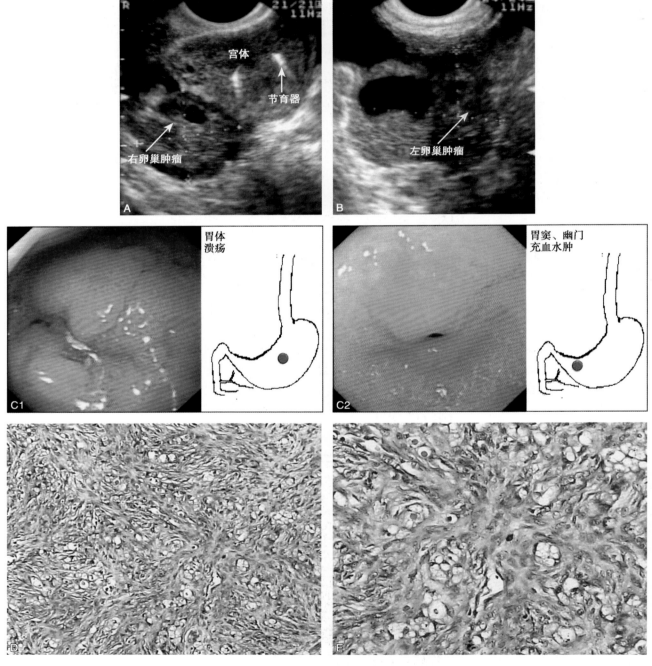

图6-1-36　双侧卵巢库肯勃瘤

A. TVS纵切显示:子宫右侧见低回声肿瘤,边界不清。子宫腔内见节育器。B. TVS纵切显示:子宫左侧见低回声肿瘤,边界不清;C. 胃镜病理报告:胃镜取胃体黏膜镜下诊断:胃体低分化腺癌;D. 低倍:增生的纤维组织中见散在或成团的印戒样细胞;E. 高倍:纤维组织增生,细胞核粗大,散在或成团的印戒样细胞夹杂其间

【讨论分析】

本病例为 43 岁，双侧卵巢病变，右侧卵巢虽有病变，但大小与正常无明显差异极易漏诊。卵巢转移癌肿瘤生长迅速，病情进展快，常首先出现卵巢临床症状，超声检查较易发现盆腔包块，由于先入为主的观念，超声发现卵巢肿块时，往往满足于卵巢癌的诊断，只考虑妇科肿瘤，忽略了详细询问病史及检查，忽视其深层次的病因，这是漏诊的重要原因。值得引起注意。

病例 6-1-37 横结肠癌卵巢转移

【临床资料】

52 岁，体检发现附件包块一周入院。月经周期 28 天，经期 6 ~ 7 天，无痛经。生育史：$G_3P_2A_1$。妇科检查：外阴已婚式，未见皮疹及赘生物，阴道通畅，宫颈光滑，子宫平位，活动度可，大小正常，右侧附件区可及一直径 10cm 包块，边界清、质地硬、活动度可。左侧附件区可及一直径 5cm 包块，边界清、质地硬、活动度可。

【超声表现与提示】

子宫后位，大小 5.3cm×3.7cm×3.9cm，形态失常，界限不清，肌层回声不均匀，后壁及宫底部分别见直径 1cm、2cm 大小的圆形低回声区，边界清晰，周边未见血流信号显示。子宫内膜厚 0.3cm，宫颈前后径 2.9cm。双侧卵巢未见显示。子宫左前方见 7.3cm×7.1cm 的低回声区，边界清晰，紧贴子宫，内见血流信号显示，动脉阻力指数 0.54；右侧附件区见 12.4cm×7.6cm 的混合性回声，与子宫分界不清，形态不规则，内见多个大小不等的无回声区，最大一个为 4.3cm×3.1cm，实性部分有血流信号，动脉阻力指数 0.55；左侧附件区见 4.2cm×2.9cm 的无回声区，边界不清晰，形态不规则，内见分隔光带，周边及内部未见血流信号显示（图 6-1-37A ~ G）。

超声提示：①子宫肌瘤（壁间）；②子宫左前方实性占位病变（浆膜下肌瘤待排）；③右侧附件区囊实性占位病变；④左侧附件区囊性占位病变。

【其他影像检查】

电子食管胃镜检查：食管各段形态及黏膜色泽正常，贲门开闭好，齿状线清晰。胃底、胃体、胃角、胃窦及幽门部黏膜充血水肿。十二指肠黏膜未见明显异常（图 6-1-37H）。提示：慢性浅表性胃炎伴胆汁反流。

【术中情况】

在腰硬联合麻醉下手术，腹腔内无腹水，术中探查上腹部肝、胆、脾及大网膜未触及异常，横结肠可触及 2cm×3cm 质地中等包块，已浸润至肠壁，阑尾未及异常，腹主动脉周围及盆腔未及肿大的淋巴结，子宫稍大，左侧圆韧带下部有 8cm×8cm 肌瘤样结节，与肠管广泛粘连。左侧卵巢内见 4cm×5cm 大小囊肿，左侧输卵管外观无异常，右侧附件区见 10cm×10cm 大小囊实性包块，实性部分质硬、脆、呈菜花样，包块与子宫侧壁、盆腔侧壁及后壁紧密粘连，输尿管包裹其中。右侧输卵管增粗肿胀，伞端闭锁。行卵巢癌减灭术（子宫+双侧附件+肿瘤病灶+横结肠肿瘤切除术）。

【病理诊断】

见图 6-1-37I、J。

1. 横结肠癌伴双侧卵巢转移（低分化浆液性腺癌）。

2. 子宫内膜增生反应。

3. 子宫多发性平滑肌瘤，部分玻璃样变性。

4. 慢性宫颈炎伴纳氏囊肿。

5. 腹水涂片未见肿瘤细胞。

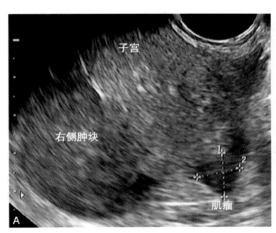
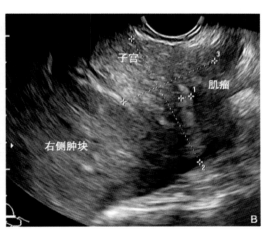

图 6-1-37 横结肠癌卵巢转移
A. TVS 显示：子宫后位，宫底部见直径 2cm 低回声区，边界清晰，周边未见血流信号显示；B. TVS 显示：子宫后壁见直径 1cm 的圆形低回声区，边界清晰，周边未见血流信号显示

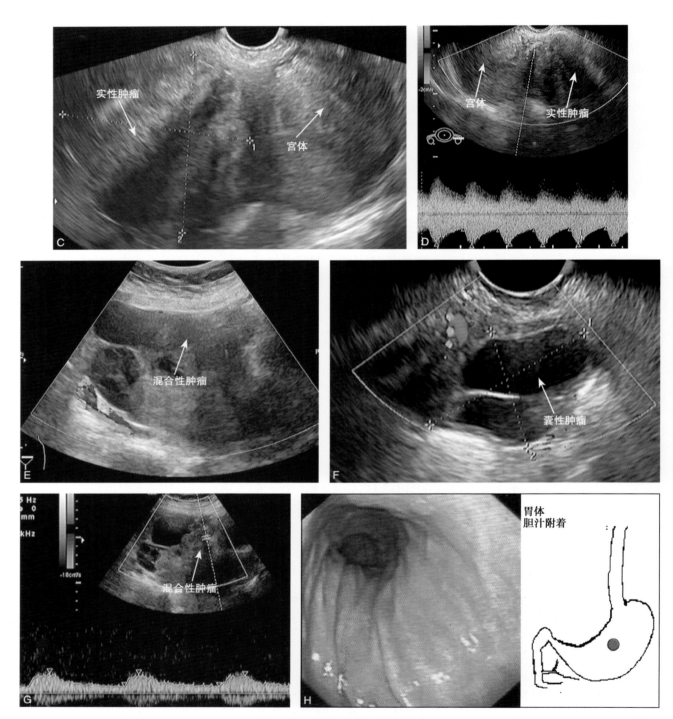

图 6-1-37　横结肠癌卵巢转移

C. TVS 横切显示:子宫左侧见低回声实性肿瘤,直径约 7cm;D. TVS 横切显示:子宫左前方肿瘤见与子宫相连的血流信号,动脉阻力指数 0.54;E. TAS 横切显示:右侧附件区肿瘤,形态不规则,囊实性,内部有血流信号;F. TVS 横切显示:左侧附件区见 4.2cm×2.9cm 的无回声区,边界不清晰,形态不规则,内见分隔光带,周边及内部未见血流信号显示;G. TAS 横切显示:右侧附件区肿瘤实性部分有血流信号,动脉阻力指数 0.55;H. 电子食管胃镜提示:慢性浅表性胃炎伴胆汁反流

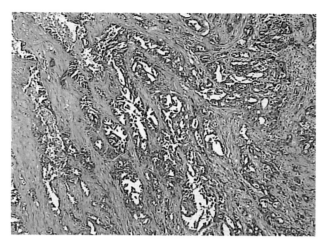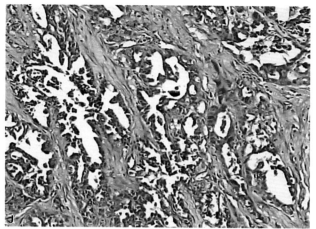

图 6-1-37　横结肠癌卵巢转移

I. 低倍:纤维组织间质中可见复杂分支的异型腺体;J. 高倍:异型腺体中部分癌细胞变性坏死脱落,炎性细胞浸润

【讨论分析】

本例超声提示为双侧卵巢肿瘤。来源不同,声像图表现不同,性质也不同。手术及病理显示,瘤体均位于左侧。其中一个瘤体来源于子宫为良性肌瘤合并变性。左侧另一瘤体为实性,血流信号丰富。阻力指数为 0.55,病理高度疑是卵巢转移癌来自结肠,结肠的恶性肿瘤好转移至卵巢,因未能做免疫组化实验,难以最后确诊。本例的首发症状是发现盆腔包块,这位患者真正的凶手超声检查并未查出。特别提醒超声医师发现双侧以实性为主的包块,应想到转移性癌的可能。注意排除来自消化道的恶性肿瘤。

病例 6-1-38　来源于生殖道(宫颈癌)转移的恶性肿瘤

【临床资料】

30 岁,12 个月内患者两次住院。

第一次因月经不规则 2 个月,性交出血 1 个月,下腹痛 2 天入院,宫颈活检:子宫颈腺癌。

妇检:宫颈肥大,直径 4.5cm,重度糜烂,血管丰富,宫骶韧带增厚。行新辅助化疗 2 疗程,临床分期Ⅱa 期,行广泛全宫加盆髂淋巴结清扫加卵巢移位术。术中见子宫正常大小,宫颈粗 4.5cm。术后行 4 疗程化疗,盆腔内外放疗后出院(图 6-1-38A)。

第一次住院病理诊断:

【病检结果】

子宫颈内膜型腺癌,侵及宫颈管壁深肌层及部分宫体肌层。阴道残端见癌浸润。右闭孔淋巴结见转移癌。送检双髂内淋巴结、双髂外淋巴结及左闭孔淋巴结未见癌累及。送检腹水未见癌细胞(图

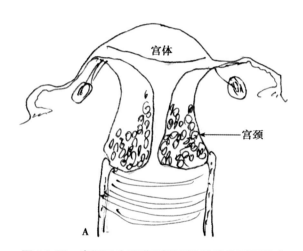

图 6-1-38　来源于生殖道(宫颈癌)转移的恶性肿瘤

A. 第一次住院中所见线条图

6-1-38B、C)。

第二次住院:术后 9 个月,出现盆腔包块进行性增大及腹水入院。

【超声表现与提示】

子宫全切术后,左侧附件区见 4.6cm×4.9cm×5.8cm 大小的混合性包块,类圆形,包膜完整,囊壁及实性部分有血流信号,测得动脉 RI 为 0.54。该包块进行性增大,3.5 个月后增长至 11.1cm×5.2cm,实性成分增多,血流信号丰富,阻力指数为 0.22~0.35。右侧混合性包块 6.1cm×6.6cm,包块内及囊壁有血流信号,动脉阻力指数 0.45。肝前、肝肾区均见暗区,髂窝处暗区达 7.0cm(图 6-1-38D~G)。

超声提示:盆腔混合性肿瘤,进行性增大,腹腔积液。

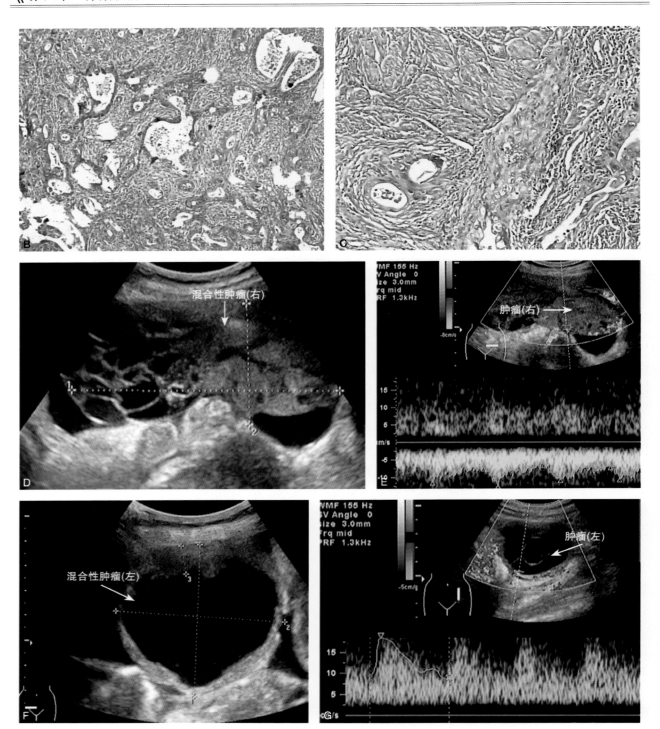

图 6-1-38 来源于生殖道(宫颈癌)转移的恶性肿瘤
B. 低倍:肌肉组织中子宫内膜样异型腺体浸润,腺体大小不一、形态各异,异型明显;C. 高倍:肌肉组织中异型腺体浸润,部分腺体增生成巢,间质中成纤维反应,炎性细胞浸润;D. TAS 纵切:盆腔右侧见 11.2cm×5.2cm 囊实性包块,以实为主;E. TAS 纵切:实性部分有血流信号,动脉阻力指数为 0.22;F. TAS 横切:盆腔左侧见 6.1cm×6.6cm 囊实性包块,以囊性为主;G. TAS 纵切:盆腔左侧包块囊壁有血流信号,动脉阻力指数为 0.45

【术中所见】

麻醉成功后取平卧位手术,术中探查:见黄色腹水 3500ml,盆腔腹膜质硬无弹性,放疗致大网膜、肠道水肿,双侧卵巢移位于髂嵴部位。左侧卵巢 10cm×8cm,右侧卵巢 4cm×6cm,均为多质、芽花样、质脆,部分呈紫黑色变性坏死(图 6-1-38H)。

【大体标本】

见图 6-1-38I ~ K。

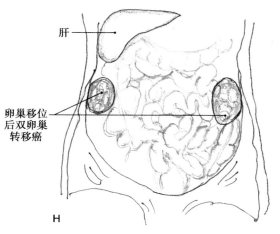
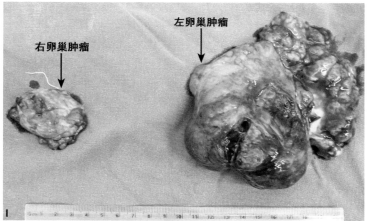
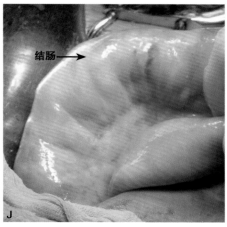
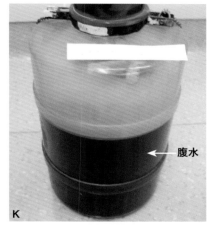

图 6-1-38 来源于生殖道(宫颈癌)转移的恶性肿瘤
H. 10 个月后,第二次住院手术,术中所见线条图;I. 大体所见:右侧及左侧卵巢增大,形态失常,呈分叶状,有出血及坏死;J. 术中所见:结肠见水肿;K. 血性腹水

【病理诊断】

第二次术后病理结果(图 6-1-38L ~ O):

1.(双附件)黏液性腺癌,结合病史考虑为转移性宫颈内膜型腺癌,中等分化。

2. 送检回肠,镜下见肠壁变性坏死伴炎症反应,肉芽及纤维组织增生。

3. 送检大网膜未见癌累及。

【讨论分析】

1. 本例最后诊断是转移性卵巢癌,原发癌位于子宫颈,罕见。转移性卵巢癌占卵巢性肿瘤的比例,据北京协和医院报道,1948 ~ 1992 年该院收治各种恶性卵巢肿瘤 760 例,其中转移性卵巢肿瘤 66 例约占 8.7%;国外学者 Webb(1975)报道自 1950 ~ 1966 年,Mayo 诊所诊治 1285 例恶性卵巢肿瘤,其中转移性卵巢肿瘤 357 例占 28%。

2. 宫颈癌是盆腔器官中最常见的恶性肿瘤,但卵巢转移的发生率很低,一般认为早期宫颈腺癌卵巢转移的发生率为 1% ~2%,据文献报道宫颈癌卵巢总转移率在 0.12% ~2.2% 间。宫颈癌患者从 I 期到 IV 期卵巢转移癌转移率逐渐升高。在 I ~ II 期宫颈癌中,腺癌、腺鳞癌的卵巢转移率明显高于鳞癌。血行转移可能是卵巢转移的主要途径之一。

3. 转移性卵巢癌的预后 卵巢转移癌比原发性卵巢癌的预后要差,生存率低,北京协和医院确诊患者 28 例,术后 1 年之内死亡占 93%。国内报道宫颈癌卵巢转移患者 5 年生成率为 17.65%。

4. 转移性卵巢癌术前诊断率不高,查到双侧、实性的附件肿瘤应想到转移性卵巢癌的可能性,对消化道癌、乳腺癌患者术前盆腔超声检查应列为常规,有助于转移性卵巢癌的早期发现与诊断。生殖道癌的卵巢转移也应予以重视。

5. 近年来,宫颈癌的发病率不断上升,患者年龄有年轻化的趋势,目前对年轻宫颈癌患者卵巢保留的适应证尚无定论,宫颈腺癌转移率高于宫颈鳞癌,对宫颈腺癌患者术前、术后注意卵巢形态、大小及回声的变化值得超声医师重视,以求早期发现卵巢的病变。

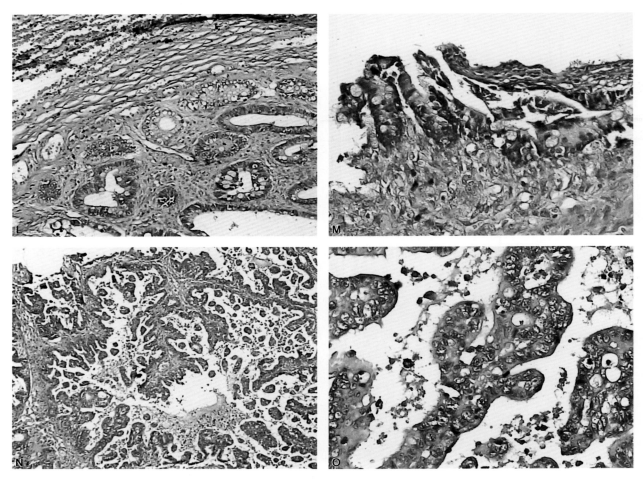

图 6-1-38 来源于生殖道(宫颈癌)转移的恶性肿瘤

L. 低倍:肠壁充血出血、变性坏死;M. 高倍:肠上皮变性脱落,结构不清;N. 低倍:乳头状增生的异型腺体;O. 高倍:乳头状增生的异型腺体,腺体形态似宫内膜腺体

病例 6-1-39 子宫内模样腺癌卵巢转移癌

【临床资料】

44 岁,咳嗽、气短十余天,发热一天就诊,门诊以发热待查收入院。入院检查:发热,贫血貌,腹部膨隆,胸腔、腹腔积液,左侧附件区囊实性包块,转入妇产科。妇科检查:外阴已婚式,阴道通畅,软,宫颈光滑,子宫后位,盆腔可及包块,上界达脐,质中,固定。双侧附件扪不清。入院后查肿瘤标志物:癌胚抗原(CEA)87.3μg/L,糖类抗原 125(CA125)822.6KU/L,糖类抗原 15-3(CA15-3)43.37KU/L,糖抗原 50(CA50)200 581KU/L,铁蛋白(Ferr)691.734μg/L,均高于正常,红细胞沉降率(ESR)58mm/h。

【超声表现及提示】

子宫前位,大小 7.2cm×4.9cm×5.0cm,大于正常,形态大致正常,轮廓清晰,肌层回声不均匀,子宫肌层内血流信号丰富,记录动脉阻力指数为

0.48。宫腔内见无回声区,宫颈前后径 1.9cm。右侧卵巢大小 3.0cm×2.3cm,左侧卵巢显示不清。子宫左上方见大小 18.7cm×10.1cm×13.8cm 的混合性回声区,有包膜,边界清晰,实性部分有血流信号显示,动脉阻力指数为 0.38。右侧腹见间距 8.6cm 的无回声,左侧腹见间距 6.1cm 的无回声,肝前见间距 0.9cm 的无回声(图 6-1-39A ~ F)。

超声提示:子宫大于正常,宫腔积液,左侧附件区巨大囊实性包块,腹腔大量积液。

【术中情况】

在连续硬膜外麻醉下行剖腹探查,术中见:盆腹腔可见 2000ml 腹水,盆腔巨大包块来源于左侧卵巢,大小约为 20.0cm×18.0cm×15.0cm,与肠管、子宫及盆腹膜疏松粘连,余未见异常,切下肿瘤送快速病理检查为卵巢癌。行卵巢肿瘤减灭术(全子宫加双附件加阑尾切除术加盆腔淋巴结清扫术)。

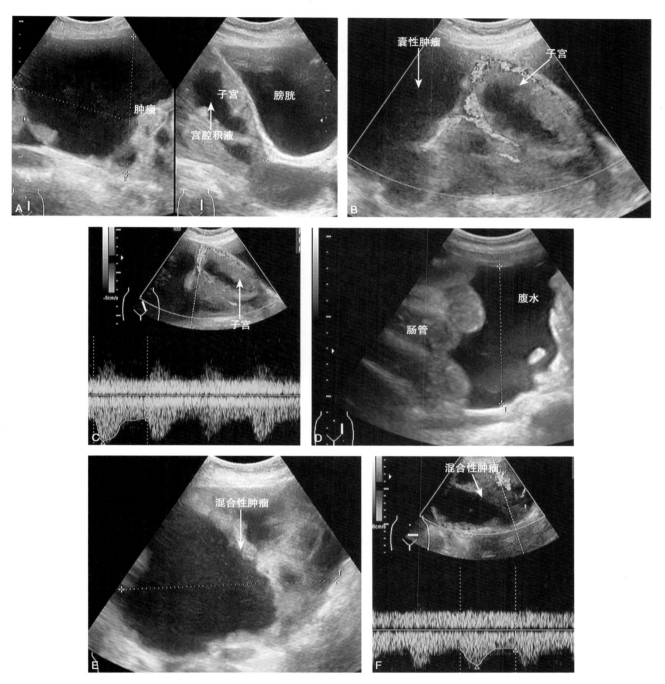

图 6-1-39　子宫内模样腺癌卵巢转移癌

A. TAS 纵切:子宫前位,大于正常,形态大致正常,轮廓清晰,肌层回声不均匀且不光滑,宫腔内见无回声;B. TAS 纵切:子宫肌层内血流信号丰富,其上方见无回声包块;C. TAS 纵切:子宫肌层血流信号内记录到动脉阻力指数为 0.48;D. TAS 纵切:腹部大量无回声;E. TAS 横切:显示肿瘤为混合性,有包膜,形态不规则;F. TAS 横切:肿瘤实性部分有血流信号,记录到动脉阻力指数为 0.38

【大体标本】

见图 6-1-39G ~ J。

【病理诊断】

见图 6-1-39K、L。

1. (子宫)子宫内模样腺癌Ⅱ级,侵及子宫壁深肌层。ER(-),PR(++),HER-2(-)。

2. (卵巢左)子宫内模样腺癌伴鳞状细胞分化,部分区域变性坏死(转移性癌)。

3. 右附件、阑尾、大网膜、双侧髂内、外淋巴结均未见癌累及。

【讨论分析】

1. 生殖道恶性肿瘤转移至卵巢少见,据北京协和医院 66 例卵巢转移癌原发癌分析,来自生殖道恶性肿瘤仅 10 例占 15.2%(其中来自子宫 5 例,来自输卵管 4 例,来自宫颈仅 1 例)。柴芸等报道了子宫内膜癌 321 例,病理检查证实卵巢转移者 15 例,发生率为 4.7%。

2. 目前认为子宫内膜癌发生卵巢转移途径可能有二:经输卵管直接蔓延或癌细胞经肌层浸润至卵巢;另一途径为淋巴转移。子宫内膜癌的转移与年龄有关,年轻患者易发生转移,卵巢转移往往先于其他脏器的转移。

3. 病理报告前,临床医师、超声医师的印象,都考虑为原发性卵巢癌,切下子宫,拍了标本,虽然发现子宫大于正常,也没有去剖视深究,当时剖开看一眼子宫,也许对诊断会有新的看法。所幸手术按常规要求实施,患者治疗未受影响。

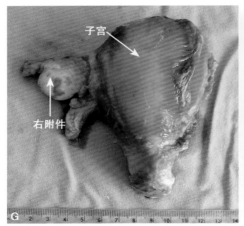
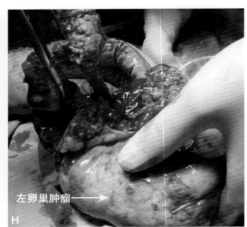
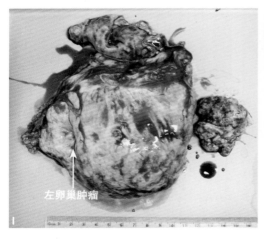
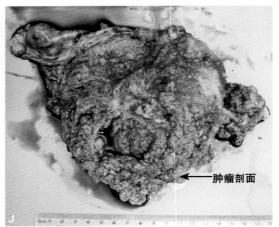

图 6-1-39 子宫内模样腺癌卵巢转移癌

G. 大体所见:子宫增大,右侧附件外观似正常;H. 大体所见:剖视肿瘤局部其内大量血性液体;I. 大体所见:左侧输卵管及卵巢肿瘤,肿瘤呈紫色,有包膜,形态不规则;J. 大体所见:剖视肿瘤内部呈烂鱼肉样,流出大量血性液体

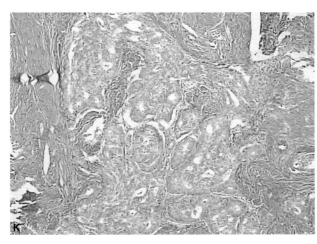 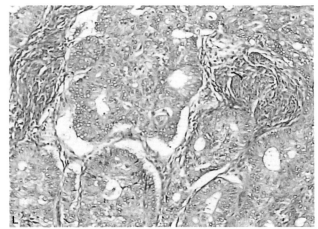

图 6-1-39　子宫内模样腺癌卵巢转移癌
K. 低倍:呈岛状的腺癌细胞巢周围纤维组织包绕,大量炎性细胞浸润;L. 高倍:实性腺癌巢有小腺管样结构,部分伴鳞状细胞分化

病例 6-1-40　双侧卵巢转移性腺癌

【临床资料】

50 岁,胃癌术后 3 个月余,发现附件肿瘤 1 个月余入院。入院体检:心、肝、脾、肺未及明显异常,腹软,无压痛及反跳痛。月经周期 30 天,经期 7 天,无痛经。妇科检查:外阴已婚式,阴道通畅,宫颈光滑,子宫大小正常。子宫后方、左侧附件区可及直径 8cm 大小包块,质硬,活动度欠佳。右侧附件区触诊不清。入院后检查肿瘤标志物:癌胚抗原(CEA)16.44μg/L,CA199(糖类抗原 19-9)>1000.0KU/L,糖类抗原 125(CA125) 46.13KU/L。

【超声表现与提示】

子宫前位,大小为 4.8cm×3.8cm×4.2cm,形态正常,轮廓尚清,肌层回声不均匀,后壁内见 1.3cm×1.0cm 低回声区,周边见血流信号,记录到动脉阻力指数为 0.77。子宫内膜厚 0.4cm,宫颈前后径 2.9cm。右侧卵巢大小正常,左侧卵巢显示不清。左侧附件区见大小 15.1cm×7.8cm 的混合性回声,有包膜,形态不规则,以实性为主,实性回声内部有血流信号,记录到动脉阻力指数为 0.56(图 6-1-40A ~ D)。

超声提示:左侧附件区囊实性肿瘤,子宫平滑肌瘤。

【术中情况】

患者麻醉成功后取平卧位,进入腹腔探查:盆腹腔内见 500ml 淡黄色腹水,未触及大网膜异常,子宫正常大小,双侧输卵管外观未见异常,双侧卵巢肿瘤大小分别为:左 7.0cm×8.0cm,右 8.0cm×9.0cm,表面光滑,右侧卵巢肿瘤盆腹腔粘连,行全子宫加双侧附件切除术。

【大体标本】

见图 6-1-40E、F。

【病理诊断】

见图 6-1-40G、H。

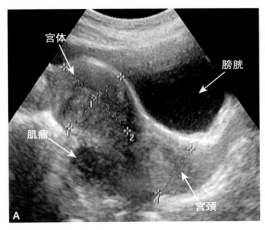 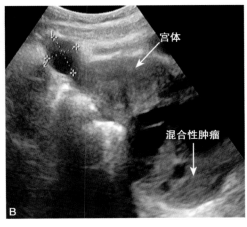

图 6-1-40　双侧卵巢转移性腺癌
A. TAS 纵切:子宫前位,大小及形态正常,后壁内见 1.3cm×1.0cm 低回声区;B. TAS 横切:子宫左后方见大小 15.1cm×7.8cm 的混合性回声,有包膜,形态不规则,以实性为主

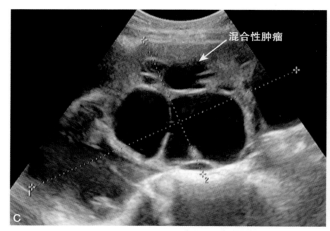

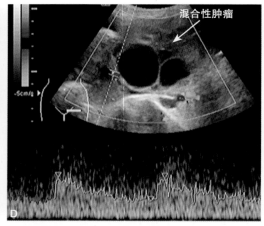

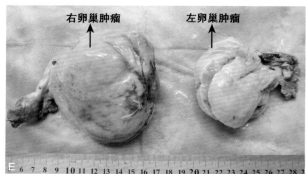

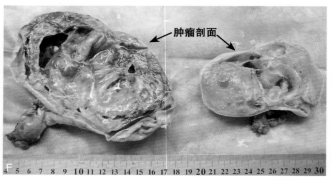

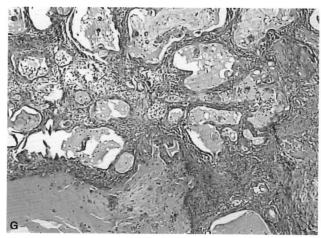

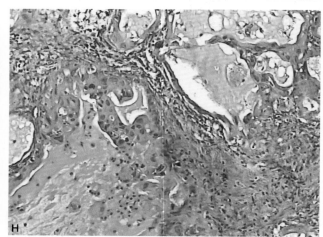

图 6-1-40　双侧卵巢转移性腺癌

C. TAS 多切面扫查:肿瘤内部除了实性成分外,还可见片状无回声区;D. TAS 横切:肿瘤实性回声内部有血流信号,记录到动脉阻力指数为 0.56;E. 大体外观:右侧卵巢大小为 8.0cm×9.0cm,左侧卵巢大小为 7.0cm×8.0cm,表面光滑。形态不规则。F. 大体剖面:双侧卵巢均显示囊实相间,囊内见黏性液体;G. 低倍:反应性改变的纤维成分间见大小不一的腺管,腺管内有黏液样物;H. 高倍:左侧显示纤维组织中见腺管不完整黏液湖,癌细胞异型明显,部分变性,部分癌细胞脱落,黏液中见印戒样细胞,炎性细胞浸润

1. 双侧卵巢转移性腺癌,右输卵管见癌累及。

2. 子宫平滑肌瘤。

【讨论分析】

本病例只经腹部超声检查,对右侧卵巢判断有误,因而将双侧卵巢肿瘤提示为一侧肿瘤,如经阴道超声复查一次,情况会有所不同。经阴道超声检查卵巢其图像的清晰度明显提升。

七、卵巢瘤样病变

卵巢瘤样病变的定义是指卵巢上有类似肿瘤的肿块,而不具有真性肿瘤基本特征的病变者。肉眼和声像图上虽可见似肿瘤样的肿块,巨检及(或)镜检证实可伴有或不伴有细胞增生,并不是赘生性者。在女性生殖器官中,卵巢的瘤样病变种类繁

多。多发生于生育年龄,是各年龄期妇女均可发生的一组病因、病理、临床表现各异的疾病,多发生于生育年龄。依据20世纪90年代世界卫生组织(WHO)卵巢肿瘤组织学提供的分类法,卵巢瘤样病变包括:单发性滤泡囊肿、多发性滤泡囊肿(多囊卵巢)、妊娠期和产褥期巨大孤立性黄素化滤泡囊肿、高反应性黄体、黄体囊肿、妊娠黄体瘤、异位妊娠、间质卵泡膜增生、间质增生、重度水肿、纤维增生症、子宫内膜异位症、单纯囊肿、炎性病变、卵巢冠囊肿。近年国内大样本指出,卵巢瘤样病变占卵巢肿瘤的27.1%。

卵巢瘤样病变可以是生理性的,也可以是病理性的。在病理方面,可以发生于单侧,也可双侧,病变组织可局限亦可呈弥漫性。部分卵巢瘤样病变导致卵巢功能发生异常。有的卵巢瘤样病变若发生扭转、出血或破裂,临床上引起急腹症。特别注意卵巢瘤样病变临床上常易与卵巢真性肿瘤相混淆,而且正常卵巢也有表现为囊状外观的。大多卵巢瘤样病变在声像图上的表现为无回声区的特征。因此,超声检查切忌掉以轻心,应注意鉴别。而且有些卵巢瘤样病变的最后的诊断要由病理诊断。

现依据笔者所在医院所见的资料分别描述如下:

1. 单发性滤泡囊肿
病例 6-1-41 单发性滤泡囊肿
【超声表现】
见图 6-1-41。

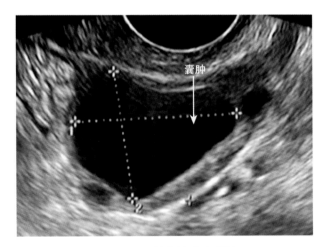

图 6-1-41 单发性滤泡囊肿
TVS 显示:卵巢内见直径约 2cm 的无回声区,壁薄,囊内液体清亮

【讨论分析】
单发性滤泡囊肿又称卵泡囊肿,由于滤泡不破裂,滤泡液积聚而形成。直径多在 2.5~5cm 之间,卵泡液中含有雌激素。

其形成机制有二:
(1) 下丘脑-垂体-卵巢轴功能紊乱,导致卵巢过度生长及分泌,形成囊肿。
(2) 卵巢白膜增厚,卵泡排卵困难。多为单侧卵巢,表面光滑,壁薄,内壁光滑。临床上无症状,无需治疗,两个月后多自行消失。

2. 多发性滤泡囊肿(多囊卵巢)
病例 6-1-42 多发性滤泡囊肿(多囊卵巢)
【临床资料】
26 岁,结婚 4 年不育,激素检查正常,拟行人工辅助生育。
【超声所见】
子宫前位。大小形态正常。双侧卵巢稍大,卵泡较小,大约为 0.5cm,呈项珠样排列于卵巢皮质。卵巢髓质回声可增强(图 6-1-42)。

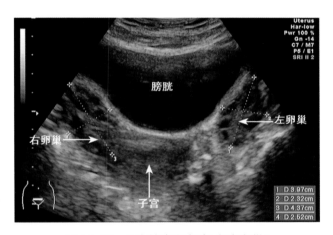

图 6-1-42 多发性滤泡囊肿(多囊卵巢)
TAS 显示:双侧卵巢稍大,卵泡较小,大约为 0.5cm,呈项珠样排列于卵巢皮质。卵巢髓质回声可增强

3. 黄体囊肿
病例 6-1-43 黄体囊肿
【超声表现】
一侧卵巢排卵后,其内见圆形无回声区,有包膜,直径约为 2~3cm,称囊状黄体,如直径大于 3cm 称黄体囊肿(图 6-1-43A~C)。
【讨论分析】
(1) 卵巢排卵后,卵泡形成黄体,黄体中心纤维核积聚大量液体,形成囊肿直径一般在 3~4cm 左右,单房单侧,内含液体为黄色,囊壁呈琥珀色,光滑,半透明,内壁衬有由黄体细胞组成的黄色膜层,周围有毛细血管网所包绕,彩色多普勒可清晰显示血管网,呈彩环征,其内动脉为低阻力,这一特征与卵泡囊肿及其他囊肿有重要鉴别意义。
(2) 黄体的声像图表现可以多样,当黄体中心纤维核未积聚液体,黄体由其内壁衬的黄体细胞组成的黄色膜层构成而呈实性;当黄体中心纤维核积聚一定量液体,黄体内壁衬的黄体细胞组成的黄色膜层仍有一定厚度声像图呈混合性;当黄体中心纤维核积聚大量液体,黄体内壁衬的黄体细胞组成的

黄色膜层被挤压变薄,囊壁为膜状,因而呈囊性。当黄体呈实性表现时注意与卵巢肿瘤相鉴别,前者多短期内变为混合性或囊性。黄体尚应与输卵管妊娠相鉴别,后者有停经史,尿妊娠试验、血 β-hCG 呈阳性反应,阴道流血等表现有助于鉴别。

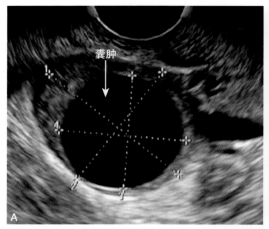
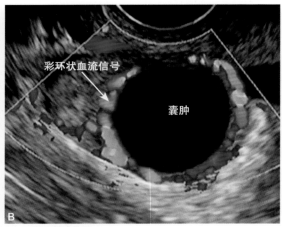
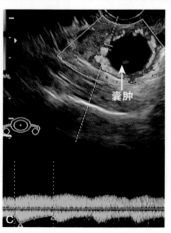

图 6-1-43　黄体囊肿

A. TVS 显示:卵巢内见直径 3.5cm 圆形无回声区,有包膜;B. TVS 显示:圆形无回声周边见彩环状血流信号;C. TVS 显示:彩环状血流信号中记录到低阻力动脉频谱

4. 卵巢黄素化囊肿(又称高反应性黄体)　卵巢黄素化囊肿也称高反应性黄体,系妊娠滋养细胞疾病(完全性葡萄胎、侵蚀性葡萄胎、胎盘部位葡萄胎、绒毛膜癌)的滋养细胞产生大量的 hCG 人绒毛膜促性腺激素,使卵泡壁的细胞发生黄素化,分泌大量液体,形成囊肿。少数可见于单胎妊娠、双胎妊娠。近年来,试管婴儿的开展,医源性诱导排卵,引起的卵巢过度刺激综合征,卵巢的改变与黄素化囊肿同理。

卵巢黄素化囊肿多发生在双侧卵巢,体积变化极大,小的仅在显微镜下检查到,大的可填满整个盆腔,其发生率因检查的方法不同差异较大,大约为 20% ~60% 。

囊肿表面光滑,壁薄,内含淡黄色清亮液体,囊

肿为多房性,显微镜下见囊肿内壁有 2 ~3 层黄素化细胞,囊液中含有 hCG,大多不产生临床症状,当有上述疾病时,妇科检查附件区发现囊肿,即可诊断。B 型超声是最方便、可信的诊断工具。

卵巢黄素化囊肿在治疗原发病后,一般 2 ~4 个月,少数可延迟至 6 个月自然消退,无需特殊治疗,如存在较大的囊肿,患者血中的 hCG 下降缓慢,消失的时间延长。若由促排卵药物引起,停药后很快消失。

病例 6-1-44　黄素囊肿(双侧)

【临床资料】

30 岁,阴道不规则流血 1 周就诊。笔者所在医院超声检查提示:葡萄胎。遂收入院。两次清宫后,超声见子宫前壁有局灶性血流丰富区,检查 β-

hCG 阴性出院。出院 20 天后又出现阴道流血来复查：β-hCG 升高为 2774.8IU/L，再次超声检查，结果见报告。

【超声表现与提示】

子宫前位，大小及形态大致正常，轮廓尚清，肌层回声不均匀，子宫内膜厚 0.4cm，宫颈前后径 2.5cm。子宫前壁见 2cm×2cm 的无回声区，无回声区为彩色血流充填呈涡流状，记录到动脉频谱，阻力指数为 0.21。双侧卵巢见直径 4cm 的无回声区（图 6-1-44A～D）。

超声提示：结合临床侵蚀性葡萄胎可能，并有黄素囊肿。

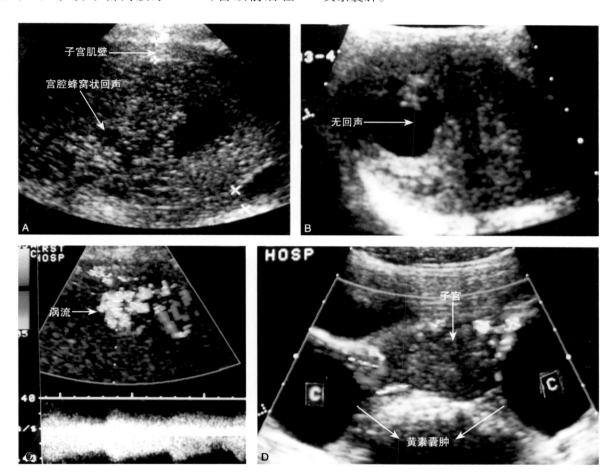

图 6-1-44　黄素囊肿（双侧）

A. TAS 纵切：子宫前位，明显增大，肌壁厚 0.8cm，宫腔内见大片蜂窝状回声并夹有片状无回声区，与子宫肌壁分界清（第一次清宫前检查所见）；B. TAS 纵切：子宫前壁见 2cm×2cm 的无回声区（出院两周后所见）；C. TAS 纵切：子宫前壁无回声区为彩色血流充填呈涡流状，记录到动脉频谱，阻力指数为 0.21；D. TAS 横切：双侧卵巢见直径 4cm 的无回声区（黄素囊肿）

【讨论分析】

葡萄胎患者常有双侧卵巢增大，形成囊肿其发生率文献报道不一，根据临床医师的经验估计发生率在 50%～60%。推测其发生原因是由于垂体分泌的黄体生成素（LH）及肿瘤的 hCG 的双重作用，使之过度黄素化所致。黄素囊肿的壁很薄，内衬 2～3 层黄素化的卵泡膜细胞。囊肿大小不一，直径可从 1～15cm，内容物为淡黄色液体。一般不产生症状，在葡萄胎被清除后，常会自行缩小而消失。以后卵巢恢复正常形态，功能不受影响，故患葡萄胎时出现黄素囊肿不应干涉。黄素囊肿的出现有作者认为是一种防御机制，对以后向恶性发展起制动机制，也有作者观察黄素囊肿持续存在，并不断增大，提示恶变的可能性增加。本例随访结果化疗治疗后 β-hCG 正常，黄素囊肿随之消失。

病例 6-1-45　黄素囊肿（双侧）

【临床资料】

28 岁，外院行人工流产后，阴道不规则流血 1 周就诊。β-hCG 升高为 6352.8IU/L，收入院。

【超声表现与提示】

子宫前位,大小及形态大致正常,轮廓尚清,肌层回声不均匀,子宫内膜不清,宫颈前后径 2.8cm。子宫左前壁见 2cm×2cm 的彩色血流丰富区,记录到动脉频谱,阻力指数为 0.31。双侧卵巢见直径 8cm的无回声区,分叶状,内有多个分隔(图 6-1-45A)。

超声提示:结合临床侵蚀性葡萄胎可能,并有黄素囊肿。

【大体标本】

见图 6-1-45B。

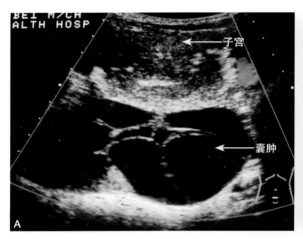
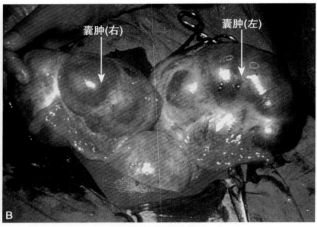

图 6-1-45 黄素囊肿(双侧)

A. TAS 横切:子宫肌壁左侧见彩球样血流丰富区,其后方见直径约 8cm 的无回声区,有包膜,分叶状,内有多个分隔;
B. 术中照片:显示双侧黄素囊肿,位于子宫底部两侧并见正常输卵管[引自:Enrique Hernandez, M. D. Barbara F. Atkinson, M. D. 主编(美). 袁耀萼主译. 临床妇科病理学. 人民卫生出版社,1998:468]

【讨论分析】

本病例随病情加重,出现黄素囊肿并逐渐增大。

病例 6-1-46 卵巢黄素化囊肿

【临床资料】

25 岁,停经 4 个月余来做产前超声检查。查血 β-hCG>100 000IU/L。

【超声表现与提示】

第一次检查:子宫增大,其内见胎儿、羊水及胎盘。胎儿测量指标如下:双顶径 3.11cm、头围 11.88cm、腹围 9.85cm、股骨长 1.84cm,胎心率 156bpm。右侧卵巢大小为 5.9cm×4.7cm,左侧卵巢大小为 7.0cm×4.3cm,均明显增大呈多囊状改变,囊壁有血流信号,记录到动脉阻力阻力指数为 0.68。查血 β-hCG>100 000IU/L(图 6-1-46A、B)。

超声提示:单活胎,中孕 15W5D,双侧卵巢过度反应性黄素化囊肿。

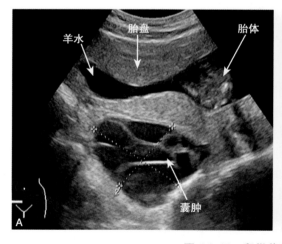
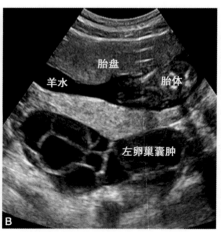

图 6-1-46 卵巢黄素化囊肿

A. TAS 纵切:子宫增大,其内见胎体、羊水及胎盘。其后见增大的多房性卵巢;B. TAS 纵切:左侧卵巢大小为 7.0cm×4.3cm,明显增大呈多囊状改变

两个月后做系统胎儿产前筛查,查血 β-hCG 509 94IU/L。

右侧卵巢大小为 4.6cm×3.9cm,左侧卵巢大小为 6.4cm×4.2cm,呈多囊状改变。

胎儿测量指标如下:双顶径 5.60cm、头围 21.38cm、腹围 19.15cm、股骨长 4.08cm。胎儿

解剖系统观察未发现明显异常,羊水及胎盘正常,脐带横切呈吕字形,彩色表现为红蓝相间,膀胱切面显示左侧脐带动脉缺如(图 6-1-46C ~ F)。

超声提示:单活胎,中孕23W3D,单脐动脉,双侧卵巢过度反应性黄素化囊肿(较前次缩小)。

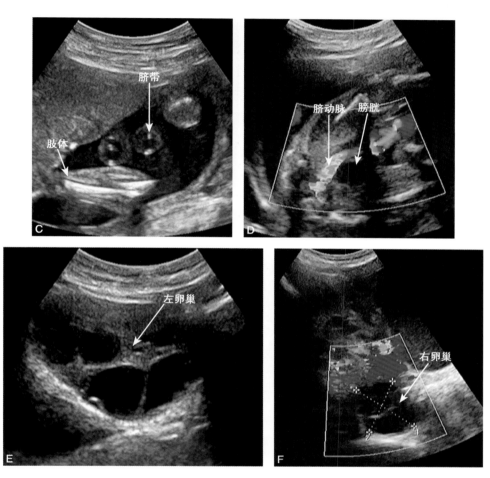

图 6-1-46　卵巢黄素化囊肿
C. TAS 检查:单脐动脉呈吕字形;D. TAS 检查:彩色血流显示胎儿膀胱一侧脐动脉缺失;
E. TAS检查:孕 24 周左侧卵巢变小;F. TAS 检查:孕 24 周右侧卵巢变小

【讨论分析】

过度反应性黄素化囊肿是由于妊娠产生大量的绒毛膜促性腺激素(β-hCG),使卵巢卵泡壁的卵泡膜细胞发生黄素化,分泌大量液体形成囊肿,一般正常妊娠6~8 周达高值(β-hCG 为 15 000 ~ 200 000IU/L),然后逐渐下降(2 ~ 3 个月 10 000 ~ 100 000IU/L)并消退。少数患者发生于双胎妊娠,偶见于单胎妊娠。本例妊娠期已 4 个月,双侧卵巢肿大呈多囊状,查血 β-hCG>100 000IU/L,属黄体高反应所致,且易误为多房性卵巢囊肿而进行处理。随访至 5 个月,胎儿发育正常。查血已下降为 β-hCG 50 994IU/L,双侧

卵巢体积缩小。

病例 6-1-47　高反应性黄素化囊肿
【临床资料】

27 岁,原发性不孕,服用氯米芬,B 超观察卵泡发育情况:早期表现为双侧卵巢增大,卵泡增多,继续用药约 3 个月,相继出现腹水、胸水,卵巢增大占据整个腹腔,患者腹部外观似足月孕妇。继而患者停经,尿 hCG(+),不久因急腹症在上级医院行急诊手术,术后诊断为宫外孕。停药后很快恢复。

【超声表现与提示】

服药前检查:子宫前位,大小及形态正常,轮廓

尚清,肌层回声均匀,子宫内膜厚 1.03,宫颈前后径 2.9cm。右侧卵巢大小为 2.3cm×1.5cm,左侧卵巢大小为 1.4cm×0.9cm,均未见明显异常。服药约 3 个月检查:子宫前位,大小及形态正常,浸于无回声

内,下腹部见 20.65cm×7.63cm×21.11cm 呈多房性囊性肿瘤,双侧卵巢不能显示,双侧胸腔、肝肾间、脾肾间、双侧腹、双侧髂窝处均可见游离性无回声(图 6-1-47A ~ D)。

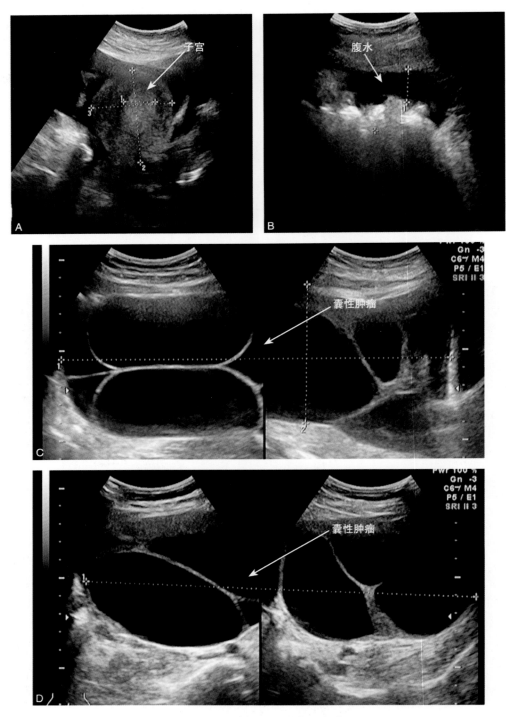

图 6-1-47 高反应性黄素化囊肿
A. TAS 纵切:子宫前位,大小及形态正常,子宫周围见无回声;B. TAS 纵切:侧腹见 2.0cm 无回声;C. TAS 纵切:下腹部见巨大多房性囊性肿瘤,有包膜,边界清晰;D. TAS 横切:下腹部见巨大多房性囊性肿瘤,横径达 20cm

【术中情况】

患者取平卧位,麻醉成功后,进入腹腔探查:腹腔见血性液体约1500ml,子宫饱满,表面光滑,右侧输卵管壶腹部增粗形成约3cm×2cm包块,呈紫蓝色,并见0.5cm破口,有活动性出血。左侧输卵管外观无异常。双侧卵巢体积增大,右侧卵巢大小12cm×10cm,左侧卵巢大小10cm×8cm,双侧卵巢表面呈桑葚样改变,见多个囊腔。行右侧输卵管开窗取胚术加双侧卵巢打孔术。

【病理诊断】

右侧输卵管妊娠。

【讨论分析】

近年来,诱导排卵的应用,引起的卵巢过度刺激综合征样改变,与黄素囊肿相近。一般无临床症状,治疗原发病,囊肿会随之慢慢消退,无需特殊治疗。本病例由于用促排卵药而引起一系列症状,停药后,很快恢复正常。

5. 单纯囊肿(又称系膜囊肿)

病例6-1-48　输卵管系膜囊肿

【临床资料】

46岁,月经量增多3年入院。入院体检:心、肝、脾、肺未及明显异常,腹软。妇科检查:外阴已婚式,阴道通畅,宫颈外口可见纳氏囊肿,子宫如孕2个月大小,右侧附件区可触及直径4cm包块,囊性,活动度可。入院后查血:癌胚抗原(CEA)3.99μg/L,甲胎蛋白(AFP)2.87μg/L,糖类抗原125(CA125)20.22KU/L。

【超声表现与提示】

子宫前位,大小6.8cm×5.8cm×6.8cm,形态大致正常,轮廓不光滑,肌层回声不均匀,前壁、宫底部、左侧壁、宫颈前唇分别见大小不一的低回声区,最大的一个位于宫颈前唇,直径约为2cm,血流丰富,并有血流束来自子宫下段,子宫内膜厚1.0cm,宫颈前后径3.4cm。右侧卵巢未显示。右侧附件区见大小5.6cm×4.3cm的无回声区,边界清晰,囊壁有血流信号显示,动脉阻力指数为0.55。左侧卵巢大小为3.8cm×1.7cm,未见异常回声(图6-1-48A、B)。

超声提示:多发子宫肌瘤,右侧附件区囊肿。

【术中情况】

在连续硬膜外麻醉下行剖腹探查术,术中探查:子宫增大如孕2个月,活动度尚好,与周围组织无明显粘连,右侧输卵管系膜见直径4cm囊性包块,囊液清亮,与周围组织无明显粘连,右侧卵巢与左侧附件外观无异常。行全子宫及右侧输卵管切除术。

【大体标本】

见图6-1-48C、D。

【病理诊断】

见图6-1-48E、F。

1. 子宫血管平滑肌瘤。

2. 慢性宫颈炎伴纳氏囊肿。

3. 输卵管系膜囊肿。

【讨论分析】

单纯性囊肿多为卵巢单侧单房,壁薄,内含清亮液体,囊壁内衬为扁平细胞或无细胞的纤维结缔组织组成,组织学无法确定来源。

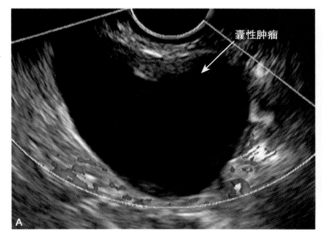
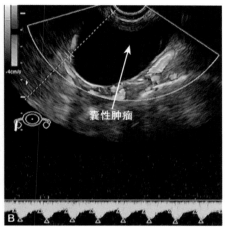

图6-1-48　输卵管系膜囊肿

A. TVS显示:右侧附件区见大小5.6cm×4.3cm的无回声区,边界清晰;B. TVS显示:右侧附件区囊肿囊壁有血流信号显示,动脉阻力指数为0.55

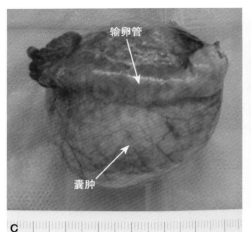
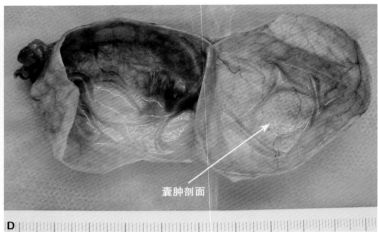
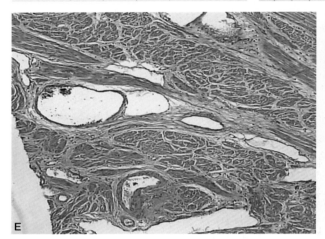
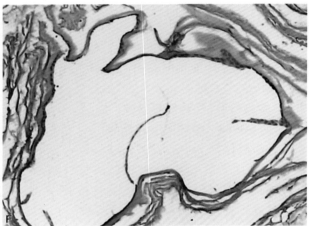

图 6-1-48 输卵管系膜囊肿

C. 大体所见:囊肿附着于输卵管上;D. 剖开囊肿,囊液清亮,囊壁菲薄;E. 低倍:图中管状的为血管,巢状红染组织为横切的平滑肌组织;F. 高倍:显示一个完整小囊,囊腔衬附单层立方上皮,周围是纤维结缔组织

6. 卵巢冠囊肿

病例 6-1-49 卵巢冠囊肿

【临床资料】

22 岁,阴道流血一个月余入院。入院体检:心、肝、脾、肺未及明显异常,腹软,无压痛。妇科经肛门检查:子宫后位,大小正常,子宫上方扪及直径约 12cm 的包块,囊性,活动度欠佳。

【超声表现与提示】

子宫前位,大小 5.5cm×4.3cm×5.4cm,形态正常,轮廓光滑,肌层回声均匀,子宫内膜居中,厚1.0cm,宫颈前后径 3.1cm。左侧卵巢大小 2.7cm×2.1cm,右侧卵巢大小 1.8cm×1.3cm,均未见异常回声,子宫左前方见 15.8cm×10.0cm 的无回声区,边界清晰,形态规则(图 6-1-49A～C)。

超声提示:盆腔囊肿。

【术中情况】

患者麻醉下取平卧位,行剖腹探查术,术中探查:子宫饱满,左侧卵巢冠部可见一个直径 13cm 的囊肿,左侧输卵管延长,附着于囊肿表面,囊内为清亮水样液体。左侧卵巢大小正常,右侧附件外观无异常。行左侧卵巢囊肿剥除术。

【病理诊断】

卵巢冠囊肿。

【讨论分析】

卵巢冠囊肿既往术前误诊率高,超声检查时对生育年龄妇女发现单侧、薄壁、囊液呈无回声的囊肿,应仔细找双侧卵巢,若分辨清楚囊肿与双侧卵巢无关连,有助于诊断卵巢冠囊肿。

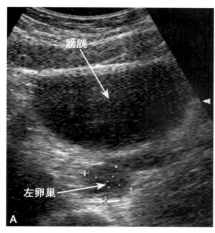
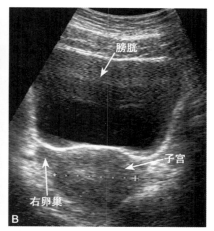
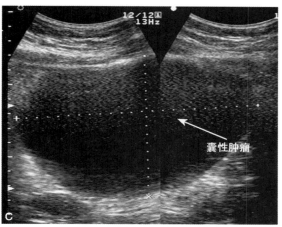

图 6-1-49 卵巢冠囊肿

A. TAS 横切显示：左侧卵巢大小形态正常；B. TAS 横切显示：子宫横切面见右侧卵巢大小形态正常；C. TAS 横切显示：子宫左侧见直径约 12cm 的囊性肿瘤，有包膜

病例 6-1-50 卵巢冠囊肿 卵巢副中肾管囊肿

【临床资料】

26 岁,间断下腹痛 5 个月入院。月经周期 30 天,经期 4~6 天,有痛经;生育史:未婚。妇科检查:外阴已婚式,阴道畅,软,宫颈光滑,子宫正常大小,活动度可,左侧附件区可扪及一约 6cm×8cm 包块,右侧附件未及异常。

【超声表现与提示】

子宫前位,大小 4.2cm×3.0cm×3.8cm,形态正常,轮廓清晰,肌层回声均匀,子宫内膜厚 0.6cm。右侧卵巢大小 3.6cm×2.5cm,左侧卵巢大小 3.2cm×1.9cm,子宫左后方见大小 7.7cm×5.9cm×8.6cm 的无回声区,边界清晰,内见分隔光带,囊壁上有血流信号显示,测得动脉频谱,阻力指数 0.56(图 6-1-50A~F)。

超声提示:左侧附件区囊肿,卵巢冠囊肿待排

(左)。

【术中情况】

患者麻醉后取仰卧位,常规消毒铺巾,导尿,取脐上缘切口约 1cm,气腹顺利,置镜探查:网膜广泛粘连于腹膜,乙状结肠粘连于左侧子宫角部,左侧附件显示不清,子宫正常大小,质中,形态规则,左侧卵巢肿瘤约 7cm×8cm,左侧输卵管未显示。于囊肿突出处电切开约 1cm 切口,吸引器吸尽囊内液,囊内液呈褐色,清亮,完整剥离囊壁,创面电凝止血,放入无菌塑料袋一个,将术中切除物放入袋中取出。

【病理诊断】

卵巢副中肾管囊肿(图 6-1-50G、H)。

【讨论分析】

(1)卵巢冠囊肿又称为卵巢旁囊肿、输卵管旁囊肿、阔韧带囊肿,为女性非生殖器官的囊性肿物中

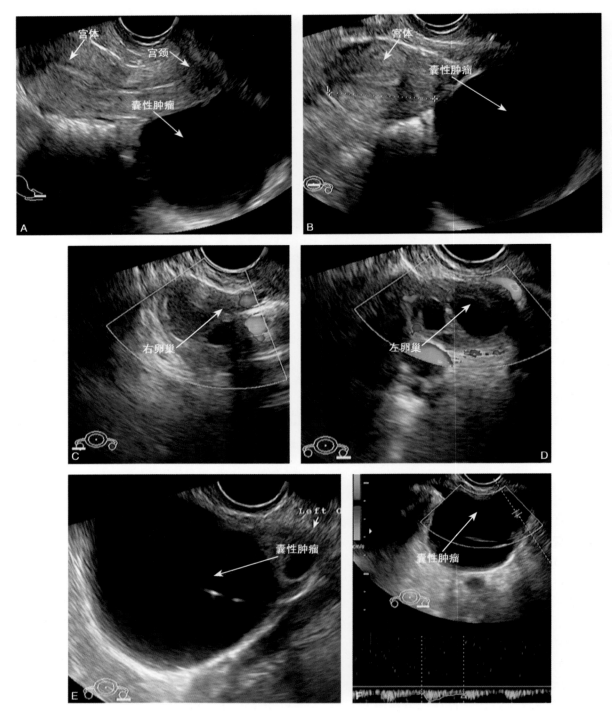

图 6-1-50 卵巢冠囊肿 卵巢副中肾管囊肿

A. TVS 纵切显示：子宫大小及形态正常。子宫后方见一类圆形暗区，有包膜；B. TVS 横切显示：子宫左侧见一类圆形暗区，边界清；C. TVS 显示：右侧卵巢大小及形态正常，与囊肿无联系；D. TVS 显示：左侧卵巢大小及形态正常，与囊肿无联系；E. TVS 局部放大显示：见大小 7.7cm×5.9cm×8.6cm 的无回声区，边界清晰；F. TVS 局部放大显示：囊壁上有血流信号显示，测得动脉频谱，阻力指数 0.56

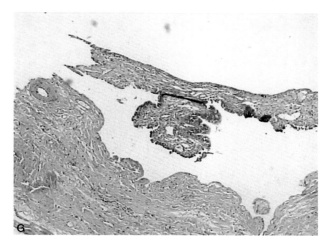 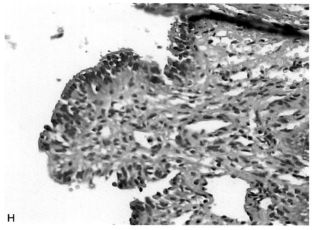

图 6-1-50 卵巢冠囊肿 卵巢副中肾管囊肿

G. 低倍:囊壁组织,衬附上皮为柱状上皮组织,部分脱落;H. 高倍:囊壁衬附的柱状上皮组织轻度增生,其下间质较多小血管

最常见的一种。表示输卵管、卵巢周围在阔韧带两叶之间的一些囊肿。分为有蒂及无蒂两种。卵巢冠囊肿非真性肿瘤,为起源于午非管(中肾管和中肾小管)或米勒管(副中肾管)残迹的囊肿,可位于阔韧带的任何部位,可发生于任何年龄。常见的典型阔韧带囊肿为副中肾管起源,位于阔韧带内,体积较大,直径平均 8~15cm,可将子宫向上或向一侧推移,输卵管往往紧贴囊肿表面被牵拉成扁平而细长。刘桂馨等(1990)统计分析 117 例卵巢冠囊肿,源于副中肾管者 86 例,占 73.5%。故此认为大多数卵巢冠囊肿来源副中肾管,可能与副中肾管上皮分泌液体,致囊腔扩张形成囊肿有关。据文献报道,中肾结构来源的囊肿较小,副中肾结构来源的囊肿较大,间皮细胞形成的囊肿最大,囊肿直径在 5cm 以下时很少有症状,直径大于 5cm 者,多有胀痛感,发生部位从阔韧带内沿子宫旁、宫颈旁都可发生,偶见报道发生于子宫肌壁内,一般为单侧性,双侧极少。囊壁菲薄光滑,囊壁与阔韧带腹膜间有一层疏松结缔组织,使囊肿具有活动性并易于手术摘除。囊壁的表面和被覆的阔韧带两叶上的血管相互重叠交错的图像,有助于诊断。有蒂者非常容易摘除,无蒂者须先切开阔韧带前叶,将囊肿从阔韧带间的结缔组织中挖出。

(2)卵巢冠囊肿(阔韧带囊肿)其部位与卵巢相近,常易误诊为卵巢囊肿或附件区的炎性肿瘤,临床术前确诊的不多,超声检查显示子宫与双侧卵巢图像,则其旁的肿物多为卵巢冠囊肿,有助于提高诊断率,腹腔镜直接观察比超声可靠。最后诊断依靠病理。

(3)本例术前在外院超声检查由于没有描述双侧卵巢难以为推测囊肿的来源提供信息。妇科超声检查仔细观察卵巢,测量并描述是不可缺少的常规工作。本例为无蒂的囊肿,手术经过困难。

病例 6-1-51 副中肾管囊肿

【临床资料】

25 岁,腹痛 7 天,发现附件包块 2 天入院。月经周期 35~37 天,经期 4 天,无痛经。入院体检:心、肝、脾、肺未及明显异常,腹软,无压痛及反跳痛,移动性浊音(-)。妇科检查:外阴已婚式,阴道通畅,宫颈光滑,无抬举痛,子宫前位,大小正常,左侧附件区可及直径 6cm 包块,囊实性,有压痛。右侧附件区未及异常。入院后检查癌胚抗原、甲胎球蛋白、糖类抗原 125 均为阴性。

【超声表现与提示】

子宫前位,大小为 4.8cm×3.4cm×4.3cm,肌层光点分布均匀,子宫内膜厚 0.9cm,直肠子宫陷凹可见前后径 1.5cm 的液性暗区。右侧卵巢大小为 2.5cm×2.0cm,未见明显异常回声。左侧卵巢大小为 5.7cm×5.1cm,内见大小为 4.1cm×4.3cm 的无回声,其内见絮状及点状稍强回声,测得动脉阻力指数为 0.61。子宫右后方见一大小为 4.8cm×3.5cm 的无回声区,有包膜,边界清晰,囊壁上有血流信号,与右侧卵巢关系密切(图 6-1-51A~D)。

超声提示:盆腔囊肿(右侧输卵管积液? 右侧输卵管系膜囊肿?),左侧卵巢黄体囊肿,直肠子宫陷凹积液。

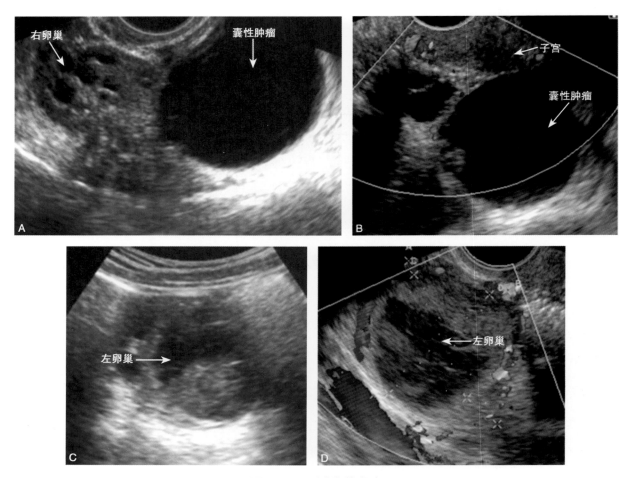

图 6-1-51　副中肾管囊肿
A. TVS 纵切:子宫前位,大小及形态正常,右侧卵巢未见异常,子宫右后方见直径 4.8cm 无回声区,与右侧卵巢分界清;B. TVS 纵切:子宫右侧囊肿内侧见小片管状无回声区,弯曲成团,有分隔;C. TVS 横切:左侧卵巢增大,内见大小为 4.1cm×4.3cm 的无回声区,类圆形,其内絮状及点状稍强回声;D. TVS 横切:左侧卵巢内部无回声区,周边血流信号丰富,呈环状,记录到动脉阻力指数为 0.61

【术中情况】

患者取平卧位,麻醉成功后,置镜进入腹腔探查:子宫稍饱满,左侧附件和肠壁粘连包裹形成约 5cm 包块,右侧输卵管系膜处见直径约 6cm 大小囊性包块,与肠管及盆壁粘连,双侧输卵管粘连、积水、增粗,输卵管伞端包裹不清。盆腹腔见广泛膜状粘连。双侧卵巢外观未见异常,腹腔镜行右侧输卵管系膜囊肿剥除加双侧输卵管造口术加盆腔粘连分解术。

【病理诊断】

副中肾管囊肿(右)(图 6-1-51E、F)。

【讨论分析】

卵巢冠囊肿的显微镜观,来源于中肾管其囊壁衬有立方形上皮,无纤毛,无明显分泌现象,基底膜清楚,外包绕平滑肌组织;来源于副中肾管者其囊壁有纤毛的立方形上皮,有明显分泌现象,无明显基底膜,有纤维肌组织;来源于间质者其囊壁为扁平上皮,少量纤维组织。

本质上这是卵巢冠囊肿依据显微镜观的分类,在超声图像上是无法识辨的。

7. 子宫内膜异位症　见第五章子宫内膜异位症。

8. 异位妊娠　见第十章异位妊娠。

9. 炎性病变　见第八章。

10. 少见及诊断不明的囊肿。

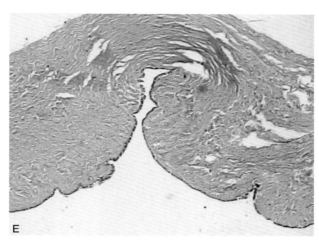
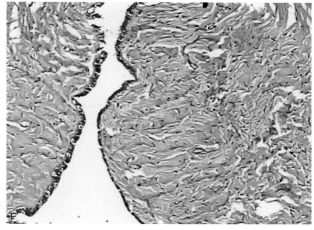

图 6-1-51 副中肾管囊肿
E. 低倍:囊壁间质均匀一致,下部为囊腔,衬附单层立方上皮细胞;F. 高倍:囊腔衬附单层立方上皮下方为平滑肌组织

病例 6-1-52 圆韧带囊肿

【临床资料】

59 岁,发现子宫肌瘤、附件包块十余年入院,入院体检:心、肝、脾、肺未及明显异常,腹软,无压痛及反跳痛,移动性浊音(-)。妇科检查:外阴已婚式,阴道通畅,宫颈轻度糜烂,子宫前位,大小正常,左侧附件区可及直径 6cm 包块,靠近盆壁,囊性。右侧附件区未及异常。

【超声表现与提示】

子宫后位,大小及形态正常,轮廓尚清,肌层回声不均匀,子宫前壁、后壁分别见直径约 2cm、3cm 的低回声区,类圆形,边界清,宫腔内见节育器强回声,子宫内膜显示不清,宫颈前后径 2.9cm。右侧卵巢大小为 2.3cm×1.5cm,左侧卵巢大小为 1.4cm×0.9cm,均未见明显异常。左侧髂窝处见直径约

6cm 的囊性包块,似有包膜,边界不清,形态不规则,囊壁有血流信号,记录到动脉阻力指数为 0.55(图 6-1-52A~D)。

超声提示:子宫肌瘤,盆腔囊性包块,宫内节育器。

【术中情况】

患者取平卧位,麻醉成功后,置镜探查:子宫饱满,外观异常,后壁见直径约 3cm 肌瘤结节突起,左侧圆韧带、阔韧带至盆壁间有一直径约 5cm 囊性包块,其底部位于腹股沟髂外动脉处,双侧卵巢外观未见异常,行腹腔镜下左侧盆壁囊肿部分囊壁剔除术。

【病理诊断】

圆韧带囊肿伴纤维增生及钙化(图 6-1-52E、F)。

【讨论分析】

这是一种少见的囊肿,需病理诊断。

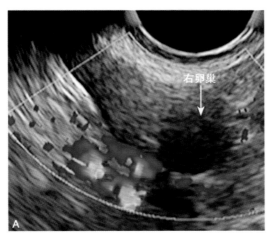
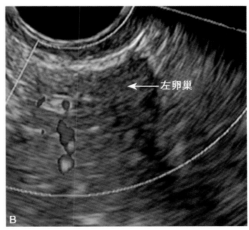

图 6-1-52 圆韧带囊肿
A. TVS 纵切:右侧卵巢大小为 2.3cm×1.5cm,未见明显异常;B. TVS 纵切:左侧卵巢大小为 1.4cm×0.9cm,未见明显异常

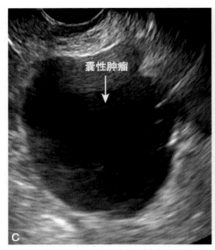
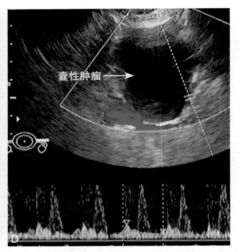
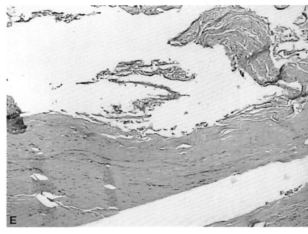
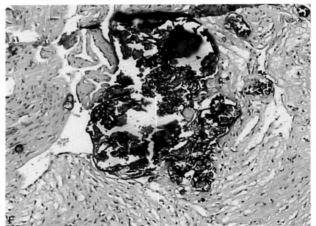

图 6-1-52　圆韧带囊肿

C. TVS 横切:左侧髂窝处见直径约 6cm 的囊性包块,有包膜,边界不清,形态不规则,边界不清晰;D. TVS 横切:囊性包块的囊壁有血流信号,记录到动脉阻力指数为 0.55;E. 低倍:囊壁组织,未见衬附上皮,间质为疏松的增厚纤维组织;F. 高倍:纤维组织中部见深染无结构的钙化成分

病例 6-1-53　卵巢浆液性囊肿

【临床资料】

26 岁,痛经十余年,加重一年入院。月经周期 28 ~ 30 天,经期 5 ~ 6 天,有痛经史。入院体检:心、肝、脾、肺未及明显异常,腹软,无压痛。妇科检查(肛诊):外阴未婚式,阴道宫颈未查,子宫前位,大小正常,左侧附件区可及直径 6cm 包块,囊性、质软、边界清。

【超声表现与提示】

子宫后位,大小 4.4cm×4.5cm×4.5cm,形态正常,轮廓光滑,肌层回声均匀,子宫内膜厚 0.7cm,宫颈前后径 3.0cm。左侧卵巢大小 2.2cm×1.8cm,右侧卵巢大小 2.3cm×1.4cm,双侧卵巢均未见异常回声。左侧附件区见大小 4.3cm×4.2cm×5.4cm 的无回声区,边界清晰,与左侧卵巢相邻(图 6-1-53A ~ C)。

超声提示:左侧附件区囊肿。

【术中情况】

患者麻醉后平卧手术台,行腹腔镜探查术,术中探查:子宫及右侧附件外观未见异常,左侧卵巢冠部与输卵管系膜之间见直径 5cm 囊肿,壁薄,表面光滑,内部液体清亮。行腹腔镜下左侧囊肿剥除术。

【病理诊断】

卵巢浆液性囊肿(图 6-1-53D、E)。

【讨论分析】

卵巢囊肿手术前误诊率高。超声检查发现囊肿时,如双侧卵巢大小及形态正常,且卵巢与囊肿的分界清晰,一般可提示卵巢冠囊肿。但本例报告为卵巢浆液性囊肿。囊肿声像图上看似简单,其实并不简单。

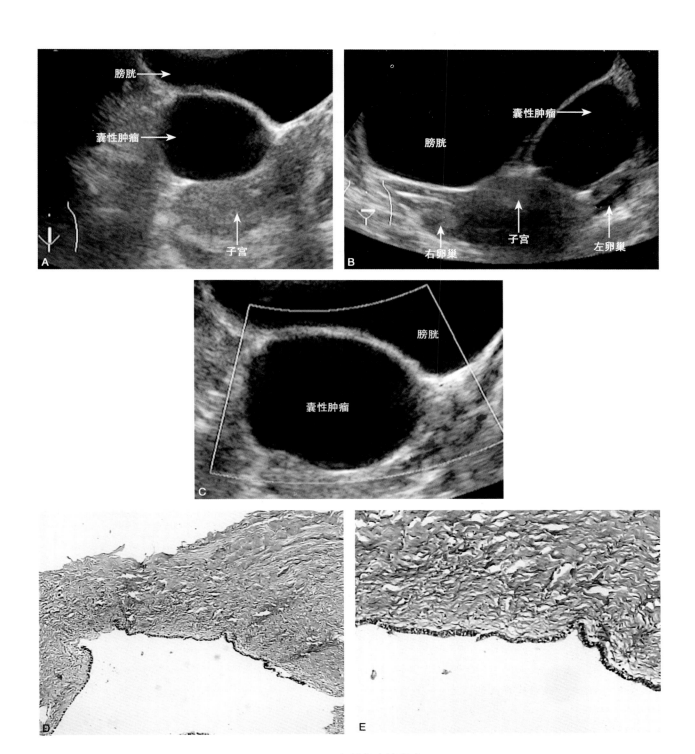

图 6-1-53　卵巢浆液性囊肿
A. TAS 纵切：子宫前方见一暗区；B. TAS 横切：显示双侧卵巢及囊肿；C. TAS局部放大：暗区内未见血流信号；D. 低倍：下方为囊腔，衬附单层上皮细胞，囊壁为纤维组织；E. 高倍：下方囊腔衬附上皮细胞较密集，可理解为轻度增生，囊壁纤维组织显示较多胶原成分

病例 6-1-54 卵巢囊肿 合并子宫腺肌病

【临床资料】

42 岁,患者因下腹胀痛伴尿频一周入院。月经周期 30 天,经期 7 天,有痛经史。生育史:G_0P_0。入院体检:心、肝、脾、肺未及明显异常,腹软,无压痛。妇科检查:外阴已婚式,阴道通畅,宫颈重度糜烂,子宫后位,质硬,边界不清,盆腔可及一直径约 14cm 包块,囊性,质中,活动度欠佳。双侧附件区未及明显异常。

【超声表现与提示】

子宫前位,大小为 12.1cm×9.2cm×10.1cm,形态不规则,轮廓欠清,肌层明显增厚,回声光点增强且不均匀,血流信号丰富,呈树枝样分布,记录到动脉阻力指数为 0.68。子宫内膜无法辨认。宫颈前后径 3.2cm。盆腔见直径约 15cm 的无回声区,内有分隔光带,未见血流信号,双侧卵巢显示不清(图 6-1-54A~D)。

超声提示:子宫腺肌病,盆腔巨大囊性包块。

【术中情况】

患者麻醉成功后取平卧位,洗手探查:腹腔内广泛粘连,小肠自身粘连扭曲,部分肠段内留有粪结石,且多处与腹壁致密粘连,左侧卵巢见直径约 18cm 大小囊肿,壁厚,乙状结肠约 10cm 长段与肿瘤粘连,覆盖于肿瘤之上。子宫体球形增大如孕 2 个月大小,质硬,后壁与直肠粘连,右侧卵巢外观无异常,双侧输卵管未见正常解剖形态。行筋膜内子宫及左侧卵巢肿瘤切除术,小肠段与结肠段切除术。

【大体标本】

见图 6-1-54E~H。

【病理诊断】

见图 6-1-54I、J。

1. 子宫腺肌病。

2. 子宫内膜单纯性增生。

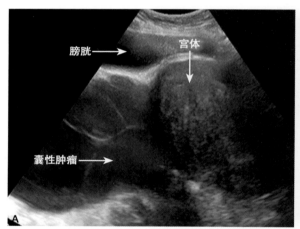
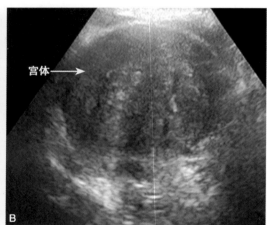
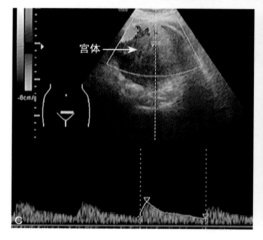
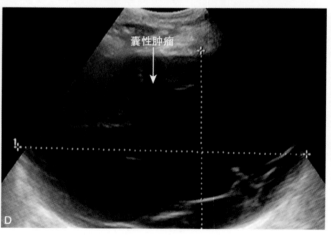

图 6-1-54 卵巢囊肿 合并子宫腺肌病

A. TAS 纵切:子宫前位,宫体饱满,子宫后方见一个巨大无回声区,有包膜,内部有分隔,与子宫有分界;B. TAS 横切:子宫肌层明显增厚,光点增粗、增强且不均匀,子宫内膜不清;C. TAS 横切:子宫肌层血流信号丰富,呈树枝样分布,记录到动脉阻力指数为 0.68;D. TAS 纵切:盆腔瘤体未见血流信号,内见分隔光带

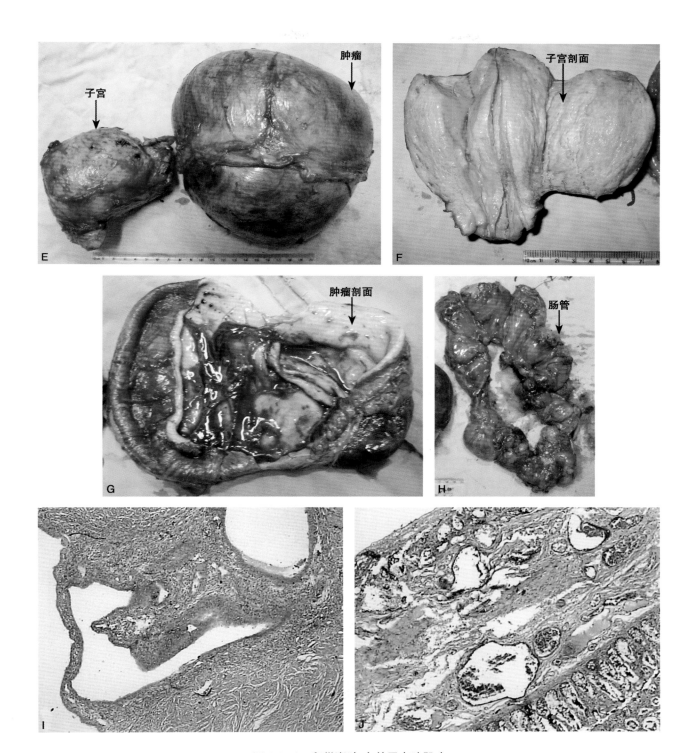

图6-1-54　卵巢囊肿 合并子宫腺肌病

E. 大体外观：子宫饱满，其左侧见巨大瘤体，外观尚光滑，呈圆球形，有包膜；F. 大体剖面：子宫肌层呈网状；G. 大体剖面：瘤体壁厚，流出大量血性液体；H. 大体外观：切除被瘤体挤压发炎、坏死的肠管；I. 低倍：右下方为平滑肌组织，上方显示内膜组织，腺体扩张；J. 高倍：变性坏死的肠壁，下方为黏膜面

3. 慢性子宫颈炎。

4.（左）附件囊肿,囊壁充血、出血、纤维组织、平滑肌组织及血管增生伴玻璃样变性,部分区域炎症反应。未见明确内衬上皮组织。

5. 送检小肠和乙状结肠,部分肠壁显著充血、出血,黏膜变性坏死。

【讨论分析】

一般腺肌病患者,发现附件区囊肿,大多考虑为巧克力囊肿,但并非个个如此,本例术后经病理检查最后仍不能明确诊断。

病例 6-1-55 囊肿误为膀胱

【临床资料】

16 岁,腹胀 1 周就诊。

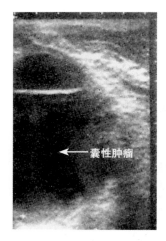

图 6-1-55 囊肿误为膀胱

TAS 纵切:膀胱空虚,并见直径 8cm 无回声区,有包膜及分隔,边界清,类圆形

【临床资料】

经腹超声检查,发现膀胱过度充盈,建议患者排尿后再做检查,一连三次,患者诉说无尿,超声医师仔细一看才发现膀胱空虚,下腹部实为巨大囊肿（图 6-1-55）。

【讨论分析】

本例 16 岁未婚少女,盆腔有巨大囊肿,只能经腹检查,稍不留心会误为膀胱。囊肿内有分隔有助于鉴别。

病例 6-1-56 盆腔囊肿（先天性泌尿道畸形）

【临床资料】

22 岁,体检发现盆腔囊肿 1 个月就诊。

【超声表现与提示】

子宫前位,大小形态正常,轮廓尚清,肌层回声均匀,子宫内膜厚 0.6cm,宫颈前后径 2.2cm。双侧卵巢大小、形态未见明显异常。盆腔左侧见 2.2cm×2.0cm 的无回声区,有包膜,边界清,类圆形,囊壁厚,未见间隔光带及密集细光点,也未见血流信号,经腹斜切囊肿呈管状,沿左侧上行与左肾相延续扩大为 15cm×14cm×7.9cm 的囊状结构,形态不规则,其下方可见部分肾实质和集合系统。膀胱内右侧可见喷尿现象,左侧未见喷尿现象（图 6-1-56A～D）。

超声提示:先天性输尿管发育畸形并积液,左侧肾上段积液（左侧双肾畸形待排）。

【讨论分析】

盆腔内除了有内生殖器官外,相邻的器官有输尿管、膀胱、直肠、结肠、阑尾、淋巴结等,基本了解上述器官的特征与疾病,有助于与这些器官的疾病相鉴别。本例是输尿管畸形扩张误为盆腔囊肿。

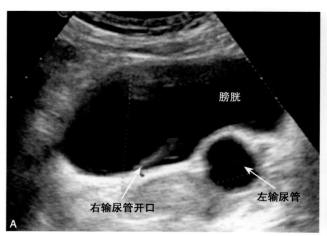
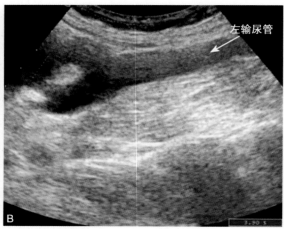

图 6-1-56 盆腔囊肿（先天性泌尿道畸形）

A. TAS 横切:盆腔左侧见 2.2cm×2.0cm 的无回声区,有包膜,边界清,类圆形,囊壁厚,膀胱内右侧可见喷尿现象（红色）;B. TAS 斜切:经腹斜切囊肿呈管状

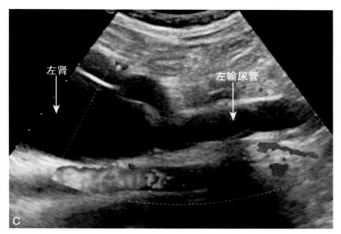
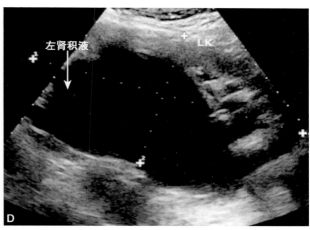

图 6-1-56 盆腔囊肿(先天性泌尿道畸形)

C. TAS 纵切:沿左侧上行管状回声与左肾相延续;D. TAS 纵切:管状回声扩大为 15cm×14cm×7.9cm 的囊状结构,形态不规则,其下方可见部分肾实质和集合系统

病例 6-1-57 结核性腹膜炎并积液

【临床资料】

女,25 岁,腹胀、腹痛加重 6 个月。外院拟诊巨大卵巢囊肿? 腹水?

【超声表现与提示】

肝脏切面形态及大小正常,肝内光点分布尚均匀,血管网走向清晰,胆囊内未见异常回声,脾脏不厚,自剑突下至耻骨上见大片无回声区,四周被厚约 2mm 的强光带所包裹,形态不规则,双侧髂窝处见无回声区,最大间距为 3cm。无回声区内见肠管呈强回声(图 6-1-57A ~ C)。

超声提示:盆腹腔巨大囊肿并腹水。

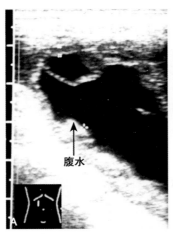
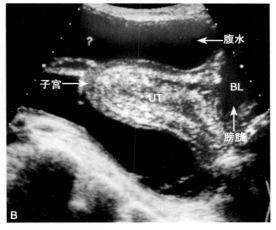
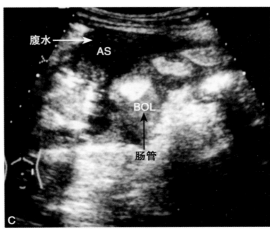

图 6-1-57 结核性腹膜炎并积液

A. TAS 纵切:自剑突下至耻骨上见大片无回声区,有强回声包膜,紧贴腹壁、子宫浆膜及直肠子宫陷凹,边界清,形态不规则;B. TAS 纵切:子宫前位,大小及形态正常,子宫浆膜层外及直肠子宫陷凹有一包膜,呈强回声,粗糙而不光滑;C. TAS 纵切:左侧腹有大量暗区,见肠管强回声,漂浮其中,蠕动缓慢。AS(腹水),BOL(肠管)

【术中情况】

患者麻醉后取平卧位,洗手探查:见一乳白色的薄膜被覆于整个腹盆腔,子宫及直肠子宫陷凹外表也覆盖此薄膜,形成一假性囊肿。该包膜呈豆渣样,质极脆,触之即破碎。子宫大小正常,双侧附件外观未见异常,涌出大量草绿色腹水,肠管浸泡其间,质地硬。

【病理诊断】

腹膜结核并积液。

【讨论分析】

结核(tuberculosis,简称 TB)是常见并可致命的一种传染病,由结核分枝杆菌导致。结核通常感染并破坏肺以及淋巴系统,但其他器官如脑、中枢神经系统、循环系统、泌尿系统、骨骼、关节甚至皮肤亦可受感染。腹膜结核由干酪样物质构成包膜,形成一假性囊肿,实属少见。

八、腹膜假性黏液瘤

病例 6-1-58 腹膜假性黏液瘤

【临床资料】

女,48 岁,患者因右胸痛 4 个月余入住外院内科。院外超声检查提示:腹腔、胸腔积液,右附件囊性肿块。胸水检查发现少许核异质细胞,遂来笔者所在医院妇科就诊。门诊诊断:卵巢肿瘤? 收入院。入院后,妇科检查:子宫稍增大,右附件区见 5cm×6cm 肿块,不规则。肿瘤标志物:糖类抗原 125(CA125)116.9KU/L,糖类抗原 19-9(CA199)67KU/L,糖类抗原 50(CA50)82KU/L,癌胚抗原(CEA)7.8μg/L,人绒毛膜促性腺激素(β-hCG)13.8IU/L。腹水细胞学检查报告镜下大量红细胞,少量间质细胞。

【超声表现与提示】

子宫前位,明显增大,形态失常,肌层回声不均匀,子宫内膜不清,宫腔内见节育器强回声,子宫底部见 5.6cm×6.5cm 的低回声区,周边及内部见血流信号,呈半环状,记录到动脉频谱,阻力指数为 0.51。子宫后壁见直径 1.5cm 的低回声区,有包膜,类圆形。右侧附件区见直径 5cm 的无回声区,类圆形,其内见稍强光点及光带。双侧卵巢显示不满意。肝前、脾前、腹腔、胸腔及直肠子宫陷凹内均见无回声,其内有大量细光点,呈散在或聚焦成团,并在暗区内随体位变动而缓慢游动(图 6-1-58A ~ J)。

超声提示:子宫多个肌瘤(壁间),右侧附件区囊性占位病灶,腹腔、胸腔及直肠子宫陷凹积液(腹膜假性黏液瘤待排)。

【术中情况】

连续硬膜外麻醉成功后,进行术中探查:见腹腔内黄色黏性腹水约 800ml,并见腹盆腔内腹膜及脏器表面多处大小不等黏液样种植结节,腹水中见无色或黄色胶冻状物。膀胱子宫反折腹膜处见 6cm×5cm×5cm 大小囊肿,其上 2cm 破溃口突向腹腔,内见黄色胶冻样物,子宫稍大如孕 50 天,前壁底部 5cm 肌瘤,双侧卵巢大小正常,表面覆盖很多胶冻状黏液。输卵管管壁充血,表面亦覆盖很多胶冻状黏液,大网膜、盆腹膜、肠壁均可见 1 ~ 2cm 黏液状结节,阑尾未见明显异常术中快速病理切片报告:腹膜假性黏液瘤,分化较成熟。行腹膜黏液瘤切除术,子宫、双附件及大网膜切除术。

【大体标本】

见图 6-1-58K ~ P。

【病理诊断】

术后病理:腹膜假性黏液瘤;子宫肌瘤(图 6-1-58Q、R)。

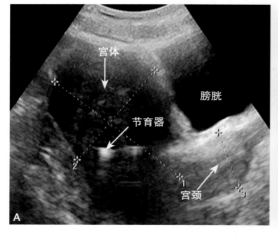
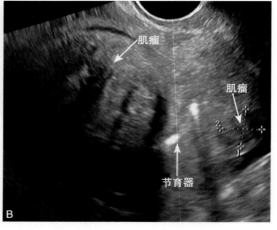

图 6-1-58 腹膜假性黏液瘤
A. TAS 纵切:子宫前位,明显增大,形态失常,肌层回声不均匀,子宫内膜不清,宫腔内见节育器强回声,位置下移;B. TVS 纵切:子宫底部见 5.6cm×6.5cm 的低回声区,子宫后壁见直径 1.5cm 的低回声区,类圆形。宫腔内见节育器强回声

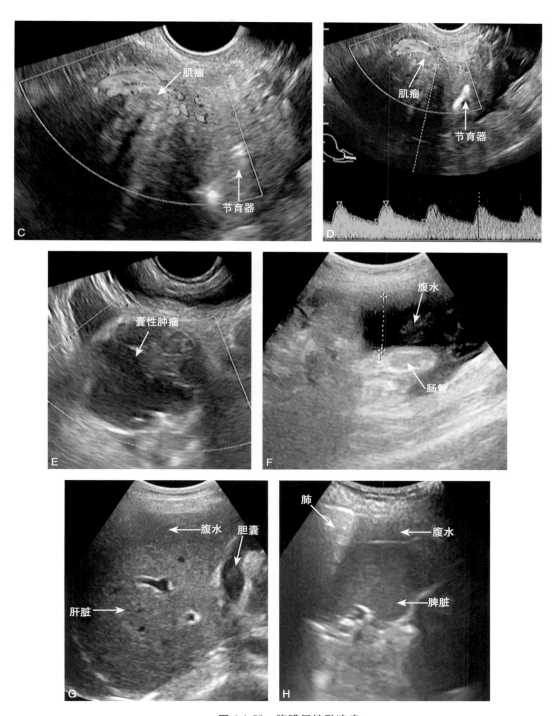

图 6-1-58 腹膜假性黏液瘤

C. TVS 纵切:子宫底部圆形低回声区内部见血流信号,周边血流呈半环状;D. TVS 纵切:子宫底部圆形低回声区周边血流信号内记录到动脉频谱,阻力指数为 0. 51;E. TVS 纵切:右侧附件区见直径 5cm 的无回声区,有包膜,类圆形,其内见稍强光点及光带;F. TAS 纵切:髂窝内见无回声区,其内有大量细光点,呈散在或聚集成团,并在暗区内随体位变动而缓慢游动;G. TAS 斜切:肝前见无回声区,其内有大量稍强回声细光点;H. TAS 纵切:脾前见无回声区,其内有大量细光点

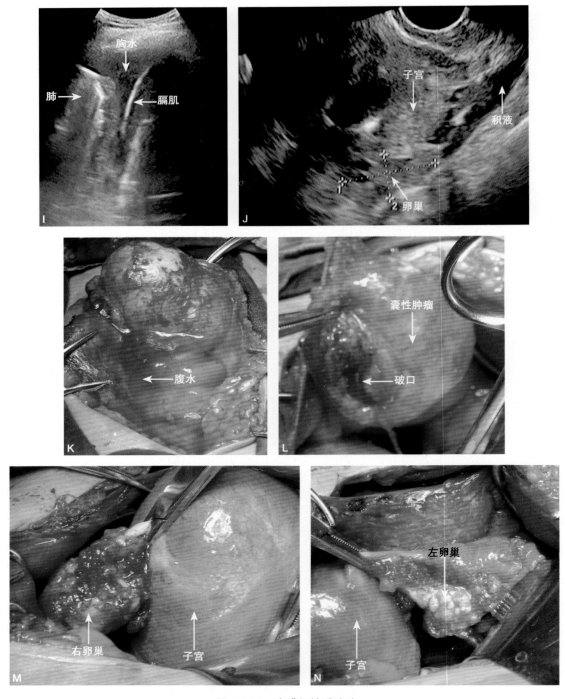

图 6-1-58 腹膜假性黏液瘤

I. TAS 纵切:右侧胸腔内见无回声区,其内有大量细光点,聚集成片贴附于肺脏,并在暗区内随呼吸运动而缓慢飘动;J. TVS 纵切:直肠子宫陷凹无回声区内有大量细光点;K. 术中所见:腹腔内黄色黏性腹水约800ml,其中见黄色胶冻状物质;L. 术中所见:膀胱子宫返折腹膜处见 6cm×5cm×5cm 大囊肿,其上 2cm 破溃口突向腹腔,内见黄色胶冻样物;M. 术中所见:右侧卵巢大小正常,输卵管管壁充血,卵巢及输卵管表面覆盖很多胶冻状黏液,形成蛙卵状瘤结节;N. 术中所见:左侧卵巢大小正常,输卵管管壁充血,卵巢及输卵管表面覆盖很多胶冻状黏液,形成蛙卵状瘤结节

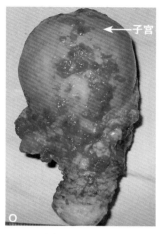
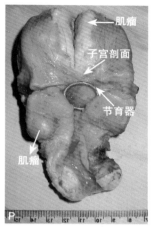

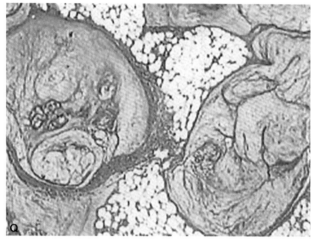
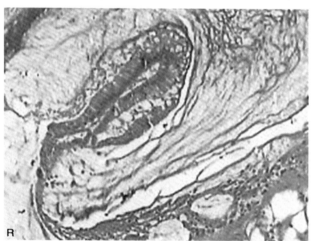

图 6-1-58　腹膜假性黏液瘤

O. 大体外观：子宫稍大如孕 50 天，形态失常，子宫表面覆盖很多大小不一胶冻状结节；P. 大体剖视：子宫前壁底部见 5cm 肌瘤，子宫后壁见直径 1.5cm 肌瘤结节，宫腔内见节育器；Q. 低倍：中间空泡状组织为脂肪，两边显示大片黏液湖，其间少量腺体；R. 高倍：大片黏液湖包围一个肠型腺体

【讨论分析】

有关腹膜假性黏液瘤的定义、病理、发生和预后，目前尚有争议，Ronnett BM 等分析了 109 例多灶性腹膜假性黏液瘤的特征，提出有两种类型：一种为弥漫性腹膜假性黏液瘤，另一种为腹膜黏液癌病。前者符合以往诊断的腹膜假性黏液瘤，有 65 例（59.6%）预后较好，5 年生存率为 84%。后者 30 例（27.3%），是由阑尾、结肠、小肠黏液腺癌发生的恶性病变，预后差，5 年生存率为 6.7%。另有 14 例（12.8%）属于中间性腹膜假性黏液瘤，介于弥漫性腹膜假性黏液瘤和腹膜黏液癌病之间的腹膜病变，显示两者的特征，预后较差，5 年生存率为 37.6%。本病应与化脓性腹膜炎和腹膜转移癌鉴别。前者声像图表现为腹膜腔积液回声，有原发性病灶的超声表现如胃肠穿孔等，有其他继发性改变如穿孔后的游离气体回声。腹膜转移癌见癌性腹膜炎腹水，腹腔脏器粘连，大网膜严重

受累时于腹水中显示大网膜增厚与僵硬。超声检查发现腹水内似蜂窝状回声，并见大量成堆分布之点状回声，随体位缓慢游动。还可见腹腔各间隙的黏液物质形成蛙卵状瘤结节，加压或冲击探查可见"礼花样"飘动应怀疑本病，声像图所见为该病的诊断提供有价值的信息。仅依据声像图一般很难明确诊断腹膜假性黏液瘤，最后确诊需在超声引导下使用粗针穿刺，若抽出具有特征性的黄色胶冻样黏液性腹水，有帮助于本病的明确诊断。

病例 6-1-59　腹膜假性黏液瘤

【临床资料】

男性，45 岁，自扪及腹部包块，严重腹胀、腹痛 6 个月。

【超声表现与提示】

肝脏切面形态及大小正常，肝内光点分布尚均匀，血管网走向清晰，胆囊内未见异常回声，脾脏不

厚,肝肾和脾肾之间、双侧髂窝处均见无回声区,最大间距为4cm。无回声区内见密集细光点呈片状、蜂窝状分布,附着于肝脏、脾、肠管表面,并在暗区内缓慢游弋。

超声提示:腹腔大量积液,积液内回声异常(图6-1-59A～F)。

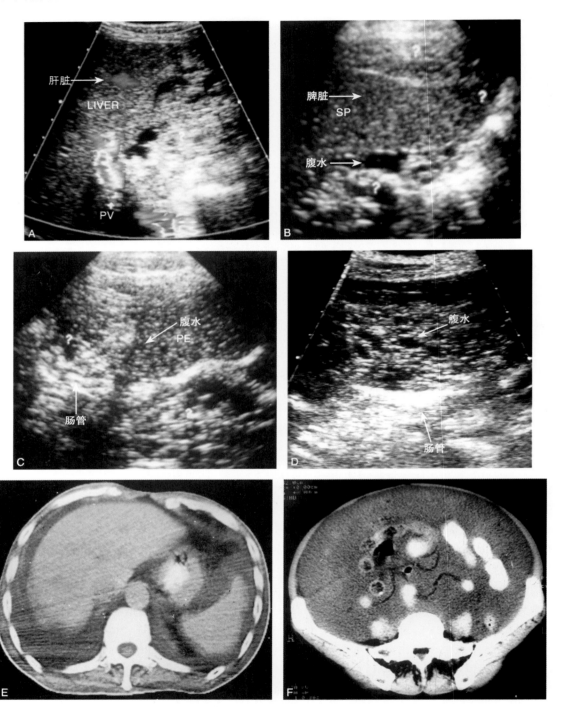

图6-1-59 腹膜假性黏液瘤

A. TAS纵切:肝脏切面大小及形态正常,血管网走向清晰;B. TAS纵切:脾脏切面大小及形态正常,脾脏前方、后方及下端均被含有密集细光点的腹水所包绕;C. TAS纵切:腹水中见密集细光点及光团,随体位缓慢游动,肠管被压于其下方;D. TAS纵切:腹水中见密集细光点构成片及蜂窝状,随体位缓慢游动,并覆盖于肠管上方;E. 盆腔CT平扫:肝缘外、脾周及整个腹腔内充满水样低密度影,其内密度不均,CT值为6～12Hu;F. 盆腔CT平扫:肝脾内缘及相当于大网膜处、肠系膜处低密度影中见分枝状及网状脂肪密度影,肠管分布于水样低密度影内,未见明显肠管漂浮征象,腹部明显膨隆。腹膜后未见明显肿大淋巴结影

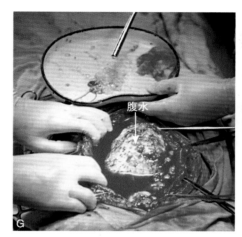
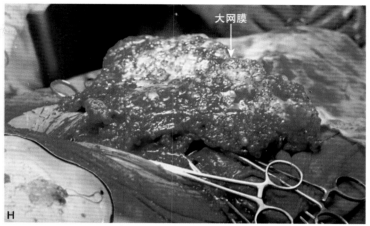
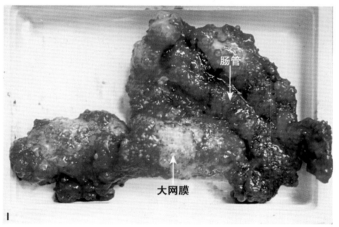

图 6-1-59　腹膜假性黏液瘤

G. 术中所见:大量血性腹水涌出,吸引器从腹水中吸出淡黄色黏液颗粒;H. 术中所见:肿胀增厚的大网膜,布满整个腹腔,并为淡黄色黏液颗粒样物质所覆盖;I. 大体标本:切除的大网膜及部分肠管,表面覆盖有淡黄色黏液颗粒样物质

【术中情况】

患者麻醉成功后取平卧位,洗手探查:涌现大量血性腹水,吸引器吸引腹水吸出大量淡黄色黏液颗粒,大网膜上布满了淡黄色黏液颗粒,增厚肿胀覆盖了整个腹腔及肠管,肠管蠕动受限,肝、脾及腹膜均为淡黄色黏液颗粒所包裹。行大网膜及部分肠管切除术。

【大体标本】

见图 6-1-59G ~ I。

【病理诊断】

腹膜假性黏液瘤。

【讨论分析】

本病例为中年男性,术中显示腹腔大量血性腹水,腹水含有大量胶冻样物质,主要病变之一是侵犯大网膜,使之增厚、肿胀,覆盖了整个腹腔,声像图所见的特征则可一一解释。

腹膜假性黏液瘤在男性亦可发生。

第二节　卵巢肿瘤并发症

卵巢肿瘤所致的急腹症有肿瘤蒂扭转、破裂、感染及恶变。①卵巢肿瘤蒂扭转是常见的妇科并发症,约10%的卵巢肿瘤可发生蒂扭转。好发于瘤蒂较长,中等大,活动度良好,重心偏于一侧的肿瘤,常在体位突然改变或妊娠期、产褥期子宫大小位置改变时发生扭转。卵巢肿瘤蒂扭转的蒂由骨盆漏斗韧带、卵巢固有韧带和输卵管组成。发生急性扭转后,因静脉回流受阻,瘤内充血或血管破裂致瘤内出血,导致瘤体快速增大。若动脉血流受阻,肿瘤可发生坏死、破裂和继发感染。蒂扭转的典型症状是突然发生一侧下腹剧痛,常伴恶心甚至休克。②破裂:约 5% 卵巢肿瘤会发生破裂,有自发性和外伤性破裂,症状的轻重取决于破裂口的大小、流入腹腔囊液数量和性质。③感染:多继发于肿瘤扭转或破裂。④恶变:肿瘤迅速生长,尤其是双侧性的,值得高度警惕。

病例 6-2-1 卵巢浆液性囊腺瘤蒂扭转

【临床资料】

女,26 岁,当日晚 7 时逛街时,突发左下腹痛 3 小时伴恶心及肛门坠胀急诊就医,拟诊卵巢扭转收入妇产科。

【超声表现与提示】

子宫水平位,大小形态大致正常,双侧卵巢显示不清,子宫前方见一混合性包块,有包膜,直径大约 9cm,内部血流信号偶见,实性部分测得静脉频谱。直肠子宫陷凹内有暗区(图 6-2-1A、B)。

【术中情况】

第二日行剖腹探查,术中见左侧附件肿瘤大小 8cm×8cm,缺血坏死呈紫黑色,蒂长 2cm,扭转两周(720 度),血性腹水 50ml,行左侧附件切除术。

【病理诊断】

左侧卵巢浆液性囊腺瘤伴显著充血、出血及部分组织变性(图 6-2-1C、D)。

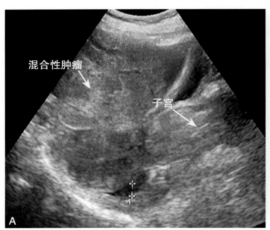
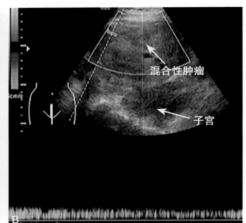
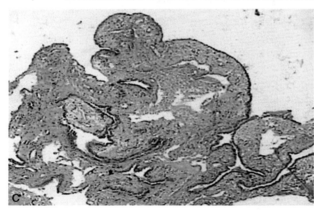
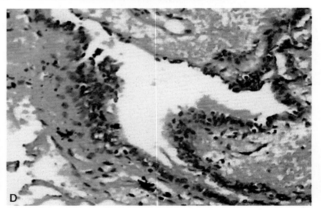

图 6-2-1 卵巢浆液性囊腺瘤蒂扭转

A. TAS 纵切显示:子宫水平位,子宫前方见一混合性包块,中等大小,直肠子宫陷凹内有暗区;B. TAS 纵切显示:肿瘤内部偶见血流信号,实性部分测得静脉频谱;C. 高倍:下方为囊腔,衬附模糊不清的单层立方上皮,囊壁变性坏死,炎性细胞浸润;D. 低倍:囊肿蒂部,中间有扩张的血管,部分血管充血,间质炎性细胞浸润

【讨论分析】

卵巢肿瘤蒂发生扭转是卵巢肿瘤最常见的并发症。也是妇产科常见的急腹症。约 10% 的卵巢肿瘤发生蒂扭转。卵巢肿瘤的蒂由骨盆漏斗韧带、卵巢固有韧带、卵巢输卵管系膜以及供应卵巢、输卵管血流的相应血管构成,瘤蒂的长度与粗细因不同肿瘤而不同。肿瘤大小直径 8 ~ 10cm,混合性肿瘤,肿瘤重心偏于一侧者易发生瘤蒂扭转,以卵巢浆液性囊腺瘤、卵巢黏液性囊腺瘤、卵巢成熟性畸胎瘤等多见。本例病理诊断为卵巢浆液性囊腺瘤,中等大小,蒂长 2cm,具备扭转好发条件。

病例 6-2-2 卵巢浆液性囊腺瘤蒂扭转

【临床资料】

女,8 岁,突然下腹剧烈疼痛。

【超声表现与提示】

子宫幼女型,漂浮在无声暗区中,直肠子宫陷

凹见大量暗区,子宫右前方见一混合性包块,有包膜,大小为 6cm×6.5cm,内部有分隔及实质性回声,其周边见血流信号,记录到动脉阻力指数为 0.57(图6-2-2A、B)。

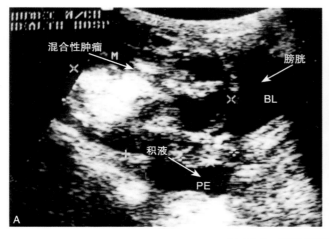
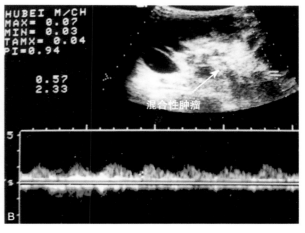

图 6-2-2　卵巢浆液性囊腺瘤蒂扭转

A. TAS 纵切显示:直肠子宫陷凹内有大量暗区,子宫呈幼女型漂于其中,子宫前方见一肿瘤,有包膜,囊实混合,以实性为主;B. TAS 纵切显示:实质性回声内有血流信号,记录到动脉频谱,阻力指数为 0.57

【病理诊断】

卵巢浆液性囊腺瘤蒂扭转。

【讨论分析】

1. 卵巢浆液性囊腺瘤是好发蒂扭转的肿瘤之一。扭转不及一周者(<360°)为不全扭转,症状较轻,有自行恢复的可能。扭转达或超过一周者(>360°)者为完全扭转,症状急且重,一般不能自行恢复。

2. 卵巢肿瘤蒂完全扭转后,首先静脉回流受阻静脉淤血、栓塞,瘤体内充血,甚至血管破裂,致使瘤体内出血,瘤体急剧增大,引起剧烈腹痛。同时造成血管闭塞,动脉血流受阻,瘤体发生坏死变成紫黑色。腹腔内出现血性液体。应用多普勒观超声观察瘤体内血流信号的变化,看彩色血流信号的多少,动脉频谱阻力指数的有无,对评估扭转瘤体的程度及时间可提供有意义的信息,经过多种超声检查方法未能获得血流信号者表明完全性扭转,且扭转时间较长,病情危急(参见病例6-2-4,病例6-2-5 大体标本)。

病例 6-2-3　卵巢囊肿蒂扭转

【临床资料】

女,27 岁,右下腹痛 3 小时急诊入院。8 月 22

日 B 超提示早孕,右侧附件囊肿。三天后行无痛人流,两天后清晨突发右下腹痛伴腰酸、呕吐。

【超声表现与提示】

第一次超声检查:宫内早期妊娠,右侧附件区囊肿大小为 10.6cm×6.0cm(图 6-2-3A、D)。

超声提示:早孕,盆腔囊性肿瘤。

【术中情况】

当日 2pm 急诊手术,术中见右侧卵巢增大 10cm×8cm,蒂部扭转两周,质脆、色黑,基底部有 3cm×3cm 破口,其内有 4cm×4cm 壁薄囊肿,囊内液淡黄清亮,右侧输卵管附着于卵巢囊肿上,色暗红,盆腔内见鲜红色腹水 150ml。行右侧附件切除术。

【病理诊断】

右侧卵巢囊肿蒂扭转,囊肿壁变性坏死,充血、出血,未见内衬上皮(图6-2-3E、F)。

【讨论分析】

本病例为育龄妇女,三天前做人工流产术发现有卵巢囊肿,术后突发右下腹疼痛,提示临床高度怀疑为卵巢囊肿蒂扭转,及时手术治疗。表明了解病史的重要性。

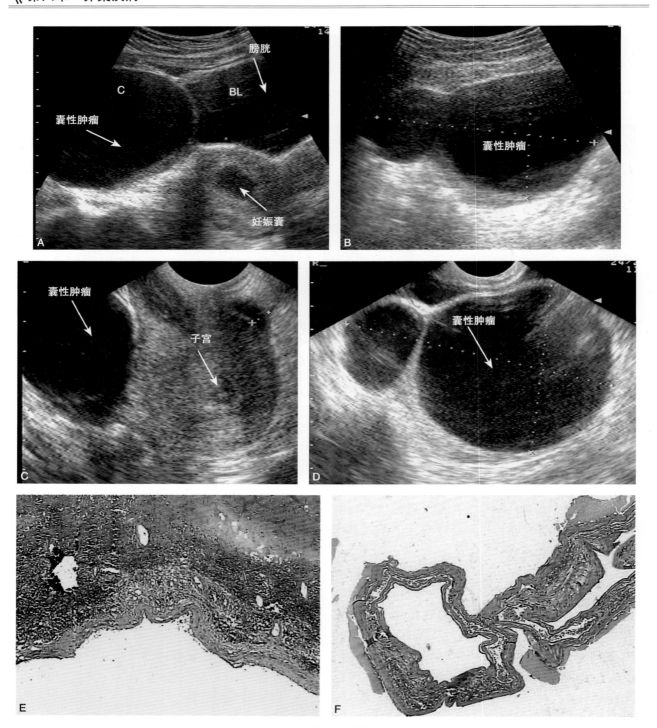

图 6-2-3 卵巢囊肿蒂扭转

A. TAS 纵切显示:子宫内见妊娠囊,子宫前方见一巨大囊肿;B. TAS 横切显示:囊肿直径约 10cm,有包膜;C. TVS 纵切显示:子宫内妊娠囊已消失,子宫前方见囊肿;D. TVS 纵切显示:见较大的右侧囊肿及其周边的卵巢实质部分;E. 低倍:上方显示变性囊壁,血管充血,炎性细胞浸润;F. 高倍:充血扩张破裂的血管,间质炎性细胞浸润

病例 6-2-4 卵巢囊肿蒂扭转

【临床资料】

女,52 岁,11 月 27 日以腹痛待查,初步诊断阑尾穿孔腹膜炎、急性肾绞痛、急性盆腔炎收入腔镜外科,当天下午四时转入妇科,妇科检查发现子宫右上方 20cm×10cm 囊性包块。

【超声表现与提示】

子宫平位,大小及形态正常,子宫前方见巨大暗区,有包膜,大小为 18.0cm×12.0cm,类椭圆形,双侧卵巢显示不清(图 6-2-4A、B)。

超声提示:盆腔囊性肿瘤。

【术中情况】

次日上午急诊手术,术中见左侧附件 20cm×15cm 囊肿,蒂部扭转两周半,左侧附件及囊肿完全变黑、质脆,子宫及右附件正常。行左侧附件及囊肿切除术。

见图 6-2-4C、D。

【病理诊断】

(左侧)卵巢非肿瘤性囊肿伴出血、变性、坏死(图 6-2-4E、F)。

【大体标本】

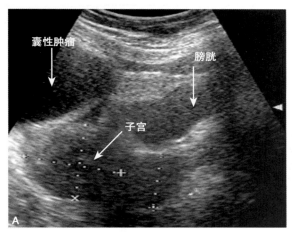

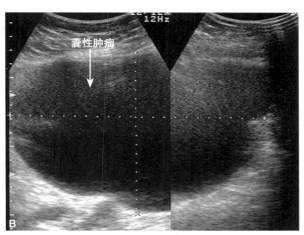

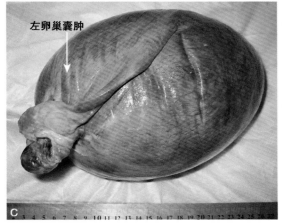

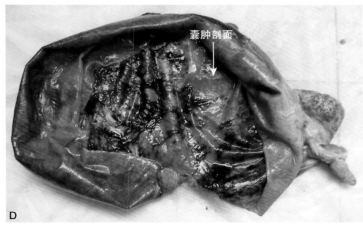

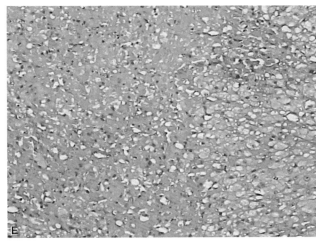

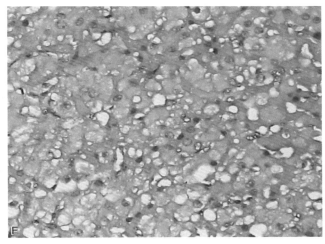

图 6-2-4 卵巢囊肿蒂扭转

A. TAS 纵切显示:子宫前方囊肿;B. TAS 横切显示:囊肿有包膜,大小为 18.0cm×12.0cm;C. 大体外观:囊肿呈紫红色,输卵管附着囊肿上,一侧见扭转的蒂;D. 大体剖面:剖开囊肿流出大量黏稠红色液体,血块黏附于囊壁;E. 低倍:黄体细胞,左侧细胞大部分变性,并有炎性细胞浸润;F. 高倍:黄体细胞,中间夹杂已变性细胞

【讨论分析】

本例术后的大体标本显示发生急性蒂扭转后，因静脉回流受阻，瘤内充血或血管破裂引起瘤内出血，导致瘤体快速增大。若动脉血流受阻，肿瘤可发生坏死。瘤体表面呈紫色。

病例6-2-5　卵巢成熟性畸胎瘤蒂扭转

【临床资料】

女,21岁,未婚,腹痛两天伴恶心呕吐,外院彩超提示:盆腔囊性包块,腹腔积液。当日以腹痛待查收入院。

【超声表现与提示】

子宫大小及形态正常,直肠子宫陷凹内见暗区,子宫位于其中,双侧卵巢显示不清,子宫前方见一直径约9cm的混合性肿瘤,其内以暗区为主,包膜较厚活动度好(图6-2-5A、B)。

【术中情况】

当天晚8时急诊手术,术中见右侧卵巢10cm×7cm大小包块,蒂部扭转两周,右侧卵巢及输卵管呈暗褐色,明显呈缺血坏死性改变,盆腹腔血性渗出液约300ml。行右侧附件切除术。

【大体标本】

见图6-2-4C、D。

【病理诊断】

右侧卵巢成熟性囊性畸胎瘤(图6-2-5E、F)。

【讨论分析】

卵巢肿瘤蒂扭转好发于瘤蒂长,瘤体中等大小(直径8~15cm),活动度良好,瘤体囊实不均,其重心偏于一侧者。如卵巢囊性畸胎瘤、卵巢浆液性囊腺瘤、卵巢黏液性囊腺瘤。而卵巢囊性畸胎瘤蒂扭转约占30%。

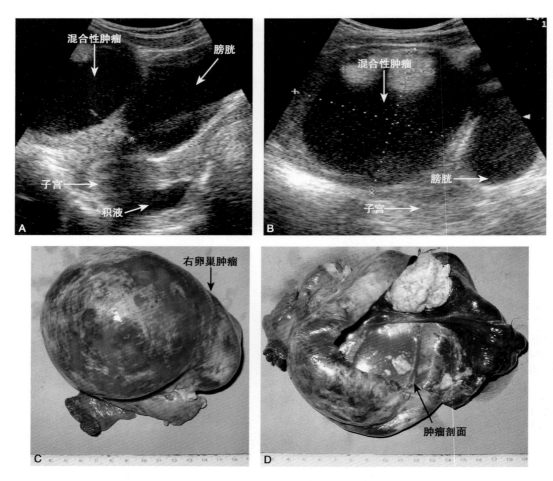

图6-2-5　卵巢成熟性畸胎瘤蒂扭转

A. TAS纵切显示:子宫前方见一直径约9cm的混合性肿瘤,其内以暗区为主,包膜较厚活动度好;
B. TAS横切显示:以暗区为主的肿瘤内见两个圆形强光团;C. 大体外观:椭圆形,紫色,表面光滑见扭转的蒂;D. 大体剖面:剖开瘤体流出大量血性液体,并见一团油脂夹有少许毛发,囊壁稍厚

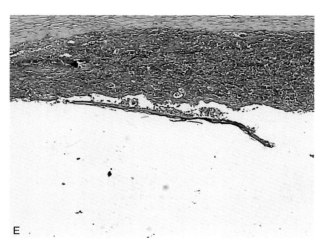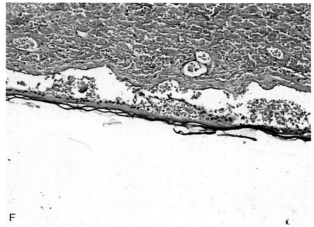

图 6-2-5 卵巢成熟性畸胎瘤蒂扭转
E. 囊壁组织衬附上皮变性脱落;F. 囊壁组织衬附上皮变性脱落、出血、炎性细胞浸润

病例 6-2-6 黄体囊肿破裂

【临床资料】

40 岁,下腹绞痛一天伴恶心、呕吐入院。入院体检:心、肝、脾、肺未及明显异常,腹肌紧张,压痛明显,反跳痛(+),移动性浊音(-)。月经周期 37 天,月经期 7 天,有痛经史。生育史:G₄P₂A₂。妇科检查:外阴已婚式,阴道通畅,少许血性分泌物,宫颈轻度糜烂,抬举痛(+),子宫后位,大小与形态正常,无压痛,活动度可,双侧附件扪及不清。人绒毛膜促性腺激素(hCG)(-)。

【超声表现与提示】

经腹部及腔内联合扫查:子宫前位,大小为 4.8cm×3.8cm×4.4cm,肌层光点分布均匀,子宫内膜厚 0.9cm,宫腔内见节育器强回声,子宫颈前后径 2.9cm。左侧卵巢大小 2.0cm×1.5cm,未见异常回声。右侧附件区见 4.8cm×5.1cm 的混合性回声,边界不清晰,内部见环状血流信号,测得动脉阻力指数(RI)为 0.43。直肠子宫陷凹、双侧髂窝均可见间距约 4cm 的无回声区(图 6-2-6A~E)。

超声提示:右侧附件区混合性包块(黄体破裂可能),盆腔积液,宫腔内节育器。

【术中情况】

患者麻醉成功后取平卧位,洗手探查:见腹腔内有暗红色不凝血液约 800ml,直肠子宫陷凹有暗黑色血凝块约 100ml,子宫体大小、形态正常,左侧附件外观无异常。右侧输卵管外观无异常,右侧卵巢黄体有陈旧性血迹,无活动性出血,将黄体剔除,行右侧卵巢黄体破裂修补术。

【病理诊断】

黄体血肿(图 6-2-6F、G)。

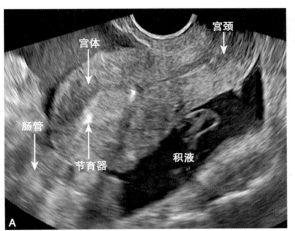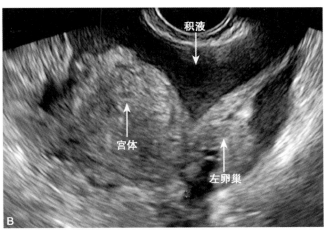

图 6-2-6 黄体囊肿破裂
A. TAS 纵切:子宫前位,子宫左前方及后方均见大片状无回声区,宫腔内见节育器强回声;B. TAS 纵切:盆腔见左侧卵巢形态大小正常

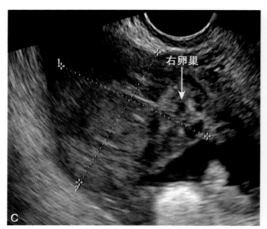
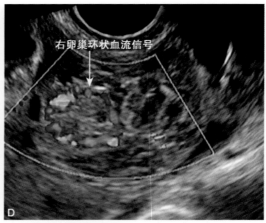

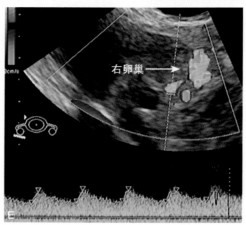

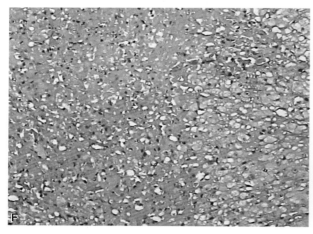
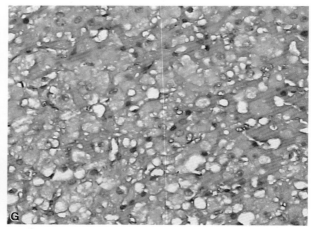

图 6-2-6　黄体囊肿破裂

C. TVS 纵切：盆腔见右侧卵巢，体积增大，回声杂乱，可见卵泡回声；D. TVS 纵切：右侧卵巢内见丰富环状血流信号；
E. TAS 纵切：瘤体丰富血流信号内记录到动脉阻力指数为 0.43；F. 低倍：黄体细胞，左侧细胞大部分变性，并有炎性
细胞浸润；G. 高倍：黄体细胞，中间夹杂已变性细胞

【讨论分析】

1. 黄体囊肿为黄体腔内积聚大量液体，使囊腔扩大形成囊肿，一般大小约为 3cm 左右，单侧，称囊肿黄体，有作者认为大于 3cm 为黄体囊肿。排卵后未受孕者为月经黄体，排卵后受精者为妊娠黄体，妊娠黄体较大。黄体内含有黄色液体囊壁呈琥珀色，光滑，半透明，内部衬有由黄体细胞组成的黄色膜层。多数无临床症状一般无需治疗。

2. 本例突发下腹痛，无妊娠指征，盆腔发现大量暗区，右侧卵巢增大，且见环状血流信号，高度怀疑黄体破裂，经手术及病理证实，黄体破裂形成的急腹症，临床需紧急处理。

第七章
输卵管疾病

■ 第一节 概 述

输卵管的位置与结构：输卵管呈管状，左右各一，长约 8~12cm，位于子宫阔韧带延伸形成的输卵管系膜内（图 7-1-1）。输卵管的腹腔端称为输卵管伞部，借漏斗状的输卵管腹腔口，开口于腹膜腔，漏斗的末端形成许多 1~2cm 长的指状输卵管伞，其中一个位于卵巢上，称为卵巢伞，从而使得具有较大活动性的输卵管腹腔端能与卵巢接触，有"拾卵"作用。输卵管自漏斗部向内侧延续为输卵管壶腹部，壶腹部管壁薄而弯曲，占输卵管全长 1/2 以

上，长约 5~8cm，管腔直径与峡部连接处为 1~2mm，远端则较宽大，可达 1cm 以上。壶腹部管腔充满了富含复杂皱褶的黏膜，形成纵行状沟。壶腹部是卵子受精处，若受精卵植入此部，则形成输卵管妊娠。输卵管内侧 1/3 的管腔向子宫端逐渐变细形成输卵管峡部，峡部直而短，占据输卵管内 1/3 段，长约 2~3cm，从子宫外侧角水平向外延伸，达卵巢下端附近，内接输卵管子宫部，外连输卵管壶腹，此部短而细直，壁厚腔窄。输卵管峡部管腔直径最小 0.9mm，最大达 2mm。输卵管子宫部最短，壁内部又称间质部，长约 1cm，管腔极细，直径约 0.5~1mm，穿过子宫壁通过输卵管子宫口，开口于子宫腔。输卵管内壁表面有纵行皱襞，有导引卵子的作用（图 7-1-2、7-1-3），皱襞向峡部逐渐变平，最后完全消失。女性生殖道借输卵管腹腔口与腹膜腔相通，但宫颈黏膜液栓可阻止病原菌从体表进入腹膜腔，输卵管被腹膜即阔韧带两叶所包裹。位于输卵管与卵巢和卵巢固有韧带间部分，称为输卵管系膜，其中含有供应输卵管的血管、淋巴管和神经等。从输卵管壶腹部和卵巢上极处，向骨盆侧壁延伸的阔韧带部分，称为卵巢悬韧带，亦称骨盆漏斗韧带。左侧输卵管与小肠、乙状结肠相邻。右侧输卵管与小肠、阑尾接近。输卵管的活动度较大，不但能随子宫位置的改变而移动，而且自身亦能因蠕动和收缩而变位。若女性患有阑尾炎，易造成右侧输卵管伞端梗阻及盆腔黏膜连。

输卵管由黏膜、肌层和腹膜构成，黏膜在壶腹

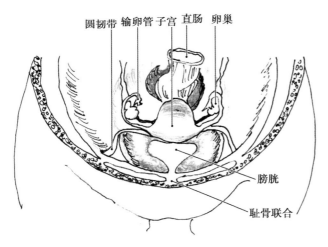

图 7-1-1 女性内生殖器在小骨盆腔内的位置

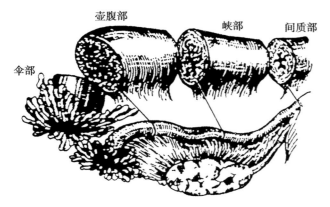

图 7-1-2 输卵管各部及其横断面示意图

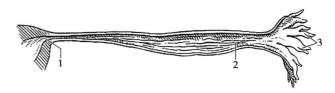

图 7-1-3 输卵管纵切面示意图
1. 输卵管子宫部；2. 输卵管壶腹；3. 输卵管伞

部显示为分支状的皱襞,对精子的迁移和分布有一定的作用。肌层有助于精子和卵子的运动以及输卵管的分泌,腹膜层可使输卵管在周围结构表面移动。输卵管的动脉血液来自子宫动脉和卵巢动脉分支,输卵管的静脉血流与同名动脉并行。输卵管的黏膜层、肌层和浆膜层都有淋巴管,且三者间的淋巴管是相互沟通的。输卵管受交感和副交感神经所支配,输卵管的痛觉输入神经纤维是沿胸11、12 和腰1、2 所组成的交感神经干,经背侧神经根进入相应的脊髓段。

目前,受超声仪器分辨率的限制,加上输卵管周围肠道气体的干扰,尚无法探及正常情况下的输卵管,只有在腹腔积液,输卵管异常增粗等改变时方可探及。输卵管疾病以输卵管炎症(急性、慢性)最常见,输卵管妊娠次之,输卵管恶性肿瘤等少见。

■ 第二节　输卵管炎症

病例汇集

病例 7-2-1　急性化脓性输卵管炎

【临床资料】

46 岁,下腹痛 10 余天伴发热、腹泻入院。入院体检:心、肝、脾、肺未及明显异常,腹软,无明显压痛。妇科检查:外阴已婚式,阴道通畅,宫颈光滑,子宫大小正常,子宫左前方可及 8cm×5cm 囊性包块,活动度可,有压痛,右侧未及异常。入院后,血液分析:白细胞 $16.60×10^9$/L,中性粒细胞百分比 77.5%,糖类抗原 125(CA125)59.55KU/L。

【超声表现与提示】

子宫前位,大小及形态正常,肌层回声欠均匀,宫腔内见节育器强回声,宫颈前后径 2.7cm,结构清晰,双侧卵巢未见异常回声。子宫左前方可见大小为 10.4cm×3.7cm 无回声区,有包膜,边界清,呈腊肠型,其内见细小强回声向囊壁暗区突起,位于左侧卵巢上方(图 7-2-1A~D)。

超声提示:左侧附件区囊肿(输卵管积脓可能)。

【术中情况】

患者在全麻下,行腹腔镜探查术,术中见左侧输卵管增粗、迂曲、伞端闭锁形成 6cm×4cm 的囊性包块,大网膜覆盖于包块上并与肠管、腹壁等粘连,行左侧输卵管切除术。剖视输卵管内为黄绿色、黏稠脓性液体。切除组织送病理检查。

【病理诊断】

急性化脓性输卵管炎(图 7-2-1E、F)。

【讨论分析】

1. 急性输卵管炎表现多样,如:有急性出血性输卵管炎、输卵管扭转、输卵管卵巢脓肿等。炎症较轻时,超声可无明显声像图改变,声像图有形态学的改变大多为炎症严重,病变范围较广,病情反复,病程较长。

2. 本病例 TAS 检查发现左侧附件囊肿,但患者体温升高,白细胞升高,左侧附件区压痛明显,宫旁见以囊性为主的包块,边界清,呈腊肠型,其内见细小强回声向囊壁暗区突起。超声图像具体分析提示输卵管积脓可能,考虑为急性盆腔炎症,后经手术及病理确诊。

3. 应与急性阑尾炎、卵巢囊肿扭转或破裂、输卵管妊娠流产或破裂相鉴别。急性阑尾炎病变位于右侧,疼痛有转移性特点,声像图部分患者可显示肿胀的阑尾;卵巢囊肿扭转或破裂有卵巢囊肿病史,彩色多普勒包块无血流信号;输卵管妊娠流产或破裂有停经史,早孕反应,尿或血 h-CG 检测呈阳性,超声可看到宫腔内空虚,盆腔内有混合性包块或输卵管环。

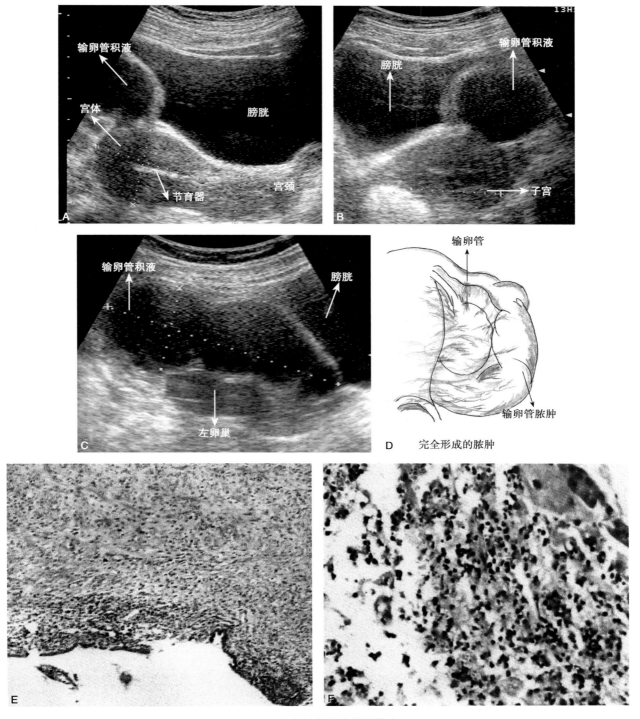

图 7-2-1　急性化脓性输卵管炎

A. TAS 纵切显示：子宫前方有一囊性包块，宫腔内有节育器强回声；B. TAS 横切显示：子宫左前方有一囊性包块，有包膜，类圆形；C. TAS 斜切显示：子宫左前方囊性包块，呈腊肠样，其内见皱襞突起。左侧卵巢紧贴于其下方；D. 伞端闭锁，巨大输卵管积液呈囊状线条图；E. 低倍：输卵管水肿、炎症反应；F. 高倍：输卵管管腔内大量中性粒细胞

病例 7-2-2　左侧输卵管积水并扭转

【临床资料】

32 岁,发现卵巢囊肿 5 年余入院。入院体检:心、肝、脾、肺未及明显异常,腹软、无压痛。妇科检查:外阴已婚式,阴道通畅,宫颈光滑,子宫前位,大小正常,子宫后方可触及一直径约 5cm 囊性包块,活动度大,双侧附件未及异常。

【超声表现与提示】

子宫前位,大小及形态正常,肌层回声欠均匀,子宫内膜厚 0.6cm,宫颈前后径 1.7cm。双侧卵巢大小及形态未见异常回声。子宫后方见 5.8cm×4.7cm 的无回声区,有包膜,边界清,内见少量光带及密集细光点,囊壁未见血流信号,与双侧卵巢分界清(图 7-2-2A~D)。

【超声提示】

盆腔囊肿

【术中情况】

患者全身麻醉下,行腹腔镜探查术,置镜探查见子宫、右侧附件未见异常,左卵巢正常大小,左侧输卵管壶腹及伞端增大,直径 6cm,外观呈暗红色,扭转 3 周,未见活动性出血,行左侧输卵管切除术。剖视标本见血色积水,囊内壁光滑。

【大体标本】

见图 7-2-2E、F。

【病理诊断】

送检左侧输卵管,镜见管壁组织变性、坏死伴显著充血、出血(图 7-2-2G、H)。

【讨论分析】

1. 慢性输卵管炎以输卵管积液为表现的较多见,多有炎症病史,超声表现为宫旁包块呈腊肠样或为数个大小不等的类圆形无回声区,可相互沟通,囊壁上见强回声皱襞突起,无回声区内含密集细光点,周边清,包膜厚,有时卵巢可包裹其中或附着周边。

2. 本病例输卵管积液达 5cm 左右发生了扭转,容易和盆腔囊肿扭转相混淆,注意囊壁上的强回声皱襞突起,仔细观察与卵巢的关系对鉴别有意义。

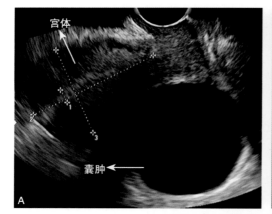
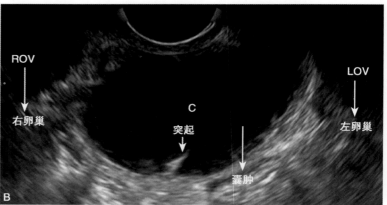
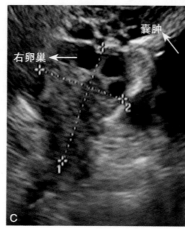
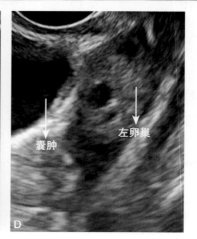

图 7-2-2　左侧输卵管积水并扭转

A. TVS 显示:子宫后方见直径约 5cm 的囊肿壁薄,类圆形;B. TVS 显示:横切该囊肿呈腊肠型,内壁见强回声小突起;
C. TVS 显示:右侧卵巢大小形态正常;D. TVS 显示:左侧卵巢大小形态正常,与囊肿分界清

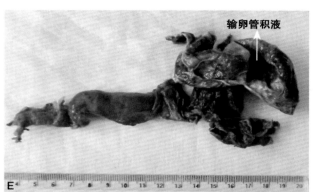
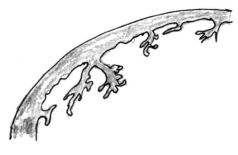

单纯输卵管积水的囊壁

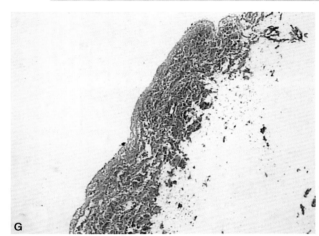
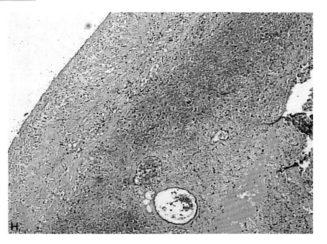

图 7-2-2 左侧输卵管积水并扭转

E. 左侧输卵管壶腹及伞端增大,直径 6cm,外观呈暗红色;F. 单纯输卵管积水的囊壁线条图;G. 低倍镜:管壁变性坏死,未见上皮成分;H. 高倍镜:见充血、出血的管壁

病例 7-2-3 双侧输卵管积液

【临床资料】

30 岁,婚后 9 年不孕,4 天前在我院行输卵管通液术,今天来复查。妇科检查:外阴已婚式,阴道通畅,宫颈光滑,子宫大小正常。

【超声表现与提示】

子宫前位,大小及形态正常,肌层回声欠均匀,子宫内膜厚 0.6cm,宫颈前后径 3.0cm。

双侧卵巢大小形态未见异常回声。双侧卵巢附近均可见迂曲成团的管状暗区,其内无血流信号显示(图 7-2-3A ~ D)。

超声提示:双侧输卵管积液。

【输卵管通液情况】

术中操作者将 25ml 液体推进子宫,只漏出来约 3ml 液体,推的过程似有阻力,通液诊断为输卵管通畅(图 7-2-3E)。

【讨论分析】

本例双侧输卵管积液,患者因不孕近期行输卵管通液史,分析其积液原因与输卵管通液关系密切,定期随访其变化可得到明确诊断,避免过度医疗干预。

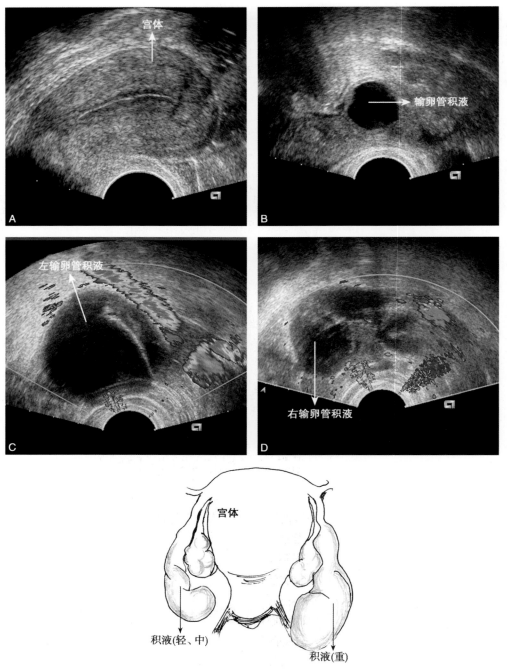

E 小或中等大小的输卵管积水

图 7-2-3 双侧输卵管积液

A. TVS 显示：子宫前倾，大小形态正常；B. TVS 显示：扩张的输卵管横切面示纵行皱襞形成的齿轮征；C. TVS 显示：左侧迂曲成团的管状暗区，其内无血流信号显示；D. TVS 显示：右侧迂曲成团的管状暗区，其内无血流信号显示；E. 双侧输卵管积液线条图：左侧为小或中等积液，右侧为重度积液呈囊肿样

第三节 输卵管恶性肿瘤

病例7-3-1 输卵管癌

【临床资料】

60岁,自感下腹坠胀6个月余入院。入院体检:心、肝、脾、肺未及明显异常,腹软,无压痛。妇科检查:外阴已婚式,阴道通畅,宫颈光滑,子宫大小正常,左侧附件区扪及2.0cm×3.0cm包块,质中,疑为卵巢肿瘤。

【超声表现与提示】

子宫前位,大小为5.4cm×3.8cm×4.2cm,形态正常,表面光滑,子宫肌壁菲薄,子宫内膜无法测量,宫腔内为无回声区充填,左侧输卵管迂曲扩张,内径约1cm并和宫腔相通。宫颈前后径2.0cm。双侧卵巢未见显示。右附件区未见异常回声(图7-3-1A～C)。

超声提示:宫腔及左侧输卵管积液。

【术中情况】

患者硬膜外麻醉下取平卧位,行全子宫及双附件切除术,左侧输卵管增粗扭曲、质硬,剖视子宫腔内及左侧输卵管内为褐色黏稠液体。

【大体标本】

见图7-3-1D。

【病理诊断】

输卵管腺癌(1期)。

【讨论分析】

输卵管癌病因不明,不孕与生育少可能是其主要的发病因素,输卵管癌中有不孕史者占30%～60%。本例患者未曾生育,由于发现及时,治疗合理,心态开朗,术后一直参加工作,至今已十年仍继续坚持在第一线。

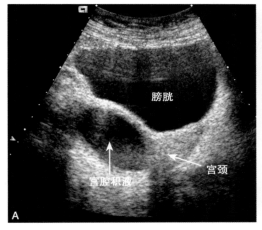
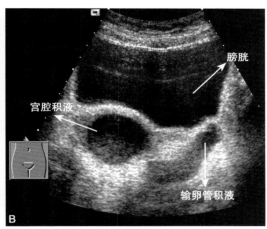
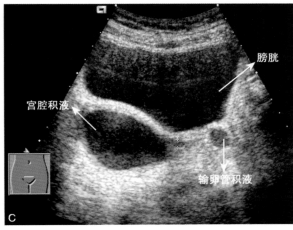
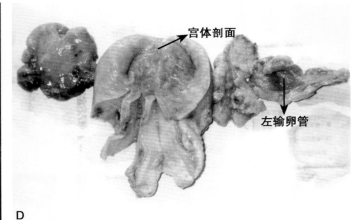

图7-3-1 输卵管癌

A. TAS纵切面显示:子宫肌壁菲薄,宫腔内为无回声区充填;B. TAS横切面显示:左侧输卵管迂曲扩张,内径约1cm;C. TAS横切面显示:扩张的左侧输卵管和宫腔相通;D. 子宫内壁光滑,左侧输卵管迂曲增粗,剖视宫腔和输卵管流出褐色液体

病例 7-3-2　输卵管癌

【临床资料】

45 岁,阴道不规则流血 3 个月,发现盆腔包块 8 天入院。入院体检:心、肝、脾、肺未及明显异常,腹软、无压痛。妇科检查:外阴已婚式,阴道通畅,宫颈光滑,子宫大小及形态正常,子宫左后方扪及直径 5cm 包块,不活动,质中。

【超声表现与提示】

子宫前位,大小及形态正常,肌层回声欠均匀,子宫内膜厚 0.6cm,宫颈前后径 3.0cm。双侧卵巢显示清晰,未见异常回声。子宫后方见 4.8cm×4.4cm×4.5cm 的实性回声,形态不规则,有包膜,边界清,偏左侧(图 7-3-2A～C)。

超声提示:盆腔实性包块,来源、性质待定。

【术中情况】

患者在硬膜外麻醉下,腹腔探查:左侧输卵管的峡部及壶腹部见直径 6cm×5cm×4cm 包块,与子宫分界清,有包膜,形态不规则。子宫及右侧附件外观未见异常。行左侧输卵管切除术。

【大体标本】

见图 7-3-2D、E。

【病理诊断】

输卵管癌。

【讨论分析】

原发性输卵管癌是妇科少见的恶性肿瘤,约占女性生殖道恶性肿瘤的 0.5%。发病年龄以 40～65 岁居多。多发生于绝经后妇女。早期无症状,易被忽视或延误诊断。阴道排液是最常见的症状。常伴有盆腔或下腹部疼痛或盆腔包块。阴道排液、腹部疼痛、盆腔包块称输卵管癌三联症。输卵管癌与附件炎性包块、卵巢肿瘤及子宫内膜癌临床及影像学均不易相鉴别,应及早剖腹探查确定诊断。

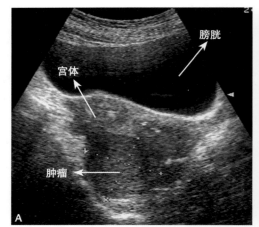
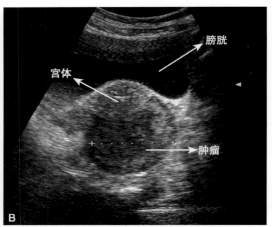
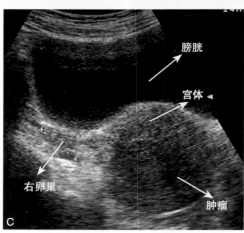

图 7-3-2　输卵管癌

A. TAS 纵切显示:子宫前位,大小及形态正常,子宫后方见 4.8cm×4.4cm×4.5cm 的实性回声;B. TAS 横切显示:子宫后方的实性包块偏左侧;C. TAS 横切显示:子宫后方的实性包块,形态不规则,有包膜,边界清

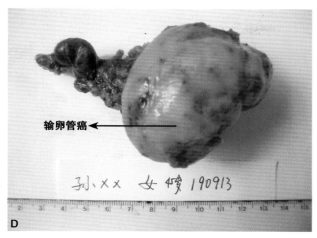
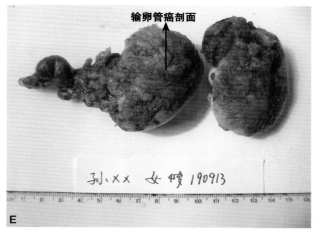

图 7-3-2　输卵管癌
D. 包块位于输卵管近子宫侧,直径 5cm,表面光滑,形态不规则;E. 剖视包块内为烂鱼肉样坏死组织

病例 7-3-3　输卵管腺癌

【临床资料】

61 岁,绝经 13 年,阴道排淡红色液体一年。妇科检查:外阴已婚式,阴道通畅,宫颈光滑,子宫萎缩。一年前行宫腔镜检查结果为阴性,今年行诊刮术检查结果亦为阴性。

【超声表现与提示】

子宫前位,大小及形态正常,肌层回声欠均匀,子宫内膜厚 0.3cm,宫颈前后径 1.9cm。双侧卵巢未见显示。左附件区见一弯曲管状回声,内有实性低回声,腊肠样,大小为 2cm×3cm(图 7-3-3A～D)。

彩色多普勒显示:腊肠样实性回声内有血流信号,记录到动脉频谱,动脉阻力指数为 0.59。

超声提示:左侧附件区实性病灶(来自输卵管可能)。

【术中情况】

术中情况不详。

【大体标本】

见图 7-3-3E、F。

【病理诊断】

输卵管乳头状腺癌(Ⅰ期)(图 7-3-3G～I)。

【讨论分析】

1. 原发性输卵管癌　输卵管恶性肿瘤分为原发性和继发性,原发性输卵管癌是一种少见的女性生殖道恶性肿瘤,占女性生殖道恶性肿瘤 0.5%～1.1%。

2/3 发生于绝经期后(40～60 岁),常为单侧,双侧占 33%,病灶多见于输卵管壶腹部,外形呈结节状、香肠样,病灶呈灰白色、乳头状或菜花状。术前诊断率过去为 2.0%,近年为 25%～35%(复旦大学妇产科医院报告 91 例,术前诊断仅为 34.1%)。

2. 输卵管癌外观视病程早、晚及病情轻、重,有很大差别。体积在 2～17cm,形状可呈长圆形如曲颈瓶、茄子样、腊肠样,也可似输卵管卵巢囊肿。因输卵管壁有丰富的肌组织,管壁的伸张性颇大,即使管壁内已充满癌组织,并扩大到正常的十余倍,管壁仍较完整多不与周围器官粘连,增大的输卵管的质地可为囊性感,亦可为实性坚韧感,这与输卵管伞端阻塞或开放有关。据文献报道,如输卵管伞端开口封闭,输卵管腔内潴留的血性或浆液性积液使输卵管扩大,似输卵管积液与输卵管卵巢囊肿或输卵管积脓难以区别,有时因液体积聚,输卵管腔内压力增加,输卵管的子宫端口可以开通,患者自觉有血性液体自阴道排出,原有下腹痛或胀满顿感缓解。阴道排液是输卵管癌患者最具特征性的症状。

3. 遇到下列情况应警惕输卵管癌:①阴道排液、腹痛、下腹部包块;②不易诊断的不规则子宫出血,大于 35 岁;③不易诊断的阴道排液(血性)大于 35 岁;④持续存在下腹/下背疼痛;⑤宫颈涂片见腺癌细胞;⑥绝经前后附件包块。

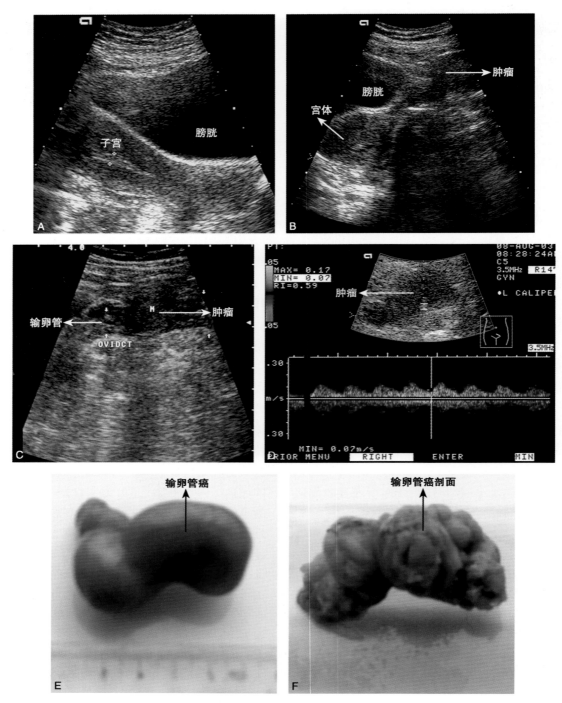

图 7-3-3　输卵管腺癌

A. TAS 纵切显示:子宫前倾,宫腔少量积液;B. TAS 横切显示:子宫左侧见与宫角相延续扩张的输卵管;
C. TAS 横切显示:左侧迂曲成团的管状暗区,其内见强回声的皱襞突起;D. TAS 横切显示:左侧迂曲成团
的管状暗区,其内有血流信号并记录到低阻力动脉频谱;E. 切除标本外观:形态不规则,外表光滑,输卵管
增粗;F. 剖视标本内部为实性、呈烂鱼肉样

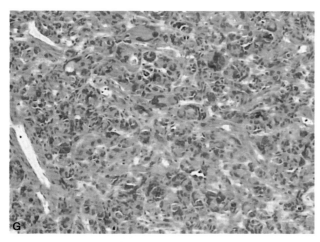
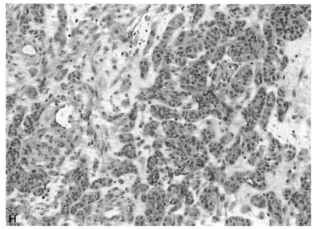
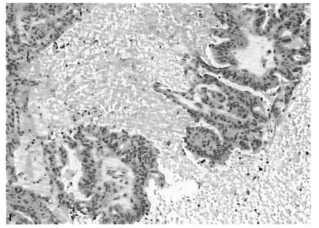

图 7-3-3 输卵管腺癌

G. 输卵管癌细胞核大,并见异常分裂象;H. 上皮巢状增生;I. 大量癌细胞上皮呈乳头样增生,腺样排列,管壁见大量癌细胞浸润

病例 7-3-4 输卵管癌(继发于卵巢癌)

【临床资料】

70 岁,绝经 25 年,下腹痛 6 个月,后阴道流血 2 个月门诊超声检查发现宫腔积液,右侧附件混合性包块疑诊为卵巢肿瘤而收入院。入院体检:心、肝、脾、肺未及明显异常,腹软,无压痛。妇科检查:外阴已婚式,阴道通畅,宫颈萎缩,子宫大小正常,双侧附件未及明显异常。入院后化验:肿瘤标志物糖类抗原 125(CA125)86.85KU/L。

【超声表现与提示】

子宫前位,萎缩,形态正常,轮廓清晰,肌层回声欠均匀,宫腔分离,见间距 0.5cm 无回声,子宫内膜单层厚 0.1cm,宫颈前后径 2.1cm。左侧卵巢大小 1.0cm×1.4cm,未见异常回声。右侧卵巢未见显示,右侧附件区见 2.8cm×2.4cm 的低回声包块,有包膜,边界清,周边血流信号呈环状,动脉阻力指数为 0.34(图 7-3-4A ~ C)。

超声提示:子宫少量积液,右侧附件区实性病灶。

【术中情况】

患者麻醉成功后取平卧位,洗手探查:胃肠、大网膜、肝、脾、腹主动脉、盆髂淋巴结未见异常。子宫萎缩,左侧附件及右侧卵巢外观无异常,右侧输卵管增粗,直径约 3cm 大小,其伞端见形态不规则、菜花样包块,质硬,子宫右后壁及直肠子宫陷凹均可触及少许质硬结节。行全子宫加双侧附件切除术。

【大体标本】

见图 7-3-4D。

【病理诊断】

右卵巢中分化浆液性腺癌,累及右输卵管。左附件未见癌累及(图 7-3-4E、F)。

【讨论分析】

1. 本病例是由卵巢癌累及输卵管的,超声检查、术前及术中均未考虑到,可见病理检查最后诊断的重要性。

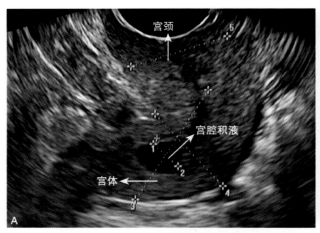
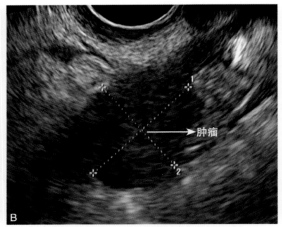
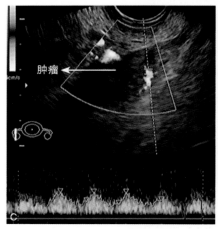
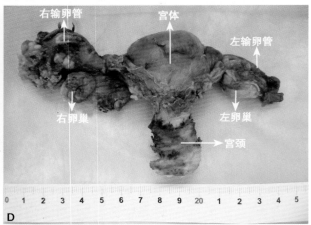
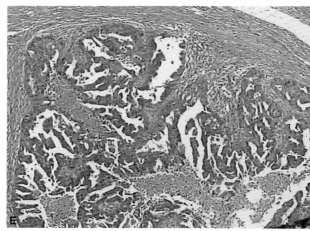
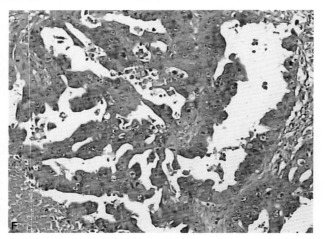

图 7-3-4　输卵管癌(继发于卵巢癌)

A. TVS 纵切显示:子宫萎缩,宫腔少量积液;B. TVS 纵切显示:右侧附件区见 2.8cm×2.4cm 的低回声包块,有包膜,边界清,形态不规则;C. TVS 纵切显示:右侧附件区低回声包块,周边血流信号呈环状,动脉阻力指数为 0.34;D. 右侧卵巢增大,外观失去正常形态,右侧输卵管增粗尤以伞端及壶腹部为明显。左侧附件外观未见异常;E. 低倍:筛状结构的腺管成片,其中有坏死成分;F. 高倍:浆液性胞质的腺管呈筛状结构,有炎性细胞浸润

2. 输卵管恶性肿瘤声像图特征　宫旁见混合性包块或以低回声为主的实性包块,边界多清晰,多为实性或为迂曲囊性,多房分隔,各房相通,囊壁上见多个强回声突起,其中实性成分有丰富血流信号,为低阻力动脉频谱。

病例 7-3-5　输卵管继发癌(继发于子宫内膜癌)

【临床资料】

60 岁,绝经后阴道流血一年入院。入院体检:心、肝、脾、肺未及明显异常,腹软,无压痛。月经周期 30 天,经期 4 天,无痛经,绝经 11 年,$G_3P_1A_2$。妇科检查:外阴已婚式,阴道通畅,宫颈光滑,子宫大于正常,双侧附件未及异常。

【超声表现与提示】

子宫平位,大小为 6.7cm×5.4cm×6.2cm 明显增大,形态大致正常,表面光滑,肌层回声不均匀,子宫内膜厚 2.9cm,回声杂乱,内部血流丰富,动脉阻力指数为 0.31。宫颈前后径 2.9cm,宫颈短而内部结构不清。双侧卵巢未见异常回声。右侧附件区见直径 3cm 的实质性回声区,类圆形,有包膜,边界清,周边有血流信号,动脉阻力指数为 0.43。该包块与双侧卵巢分界清(图 7-3-5A ~ E)。

超声提示:

1. 子宫内膜增厚(恶性病变待排)。

2. 右侧附件区实质性病灶。

【术中情况】

患者于硬膜外麻醉下取平卧位,术中探查:见子宫增大孕 2 个月,表面光滑,肿瘤已侵犯肌层,包括宫颈管,右侧输卵管增粗,见直径 4cm 大小包块,内为坏死样组织。双侧卵巢及左侧输卵管未见异常,子宫韧带无明显变粗变硬,盆腔及大网膜未见异常,无腹水,行次广泛全子宫及双附件切除术加盆腔淋巴结取样术。

【大体标本】

见图 7-3-5F、G。

【病理诊断】

子宫内膜腺癌I级,少数区域黏液腺癌改变。癌组织侵及子宫壁浅层肌和宫颈管,一侧输卵管见癌累及,ER(−)、PR(−)、HER-2(−)。送检双髂外、双髂内及右闭孔等处淋巴结未见转移癌(0/8)(图 7-3-5H、I)。

【讨论分析】

1. 原发性输卵管癌与继发性输卵管癌,后者远多于前者,约占 90%。继发性输卵管恶性肿瘤多由其他女性生殖道恶性肿瘤,如卵巢癌、子宫内膜癌,偶尔也可由宫颈癌转移而来,而非生殖系统肿瘤转移到输卵管的极少见,如由胃肠道或乳腺癌等处的转移仅偶见报道。

2. 因输卵管位于子宫与卵巢的中间,两个器官的恶性肿瘤都可以直接或从淋巴管转移至输卵管,两者鉴别很重要,主要依靠病理镜下检查。原发性输卵管癌的诊断标准非常严格,即在诊断原发性输卵管癌时,卵巢和子宫内膜外观应大致正常;由于输卵管癌中自卵巢和子宫癌转移而来者占 9/10,故当鉴别诊断困难时可遵循下列原则:广泛侵及卵巢和输卵管的癌应诊断为卵巢癌;广泛侵及子宫内膜和输卵管的癌应诊断为子宫内膜癌。

3. 卵巢恶性肿瘤发现时往往已是晚期,输卵管癌则与卵巢恶性肿瘤不同,由于输卵管是一个空腔器官,经过宫角与宫腔相通,输卵管恶性肿瘤因管内肿瘤分泌液体,这类液体可通过阴道排出,故临床常见阴道大量排液。应据此注意排除输卵管恶性肿瘤,以便早期行阴道超声检查,早期诊断。

4. 输卵管恶性肿瘤与卵巢恶性肿瘤的鉴别　前者有阴道排液,宫旁未见明显包块或有包块,但包块与卵巢分界清晰。输卵管恶性肿瘤还应与子宫内膜癌鉴别,后者子宫内膜增厚,且内膜血流丰富,动脉为低阻力频谱。

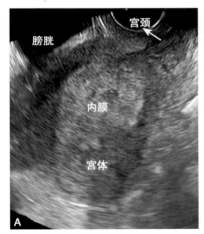
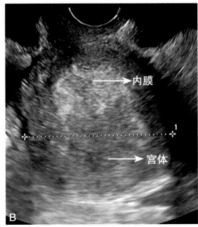
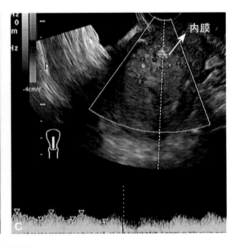

图 7-3-5　输卵管继发癌(继发于子宫内膜癌)
A. TVS 显示:子宫水平位,明显增大,形态大致正常,表面光滑,子宫内膜增厚达 2.9cm;B. TVS 显示:子宫横切面见增厚的子宫内膜,回声不均;C. TVS 显示:增厚内膜内血流信号的动脉阻力指数为 0.31

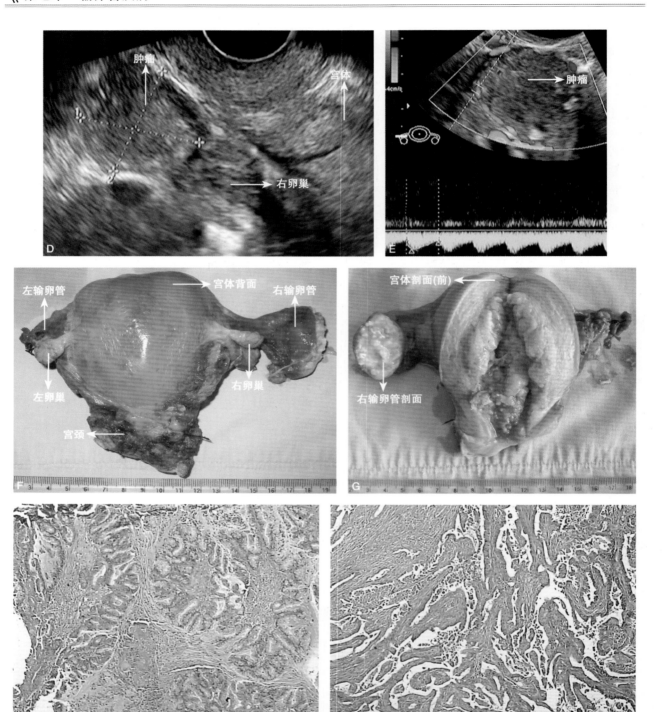

图 7-3-5　输卵管继发癌（继发于子宫内膜癌）
D. TVS 显示：右侧附件区见直径 3cm 的实质性回声区，类圆形，有包膜，边界清。该包块与双侧卵巢分界清；E. TVS 显示：右侧附件区的实质性回声区，周边有血流信号，动脉阻力指数为 0.43；F. 大体标本背面观：增大的子宫与增粗的右侧输卵管外观；G. 大体标本正面观：剖视见呈烂肉样的内膜癌变组织与右侧癌变组织累及输卵管；H. 低倍：图见复杂分支的腺管结构；I. 高倍：显示部分黏液腺成分

第八章
盆腔炎性疾病

第一节 概　述

盆腔炎性疾病指女性上生殖道及其周围组织的炎症,主要有子宫内膜炎、输卵管炎、输卵管卵巢脓肿、盆腔腹膜炎,最常见的是输卵管炎。盆腔炎性疾病大多发生在性活跃期有月经的妇女,初潮前、绝经后或未婚者很少发生。既往将盆腔炎性疾病分为急性和慢性两类。目前认为慢性盆腔炎的术语并不恰当,称急性盆腔炎后遗症为宜。急性盆腔炎未能得到及时正确治疗,则可由于盆腔粘连、输卵管阻塞导致不孕、输卵管妊娠、慢性盆腔痛以及炎症反复发作等均为急性盆腔炎后遗症的表现。急性盆腔炎性疾病的临床表现差异较大,临床准确诊断不易,常需用辅助检查,如血常规、尿常规、子宫颈管分泌物及后穹隆穿刺物检查。影像学以超声(经腹和经腔内)检查应用最为广泛,超声显示输卵管积液、输卵管卵巢肿块、伴或不伴有盆腔积液,经阴道探头可类似双合诊,触及子宫及附件组织判断是否有触痛。多普勒超声显示女性上生殖道急性盆腔炎时血流信号丰富伴有动脉频谱呈高、中等阻力指数改变。

第二节 病例汇集

病例8-2-1　急性盆腔炎症
【临床资料】

27岁,人流术后3天,下腹痛一天入院。妇科检查:外阴已婚式,未见皮疹及赘生物,阴道通畅,宫颈抬举痛阳性,子宫后位,大小正常,宫体压痛(+),双侧附件区未及异常。入院后常规血液分析:白细胞(WBC)12.3×10⁹/L,血红蛋白(HGB)110g/L,人绒毛膜促性腺激素hCG 2840IU/L。

【超声表现与提示】

子宫后位,大小6.1cm×4.7cm×4.6cm,轮廓清晰,肌层回声不均匀,宫体触痛明显,血流信号异常丰富,动脉阻力指数0.91。子宫内膜厚0.8cm,宫颈前后径2.9cm,直肠子宫陷凹见间距0.9cm的无回声区,双侧卵巢未见明显异常(图8-2-1A～D)。

超声提示:子宫血流信号丰富,结合临床,急性盆腔炎症可能。

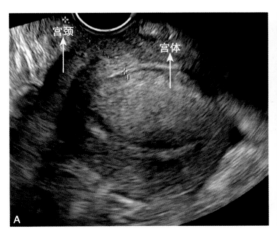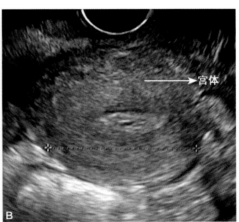

图8-2-1　急性盆腔炎症
A. TVS纵切:子宫后位,形态正常,饱满,肌层回声不均;B. TVS横切:子宫肌层增厚,回声不均

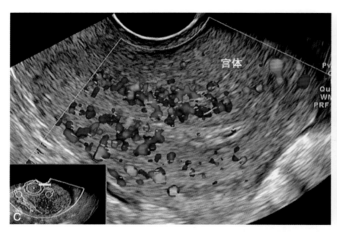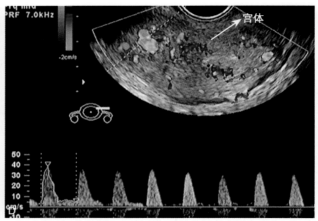

图 8-2-1　急性盆腔炎症

C. TVS 横切:子宫肌层血流信号异常丰富;D. TVS 横切:异常丰富血流信号中可记录到子宫动脉阻力指数为 0.91

【讨论分析】

1. 宫腔内手术操作是引起盆腔炎性疾病的高危因素之一。本例人流术后 3 天出现下腹痛、白细胞升高、宫颈抬举痛阳性、宫体压痛,这与刮宫术对生殖道黏膜损伤、出血、坏死,导致生殖道内源性菌群的病原体上行感染有关。

2. 盆腔急性炎症时,超声检查除了获得血流丰富、直肠子宫陷凹积液等信息外,利用阴道探头操作之便,可对子宫行适当的触诊,触痛明显可增加诊断的信心。

病例 8-2-2　双侧输卵管积脓

【临床资料】

35 岁,发现附件包块伴下腹痛十余天入院。入院体检:心、肝、脾、肺未及明显异常,腹软,无压痛及反跳痛,移动性浊音(-)。妇科检查:外阴已婚式,阴道通畅,宫颈光滑,见节育环尾丝,子宫前位,大小正常,右侧附件区可及直径 6cm 包块,边界清楚,子宫左前方可及直径 4cm 包块,边界清楚,呈囊实性。外院超声提示:带环子宫,盆腔混合性包块。入院血液分析:白细胞(WBC)6.4×10^9/L,血红蛋白(HGB)99g/L,血小板总数(PLT)339×10^9/L。

【超声表现与提示】

子宫前位,大小 5.5cm×4.5cm×5.3cm,形态正常,轮廓尚清,肌层回声均匀,子宫内膜不清,子宫腔内见节育器强回声,宫颈前后径 3.6cm。右侧卵巢大小为 7.3cm×2.8cm,内见 5.5cm×4.3cm 的无回声区,边界清,类圆形,囊内见密集细光点,囊壁见丰富血流信号,记录到动脉阻力指数为 0.48。右侧附件区可见管状无回声区,内径 0.7cm。左侧卵巢大小为 3.8cm×2.6cm,左侧附件区见大小为 5.6cm×3.6cm 的无回声区,囊壁厚薄不一,最厚处达 0.6cm,囊壁见多个强回声突起,囊壁及突起均见丰富血流信号,记录到动脉阻力指数为 0.60(图 8-2-2A~F)。

超声提示:右侧卵巢囊肿,左侧盆腔囊性包块,子宫腔内节育器。

【术中情况】

患者取平卧位,麻醉成功后,进入腹腔探查:子宫稍饱满,形态未见明显异常,右侧输卵管增粗积脓,形成约 6cm×6cm 大小的包块,边界清,与卵巢包裹粘连,与周围组织及盆壁无粘连。左侧输卵管增粗积脓,形成约 4cm×4cm 大小的包块,与周围组织及盆壁致密粘连,双侧卵巢外观无明显异常。行双侧输卵管切除术。

【病理诊断】

双侧化脓性输卵管炎(图 8-2-2G、H)。

【讨论分析】

1. 本病例处于生育年龄,是盆腔炎症好发时段,手术病理证实为双侧化脓性输卵管炎,右侧卵巢与发炎积脓的输卵管粘连在一起形成包块,左侧发炎积脓的输卵管与卵巢无粘连,而与周围组织致密粘连,两侧虽同为输卵管积脓,但图像明显不同,增加了分析的难度,患者出现下腹痛,包块声像图无回声区内见密集细光点,实性部分血流丰富,动脉阻力指数为中等,支持考虑为盆腔炎性包块。

2. 输卵管内部黏膜呈纵向走行,故横切面可见皱襞增厚,回声增强,突向管腔,有助于鉴别。

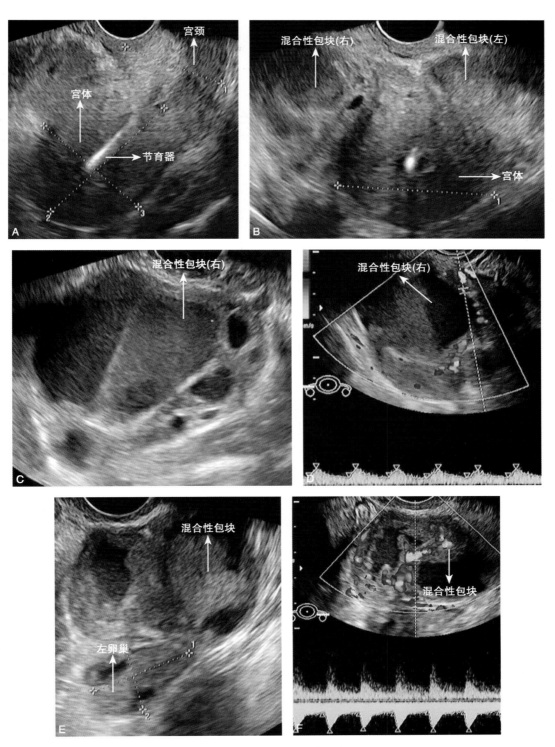

图 8-2-2　双侧输卵管积脓

A. TVS 纵切:子宫前位,大小及形态正常,子宫腔内见节育器强回声;B. TVS 横切:子宫左右两侧均见部分包块回声,呈囊实性,囊壁不清晰,宫腔内见节育器强回声;C. TVS 横切:右侧卵巢增大,形态失常,其内有一较大的囊肿,囊肿内有密集细光点,周边环绕大小不等类圆形无回声,壁厚而毛糙;D. TVS 横切:右侧卵巢内囊肿的囊壁见丰富血流信号,记录到动脉阻力指数为 0.48;E. TVS 横切:左侧卵巢大小形态正常,其前方见一囊实性肿瘤,有包膜,呈肾形;F. TVS 横切:左侧肿瘤囊壁厚薄不一,囊壁及突起均见丰富血流信号,记录到动脉阻力指数为 0.60

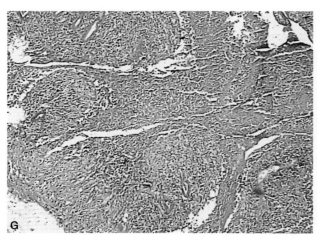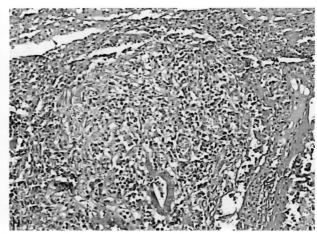

图 8-2-2　双侧输卵管积脓

G. 低倍:大量炎性细胞浸润,组织变性,部分坏死;H. 高倍:大量炎性细胞浸润,组织变性,腺体减少

病例 8-2-3　右侧卵巢脓肿

【临床资料】

42 岁,体检发现附件包块 2 个月余入院。有糖尿病史。入院体检:心、肝、脾、肺未及明显异常,腹软、无压痛及反跳痛,移动性浊音(-)。妇科检查:外阴已婚式,阴道通畅,少许浅褐色液体,宫颈见纳氏囊肿,子宫前位,大小正常,活动度可,压痛(-),右侧附件区可扪及一直径约 10cm 大小的包块,囊性,左侧附件区未及异常。入院血液分析:WBC 5.6× 10^9/L,HGB 104g/L。

【超声表现与提示】

子宫前位,大小 6.0cm×5.1cm×5.8cm,形态正常,轮廓尚清,肌层回声欠均匀,后壁见 1.4cm×1.0cm 低回声区,边界清,子宫内膜厚 0.6cm,宫颈前后径 3.4cm。左侧卵巢大小为 2.5cm×1.7cm,未见明显异常。右侧卵巢未显示,子宫右前方见 8.5cm×8.7cm 的无回声区,有包膜,边界清,类圆形,囊壁厚薄不一,见间隔光带及密集细光点,囊壁及间隔光带见血流信号,记录到动脉频谱,动脉阻力指数为 0.45(图 8-2-3A～D)。

超声提示:右侧附件区多房性囊性包块,子宫壁间小肌瘤。

【术中情况】

患者取平卧位,麻醉成功后,进入腹腔探查:大网膜与腹膜部分粘连,并广泛包裹右侧附件囊肿,分离粘连后见右侧囊肿大小为 10.0cm×8.0cm×8.0cm,壁厚,输卵管水肿增粗,左侧卵巢及输卵管外观未见异常,子宫大小及外观无异常,行右侧附件切除术。

【大体标本】

囊肿剖视:流出大量黄绿色稠厚脓液,臭鸡蛋味。

【病理诊断】

右侧慢性附件炎伴急性炎症反应,部分区域脓肿形成(图 8-2-3E、F)。

【讨论分析】

一般而言,卵巢很少单独发炎,但可与发炎的输卵管伞端粘连而发生卵巢周围炎,称输卵管卵巢炎,即附件炎。炎症可通过卵巢排卵的破孔侵入卵巢实质形成卵巢脓肿。脓肿与输卵管积脓粘连并穿通,形成输卵管卵巢脓肿,输卵管卵巢脓肿可为一侧或双侧,约半数是在急性盆腔炎初次发病后形成,也可是屡次急性发作或重复感染而形成。本例为右侧,以卵巢脓肿为主伴有输卵管炎性水肿,须与卵巢肿瘤、巧克力囊肿鉴别。

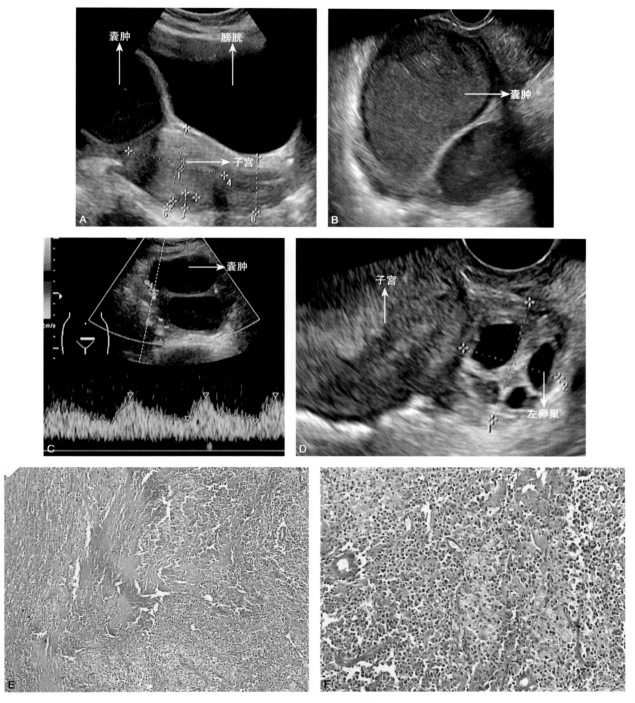

图 8-2-3　右侧卵巢脓肿

A. TAS 纵切:子宫前位,大小及形态正常,子宫前方偏右见一囊肿,有包膜,边界清,类圆形。子宫后壁见直径 1cm 低回声区;B. TVS 横切:包块囊壁不光滑,厚薄不一,有间隔,其内见密集细光点,分布不均匀;C. TAS 横切:右侧包块囊壁及间隔光带见血流信号,记录到动脉频谱,动脉阻力指数为 0.45;D. TVS 横切:左侧卵巢大小、形态正常,未见明显异常,右侧卵巢未显示;E. 低倍:炎性细胞浸润,组织变性坏死,组织结构不清;F. 高倍:炎性细胞浸润,组织变性坏死,组织结构不清

病例 8-2-4　输卵管积脓见第七章（病例 7-2-1）

病例 8-2-5　右侧卵巢囊肿破裂化脓

【临床资料】

40 岁，右下腹隐痛三天，加重一天入院。入院体检：心、肝、脾、肺未及明显异常，腹软、无压痛。妇科检查：外阴已婚式，阴道通畅，少许白色分泌物，宫颈光滑，质中，抬举痛阴性，子宫前位，大小及形态正常，无压痛，活动度可，盆腔可扪及一直径约 10cm 大小的包块，压痛（+）。

【超声表现与提示】

子宫前位，大小为 5.5cm×4.3cm×4.9cm，肌层光点分布均匀，子宫内膜不清，宫腔内见节育器强回声，宫颈前后径 3.3cm。直肠子宫陷凹见间距 1.1cm 的无回声。左侧卵巢大小 3.3cm×1.9cm，未见异常回声。右侧卵巢未显示，子宫右后方见 9.1cm×6.8cm×6.2cm 的混合性回声，边界清晰，形态不规则，内部血流信号极丰富，测得动脉阻力指数（RI）= 0.44。该低回声与子宫分界清（图 8-2-4A ~ D）。

超声提示：盆腔非均质性包块，直肠子宫陷凹积液，宫腔内节育器。

【术中情况】

患者麻醉成功后取平卧位，洗手探查：见腹腔有脓血性分泌物，肠管多处粘连，盆腹腔暴露后，见子宫表面充血，右侧卵巢肿胀并已破裂，增粗的右输卵管、肠管包裹粘连形成直径约 10cm 的包块，包块内有黄褐色液体，左侧附件外观无异常，与子宫紧密粘连无法分离，行右侧附件切除术加盆腔引流术。

【病理诊断】

送检右附件，多处取材，镜下见附件组织显著炎症反应，部分变性坏死及脓肿形成，部分呈囊性改变（图 8-2-4E、F）。

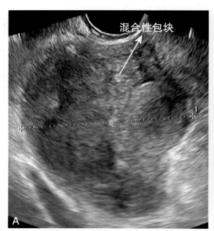
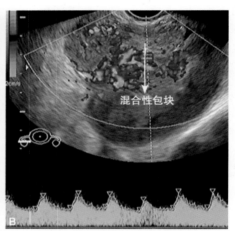
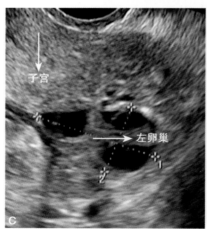
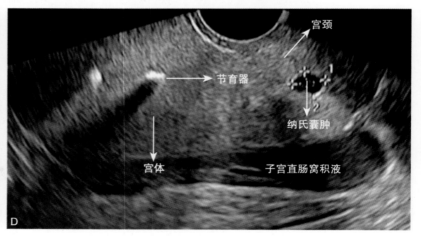

图 8-2-4　右侧卵巢囊肿破裂化脓

A. TVS 纵切：子宫右后方见 9.1cm×6.8cm×6.2cm 的混合性回声，边界清晰，形态不规则，与子宫似有分界；B. TVS 纵切：瘤体内部血流信号极丰富，测得动脉阻力指数为 0.44；C. TVS 纵切：左侧卵巢大小 3.3cm×1.9cm，未见异常回声；D. TVS 纵切：直肠子宫陷凹见间距 1.1cm 的无回声，宫颈外口见纳氏囊肿

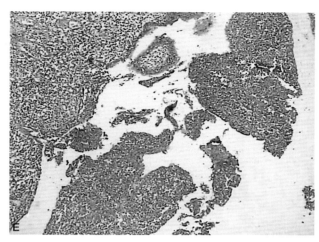
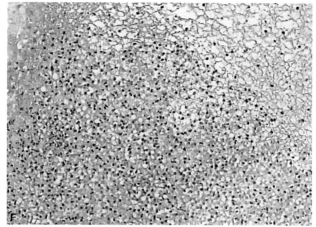

图 8-2-4　右侧卵巢囊肿破裂化脓

E. 低倍:右下部空白部分为囊腔,左上囊壁显示组织变性改变,其中小黑点是大量的炎性细胞;F. 高倍:组织结构模糊、红染,显示已变性坏死,散在黑点是分叶状的中性粒细胞

【讨论分析】

卵巢囊肿破裂可引起继发感染,盆腔炎急性期触痛明显,且肿瘤内彩色血流信号极为丰富是一大特征,为诊断提供有力佐证。

病例 8-2-6　盆腔包裹性积液

【临床资料】

29 岁,发现左侧附件包块伴下腹痛一天入院。入院体检:心、肝、脾、肺未及明显异常,腹软、无压痛及反跳痛,移动性浊音(-)。妇科检查:外阴已婚式,阴道通畅,宫颈光滑,子宫后位,大小正常,左侧附件区可及直径 6cm 包块,靠近盆壁,囊性。

【超声表现与提示】

子宫后位,大小及形态正常,轮廓尚清,肌层回声均匀,子宫内膜厚 0.6cm,宫颈前后径 2.9cm。右侧卵巢大小为 3.4cm×1.2cm,未见明显异常,左侧附件区见大小为 6.9cm×5.7cm 的混合性包块。有包膜,边界清,以囊性为主,形态不规则,内有多条光带,并见极似卵巢组织包裹其中,大小为 3.4cm×4.0cm,其中见血流信号,记录到动脉阻力指数为 0.76(图 8-2-5A、B)。

超声提示:盆腔混合性包块,来自左侧附件。

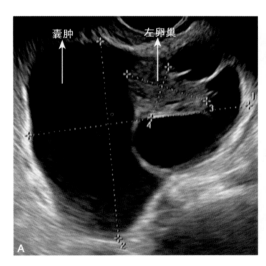
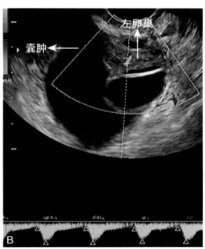

图 8-2-5　盆腔包裹性积液

A. TVS 纵切:左侧附件区大小为 6.9cm×5.7cm 的混合性包块,有包膜,边界清,以囊性为主,形态不规则,内有多条光带,并见极似卵巢组织包裹其中;B. TVS 横切:混合性包块血流信号,记录到动脉阻力指数为 0.76

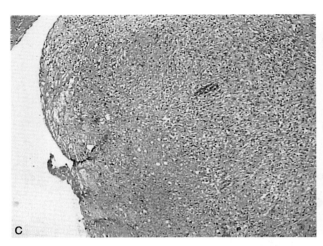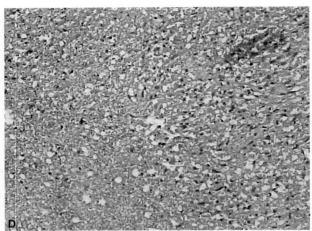

图 8-2-5　盆腔包裹性积液
C. 低倍:囊壁为出血变性的组织;D. 高倍:囊壁陈旧性出血,组织变性

【术中情况】

患者麻醉成功后,置镜进入腹腔探查:右侧附件外观未见异常。左侧附件区见直径约 6cm 大小囊性包块,左侧卵巢包裹其中。行盆腔粘连松解术。

【病理诊断】

(左侧)卵巢子宫内膜囊肿(图 8-2-5C、D)。

【讨论分析】

盆腔包裹性积液常是术后引起的,有的原因不明,但临床处理与卵巢囊肿不同。

第九章
女性盆腔非生殖系统肿瘤

第一节 概　　述

女性盆腔肿瘤主要来源于生殖系统,来源于非生殖系统的肿瘤并不少见,但往往被忽视而误诊为生殖系统肿瘤,两者鉴别诊断有一定难度,常有漏、误诊,文献报道漏误诊率为 0.55% ~ 20.96%。2007 年 1 月~2010 年 8 月笔者所在医院妇科以盆腹腔或卵巢肿物收入院手术的患者 3270 例,术前均行超声检查,术后经病理检查证实为非生殖系统肿瘤 17 例。漏误诊率为 0.55%、患者年龄 20 ~ 76 岁,平均(50.88±15.15)岁,其中绝经后患者 12 例,40 岁以下 4 例。

盆腔非生殖系统肿瘤来源于肠道最多见,来源于腹膜后肿瘤次之,来源于泌尿系统相对少见,超声表现以囊实混合型为常见,实性与囊性亦可遇见。

第二节 病 例 汇 集

病例 9-2-1　小肠系膜间质瘤
【临床资料】

57 岁,下腹痛 10 余天入院。入院体检:心、肝、脾、肺未及明显异常,腹软,盆腔可及直径 11.5cm 包块,质中,边界清,可活动,压痛(+)。妇科检查:外阴已婚式,阴道通畅,宫颈光滑,子宫大小正常,右侧附件区可及直径约 10cm 大小包块,囊性、质软。

【超声表现与提示】

子宫后位,大小 4.1cm×2.9cm×4.0cm,形态大致正常,轮廓不光滑,肌层回声不均匀,前壁见 2.4cm×1.9cm 的低回声区,向外突,边界清,周边见血流信号。子宫内膜厚 0.3cm,宫颈前后径 2.5cm。左侧卵巢大小 1.4cm×0.7cm,未见异常回声,右侧卵巢未显示,右侧附件区见大小 9.5cm×6.2cm×10.5cm 的不均低回声区,边界清晰,形态不规则,有小片状无回声区,内部有血流信号,动脉阻力指数 0.51(图 9-2-1A ~ C)。

超声提示:子宫肌瘤(浆膜下),右侧附件区实性包块。

【术中情况】

剖腹探查术,术中探查:子宫及双侧卵巢萎缩,外观无明显异常,子宫前壁见直径约 2cm 肌瘤结节。盆腔见直径约 11cm 大小肿瘤,实性,位于空肠,距屈氏韧带约 12cm 处,形态不规则,表面光滑,外科医师上台考虑肠壁肿瘤,行肠壁肿瘤切除术。

【大体标本】

见图 9-2-1D ~ G。

【病理诊断】

送检包块镜见大片坏死、出血,部分区域上皮样细胞和梭形细胞弥漫成片分布,偶见核分裂象,伴较丰富的血管组织。免疫组化染色结果:瘤细胞 CD117(+),CD34(+),SMA(-),CD31(-),小肠系膜间质瘤(图 9-2-1H、I)。

【讨论分析】

下腹隐痛 10 天,超声检查发现盆腔包块 2 天,术前诊断卵巢肿瘤,术中发现双侧附件无异常,自空肠壁向外生长的实性肿瘤,尚未形成小肠阻塞,无肠梗阻症状。肿瘤因重力关系下坠到盆腔,临床医师仅依靠妇科检查无法明确诊断,超声检查不仅要发现盆腔肿瘤,若能进一步检查见到双侧卵巢组织,对明确肿瘤来源有诊断意义。

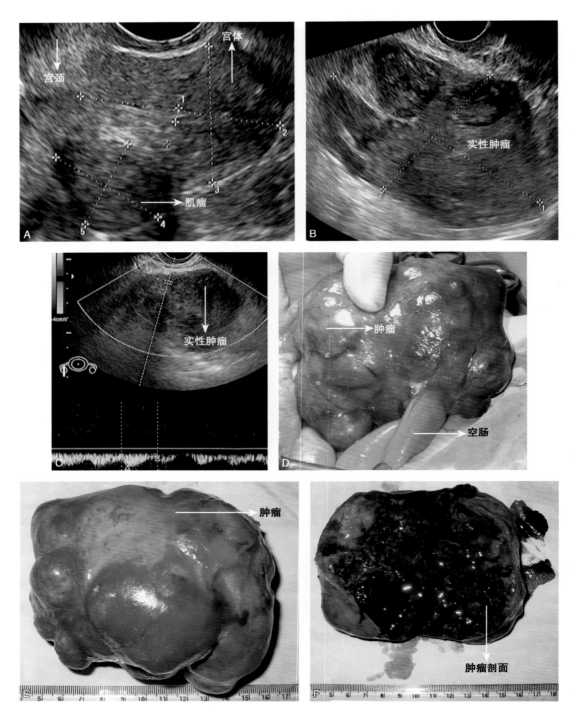

图 9-2-1　小肠系膜间质瘤

A. TVS 显示：子宫前壁见直径 2cm 的低回声肌瘤；B. TVS 显示：右侧附件区见大小 9.5cm×
6.2cm×10.5cm 的不均低回声区，边界清晰，形态不规则，有小片状无回声区；C. TVS 显示：右侧
附件区不均低回声区内部有血流信号，动脉阻力指数 0.51；D. 术中显示肿瘤与空肠相连，自空
肠壁向外突出生长；E. 显示肿瘤直径约 11cm，表面光滑而凹凸不平，形态不规则；F. 显示肿瘤
剖面大片出血、坏死

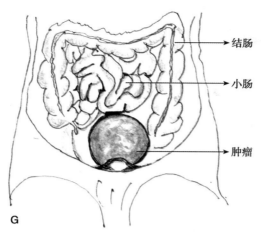

结肠

小肠

肿瘤

G

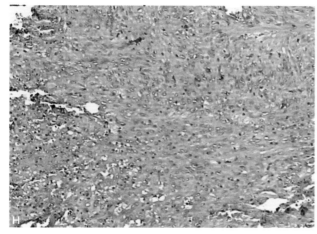

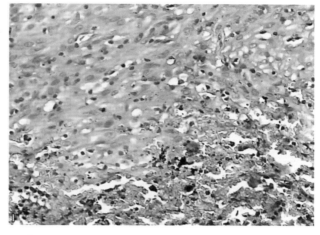

图 9-2-1　小肠系膜间质瘤

G. 显示肿瘤在腹腔内线条图；H. 低倍：肿瘤组织中，梭形细胞编织状排列；I. 高倍：梭形细胞组成的肿瘤组织中,炎性反应,并充血、出血

病例 9-2-2　小肠系膜低度恶性间质瘤

【临床资料】

63 岁,阵发右下腹痛 12 天入院。绝经 14 年,无阴道流血,以右下腹胀痛为主,时轻时重,可自行缓解。入院体检:心、肝、脾、肺未及明显异常,腹软。妇科检查:外阴已婚式,阴道通畅,宫颈光滑,子宫大小正常,盆腔可及直径约 7cm 包块,囊性、质软、无压痛。

【超声表现与提示】

盆腔右侧见直径约 7cm 的混合性回声区,边界清晰,形态不规则,有片状无回声区,内部有血流信号,动脉阻力指数 0.44(图 9-2-2A ~ D)。

超声提示:盆腔右侧囊实性包块,来自卵巢可能性大。

【术中情况】

剖腹探查术,术中探查:盆腔见直径约 7cm 大小肿瘤,囊实性、灰黑色、质脆,距回盲部约 15cm 处,与子宫阔韧带前叶偏右侧有粘连,子宫及双侧卵巢外观萎缩,无明显异常。快速切片报告为低度恶性小肠间质瘤,由外科医师上台分离病变周围小肠约 10cm 肠段,切除病变肠段并行吻合术。

【大体标本】

见图 9-2-2E、F。

【病理诊断】

送检肠壁肿瘤镜见丰富的梭形细胞和上皮样细胞,异型性改变较明显,可见核分裂象,小肠系膜低度恶性间质瘤(图 9-2-2G、H)。

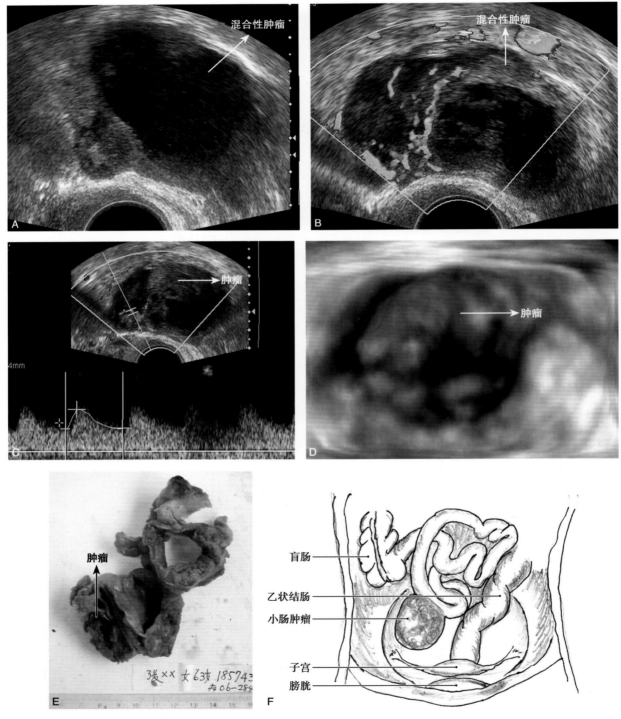

图 9-2-2　小肠系膜低度恶性间质瘤

A. TVS 显示：盆腔右侧见直径约 7cm 不均匀的囊实性回声，边界清晰，形态不规则，有片状无回声；B. TVS 显示：盆腔右侧肿块内，实性部分有丰富的血流信号；C. TVS 显示：盆腔右侧肿块内部动脉血流信号，测得动脉阻力指数 0.44；D. 三维图像显示：肿瘤形态不规则，表面凹凸不平；E. 标本显示肿瘤直径约 7cm，表面凹凸不平，形态不规则，自空肠壁向外突出生长；F. 显示盆腔内肿瘤与肠道关系线条图

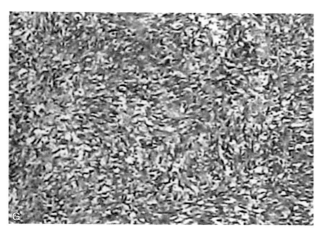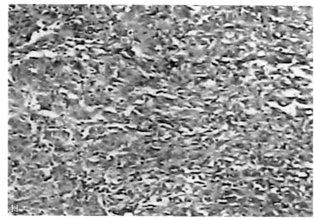

图 9-2-2　小肠系膜低度恶性间质瘤
G. 低倍:肿瘤组织中梭形肿瘤细胞密集;H. 高倍:肿瘤组织,充血、出血、炎性反应

【讨论分析】

1. 胃肠间质瘤是起源于胃肠道壁肌层中的间叶源性细胞的肿瘤,占胃肠道肿瘤的 0.1% ~ 3.0%,可发生于消化道任何部位,其好发部位依次为胃体、贲门、空肠、回肠、十二指肠、直肠、结肠等。其发病无性别差异,好发年龄为 50 ~ 70 岁。肿瘤的大小和部位不同可产生不同症状,胃的间质瘤常见症状为上消化道出血;发生于小肠者可出现肠梗阻症状;89%的患者可触及腹部肿块,腹腔播散可出现腹水。女性患恶性胃肠间质瘤可侵犯盆腔脏器易与卵巢肿瘤混淆,因此,应引起妇产科及超声医师的警惕。

2. 胃肠间质瘤,无论是良性或恶性,对化疗或放疗均不敏感,手术是唯一可治愈的方法,可达到根治并预防复发的目的。

3. 笔者遇到的这两例胃肠间质瘤,由于肿瘤向外生长,临床没有一般消化道症状,更没有出现肠道梗阻的表现,也没有白带异常、绝经后阴道流血、阴道异常排液、肿瘤标志物 CA125 升高等妇科症状,增加了鉴别诊断的难度。对女患者出现下腹痛,超声检查发现盆腔肿瘤时,在考虑肿瘤来源时,除了想到来源于妇产科外,应想到非生殖系统来源的可能。

病例 9-2-3　小肠系膜囊肿

【临床资料】

24 岁,扪及腹部包块一个月入院。入院体检:心、肝、脾、肺未及明显异常,腹软。妇科检查:外阴已婚式,阴道通畅,宫颈光滑,子宫大小正常,右侧附件区可及直径约 10cm 包块,质中、边界清、可活动,压痛(-)。

【超声表现与提示】

子宫前位,大小 5.6cm×3.6cm×5.2cm,形态正常,轮廓光滑,肌层回声均匀,子宫内膜厚 1.3cm,宫颈前后径 2.3cm,右侧卵巢大小 2.9cm×0.9cm,左侧卵巢大小 3.2cm×1.1cm,未见异常回声。耻骨上方至脐部于子宫前方见大小 10.1cm×5.1cm×13.0cm 的无回声区,边界清晰,形态规则呈半圆形,内见密集细光点(图 9-2-3A ~ C)。

超声提示:腹盆腔囊性包块(来自非生殖系统可能)。

【术中情况】

腹腔镜探查术,术中见子宫及双侧卵巢外观无明显异常,中上腹见直径约 13cm 大小囊肿,其蒂附于小肠系膜,蒂宽,与部分小肠及系膜相连,囊内容物为浅黄色乳白色液体,无杂质、无明显异味,外科医师上台,行小肠系膜囊肿切除术。

【腹腔镜所见】

见图 9-2-3D ~ G。

【病理诊断】

小肠系膜囊肿(肠源性囊肿)(图 9-2-3H、I)。

【讨论分析】

肠系膜囊肿系肠系膜淋巴管膨大、囊肿化,故亦称为肠系膜乳糜囊肿。其病因可能是先天性的淋巴管壁发育不良使淋巴管呈瘤样改变。也可因腹部外伤、炎症、手术等因素致淋巴管粘连、阻塞、淋巴液流动不畅、瘀滞、逐渐形成囊肿。也有认为淋巴管与淋巴管间、淋巴管和静脉间的侧支闭塞,以致丰富的侧支也未能使淋巴液畅流,导致囊肿形成。囊肿可以是单发或多发,内含乳糜液,或混有少量血液和纤维素,大多为浆液性,囊肿壁由上皮细胞和结缔组织组成。约60%的肠系膜囊肿位于小肠系膜,24%位于结肠系膜,另有16%位于腹膜后。

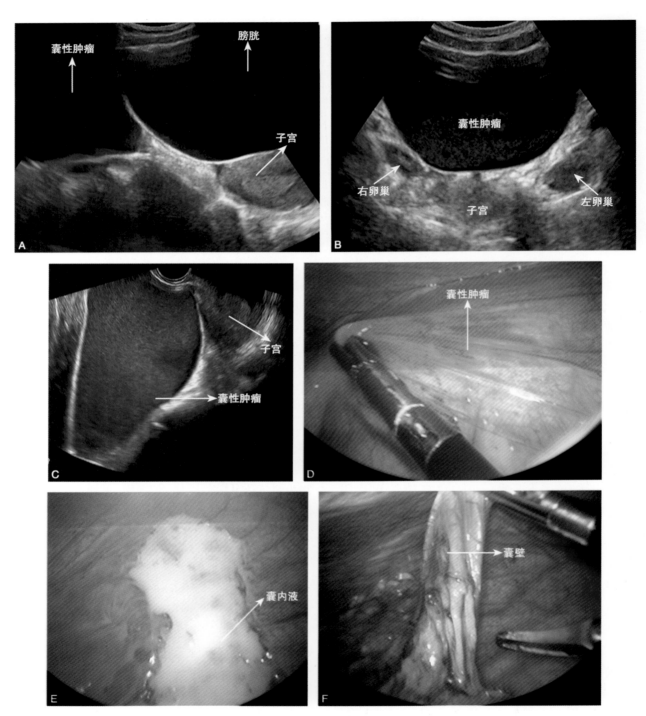

图 9-2-3 小肠系膜囊肿

A. TAS 纵切显示；子宫前上方见直径 12cm 的无回声区，边界清；B. TAS 横切显示；左右两侧见卵巢；C. TVS 纵切显示；子宫前方的无回声区，有包膜，边界清，其内有均匀密集细光点；D. 腹腔镜下显示；囊肿直径约 13cm，表面光滑，壁厚；E. 腹腔镜下显示；自囊肿破口涌出乳状液体，呈浅黄色；F. 腹腔镜下显示自囊肿破口抽尽囊液后，将囊壁取出

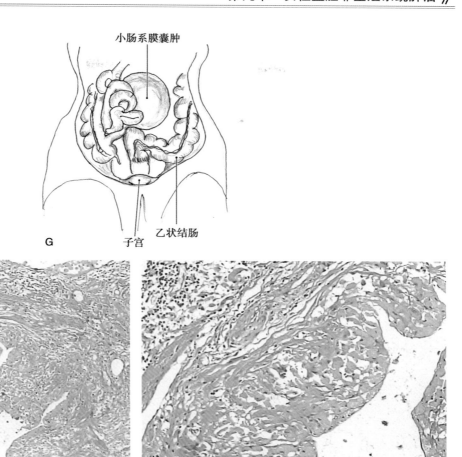

图 9-2-3　小肠系膜囊肿

　　G. 囊肿在腹腔内位置线条图；H. 低倍：小肠系膜组织，下部形成囊肿；I. 高倍：囊肿壁有肌肉组织，被覆间皮细胞，周围炎性细胞浸润

　　有资料显示，肠系膜囊肿的好发部位排列如下：回肠＞空肠＞小肠系膜根部＞横结肠＞乙状结肠。囊肿多为单个、单房性，偶有多发或多房性囊肿，最大直径达 25cm，最小 2cm。

　　囊肿较小一般无症状和体征。囊肿增大到一定程度时，则出现腹部肿块与腹胀，间歇性腹痛，反复发作及其他并发症如肠梗阻、尿路梗阻。小的肠系膜囊肿无须治疗，肠系膜囊肿增大后，易并发急腹症，一旦确诊，应早期手术。大多数病人手术治疗预后良好。肠系膜囊肿主要应与卵巢囊肿、胰腺囊肿等疾病相鉴别。与卵巢囊肿鉴别的要点是肠源性囊性包块与双侧卵巢分界清，位置较高。

　　腹部 B 超不仅可以定位，而且可以定性。由于简便、无创，可作随访观察。对假性囊肿，可作为采用保守疗法或手术治疗的指导。

　　肠系膜囊肿的声像图表现：圆形或半圆形囊肿，包膜完整，边界清楚，圆滑，内部回声为液性暗区，其间回声光团多少与分布，因囊肿内容物成分的性状和分布状况不同而异，如囊内容物主要是液体或主要为脱落物形成的均质凝块，则因反射界面少，声像图上表现为甚少或缺乏内回声，透声性好；如脱落物分散悬浮于液体内，则有较多的回声光团或光点，分布不均匀，透声性较差。

病例 9-2-4　直肠管状腺瘤，肠系膜单纯性囊肿
【临床资料】

　　58 岁，发现左侧腹部包块 4 个月余收入外科住院。入院体检：心、肝、脾、肺未及明显异常，腹软，左侧腹部可及直径 6cm 包块，质中、边界清、可活动，压痛（－）。妇科会诊检查：外阴已婚式，阴道通畅，宫颈光滑，子宫大小正常，左侧腹包块，囊性、质

软,位置偏高,卵巢肿瘤可能性小。入院后查肿瘤标志物:糖类抗原125(CA125)145.8KU/L↑、糖类抗原15-3(CA153)33.64KU/L↑、糖类抗原19-9(CA199)110.43KU/L↑、糖类抗原50(CA50)52.07KU/L↑、人绒毛膜促性腺激素(hCG)86IU/L、生长激素(GH)27.3ug/L↑。

【超声表现与提示】

子宫前位,大小3.6cm×2.4cm×3.4cm,形态正常,轮廓光滑,肌层回声欠均匀,子宫内膜厚0.3cm,宫颈前后径2.1cm。右侧卵巢大小1.7cm×1.5cm,未见异常回声,左侧卵巢显示不清,左侧腹见直径8cm的无回声区,边界清晰;子宫后方见直径4cm的混合性回声,边界欠清,形态不规则,内见密集细光点(图9-2-4A、B)。

超声提示:左侧腹囊性包块,子宫后方异常回声。

【其他影像学检查】

钡灌肠检查提示:距肛门约6cm处,见2.2cm×

3.8cm充盈缺损,边界欠清(直肠占位病变)。结肠镜检查提示:肛门至直肠7cm见一菜花样新生物,环3/4直肠生长(图9-2-4C、D)。

【腹腔镜及开腹术中情况】

先行腹腔镜术,后转为开腹手术,术中探查:发现乙状结肠系膜见直径8cm大小肿瘤,囊性、质软,活动性尚可;直肠可扪及肿瘤,边界不清,中等硬度,行直肠癌根治术加乙状结肠系膜囊肿切除术。

【术中解剖关系示意图】

见图9-2-4E。

【病理诊断】

见图9-2-4F～I。

1. 直肠管状腺瘤,大部分腺管呈低级别上皮内瘤,少数区域呈高级别上皮瘤变。

2. 肠系膜单纯性囊肿。

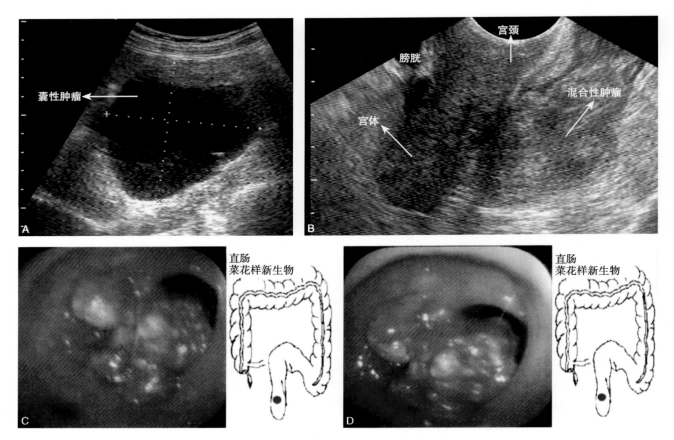

图9-2-4　直肠管状腺瘤,肠系膜单纯性囊肿

A. TAS显示:子宫左侧腹见直径8cm的无回声区,有包膜,边界清;B. TVS显示:子宫后方见直径4cm的不均低回声区,边界不清晰,形态不规则,与子宫分界清;C. 肛门至直肠7cm见一菜花样新生物,环3/4直肠生长;D. 肛门至直肠7cm见一菜花样新生物,环3/4直肠生长

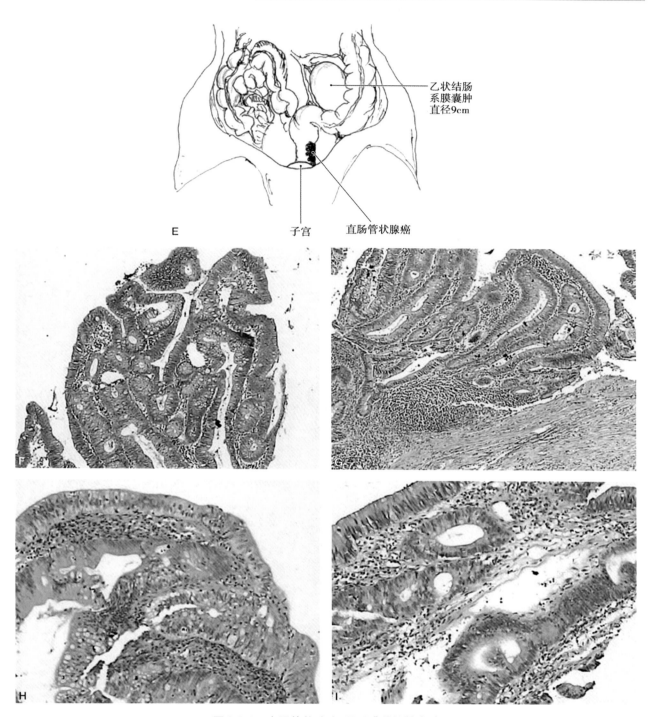

图 9-2-4　直肠管状腺瘤,肠系膜单纯性囊肿

E. 术中解剖关系线条图;F. 低倍:直肠腺体增生;G. 低倍:直肠腺体增生;H. 高倍:直肠腺体有异型,高级别上皮内瘤变,炎性细胞浸润;I. 高倍:直肠腺体轻度异型,低级别上皮内瘤变,炎性细胞浸润

【讨论分析】

直肠癌是临床上常见的恶性肿瘤之一,随着现代生活的发展,已日益成为威胁人类生存的健康杀手,好发部位以直肠为主,乙状结肠为次,其他部位较少。直肠癌以管状腺癌多见,占67.22%,其他还有黏液腺癌、未分化癌及小细胞癌等。早期直肠癌的临床特征主要为便血和排便习惯改变,在癌肿局限于直肠黏膜时便血作为唯一的早期症状占85%,可惜往往未被病人所重视。当时作肛指检查,多可触及肿块。有时出现腹部肿块和肠梗阻症状。直肠癌可局部扩散,在大肠癌侵入肌层前,极少有淋巴结及静脉的受

累。当癌已浸润到浆膜后,可直接蔓延到邻近器官。女性内生殖器要特别警惕,本例发现左侧腹部包块 4 个月余入院,妇科会诊后认为包块位置偏高,与卵巢肿瘤关系不密切,临床医师仅依靠妇科检查无法明确诊断。超声检查不仅要发现妇科肿瘤,也应有相应的消化道肿瘤的常识,有利于避免漏诊和鉴别诊断。本例超声检查时,若能见到双侧卵巢组织,对明确囊性肿瘤来源有诊断意义。

病例 9-2-5　巨大炎性囊肿,来自消化道可能

【临床资料】

60 岁,胸闷、喘气一年余,腹胀 2 个月入内科住院。初步诊断:高血压、冠心病、陈旧性心肌梗死心功能衰竭所致腹水。妇科会诊:腹部高度膨隆,以腹盆腔包块转入妇科。

【超声表现与提示】

自剑突下至耻骨上方见直径 25cm 的无回声区,边界清晰,形态不规则,有包膜,内见密集细光点,腹腔未见游离无回声区(图 9-2-5A、B)。

超声提示:腹盆腔囊性包块。

【术中情况】

行剖腹探查术,术中探查:见巨大包块上至膈下,下至盆腔,内为淡黄色类胆汁液体,共吸出液体 12 000ml,剥离囊壁,至肝下时,发现胆囊,其内有一直径 3cm 大结石,囊内未见胆汁溢出,囊壁见一小孔与巨大包块相通。子宫及双侧卵巢外观无明显异常,行腹腔巨大炎性包块囊壁部分切除术加胆囊造瘘术加腹腔引流术。

【术中所见示意图】

见图 9-2-5C。

【病理诊断】

送检囊样组织,囊壁 6 处取材,囊壁为平滑肌组织及纤维组织,腔面变性坏死及肉芽组织,未见内衬上皮(图 9-2-5D、E)。

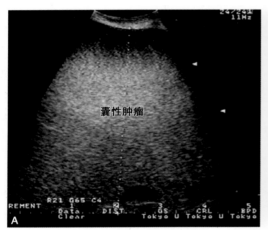
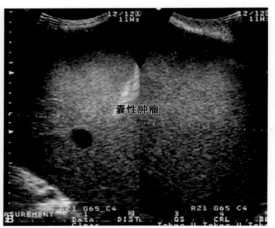

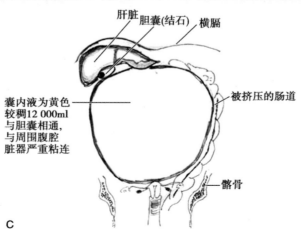

图 9-2-5　巨大炎性囊肿,来自消化道可能
A. TAS 显示:自剑突下至耻骨上方见直径 25cm 的无回声区,边界清晰,有包膜,内见密集细光点;
B. TAS 显示:腹腔未见游离无回声区;C. 术中所见线条图

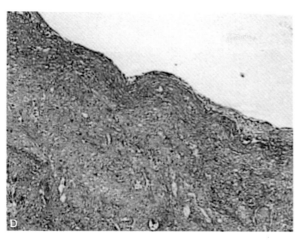 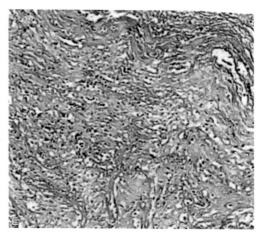

图 9-2-5 巨大炎性囊肿，来自消化道可能
D. 低倍：囊壁样组织，组织变性，结构不清；E. 高倍：平滑肌、纤维组织变性，炎性细胞浸润

【讨论分析】

患者术前临床检查腹腔包块来源难定，不像心源性腹水这一点临床医师意见相同，会诊后由妇科与外科医师上台剖腹探查，术中放出淡黄色液体 12 000ml，术后病理检查仍未能明确囊肿的性质，足见囊肿性质及来源的判断，看似简单，其实并不个个如此。超声医师检查时切不可掉以轻心。

病例 9-2-6 乙状结肠系膜成熟型囊性畸胎瘤

【临床资料】

40 岁，月经紊乱一年余，发现附件包块 2 周入院。入院体检：心、肝、脾、肺未及明显异常，腹软。妇科检查：外阴已婚式，阴道通畅，宫颈光滑，子宫大小正常，子宫左后方可及直径 6cm 包块，囊实性，边界清，不活动，压痛（-），右侧附件未及异常。

【超声表现与提示】

本病例半年内做了两次超声检查：第一次经阴道超声检查提示：宫颈纳氏囊肿，直肠子宫陷凹积液。第二次（5 个月后）经腹部超声检查提示：左侧附件区混合性包块（畸胎瘤可能）（图 9-2-6A～C）。

【术中情况】

腹腔镜探查术，置镜探查：结肠、子宫及左侧附件与结肠系膜形成直径 7cm 的包块，壁厚、不活动，子宫及双侧卵巢外观无明显异常，左侧输卵管增粗约 3cm 呈积水样改变，请外科医师上台，分离过程肿瘤破裂，流出脂肪样液体及毛发组织，完整切除肠系膜肿瘤，行肠壁肿瘤切除术。

【术中示意图】

见图 9-2-6D。

【病理诊断】

乙状结肠系膜成熟型囊性畸胎瘤（图 9-2-6E、F）。

【讨论分析】

畸胎瘤是来源于有多向分化潜能的生殖细胞的肿瘤，往往含有三个胚层的多种多样组织成分，排列结构错乱。根据其外观常分为囊性及实性两种，根据其组织分化成熟程度不同，又可分为良性畸胎瘤和恶性畸胎瘤两类。本瘤最常发生于卵巢和睾丸。偶可见于儿童甲状腺、纵隔、骶尾部、腹膜、松果体、食管、胃、肠系膜、肝十二指肠韧带、肾、腹膜后等部位。

（1）良性畸胎瘤：多为囊性，也称为囊性畸胎瘤，或称为皮样囊肿，多见于卵巢。肿瘤多为单房性，内壁为颗粒体，粗糙不平，常有结节状隆起。有时能见到小块骨、软骨等，囊腔内有皮脂、毛发，甚至可见牙齿。镜下，除见皮肤组织及皮肤附件外，还可见到覆以立方上皮的腺体、气管或肠黏膜、骨、软骨、脑、平滑肌、甲状腺等组织。各种组织基本上分化成熟，有成熟畸胎瘤之称。良性畸胎瘤预后好，少数可恶变为鳞状细胞癌。

（2）恶性畸胎瘤：多为实体性，在睾丸比卵巢多见。主要由分化不成熟的胚胎样组织组成，常见有分化不良的神经外胚层成分，故又称不成熟型畸胎瘤。本瘤常发生转移，可转移盆腔及远处器官。本例经腹部超声与经阴道超声各有其优点及局限性，由于包块位置较高，经阴道超声未能发现，第二次经腹部超声明确包块的存在及性质。两者联合应用可发挥相互优势，弥补不足。

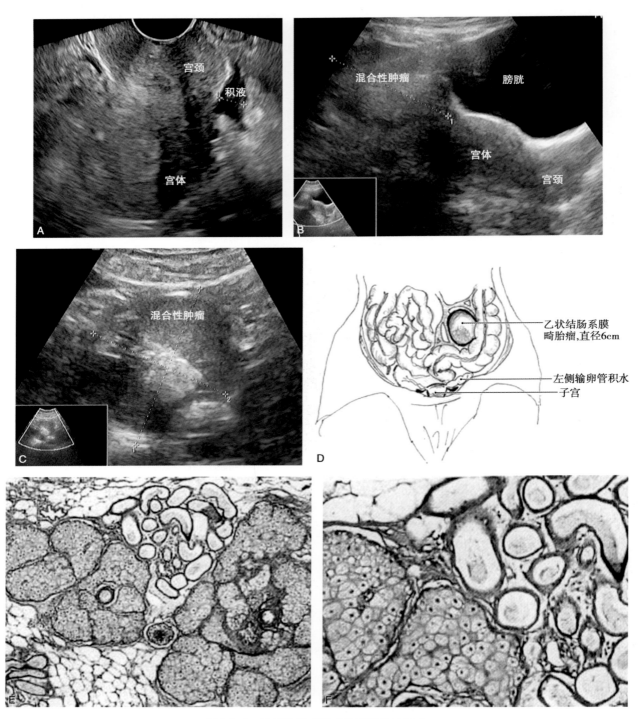

图 9-2-6 乙状结肠系膜成熟型囊性畸胎瘤

A. TVS 纵切显示:子宫未见明显异常;B. TAS 纵切显示:子宫上方见大小 7.0cm×5.1cm 的不均质回声区,边界欠清晰,形态不规则;C. TAS 横切显示:子宫左侧见直径 7cm 的包块,有包膜,其内见大小不一的强光团,包块内未见血流信号;D. 术中所见线条图;E. 低倍:成熟性畸胎瘤中的皮肤附属器组织;F. 高倍:成熟性畸胎瘤中的皮肤附属器组织

本例是乙状结肠系膜囊性畸胎瘤，直径6cm，术前诊断为左附件肿瘤，通过妇检发现该肿瘤位置稍高于一般卵巢肿瘤，位置相对固定，触诊只能发现盆腔肿瘤，若超声检查者认识到畸胎瘤可来源于人体内其他系统，就会仔细去探查双侧卵巢组织，一旦找到卵巢组织对其来源将做进一步分析，对今后明确肿瘤来源有重要意义。

病例9-2-7 小肠一过性嵌顿

【临床资料】

30岁，下腹痛2天疑卵巢肿瘤蒂扭转或输卵管积液入院。入院体检：心、肝、脾、肺未及明显异常，腹软，左下腹压痛及反跳痛（+）。妇科检查：外阴已婚式，阴道通畅，宫颈光滑，抬举痛（+），子宫大小正常，左侧附件区扪及一直径6cm包块，囊性，压痛及反跳痛（+），边界不清，右侧附件区未及明显异常。

【超声表现与提示】

子宫平位，大小5.5cm×3.8cm×3.8cm，形态正常，轮廓光滑，肌层回声均匀，宫腔内见节育器强回声，子宫内膜不清，宫颈前后径2.3cm。右侧卵巢大小2.3cm×1.7cm，左侧卵巢大小2.9cm×1.5cm，未见异常回声，子宫左前方见大小7.5cm×5.8cm的混合性回声区，边界不清晰，形态不规则，内见腊肠样无回声及不规则强回声区（图9-2-7A、B）。

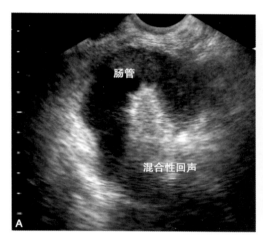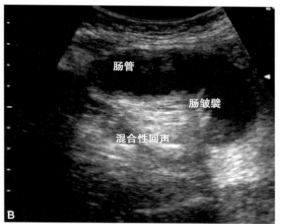

图9-2-7 小肠一过性嵌顿

A. TVS纵切显示：子宫左前方见直径7.5cm的混合性回声，边界欠清晰，形态不规则；B. TVS横切显示：包块内似可见肠皱襞回声，呈假肾征

超声提示：左附件区混合性包块（来自非生殖系统可能）。宫内节育器。

【术中情况】

剖腹探查术，术中探查：子宫底部与腹壁致密粘连，子宫下部与腹壁之间形成一个囊腔，左侧宫角部粘连处有一2cm×3cm缺口，小肠嵌顿于其中，部分肠管进入囊腔，双侧卵巢外观无明显异常。外科医师上台考虑肠疝，行疝囊松解术。疝入10cm肠管轻度色紫，经积极处理后，肠管色泽及蠕动正常。

【讨论分析】

这是一幅肠道积液的图像，纵切呈鱼刺样改变，横切呈假肾征。提示以妇产科为专业的超声医师应当熟悉腹部其他系统的基本知识，这样有助于鉴别诊断。

病例9-2-8 神经鞘瘤伴出血囊性变

【临床资料】

20岁，右下腹痛10余天入院。腹痛呈针刺样，右侧卧位加重，月经正常。入院体检：心、肝、脾、肺未及明显异常，腹软，盆腔可及直径5cm包块，质中、边界清、可活动，压痛（-）。血β-hCG：220IU/ml。术后复查血β-hCG：57.0IU/L。

【超声表现与提示】

子宫后位，大小5.3cm×4.7cm×4.7cm，形态正常，轮廓光滑，肌层回声均匀，子宫内膜厚1.2cm，呈三线征，宫颈前后径3.0cm，右侧卵巢大小 2.3cm×1.6cm，左侧卵巢大小 2.5cm×1.5cm，未见异常回声，右侧附件区见大小 4.5cm×5.4cm 的低回声区，边界清晰，形态规则，内部回声不均匀，与右侧卵巢关系密切但分界清（图 9-2-8A、B）。

超声提示：盆腔实性包块（来自非生殖系统可能）。

【术中情况】

剖腹探查术，术中探查：子宫及双侧卵巢输卵管外观无明显异常，盆腔内见少量腹水，右盆壁腹膜外见直径约 6cm 大小的肿瘤，实质性、质地脆，位

于髂外动脉内侧、闭孔肌之上，向盆腔突起，与子宫无关，表面光滑，灰白色，形态尚规则，剔除肿瘤送快速病理切片，报告为神经鞘瘤。

【术中解剖示意图】

见图 9-2-8C、D。

【大体标本】

见图 9-2-8E、F。

【病理诊断】

神经鞘瘤伴出血囊性变，部分区域细胞增生活跃（图 9-2-8G、H）。

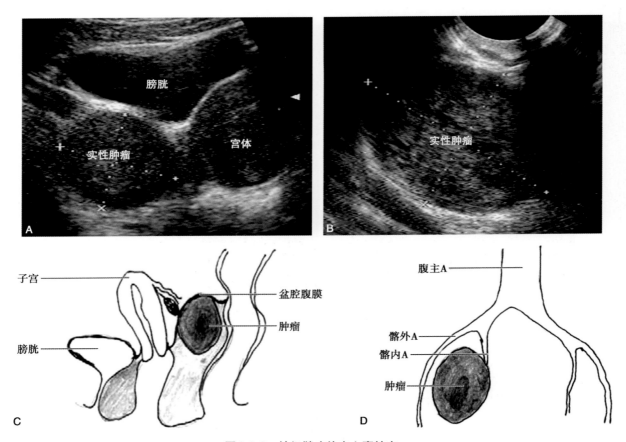

图 9-2-8 神经鞘瘤伴出血囊性变

A. TAS 显示：子宫右侧见直径约 6cm 的低回声区，边界清晰，形态规则，内部回声不均匀，与子宫及右侧卵巢关系密切但分界清；B. TVS 显示：右侧附件区肿瘤内部回声不均匀；C. 矢状面显示：肿瘤位于腹膜后，与子宫及卵巢无关连线条图；D. 冠状面显示：肿瘤位于髂外动脉内侧，闭孔之上线条图

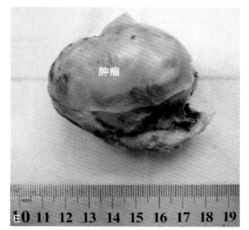
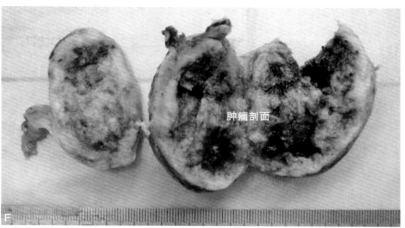
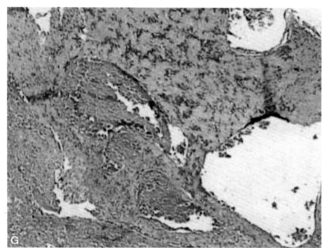
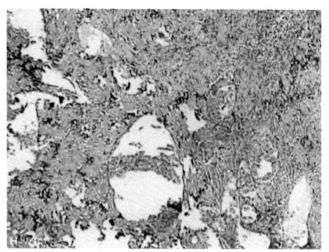

图 9-2-8 神经鞘瘤伴出血囊性变

E. 大体标本显示:肿瘤直径约 6cm,有包膜,表面光滑,形态尚规则;F. 大体标本剖面显示:实质性并见出血病灶;G. 低倍:细胞核栅栏状排列的神经鞘组织,部分变性,囊性变,出血;H. 低倍:细胞核栅栏状排列的神经鞘组织,部分变性,囊性变,出血

【讨论分析】

普遍认为此种肿瘤是源自神经鞘的肿瘤,但究竟是起源于 Schwann 细胞,还是起源于神经鞘的成纤维细胞,尚有争论。又称之为神经瘤,为良性肿瘤。各种年龄、不同性别均可发生。发生于脑神经较周围神经者更为常见。通常为单发,有时多发,大小不等,大者可达数厘米。皮肤损害常发生于四肢,尤其是屈侧较大。其他如颈、面、头皮、眼及眶部也可发生。此外尚可见于舌、骨及后纵隔。本例发生于腹膜后实属少见。肿瘤为散在柔软肿块,通常无自觉症状,但有时伴有疼痛及压痛。肿瘤具有完整的包膜,切面呈淡红、灰白或黄色,有时可见由变性而形成的囊肿,内含血性液体。

病例 9-2-9 梭形细胞平滑肌瘤

【临床资料】

52 岁,自觉腹部渐大 6 个月入院。绝经一年,孕 1 产 1,肿瘤标志物检测结果正常。

【超声表现与提示】

子宫前位,大小 6.3cm×4.7cm×6.2cm,形态正常,轮廓欠清晰,肌层回声不均匀,子宫内膜厚 1.4cm,宫颈前后径 4.5cm。右侧卵巢显示不清,左侧卵巢大小 2.3cm×1.8cm,未见异常回声,子宫前壁见 1.9cm×1.6cm 低回声,类圆形,边界清,向外突。自剑突下至耻骨上方于子宫前方右侧分别达腋中线见大小 35.8cm×9.3cm×25.4cm 的混合性回声区,边界清晰,形态不规则,以无回声为主,内见强回声光带,并见直径约 18cm 的强回声,有包膜,边界清晰,形态不规则,内部血流信号丰富,动脉阻力指数为 0.39(图 9-2-9A ~ D)。

超声提示:腹盆腔巨大囊实性包块,子宫肌瘤,宫颈肥大。

【术中情况】

剖腹探查术,术中探查:盆腹膜后有一囊实性包块,大小约为35cm×25cm,以囊性为主,多房性,实性部分位于右侧阔韧带子宫旁,与子宫相连,囊性部分主要位于腹部,上缘达剑突下,左右侧腹均被占据。子宫稍饱满,其右后壁宫角处可见3cm肌瘤结节,左侧附件外观无明显异常,右侧附件包裹于大囊内,呈直径8cm梭形样包块,快速病理报告梭形细胞平滑肌瘤,未见明显恶化,与泌尿外科医师合作行腹膜后肿瘤剔除术加

右侧附件切除术加子宫肌瘤剔除术。术中放出淡黄色清亮液体6700ml。

【术中所见示意图】

见图9-2-9E。

【大体标本】

见图9-2-9F、G。

【病理诊断】

送检包块镜见梭形细胞成束排列,平滑肌样分化,部分玻璃样变性,考虑为梭形细胞平滑肌瘤(图9-2-9H、I)。

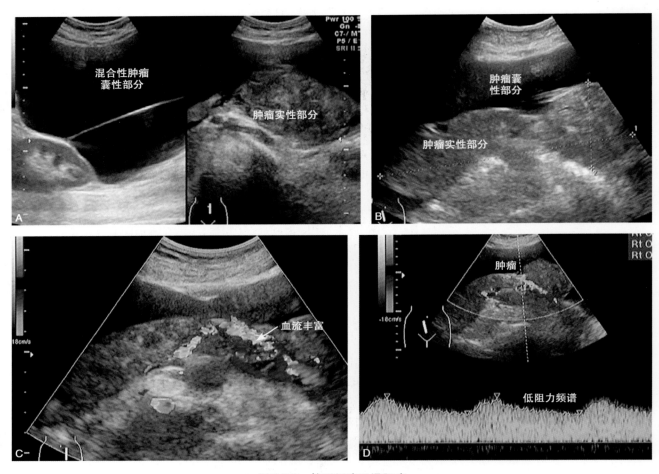

图9-2-9　梭形细胞平滑肌瘤

A. TAS显示:自剑突下至耻骨上方于子宫前方、左右侧分别达腋中线见大小35.8cm×9.3cm×25.4cm的混合性回声区,边界清晰,形态不规则,以无回声为主,内见强回声光带,并见直径约18cm的强回声,有包膜,边界清晰,形态不规则;B. TAS显示:包块实性部分;C. TAS显示:包块实性部分血流信号丰富;D. TAS显示:包块实性部分血流信号丰富区动脉阻力指数0.39

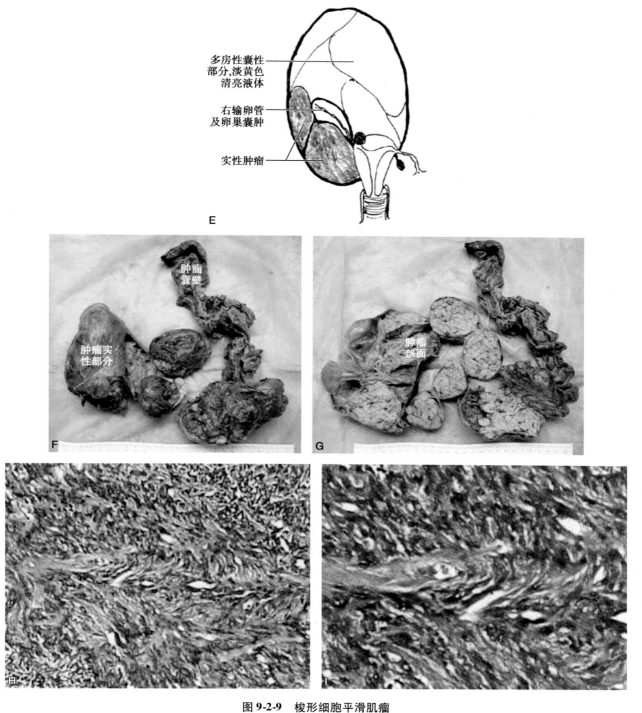

图 9-2-9 梭形细胞平滑肌瘤

E. 术中所见线条图；F. 大体标本显示：肿瘤囊壁与肿瘤实性部分；G. 大体标本显示：肿瘤实性部分剖面呈肌束状排列；H. 低倍：编织状的平滑肌样组织，细胞丰富；I. 高倍：平滑肌样组织部分变性，细胞丰富

【讨论分析】

平滑肌瘤最多见于子宫,其次为胃肠道。瘤组织由形态比较一致的梭形平滑肌细胞构成。瘤细胞互相编织呈束状或呈栅栏状排列,核呈长杆状,两端钝圆,核分裂像少见。梭形细胞肿瘤主要是以梭形细胞为主,可发生在任何器官或组织,形态学表现可以是癌也可以是瘤。

病例 9-2-10 中-低分化腺癌(直肠)

【临床资料】

51 岁,下腹坠胀 2 个月余,门诊检查:血CA125:1168KU/L,明显升高。CT 检查:直肠上段管径增粗,管壁增厚,宫颈及子宫区见约 10.4cm×6.7cm×10.5cm 大小软组织影,其内密度不均,病变累及阴道,且与直肠分界不清。以盆腔包块(卵巢肿瘤?肠道肿瘤)收入妇科。入院体检:生命体征平稳,腹平软,左侧附件区可及直径 4.0cm 非均质包块,质中、边界清、可活动,压痛(+)。直肠指诊:直肠前壁凹凸不平。

【超声表现与提示】

子宫前位,大小 5.4cm×3.5cm×4.3cm,形态正常,轮廓不清晰,肌层回声欠均匀,子宫内膜厚0.4cm,宫颈前后径 2.8cm。双侧卵巢显示不清,右侧附件区见 3.6cm×3.5cm 混合性回声区,包绕至子宫左后方见大小 11.7cm×8.5cm 的混合性回声区,边界不清晰,形态不规则,实性部分血流信号丰富,测得动脉阻力指数 0.27(图 9-2-10A、B)。

超声提示:盆腔混合性包块,以实性为主。

【电子结肠镜检查报告】

循腔进镜直肠,直肠距肛门 8～10cm 处见一菜花样新生物环绕全肠腔生长,黏膜上覆盖污秽苔,质脆、易出血,上段肠腔狭窄,内镜不能通过(图 9-2-10C、D)。

【术中情况】

腹腔镜探查,术中探查见:左侧附件处见直径11cm 大小肿瘤,囊实性,子宫与直肠形成致密粘连,无法分离,乙状结肠系膜见散在肿大淋巴结,肿瘤转移广泛,无法在腔镜下分离,遂中转开腹,行直肠癌扩大根治术加子宫附件全切术加阴道部分切除术。

【术中所见示意图】

见图 9-2-10E。

【大体标本】

见图 9-2-10F、G。

【病理诊断】

送检包块镜见中-低分化腺癌(直肠),侵及肠壁全层,侵犯子宫壁肌层。肠管切缘未见癌累及(图 9-2-10H、I)。

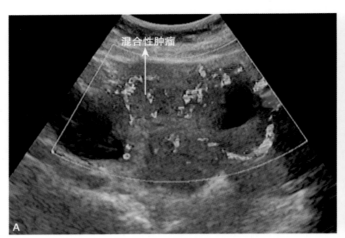
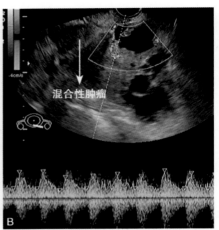

图 9-2-10 中-低分化腺癌(直肠)
A. TAS 显示:子宫左后方见直径 11cm 的混合性回声包块,边界不清晰,形态不规则,实性部分血流信号丰富;B. TVS 显示:血流信号丰富区,检测动脉阻力指数为 0.27

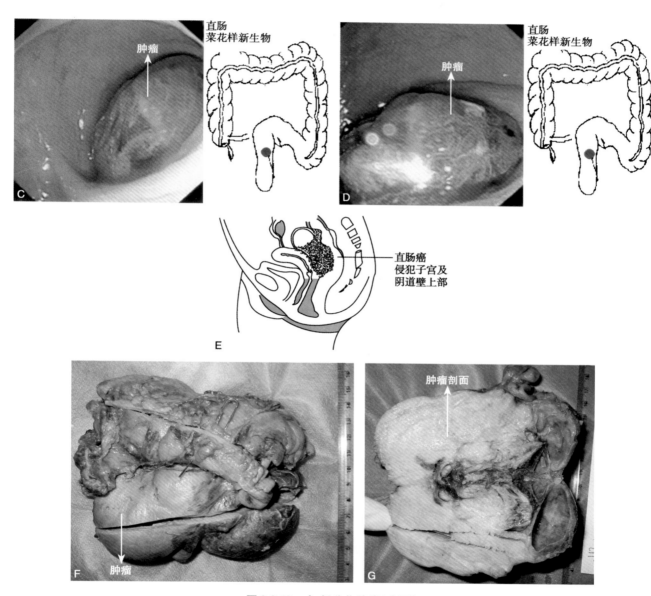

图 9-2-10　中-低分化腺癌(直肠)

C. 直肠距肛门 8~10cm 处见一菜花样新生物环绕全肠腔生长;D. 上段肠腔狭窄内镜不能通过;E. 术中所见线条图;
F. 大体标本显示:肿瘤直径约 11cm,形态不规则,有包膜,表面光滑而凹凸不平;G. 大体标本剖面显示:肿瘤内部呈
实性

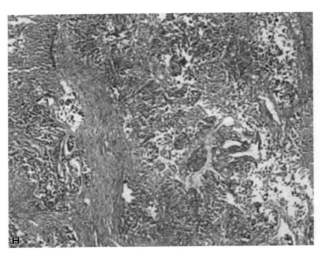
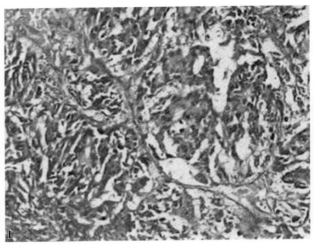

图 9-2-10　中-低分化腺癌(直肠)
H. 低倍:平滑肌组织中异型明显的腺癌组织浸润;I. 高倍:异型明显,腺体结构不清的腺癌组织

【讨论分析】

直肠癌是指从齿状线至直肠乙状结肠交界处之间的癌,是消化道最常见的恶性肿瘤之一。直肠癌位置低,容易被直肠指诊及乙状结肠镜诊断。但因其位置深入盆腔,解剖关系复杂,手术不易彻底,术后复发率高。中下段直肠癌与肛管括约肌接近,手术时很难保留肛门及其功能,是手术的一个难题,也是手术方法上争论最多的一种疾病。我国直肠癌发病年龄中位数在 45 岁左右,青年人发病率有升高的趋势。直肠癌位置深入盆腔,病程进展过程可侵犯盆腔其他脏器。

病例 9-2-11　乙状结肠中等分化管状腺癌

【临床资料】

71 岁,下腹痛、食欲缺乏伴大便次数增多 4 个月入院。入院体检:心、肝、脾、肺未及明显异常,腹软,未及明显包块,全腹无压痛。门诊肠镜示乙状结肠肿瘤,病检示中等管状腺癌。入院后检查大便潜血阳性,消化道肿瘤标志物 CA199(糖类抗原 19-9)KU/L 稍升高。

【超声表现与提示】

子宫前位,大小 4.3cm×3.1cm×4.0cm,形态大致正常,轮廓欠清晰,肌层回声不均匀,子宫内膜厚 0.3cm,宫颈前后径 2.1cm。双侧卵巢显示不清。子宫左前方见大小 6.3cm×4.5cm 的低回声区,边界欠清晰,内见形态不规则的强回声,呈假肾征,肿瘤实性部分血流信号丰富,动脉阻力指数为 0.61(图 9-2-11A、B)。

超声提示:盆腔非均质性包块(来自肠道可能),建议进一步检查。

【电子结肠镜检查报告】

循腔进镜至乙状结肠,距肛门 30cm 处见一直径为 5.5cm 大小、环腔生长的新生物,质腐、触之易出血,堵塞肠腔,内镜无法通过(图 9-2-11C)。

【术中情况】

术中探查:肝右叶膈面可扪及大小为 0.2cm×0.3cm ~ 1.0cm×1.5cm 数个转移结节,肝左叶未及明显肿瘤,胃、横结肠、回盲部升结肠、及降结肠无肿瘤,乙状结肠肿瘤浸润至浆膜面,并侵及子宫后壁,子宫及双侧卵巢萎缩,外观无明显异常。盆腔见直径 11cm 大小肿瘤,实性,位于空肠,距屈氏韧带 12cm 处,形态不规则,表面光滑,外科医师上台考虑肠壁肿瘤,行乙状结肠癌根治术及全子宫加双侧附件切除术。

【病理诊断】

乙状结肠中等分化管状腺癌,浸透肠壁全层至周围纤维组织及子宫壁浅肌层,两断端未见癌累及,双附件未见病变(图 9-2-11D、E)。

【讨论分析】

本病例临床症状为下腹痛、食欲缺乏伴大便次数增多 4 个月,以消化道异常为主。盆腔新生物声像图呈假肾征,这是典型的肠道肿瘤改变。妇科超声医师了解有关消化道声像图知识,对分析肿瘤来源及鉴别诊断是很有必要的。

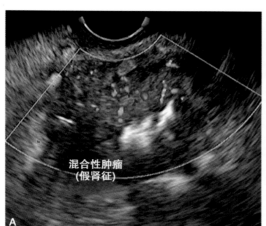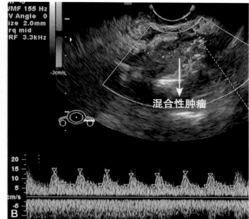

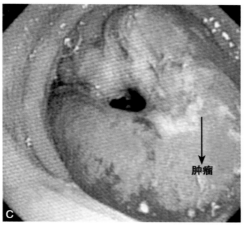

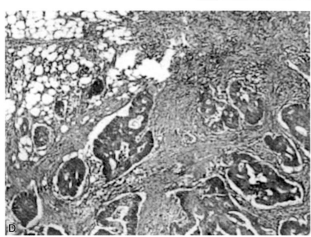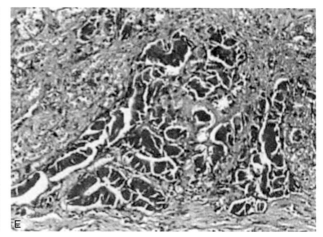

图 9-2-11　乙状结肠中等分化管状腺癌

A. TVS 显示：子宫左前方见大小 6.3cm×4.5cm 的低回声区，边界欠清晰，内见形态不规则的强回声，呈假肾征；B. TVS 显示：肿瘤实性部分血流信号丰富，动脉阻力指数为 0.61；C. 图示结肠镜见直径为 5.5cm 大小、环腔生长的新生物；D. 低倍：肠壁浆膜面纤维脂肪组织中见异型腺体浸润；E. 高倍：变性的肌肉组织中见异型腺体浸润

病例9-2-12　膀胱绒毛状腺瘤

【临床资料】

74岁。尿频、尿急三年,阴道少许分泌物一个月入院。既往有膀胱炎病史,绝经18年。生育史:$G_6P_4A_2$。入院体检:心、肝、脾、肺未及明显异常,腹软。妇科检查:外阴已婚式,阴道壁充血,通畅,宫颈萎缩充血,盆腔内可及直径约7cm大小实性肿瘤,不活动,无压痛,与子宫不可分,双侧附件区未及明显异常。

【超声表现与提示】

子宫后位,大小3.4cm×2.1cm×3.3cm,形态大致正常,轮廓不清晰,肌层回声不均匀,见多个强光斑,子宫内膜厚0.1cm,宫颈前后径2.3cm。双侧卵巢未见显示。子宫下段前方见大小6.4cm×5.8cm×3.6cm的混合性回声区,形态不规则,与宫颈管紧相连,两者似相通,与膀胱后壁分界不清晰,其内血流信号丰富,动脉阻力指数为0.58(图9-2-12A~C)。

超声提示:子宫下方混合性包块。

【CT检查】

膀胱上方见5.4cm×3.8cm等密度影,可能来自膀胱。

【膀胱镜检查】

膀胱内包块待排,取标本检查,病理报告为腺性膀胱炎改变。

【术中情况】

剖腹探查术,术中探查见:小肠、结肠粘连于膀胱处盆腹腔结构不清,子宫及双侧卵巢萎缩,外观无明显异常,直肠子宫陷凹光滑,膀胱顶部与膀胱后壁可触及3cm×5cm大小包块,固定不活动。膀胱后壁与子宫颈前壁之间见直径7cm实性包块,行全子宫切除术加双侧附件切除术加膀胱肿瘤切除术。

【术中所见示意图】

见图9-2-12D。

【大体标本】

见图9-2-12E~H。

【病理诊断】

膀胱绒毛状腺瘤(图9-2-12I、J)。

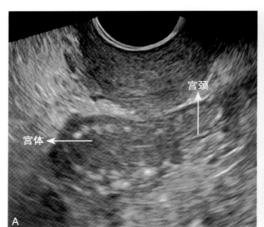

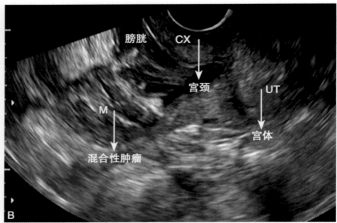

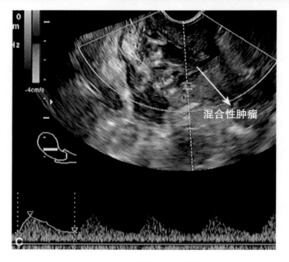

图9-2-12　膀胱绒毛状腺瘤

A. TVS显示:子宫肌层回声不均,其内见多个强光斑;B. TVS显示:膀胱与子宫之间见直径6cm大小的不均低回声区,边界不清晰,形态不规则,并见包块呈鸟嘴样侵犯子宫颈;C. TVS显示:肿瘤内部有丰富血流信号,动脉阻力指数0.58

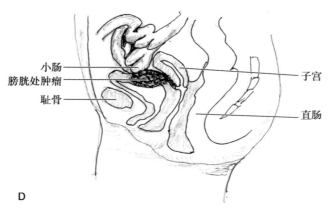

D

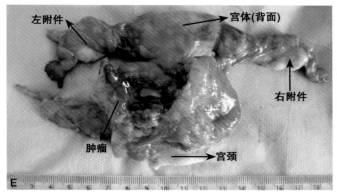

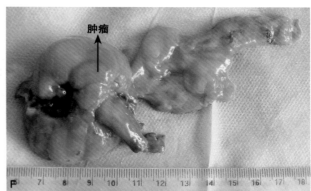

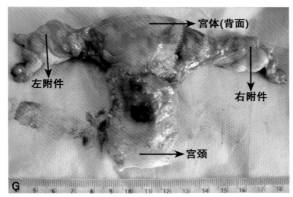

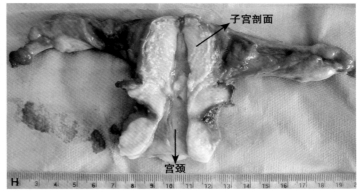

图 9-2-12 膀胱绒毛状腺瘤

D. 术中所见线条图;E. 大体标本显示:肿瘤与膀胱子宫颈相连,主要侵犯宫颈后壁生长;F. 大体标本显示:自宫颈处分离肿瘤,显示其直径约 11cm,形态不规则,表面凹凸不平;G. 大体标本显示:子宫体及双附件外观未见异常,子宫颈处受侵犯;H. 大体标本剖视:肿瘤侵犯子宫颈处呈鸟嘴状,但未穿透

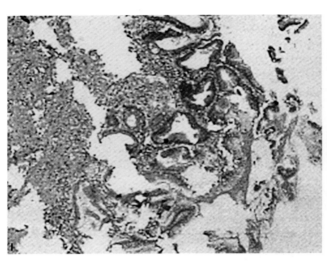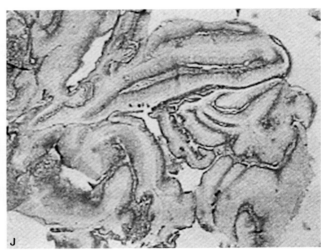

图 9-2-12 膀胱绒毛状腺瘤
I. 低倍:变性坏死成分中见腺体结构;J. 高倍:绒毛状腺体

【讨论分析】

患者绝经 18 年,既往有膀胱炎病史,这次尿频、尿急 3 年,阴道少许分泌物 1 个月入院。膀胱镜检报告膀胱内包块待排,取标本检查病理报告为腺性膀胱炎改变,术后病理诊断为膀胱绒毛状腺瘤。

膀胱绒毛状腺瘤临床罕见,是一种与大肠绒毛状腺瘤结构相似的膀胱肿瘤,常与腺性膀胱炎并发,本例还与子宫颈粘连、侵犯实属罕见。超声检查发现盆腔类似包块,联合其他影像共同探讨其来源有一定难度。

第十章
异位妊娠的超声评估

异位妊娠是妇产科常见的急腹症,发病率约为1%,是孕产妇最主要死亡原因之一。

受精卵在子宫体腔以外着床称为异位妊娠,又称宫外孕,异位妊娠依受精卵在子宫体腔外种植部位不同而分为:输卵管妊娠(包括间质部妊娠)、宫角妊娠、剖宫产瘢痕妊娠、卵巢妊娠、腹腔妊娠、阔韧带妊娠、宫颈妊娠等。由于子宫发育异常而导致的子宫残角妊娠临床表现与异位妊娠类似,在本章一并叙述。

第一节 输卵管妊娠

一、概述

输卵管妊娠指受精卵种植于输卵管内,占异位妊娠的95%左右,其中以壶腹部妊娠最多见,约占78%其次为峡部,伞部、间质部较少见。输卵管炎症是引起异位妊娠的主要病因,有输卵管绝育史及手术史者,输卵管妊娠的发生率为10%~20%。输卵管发育不良及功能异常,近年辅助生殖技术的应用,异位妊娠的发生率明显增加,避孕失败,宫内节育器脱落或位置异常也是发生异位妊娠不可忽视的因素。此外,子宫肌瘤或卵巢肿瘤压迫输卵管,使受精卵在输卵管运行不畅,也有可能发生异位妊娠。

二、病例汇集

病例 10-1-1 输卵管妊娠

【临床资料】

30岁,停经40余天,常规超声早孕检查。

【超声表现与提示】

子宫前位,大小 5.7cm×4.0cm×5.9cm,肌层光点分布均匀,子宫内膜厚 2.3cm,宫颈前后径 2.4cm。直肠子宫陷凹见间距约 2.5cm 无回声区。左侧卵巢大小为 1.7cm×1.2cm,未见异常回声。右侧卵巢大小为 3.3cm×2.2cm,右侧卵巢内见黄体彩环;右侧附件区见 3.5cm×2.6cm 输卵管环回声,内部见 1.7cm×0.9cm 妊娠囊,囊内见卵黄囊及原始心管搏动(图 10-1-1A~D)。

超声提示:右侧输卵管妊娠(相当于孕5周1天),直肠子宫陷凹积液。

【术中情况】

腹腔镜,术中见右侧输卵管增粗,局部成紫色,行右侧输卵管开窗取胚术。

【病理诊断】

右输卵管妊娠(图 10-1-1E、F)。

【讨论分析】

输卵管妊娠占异位妊娠的95%~98%,输卵管妊娠的发病呈上升趋势。经阴道超声检查是最方便、可靠、安全、价廉的方法,近年随着经阴道超声的广泛应用,超声医师也积累了许多经验:①多数输卵管环发生在卵巢排卵同侧,认清妊娠黄体可有助于寻找输卵管环,同时注意妊娠黄体环与输卵管环的鉴别;②孕早期子宫动脉呈高阻力,子宫动脉阻力高,不能否认妊娠的存在,应检查 β-hCG 予以最后确定。

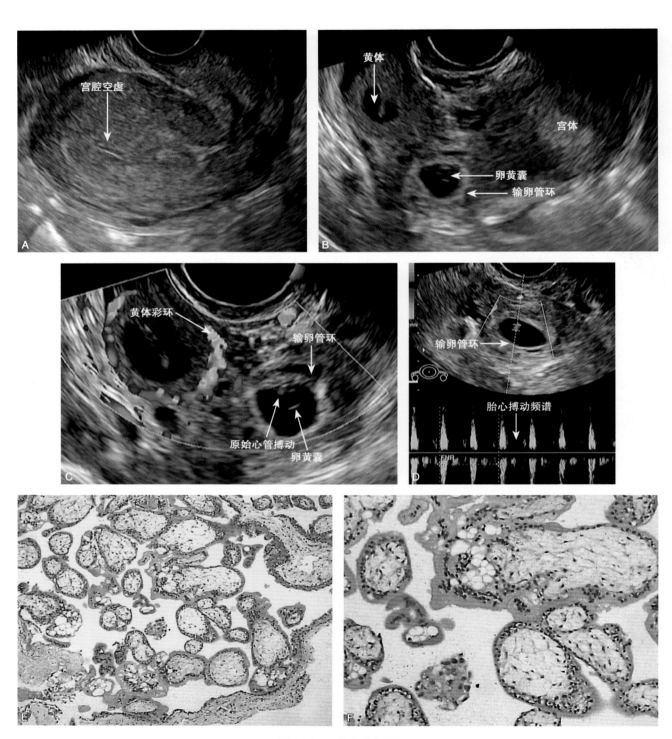

图 10-1-1　输卵管妊娠

A. TVS 纵切:子宫前位饱满,内膜增厚,宫腔内空虚;B. TVS 横切:右侧卵巢内见黄体,卵巢与子宫之间见输卵管环,环内有卵黄囊;C. TVS 横切:彩色多普勒显示右侧卵巢的妊娠黄体彩环及输卵管环内的原始心管搏动,显示两者均在右侧;D. TVS 横切:多普勒检查显示原始心管搏动多普勒频谱,胎心率为 90 次/分;E. 低倍:绒毛组织,滋养层细胞变性,间质水肿;F. 高倍:绒毛组织,滋养层细胞变性,间质水肿

病例 10-1-2 输卵管妊娠

【临床资料】

29 岁,停经 30 余天,常规超声早孕检查。

该患者一年后于孕 23W 时来笔者所在医院做胎儿系统超声检查。

【超声表现与提示】

子宫前位,大小 4.6cm×4.1cm×4.2cm,肌层光点分布均匀,子宫内膜厚 0.7cm,宫颈前后径 2.1cm。右侧卵巢大小为 2.8cm×1.5cm,未见异常回声。左侧卵巢大小为 2.2cm×1.7cm,其内见黄体彩环。左侧附件区见 1.1cm×0.9cm 输卵管环回声,内部见 0.6cm×0.6cm 妊娠囊,囊内见卵黄囊。输卵管环周边有血流信号,测得动脉阻力指数(RI)为 0.55(图 10-1-2A ~ D)。

超声提示:左侧输卵管妊娠。

【术中情况】

当天行腹腔镜手术,术中见左侧输卵管稍隆起,未变色,切开后挤压见绒毛。

【病理诊断】

(左)输卵管妊娠(图 10-1-2E、F)。

【讨论分析】

1. 本例为未破裂型输卵管妊娠,其声像图表现为:①有停经史,宫内未见妊娠囊。②双侧卵巢显示清晰,左侧卵巢增大,其内可见妊娠黄体,并见彩环状血流信号。③在卵巢和子宫之间见肿胀的输卵管环,环内清晰见卵黄囊,卵黄囊是绒毛膜囊内最早显示的妊娠信号;有的见原始心管搏动;随着胚胎发育可见胚芽及羊膜囊。④输卵管环周围多数可见低阻力动脉血流。

2. 术中见左侧输卵管稍隆起,未变色,切开挤压方见绒毛,足见腔内超声对早期诊断输卵管妊娠是极佳的辅助检查手段。

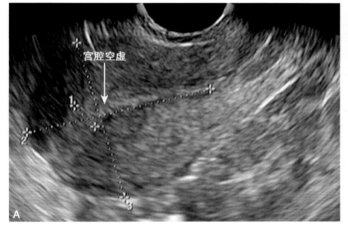

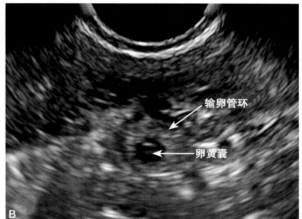

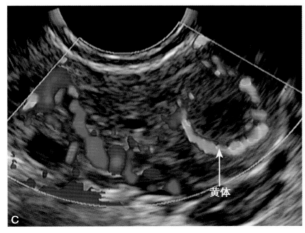

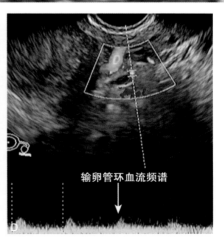

图 10-1-2 输卵管妊娠

A. TVS 纵切:有停经史,宫腔内空虚;B. TVS 横切:子宫与左侧卵巢之间见输卵管环,内见妊娠囊、卵黄囊;C. TVS 横切:左侧卵巢见妊娠黄体彩环;D. TVS 横切:输卵管环见血流,测得动脉阻力指数(RI)为 0.55

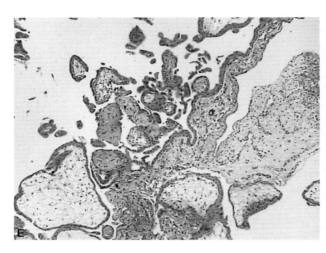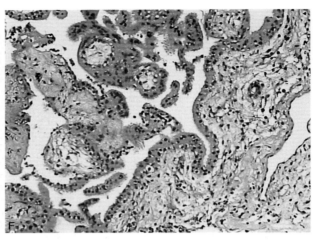

图 10-1-2　输卵管妊娠
E. 低倍:变性的绒毛组织,部分绒毛滋养层细胞脱落;F. 高倍:绒毛组织变性,滋养层细胞脱落

病例 10-1-3　输卵管妊娠

【临床资料】

女,40 岁,停经 2 个月余,阴道流血 2 天就诊。

【超声表现与提示】

子宫前位大小为 6.0cm×4.6cm×5.0cm,子宫肌层回声均匀,宫腔内见节育器强回声,内膜显示不清,右侧卵巢大小为 2.7cm×2.3cm,左侧卵巢大小为 2.5cm×2.2cm,右侧附件区囊肿大小为 5.4cm×1.8cm,其中可见胚芽,头臀长 1.2cm,未见胎心搏动(图 10-1-3A ~ C)。

超声提示:右侧输卵管妊娠(相当于孕 7 周 4 天)。

【术中情况】

当天行腹腔镜处理,见右侧输卵管增粗,局部成紫色,伞端闭锁。行右侧输卵管切除术(图 10-1-3D、E)。

【大体标本】

见图 10-1-3F。

【病理诊断】

右侧输卵管妊娠。

【讨论分析】

1. 输卵管妊娠占异位妊娠的 95% 左右,其中壶腹部妊娠最多见约占 78%。本例输卵管壶腹部在腹腔镜下呈紫色、增粗。右侧输卵管妊娠发生于壶腹部。

2. 本病例为育龄妇女,带器发生输卵管妊娠。宫内节育器是否引起异位妊娠,历来是争议的焦点。1992 年世界卫生组织支持下的大样本多中心前瞻性研究证实长期放置节育器不增加 PID 危险。

3. 近年由于辅助生殖技术的应用,输卵管妊娠的发生率增加。尤其是一些少见的异位妊娠如卵巢妊娠、宫颈妊娠、腹腔妊娠等的发生率增加。

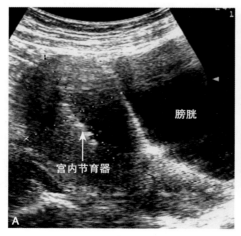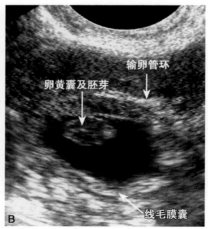

图 10-1-3　输卵管妊娠
A. TAS 纵切显示:子宫前位饱满,宫腔内见节育器强回声;B. TVS 横切显示:右侧附件区见输卵管回声,其内见卵黄囊与胚芽

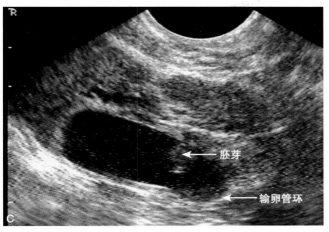

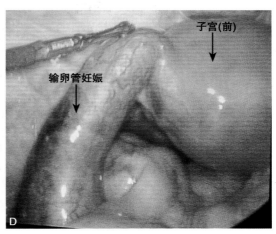

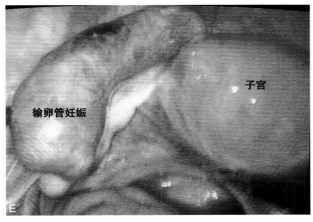

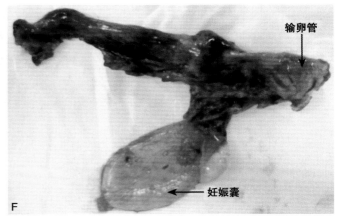

图 10-1-3　输卵管妊娠

C. TVS 纵切显示:右侧附件区输卵管回声呈椭圆形,显示长度为 5.4cm,内见胚芽;D. 腹腔镜见右侧输卵管增粗、充血、肿胀,局部呈紫色,着床位于壶腹部;E. 腹腔镜见右侧输卵伞端闭锁;F. 切除的输卵管及妊娠囊

病例 10-1-4　输卵管妊娠

【临床资料】

20 岁,停经 70 余天(末次月经 2009 年 04 月 30 日,检查时间为 7 月 13 日)临床诊断输卵管妊娠,先行杀胚治疗,至第 6 天突发剧烈腹痛,再次做超声检查发现盆腹腔积液,立即行腹腔镜手术。

【超声表现与提示】

2009 年 7 月 13 日第一次超声检查:子宫前位,大小 4.6cm×4.2cm×4.6cm,肌层光点分布均匀,子宫内膜厚 0.4cm,宫颈前后径 2.6cm。左侧卵巢大小为 2.6cm×1.8cm,未见异常回声。右侧卵巢大小为 2.4cm×2.4cm;右侧附件区见 1.9cm×1.8cm 以低回声为主类圆形混合性包块,周边测得怪异型频谱(图 10-1-4A ~ C)。

超声提示:右侧输卵管妊娠可能。

【杀胚治疗 6 天后第二次超声检查】

右侧附件区见 3.3cm×3.6cm 稍强的混合性回声,边界不清,周边测得怪异型频谱。肝肾之间见间距约 0.7cm 无声暗区;双侧髂窝分别见间距约 2.9cm(右)、2.3cm(左)无回声区;子宫后方见间距约 2.9cm 无回声区(图 10-1-4D ~ H)。

超声提示:右侧输卵管妊娠破裂可能,腹腔积液。

【术中情况】

腹腔镜行输卵管开窗取胚术。

【病理诊断】

右侧输卵管妊娠(图 10-1-4I、J)。

【讨论分析】

1. 本例为流产型后发展为破裂型输卵管妊娠。其声像图特征:①子宫内未见胚囊;②子宫旁一侧见混合性包块,形态不规则、边界不清晰,大小不等,同侧探及卵巢;③有盆腹腔积液,多少视病情变化而不同。

2. 输卵管妊娠杀胚治疗效果因人而异,部分病例效果不理想,应高度注意,随时观察疗效,如治疗过程突发剧烈腹痛,则有破裂可能。

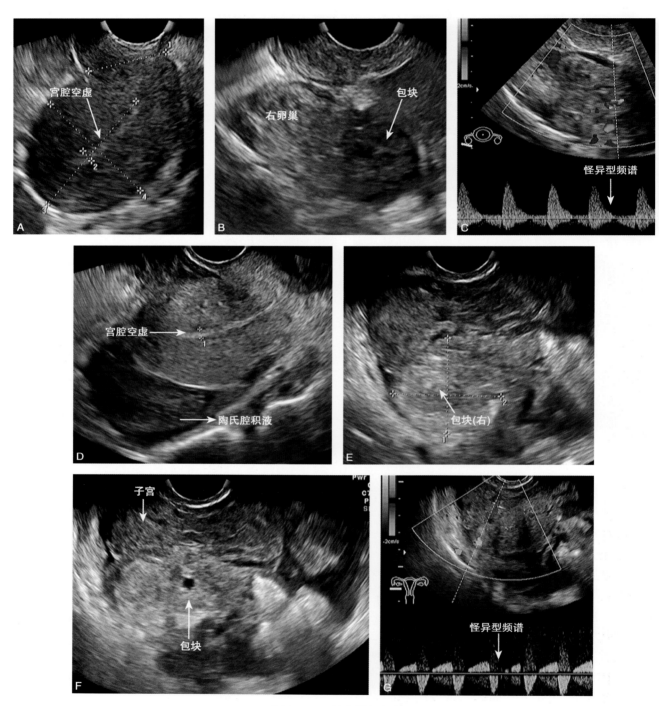

图 10-1-4　输卵管妊娠

A. TVS 纵切：子宫前位，宫腔内空虚，清宫后内膜薄；B. TVS 横切：右侧卵巢内侧见低回声类圆形包块，边界欠清；
C. TVS横切：低回声类圆形包块周边记录到怪异型频谱；D. TVS 纵切：子宫前位，宫腔内空虚，清宫后内膜薄，子宫周围见无回声及不规则絮状回声；E. TVS 横切：右侧附件区见 3.3cm×3.6cm 稍强的混合性回声，边界不清；F. TVS 斜切：右侧附件区稍强的混合性回声，探头斜切包块由圆形变成椭圆形；G. TVS 横切：右侧附件区稍强的混合性回声，周边有血流信号并测得怪异型频谱

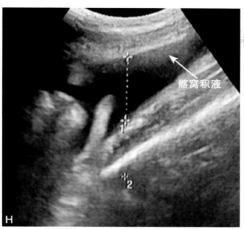

髂窝积液

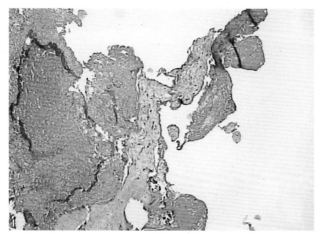

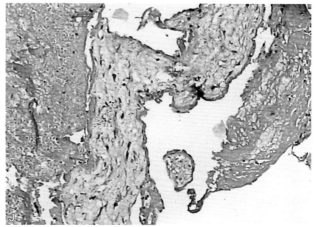

图 10-1-4　输卵管妊娠

H. TAS 纵切:双侧髂窝处均见无回声区;I. 低倍:大片变性坏死组织,见部分变性的绒毛样组织;J. 高倍:变性坏死组织中,见部分变性的绒毛样组织,间质水肿,滋养层细胞依稀可辨

病例 10-1-5　输卵管妊娠

【临床资料】

30 岁,停经 60 余天入院。妇科检查:外阴已婚式,阴道通畅,见暗红色血液,宫颈中度糜烂,子宫前位、饱满、质软、活动可、无压痛,左侧附件区可及 3.0cm× 3.0cm 包块,压痛阴性,右侧附件区未及异常,入院查血 β-hCG(人绒毛膜促性腺激素)>10 000IU/L。

【超声表现与提示】

子宫前位,大小 4.9cm×4.2cm×5.6cm,肌层光点分布均匀,子宫内膜厚 1.0cm,宫颈前后径 2.6cm。右侧卵巢大小为 1.8cm×1.2cm,未见异常回声。左侧卵巢大小为 2.7cm×1.8cm;左侧附件区见 2.7cm×2.4cm 输卵管环回声,内部见 0.9cm ×0.8cm 妊娠囊,囊内见卵黄囊,输卵管环周边血流信号丰富,测得动脉阻力指数(RI)为 0.43(图 10-1-5A～C)。

超声提示:左侧输卵管妊娠。

【术中情况】

入院后行腹腔镜术,术中见左输卵管壶腹部增粗形成 3.0cm×3.0cm×4.0cm 包块,行左输卵管开窗取胚术,取出绒毛组织约 2.0cm×2.0cm 送病检。术后第三天复查血 β-hCG 为 3478.0IU/L,术后第五天复查血 β-hCG 为 1735.0IU/L。

【大体标本】

见图 10-1-5D。

【病理诊断】

左侧输卵管妊娠(图 10-1-5E、F)。

【讨论分析】

1. 异位妊娠的治疗包括期待疗法、药物疗法及手术治疗。本例血 β-hCG>10 000IU/L,处于较高水平,包块较大且血流信号丰富,近年来腹腔镜是治疗异位妊娠的主要方法。腹腔镜探查既可进一步

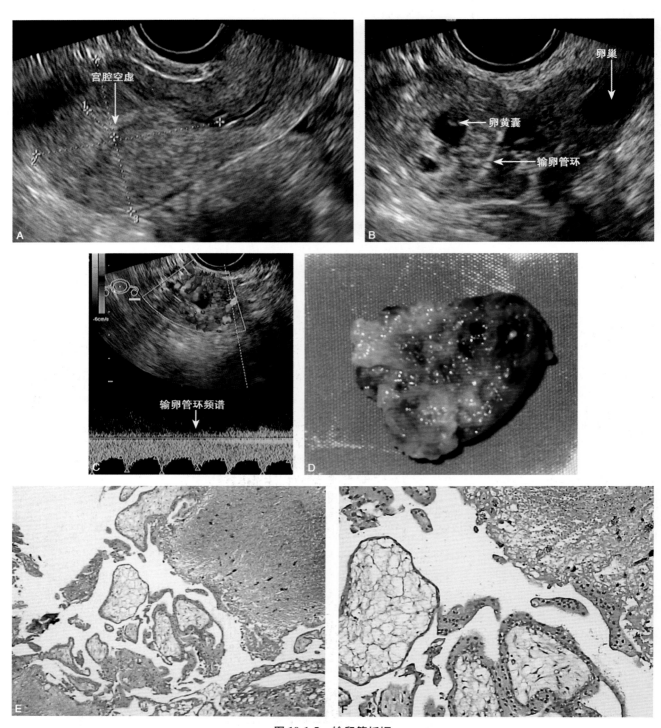

图 10-1-5　输卵管妊娠

A. TVS 纵切:子宫前位,宫腔内空虚;B. TVS 横切:左附件区输卵管环内见妊娠囊、卵黄囊,与左侧卵巢分界清;C. TVS 横切:输卵管环周边血流信号丰富,测得动脉阻力指数为 0.43;D. 腹腔镜切除左侧之输卵管的妊娠囊;E. 低倍:变性坏死组织间见绒毛组织;F. 高倍:右上变性坏死成分,左下绒毛组织

明确诊断,又可以治疗处理。因患者有生育要求,故采用腹腔镜行左输卵管开窗取胚术,术后第 5 天复查血 β-hCG 为 1735.0IU/L。效果明显,避免了大出血的危险。

2. 大多数卵子在排卵侧输卵管受精并植入,但有时受精卵经子宫腔进入对侧输卵管或受精卵落入直肠子宫陷凹而被对侧输卵管拾取并植入称为受精卵游走。受精卵游走使得少数受精卵植入在排卵的对侧输卵管。

病例 10-1-6　输卵管妊娠

【临床资料】

37 岁,停经 50 天,左下腹痛 3 天,阴道流血 1 天。末次月经:2010 年 4 月 15 日,既往月经规则 3/30 天,检查尿 hCG(+),当天 β-hCG 3896IU/L,3 天后 β-hCG 1219IU/L。

【超声表现与提示】

子宫前位,饱满大小为 8.5cm×7.8cm×5.0cm,形态正常,内膜厚 3.4cm,宫颈前后径 2.4cm,直肠子宫陷凹 1.0cm 的无回声区。右侧卵巢大小 4.0cm×3.0cm,未见异常回声;左侧卵巢大小 3.5cm×1.8cm,左侧附件区见 3.2cm×3.2cm 的混合性包块,边界不清,其内有 2.5cm×2.5cm 圆形暗区,胎芽与胎心搏动清晰可见。子宫后方有一长条状稍强回声包绕,颇似肿胀的输卵管,并与混合性包块紧密相连(图 10-1-6A ~ D)。

超声提示:左侧输卵管妊娠并出血。

【手术所见】

大网膜与右侧腹壁粘连,盆腹腔积血,血凝块约 1000ml,子宫饱满,表面光滑,左侧输卵管壶腹部近伞端增粗约 3.0cm×2.5cm×2.5cm,呈紫蓝色,破口为 0.5cm,有活动性出血。双侧卵巢及右侧输卵管外观无异常。

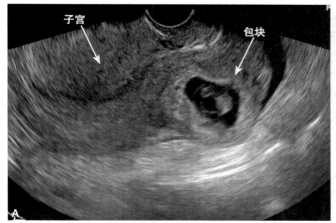
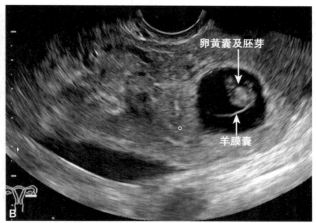
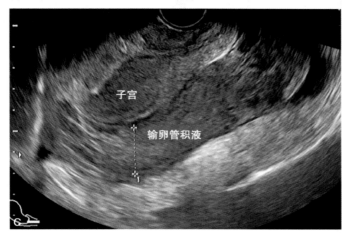
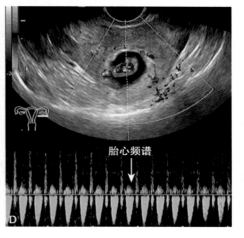

图 10-1-6　输卵管妊娠

A. TVS 纵切:子宫左后方见一混合性回声包块;B. TVS 纵切:包块内有 2.5cm×2.5cm 圆形暗区,胎芽与胎心搏动清晰可见;C. TVS 纵切:子宫后方有一长条状稍强回声包绕颇似肿胀的输卵管,并与混合性包块紧密相连;D. TVS 横切:频谱多普勒记录胎心搏动

【病理诊断】

输卵管妊娠(左)。

【讨论分析】

这是一例破裂型输卵管妊娠,子宫腔内未见孕囊,左侧附件区见包块,包块内见原始心管搏动,盆腹腔有大量积血,积血形成血凝块,形状不规则且多样,部分包绕子宫容易误诊为子宫增大和输卵管肿胀。盆腹腔有大量积血提示出血严重,往往伴有活动性出血,宜紧急手术治疗。

病例 10-1-7　输卵管间质部妊娠

【临床资料】

38 岁,停经 40 余天,阴道不规则流血 7 天入院。末次月经 2007 年 03 月 25 日,入院后检查血 β-hCG 为 1708.0IU/L,术后 3 天复查血 β-hCG 为 401.9IU/L。

【超声表现与提示】

子宫后位,大小 6.4cm×4.6cm×7.1cm,肌层光点分布不均匀,子宫内膜厚 1.0cm,宫颈前后径 2.7cm。子宫右侧角部见 4.7cm×4.3cm 混合性回声,向外突起,内见 1.8cm×2.1cm 胚囊,囊内见卵黄囊、胎芽回声,胎芽长 0.8cm,未见胎心搏动回声;该混合性回声与子宫关系密切,周边血流信号丰富,测得动脉阻力指数为 0.29。右侧卵巢大小为 2.1cm×1.3cm,左侧卵巢大小为 2.0cm×0.9cm,未见异常回声(图 10-1-7A~D)。

超声提示:异位妊娠(右侧输卵管间质部妊娠可能,相当于孕 6 周 5 天)。

【术中情况】

腹腔镜探查术,术中见子宫正常大小,左侧附件及右侧卵巢外观无异常,右侧输卵管间质部有一 4.0cm×5.0cm 包块,表面血管丰富,无活动性出血,行右侧输卵管切除加右侧子宫角部切除术。

【病理诊断】

输卵管妊娠(右)(图 10-1-7E、F)。

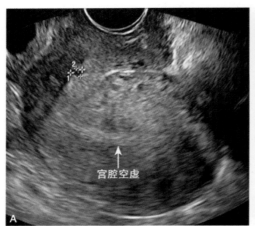
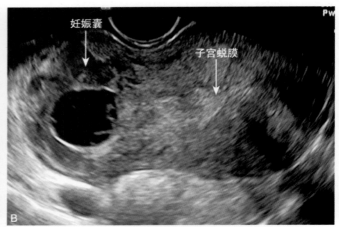
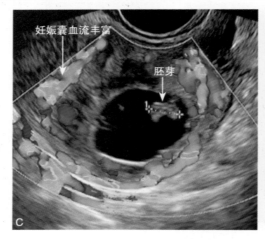
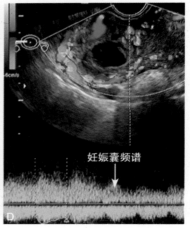

图 10-1-7　输卵管间质部妊娠

A. TVS 纵切:子宫后位,宫腔内未见胚囊;B. TVS 横切:子宫横径增宽,子宫右侧见一胚囊回声,向外突出,周边与子宫宫腔不相通;C. TVS 横切:妊娠囊周围血流信号丰富,呈环状,囊内见胎芽,长 0.8cm,未见胎心搏动回声;
D. TVS横切:妊娠囊周围及子宫肌层血流信号,测得动脉阻力指数为 0.29

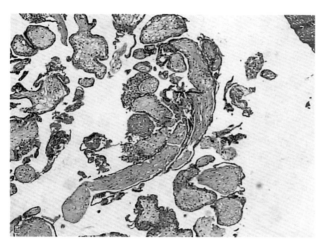
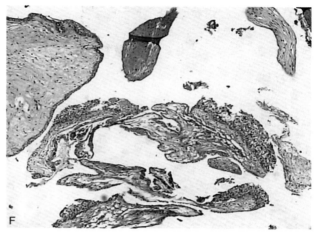

图 10-1-7 输卵管间质部妊娠
E. 低倍:绒毛组织变性,结构不清晰;F. 高倍:绒毛组织变性,结构不清晰

【讨论分析】

1. 输卵管间质部妊娠属特殊类型异位妊娠,输卵管间质部肌层较厚,妊娠可维持 4~5 个月才发生破裂。声像图表现如下:①子宫腔内未见胚囊,子宫稍增大;②子宫底一侧见异常回声,其内可见胚囊,胚囊内见卵黄囊、心管搏动或胚芽甚至胎体与胎动,也可为强弱不等杂乱无章的回声;③胚囊周围有较薄肌层包绕,其外上方肌层常不易显示或缺失;④子宫底一侧见异常回声血流信号丰富,动脉呈低阻力型;⑤由于多数胚囊与宫腔不相通,超声引导下清宫,不易成功。

2. 输卵管间质部妊娠与子宫角部妊娠的鉴别,从声像图看两者部位相近,只有仔细观察一侧子宫底部的异常回声其周边的肌层,如内侧稍厚而外上方显示不清,则可为输卵管间质部妊娠,如一侧底部异常回声周围有清晰的肌层则多为子宫角妊娠。有时两者难以鉴别,有专家建议统称子宫角部妊娠,便于临床及时处理。

病例 10-1-8 输卵管间质部妊娠
【临床资料】

44 岁,停经 50 余天,阴道流血 1 天入院。生命体征平稳。妇科检查:外阴已婚式,阴道通畅,宫颈光滑,抬举痛阴性,子宫前位,大小正常。双侧附件区未及明显异常。入院后查血 β-hCG 为 6456.0IU/L,手术后一周查血 β-hCG 为 180.8IU/L。

【超声表现与提示】

子宫前位,大小 5.9cm×5.3cm×4.9cm,肌层光点分布均匀,子宫内膜厚 1.1cm,宫腔内未见妊娠囊回声,宫颈前后径 3.0cm。子宫右侧见 2.5cm×2.2cm 类圆形的混合性回声,向外突起,与子宫内膜分界清,周边血流信号丰富,右侧卵巢大小为 2.5cm×2.2cm,左侧卵巢大小为 3.3cm×1.0cm,未见异常回声(图 10-1-8A、B)。

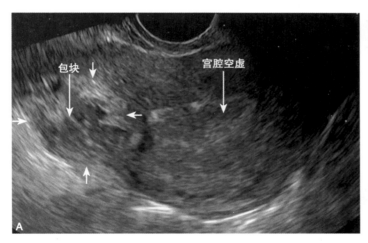
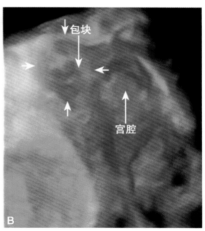

图 10-1-8 输卵管间质部妊娠
A. TVS 横切显示:子宫右侧类圆形混合性回声,与子宫腔有明确的分界,宫腔空虚;B. 三维成像显示:子宫右侧类圆形回声与子宫腔有明确的分界,宫腔形态正常,妊娠囊位于宫腔外

超声提示：右侧输卵管间质部妊娠可能。

【术中情况】

患者取平卧位，麻醉成功后，腹腔探查：子宫正常大小，右侧宫角处向外突出一个直径约2cm的包块，表面完整，呈暗红色。双侧附件外观未见明显异常。行右侧输卵管切除术加右侧宫角切除术加左侧输卵管结扎术。

【病理诊断】

右侧输卵管间质部妊娠。

【讨论分析】

三维图像对于确定胚囊的位置有帮助。

病例10-1-9 输卵管间质部妊娠

【临床资料】

26岁，停经月余，伴腹胀1天入院。妇科检查：月经史：月经周期23～37天，经期7天，无痛经。生育史：$G_1P_0A_1$。生命体征尚平稳。妇科检查：外阴已婚式，阴道通畅，可见较多血性分泌物，宫颈充血，抬举痛阳性，子宫前位，稍饱满。因腹肌紧张触诊不满意，入院后立即行后穹隆穿刺术，抽出不凝血液10ml。查血β-hCG为2264.0IU/L，急诊剖腹探查，手术后22天复查血β-hCG为240.1IU/L。

【超声表现与提示】

子宫前位，大小5.6cm×4.6cm×5.3cm，肌层光点分布均匀，子宫内膜厚0.8cm，宫颈前后径2.9cm。子宫右侧见5.2cm×3.4cm混合性回声，内见2.5cm×1.4cm妊娠囊，囊内见胎芽样回声，未见胎心搏动回声；该混合性回声与子宫腔分界清，周边有血流信号显示，测得动脉阻力指数（RI）为

0.54。右侧卵巢大小为5.2cm×5.3cm，内见3.1cm×2.9cm的无回声区，边界清晰；左侧卵巢大小为3.0cm×1.8cm，未见异常回声。子宫前方见间距2.4cm游离性无回声区，内见凝血块样稍强回声；直肠子宫陷凹见间距约3.0cm凝血块样稍强回声；肝肾之间见间距1.3cm、侧腹分别见前后径5.3cm（右）、4.3cm（左）游离性无回声区（图10-1-9A、B）。

超声提示：异位妊娠（右侧输卵管间质部妊娠破裂可能），右侧卵巢黄体囊肿，腹腔积液。

【术中情况】

急诊手术：洗手探查，盆腹腔陈旧性血液及血块约2000ml，子宫形态及外观无异常，左侧附件外观形态无明显异常；右侧输卵管间质部增粗，见4cm×4cm包块，紫蓝色，表面有1.0cm破口，见活动性出血，右侧卵巢见4cm×5cm囊肿，囊液清亮透明。行左侧输卵管切除术加右侧卵巢囊肿剥除术。

【病理诊断】

右侧输卵管妊娠，右卵巢单纯性囊肿（图10-1-9C、D）。

【讨论分析】

输卵管间质部妊娠虽少见，但后果严重，不及早诊断处理，其结局几乎均为输卵管妊娠破裂，输卵管间质部周围肌层比较厚，血运丰富，破裂常发生于12～16周，一旦破裂犹如子宫破裂，往往在短时间出现低血容量休克症状，自采用腹腔镜手术及超声检查，早期诊断、及时处理已成为可能，降低了输卵管间质部妊娠破裂的风险。

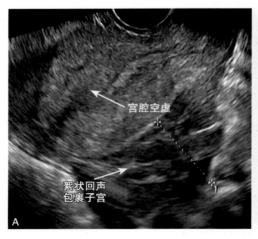
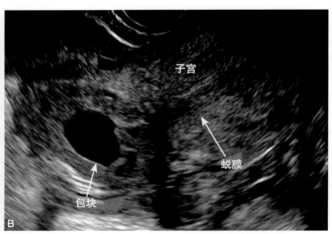

图10-1-9 输卵管间质部妊娠

A. TVS纵切：子宫前位，宫腔内未见妊娠囊，子宫后方无回声区及凝血块样稍强回声；B. TVS横切：子宫右侧类圆形混合性回声与子宫腔回声有明确的分界

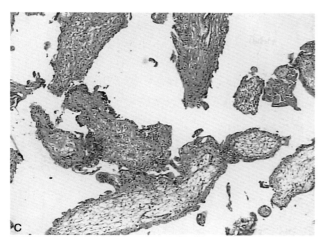
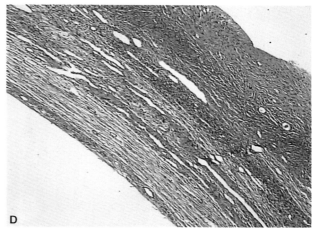

图 10-1-9　输卵管间质部妊娠
C. 低倍:变性的绒毛组织;D. 高倍:囊壁组织

病例 10-1-10　输卵管间质部妊娠

【临床资料】

32 岁,人工流产手术后 1 个月余,阴道流血淋漓不尽 1 个月就诊。生命体征平稳。妇科检查:外阴已婚式,阴道畅,宫颈光滑,抬举痛阴性,子宫前位,增大如孕 50 天大小,无压痛,左侧附件区可及一个直径 4.0cm 大小包块,与子宫相连,右侧附件区未及明显异常。入院后查血 β-hCG 为 6342.0IU/L,术后 3 天复查血 β-hCG 为 608.6IU/L。

【超声表现与提示】

子宫前位,大小为 8.9cm×5.8cm×7.6cm,形态失常,子宫肌层回声不均匀,宫腔内未见妊娠囊回声,内膜厚 0.3cm,宫颈前后径 3.7cm。左侧卵巢大小为 2.6cm×2.4cm,右侧卵巢大小为 3.0cm×1.4cm,子宫左侧角见包块大小为 5.7cm×3.2cm。向外突起,周边未见子宫肌层回声,边界清,椭圆形其中未见卵黄囊及胚芽(图 10-1-10A ~ D)。

超声提示:输卵管妊娠(间质部妊娠待排)。

【术中情况】

次日行腹腔镜处理,腹腔镜探查:见子宫大于正常,左侧输卵管增粗约 5.0cm×3.0cm,表面呈紫色,双侧卵巢及伞端被膜状粘连包裹于子宫后方及盆壁。切开左侧输卵管间质部见少许绒毛组织。行左侧输卵管间质部开窗取胚术。

【病理诊断】

左侧输卵管妊娠(图 10-1-10E、F)。

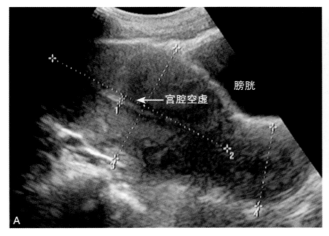
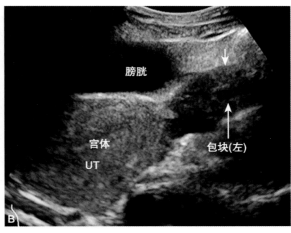

图 10-1-10　输卵管间质部妊娠
A. TAS 纵切显示:子宫前位饱满,宫腔内未见妊娠囊回声,子宫内膜菲薄;B. TAS 横切显示:左侧附件区见混合性包块回声,其内未见卵黄囊及胚芽

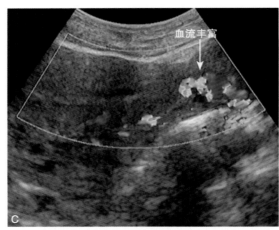

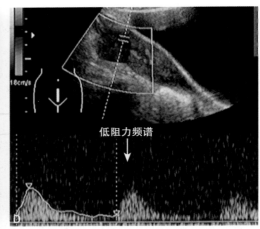

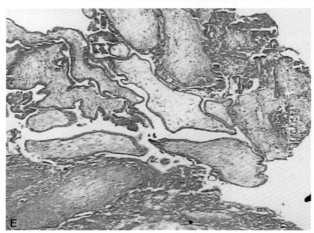

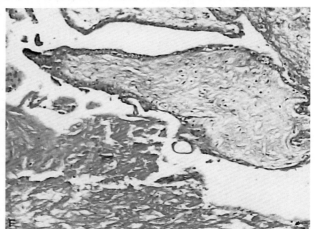

图 10-1-10 输卵管间质部妊娠

C. TAS 横切显示:左侧附件区混合性包块回声,其内血流信号丰富;D. TAS 纵切显示:左侧附件区混合性包块丰富血流信号内记录到动脉频谱;E. 低倍:绒毛组织,部分变性,间质水肿;F. 高倍:下方为变性绒毛组织,上方的绒毛组织结构尚存,间质水肿

【讨论分析】

本例第一次人流按正常的宫内妊娠处理,经过一个月,阴道流血仍不停,胚囊不断长大,经过超声再次检查提示可能为间质部妊娠,腹腔镜行左侧输卵管间质部开窗取胚术,术后 3 天复查血 β-hCG 为 608.6IU/L,出血停止,转危为安。

病例 10-1-11 输卵管间质部妊娠

【临床资料】

30 岁,停经 40 余天,阴道出血 10 余天入院。月经史:月经周期 25~30 天,经期 7 天,无痛经。生育史:G_2P_0。曾经有宫外孕史。生命体征平稳。妇科检查:外阴已婚式,阴道畅,宫颈轻度糜烂,抬举痛阴性,子宫大小正常,双侧附件区未及明显异常。入院后查血 β-hCG 为 9141.0IU/L。

【超声表现与提示】

子宫前位,大小 5.4cm×3.0cm×4.2cm,肌层光点分布均匀,子宫内膜厚 0.5cm,宫腔内未见妊娠囊回声,宫颈前后径 2.4cm。子宫右侧见 3.1cm×2.2cm 混合性回声,内见 1.2cm×0.8cm 环状无回声;该混合性回声与子宫内膜分界清,周围有较薄的肌层,周边血流信号丰富,呈彩环状,测得动脉阻力指数为 0.40。右侧卵巢大小为 2.9cm×1.6cm 左侧卵巢大小为 2.6cm×1.5cm,未见异常回声(图 10-1-11A、B)。

超声提示:右侧输卵管间质部妊娠可能。

【术中情况】

患者麻醉成功后取截石位,置镜探查:术中见子宫大小正常,左附件及右卵巢外观未见异常,右输卵管间质部增大约 3.0cm×2.0cm,表面呈紫蓝色,盆腔无积血,行腹腔镜右侧输卵管间质部妊娠开窗取胚术,分次取出组织及凝血块,可见绒毛样组织。

【病理诊断】

输卵管妊娠(图 10-1-11C、D)。

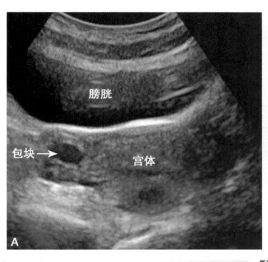
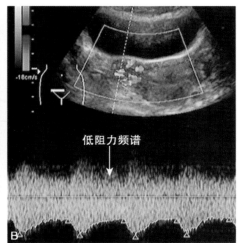
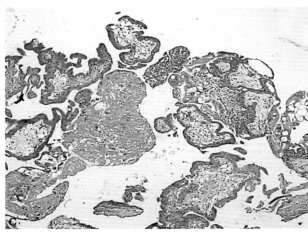
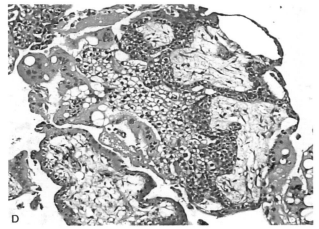

图 10-1-11 输卵管间质部妊娠

A. TAS 横切:子宫右侧类圆形混合性回声,内部见环状无回声;宫腔空虚。B. TAS 横切:子宫右侧类圆形混合性回声内血流信号丰富,测得低阻力动脉频谱;C. 低倍:可见结构清晰的绒毛组织,部分变性坏死;D. 高倍:绒毛组织,部分滋养层细胞变性

【讨论分析】

输卵管间质部妊娠虽后果严重,只要及早诊断,及早处理,其手术方法和结局几乎和输卵管妊娠相近,输卵管间质部周围肌层虽比较厚,血运丰富,避免破裂就避免了大出血,争取了安全,降低了输卵管间质部妊娠的风险。

■第二节 宫 颈 妊 娠

受精卵着床和发育在宫颈管内者称宫颈妊娠。发病率约为 1∶18 000,近年发病率有增加的趋势。

病例汇集:

病例 10-2-1 宫颈妊娠

【声像图表现】

见图 10-2-1A、B。

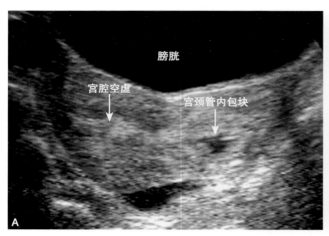
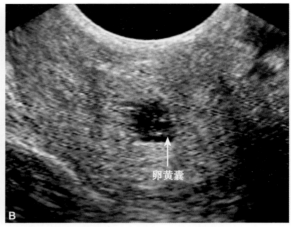

图 10-2-1 宫颈妊娠

A. TAS 显示:宫腔空虚,宫颈管膨胀,宫颈管内口关闭,胎盘组织附着宫颈管内;B. TVS 显示:妊娠囊内见卵黄囊

病例 10-2-2 宫颈妊娠

【临床资料】

40 岁,停经 45 天,阴道流血 5 天入院。月经周期 25 天,经期 4 天,无痛经。妇科检查:外阴已婚式,阴道通畅,宫颈肥大,颜色正常,子宫正常大小,双侧附件区未及异常。入院后查血 β-hCG 为 2390IU/L。

【超声表现与提示】

子宫后位,大小 5.0cm×4.2cm×4.9cm,肌层光点分布均匀,子宫内膜厚 1.1cm,宫颈前后径 3.0cm,宫颈管内见 1.1cm×0.7cm 妊娠囊回声,囊内见卵黄囊,未见胚芽及胎心搏动回声,妊娠囊周围可见血流信号显示,测得动脉阻力指数(RI)为 0.47。右侧卵巢大小为 3.2cm×2.1cm,左侧卵巢大小为 2.3cm×1.5cm,未见异常回声(图 10-2-2A ~ C)。

超声提示:宫颈妊娠(相当于孕 5 周 2 天)。

【大体表现】

见图 10-2-2D。

【治疗经过】

超声引导下局部注药,后行子宫动脉栓塞加清宫术。

【讨论分析】

子宫颈妊娠妊娠在子宫颈管内(即组织学内口以下的宫颈内膜)临床上较少见,其发生率 1∶1000 ~ 1∶17 450 不等。近 10 年来有增加的趋势。宫颈妊娠是异位妊娠中一种严重类型,由于胚胎组织植入较深,胚胎组织与宫颈组织紧密附着,不易剥离,勉强剥离常引起撕裂,其次是胎盘组织一部分或全部在子宫动脉或膀胱腹膜反折平面以下,血运丰富,故容易发生严重出血。

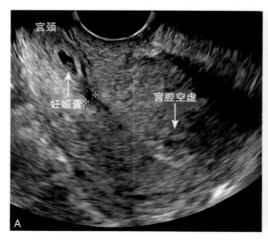
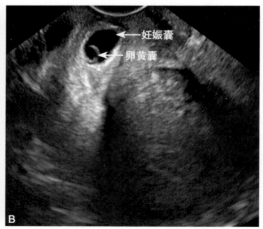

图 10-2-2 宫颈妊娠

A. TVS 纵切:子宫后位,宫腔空虚,宫颈管内见妊娠囊及卵黄囊;B. TVS 纵切:局部放大,宫颈管内妊娠囊及卵黄囊显示更清晰

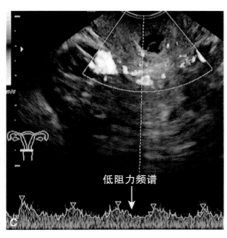
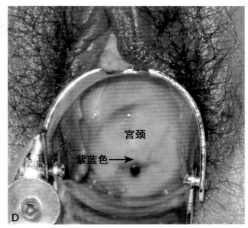

图 10-2-2　宫颈妊娠

C. TVS 横切:妊娠囊周围血流信号丰富,测得动脉阻力指数(RI)为 0.47;D. 宫颈外口有少许血性分泌物,在 10 点至 12 点间见紫蓝色结节

病例 10-2-3　宫颈妊娠

【临床资料】

29 岁,停经 40 余天,阴道流血 7 天入院。月经周期 32 天,经期 5 天,无痛经,量中。妇科检查:外阴已婚式,阴道通畅,宫颈血染,宫口松,颜色正常,子宫前位,饱满,双侧附件区未及异常,入院后查血 β-hCG 为 15 292IU/L。

【超声表现与提示】

子宫后位,大小 5.0cm×4.3cm×4.8cm,肌层光点分布均匀,子宫内膜厚 0.8cm,宫颈前后径 3.0cm,宫颈管内见 1.4cm×0.7cm 妊娠囊回声,囊内见卵黄囊、胚芽及胎心搏动回声,胎心率 106 ~ 110 次/分。妊娠囊周围可见血流信号显示,测得动脉阻力指数(RI)为 0.47 ~ 0.50。右侧卵巢大小为 2.2cm×1.8cm,左侧卵巢大小为 2.3cm×1.9cm,未见异常回声(图 10-2-3 A、B)。

超声提示:宫颈妊娠(相当于孕 5 周 2 天)。

【治疗经过】

外院行杀胚治疗,疗效不满意,行子宫动脉栓塞加清宫术。

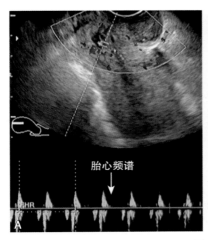
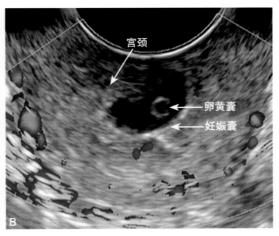

图 10-2-3　宫颈妊娠

A. TVS 纵切:子宫后位,子宫体腔空虚,宫颈管内口关闭,宫颈管内见妊娠囊、卵黄囊、胚芽并记录到胎心搏动频谱;B. TVS 横切:宫颈管内见妊娠囊、卵黄囊

【讨论分析】

宫颈妊娠特别要注意与子宫腔内妊娠流产至宫颈管内鉴别,前者宫颈前后径增粗且回声结构失常,妊囊周边有丰富的血流信息,而后者宫颈结构正常,宫颈内口开放,妊囊周围无明显的血流信号,两者的临床处理方法与结局差别很大。此外,还必

须与剖宫产瘢痕妊娠相鉴别。

病例 10-2-4 难免流产

【临床资料】

44 岁,停经 50 余天,阴道流血数天,外院化验尿妊娠试验阳性,超声检查提示宫颈妊娠,临床拟诊宫颈妊娠欲收住院治疗,患者不同意,遂来笔者所在医院就诊。末次月经 2007 年 04 月 25 日,06 月 16 日晚急诊。

【超声表现与提示】

子宫后位,大小 5.6cm×4.3cm×4.8cm,肌层光点分布均匀,内膜居中、不厚,宫颈前后径 3.3cm,宫颈结构清晰,宫颈管内见 2.3cm×1.6cm 混合性回声,内见 0.6cm×0.7cm 环状无回声,周围未见明显血流信号显示。右侧卵巢大小为 2.5cm×1.5cm,左侧卵巢大小为 3.1cm×1.9cm,未见异常回声(图 10-2-4A、B)。

超声提示:宫颈管内异常回声,难免流产可能。

一周后超声复查:子宫内膜 0.3cm,宫颈前后径 3.0cm,宫颈管内未见明显异常回声。

【治疗经过】

患者要求急诊清宫,肉眼见绒毛样组织,出血少量,经过顺利,观察一小时后,患者要求回家休息,一周后来复查(图 10-2-4C)。

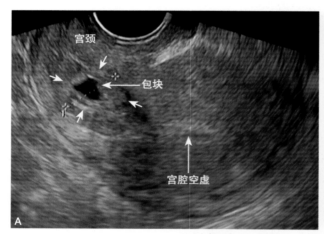
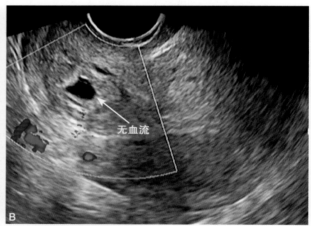
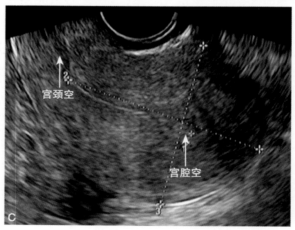

图 10-2-4 难免流产

A. TVS 纵切:宫颈管内混合性回声,宫颈前后径 3.3cm,宫颈结构清晰,宫颈内口开放。宫腔空虚;B. TVS 纵切:宫颈管内混合性回声周围未见血流信号显示;C. TVS 纵切:一周后复查,宫颈及宫体均未见明显异常

【讨论分析】

宫内妊娠流产滑落至宫颈管内,易误诊为宫颈妊娠,注意观察:宫颈结构清晰,宫颈内口开放,宫颈管内混合性回声周围未见血流信号显示,宫腔空虚,均有力支持流产。

病例 10-2-5 难免流产

【临床资料】

40 岁,停经 50 余天。下腹痛伴阴道流血 2 天就诊。生命体征平稳。妇科检查:外阴已婚式,阴道通畅,宫颈光滑,抬举痛阴性,子宫稍大,活动可,双侧附件区未及明显异常。

【超声表现与提示】

子宫后位,大小为5.4cm×4.8cm×6.0cm,子宫肌层回声均匀,肌层血流丰富,记录到低阻力动脉血流,阻力指数为0.56。子宫内膜显示不清,见2.6cm的无回声自宫腔内延伸至宫颈管,暗区内见卵黄囊,未见胚芽及胎心搏动,宫颈前后径增粗4.7cm,宫颈管壁及黏膜增厚,宫颈内口开放,间距为1.0cm。双侧卵巢大小及形态正常(图10-2-5A~D)。

超声提示:难免流产?

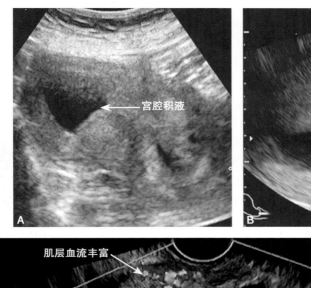
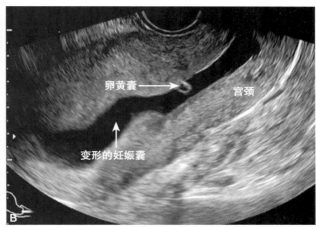
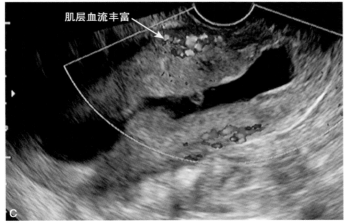
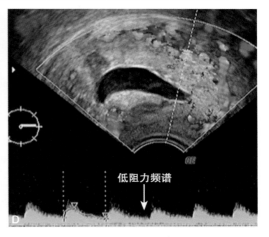

图10-2-5　难免流产

A. TAS纵切显示:子宫后位饱满,宫腔内及宫颈内见无回声区,宫颈增粗。B. TVS纵切显示:子宫腔内及宫颈管内见无回声区。其内见卵黄囊,宫颈内口开放;C. TVS纵切显示:宫颈管结构尚正常,宫颈肌层见血流信号;D. TVS横切显示:于宫颈肌层血流丰富区记录到动脉阻力指数为0.56

【治疗经过】

行流产清宫术。

【讨论分析】

本病例为育龄妇女,有停经史,声像图表现,妊娠囊形态不规则,宫颈内口开放,囊内仅见卵黄囊,未见胚芽及原始心管搏动,宫颈结构正常,依据上述特征有别于宫颈妊娠。

■ 第三节　卵　巢　妊　娠

卵巢妊娠是指受精卵在卵巢内着床和发育,是异位妊娠的一种少见形式,近年来有发病增多的趋势。卵巢妊娠可分为原发性和继发性两种,原发性卵巢妊娠的原因不清,继发性卵巢妊娠为输卵管妊娠破裂或流产后,胚胎与卵巢接触而种植。

在原发性卵巢妊娠时,卵巢形成一完整的囊肿,受精卵可种植在卵巢滤泡内,也可种植在卵巢表面、间质内、髓质内或在滤泡的近旁。

病例汇集

病例 10-3-1 卵巢妊娠(右)

【临床资料】

37 岁,停经 2 个月余,阴道流血 10 天,腹痛 2 天入院。末次月经 2009 年 10 月 13 日,妇科检查:外阴已婚式,阴道通畅。见暗红色血液,宫颈压痛阳性,子宫前位,正常大小,双侧附件区压痛阳性,未及其他异常。外院查血 β-hCG 为 1252IU/L,入院查血 β-hCG 为 1536IU/L,行后穹隆穿刺抽出红色不凝血液 8ml。术后第 2 天血 β-hCG 为 718.5IU/L,术后第 4 天血 β-hCG 为 99.4IU/L。

【超声表现与提示】

子宫前位,大小 4.7cm×3.5cm×4.8cm,形态正常,肌层光点分布均匀,子宫内膜厚 0.5cm,宫颈前后径 2.9cm。子宫前方及直肠子宫陷凹分别见间距 3.0cm、2.2cm 无回声暗区。右侧卵巢大小为 7.8cm ×7.2cm,内见 3.3cm×2.7cm 混合性回声,周边可见血流信号显示,测得动脉阻力指数为 0.45。右侧卵巢内另见 3.4cm×3.0cm 圆形无回声暗区,周边血流呈彩环状。左侧卵巢大小为 2.3cm×1.9cm,未见异常回声。侧腹分别见 3.9cm(右)、3.0cm(左)无回声区(图 10-3-1A ~ D)。

超声提示:右侧卵巢回声异常,异位妊娠可能,盆腹腔积液。

【术中情况】

术中探查:盆腔内见血凝块约 800ml,子宫及左侧附件、右侧输卵管外观形态、大小无明显异常。右侧卵巢见 1.5cm×1.5cm 破裂口,有活动性出血,表面凝血块封堵,清除凝血块,内见少许绒毛样组织,切除卵巢包块,行卵巢修补术。

【病理诊断】

卵巢妊娠(右侧)(图 10-3-1E、F)。

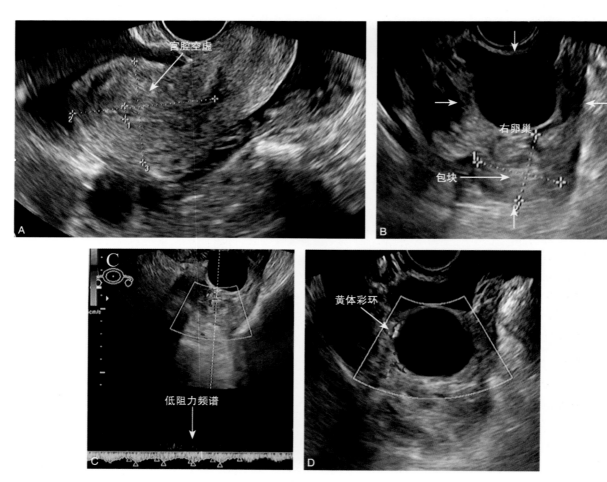

图 10-3-1 卵巢妊娠(右)

A. TVS 纵切:宫腔空虚,子宫前方及直肠子宫陷凹见无回声暗区;B. TVS 横切:右侧卵巢内见 3.3cm×2.7cm 混合性回声,似妊娠囊环;C. TVS 横切:混合性回声周边有血流信号显示,测得动脉阻力指数 0.45;D. TVS 横切:右侧卵巢内见黄体彩环

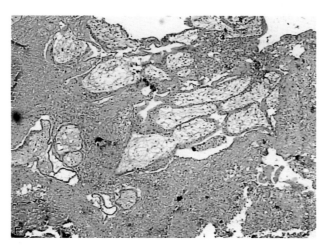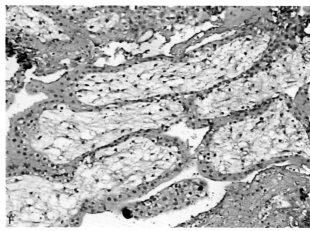

图 10-3-1　卵巢妊娠(右)
E. 低倍:大片红染的变性坏死组织中残存有绒毛组织;F. 高倍:绒毛组织

【讨论分析】

卵巢妊娠声像图表现有两种类型:①卵巢妊娠未破裂型:子宫一侧卵巢增大,内见圆形光环,周边较厚,四周彩色血流丰富,未见输卵管包块;②卵巢妊娠破裂型与输卵管妊娠破裂在声像图上很难鉴别。卵巢妊娠未破裂型与妊娠黄体的鉴别极为重要,前者包膜为绒毛膜,较厚且毛糙,应用经阴道超声仔细观察囊内有无卵黄囊。妊娠黄体囊壁较薄,相比前者血流更丰富。

腹腔镜的问世,为异位妊娠的诊断与治疗提供了有力的手段,临床不能诊断的疑难病例,它可明确诊断,同时进行治疗与鉴别诊断,如遇可疑卵巢妊娠应及时做腹腔镜检查,避免发展为破裂型或已破裂出血加重,危及患者生命。

病例 10-3-2　卵巢妊娠

【临床资料】

22 岁,停经约 30 余天,下腹痛数小时急诊入院。月经周期 30 天,经期 4 天,无痛经史,生育史 G_1P_1。入院时,血压 96/67mmHg,生命体征尚平稳,腹软,右下腹压痛及反跳痛呈阳性,移动性浊音阴性。妇科检查:外阴已婚式,阴道通畅,宫颈光滑,后穹隆饱满,触痛明显宫颈抬举痛阳性,子宫前位,大小正常,右侧附件区增粗,压痛阳性左侧附件区未及明显异常。入院后急查血 β-hCG 为 6805.0IU/L。术后查血 β-hCG 为 2929.0IU/L。

【超声表现与提示】

子宫前位,形态正常,大小为 4.6cm×3.8cm×4.5cm,肌层光点分布均匀,子宫内膜厚 0.9cm,宫颈前后径 2.8cm。右侧附件区见一妊娠囊回声,与右侧卵巢关系密切,大小为 2.2cm×2.3cm,其内见大小为 0.9cm×0.7cm 无回声区,并见卵黄囊及胎心搏动,胎心率为 103 次/分。妊娠囊周边有血流信号,记录到动脉阻力指数 0.47。右侧卵巢大小为 2.3cm×2.0cm,左侧卵巢大小为 2.5cm×1.0cm,未见明显异常回声。子宫前后分别见无回声区为 1.5cm、0.8cm(图 10-3-2A ~ D)。

超声提示:异位妊娠(右侧),直肠子宫陷凹积液。

【术中情况】

患者麻醉成功后取平卧位,置镜探查:子宫体大小正常,双侧输卵管及左侧卵巢外观无异常。右侧卵巢妊娠破裂,孕囊及血块位于破口处,于破口处取出孕囊、胚胎绒毛组织及血块,腹腔内出血 300ml。行腹腔镜下右侧卵巢妊娠取胎术。

【大体标本】

见图 10-3-2E。

【病理诊断】

右侧卵巢妊娠(图 10-3-2F、G)。

【讨论分析】

1. 卵巢妊娠临床表现有其自身的特点,除停经史外,主要是内出血,阴道流血量一般较少,不少病例因突发性的内出血而致休克,约有 1/4 病人于就诊时出现出血性休克,本病例即具此特点。腹痛发生时间较早,当孕囊破裂发生内出血时可有剧烈腹痛及肛门坠胀感。

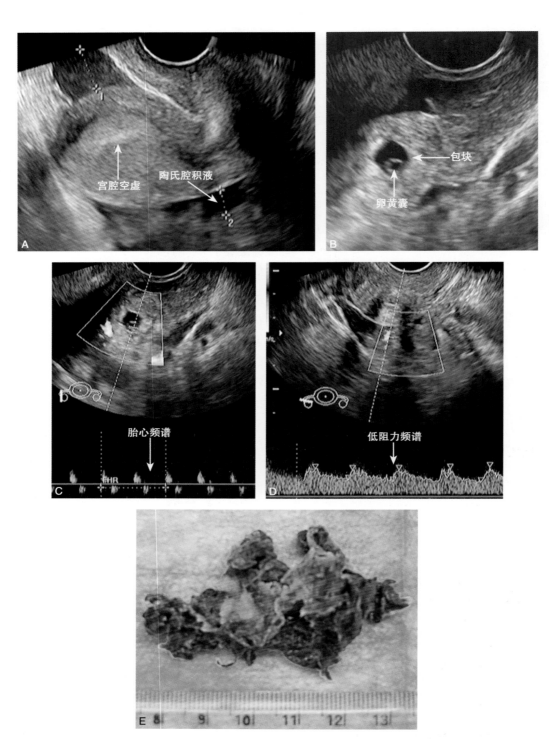

图 10-3-2 卵巢妊娠

A. TVS 纵切：子宫前位，子宫腔内未异常回声，子宫前后均可见无回声区；B. TVS 纵切：右附件区见一妊娠囊回声，大小直径约为 2cm，其内无回声区见卵黄囊及胎心搏动，与右侧卵巢关系密切；C. TVS 纵切：显示胎心率为 103 次/分；D. TVS 纵切：妊娠囊周围血流信号内记录到动脉阻力指数为 0.47；E. 大体外观：摘除的妊娠囊及血块

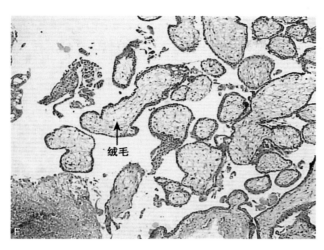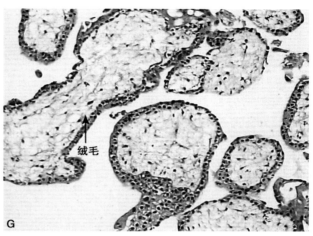

图 10-3-2　卵巢妊娠
F. 低倍:绒毛组织,左下有变性坏死成分;G. 高倍:绒毛组织,有些滋养层细胞脱落,有些部分滋养层细胞增生

2. 腹腔镜对卵巢妊娠诊断极有价值,腹腔镜检查见患侧输卵管及伞部完整,与卵巢无粘连,胚胎组织或胚囊位于卵巢组织内,周围见卵巢组织,卵巢与胚囊是以子宫卵巢韧带与子宫相连。有些细节腹腔镜要比超声看得清楚,但是在腹腔镜下仍难对卵巢妊娠与黄体破裂进行鉴别。超声对卵巢妊娠的基本特点虽能显示,但远不如腹腔镜,就更当注意血 β-hCG 的水平。

第四节　剖宫产瘢痕妊娠超声评估

一、概述

剖宫产瘢痕妊娠是指妊娠囊或胚囊着床于既往子宫切口瘢痕处,是一种不多见的异位妊娠。是剖宫产远期的严重并发症之一,可引起子宫破裂和阴道大出血,危及患者生命,甚至需要切除子宫来挽救孕妇的生命。近年来,随着剖宫产率的不断增加,本病的发生呈明显上升趋势。20 世纪 70 年代,我国剖宫产率约为 5%,2007 ~ 2008 年为 46.5%,30 年剖宫产率上升了 9 倍。

剖宫产瘢痕妊娠于 1978 年由 Larson 首次报道。本病发生率目前仅见两篇报道,2003 年 Jurkovic 等报道的 4 年发生率在本地人群为 1:1800 妊娠。2004 年 Seow 等总结 6 年病例,其发生率为 1:2216 妊娠,占异位妊娠的 6.1%。本病临床无特殊表现,易漏诊与误诊,早期诊断,及时处理,有效减少并发症的发生至关重要。

剖宫产瘢痕妊娠的病因至今不明,多数学者认为与手术导致子宫内膜损伤有关,如剖宫产后子宫切口愈合不良,瘢痕宽或因感染形成瘢痕部位微小裂隙,再次妊娠时受精卵穿透剖宫产切口瘢痕处微小裂隙并在此处着床,由于底蜕膜发育不良或缺损,滋养细胞可直接侵入子宫肌层,不断生长,绒毛与子宫肌层粘连、植入,甚至穿透子宫肌层。

剖宫产瘢痕妊娠经阴道彩色多普勒超声特征为:①宫腔空虚;②宫颈形态正常,内外口紧闭;③子宫前壁峡部剖宫产瘢痕处见妊娠物;④妊娠物周围血流信号丰富,可记录到低流速、低阻力的动脉频谱,动脉阻力指数(RI)<0.5;⑤妊娠物与膀胱间的子宫肌层变薄、分界不清。

经阴道彩色多普勒超声有无创、图像清晰、可反复操作的特点,是诊断剖宫产切口瘢痕妊娠首选方法。剖宫产切口瘢痕妊娠物着床处,靠近子宫颈,位于探头的近场,可获得满意的图像,有文献报道阴道超声的敏感度达 86.4%(95% CI:0.7763 ~ 0.9050)。笔者体会由于患者情况复杂多样,必要时采用经腹超声与经阴道超声相结合,再加三维超声,可获得全面的资料有助于诊断与鉴别诊断。MRI 对于超声定位有困难,观察绒毛有否侵入等有临床意义。宫腔镜可直视宫颈、宫腔,创伤小,可达到临床确诊的目的。

剖宫产切口瘢痕妊娠经阴道彩色多普勒超声图像可分为两型:①妊囊型:依据妊囊内容物的有无,可分两种情况:囊内见卵黄囊或见羊膜囊、胎心搏动、胎芽等即可明确诊断;囊内未见上述内容物,则应结合血 β-hCG 及血流情况,进行随诊观察。以上图像提示处于病程早期阶段。②混合性包块型:多呈类圆形,位于剖宫产切口瘢痕处,与子宫分界可清晰也可不清晰,前位子宫包块多向宫腔内生长(即内生型);后位子宫多向膀胱侧或腹腔突起(即外生型),增加了诊断的难度;少数亦可向宫颈生长,笔者遇到 2 例,可能与宫颈内口松弛有关。包块内部及周边有丰富血流信号,可记录到低速低阻的频谱,动脉阻力指数(RI)<0.5。包块型从病程来看,处于稽留流产阶段。总之,依作者体会这是同一疾病在不同病程的表现。

注意 β-hCG 测值的变化,对于诊断、鉴别诊断及观察疗效都是十分重要的,剖宫产瘢痕妊娠的着床环境与宫腔内正常着床相近,β-hCG 测值较其他异位妊娠高,与正常早孕类似。

剖宫产瘢痕妊娠病史特点为既往有剖宫产史,有停经史,尿 β-hCG 阳性,β-hCG 升高,有或无痛性不规则阴道流血,因此,需与宫内早期妊娠、先兆流产、稽留流产、宫颈妊娠、滋养细胞肿瘤等鉴别。

剖宫产瘢痕妊娠治疗的关键是早期诊断,及早处理,一经确诊,须立即终止妊娠。治疗的目的是杀灭胚胎,排除妊娠物,保留患者生育功能,防止和减少并发症。目前治疗方法多样,主要有药物治疗、手术治疗、介入治疗(子宫动脉栓塞)及联合治疗,经阴道超声对随访治疗结果是不可替代的手段。

二、病例汇集

病例 10-4-1 剖宫产瘢痕妊娠

【临床资料】

32 岁,停经 47 天。下腹痛伴阴道流血 2 天就诊。4 年前行剖宫产术。月经史:月经周期 35 天,经期 5 天,无痛经。生育史:$G_3P_1A_1$。生命体征平稳。妇科检查:外阴已婚式,阴道畅,宫颈光滑,抬举痛阴性,子宫稍饱满,活动可,双侧附件区未及明显异常。入院后查血 β-hCG 为 7526.0IU/L。

【超声表现与提示】

子宫前位,大小为 6.0cm×4.6cm×5.0cm,子宫肌层回声均匀,内膜厚 1.6cm,右侧卵巢大小为 2.7cm×2.3cm,左侧卵巢大小为 4.3cm×3.8cm,左侧卵巢内见大小为 3.4cm×3.0cm 的无回声区,周围血流呈彩环状。宫颈前后径 2.4cm,宫颈内口关闭,结构完好。子宫下段切口瘢痕处见 1.1cm×2.2cm 妊娠囊回声,其中可见卵黄囊。妊娠囊周围有血流信号,记录到动脉频谱阻力指数为 0.54(图 10-4-1A~E)。

超声提示:剖宫产瘢痕妊娠(孕 5 周 1 天),左侧卵巢黄体囊肿。

【用杀胚药 40 天后的超声表现】

见图 10-4-1F、G。

【治疗经过】

入院后患者要求保守治疗,次日行局部注射 MTX 50mg,杀胚一周后,查血 β-hCG 为 13 047.0IU/L,9 天后查血 β-hCG 为 7661.0IU/L,12 天后查血

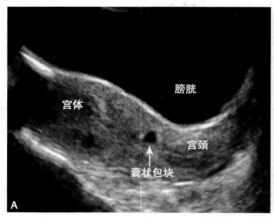
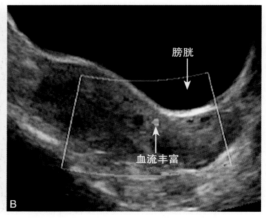

图 10-4-1 剖宫产瘢痕妊娠

A. TAS 纵切显示:子宫前位饱满,宫颈内口关闭,结构完好。子宫下段瘢痕处见 1.1cm×2.2cm 无回声区。B. TAS 纵切切显示:子宫下段瘢痕处无回声区周围见点状血流信号

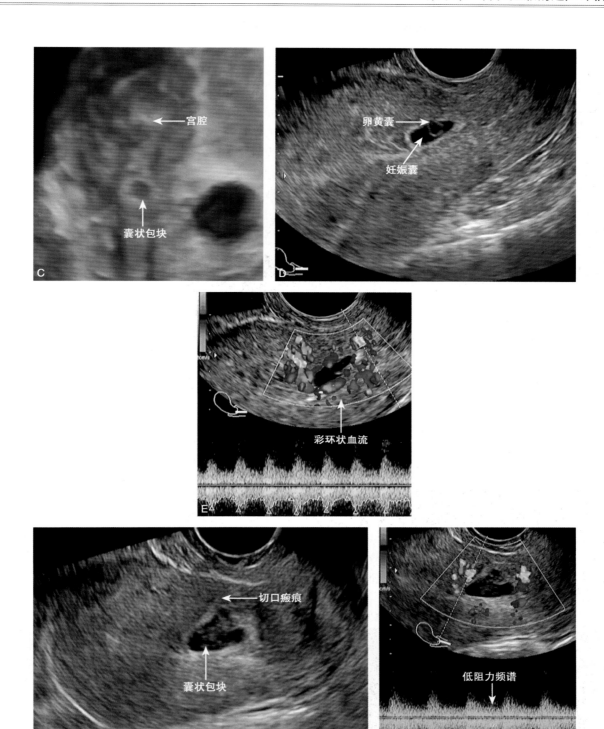

图 10-4-1　剖宫产瘢痕妊娠

C. 三维显示：子宫峡部一圆形无回声区，左侧亦可见一无声区；D. TVS 纵切显示：子宫下段瘢痕处见1.1cm×2.2cm 妊娠囊回声，其中可见卵黄囊；E. TVS 纵切显示：子宫下段瘢痕处妊娠囊周围有丰富血流信号，记录到动脉频谱阻力指数为 0.54；F. TVS 纵切显示：子宫下段无回声区较前稍小（1.8cm×1.1cm），内见一些絮状回声，与瘢痕关系密切；G. TVS 纵切显示：子宫下段无回声区血流信号较前明显减少

β-hCG 为 4703.0IU/L，15 天后查血 β-hCG 为 2880.0IU/L，患者要求出院。26 天后查血 β-hCG 为 558.7.0IU/L，30 天后查血 β-hCG 为 57.4IU/L，40 天后查血 β-hCG 为 20.2IU/L。

【讨论分析】

剖宫产瘢痕妊娠（CSP）的诊断，超声是首选检查方法，大多数 CSP 妊娠早期阶段均可经超声诊断。CSP 早期阶段超声诊断依据为：①宫腔空虚，未见妊娠囊；②宫颈管形态正常，未见妊娠囊，多数时间宫颈内、外口关闭状；③妊娠囊位于子宫峡部前方；④膀胱和妊娠囊间子宫肌层薄弱或缺失；⑤绒毛着床处肌层血流丰富，多呈低速低阻型流速曲线；⑥未见附件包块或直肠子宫陷凹游离液体（CSP 未破裂）。经阴道超声（transvaginal scan，TVS）明显优于经腹超声（transabdominal scan，TAS）。据文献报道 TVS 诊断敏感性为 86.4%。本例从 TAS 只显示了子宫前壁峡部有一圆形无回声区，而 TVS 清晰显示了无回声区内有卵黄囊，加上 β-hCG 升高，早期瘢痕妊娠的诊断即可确定。

病例 10-4-2　剖宫产瘢痕妊娠

【临床资料】

29 岁，停经 50 天，阴道流血 4 天第一次入院。杀胚术后 2+ 个月再次入院。5 年前有剖宫产史。入院体检：生命体征平稳。妇科检查：外阴已婚式，阴道通畅，见少许血性分泌物，宫颈光滑，子宫前位，正常大小，双侧附件未及异常。入院检查血 β-hCG 为 41 188.0IU/L，术后 4 天复查血 β-hCG 为 29 222.0 IU/L，术后 7 天复查血 β-hCG 为 20 497.0IU/L，患者要求出院。随访 2 个月余，血

β-hCG 为 1.1IU/L，恢复正常，但阴道流血未净，量同月经，故再次入院。

【超声表现与提示】

第一次入院前检查：子宫后位，大小 7.5cm×6.3cm×6.7cm，形态大致正常，肌层回声不均，前壁见 1.6cm×1.5cm 的低回声，边界清晰，类圆形，子宫内膜厚 1.7cm，宫颈前后径 2.9cm，直肠子宫陷凹见间距 0.6cm 的无回声区。剖宫产瘢痕处见 3.8cm×1.5cm 的圆形无回声区，边界较毛糙糙，内见卵黄囊，其周围有血流信号，记录到动脉阻力指数为 0.48。右侧卵巢大小为 3.3cm×1.8cm，左侧卵巢大小为 2.5cm×1.9cm（图 10-4-2A～D）。

超声提示：剖宫产瘢痕妊娠，子宫肌瘤，直肠子宫陷凹积液。

第二次入院超声检查：子宫大小为 6.6cm×4.6cm×5.1cm，子宫内膜厚 0.7cm，剖宫产瘢痕处见一 4.6cm×3.3cm 的混合性回声，内部结构呈网状，边界欠清晰，周边及内部均未见血流信号，直肠子宫陷凹见间距 1.3cm 的无回声区（图 10-4-2E、F）。

超声提示：剖宫产瘢痕妊娠杀胚治疗后，子宫肌瘤，直肠子宫陷凹积液。

【治疗经过】

患者第一次入院次日在超声引导下行剖宫产瘢痕妊娠囊局部注射术，术中注射甲氨蝶呤 50mg，经过顺利，同时服用复方米非司酮，注药 4 天后复查血 β-hCG 为 20 497.0IU/L，阴道出血明显减少，患者要求出院在门诊监测。两个多月后第二次住院。复查血 β-hCG：0.30IU/L，在充分备血，行宫腔镜检查，清宫。

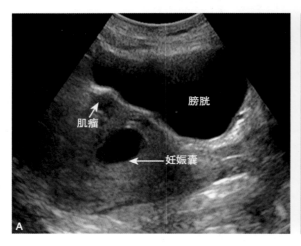
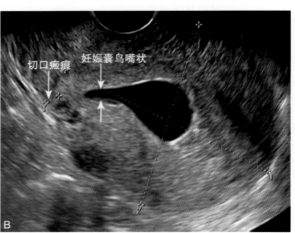

图 10-4-2　剖宫产瘢痕妊娠

A. TAS 纵切：子宫前位，子宫腔见类圆形无回声区，子宫前壁见两个圆形低回声；B. TVS 纵切：有一囊性结构一端与剖宫产瘢痕处紧密相连呈鸟嘴样，另一端突向宫腔，宫颈内口关闭，宫颈结构形态正常

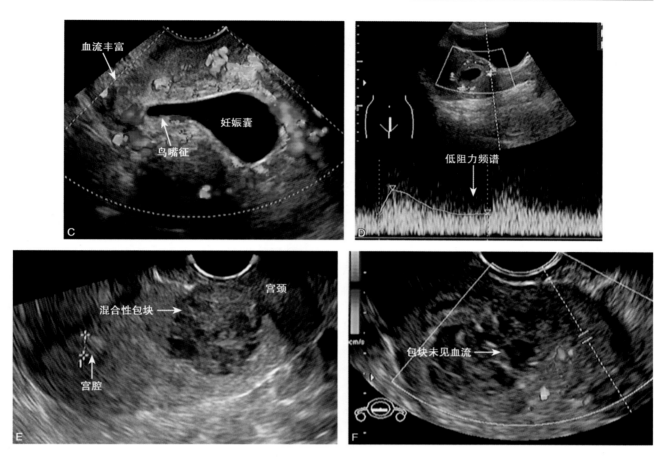

图 10-4-2 剖宫产瘢痕妊娠
C. TVS 纵切:囊状包块其周围有丰富血流信号;D. TAS 纵切:囊状包块血流信号丰富区记录到动脉阻力指数为 0.48;
E. TVS 纵切:超声引导下,局部注射杀胚药物后 2 个月余,囊性包块显示为低回声混合性包块,边界欠清;F. TVS 纵切:低回声混合性包块周围及内部均未见血流信号显示

【宫腔镜检查】

子宫峡部、颈管上段宫腔见陈旧性组织及凝血块,大部分附着于子宫左前壁峡部,术中清宫并宫腔电切机化组织,创面电凝止血,术中顺利,出血少许。

【讨论分析】

CSP 妊囊绒毛侵入瘢痕的广度及深度是不同的,早孕期孕囊壁柔弱,加上孕囊生长发育力量的牵拉,会使妊囊的形态发生变化,最多见的呈鸟嘴样改变。如本例所显示。

CSP 全身或局部治疗,多数患者 β-hCG 下降缓慢,阴道流血迁延,患者感到不适(如例 10-4-1),少数患者在 β-hCG 降至正常,局部包块残留、阴道流血,还需局部处理,如本例,这是应用杀胚剂带来的不足。

病例 10-4-3 剖宫产瘢痕妊娠

【临床资料】

43 岁,停经 37 天,阴道流血 1 天入院。10 年前有剖宫产史,月经周期 30 天,经期 7 天,无痛经。生育史:$G_8P_2A_5$。入院时生命体征平稳;妇科检查:外

阴已婚式,阴道通畅,少许咖啡色分泌物,宫颈较多纳氏囊肿,子宫平位,大于正常,软,活动,压痛(-),双侧附件未及明显异常。入院检查血 β-hCG 为 10 343.0IU/L。

【超声表现与提示】

子宫前位,大小为 5.6cm×5.1cm×5.0cm,形态大致正常,轮廓清晰、光滑,肌层回声均匀,宫腔下段剖宫产瘢痕处见 1.8cm×0.5cm 的孕囊回声,内见卵黄囊,孕囊周边可见血流信号显示,测得动脉阻力指数为 0.47。宫颈前后径 2.7cm。直肠子宫陷凹见间距 0.8cm 的无回声暗区。

右侧卵巢大小为 3.1cm×2.2cm,内见彩环状的血流信号显示;左侧卵巢大小为 2.8cm×1.1cm,未见异常回声(图 10-4-3A ~ E)。

超声提示:剖宫产瘢痕妊娠(相当于孕 6 周 1 天),直肠子宫陷凹积液。

【术中情况】

患者入院次日在超声引导下行剖宫产瘢痕妊

娠囊局部注射术,术中注射甲氨蝶呤 50mg,经过顺利,同时服用复方米非司酮,注药 5 天后复查血 β-hCG 为 15 423.0mIU/ml,阴道出血明显减少,注药 15 天后复查血 β-hCG 为 5535.0mIU/ml,患者要求出院在门诊监测。

【讨论分析】

剖宫产瘢痕妊娠的发病机制不明。有学者认为剖宫产瘢痕妊娠继发于剖宫产手术后,文献报道,子宫肌瘤剔除术后的患者行人工授精(IVF-ET)胚胎植入后发生子宫浆膜下妊娠,病理证实绒毛侵入子宫肌层中,并凸向浆膜下。剖宫产瘢痕妊娠是剖宫产术对子宫肌壁的破坏并造成子宫肌层的连续性中断而形成通向宫腔的窦道。再次妊娠时孕卵种植于该窦道中致剖宫产瘢痕妊娠。另有作者提出剖宫产术损伤子宫内膜,加上瘢痕处肌层断裂、变薄 5mm,剖宫产瘢痕处内膜有缺陷(占剖宫产术的 62.4%)称为“憩室”或“龛影”,胚囊绒毛通过穿透瘢痕处裂隙着床(如大体标本显示)(图 10-4-3F)。

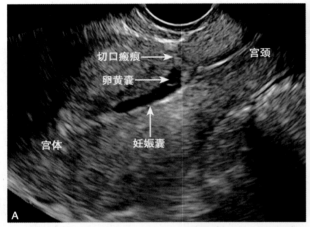
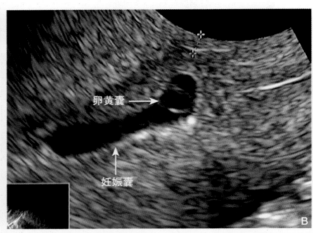
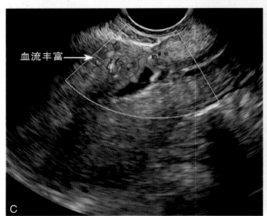
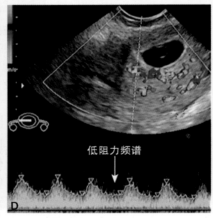
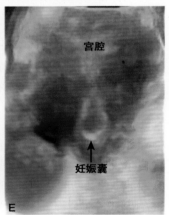
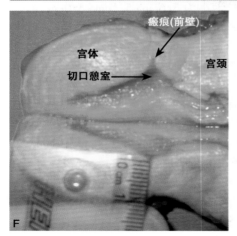

图 10-4-3　剖宫产瘢痕妊娠

A. TVS 纵切:子宫前位,子宫峡部前壁见剖宫产瘢痕,瘢痕处见 1.8cm×0.5cm 的椭圆形无回声区,边界较毛糙,一端位于楔形瘢痕内,一端突向子宫腔内,其内见卵黄囊,宫颈内口关闭,宫颈结构清晰;B. TVS 纵切:局部放大孕囊内卵黄囊清晰可见;C. TVS 纵切:孕囊内见卵黄囊,周围血流信号丰富;D. TVS 横切:血流信号丰富区记录到低阻力动脉频谱,阻力指数为 0.47;E. 三维显示:子宫峡部前壁处见一直径 1cm 的囊状包块;F. 大体标本显示:子宫肌壁变薄,瘢痕处内膜有缺陷,形成憩室

病例 10-4-4　剖宫产瘢痕妊娠
【临床资料】

36 岁,停经 56 天,阴道流血 10 余天入院。10年前有剖宫产史,入院体检,生命体征平稳。妇科检查:外阴已婚式,阴道畅,无血迹,宫颈光滑,子宫前位,增大如孕 2 个月大小,双侧附件未及异常,入院检查:血 β-hCG 大于 10 000.0IU/L。

【超声表现与提示】

子宫前位,大小 11.0cm×8.0cm×7.6cm,明显增大,形态失常,肌层回声不均,宫腔内为大量无回声所充填,肌壁厚 0.7cm,单层子宫内膜厚 0.3cm,宫颈前后径 2.5cm,结构正常,剖宫产瘢痕处见 3.3cm×4.3cm 的不规则混合性回声区,边界较毛糙,其内见 2.0cm×3.0cm 无回声区,呈鸟嘴状与瘢痕处紧密

相连,部分突向宫颈内,该处血流信号极丰富,记录到动脉阻力指数为 0.43。右侧卵巢大小为 2.1cm×3.2cm,左侧卵巢大小为 3.2cm×2.0cm,未见异常回声(图 10-4-4A ~ C)。

超声提示:剖宫产瘢痕妊娠可能,宫腔积液。

【局部注药三天后超声表现与提示】

见图 10-4-4D ~ G。

【术中情况】

患者入院次日在超声引导下行剖宫产瘢痕妊娠囊局部注射术,术中注射甲氨蝶呤 50mg,经过顺利,同时服用复方米非司酮,注药 3 天后复查血 β-hCG 为 100 000.0IU/L,3 天后复查血 β-hCG 为 193 173.0IU/L,阴道流血明显减少,患者要求出院,建议随诊监测。

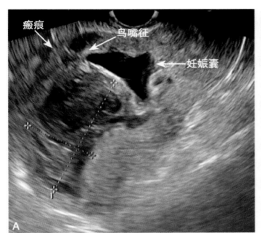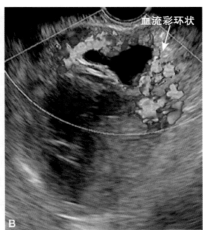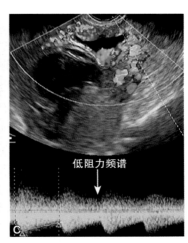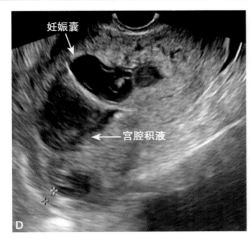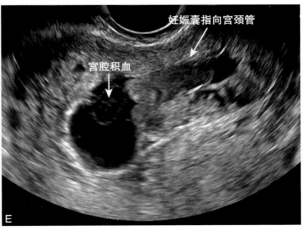

图 10-4-4　剖宫产瘢痕妊娠

A. TVS 纵切:子宫前位,明显增大,形态失常,肌层回声不均,宫腔内为大量无回声所充填,肌壁菲薄,剖宫产瘢痕处见不规则混合性回声区,边界较毛糙,其内为无回声区,呈鸟嘴状,与瘢痕处紧密相连,部分突向后壁及宫颈内,宫颈结构清晰;B. TVS 纵切:不规则混合性回声区周围血流信号极丰富;C. TVS 纵切:血流信号区丰富记录到动脉阻力指数为0.43;D. TVS 纵切:子宫呈梭状,妊娠囊明显长大,宫腔大量积液;E. TVS 纵切:妊娠囊内见羊膜囊,部分突向宫颈,宫颈内口开放,结构不清

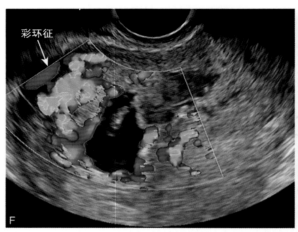
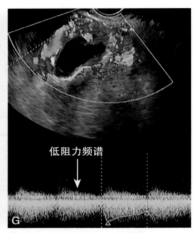

图 10-4-4 剖宫产瘢痕妊娠

F. TVS 横切:羊膜囊内见胚芽,长约 0.62cm(6 周 4 天),未见心管搏动,周围血流信号丰富;

G. TVS 纵切:血流信号丰富区记录到低阻力动脉频谱,阻力指数为 0.45

【讨论分析】

剖宫产瘢痕妊娠发育、生长的方向:①大多是向宫腔,宫腔阻力最小;②向前壁膀胱侧,此处肌层变薄,特别是后位子宫,好在此方向生长;③向宫颈方向发育,一般宫颈内口关闭,宫颈结构阻力相对大,比较少见。此例,因妊娠囊部分绒毛剥离引起出血,大量血液积于宫腔内,宫腔内压力高,生长的妊娠囊被挤向宫颈方向,挤破宫颈内口压力而突向宫颈管内。

病例 10-4-5 剖宫产瘢痕妊娠

【临床资料】

41 岁,患者因"停经 2 个月余,阴道不规则出血 10 天"入院。既往有结核病史已愈,于 10 年前行剖宫产手术,6 年前行右侧卵巢切除术,有输血史;月经周期 30 天,经期 5 天,无痛经;入院时生命体征平稳;妇科体检:外阴已婚式,阴道通畅,宫颈光滑,子宫前位,增大如孕 2 个月大小,双侧附件未及明显异常。入院检查:血 β-hCG 43 503IU/L。

【超声表现与提示】

子宫后位,大小为 4.7cm×3.9cm×4.2cm,轮廓清晰、光滑,子宫肌层回声均匀,子宫下段剖宫产瘢痕处见 3.1cm×0.9cm 形态不规则的无回声区,其内见卵黄囊及胎心搏动。宫颈前后径 3.1cm,结构清晰,宫颈内外口关闭。右侧卵巢显示不清,左侧卵巢大小为 2.2cm×2.0cm,未见异常回声(图 10-4-5 A~D)。

超声提示:剖宫产瘢痕妊娠(相当于孕 7 周 4 天)。

【治疗经过】

患者要求介入治疗,请介入科会诊意见:终止妊娠术前栓塞术可减少术中出血,可于栓塞术后 3 天左右进行清宫,向患者及家属交代病情,于住院第 4 天局麻下行超选择性子宫动脉造影+栓塞术,术后第三天在 B 超监测下行清宫术,术中经过顺利,并预防性应用抗生素治疗,刮出物病检报告:送检材料,镜见主要为胎盘绒毛组织及蜕膜组织伴出血、变性坏死。复查血 β-hCG 为 12 540IU/L,下降明显,治疗有效。患者要求出院在门诊监测。

【介入治疗】

行超选择性子宫动脉造影+栓塞术。

常规准备,2% 利多卡因局麻,采用 Seldinger 技术穿刺右股动脉,引入 5F Yashiro 导管,送至左侧髂内动脉及右侧髂内动脉以及双侧子宫动脉,分别注入非离子造影剂,摄影明确后,将导管分别送至双侧子宫动脉,注入适量 PVA 颗粒及明胶海绵条行栓塞治疗,栓后造影示栓塞满意,手术顺利。术中病人未诉特殊不适,术毕拔管,加压包扎伤口,双下肢感觉及末梢循环可,双下肢伸直平卧 24 小时,术后给予预防感染及对症治疗。介入科意见:①剖宫产后子宫瘢痕妊娠;②选择性(超选)双子宫动脉栓塞术(TACE)化疗。

【病理诊断】

送检材料,镜下见主要为胎盘绒毛组织及蜕膜组织伴出血、变性坏死(图 10-4-5E、F)。

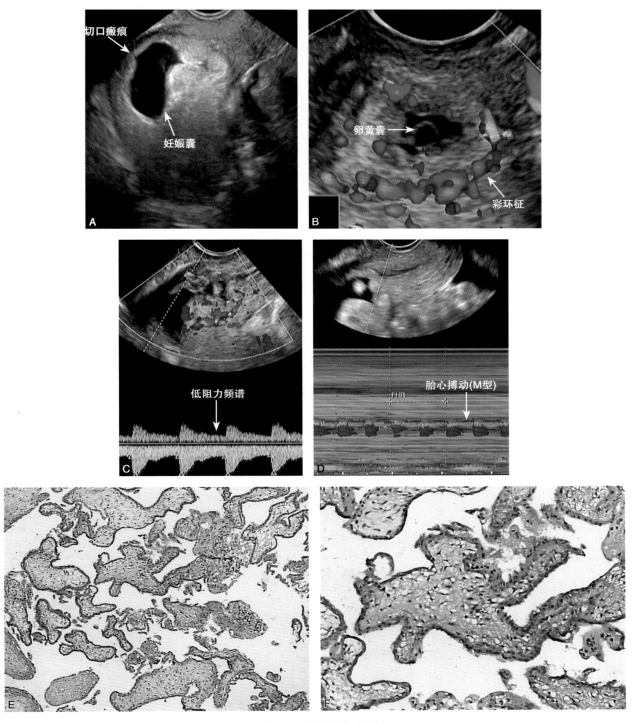

图 10-4-5　剖宫产瘢痕妊娠

A. TVS 纵切:子宫后位,剖宫产瘢痕处见 3.1cm×0.9cm 的孕囊回声。内见卵黄囊,宫颈内口关闭,宫颈结构形态正常。
B. TVS 纵切:孕囊周围血流信号丰富并见卵黄囊;C. TVS 纵切:孕囊血流丰富区记录到动脉阻力指数为 0.63;D. TVS
纵切:采用 M 型记录到原始心管搏动;E. 低倍:绒毛组织,部分变性坏死;F. 高倍:绒毛组织,部分变性

【讨论分析】

CSP 较少见,治疗上未达成一致意见,一旦发现建议尽早终止妊娠,避免发生子宫破裂、大量出血等危及生命的并发症。治疗方法包括全子宫切除、保守性手术和药物治疗,保守性手术主要包括清宫术和病灶挖除术。药物治疗主要使用 MTX,包括全身用药或局部注射。据任彤等的经验对 CSP 应依据患者临床特点,采用个体化的治疗方案。本例患者诊断明确,妊娠囊周数较大,局部血流极丰富,临床医师采用介入治疗,行超选择性双子宫动脉栓塞术(TACE),术后进行清宫,效果明显,患者未发生大出血,查血 β-hCG 由 43 503mIU/ml 下降为 12 540 IU/L,效果明显。

病例 10-4-6　剖宫产瘢痕妊娠

【临床资料】

34 岁,停经 2 个月余,阴道流血 20 天入院。10 年前有剖宫产史,月经周期 28 ~ 30 天,经期 4 ~ 5 天,无痛经。入院时生命体征平稳。妇科检查:外阴已婚式,阴道通畅,宫颈光滑,少许血性分泌物,子宫前位,大小正常,软、活动,压痛(-),双侧附件未及明显异常。入院检查血 β-hCG 为 271.8IU/L。

【超声表现与提示】

子宫前位,大小 4.5cm×3.6cm×4.5cm,形态大致正常,肌层回声尚均匀,子宫内膜厚 0.5cm,宫颈前后径 2.9cm。剖宫产瘢痕处见 1.8cm×0.8cm 的不规则无回声区,其周围有血流信号,记录到动脉阻力指数为 0.61。右侧卵巢大小为 3.2cm×2.3cm,左侧卵巢大小为 3.2cm×2.1cm,未见异常回声(图 10-4-6A ~ C)。

超声提示:剖宫产瘢痕妊娠待排。

【治疗经过】

患者入院次日复查血 β-hCG 为 199.8IU/L,决定采用期待疗法,5 天后复查血 β-hCG 为 133.5IU/L,患者要求出院在门诊监测。

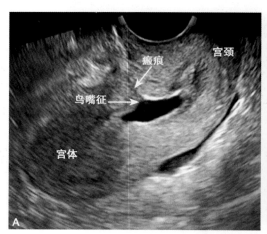
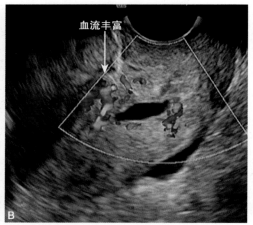
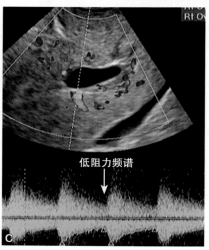

图 10-4-6　剖宫产瘢痕妊娠

A. TVS 纵切:子宫前位,剖宫产瘢痕处见一不规则无回声区,与瘢痕紧密相连,宫颈内口关闭,宫颈结构形态正常;B. TVS 纵切:周围有血流信号;C. TVS 纵切:周围有血流信号,记录到动脉阻力指数 0.61

【讨论分析】

CSP 目前资料表明期待治疗很少成功,如果患者希望继续妊娠,必须有确凿证据证明妊娠囊向子宫腔生长,方可考虑期待疗法,妊娠过程中有严密的影像监测。继续妊娠的安全性是不确定的。本例入院时血 β-hCG 为 199.8IU/L,临床医师估计胚芽早已死亡故采用期待治疗。

病例 10-4-7　剖宫产瘢痕妊娠

【临床资料】

36 岁,停经 57 天,笔者所在医院门诊就诊。超声提示剖宫产瘢痕妊娠,建议患者入院诊治,患者不以为然。15 天后出现阴道大量流血来门诊就诊,超声检查发现孕囊明显增大,可见羊膜囊及胚芽,再次劝告患者立即住院治疗。患者要求转至外院治疗。10 年前行剖宫产术,分娩一男婴,下腹部有一 12cm 纵行瘢痕。妇科检查:子宫前位,增大约 1 个月余。入院检查血 β-hCG 为 193 349.0IU/L。

【超声表现与提示】

子宫前位,大小 5.7cm×4.6cm×5.5cm,形态大致正常,肌层回声尚均匀,子宫内膜厚 0.6cm,宫颈前后径 2.9cm。剖宫产瘢痕处见 1.4cm×0.6cm 的不规则孕囊回声,内见卵黄囊,周围有丰富血流信号,记录到动脉阻力指数为 0.56。右侧卵巢大小为 3.1cm×1.9cm,左侧卵巢大小为 1.4cm×2.1cm,未见异常回声(图 10-4-7A～C)。

超声提示:剖宫产瘢痕妊娠(相当于孕 5 周 4 天)。

【2 周后超声检查】

子宫前位,形态失常,呈梭状,肌层回声不均匀,子宫腔内见 0.5cm 无回声区,宫颈前后径 3.5cm。剖宫产瘢痕处见 5.4cm×4.5cm 的不规则孕囊回声,内见卵黄囊、羊膜囊、胚芽、原始心管搏动,胚芽长 1.3cm,孕囊周围有丰富血流信号,记录到动脉阻力指数为 0.55。双侧卵巢未见异常回声(图 10-4-7D～G)。

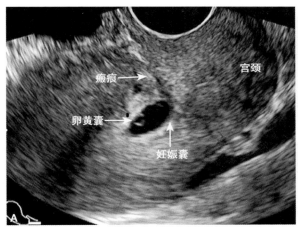
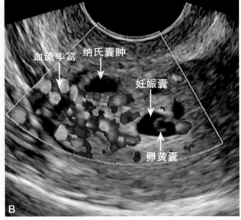
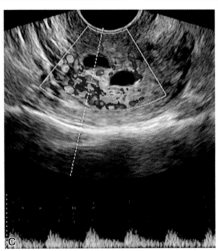

图 10-4-7　剖宫产瘢痕妊娠
A. TVS 纵切:子宫前位,剖宫产瘢痕处见一不规则孕囊回声,与瘢痕紧密相连,宫颈内口关闭,宫颈结构形态正常;B. TVS 横切:孕囊回声周围有丰富血流信号,并见一较大的纳氏囊肿;C. TVS 横切:孕囊周围丰富血流信号内记录到动脉频谱,动脉阻力指数 0.56

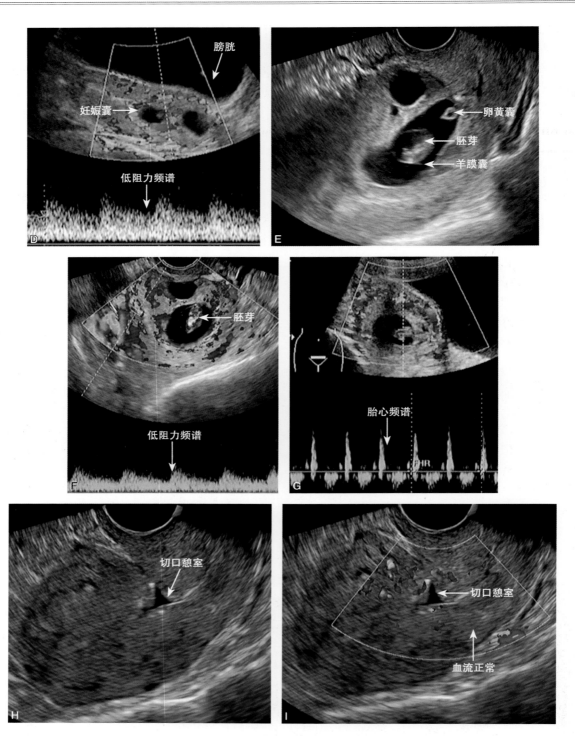

图 10-4-7 剖宫产瘢痕妊娠

D. TAS 纵切:子宫前位,形态失常,呈梭状。妊娠囊周围血流信号极丰富。E. TVS 纵切:剖宫产瘢痕处见 5.4cm×4.5cm 的不规则孕囊回声,内见卵黄囊、羊膜囊、胚芽、原始心管搏动;F. TVS 横切:孕囊周围有丰富血流信号,记录到动脉阻力指数为 0.55;G. TAS 纵切:原始心管搏动记录到心率为 157bpm;H. TVS 纵切:子宫形态正常,可见手术切口及凹陷;I. TVS 纵切:子宫切口处血流恢复正常

超声提示:剖宫产瘢痕妊娠(相当于孕 7 周 4 天)。

【术后超声复查】

见图 10-4-7H、I。

【治疗经过】

随访外院治疗记录：

患者入院次日开始行静脉滴注甲氨蝶呤 20mg× 5 天静脉点滴，进行两个疗程，经过顺利，同时服用复方米非司酮及米索前列醇，5 天后血 β-hCG 由 193 349.0IU/L 降至 17 858.0IU/L，阴道流血明显减少，患者要求出院。出院 15 天后，阴道又出现大量流血，第二次入院，血 β-hCG 为 3425.8IU/L，入院观察阴道出血量有增无减，急诊输血做手术前准备，全麻下行清宫术，术中见孕囊，囊周围见血窦，超声引导下负压清宫，清出组织约 10g，可见绒毛，术中出血约 900ml，血压降至 60/40mg，子宫下段形成 7.0cm×7.0cm 血凝块，并可见活动性出血，子宫下段瘢痕处收缩不良，活动性出血难以控制，立即行剖腹止血，于原切口处清除血凝块及坏死组织，并间断缝合，子宫内壁仍可见活动性出血，行髂内动脉结扎术，子宫下段出血明显好转，即行宫腔填充明胶海绵，术中共出血 1200ml，继行双侧输卵管结扎术。

【病理诊断】

1. 子宫瘢痕处机化变性胎盘组织。
2. 胎盘组织，部分变性坏死伴钙化。

【讨论分析】

CSP 虽不多见，随着经阴道超声的广泛应用与经验积累，于妊娠早期诊断相对较易。局部注射 MTX 的成功率约为 91%，全身肌内注射的成功率为 79%，前者病灶局部药物浓度较高，化疗副作用相对较小，现在临床已广泛使用。本病例早期已明确诊断，未能说服患者及时治疗，2 周后，妊娠囊迅速长大，治疗的难度增加，阴道出血有增无减，最后被迫采用剖腹局部切除子宫病灶以止血，保住了子宫，患者转危为安。

病例 10-4-8　剖宫产瘢痕妊娠

【临床资料】

23 岁，停经约 2 个月，至私人诊所行药物流产 9 天，无组织排出，阴道曾大量流血又自行停止而入院。1 年前有剖宫产史。妇科检查：子宫前位，增大如孕 60 天，宫颈与子宫体之间极软，压痛阴性，阴道无流血。入院检查血 β-hCG 大于 10 000IU/L。

【超声表现与提示】

子宫前位，明显增大约 11.0cm×5.5cm×8.7cm，形态大致正常，肌层薄，厚度仅 0.4cm，子宫内膜单层厚 0.1cm，子宫腔内见大片状无回声夹有絮状光带，子宫腔内有一游移的圆形环状无回声区，大小为 1.8cm×0.8cm，似有一蒂与剖宫产瘢痕处紧密相连。双侧卵巢大小、形态正常，未见异常回声。宫颈前后径 2.3cm，宫颈内口关闭，结构正常（图 10-4-8A、B）。

超声提示：剖宫产瘢痕妊娠待排，宫腔积液。

【治疗中复查超声】

12 天后复查，患者自诉昨日上厕所流出大量血块（图 10-4-8C～F）。

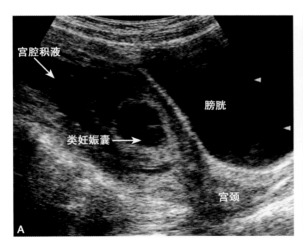
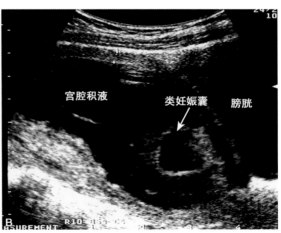

图 10-4-8　剖宫产瘢痕妊娠

A. TAS 纵切：子宫前位，子宫腔内见大片状无回声夹有絮状光带，剖宫产瘢痕处见一类孕囊无回声区，与瘢痕紧密相连，宫颈内口关闭，宫颈结构形态正常；B. TAS 纵切：子宫明显增大，肌层薄，厚度仅 0.4cm，似有一细蒂牵住类孕囊无回声区

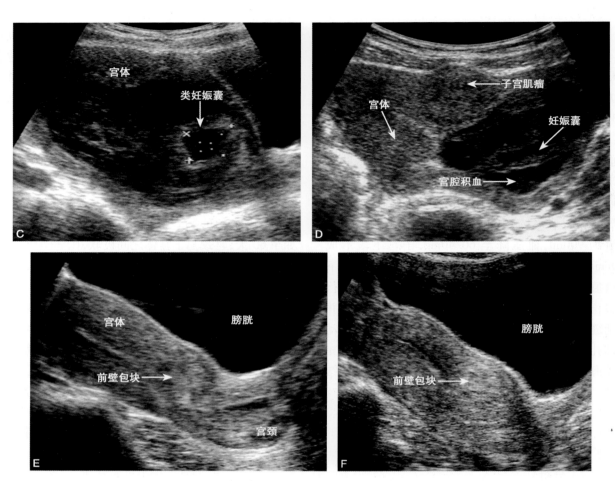

图 10-4-8　剖宫产瘢痕妊娠

C. TAS 纵切:子宫较前变小,类孕囊无回声区位置未发生变化,与瘢痕紧密相连;D. TAS 纵切:宫底部已无血液积聚,内膜回声清晰,显示前壁有一小肌瘤直径约2cm;E. TAS 纵切:杀胚治疗20天复查,子宫峡部前壁见一混合性圆形包块,边界清;F. TAS 纵切:杀胚治疗30天复查,子宫峡部前壁见一混合性圆形包块,边界清,与上次比较无明显变化

【治疗经过】

患者入院次日行杀胚治疗,采用甲氨蝶呤 MTX 50mg 肌内注射,每天一次,同时服用亚叶酸钙,注药 5 天后复查血 β-hCG 为 15 000.0IU/L,12 天后复查血 β-hCG 为 18 691.4IU/L,阴道排出较多黑色血块,无组织,15 天后复查血 β-hCG 为 8065.4IU/L,阴道排出血明显减少,患者要求出院,建议随诊监测。

【讨论分析】

1. CSP 发病隐匿,有 1/3 早期无症状,临床和超声医师缺乏对此病的认识,起病时不易识别,在经阴道超声应用之前,发病早期误诊为其他疾病而予以不恰当的治疗。如误诊为子宫内早孕、不全流产、一般异位妊娠等而予以人工流产、药物流产或清宫术,甚至误为滋养细胞疾病予以化疗。

2. CSP 一旦确诊应立即终止妊娠。刮宫术作为 CSP 的治疗方法是不适当的,应当阻止。CSP 妊娠囊不在宫腔内,绒毛种植在子宫较低部位的剖宫产瘢痕处,因此,刮宫不仅对滋养层不起作用,而且可能导致瘢痕处破裂,引起大出血或更大的损害。

3. CSP 用 MTX 治疗时,血 β-hCG 的下降过程时间较长,而且多数患者会出现一过性下降后反跳的现象,然后继续下降。反跳的时间及幅度因人而异,反跳现象易误为无效或药物剂量不足,临床尚需仔细观察积累经验。

病例 10-4-9　剖宫产瘢痕妊娠

【临床资料】

32 岁,停经 50 余天,来院检查,超声发现为剖宫产瘢痕妊娠而收入院。3 年前有剖宫产史,月经周期 30 天,经期 5 天,无痛经,入院时生命体征平稳;妇科检查:外阴已婚式,阴道通畅,宫颈光滑,肥大,子宫前位,下段饱满,软,活动,压痛(-),双侧附件未及明显异常。入院检查血 β-hCG 为34 220.0 IU/L。

【超声表现与提示】

子宫前位,大小 5.7cm×5.9cm×5.6cm,形态失常,呈梭状,肌层回声不均匀,子宫内膜厚 1.3cm,宫颈前后径 3.3cm。剖宫产瘢痕处见 3.9cm×1.9cm 的不规则无回声区,内见卵黄囊,无回声呈鸟嘴样嵌入瘢痕处,其周围有血流信号,记录到动脉阻力指数为 0.28。右侧卵巢大小为 3.6cm×2.7cm 未见异常回声,左侧卵巢显示不清(图 10-4-9A ~ C)。

超声提示:剖宫产瘢痕妊娠。

【65 天后超声复查】

见图 10-4-9D ~ G。

【治疗经过】

患者入院次日在超声引导下行剖宫产瘢痕妊娠囊局部注射药物杀胚术,术中注射甲氨蝶呤 50mg,切口上下缘分别注射平阳霉素 4mg,经过顺利;同时服用复方米非司酮。注药 3 天后复查血 β-hCG 为 13 610.0IU/L,患者要求出院,建议门诊随诊监测。

【讨论分析】

本病例孕早期孕囊呈鸟嘴状,表明局部绒毛附着较深,注药后随访,胚囊演变成包块型并肿胀向膀胱侧突起。

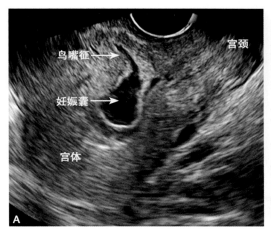
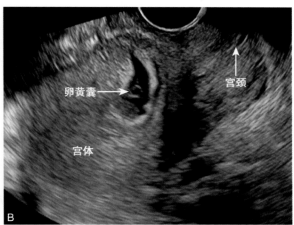
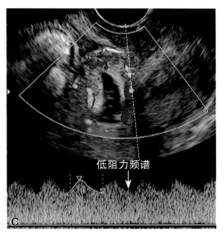

图 10-4-9 剖宫产瘢痕妊娠

A. TVS 纵切:子宫前位,剖宫产瘢痕处见一不规则无回声区,与瘢痕紧密相连,并向膀胱侧呈鸟嘴状突出,另一端突向宫腔,宫颈内口关闭,宫颈结构形态正常;B. TVS 纵切:不规则无回声区内见卵黄囊;C. TVS 纵切:不规则无回声区周围有丰富血流信号,并记录到动脉阻力指数为 0.28

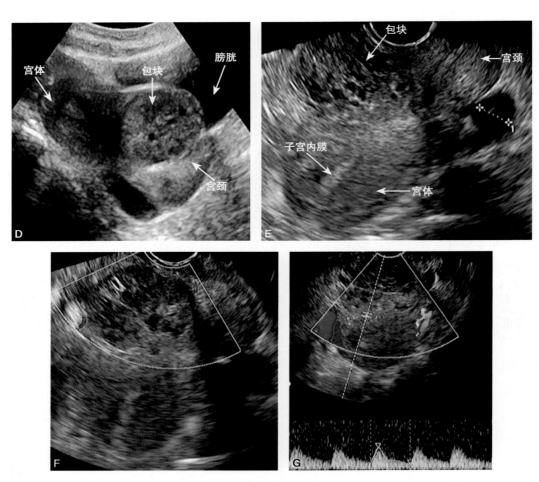

图 10-4-9　剖宫产瘢痕妊娠

D. TAS 纵切:子宫前位,下段前壁见 3.6cm×3.7cm 的混合性回声,向膀胱侧突出,边界欠清,直肠子宫陷凹见间距 1cm 无回声暗区;E. TVS 纵切:清晰显示混合性回声自瘢痕处突出,宫颈内口关闭,宫颈结构完整;F. TVS 纵切:混合性包块周围及内部偶见血流信号;G. TVS 横切:混合性包块内偶可记录到动脉阻力指数 0.61

病例 10-4-10　剖宫产瘢痕妊娠

【临床资料】

34 岁,停经 62 天,外院彩超提示早孕,宫内妊娠,胚芽存活(约 7 周[+]),不排除剖宫产瘢痕妊娠可能,建议动态观察而收入院。入院时生命体征平稳;妇科检查:外阴:已婚式,发育正常,阴道:通畅,无畸形,黏膜正常,分泌物量中,无色透明,无异味,宫颈:光滑,轻度肥大,见数个纳氏囊肿,质中,无接触性出血,抬举痛(-),宫体:平位,大小如孕 2 月,质中,形态规则,无压痛,活动度可,双侧附件未扪及异常。

【治疗经过】

入院后彩超提示:早期妊娠(相当于 8W4D),切口旁妊娠可能,请结合临床。考虑切口旁妊娠,切口处妊娠可能性小,向患者及家属交代病情后,患者及家属要求药流+B 超监测下清宫术。入院第三天下午行 B 超监测下清宫术,术中出血多,急诊行介入双侧子宫动脉栓塞术,术后出血减少,次日凌晨 3 点左右阴道出血增多,急诊给予球囊宫腔内压迫止血,并给予促宫缩止血及对症支持治疗。6 小时后出血减少。入院查血 β-hCG 为 142 576.00IU/L,术后第 2 天血 β-hCG 40 139.00IU/L,术后第 4 天血 β-hCG 1379.00IU/L,术后第 8 天血 β-hCG 6677.00IU/L。患者要求出院。

【超声表现与提示】

术后第六天检查

子宫前位,大小为 10.5cm×6.5cm×6.4cm,形态失常,呈梭状。子宫下段大于宫体,肌层光点分布不均匀,子宫内膜厚 0.4cm,宫颈前后径 4.2cm,子宫下段剖宫产瘢痕处见 7.6cm×4.8cm 的混合性回声,宫颈内口开放,该混合性回声延至宫颈外口,内部未见明显血流信号显示,混合性回声周边子宫肌壁血流信号较丰富,测得动脉阻力指数 0.46,子宫下段肌壁厚 0.4cm。双侧卵巢显示不清(图 10-4-10A ~ D)。

超声提示:剖宫产瘢痕妊娠处理后声像图改变。

【讨论分析】

本例因剖宫产瘢痕妊娠来诊时孕周太大,孕囊向宫腔内生长,误诊为宫内妊娠而行药流加清宫术,引起大出血。幸亏处理及时,患者无需切除子宫。

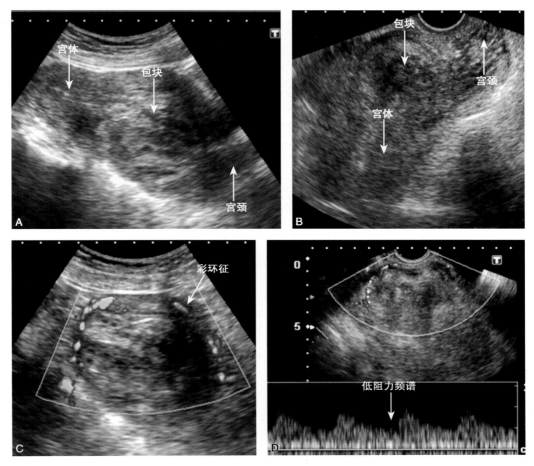

图 10-4-10　剖宫产瘢痕妊娠

A. TAS 纵切:子宫前位,明显增大,形态失常,呈梭状,子宫下段增粗,宫体与宫颈相对较小;B. TVS 纵切:宫颈内口开放,宫颈管内充满低回声,子宫峡部前壁有一包块向外突出,其内为低回声,且与宫腔及宫颈相通;C. TAS 纵切:子宫峡部包块周边肌层内血流信号丰富;D. TVS 纵切:子宫峡部包块周边肌层内血流内记录到低阻力动脉频谱,动脉阻力指数 0.46

病例 10-4-11　剖宫产瘢痕妊娠

【临床资料】

37 岁,停经 43 天,腹痛 3 天入院。入院体检,生命体征平稳。妇科检查:外阴已婚式,阴道通畅,宫颈轻度糜烂,子宫后位,正常大小,有压痛,双侧附件未及异常。入院检查血 β-hCG 为 5067.0IU/L。

【超声表现与提示】

子宫后位,大小 5.2cm×5.6cm×5.9cm,形态大致正常,肌层回声不均,后壁见 1.1cm×1.2cm 的低回声,边界清晰,类圆形。子宫内膜厚 1.6cm,宫颈前后径 2.9cm。剖宫产瘢痕处见 1.4cm×0.9cm 的

圆形无回声区,边界较毛糙,内见卵黄囊,其周围有血流信号,记录到动脉阻力指数为 0.48。直肠子宫陷凹见 1cm 的无回声区。右侧卵巢大小为 2.1cm×1.6cm,左侧卵巢大小为 2.3cm×2.4cm(图 10-4-11A ~ F)。

超声提示:剖宫产瘢痕妊娠,子宫肌瘤。

【术中情况】

患者入院次日在超声引导下行剖宫产瘢痕妊娠囊局部注药术,术中注射甲氨蝶呤 60mg,经过顺利,同时服用复方米非司酮。一周后复查血 β-hCG 为 7772.0IU/L,较用药血 β-hCG 不降反升,又进行

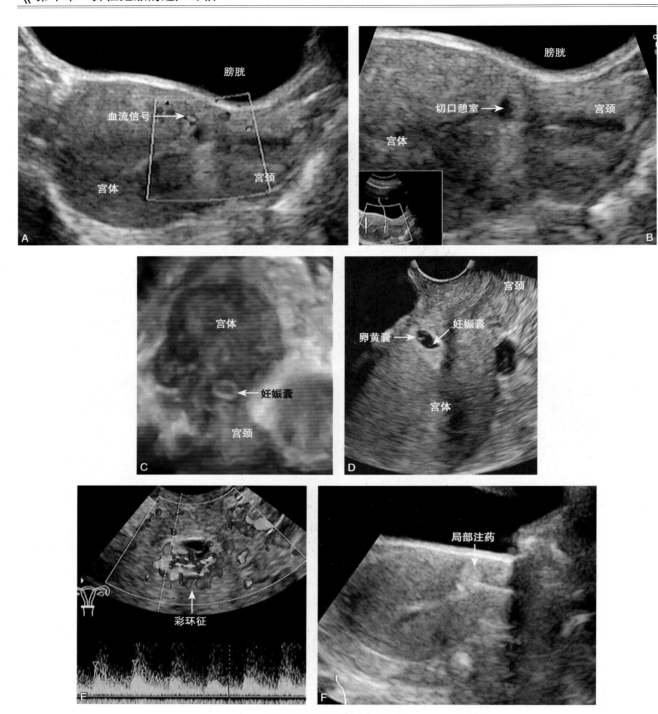

图 10-4-11 剖宫产瘢痕妊娠

A. TAS 纵切:子宫后位,剖宫产瘢痕处见 1.4cm×0.9cm 的类圆形无回声区,边界较毛糙,周围有血流信号;B. TAS 纵切:局部放大见剖宫产瘢痕处呈楔形,有一囊状结构植入其中,宫颈内口关闭,宫颈结构形态正常;C. 三维显示:子宫峡部前壁见一直径 1cm 的囊状包块,子宫下段后壁见一外突的肌瘤结节;D. TVS 纵切:剖宫产瘢痕处类圆形无回声区内见卵黄囊;E. TVS 横切:囊性包块内见卵黄囊,周围血流信号丰富,记录到低阻力动脉频谱;F. TAS 纵切:超声引导下,局部注射杀胚药物

第二次局部注射甲氨蝶呤 50mg,随后血 β-hCG 逐日下降,注药 2 周后复查血 β-hCG 为 4059.0IU/L。患者要求出院,在门诊监测。

【讨论分析】

本病例声像图清晰显示剖宫产瘢痕处的"憩

室"意味着内膜受损,子宫肌层变薄,为孕卵着临床提供有利条件。局部注射药物应在超声引导下进行,安全有效。

病例 10-4-12 剖宫产瘢痕妊娠

【临床资料】

27岁,停经约2个月,阴道流血5天入院。3年前有剖宫产史,人流室进行人工流产发生大出血急查超声。

【超声表现与提示】

子宫后位,形态失常,宫体与宫颈被一包块拦腰横断,包块直径约为6cm,类圆形,边界尚清,内部回声为混合性,突向膀胱侧,子宫内膜厚0.5cm,宫颈前后径2.9cm,双侧卵巢大小形态未见异常回声(图10-4-12A~F)。

超声提示:剖宫产瘢痕妊娠(包块型)。

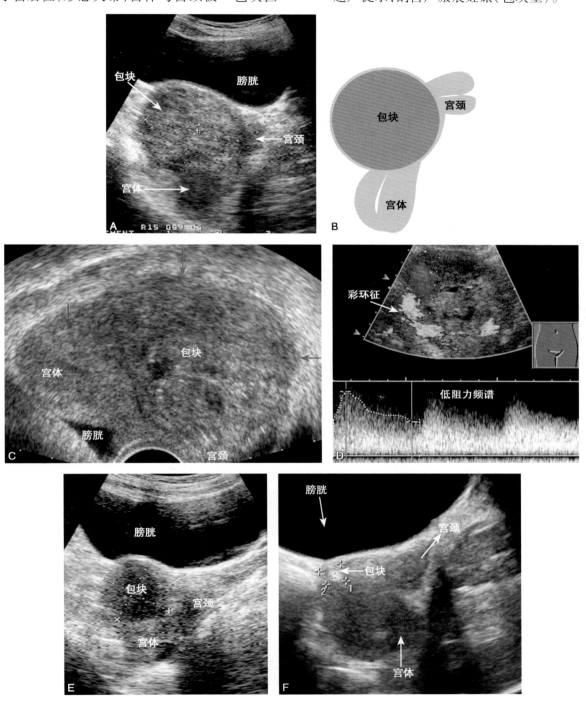

图10-4-12　剖宫产瘢痕妊娠

A. TAS纵切:子宫后位,形态失常,包块直径约为6cm,类圆形,边界尚清,内部回声为混合性,突向膀胱侧,包块将宫体与宫颈拦腰横断,宫颈内口及宫颈结构显示不清;B. TAS纵切:子宫后位,包块型瘢痕妊娠示意图;C. TVS纵切:宫体显示清晰,见子宫内膜,包块突向膀胱侧;D. TVS横切:包块周围有丰富血流信号,并记录到动脉频谱,动脉阻力指数为0.51;E. TAS纵切:杀胚治疗45天后复查,包块明显变小,直径约4cm;F. TAS纵切:杀胚治疗120天后复查,包块进一步变小,回声增强,直径约1cm

【治疗经过】

患者入院次日行负压人工流产,术中大量出血,急查超声。超声提示为剖宫产瘢痕妊娠,立即采取多种方法止血,改用杀胚治疗,β-hCG 逐步正常,历经 4 个月包块基本吸收。

【讨论分析】

1. 这是一例外院诊断不明,临床以不全流产而行清宫术患者,术中导致大出血,急查超声才明确诊断。患者子宫后倾后屈,妊娠囊呈包块型,向膀胱侧突起,是很典型的包块型 CSP。

2. CSP 用 MTX 注射治疗,β-hCG 下降较慢,药物杀胚形成的包块有的在瘢痕局部形成小囊肿,很难吸收,有的为混合性包块,吸收时间需 2~4 个月。

病例 10-4-13　剖宫产瘢痕妊娠

【临床资料】

34 岁,停经 43 天,阴道流血 7 天入院。9 年前有剖宫产史,入院体检,生命体征平稳。妇科检查:外阴已婚式,阴道通畅,见少许血性分泌物,宫颈光滑,子宫前位,正常大小,双侧附件未及异常。入院检查血 β-hCG 为 6120.0IU/L。

【超声表现与提示】

子宫前位,大小 4.9cm×4.2cm×5.1cm,形态大致正常,肌层回声不均,子宫内膜厚 0.5cm,宫颈前后径 2.7cm。剖宫产瘢痕处见 1.4cm×0.7cm 的圆形无回声区,边界较毛糙,其周围有血流信号,记录到动脉阻力指数为 0.62。右侧卵巢大小为 2.2cm×1.1cm,左侧卵巢大小为 3.4cm×2.0cm(图 10-4-13A~C)。

超声提示:剖宫产瘢痕回声异常(剖宫产瘢痕妊娠待排)。

【术中情况】

患者入院次日在超声引导下行剖宫产瘢痕妊娠囊局部注药术,术中注射甲氨蝶呤 50mg,经过顺利,同时服用复方米非司酮,注药 4 天后复查血 β-hCG 为 1216.0IU/L,阴道出血明显减少,患者要求出院,在门诊监测。

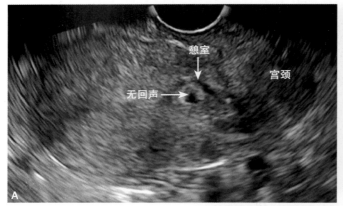
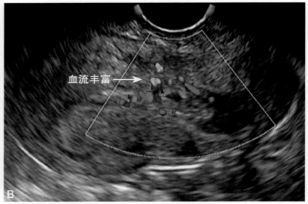
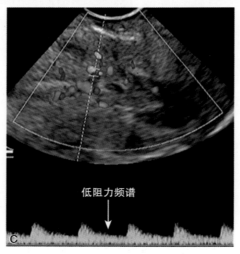

图 10-4-13　剖宫产瘢痕妊娠

A. TVS 纵切:子宫前位,剖宫产切口瘢痕呈楔形,有一 1.4cm×0.9cm 的类圆形无回声区,一半嵌入楔形内,一半突向宫腔;B. TVS 纵切:剖宫产瘢痕处囊状结构周围血流信号丰富,宫颈内口关闭,宫颈结构形态正常;C. TVS 纵切:剖宫产瘢痕处类圆形无回声区周围血流信号丰富,记录到低阻力动脉频谱

【讨论分析】

剖宫产术后 9 年,发生剖宫产瘢痕妊娠。发现早,及时局部注药治疗,血 β-hCG 迅速下降,疗效较好。声像图清晰显示妊娠囊位于子宫瘢痕处内膜受损而形成的憩室内。

病例 10-4-14 剖宫产瘢痕妊娠

【临床资料】

41 岁,停经 30 余天,阴道流血一周入院。1 年前有剖宫产史,月经周期 28 ~ 30 天,经期 4 ~ 5 天,无痛经,入院时生命体征平稳。妇科检查:外阴已婚式,阴道通畅,少许咖啡色分泌物,宫颈光滑,子宫前位,大小正常,软、活动,压痛(−),双侧附件未及明显异常。入院检查血 β-hCG 43 199.0IU/L。

【超声表现与提示】

子宫前位,大小 6.3cm×5.0cm×5.7cm,形态大致正常,肌层回声尚均匀,子宫内膜厚 0.5cm,宫颈前后径 2.8cm。剖宫产瘢痕处见 1.9cm×1.3cm 的不规则无回声区,内见卵黄囊、胚芽及心管搏动,孕囊周围血流信号丰富,记录到动脉阻力指数为 0.64。右侧卵巢大小为 2.6cm×1.3cm,左侧卵巢大小为 2.5cm×2.3cm,未见异常回声(图 10-4-14A ~ C)。

超声提示:剖宫产瘢痕妊娠。

【治疗经过】

患者入院次日在超声引导下行剖宫产瘢痕妊娠囊局部注药术,术中注射甲氨蝶呤 50mg,经过顺利,同时服用复方米非司酮。注药 6 天后复查血 β-hCG 为 58 929.0IU/L,于次日又注射甲氨蝶呤 50mg,一周后复查血 β-hCG 为 25 045.0IU/L,阴道流血明显减少,患者要求出院,建议门诊监测。

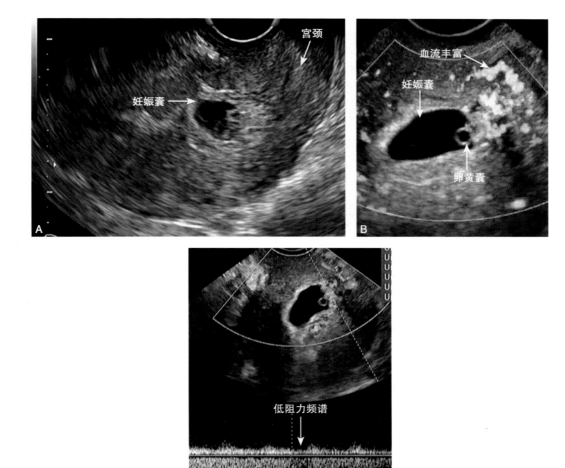

图 10-4-14 剖宫产瘢痕妊娠
A. TVS 纵切:子宫前位,剖宫产瘢痕处见一不规则孕囊,与瘢痕紧密相连,内见卵黄囊、胚芽及心管搏动,宫颈内口关闭,宫颈结构形态正常;B. TVS 纵切:孕囊周围有丰富血流信号,并见卵黄囊;C. TVS 纵切:孕囊周围血流信号丰富,记录到动脉阻力指数 0.64

【讨论分析】

据任彤等报道剖宫产瘢痕妊娠占同期异位妊娠的 1.1%，与同期正常妊娠数之比为 1∶1368。92% 的患者仅有一次剖宫产手术史，发病至末次剖宫产术的间隔时间为数月～15 年。最常见的临床表现是停经与阴道流血。笔者观察大多数血液化验 β-hCG 值偏高，几乎接近正常。本例局部注药后，血液化验 β-hCG 不降反升，是药物不够还是反跳现象？值得深入探讨。

病例 10-4-15　剖宫产瘢痕妊娠

【临床资料】

29 岁，外院三次人流术均出现大出血，阴道流血 4 天入院。4 年前有剖宫产史，月经周期 25 天，经期 5 天，无痛经。生育史：$G_3P_1A_1$，未上环。入院时贫血貌，生命体征平稳；妇科检查：外阴已婚式，

阴道通畅，宫颈光滑、肥大，宫口闭，见少许血性分泌物。子宫前位，饱满、软、活动，子宫前壁下段偏左可及一 5.0cm×6.0cm，包块，向外突，压痛（+），双侧附件未及明显异常。入院检查血液分析：WBC $5.7×10^9$/L，HGB 57g/L，β-hCG 为 25 437.0IU/L，一个月后复查血 β-hCG 为 470.3IU/L。

【超声表现与提示】

子宫前位，大小为 5.8cm×5.3cm×5.7cm，形态失常，肌层回声不均匀，子宫内膜厚 0.5cm，宫颈前后径 3.4cm。剖宫产瘢痕处见 4.5cm×4.5cm 的混合性回声区，周边有丰富血流信号，记录到动脉阻力指数为 0.45。右侧卵巢大小为 2.3cm×1.3cm，左侧卵巢大小为 2.9cm×2.2cm，未见异常回声（图 10-4-15A～D）。

超声提示：剖宫产瘢痕妊娠待排。

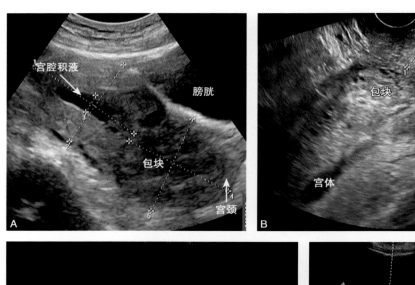

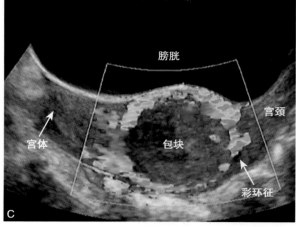

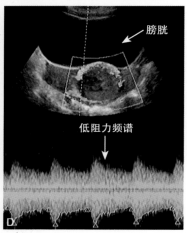

图 10-4-15　剖宫产瘢痕妊娠

A. TAS 纵切：子宫前位，剖宫产瘢痕处见一混合性回声区，边界不清，宫腔分离，宫颈结构不清；B. TVS 纵切：宫颈内口关闭，宫颈结构形态正常；C. TAS 纵切：子宫下段混合性回声周边有丰富血流信号，呈彩环状；D. TAS 纵切：周围血流信号丰富区记录到动脉阻力指数 0.45

【治疗经过】

患者入院次日输悬浮红细胞2U,患者要求保守治疗,采用肌注MTX20mg,隔天肌内注射一次,共4次(8天),并预防性用抗生素治疗。一个疗程结束后,复查血β-hCG 2026.0IU/L,阴道流血明显减少,患者要求出院,建议随诊监测。一个月后门诊复查血液β-hCG 470.3IU/L。

【讨论分析】

本例患者的经历表明,对有剖宫产史的妇女,再次受孕,一定要经超声检查排除CSP,不推荐贸然行清宫术,因为对于不恰当的患者选用清宫术,不仅反复多次清宫均告失败,而且会导致致命性的大出血。

病例10-4-16　剖宫产瘢痕妊娠向宫颈管内生长

【临床资料】

33岁,停经一个月余,阴道流血来诊。5年前有剖宫产史,尿妊娠试验阳性。妇科检查:外阴已婚式,阴道通畅,宫颈光滑,子宫软且饱满。

【超声表现与提示】

子宫平位,大小为5.8cm×4.2cm×5.6cm,肌层光点分布均匀,宫腔内空虚,子宫内膜厚0.8cm,子宫剖宫产瘢痕呈强回声,其内侧见2.3cm×0.6cm妊娠囊样回声,其内见卵黄囊,妊娠囊呈枣核样,一端附着于剖宫产瘢痕处,附着处血流信号丰富,测得动脉阻力指数为0.48。另一端被挤向宫颈管内生长,外围未见血流信号。双侧附件区未见明显异常(图10-4-16A～C)。

超声提示:剖宫产瘢痕妊娠(约5周5天)。

【治疗经过】

患者局部注药(MTX),一个月后来复查超声,剖宫产瘢痕处见3.9cm×1.2cm混合性回声,其上端附着处仍有少量血流信号,动脉频谱呈低阻力型。

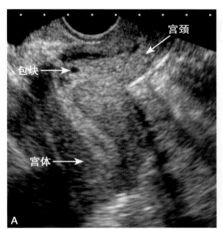
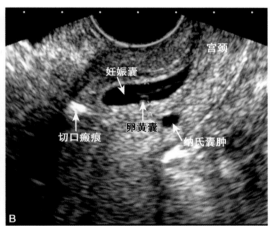
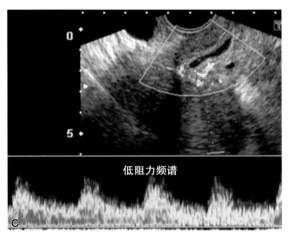

图10-4-16　剖宫产瘢痕妊娠向宫颈管内生长

A. TVS纵切:子宫平位,宫腔内空虚,子宫剖宫产瘢痕呈强回声,其内侧见2.3cm×0.6cm妊娠囊样回声。B. TVS纵切:妊娠囊呈枣核样,一端附着于剖宫产瘢痕处,另一端被挤向宫颈管内生长。其内见卵黄囊;C. TVS纵切:妊娠囊附着处血流信号丰富,测得动脉阻力指数为0.48

【复查超声图像】

子宫水平位,大小为 5.8cm×4.2cm×5.6cm,肌层光点分布均匀,子宫内膜厚 0.8cm,子宫下段见 3.9cm×1.2cm 混合性回声,上端附着于子宫剖宫产切口瘢痕处,下端向宫颈管内延伸,附着处血流信号丰富,测得动脉阻力指数(RI)= 0.48。宫颈内口开放,内径约 0.6cm,宫颈外口开放,内径约 0.4cm。右侧卵巢大小为 2.5cm×1.9cm,未见明显异常回声;左侧附件区见 5.4cm×3.4cm 无回声暗区,边界清晰(图 10-4-16D ～ F)。

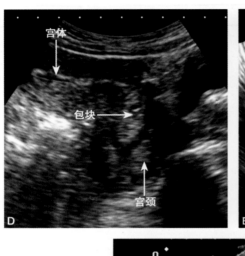
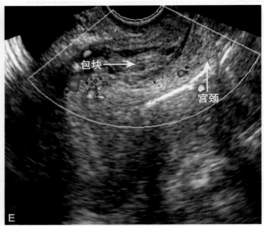
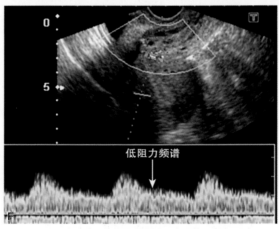

图 10-4-16　剖宫产瘢痕妊娠向宫颈管内生长

D. TAS 纵切:子宫水平位,宫颈管内妊娠囊变为稍强回声包块。E. TVS 纵切:宫颈管内妊娠囊变为稍强回声包块显示更清晰,呈枣核样。妊娠囊附着处仍有血流信号;F. TVS 纵切:妊娠囊附着处仍有血流信号,并记录到低阻力动脉频谱

【讨论分析】

剖宫产瘢痕妊娠绒毛附着于瘢痕处,妊娠囊生长发育的方向与子宫位置(前位、后位)有密切关系,前位子宫大多向宫腔内生长;后位子宫大多向前壁外突生长;也有极少数向宫颈管内生长。遇到向宫颈发育的应注意与宫颈妊娠相鉴别,前者仅附着处局部血流信号丰富,并见低阻力动脉频谱,滑入宫颈管内的部分则无血流信号;宫颈妊娠则宫颈膨大,妊娠囊四周均有血流信号。TAS 与 TVS 检查联合应用,对观察盆腔脏器的位置有利。

病例 10-4-17　剖宫产瘢痕妊娠

【临床资料】

28 岁,停经 2 个月余,阴道流血一周到外院就诊,外院超声检查提示:宫内早孕,头臀长约 2.0cm(8.6 周)行清宫术,术后 10 天,阴道流血日见渐多来笔者所在医院就诊。有剖宫产史。入院时生命体征正常,检查血 β-hCG 6056.0IU/L。

【超声表现及提示】

子宫前位饱满,形态失常,呈梭形,子宫下段前壁处见大小约 3.7cm×3.5cm 的稍强回声光团,类圆形,周边及内部有血流信号,并记录到怪异型频谱。

宫颈前后径3.0cm,结构清晰(图10-4-17A~C)。

超声提示:剖宫产瘢痕妊娠(包块型)。

【介入检查及治疗】

1月21日患者突然自发性大出血,急诊行介入检

查并治疗。介入检查提示:双侧子宫动脉增粗、迂曲,并见少量造影剂呈片状、雾状外渗,双侧子宫动脉出血。随即双侧子宫动脉内各注入MTX 25mg及适量栓塞剂,检查显示双侧子宫动脉已闭塞(图10-4-17D~I)。

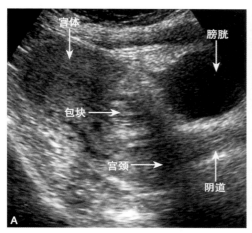
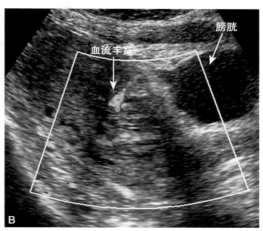

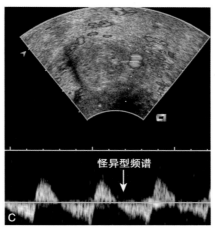

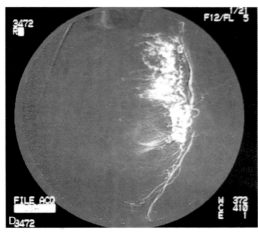
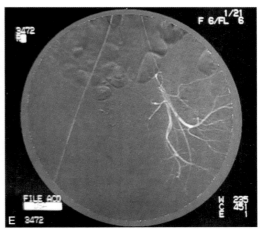

图10-4-17 剖宫产瘢痕妊娠

A. TAS纵切:子宫前位饱满,两头小中间突起呈梭形,子宫下段前壁见稍强回声区;B. TAS纵切:子宫下段前壁突起稍强回声区内及周围均见血流信号;C. TVS纵切:子宫下段包块内记录到怪异型频谱;D. 右侧子宫动脉增粗、迂曲,并见少量造影剂呈片状、雾状外渗;E. 右侧子宫动脉栓塞成功

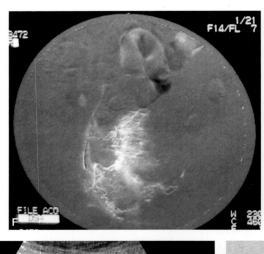
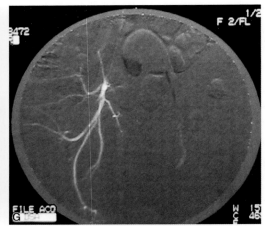
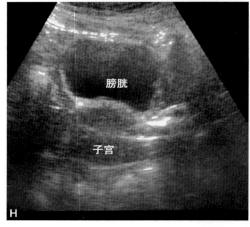
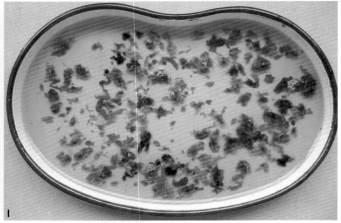

图 10-4-17　剖宫产瘢痕妊娠

F. 左侧子宫动脉增粗,迂曲,并见少量造影剂呈片状、雾状外渗;G. 左侧子宫动脉栓塞成功;H. 双侧子宫动脉栓塞成功后,超声引导下,行清宫术;I. 刮出组织约 50mg,可见绒毛组织。一个月后检查血 β-hCG<1.0mIU/ml

【讨论分析】

1. 本病例从就诊至治愈前后历时 3 个多月,还遇上了大出血的风险,幸好在医院内,大出血得以及时抢救,转危为安。足见提高本病认识的重要性。

2. 经阴道超声与经腹超声相结合加多普勒超声是诊断 CSP 最方便、及时、可信并价廉的影像方法。目前,MRI 用于超声检查的辅助手段。MRI 能区分软组织影像及多平面成像,在盆腔结构评估方面优于其他检查。MRI 可测量病变部位的体积,然后进行评估,协助外科手术中定位并在局部成功地应用 MTX。MRI 的不足之处是获得明确诊断的时间较长,不推荐用 MRI 做常规检查。妊娠早期诊断 CSP 相对容易,随着妊娠的进展,其与宫颈妊娠、子宫下段妊娠、不全流产区别较难,更要注意鉴别。

第五节　其他类型异位妊娠

一、陈旧性异位妊娠

陈旧性异位妊娠临床上有此名称,但无明确的定义。一般指输卵管流产或破裂后,胚胎死亡,内出血停止,病程较长,盆腔内形成一个与周围组织粘连的包块。应与一般盆腔包块鉴别,β-hCG 阳性有助于明确包块性质。

病例 10-5-1　陈旧性宫外孕

【临床资料】

38 岁,月经淋漓不净 2 个月伴腹痛,由外院转来笔者所在医院。血 β-hCG 为 536IU/L。

【超声表现与提示】

子宫前位,大小 5.2cm×2.4cm×4.5cm,肌层光点分布均匀,子宫内膜厚呈线样,宫颈前后径 2.1cm。右侧卵巢大小为 3.2cm×2.4cm,未见异常回声。左侧卵巢显示不清。子宫左后方见大小为 14cm×12.6cm×8.6cm 混合性回声,形态不规则,无明显包膜,内部为不规则的稍强回声及无回声相混杂,其内未见血流信号(图 10-5-1A ~ C)。

超声提示:盆腔非均质性包块(结合病史,陈旧性宫外孕待排)。

【术中情况】

子宫稍饱满,直肠子宫陷凹 12cm×12cm 凝血块,左侧输卵管与左侧卵巢粘连,其间有 3cm×3cm 破口。

术后诊断:陈旧性宫外孕。

【病理诊断】

见图 10-5-1D、E。

1. 送检(一侧)输卵管妊娠,部分胚胎绒毛变性坏死。

2. 另一侧输卵管,镜见为出血、纤维素渗出,切片上未见胚胎绒毛成分。

【讨论分析】

近年来,随着人流术的方法多样,临床技术的改进,化验及超声的普及应用,我国 1300 万/年的人工流产大多能获得及时、安全的处理。陈旧性宫外孕已少见了,但要注意和盆腔包块相鉴别,避免患者发生大出血的危险,急诊检查 β-hCG 是不可少的方法。

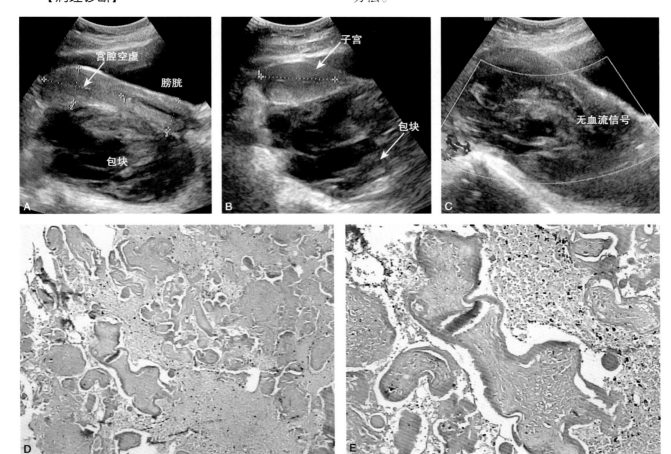

图 10-5-1　陈旧性宫外孕

A. TAS 纵切:子宫前位,宫腔内空虚;子宫后方见巨大不规则包块。B. TAS 横切:包块位于子宫左后方;C. TAS 纵切:子宫后方巨大不规则包块内,未见血流信号;D. 低倍:出血变性组织,绒毛组织变性坏死,仅见轮廓;E. 高倍:出血变性坏死,见绒毛组织轮廓

二、多胎异位妊娠

病例 10-5-2　双胎输卵管异位妊娠

【临床资料】

21 岁,停经日期不详,阴道流血数天就诊。

【超声表现与提示】

腔内超声扫查:子宫内未见妊娠囊回声,右侧附件区见一圆形输卵管环回声,直径约 3cm 大小,其内见两个大小不一的卵黄囊,并见心管搏动,胚芽有血流显示。右侧卵巢与其有分界,左侧附件区未见异常回声(图 10-5-2A、B)。

超声提示:右侧输卵管双胎异位妊娠。

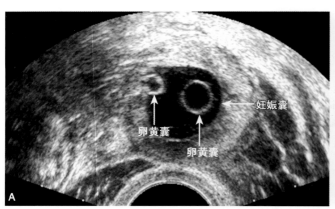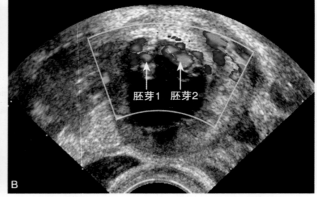

卵黄囊

妊娠囊

卵黄囊

胚芽1　胚芽2

图 10-5-2　双胎输卵管异位妊娠

A. TVS 斜切:子宫腔内未见环形妊娠囊回声,右侧附件区见一圆形输卵管环回声,其内见两个大小不一的卵黄囊;

B. TVS 斜切:输卵管环回声内见两个心管搏动、两个胚芽均有血流显示

(湖北省妇幼保健院超声科惠赠)

【讨论分析】

本例为输卵管内单卵双胎。文献报道输卵管内妊娠单卵双胎比宫腔内单卵双胎多见。

三、残角子宫妊娠

残角子宫为子宫先天性发育畸形,残角子宫妊娠是指受精卵于子宫残角内着床并生长发育,多发生于初产妇。

病例 10-5-3　子宫残角妊娠

【临床资料】

22 岁,停经 3 个月,要求终止妊娠入院。停经 1 个月余时,尿液检查妊娠反应阳性,曾在外院做人工流产,但早孕反应日益加重,尿液检查妊娠反应仍呈阳性。月经史:月经周期 25~35 天,经期 3~6 天,有痛经。生育史:G_4P_0。生命体征平稳。妇科检查:外阴已婚式,阴道通畅,宫颈轻度糜烂,抬举痛阴性,子宫稍大,近右侧宫角部可及一个 6.0cm×6.0cm 大小包块,与子宫相连,左侧附件区未及明显异常。

【超声表现与提示】

子宫前位,形态正常,大小为 6.0cm×4.7cm×10.5cm,肌层回声不均匀,子宫内膜厚 0.6cm,宫颈前后径 3.0cm。右侧子宫角部见大小为 5.8cm×5.2cm 的妊娠囊,向外突出,周边可见子宫肌层环绕,囊内见一活胚胎,顶臀径 5.0cm,胎心搏动清晰可见。右侧卵巢大小为 3.3cm×2.4cm,左侧卵巢大小为 3.0cm×1.4cm,未见明显异常回声(图 10-5-3A~D)。

超声提示:右侧宫角部妊娠? 子宫残角妊娠?

【术中情况】

患者麻醉成功后取平卧位,洗手探查:子宫形态失常,表面浆膜层呈慢性炎症改变,前壁与大网膜粘连,分离粘连后见右侧子宫角发育异常,右侧输卵管、卵巢、圆韧带附着于右侧子宫角,为子宫残角,右侧子宫角增大约 6.0cm×6.0cm,表面呈紫蓝色。左侧附件外观无异常。行残角子宫切除术加右输卵管切除术。

【病理诊断】

子宫残角妊娠(图 10-5-3E、F)。

【讨论分析】

子宫残角为子宫先天发育异常,胚胎期中肾管会合过程中出现异常。表现为除单角子宫外,尚可见一较小的子宫。依据单角子宫与残角子宫解剖上的关系,分为三种类型:Ⅰ型残角子宫有宫腔,并与单角子宫腔相通;Ⅱ型残角子宫有宫腔,但与单角子宫腔不相通;Ⅲ型为实体残角子宫,仅以纤维带与单角子宫相连。子宫残角肌壁多发育不良,难以承受胎儿生长发育,多于妊娠 14~20 周发生子宫肌层完全或不完全破裂,引起严重内出血,症状与输卵管间质部妊娠破裂相似,子宫残角妊娠一旦确诊应及早手术。

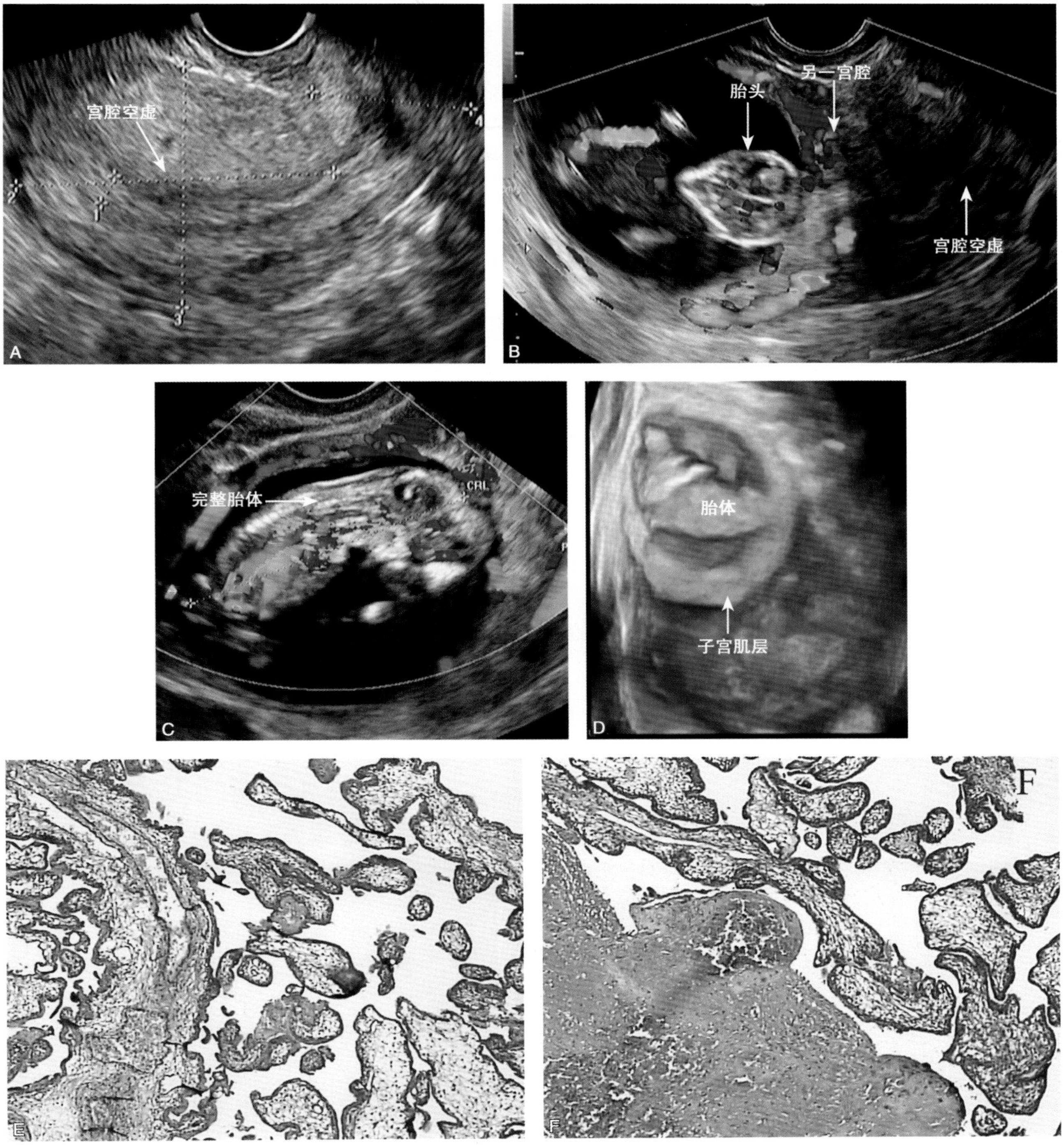

图 10-5-3　子宫残角妊娠

A. TVS 纵切显示:子宫前位稍大,肌层回声不均匀,子宫内膜厚 0.6cm;B. TVS 横切显示:子宫右侧角见 5.8cm×5.2cm 的妊娠囊,向外突出,近子宫侧为胎盘附着处;C. TVS 横切显示:妊娠囊内有胚胎,顶臀径 5.0cm,妊娠囊周围见丰富血流信号,胎体内有胎心搏动;D. 三维图像显示:妊娠囊周围有肌层环绕;E. 低倍:大小不一的绒毛组织,血管充血;F. 高倍:右上为绒毛组织,左下为出血变性坏死的蜕膜组织

病例 10-5-4　妊娠囊着床位置于宫腔右侧角

【临床资料】

26 岁,停经 8 周余。外院疑诊右侧宫角妊娠,来笔者所在医院再次检查。

【超声表现及提示】

第一次检查子宫前位,大小为 6.0cm×5.7cm×5.9cm,肌层光点分布不均匀,子宫前壁见 2.8cm×2.5cm 的低回声,边界清晰。宫底右侧宫角处可见 1.2cm×0.7cm 孕囊,内见卵黄囊,未见胚芽及胎心,与内膜分界不清。宫颈前后径 2.5cm。左侧卵巢大小为 4.0cm×2.5cm,右侧卵巢大小为 3.0cm×2.1cm,未见明显异常回声(图 10-5-4A、B)。

超声提示:早孕(相当于 4 周 4 天)孕囊着床位置异常,建议一周复查。

一周后检查:子宫前位,大小为 6.4cm×4.8cm×5.9cm,肌层光点分布不均匀,子宫前壁见 3.0cm×2.3cm 的低回声,边界清晰。宫底右侧近宫角处可见 1.6cm×1.0cm 孕囊,囊内可见卵黄囊、胚芽及原始心管搏动回声。胚芽长 0.8cm。宫颈前后径 3.1cm(图 10-5-4C、D)。

超声提示:宫内早孕,孕囊位于宫底右侧(根据胚芽估测孕龄约 6 周 5 天),子宫肌瘤,建议一周复查。

两周后检查:增大子宫切面内可见孕囊回声,已清晰显示孕囊向宫腔中部生长,囊内可见胎体及胎心搏动回声,头臀长(CRL)1.3cm。子宫前壁见 3.0cm×2.5cm 的低回声,边界清晰(图 10-5-4E、F)。

超声提示:宫内早孕(根据头臀长估测孕龄相当于 7 周 6 天),子宫肌瘤。

【随访结果】

孕妇主动告知,足月顺产分娩一男婴,重 6 斤。

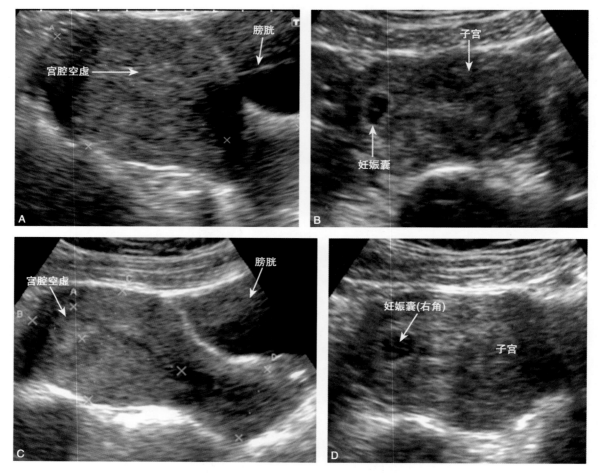

图 10-5-4　妊娠囊着床位置于宫腔右侧角

A. TAS 纵切:子宫前位,饱满,宫腔空虚;B. TAS 横切:宫底右侧宫角可见 1.2cm×0.7cm 孕囊,内见卵黄囊,未见胚芽及胎心,与内膜界限不清;C. TAS 纵切:子宫前位,饱满,宫腔空虚。D. TAS 横切:宫底右侧近宫角处见孕囊,囊内见卵黄囊、胚芽及原始心管搏动回声,胚芽长 0.8cm。。显示孕囊逐渐移向宫腔发育生长

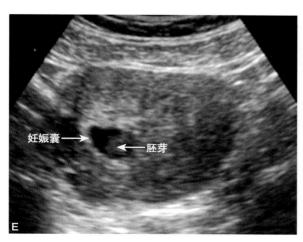
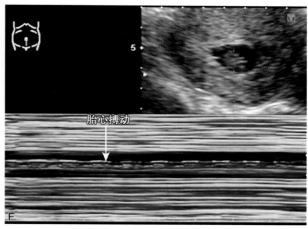

图 10-5-4   妊娠囊着床位置于宫腔右侧角

E. TAS 冠状切：增大子宫冠状切面内见孕囊回声，清晰显示孕囊向宫腔中部生长，胚芽生长发育正常；F. TAS 横切：M型记录到胎心搏动

【讨论分析】

妊娠囊着床于宫腔两侧角并不少见，在早早孕期有时与宫角妊娠不易鉴别。两者临床的结局与处理方法截然不同，最稳妥且安全简便的方法是随诊观察，图像上能清晰显示妊娠囊与宫腔的关系，再做出超声提示为上策。切忌轻率下结论。

第十一章
介入超声在妇科的应用

■ 第一节　宫腔声学造影检查

一、概述

宫腔声学造影检查是利用注入宫腔的盐水构成的声窗观察子宫及输卵管病变的一种介入检查手段;其创伤程度低、痛苦小,易被患者接受,是一种微创检查方法。

（一）检查适应证

1. 异常子宫出血,尤其是绝经后出血。
2. 常规超声检查可疑子宫体或宫腔内占位病变。
3. 观察输卵管所致不孕的原因,详见本章第二节。
4. 可疑子宫畸形。
5. 宫腔内异物。
6. 可疑子宫腔粘连。

（二）禁忌证

1. 急性子宫内膜炎。
2. 急性附件炎。
3. 急性盆腔炎。
4. 阴道出血。
5. 妊娠。

（三）检查前准备

1. 检查时间　月经干净后 3～7 天。

2. 检查用具　双腔造影管或球囊导尿管、消毒避孕套、换药碗、止血钳、碘伏、生理盐水、棉球、纱布等。

3. 经腹部超声检查需适度充盈膀胱,经阴道超声检查需排空膀胱。

4. 检查体位　经腹部超声检查取仰卧位,经阴道超声检查取膀胱截石位。

（四）检查步骤

1. 常规消毒阴道、宫颈、外阴、大腿内侧皮肤,铺巾。
2. 放窥器,检查阴道、宫颈。观察阴道、宫颈口

有无病变。

3. 经腹部超声检查,确定子宫位置。
4. 轻柔置管,深度约 5cm。
5. 在双腔管小球囊内注入 1～1.5ml 生理盐水后下拉导管,经腹部超声扫查,确定球囊位于宫颈内口水平。
6. 取出窥器。
7. 如经阴道超声检查,套消毒避孕套,置入腔内探头,再次确定球囊的位置(图 11-1-1)。

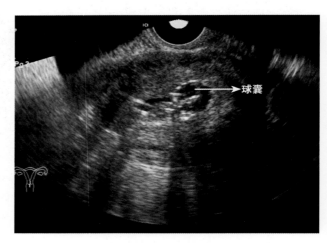

图 11-1-1　宫腔声学造影
经阴道超声扫查,确定球囊的位置

8. 向宫腔内缓慢注入生理盐水 5ml 左右。以阻力小为宜,加压力度不能超过患者耐受。
9. 经阴道或经腹超声扫查实时观察子宫壁弹性、宫腔形态、宫腔内病变的大小、位置、双侧输卵管及双附件区液体的分布状态。

（五）检查注意事项

1. 宫腔声学造影检查一般在超声科进行,要求术前准备充分,作好阴道消毒,避免感染。
2. 应排除妊娠的可能。
3. 置管应轻柔,争取一次插管,避免反复置管

及子宫穿孔。

4. 注入的盐水应适量,以少量盐水达到最佳效果。

5. 如常规超声检查疑为宫腔恶性病变,应避免宫腔声学造影检查。

6. 轻度宫腔粘连的患者,可经宫腔造影检查松解粘连组织,于检查后向宫腔内注入庆大霉素、地塞米松和糜蛋白酶的混合液,防止宫腔再度粘连。

二、病例汇集

病例 11-1-1　子宫内膜息肉样增生

【临床资料】

30 岁,因经期延长行超声检查。

【经阴道超声检查】

子宫前位,略饱满,宫腔回声内可见中高回声结节(图 11-1-2A);CDFI:其内可见点状血流信号。提示子宫内膜息肉样病变。

【宫腔声学造影检查】

经阴道置管后向子宫腔注入生理盐水,声像图显示:子宫前后壁内膜均可见息肉样病变突入宫腔,基底部较宽(图 11-1-2B);其内血流信号不丰富(图 11-1-2C)。

【诊断性刮宫病理检查】

子宫内膜增生过长(图 11-1-2D)。

【诊断分析】

常规超声检查,子宫内膜增生过长表现为子宫内膜弥漫性或局限性增厚,局限性增厚的子宫内膜可呈息肉样,与子宫内膜息肉相似;如息肉样病变内血流信号不丰富,呈点状(图 11-1-2C),多考虑子宫内膜局限性增生过长;如供养血管粗大,则不易与子宫内膜息肉及黏膜下肌瘤鉴别。宫腔声学造影检查,子宫内膜局限性增生过长多为基底较宽的息肉样隆起,向宫腔内注入液体时摆动性差。

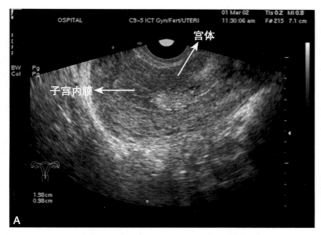

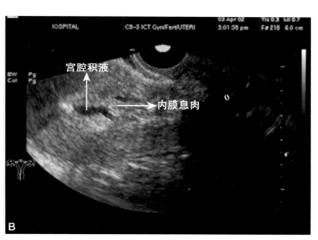

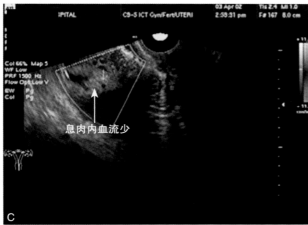

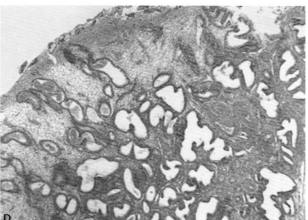

图 11-1-2　子宫内膜息肉样增生

A. 经阴道超声检查,宫体部见中高回声结节;B. 宫腔声学造影检查,子宫前后壁均可见息肉样隆起,其基底部较宽;
C. 宫腔声学造影结合彩色多普勒超声检查,息肉样病变内血流信号不丰富;D. 镜下病理,子宫内膜增生过长

病例 11-1-2 子宫内膜息肉
【临床资料】
42 岁,因经期延长就诊。
【经阴道超声检查】
子宫前位,大小 58mm×53mm×35mm;宫体部宫腔回声局限性增厚,内见约 10mm×11mm 偏高回声结节,结节内见条状血流信号穿入(图 11-1-3A),可取及动脉血流,RI:0.44～0.46;双侧卵巢未见异常。超声检查提示:子宫内膜息肉样病变伴低阻动脉

血流。
【宫腔声学造影检查】
宫腔内注入液体后,见病变呈息肉样,自后壁突入宫腔,可见窄蒂(图 11-1-3B)。
【宫腔镜手术病理】
息肉表面严重糜烂(图 11-1-3C),息肉内腺体与周边内膜呈同期表现,息肉内血管明显扩张(图 11-1-3D);病理诊断:子宫内膜功能性息肉伴表面重度糜烂。

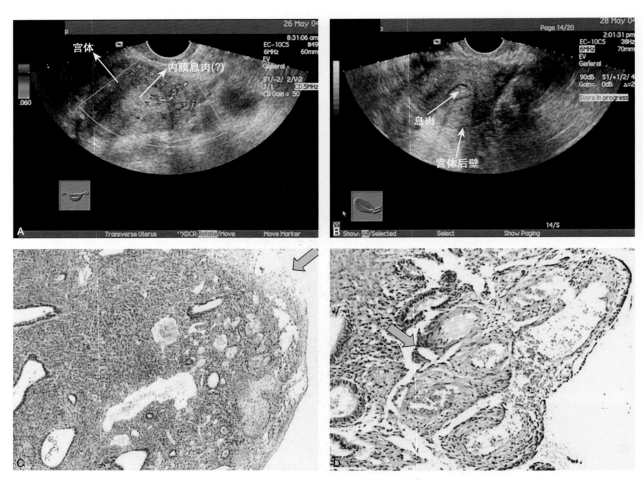

图 11-1-3 子宫内膜息肉

A. 经阴道纵断扫查:宫腔回声内见结节内见条状血流信号穿入;B. 宫腔声学造影检查,息肉样病变自后壁突入宫腔,蒂窄;C. 镜下病理,子宫内膜功能性息肉,箭头示息肉表面重度糜烂;D. 箭头示息肉内供养动脉明显扩张

【诊断分析】
子宫内膜息肉或腺肌瘤性息肉在声像图上多为中强回声结节突入宫腔,单发或多发,内有较粗大条状血流信号穿入;血流阻力多表现为高阻力动脉血流(RI≥0.5)。本例表现为低阻力动脉血

流,结合大体和显微镜下病理检查,考虑为息肉表面糜烂明显,炎症导致供养血管扩张所致。宫腔声学造影检查,子宫内膜息肉的基底部较窄,有蒂,注入盐水时摆动明显,与多数子宫内膜增生过长不同。

病例 11-1-3 子宫不全纵隔畸形
【临床资料】

28 岁,因习惯性流产就诊。

【经阴道超声检查】

子宫前位,宽径略大;宫腔回声于宫体部分离,子宫下段及宫颈管水平未见隔样结构(图 11-1-4A、B);考虑子宫不全纵隔畸形。

【宫腔声学造影检查】

将双腔管插入子宫下段,向宫腔内注入生理盐水;在声像图上同时显示两个宫腔,中间为纵隔组织,似"猫眼"(图 11-1-4C)。提示:子宫不全纵隔畸形。

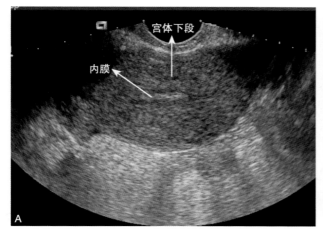

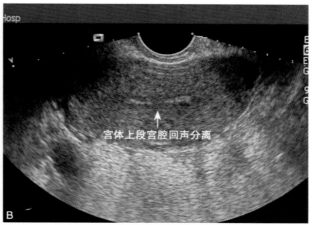

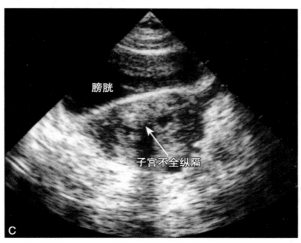

图 11-1-4 子宫不全纵隔畸形

A. 宫体下段为单一宫腔;B. 宫体上段宫腔回声分离;C. 经腹部宫腔声学造影检查,子宫不全纵隔畸形,宫体横切面同时显示两个宫腔,中央为纵隔组织,如"猫眼"

【诊断分析】

习惯性流产为子宫纵隔畸形的常见并发症。不全纵隔畸形的子宫腔结构为不规则形,故发生习惯性流产的几率高于完全纵隔畸形。子宫不全纵隔畸形为单一宫颈,常表现为子宫宽径较大;为便于显示纵隔结构,常规超声检查宜选择在子宫内膜的分泌期检查;在分泌期,子宫内膜较厚,回声较强,与宫腔内的纵隔结构的形成较大反差,易于观察。宫腔声学造影:由于不全纵隔畸形为单一宫颈,因此,向宫腔内注入生理盐水后,两侧宫腔同时显示,形似"猫眼",此声像图特征称为"猫眼征";两侧宫腔形态可对称,也可不对称。

病例 11-1-4 子宫完全纵隔畸形
【临床资料】

女,因不孕就诊。

【常规经阴道超声检查】

子宫前位,宽径略大;宫颈部及宫体部均可显示纵隔结构;考虑子宫完全纵隔畸形。

【经阴道宫腔声学造影检查】

将双腔管分别插入两侧宫腔,注入生理盐水,在声像图上可见只有插管一侧的宫腔有液体注入,而未插管的宫腔则没有液体充盈(图 11-1-5)。提示:子宫完全纵隔畸形。

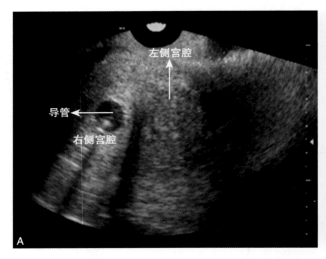 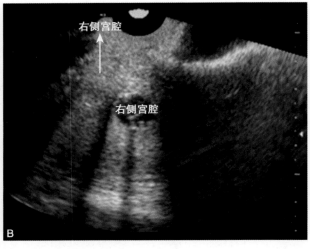

图 11-1-5　宫腔声学造影检查,子宫完全纵隔畸形

A. 注入生理盐水后,声像图上右侧宫腔有液体注入,左侧宫腔则没有液体充盈,箭头示左侧未充盈的宫腔;B. 左侧宫腔插管,右侧宫腔没有液体充盈,箭头示右侧未充盈的宫腔

【诊断分析】

子宫纵隔畸形的患者可表现为不孕。子宫完全纵隔畸形与不全纵隔畸形的差异是纵隔是否延续到宫颈;自宫底部至宫颈部连续横断扫查,如在宫体部及宫颈部均显示纵隔回声,则提示子宫完全纵隔畸形。

病例 11-1-5　子宫完全纵隔畸形伴交通

【临床资料】

女,27 岁,因习惯性流产就诊。

【常规经阴道超声检查】

子宫前位,宽径略宽;宫体部及宫颈管内均可见纵隔回声(图 11-1-6A、B),提示子宫完全纵隔畸形。

【宫腔声学造影检查】

将双腔管插入一侧宫腔,注入生理盐水;声像图上同时显示不对称的两个宫腔(图 11-1-6C),似子宫不全纵隔畸形;扫查宫颈,可见纵隔回声(图 11-1-6D);提示:子宫完全纵隔畸形伴交通。

【宫腔镜检查】

在宫颈及宫体部可见纵隔结构,两侧宫腔不对称,与宫腔声学造影检查一致;在子宫下段可见交通;提示子宫完全纵隔伴交通(图 11-1-5E、F)。

【诊断分析】

子宫纵隔畸形源于胚胎发育时期。两侧副中肾管向中线移行后融合,形成子宫的大体结构;中间的隔状结构完全吸收形成正常的子宫腔。纵隔结构是否吸收或部分吸收是形成子宫纵隔畸形的关键。如纵隔结构未吸收,则形成子宫完全纵隔畸形。子宫纵隔结构的吸收起自宫体下段,如仅子宫下段的纵隔结构吸收,宫体和宫颈部的纵隔存留,则表现为子宫完全纵隔畸形伴交通。在子宫纵隔吸收的过程中,宫颈管部隔的吸收早于宫体部;如子宫颈管部纵隔已吸收,而宫体部纵隔未吸收或部分吸收,则形成子宫不全纵隔畸形;隔的长短取决于纵隔吸收的程度,可仅存于宫底部,表现为短粗的肌性结构(图 11-1-7);也可长达宫颈内口水平,隔末端的平滑肌结构较薄(图 11-1-8)。在子宫纵隔畸形中,不全纵隔的发生率高于完全纵隔畸形;不论是完全纵隔畸形,还是不全纵隔畸形,两侧宫腔可对称,也可不对称。

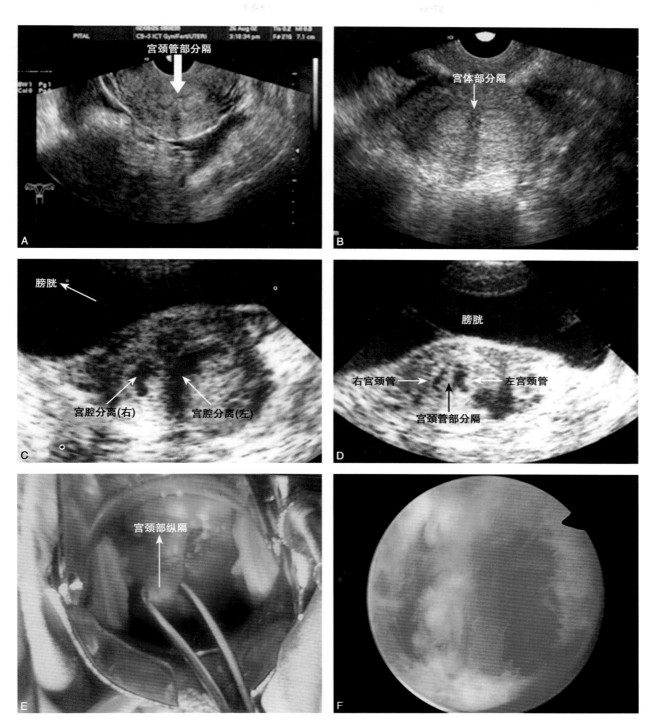

图 11-1-6 子宫完全纵隔畸形伴交通

A. 经阴道宫颈部横断检查:显示两个宫颈管回声,箭头示宫颈部的分隔;B. 经阴道宫体部横断扫查:显示两个宫腔回声,箭头示宫体部的分隔;C. 宫腔声学造影检查,注入生理盐水后经宫体部横断扫查,显示不对称的两个宫腔,似子宫不全纵隔畸形;D. 经宫颈部横断扫查,显示宫颈部纵隔及两个宫颈管腔,符合完全纵隔畸形;E. 宫腔镜检查,宫颈钳牵拉宫颈部纵隔;F. 宫腔镜下两侧宫腔不对称,在子宫下段相通,符合完全纵隔伴交通,与宫腔声学造影检查一致

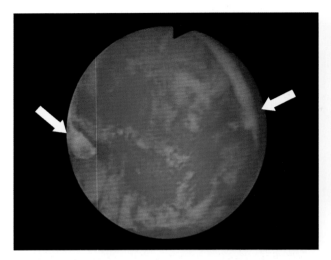

图 11-1-7 宫腔镜检查:子宫不全纵隔,隔短粗,镜下可同时看到两侧宫角,箭头示两侧宫角

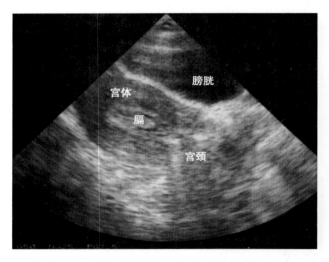

图 11-1-8 经腹超声检查:子宫不全纵隔畸形,隔下端接近宫颈内口

病例 11-1-6 单角子宫与残角子宫并存

【临床资料】

女,30 岁,因婚后 2 年不孕就诊。

【常规超声检查】

子宫左侧壁可见结节样隆起,内似见子宫内膜样回声。

【宫腔声学造影检查】

插管后,向宫腔注入生理盐水;声像图显示子宫左侧壁结节内有液体注入。提示右侧单角子宫,左侧为残角子宫且与右侧子宫相通(图 11-1-9)。

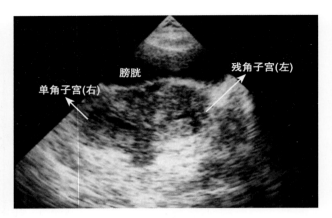

图 11-1-9 宫腔声学造影检查
右侧单角子宫,左侧为残角子宫且与右侧子宫相通

【诊断分析】

残角子宫的形成源于胚胎发育时期。两侧副中肾管在发育、移行的过程中出现异常;一侧副中肾管发育形成单角子宫,另一侧副中肾管发育不全形成残角;故残角子宫多与单角子宫同时存在(图 11-1-10)。残角子宫分为三类:

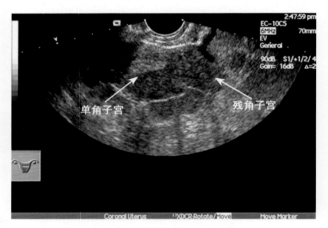

图 11-1-10 残角子宫与单角子宫并存
图左侧为单角子宫,内见宫腔回声;图右侧为残角子宫,与单角子宫相连,未见宫腔回声

(1)子宫发育不全,有宫腔,且与正常子宫相通;常规超声检查可显示内膜回声,宫腔声学造影显示残角子宫内有液体注入。

(2)子宫发育不全,有宫腔,但与正常子宫不通;常规超声检查常可见经血积存;宫腔声学造影显示宫腔与宫颈管不通。

(3)子宫发育不全,无宫腔:常规超声检查显示为一实性组织;宫腔声学造影检查显示其内无液体注入。

依据残角子宫的分类特点,本例右侧为单角子宫,左侧为残角子宫,其宫腔与右侧单角子宫腔相通。由于残角子宫体积小,即使有宫腔与对侧单角子宫相通,宫腔镜也难于探入。故宫腔声学造影检查或超声和宫腔镜联合检查更具优势。

病例 11-1-7　膜性宫腔粘连

【临床资料】

女,46 岁,异常子宫出血三年,多次行刮宫治疗后,月经量明显减少。

【常规超声检查】

子宫前位,形态略饱满,宫腔回声明显增厚,回声增强(图 11-1-11A);双附件区未见异常回声。

【宫腔声学造影检查】

宫颈插管顺利,向宫腔注入生理盐水时感阻力较大;注入液体后,声像图显示宫腔回声的厚度未见明显改变,宫腔内壁不光滑,呈网状(图 11-1-11B)。提示宫腔粘连可能性大。

【宫腔镜检查及手术病理】

镜下见宫腔内充满粘连带(图 11-1-11C),提示宫腔粘连;术中切开粘连组织后见内膜样结构;术后病理:粘连组织由纤维结缔组织及腺体样结构组成(图 11-1-11D)。

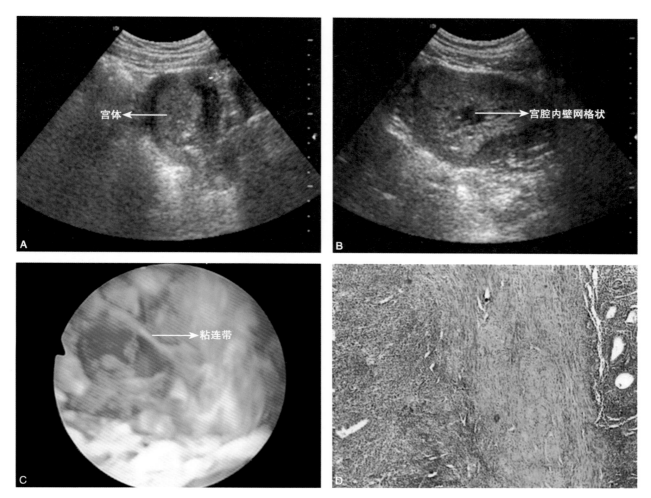

图 11-1-11　膜性宫腔粘连

A. 经腹壁超声检查:子宫形态略饱满,宫腔回声明显增厚,回声增强;B. 经阴道宫腔声学造影检查:液体注入宫腔后,宫腔回声的厚度未见明显改变,宫腔内壁不光滑,呈网格状;C. 宫腔镜检查:镜下见宫腔内充满粘连带;D. 镜下病理:粘连组织由纤维结缔组织和腺体样结构组成

【诊断分析】

宫腔粘连的组织学分类包括膜性粘连、肌性粘连、纤维性粘连及混合性粘连。膜性粘连多发生在反复刮宫后,由于子宫内膜基底层受损及炎症反应导致粘连;组织学特点为在粘连组织内仍可见腺体结构。声像图表现为宫腔回声明显增厚,似子宫内膜增生过长;动态观察多看不到内膜涌动征象,故可鉴别。宫腔声学造影检查:由

于子宫内膜粘连,弹性减弱,注入生理盐水后宫腔回声的厚径变化不明显;粘连组织交错分布,呈网格状。

病例 11-1-8 子宫颈粘连

【临床资料】

31 岁,人流术后 8 年,月经量减少,痛经。

【经阴道超声检查】

宫腔回声于宫颈内口水平中断(图 11-1-12A),提示宫颈粘连可能性大。

【宫腔声学造影检查】

插管及充盈球囊时,患者有痛感;向宫腔内注入液体时,声像图显示宫腔膨胀性差。提示宫颈不全粘连可能性大(图 11-1-12B)。

【超声和宫腔镜联合检查】

声像图显示,镜体进入宫颈后插入子宫前壁,正常子宫腔位于后方(图 11-1-12C)。镜下观察,宫颈内口粘连。提示宫颈不全粘连,宫体前壁假道形成(图 11-1-12D)。

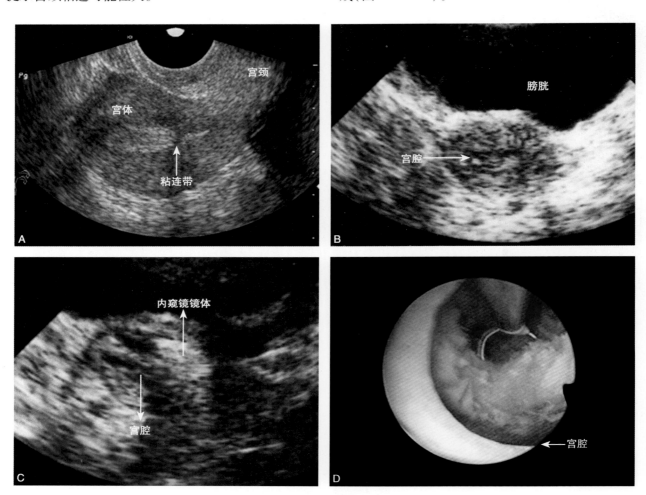

图 11-1-12 子宫颈粘连

A. 经阴道超声检查:箭头示宫颈内口水平宫腔回声中断;B. 宫腔声学造影检查:液体注入后,宫腔膨胀性差;C. 超声和宫腔镜联合检查:镜体插入子宫前壁的假道,箭头示镜体,假道后方为注入液体的子宫腔;D. 宫腔镜下手术,切割环在切除宫颈部粘连组织,镜体位于子宫前壁的假腔,箭头示子宫腔,红色组织为子宫内膜

【宫腔镜手术】

切除宫颈部粘连组织后,镜下可见正常宫腔及前壁假道。

【诊断分析】

宫腔或宫颈部粘连是人工流产术较常见的并发症之一,同时可伴发宫壁损伤。常规超声检查通过观察宫腔回声是否缺失初步判断有无内膜损伤;宫腔声学造影检查时,如插管时有痛感提示宫颈部可能存在粘连;注液后子宫腔膨胀不满意的直接原因为缩窄性宫腔粘连;间接原因为宫颈部不全粘连导致液体注入困难，随着液体经输卵管排入盆腔，宫腔内存留的液体较少。本例常规超声检查及宫腔声学造影检查均提示宫颈部粘连；宫腔镜检查置镜时直接进入子宫前壁假道，经超声检查提示才发现镜体未进入宫腔。故超声和宫腔镜检查各具优势，也各有其局限性；联合应用有助于复杂病例的诊断。

病例 11-1-9　子宫腔闭合性粘连

【临床资料】

女，30岁，人工流产术后闭经。

【经阴道超声检查】

子宫形态、大小尚可，宫腔回声明显变薄，内膜结构不清，未见涌动（图 11-1-13A）。

【宫腔声学造影检查】

宫颈口松，球囊不宜固定；置管后超声和宫腔镜联合检查：注入液体时未见宫腔膨胀，液体迅速排出。

【超声和宫腔镜联合检查】

置镜后，宫腔未见膨胀（图 11-1-13B），宫腔镜下见子宫腔呈锥形（图 11-1-13C）。

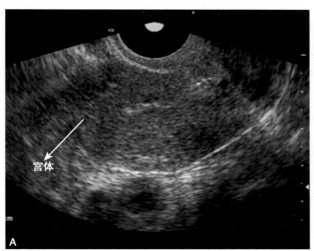
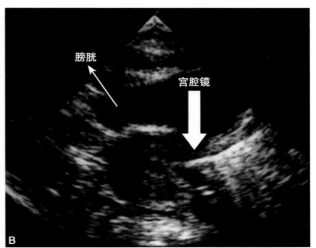
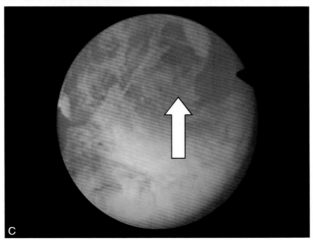

图 11-1-13　子宫腔闭合性粘连

A. 经阴道超声检查：子宫内膜结构不清，宫腔回声明显变薄；B. 超声和宫腔镜联合检查：仅宫颈内口水平可见液体，宫腔未见膨胀，箭头示镜体；C. 宫腔镜检查：宫腔呈锥形，箭头示宫腔

【诊断分析】

人工流产后闭经的常见原因为宫腔粘连。刮宫导致子宫内膜基底层损伤及炎症反应，致子宫腔缩窄甚至闭合，但宫颈口松弛。临床多表现为手术后闭经、痛经等症状。超声检查多表现为宫腔回声明显变薄，正常子宫内膜结构消失，看不到三线征及内膜涌动征象。宫腔声学造影检查时常因宫颈口过松不易固定球囊，注入液体时宫腔不易膨胀，宫腔镜下见宫腔呈锥形。

■第二节　超声在宫腔镜手术中的应用

一、概述

宫腔镜手术是应用宫腔电切镜（图 11-2-1）经宫颈在子宫腔内完成的手术。宫腔镜手术自 20 世纪 70 年代问世以来，经过二十余年的探索及仪器、器械的不断更新，已进入临床应用的成熟阶段，在宫腔内病变的治疗中占有十分重要的地位。

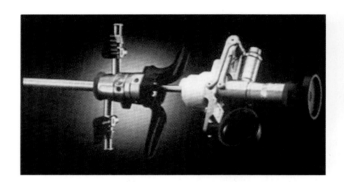

图 11-2-1　宫腔电切镜

宫腔镜手术包括：用半环形电极头即宫腔镜电切环、也称环形电极（图 11-2-2），经宫颈切除子宫内膜（transcervical resection of the endometrium，TCRE）、子宫黏膜下肌瘤（transcervical resection of myoma，TCRM）、子宫纵隔（transcervical resection of septa，TCRS）、宫腔粘连（transcervical resection of adhesion，TCRA）、宫内异物（transcervical resection of foreign body，TCRF）以及用滚球电极（图 11-2-3）去除子宫内膜（endometrial ablation，EA）。

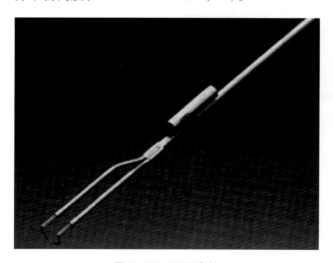

图 11-2-2　环形电极

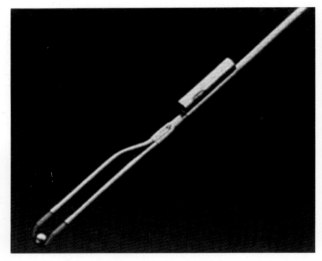

图 11-2-3　滚球电极

宫腔镜手术切除子宫内膜或黏膜下肌瘤替代子宫切除术治疗异常子宫出血，具有不开腹、创伤小、出血少及不影响卵巢功能等优点。经宫颈切除子宫纵隔代替经腹部切开子宫切除纵隔，术后恢复快，2～3 个月即可妊娠，并可避免开腹手术导致的妊娠后瘢痕子宫破裂及盆腔粘连。宫腔镜直视下切除宫腔内粘连组织、取出宫腔内残留避孕器、嵌入肌壁的避孕器、残留宫腔或嵌入肌壁的胎骨及切除残留胎盘组织，手术效果明显优于盲目清宫术。

（一）监导方法

患者取膀胱截石位。充盈膀胱，膀胱充盈的量因人而异。未施行过盆腔手术的患者，只需显示子宫体的上半部。行宫腔镜手术时，宫颈钳将子宫颈向下牵拉即可暴露出子宫底，不致因膀胱充盈过度而影响术者操作。施行过盆腔手术的患者，如有盆腔粘连，宫颈钳向下牵拉时子宫移动的幅度小。因此，膀胱充盈的量要较未施行过盆腔手术的患者稍多，以暴露出子宫底为宜。

在声像图上观察探针进入子宫腔，明确探针到达宫底的方向。监导宫腔镜置入宫颈口内，将 0.28mol/L 葡萄糖或 0.28mol/L 甘露醇作为灌流液注入子宫腔。注入宫腔内的灌流液与充盈的膀胱形成双项对比的透声窗（图 11-2-4）。

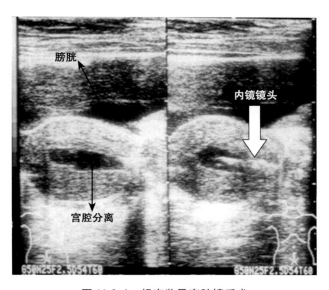

图 11-2-4　超声监导宫腔镜手术
注入宫腔内的灌流液与充盈的膀胱形成双项对比的透声窗,箭头示置入宫腔的内镜

（二）监导内容

自手术开始至结束持续两维超声双项对比法监视手术过程。观察内容包括:

1. 子宫壁厚度的变化及切割镜的位置,以防止子宫穿孔。

2. 提示子宫内壁及肌壁在电热作用下的回声变化,确定电切深度、范围及肌壁内病变。

3. 确定子宫腔内病变的位置、大小及子宫肌壁病变与宫腔的关系,并监视子宫腔及子宫肌壁内病变的切除。

4. 检查有无术前不易诊断的子宫畸形及子宫肌壁的陈旧性损伤,以完善诊断。

5. 观察术中用药的效果。

6. 对膨宫压力的观察　监视子宫周围是否有灌流液经输卵管开口进入腹腔及灌流液进入腹腔的量。

二、术式及超声监导汇集

（一）经宫颈子宫内膜切除术

经宫颈子宫内膜切除术（TCRE）是采用宫腔镜电切环切除子宫内膜功能层、基底层及其下 2～3mm 的肌肉组织（图 11-2-5A）,以达到减少月经量、减轻痛经及人为闭经的目的。由于手术时切割环的高频电热作用,切割后的子宫内壁受热脱水、皱缩,子宫内壁由线状强回声（图 11-2-5B）变为 3～4mm 宽的强回声光带（图 11-2-5C）。当切割深度达肌层时,约在切割后 15～40 分钟,强回声光带逐渐消失。当切割深度仅限于黏膜层时,形成的强回声光带迅速消失。术中,子宫受电热作用收缩后,膨宫效果差,内壁形成皱褶,易造成漏切,超声观察强回声光带是否完整（图 11-2-5D）是防止漏切的重要指征。观察强回声光带的持续时间是提示切割深度的超声指征。密切监视切割器的位置,防止电切环紧顶或穿出宫壁。当强回声光带的外缘达肌层深部时,提示术者停止局部切割,可有效地预防子宫穿孔。

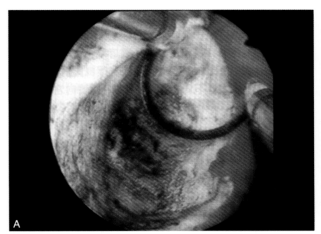

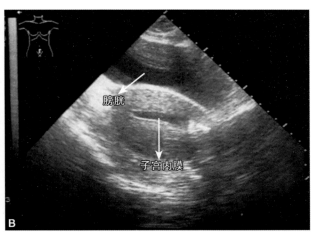

图 11-2-5　经宫颈切除子宫内膜
A. 用宫腔镜电切环切除子宫内膜全层及其下 2～3mm 的肌肉组织;B. 术前,子宫内壁为线状强回声

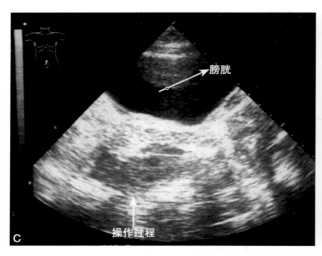

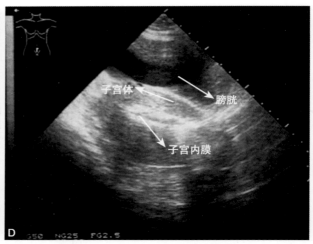

图 11-2-5 经宫颈切除子宫内膜

C. 手术时切割环的高频电热作用致子宫内壁受热脱水、皱缩,回声增强;D. 术后,子宫内壁由线状强回声变为 3 ~ 4mm 宽的强回声带。术中监导注意事项:密切监视切割器的位置,防止电切环紧顶或穿出宫壁

（二）经宫颈子宫内膜去除术

经宫颈子宫内膜去除术(endometrial ablation, EA)采用宫腔镜滚球电极经宫颈进入宫腔破坏子宫内膜,以达到减少月经、治疗功能失调性子宫出血的目的。EA 术中,当滚球电极将子宫内膜破坏后,子宫内壁受电热作用影响脱水、皱缩,形成与 TCRE 手术相同的强回声带,但 EA 术后所形成的强回声光带消失快,持续时间约 5 分钟。由于滚球电极的作用强度随烧灼时间的延长而增强,随功率增加而减弱。因此,当功率不变时,局部烧灼时间过长可造成宫壁电热损伤过深,其为 EA 术中子宫穿孔的主要原因。手术中,当子宫壁某一部位所形成的强回声达肌层深部、接近浆膜层时,是停止局部烧灼的重要指征。

术中监导注意事项:当宫腔镜滚球电极功率不变时,局部烧灼时间过长可造成宫壁电热损伤过深。与监视 TCRE 术相比,超声监视 EA 术的指征是观察子宫内壁所形成的强回声的深度,而不是强回声光带持续时间的长短。

（三）经宫颈子宫肌瘤切除术

经宫颈子宫肌瘤切除术(TCRM)包括经宫颈切除子宫黏膜下肌瘤(图 11-2-6A ~ F)及经宫颈切除内突型子宫壁间肌瘤。

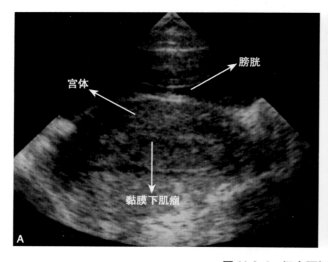

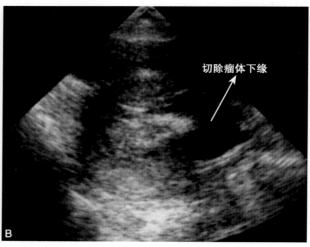

图 11-2-6 经宫颈切除子宫黏膜下肌瘤

A. 经腹壁二维超声显示子宫黏膜下肌瘤;B. 瘤体下缘已切除

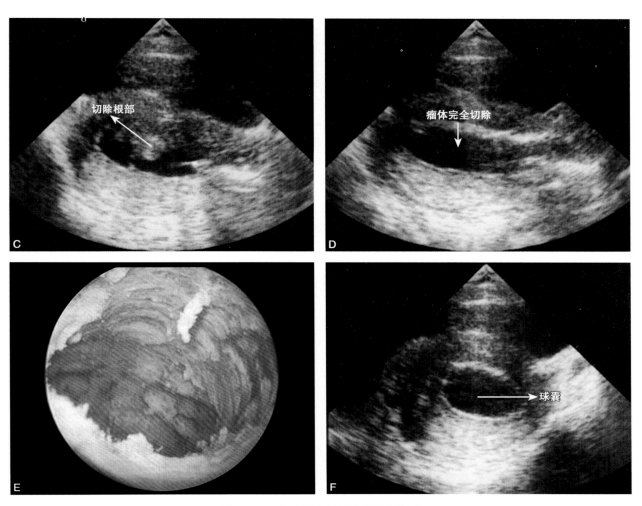

图 11-2-6　经宫颈切除子宫黏膜下肌瘤
C. 瘤体切除至根部；D. 切除瘤体后显示的子宫腔；E. 切除瘤体后在宫腔镜下看到的子宫腔；F. 术后置入球囊起到压迫止血的作用

　　子宫黏膜下肌瘤分窄蒂、宽蒂、无蒂三种。窄蒂子宫黏膜下肌瘤，在其生长过程中，随着瘤体的增大，蒂也逐渐增长变窄。在宫腔内的瘤体对子宫形成异物样刺激，使子宫收缩，致瘤体脱入宫颈或悬于阴道中，而瘤蒂的根部仍留在宫体部。有时可合并瘤蒂部子宫壁内翻。术时，超声监导的作用是提示瘤蒂部切除的深度，引导术者于蒂的瘤体缘处切割，避免伤及内翻的子宫壁。宽蒂或无蒂黏膜下肌瘤，先确定其基底部的位置。如基底部位置较低，瘤体直径<3.0cm，可监导术者自瘤体的基底部切除。如瘤体基底部位置较高或瘤体较大且充满子宫腔，手术需从瘤体的下缘或一侧开始。术中超声应提示进镜深度及切割方向，监导术者将瘤体切薄或呈扁圆形，以便用卵圆钳夹住瘤体扭转取出。较大的瘤体往往要经历多次的切割与钳夹才能完全切除。如术前瘤体较大致子宫收缩力减弱，术后可放置尿管球囊，起到压迫止血的

作用。球囊可在 24 小时后取出。

　　子宫内突型壁间肌瘤切除：注入灌流液后先观察瘤体的数目及位置（图 11-2-7A）。术中超声可以观察到：由于电切环的切割作用促使子宫收缩，当子宫肌壁内的瘤体因子宫收缩而被挤入子宫腔后，瘤体外缘被挤压的子宫壁可逐渐恢复，瘤体与子宫壁分界清晰（图 11-2-7B），壁内瘤体逐渐向子宫腔内突入，提示术者可继续切割及钳夹瘤体。反复的切割及钳夹作用，使瘤体与正常肌壁逐渐分离，灌流液及气化作用产生的气体渗入瘤体与肌壁之间，在瘤体与肌壁间形成弧形强回声带（图 11-2-7C），此征象提示瘤体可全部挤入宫腔，并可经宫腔镜手术一次切除。多发子宫壁间肌瘤术前往往致子宫体积及子宫腔增大，子宫收缩力减弱；如术后膨宫显示宫腔形态饱满（图 11-2-7D），可放置尿管球囊，起到压迫止血的作用。球囊可在 24 小时后取出。

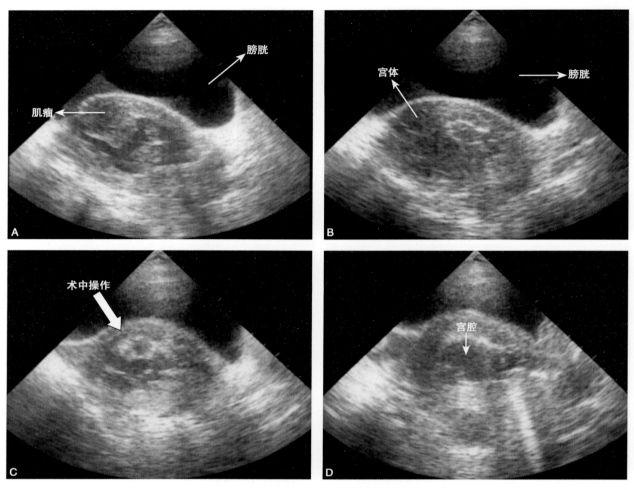

图 11-2-7 经宫颈切除子宫多发内突壁间肌瘤

A. 注入灌流液后显示多发壁间肌瘤突入宫腔；B. 子宫肌壁内的瘤体因子宫收缩而被挤入子宫腔后，瘤体外缘被挤压的子宫壁可逐渐恢复，瘤体与子宫壁分界清晰；C. 术中，灌流液及气化作用产生的气体渗入瘤体与肌壁之间，箭头示：在瘤体与肌壁间形成弧形强回声带；D. 多发壁间肌瘤常导致子宫腔增大，术后膨宫显示宫腔形态饱满

手术及术中监导注意事项：

1. 如果子宫收缩差，声像图上则显示壁内瘤体未挤入子宫腔，提示静脉给予缩宫素 10U，促进子宫收缩。

2. 反复使用缩宫素后，残留在子宫壁内的瘤体仍未挤入子宫腔或未与子宫壁分离，则提示瘤体不能一次切除，需二次手术完成。

（四）经宫颈切除子宫纵隔（TCRS）

子宫纵隔畸形包括不全纵隔和完全纵隔。子宫是由两侧副中肾管向中线横行伸延会合而形成。在子宫发育过程中，如两侧副中肾管已全部会合，而纵隔未退化，称为完全纵隔子宫。声像图显示除子宫底横径较宽外，其外形是正常的，子宫腔被隔离成两部分。如纵隔未全退化，则形成不完全纵隔

子宫。

1. 手术方法

（1）第一步：切除纵隔（图 11-2-8A）。用宫腔镜电切环或针状电极在超声双项对比法监视下自纵隔末端向基底部切除或划开纵隔。术中超声监视切割深度及切割方向。如纵隔较长，其末端一般较窄，通常采用电切环左、右交替切割纵隔；如果纵隔较短，其末端一般较宽，常采用针状电极纵行分离法划开纵隔。不论采用哪种方法，切至宫底时，宫腔底部常呈锥形或表面不规整。

（2）第二步：宫底成形。先在声像图上准确测量宫底前后壁的厚径，然后监导术者将多余的组织切除。每切完一刀，则要注入灌流液，在声像图上

观察宫腔的形态。当声像图显示子宫底部厚度与宫体前后壁厚度一致,宫底部宫腔成弧形,切割面平坦,手术即可结束。

2. 超声监导

（1）术前:在二维声像图上测量纵隔的长径及

基底部的宽径。

（2）术中:监视切割深度及切割方向。当声像图显示子宫底部厚度与宫体前后壁厚度一致,宫底部宫腔成弧形,切割面平坦,手术即可结束(图 11-2-8B、C、D)。

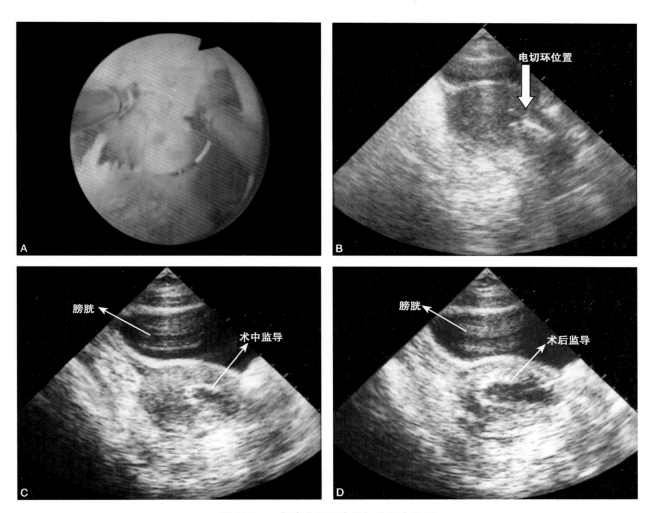

图 11-2-8　超声监导经宫颈切除子宫纵隔
A. 术中,宫腔镜下用电切环切除纵隔;B. 与宫腔镜下的图像相对应,箭头示声像图上电切环的位置;C. 术中,经腹部超声监视切割深度及切割方向;D. 术后,声像图显示子宫底部厚度与宫体前后壁厚度一致,宫底部宫腔成弧形,切割面平坦

注意事项　对宫底厚度的观察,应在子宫平滑肌处于舒张的状态下测量。避免过度切割。

子宫纵隔畸形是引起习惯性流产的原因之一。宫腔镜手术问世以前,子宫成形术的方法为经腹部切开子宫后切除纵隔。与宫腔镜手术相比,经腹手术损伤大,恢复慢,术后 1～2 年后方可妊娠。经宫颈子宫纵隔切除术（TCRS）是经宫颈在子宫腔内完成的手术,免除了开腹手术的痛苦及手术对子宫的创伤,避免了妊娠后瘢痕子宫破裂及盆腔粘连。由

于宫腔镜手术恢复快,患者在术后 2～3 个月即可妊娠。因此,宫腔镜手术切除纵隔较经腹手术简单,并发症少,易被患者接受。是目前较为理想的子宫成形术式。

（五）经宫颈宫腔粘连切除术（TCRA）

1. 轻度宫腔粘连合并积血　在超声监视下,试用探针或宫颈扩张器向宫腔探测,通常可穿破粘连带,撤空积血;在超声监导下切除宫壁上的粘连带(图 11-2-9A～D)。

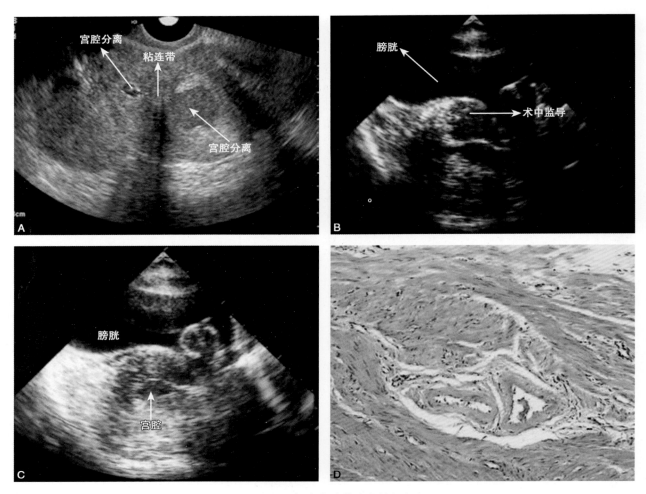

图 11-2-9   轻度宫腔粘连合并积血

A. 术前超声检查:宫腔内可见粘连带及积血;B. 术中撤空积血及切除部分粘连带后,见宫底部缩窄;C. 术后,宫腔膨胀良好;D. 镜下病理显示的粘连组织以纤维结缔组织为主,内见供养血管

2. 重度宫腔粘连   在超声监导下,宫腔镜切割器经宫颈进入粘连部的下端,引导术者沿子宫中轴水平切除粘连组织或用针状电极先划开粘连组织,再切除粘连组织。解除粘连后,向宫腔内注入灌流液,当声像图显示子宫腔膨胀良好,内壁光整,提示手术完成(图 11-2-10A ~ D)。

手术注意事项   当探针或宫颈扩张器不能穿破粘连带或宫腔严重粘连甚至完全闭合,则不能用探针或宫颈扩张器用力向宫腔探入,以避免子宫穿孔。

各种原因造成的宫腔粘连、积血,常造成周期性腹痛、月经过少、闭经及不孕。有时经血流入腹腔,可出现类似宫外孕样的严重腹痛,如不及时处理可发生子宫内膜异位症。子宫腔粘连的传统治疗方法为:用宫颈扩张器或探针在宫腔内左、右摆

动,分离粘连。这种方法对轻度、膜性及部分结缔组织性粘连是有效的;但重度、肌性粘连及部分结缔组织性粘连,甚至宫腔闭合,盲目分离粘连组织极易损伤子宫肌壁组织,重者可造成子宫穿孔;即使是轻度、膜性粘连,仅用宫颈扩张器或探针分离粘连,而不切除粘连组织,极易导致宫腔再度粘连。在超声监导下,用宫腔镜切割器切除粘连组织,可提示探针探入的方向及电切方向及深度,既可准确切除粘连组织,保证手术效果,又能有效地防止子宫穿孔;对于有生育需求的妇女,切除粘连组织,保留正常子宫内膜,有助于子宫内膜的修复,到达妊娠的目的。

(六) 切除宫内异物(TCRF)

手术内容:包括取完整或断裂金属环、取残环、取胎骨及切除残留胎盘组织。

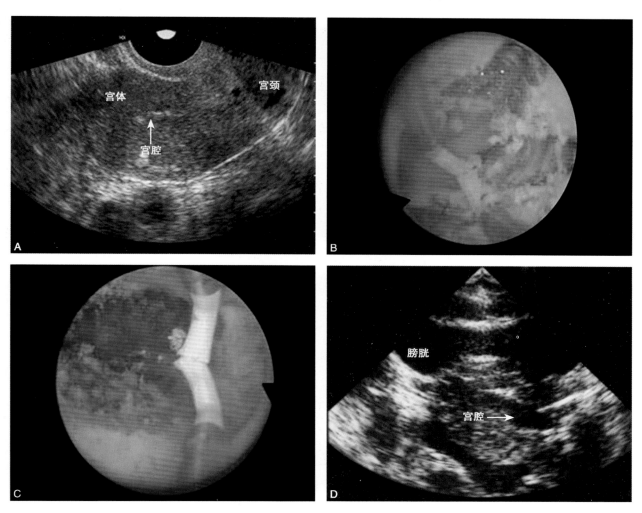

图 11-2-10 重度宫腔粘连
A. 术前,宫腔呈闭合状;B. 术中,用针状电极划开粘连组织;C. 术中,划开粘连组织后,宫腔容积增大;D. 术后,声像图显示宫腔膨胀良好

手术及超声监导方法:在超声监导下先确定异物嵌顿部位及深度,切除或划开粘连组织或切开残环表面的内膜层及肌壁组织,使残环或残留胎骨露出(图 11-2-11A ~ C)。然后用宫腔镜电切环或卵圆钳取出。

胎盘残留宫腔与子宫壁粘连、植入或形成机化组织。在声像图上显示为子宫腔水平内不均质回声团块,与子宫壁分界不清(图 11-2-12A、B),在超声引导下先切除宫腔内的残留胎盘、粘连及机化组织,再切除与肌壁粘连或植入肌壁的组织。

手术注意事项

1. 在钳取过程中,常发生节育环金属丝拉开和(或)丝断裂。因此,超声必须连续监视取环的整个过程。如发生环丝拉开或断裂,则需提示环是否完整取出,以及对残留在肌层内的断端定位。

2. 当超声提示植入或机化组织达肌层深部或浆膜层,应以超声提示的深度进行切除,避免切除过深造成子宫穿孔。

子宫腔内异物的形成多为计划生育手术的并发症,由于常合并宫腔粘连或异物嵌顿,使传统妇科手术难以完成。宫腔镜技术可在直视下完成各类妇科微创手术。但是,对异物嵌顿或异物被粘连组织覆盖的病例仍感困难。超声介入于宫腔镜手术,对异物的定位、手术进程的监导及手术的成功率起了至关重要的作用。

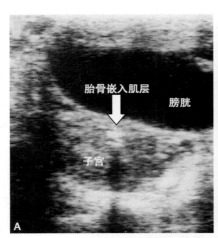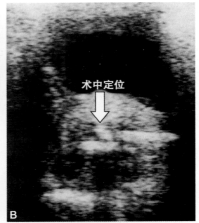

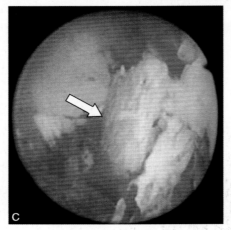

图 11-2-11 超声引导下取残留胎骨

A. 术前超声检查,箭头示胎骨嵌入肌壁,箭头示胎骨;B. 术中超声定位,箭头
示胎骨;C. 划开粘连组织后,宫腔镜下见残留的胎骨

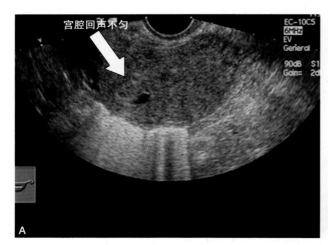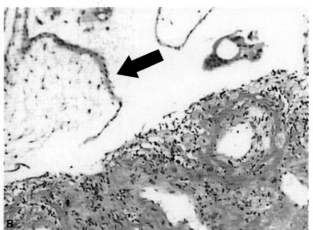

图 11-2-12 胎盘残留

A. 箭头示子宫腔水平内不均质回声团块;B. 切除组织的镜下病理,箭头示绒毛

三、子宫穿孔

宫腔镜手术的操作全部在宫腔内进行,因视野狭小,电能的传导又难以估量,子宫穿孔时有发生,其发生率可高达 2% 。因此,术前对高危病种的认识及术中及时发现子宫穿孔是非常重要的。

（一）子宫穿孔的常见原因

1. 陈旧宫壁损伤。

2. 重度宫腔粘连。

3. 术者的经验。

（二）子宫穿孔的声像图特征

1. 因探针操作不当导致的子宫穿孔，损伤面积小，如果没有灌流液的渗入，声像图上无特征性改变。

2. 因宫颈扩张器造成的子宫穿孔，损伤面积较大，声像图显示子宫浆膜层回声中断。

3. 由电热损伤造成的子宫穿孔，在声像图上显示为电热作用形成的强回声贯穿子宫肌层，局部浆膜层回声中断。灌流液迅速经穿孔部位进入盆腔、腹腔，在声像图上出现不规则液性暗区（图11-2-13）。

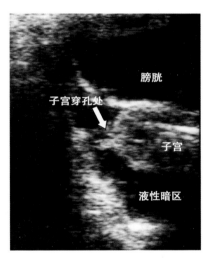

图 11-2-13　子宫穿孔
箭头示穿孔部，周围见液性暗区

（三）术中监导与子宫穿孔注意事项

1. 宫腔镜手术涉及的病种多，宫腔内及宫壁的异常改变常常是始料不及的。

2. 手术的难易程度也因病因的不同、病史的长短不一以及术者的临床经验的差别而有显著差异。

3. 超声监导　对难以控制的宫腔内操作、突发的宫壁结构的改变、宫腔镜电切时的高频电干扰以及金属器械在宫腔内操作时产生的伪像，即便是非常有经验的监导医师，也逃脱不了子宫穿孔的厄运。

4. 穿孔后的处理　在超声监导下观察缩宫素、止血等药物对创伤子宫的作用及监导术者抽出进入腹腔的液体。对是否进一步行子宫修补术提供影像学诊断依据。

四、超声监导宫腔镜手术的价值

宫腔镜检查是采用宫腔检查镜经宫颈直接检视宫腔内的生理变化和病理变化，对大多数子宫内疾病可迅速作出诊断。宫腔镜检查的操作由妇科医师完成。在宫腔镜检查的同时，超声医师行经腹超声检查可观察子宫腔形态、宫腔内病变的位置、大小及宫壁病变与宫腔的关系。超声和宫腔镜联合检查对子宫壁和子宫腔内病变的观察和诊断更趋完善。

宫腔镜手术为患有功能性子宫出血及宫腔内良性病变的患者提供了治愈机会，特别是为不能耐受开腹手术的患者。因手术在宫腔内操作，手术视野狭小，手术用的电能又有一定的穿透力，子宫穿孔成为该术式难以普及、推广的主要原因。超声介入于宫腔镜手术，为复杂的宫腔镜手术提供了成功的机会，大大减少了手术并发症的发生率，为宫腔镜手术的普及和发展奠定了基础。

第三节　超声引导下盆腔囊性病变的介入治疗

一、概述

超声引导下的盆腔病变的介入治疗包括各类囊肿性病变的介入治疗及脓肿的介入治疗。

（一）手术适应证

1. 子宫内膜异位囊肿。

2. 卵巢单纯性囊肿。

3. 盆腔术后的包裹性积液。

4. 中肾管及副中肾管囊肿。

5. 盆腔脓肿等。

（二）治疗时间

1. 囊肿性病变采取择期治疗，一般为月经干净后 3~7 天。

2. 脓肿性病变，依临床需求而定。

（三）术前准备

1. 术前常规超声检查，明确病变部位、范围及与周围脏器的关系。

2. 子宫内膜异位囊肿的介入治疗，术前需查 CA125 等，除外盆腔恶性肿瘤。

3. 异位妊娠　确定停经史，血 hCG 升高，尿

hCG 阳性;超声检查确定为异位妊娠。

4. 确定穿刺途径 选择最短穿刺途径,避开膀胱、宫颈、宫体等组织脏器及盆底血管。

5. 超声导向装置及穿刺针

（1）经腹穿刺:如液体较清亮,选用 20G、长 15cm 或 20cm 的穿刺针;如液体较黏稠,选用 18G、长 15cm 或 20cm 的穿刺针。

（2）经阴道穿刺:如液体较清亮,选用 18G、长 30cm 的穿刺针;如液体较黏稠,选用 16G、长 30cm 的穿刺针。

6. 消毒用品 换药碗、止血钳、生理盐水、棉球、纱布等。

7. 药物准备 碘伏、局部麻醉用药、99% 乙醇、生理盐水、庆大霉素、甲硝唑等。

8. 探头准备 阴道探头用消毒避孕套,腹部探头用消毒保鲜袋。

9. 体位 经阴道穿刺者需排空膀胱后取膀胱截石位,经腹壁穿刺者取平卧位。

10. 对精神紧张者注射镇静剂。

（四）穿刺操作步骤

1. 经阴道穿刺步骤(图 11-3-1A ~ D)

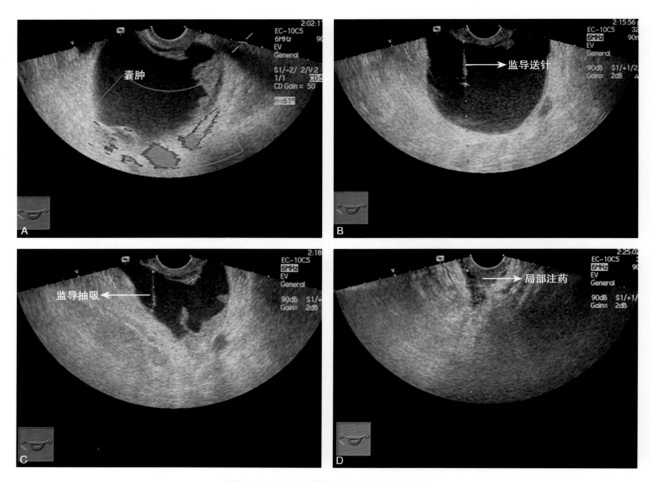

图 11-3-1 经阴道超声引导下穿刺治疗
A. 观察囊壁有无血流信号;B. 从穿刺导向器进针,针尖达囊肿中心;C. 抽吸囊液;D. 抽净囊液后注药

（1）患者取截石位,消毒外阴、阴道、大腿内侧皮肤,铺巾。

（2）放窥器,检查阴道、宫颈。观察阴道、宫颈口有无病变。

（3）扫查定位:在探头上套消毒套。用探头反复扫查,观察囊壁有无血流信号,明确进针角度及深度。

（4）从穿刺导向器进针,针尖达囊肿中心,注意有无偏离引导线;拔出针芯;用 10ml 注射器抽吸囊液,尽量抽吸干净;

（5）囊内注药:

1）卵巢单纯囊肿、中肾管、副中肾管囊肿,注入无水乙醇,反复抽吸、注入。无水乙醇的注入量依囊腔的大小而定,注入乙醇的量一定要少于抽出的囊液量;少则数毫升,最多一般不超过 60ml 或冲洗量为囊液的 1/2 或 1/3;留置 3 分钟后抽出。如抽出乙醇的色泽较深,应再次注入乙醇冲洗,直至抽出液为澄清透明为止。

2) 子宫内膜异位囊肿:如抽出囊液黏稠,可用生理盐水稀释反复冲洗,直至囊液变稀、颜色变淡时再注入无水乙醇。

3) 单纯包裹性积液及陈旧血性包裹性积液:注入庆大霉素、地塞米松、糜蛋白酶。

4) 陈旧血性包裹性积液:可先用生理盐水稀释反复冲洗,直至囊液变稀、颜色变淡时,再注入注入庆大霉素、地塞米松、糜蛋白酶。

5) 脓肿:将脓液抽出后,反复注入盐水冲洗或抗生素生理盐水冲洗。待冲洗液变为清亮后,注入庆大霉素或甲硝唑。

6) 拔针:插入针芯后迅速拔针。

2. 经腹壁穿刺操作步骤

(1) 消毒:常规消毒腹壁皮肤、铺巾。

(2) 在皮肤穿刺点进行局麻,局麻药一般选用 2% 利多卡因。

(3) 在探头上套消毒的保鲜袋,将穿刺引导线对准所穿刺的包块,再次调整角度后定位。

(4) 将穿刺针插入探头导向器的针槽,然后适当用力推进穿刺针至囊肿中心,注意有无偏离引导线。拔出针芯。

(5) 抽吸囊液、注药及拔针,同经阴道穿刺。

二、病例汇集

病例 11-3-1　子宫内膜异位囊肿的介入治疗
【临床资料】

女,35 岁,发现盆腔包块伴周期性腹痛 3 年余。

【经阴道超声检查】

右附件区可见偏囊性包块,囊壁较厚,内壁不光滑;包块内为稠密的絮状中等回声;CDFI:未探及血流信号。提示:子宫内膜异位囊肿(图 11-3-2A)。

【术中情况】

患者取截石位,常规消毒外阴、阴道;探头上套消毒套,超声定位;用 16GTPC 针穿刺,针尖达囊肿中心,用 10ml 注射器抽出黏稠的巧克力样液体;因囊液黏稠抽吸困难,注入生理盐水稀释后再抽吸;反复注入生理盐水冲洗,冲洗至液体呈淡粉色;囊液抽净后,注入无水乙醇约 5ml,留置 3 分钟后抽出(图 11-3-2B)。

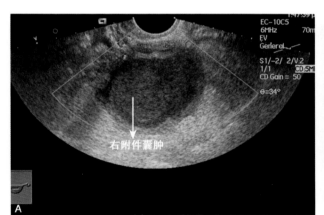
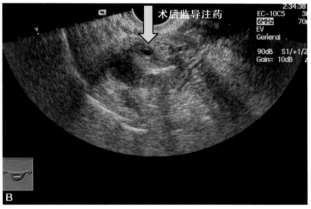

图 11-3-2　子宫内膜异位囊肿的介入治疗
A. 术前:右附件区包块,壁厚,内为稠密的絮状中等回声;B. 术后:囊液抽净后注药,箭头示包块区

病例 11-3-2　卵巢单纯囊肿的介入治疗
【临床资料】

女,28 岁,体检发现左附件区包块。

【经阴道超声检查】

左附件区可见 58mm×48mm 囊性包块,壁薄、光滑,腔内透声好;CDFI:未探及血流信号;提示左附件区单纯囊肿。

【术中情况】

超声引导下定位,用 18GTPC 针穿刺,穿出淡黄色清亮液体 140ml;蛋白凝固实验阳性。注入无水乙醇 5ml 留置 5 分钟后抽出(图 11-3-3A、B)。

病例 11-3-3　盆腔包裹性积液的介入治疗
【临床资料】

女,45 岁,行子宫切除术后 6 个月,发现盆腔含液性包块。

【经阴道超声检查】

盆腔可见含液性包块，边界尚清，可见分隔，腔内透声好，未探及血流信号；考虑盆腔手术后形成的包裹性积液。

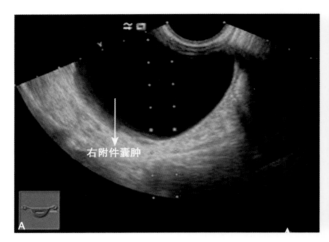

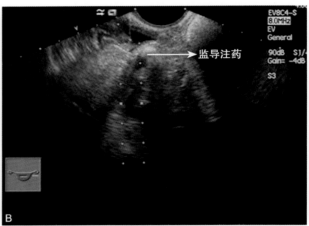

图 11-3-3　超声引导下卵巢单纯囊肿的介入治疗
A. 经阴道超声引导下定位；B. 抽净囊液后，注入无水乙醇 5ml，留置 5 分钟后抽出

【术中情况】

超声引导下定位，用 18G TPC 针穿刺，抽出淡黄色清亮液体 150ml；注入地塞米松及庆大霉素的混合液（图 11-3-4A、B）。

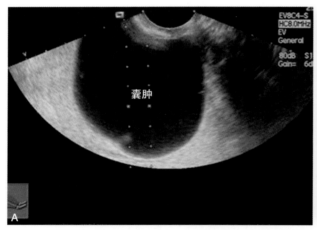

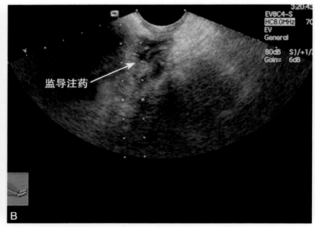

图 11-3-4　超声引导下盆腔包裹性积液的介入治疗
A. 术前，声像图显示包块边界清，腔内透声好，可见分隔；B. 抽出淡黄色液体后，地塞米松及庆大霉素的混合液

三、操作注意事项

1. 术前详细询问病史、超声检查、排除恶性病变、必要的化验检查、综合分析病例是术前准备的重要一环。

2. 治疗中要始终注意保持穿刺针尖位于囊腔中央，以免囊腔内的液体不能完全抽尽或治疗中针尖脱出，以致无法进行无水乙醇硬化治疗而导致治疗失败。

3. 将探头适当对腹壁或阴道穹隆施加压力，使包块紧贴腹壁或穹隆，可避开肠曲，也易于固定穿刺位置。

4. 抽出内容物应做细胞学检查，脓液需做细菌培养加药敏试验，治疗后应进行随访，一般治疗后 3 个月复查超声。

5. 穿刺是否成功与穿刺针的质量、外径的大小、术者手法及操作熟练程度有关。

第四节 超声引导下异位妊娠的介入治疗

一、概述

（一）手术适应证

包括未破裂型输卵管妊娠、宫角妊娠、宫颈妊娠、异位妊娠流产、腹腔妊娠及陈旧宫外孕。

（二）术前准备

1. 明确诊断 有停经史，血 hCG 升高，尿 hCG 阳性；超声检查确定为异位妊娠。

2. 穿刺治疗用品 同本章第三节。

3. 特殊用药 甲氨蝶呤（MTX）。稀释浓度为 MTX 40mg 溶于 2ml 生理盐水中。一般用量为 2ml。

4. 确定穿刺途径。

（三）操作步骤

1. 体位 经腹壁穿刺平卧位，经阴道穿刺取膀胱截石位。

2. 消毒 经腹壁穿刺消毒下腹部，经阴道穿刺消毒外阴、阴道、大腿内侧皮肤，铺巾。

3. 如经阴道穿刺，需检查阴道、宫颈。观察阴道、宫颈口有无病变。

4. 经阴道探头套消毒避孕套，经腹部探头套消毒保鲜袋。

5. 扫查定位，经腹壁穿刺进行腹壁局麻。

6. 进针及抽吸羊水 从穿刺导向器进针，针尖达孕囊中心，注意有无偏离引导线。拔出针芯，抽出羊水。

7. 注药 注入 MTX 2ml。

8. 拔针 插入针芯后迅速拔针。

（四）术后复查

1. 术后追踪血 hCG 的测值，一般血 hCG 在术后一周左右明显下降，约在术后一个月左右降至正常。

2. 超声检查

（1）观察胚胎是否灭活：指征为孕囊周围出现丰富的环状血流信号。

（2）观察孕囊是否吸收：超声检查显示孕囊逐渐缩小。

（3）观察孕囊是否排除：宫角妊娠待胚胎死亡后可经阴道排除。

二、病例汇集

病例 11-4-1 异位妊娠介入治疗

【临床资料】

女，31 岁，停经后阴道出血；血 hCG 升高，尿 hCG（+）。

【经阴道超声检查】

右附件区可见 42mm×37mm 包块，内见大小约 15mm 囊（图 11-4-1A），未见胎芽、胎心；CDFI：包块血流信号不丰富（图 11-4-1B）；结合临床考虑异位妊娠。

【术中情况】

经阴道超声引导下定位、穿刺，抽出羊水，注射 MTX 2ml，插入针芯后迅速拔针。

【治疗一周后复查】

血 hCG 下降，超声显示包块较前未见明显改变（图 11-4-1C）；两周后复查超声，包块较术前略小（图 11-4-1D），血流信号未见增加。

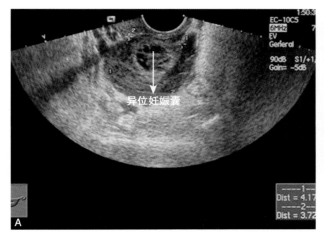
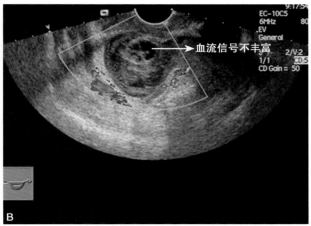

图 11-4-1 异位妊娠介入治疗

A. 声像图显示右附件区包块，内见大小约 15mm 的囊，未见胎芽、胎心；B. 彩色多普勒超声检查，包块血流信号不丰富

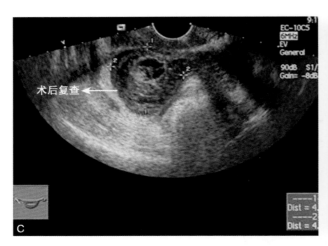

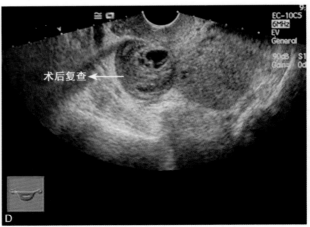

图 11-4-1 异位妊娠介入治疗
C. 术后一周复查,血 hCG 下降,包块体积未见明显改变;D. 术后两周复查,包块体积略缩小

病例 11-4-2 异位妊娠介入治疗
【临床资料】
女,29 岁,停经后阴道出血,血 hCG 升高,尿 hCG(+)。
【经阴道彩超检查】
左附件区可见包块,内见 6.8mm×5.0mm 囊(图 11-4-2A),未见胎芽、胎心;结合临床提示异位妊娠。

【术中情况】
经阴道超声引导下定位、穿刺(图 11-4-2B),抽出羊水,注射 MTX 2ml,插入针芯后迅速拔针;注射 MTX 后局部回声增强(图 11-4-2C)。

【治疗后一周复查】
血 hCG 下降,彩色多普勒超声显示包块未见缩小,孕囊部血流信号增加(图 11-4-2D)。

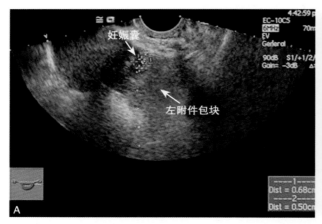

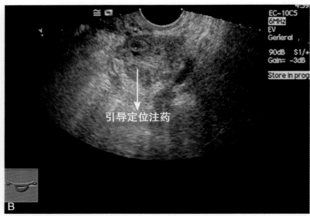

图 11-4-2 异位妊娠介入治疗
A. 术前超声显示左附件区包块及包块内孕囊;B. 超声引导下定位

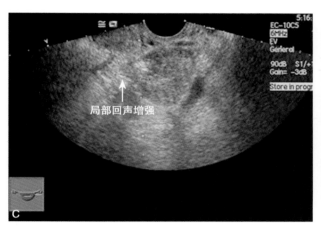

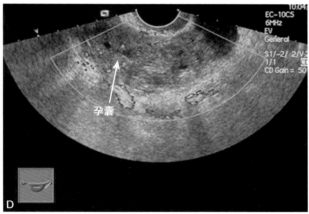

图 11-4-2　异位妊娠介入治疗

C. 注射 MTX 后局部回声增强;D. 一周后复查,彩色多普勒超声显示孕囊部血流信号增加,箭头示孕囊部

病例 11-4-3　宫角妊娠介入治疗

【临床资料】

女,35 岁,停经后阴道出血;血 hCG 升高,尿 hCG(+)。

【经阴道超声检查】

子宫形态饱满,左侧宫角部膨大,内见孕囊样结构(图 11-4-3A),未见胎芽、胎心;彩色多普勒超声显示局部血流信号增加(图 11-4-3B);提示子宫角妊娠。

【术中情况】

经阴道超声引导下定位、穿刺,抽出羊水,注射 MTX 2ml,插入针芯后迅速拔针:注射 MTX 后局部回声增强(图 11-4-2C),彩色多普勒超声显示孕囊部血流信号明显增加(图 11-4-3D)。

【术后 10 天复查】

孕囊较术前缩小(图 11-4-3E),局部血流状况未见明显改变;术后 6 个月恢复月经,复查超声,声像图显示孕囊消失,子宫壁血流分布恢复正常(图 11-4-3F)。

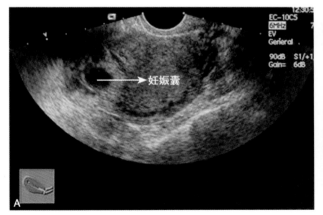

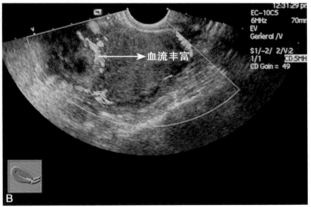

图 11-4-3　宫角妊娠介入治疗

A. 左侧宫角部膨大,内见孕囊样结构;B. 彩色多普勒超声显示左宫角部血流信号增加,穿刺前定位

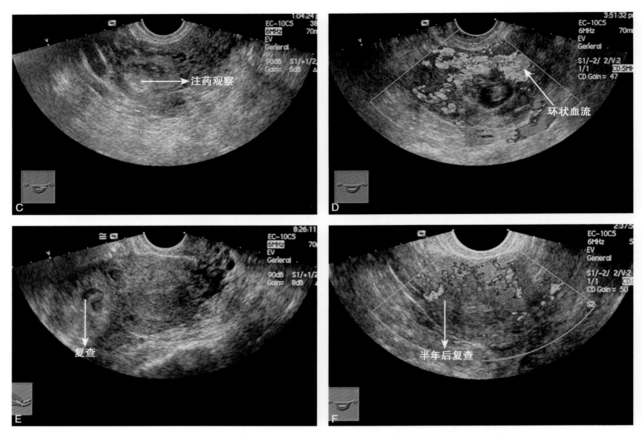

图 11-4-3　宫角妊娠介入治疗
C. 注射 MTX 后局部回声增强;D. 注药后孕囊周围出现丰富的环状血流信号;E. 术后 10 天复查,孕囊较术前缩小;
F. 治疗 6 个月后复查,宫壁血流信号恢复正常

【诊断分析】

术后孕囊部血流信号明显增加,考虑为注射 MTX 所致;术后当孕囊缩小后,宫壁血流信号依然丰富,考虑为孕囊仍存在于宫壁所致;6 个月后月经来潮,子宫壁血流恢复正常;考虑为孕囊排出,卵巢功能恢复。

病例 11-4-4　宫颈妊娠介入治疗
【临床资料】

女,27 岁,停经后,尿 hCG(+);超声检查提示宫颈妊娠;肌注 MTX 两天后行经阴道超声检查。

【超声表现与提示】

声像图显示宫颈部妊娠囊边界清,张力尚可(图 11-4-4A),未见胎芽、胎心;孕囊周围血流信号增加(图 11-4-4B)。

【术中情况】

经阴道超声引导下定位、穿刺,抽出羊水,注射 MTX 2ml;术后孕囊明显缩小(图 11-4-4C);术后第二天孕囊排出。

【诊断分析】

本例先行肌内注射 MTX,复查超声孕囊张力尚可,考虑肌内注射 MTX 对孕囊作用不明显;孕囊内注射 MTX 后第二天孕囊排出;提示局部用药的治疗效果优于肌内用药。

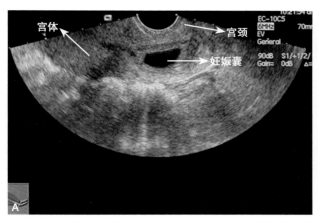

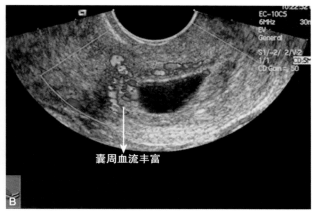

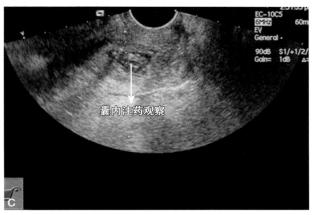

图 11-4-4 宫颈妊娠介入治疗
A. 肌内注射 MTX 两天后显示的宫颈部妊娠囊；B. 孕囊周围血流信号增加；C. 孕囊内注射 MTX 后，声像图显示孕囊明显缩小

三、异位妊娠介入治疗的注意事项

1. 术前超声检查应排除同时宫内妊娠或双侧宫外孕，常见于人工授精的患者。

2. 介入治疗失败 如术后血 hCG 不下降或下降缓慢，超声检查未见胚胎灭活的指征，应考虑治疗失败。

3. 孕囊内注药的量不宜多，防止治疗后孕囊破裂致急腹症。

4. 宫角妊娠胚囊排出的时间可在胚胎死亡后的数月，当超声及实验室检查确认胚胎已死亡，应定期超声随访，观察胚胎是否排出。

第十二章
宫内节育器超声评估

■ 第一节　宫内节育器并发症

1909 年,波兰医师 Richard Richter 以蚕肠线圈放入子宫内作为避孕工具。至今宫内节育器(intrauteridevice,IUD)用于人类避孕有 106 年历史了。

宫内节育器具有安全、高效、简便、经济、可逆、一次放置长期避孕等优点。1957 年我国执行计划生育政策,宫内节育器在我国开始应用,1959 年推广使用,它已成为我国妇女使用最多的避孕方法,城市育龄妇女约 51% 使用 IUD 避孕,在全世界使用 IUD 避孕的妇女中,中国使用者占 80%。

目前临床应用 IUD 分为两大类(图 12-1-1A1～A3):

1. 第一代 IUD 惰性原料制成,称惰性 IUD。常用的惰性原料有金属、硅胶、塑料、尼龙不锈钢等,不锈钢圆形和宫形 IUD 在我国临床使用了 30 多年,于 1993 年停止生产和使用。

2. 第二代 IUD 其内含有活性物质如铜离子、激素、药物及磁性物质,称活性 IUD。使用这类 IUD 目的为提高避孕效果,减少副作用。不仅用来避孕,还可用来治疗妇科疾病。具体种类和型号繁多。如带铜 T 型 IUD,硅橡胶带钢 V 型、活性 Y 型、爱母环、吉尼环等,以 Tcu22QC 我国使用最普遍,其次为单圈式含铜和含铜含药。

宫内节育器的抗生育作用尚未完全明了。主要认为改变宫腔内环境,阻止受精卵着床。铜离子可能干扰子宫内膜的酶系统,带孕激素的宫内节育器可能干扰子宫内膜的周期,阻止受精卵着床。也

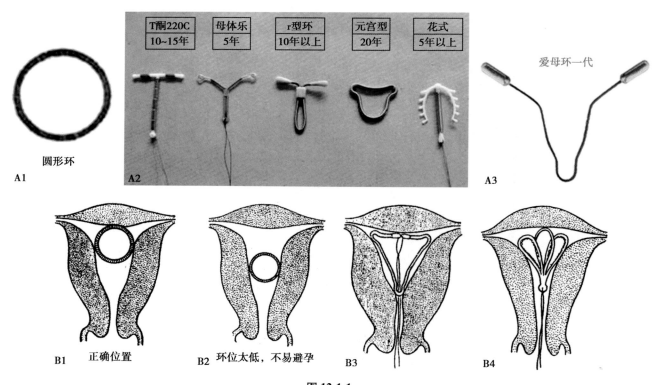

图 12-1-1
A1、A2、A3:目前常用的几种节育器;B1、B2、B3、B4:节育器正常位置示意图

有作者认为对精子、卵子的输送、受精和着床都有改变。

节育器置入健康人体,在控制妊娠的同时,也会带来风险。置入 IUD 发生不良事件有如下几种(图 12-1-1B1～B4):

1. 非意愿妊娠　带器或脱器的宫内妊娠及异位妊娠。

2. 脱落　完全或部分脱落。

3. 月经问题　月经过多,间期出血,点滴出血等。

4. 疼痛　下腹痛、腰背酸痛、性交痛。

5. IUD 异位　完全或部分异位,子宫外异位。

6. 位置和形状改变　下移、断裂及变形等。

7. 其他健康问题　大出血、盆腔炎、感染、铜过敏等。

为了使上述风险降低至最小的程度,置放 IUD 前,应了解子宫位置、大小等情况,置放 IUD 后定期随访是十分必要的,尤其在置放后的第一年是最易失败的时期,随访更为重要。X 线和超声检查是随访的重要影像手段,超声检查安全、方便、有效,能显示 IUD 在宫腔的位置,及时发现脱落、异位、位置下移、变形、断裂等不良事件,且对任何原材料节育器不受影响。

超声检查有多种途径,经腹超声检查便于了解盆腔全面情况、子宫的位置、节育器在宫内或宫外。经阴道超声操作便捷,无需充盈膀胱,图像清晰,特别是识别节育器是否在宫内,尾丝存在与否,较传统经腹超声检查图像清晰度大为改善。三维超声提供多维信息,对节育器定位有利,也便于超声医师和临床医师沟通交流,超声检查还能协助临床医师宫腔镜操作取环。超声检查另一特色为操作是手动式的,识别复杂多变、形态多样的节育器,十分需要灵活的检查手法,获得节育器的完整图像,识辨节育器类型,发生了何种不良事件,以便确定诊断,利于正确处理。

宫腔镜直接观察节育器在宫腔的形态、嵌入部位,通过微型取环钳取出节育器或节育器残留部分。宫腔镜为节育器的置入与取出提供了新的安全可靠方法,较常规取器有明显优势。宫腔镜能发现暴露在宫腔内的节育器,而对于完全嵌入子宫肌层内节育器则难以识辨。

一、带器或脱器的宫内妊娠或异位妊娠

据文献报道,带器发生非意愿妊娠约占 4.3%。

病例 12-1-1　带器宫内早期妊娠(图 12-1-2A、B)

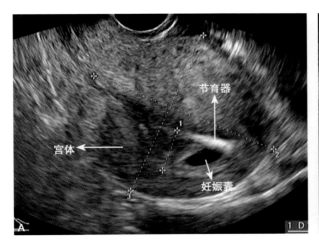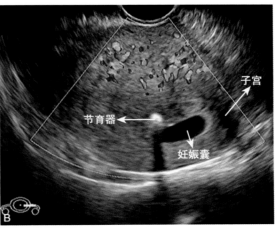

图 12-1-2　带器宫内早期妊娠
A. TVS 纵切面示妊娠囊和节育器强回声;B. TVS 横切面示妊娠囊和节育器强回声

病例 12-1-2 带器宫内中期妊娠

21 周 3 天产前检查于宫底部紧贴胎盘边见 T 形节育器强回声(图 12-1-3)。

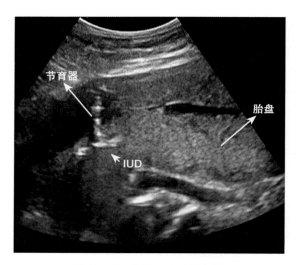

图 12-1-3 带器宫内中期妊娠
TAS 检查显示:宫底部紧贴胎盘边见 T 形节育器强回声

病例 12-1-3 带器异位妊娠

【临床资料】

35 岁,孕 3 产 2,10 年前第一次置入宫内节育器,6 年前取出。3 年前再次置入宫内节育器,停经 40 余天。

【超声表现与提示】

子宫增大,见宫内节育器(环状)距宫底 1.5cm,子宫右侧角部见一妊娠囊,最大径为 1.9cm,其内见卵黄囊,与内膜有分界。多普勒超声示:妊娠囊四周血流信号丰富,呈环状,动脉为低阻力型(图 12-1-4A ~ E)。

超声提示:宫内节育器,位置正常,宫角妊娠(5 周 4 天)。

【讨论分析】

带节育器妊娠是有待解决的问题之一。带器或脱器而发生的非意愿妊娠,可为宫内妊娠或异位妊娠。

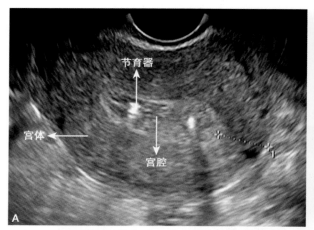

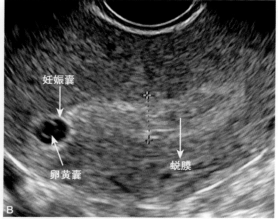

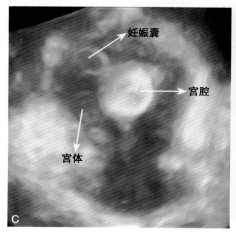

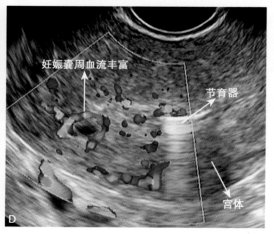

图 12-1-4 带器异位妊娠
A. TVS 纵切面示子宫内节育器强回声,位置正常;B. TVS 横切面示子宫右侧角部妊娠囊,内见卵黄囊,与子宫内膜有分界;C. 三维超声冠状切面示子宫肌壁内右侧角部见妊娠囊,宫腔内见环状节育器;D. 彩色多普勒超声示妊娠囊四周血流信号丰富,呈环状

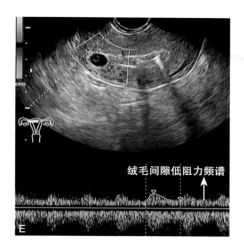

图 12-1-4　带器异位妊娠
E. 频谱多普勒超声示妊娠囊四周血流信号动脉为低阻力型

二、节育器位置和形状改变

下移、断裂及变形。

病例 12-1-4　节育器位置下移（图 12-1-5）

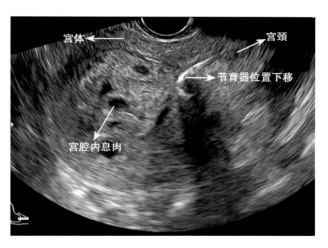

图 12-1-5　节育器位置下移
TVS 显示：宫腔内见巨大息肉，并见 T 形节育器位置
下移至宫颈管

病例 12-1-5　节育器位置下移

【临床资料】

42 岁，多发子宫肌瘤（浆膜下、壁间）入院手术。

【超声表现与提示】

宫体增大，形态失常，宫体前壁右侧壁及左侧壁，宫体后壁均见低回声，向外突出，宫腔线不规则，宫颈管内见节育器强回声。

超声提示：子宫多发肌瘤，节育器位置异常。

【术中所见】

宫颈外口可见部分节育环，术前行宫内节育环取出术，取出金属节育环一枚（图 12-1-6A ~ E）。

【讨论分析】

多发子宫肌瘤使宫腔形态不规则，可导致节育器变形，节育器刺激子宫肌壁收缩，迫使节育器异位，并嵌入于宫颈管内，造成取环难度加大。本例节育器下移近宫颈外口，易脱落，经腹超声显示节育器存在于子宫颈的位置。腔内超声更清晰显示环的形态，两者结合信息丰富。

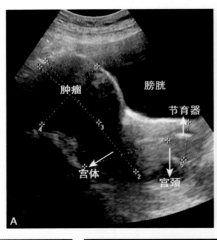
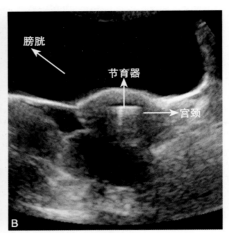
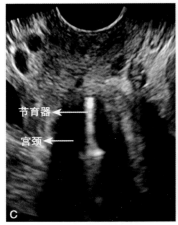
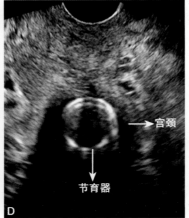
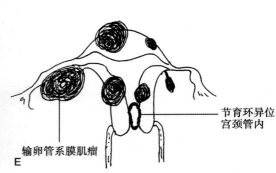

图 12-1-6　节育器位置下移

A. TAS 纵切面示宫体增大,形态失常,宫颈管内见节育器强回声;B. TAS 横切面示宫颈管内见节育器强回声;C. TVS 纵切面,宫颈管内见节育器呈长柱状强回声;D. TVS 横切面,宫颈管内见环形节育器强回声;E. 线条图:宫颈外口可见部分节育环

病例 12-1-6　节育器断裂

【临床资料】

44 岁,置放宫内节育器 11 年,5 年前 B 超检查发现环位下移,本地医院行取环术,术中节育器断裂,仅取出部分,遂来医院行宫腔镜手术。

【超声表现与提示】

1. 经腹超声,宫颈管内见强回声伴彗尾征(图 12-1-7A~D)。

2. 三维超声显示　V 字形宫内节育器位于宫颈管内。

【宫腔镜所见】

宫颈管形态正常,子宫颈管内口后壁处见 T 型环节育器断臂。小部分外露,宫腔镜下取出残留节育器。

【讨论分析】

三维超声清晰显示异位节育器的位置及其形态,对取出节育器能提供更多信息,是一项有价值的新技术。宫内节育器断臂位置下移,插入肌壁,幸好有小部分外露,为宫腔镜取残留部分提供了方便条件。

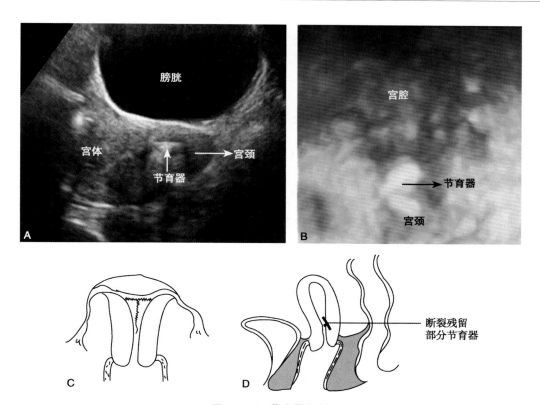

图 12-1-7 节育器断裂

A. TAS 纵切面示宫颈管内见强回声伴彗尾征；B. 三维超声冠状切面示宫内节育器断臂位于宫颈管内；C. 冠状切面线条图：T 型节育器在宫腔的正常位置；D. 纵切面线条图：子宫颈管内口后壁处见 T 型节育器断臂，小部分外露

病例 12-1-7 节育器断裂 嵌入肌层

【临床资料】

29 岁，常规体检。

【超声表现与提示】

子宫后倾位，子宫肌层内见强回声，后方有彗尾征，经腔内超声显示前壁肌层强回声呈 V 字形，

三维图像更清晰显示这一特征（图 12-1-8A ~ C）。

【讨论分析】

放置宫内节育器，注意子宫在盆腔位置是很重要的，子宫位置对选择节育器类型有价值，有作者建议前屈位，后屈位不宜放 T 型节育器，T 型节育器直臂的柔顺度不够易发生断裂等问题。

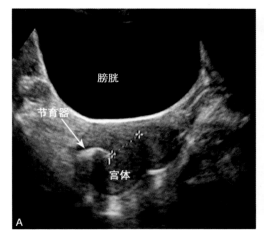
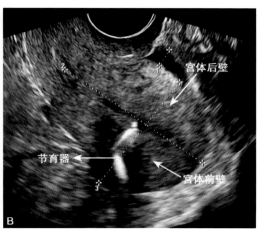

图 12-1-8 节育器断裂 嵌入肌层

A. TAS 纵切面显示子宫壁肌层内见强回声，后方有彗尾征；B. TVS 纵切面显示前壁肌层强回声呈 V 字形

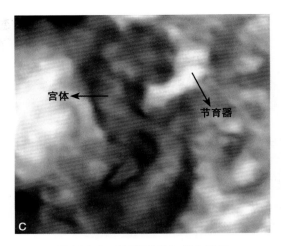

图 12-1-8　节育器断裂　嵌入肌层
C. 三维超声冠状切面示三维图像更清晰显 V 字形示这一特征

三、节育器异位

完全或部分异位，子宫外异位。

病例 12-1-8　节育器异位子宫后壁肌层

【临床资料】

33 岁，2006 年 8 月置入节育器，6 个月后带器妊娠，两次取环失败。

【超声表现与提示】

X 线平片：盆腔可见一环形，位于耻骨联合上 4.5cm 处稍偏左。

超声所见：子宫后壁肌层内见节育器强回声（图 12-1-9A ~ C）。

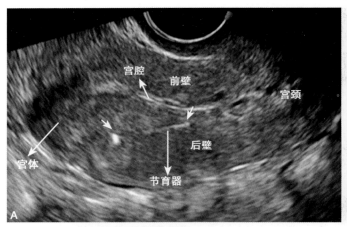

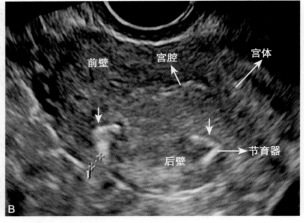

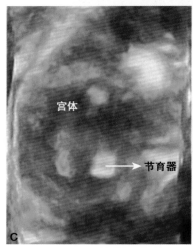

图 12-1-9　节育器异位子宫后壁肌层
A. TVS 纵切面示子宫后壁内节育器强回声；B. TVS 横切面示子宫后壁内节育器强回声；C. 三维超声冠状切面示子宫肌壁内节育器强回声

宫腔镜:宫腔内未见节育器及残骸。

【讨论分析】

1. 宫内节育器的原材料有金属与非金属两大类,金属类X线平片可显影,非金属类X线平片不能显影。超声影像两类材料均可显影,并能显示IUD位于肌层内。

2. 宫腔镜直接观察IUD在宫腔内的形态、位置、嵌入与否,当IUD完全位于肌层内则不能看到。

病例12-1-9　节育器完全异位嵌入

【临床资料】

64岁,患者宫内置节育器30余年,绝经20余年,阴道不规则出血5个月,当年本地取环失败,一年前超声提示节育器嵌顿。

【超声所见】

经腹及腔内超声纵切显示:子宫萎缩,肌壁薄,未见明显异常,宫腔内见节育器;横切显示环嵌入肌壁内(图12-1-10A~G)。

【宫腔镜所见】

宫腔镜下取环,宫腔、宫颈形态正常,稍挛缩,输卵管开口可见,子宫内膜极薄,宫腔下段可见金属节育环横形嵌入、变形,左右两端嵌入子宫肌层,宫腔镜下取环顺利。

【讨论分析】

1. IUD嵌顿是安全取出IUD困难又危险的因素。据报道围绝经期及绝经妇女节育器嵌顿发生率为69%,绝经1年内的取器危险比例已增高,但此时子宫萎缩尚轻,其难度低于绝经一年以上者。妇女进入围绝经期应尽早取环,随着内分泌的水平下降,子宫发生渐进性萎缩,宫内节育器始终保持原样大小,肌层的萎缩迫使节育器被动地挤压于肌层内,类似景泰蓝嵌入银线。

2. 本例宫内节育器不仅嵌入肌层,而且在宫内位置改变形成横向。超声检查只做常规纵向扫查,不作横向检查容易漏诊,且不能获得节育器全貌。

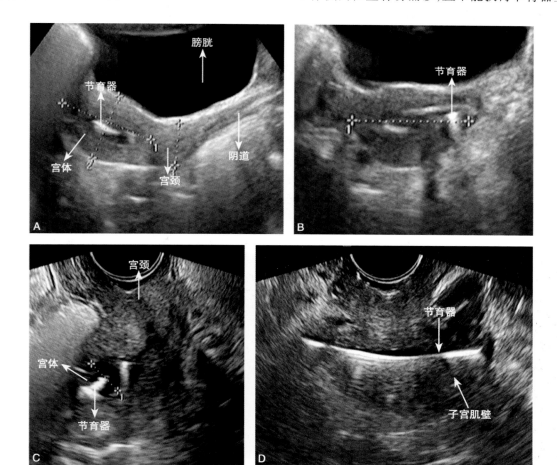

图12-1-10　节育器完全异位嵌入

A. TAS纵切显示:宫腔内见节育器,位置似正常;B. TAS横切显示:见节育器在宫腔内似嵌入肌壁内;C. TVS纵切显示:宫腔内见节育器;D. TVS横切显示:节育器嵌入肌壁内

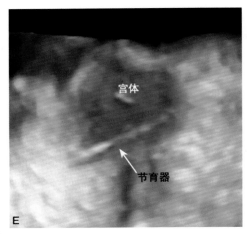
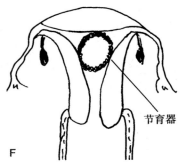
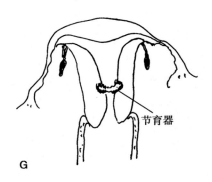

图 12-1-10 节育器完全异位嵌入

E. 三维显示节育器嵌入肌壁内;F. 线条图:冠状切面节育器在宫腔正常位置;G. 线条图:冠状切面节育器异位并由于子宫萎缩而被嵌入肌壁内

3. IUD 放置时间越长,子宫肌组织的顺应性、宫腔形态和大小等变化越大,引起炎症等疾病的机会增多,IUD 使用时间延长增加取器的风险,尽量在 IUD 使用期内取器,避免发生此类异常情况,给老年妇女带来痛苦。

病例 12-1-10 节育器部分异位于子宫外

【临床资料】

26 岁,宫内节育器 3 年,腰骶部坠胀不适 2 个月就诊。

【超声所见及提示】

子宫前位经腹斜扫,宫底右侧见节育器强回声,呈 Y 字形,其柄位于宫内,一臂穿透右侧宫角肌层、浆膜层及膀胱壁,进入膀胱腔,周围为强回声所包裹,Y 字形另一臂位于宫底肌层(图 12-1-11A～G)。

超声提示:节育器异位,穿透肌层与膀胱壁并结石形成。

【膀胱镜检查报告】

膀胱右侧顶壁可见一处结石,大小为 0.6cm×0.6cm,用异物钳钳夹后,结石散落,其内可见一异物。

【宫腔镜所见】

腔镜下嵌顿节育器可见残端,无法观其全貌,顺利取出,导尿管内少许淡红色尿液,术后留置持续导尿 6 天,顺利治愈出院。

【讨论分析】

1. 本病例少见,节育器穿透子宫肌层并伤及膀胱,常规超声纵切面与横切面都只能显示异位节育器的一部分,多切面扫查后发现斜切面既能显示节育器位置和形态,观察 Y 字形节育器一臂经子宫右前角穿透子宫肌层、浆膜、膀胱壁进入膀胱腔,在膀胱腔形成异物所致的结石,另一臂则嵌入宫底肌层内。

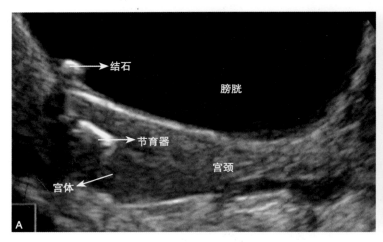
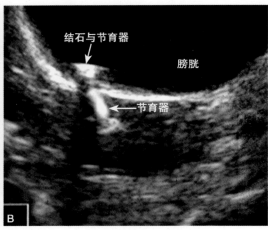

图 12-1-11 节育器部分异位于子宫外

A. TAS 纵切显示:宫腔内异常强回声,膀胱内结石;B. TAS 斜切显示:宫腔内异常强回声与膀胱内结石相连续

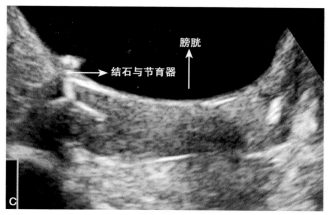
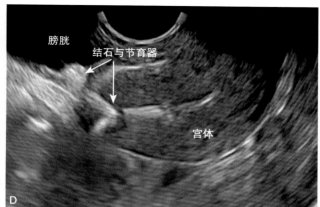
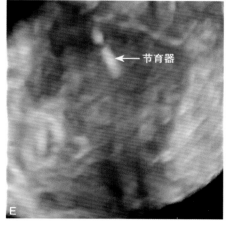
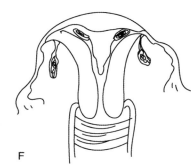
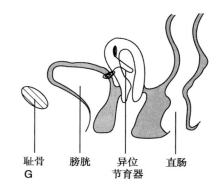

图 12-1-11　节育器部分异位于子宫外

C. TAS 斜切面示宫腔内节育器呈 Y 形,一侧臂穿透肌层进入膀胱;D. TVS 纵切面示宫腔内节育器及膀胱黏膜壁;
E. 三维示宫腔内节育器;F. 线条图:冠状切面节育器在宫腔正常位置;G. 线条图:矢状切面节育器在宫腔异常位置

2. 膀胱镜检查确定膀胱右侧顶壁以异物为核心所形成的结石,去除结石,为宫腔镜取器做好准备工作。

3. 超声医师对节育器的种类、形态应有必要的基础知识,在检查中才能充分发挥超声手动自由扫查的优势。根据患者及节育器的特点,获得有诊断价值的图像,得到更多的诊断信息。

4. 综合影像手段来分析病人,对遇到病情复杂情况是很必要的。

病例 12-1-11　节育器完全异位于子宫外

【临床资料】

47 岁,宫内置放节育器 20 年,下腹疼痛 3 个月,子宫 Ⅰ 度脱垂,超声发现节育器异位。

【超声所见及提示】

子宫前位,子宫下段水平直肠陷凹内见节育器强回声,与直肠陷凹关系密切(图 12-1-12A ～ D)。

【术中所见】

麻醉成功后,开腹探查,术中见节育器位于子宫骶韧带盆腔腹膜之后。行子宫全切术加异位节育器取出术(图 12-1-12E、F)。

【讨论分析】

1. 宫内节育器是一种异物置入宫腔内,机体会出现排斥反应,子宫收缩可能造成宫内节育器的下移和脱落,需进行定期随访,随访时间通常为放置后第 1 ～ 3 个月、6 ～ 12 个月各一次,以后每年一次随访直至停经。

2. 超声检查是安全、有效的随访方法之一,能了解节育器的有无,在宫腔内的位置,及时发现宫内节育器下移、脱落、变形、异位于子宫外及带器妊娠等异常情况。

3. 随着超声诊断仪器的不断改进,腔内超声提供清晰图像,三维超声可提供多维信息,帮助临床医师更为直观地了解节育器的形态和位置。

4. 本病例宫内节育器置入已 20 年,未定期做随访,至今难以说清节育器何时异位于宫外,足见随访的重要性。

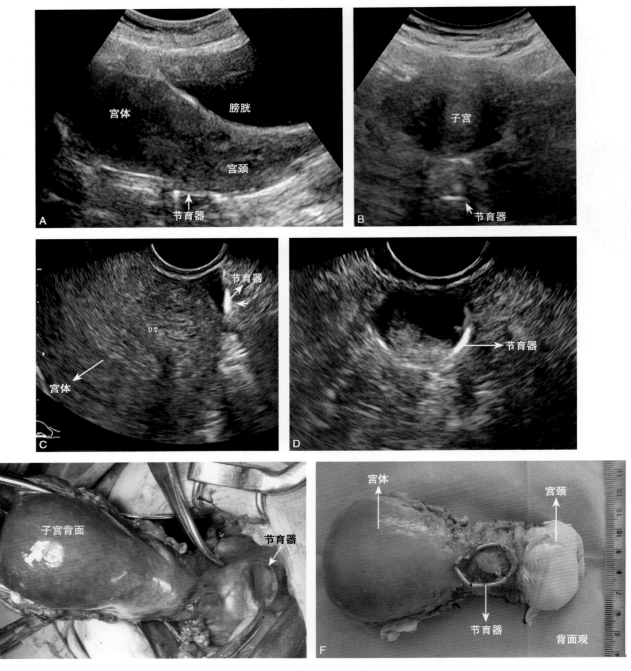

图 12-1-12 节育器完全异位于子宫外

A. TAS 纵切面示子宫体后方节育器;B. TAS 横切面示子宫体后方环形节育器;C. TVS 纵切面示子宫体后方节育器;
D. TVS 横切面示环形节育器;E. 术中见节育器位于子宫骶韧带盆腔腹膜之后;F. 大体标本示节育器位于子宫之后

病例 12-1-12　节育器部分异位于子宫肌层

【临床资料】

30 岁,超声发现宫内节育器异位 20 天入院。

【超声表现与提示】

子宫底部肌层见节育器强回声(图 12-1-13A、B)。

【宫腔镜所见】

宫腔形态正常,子宫内膜中等厚度,色红,宫内见 V 型节育器的一臂,顺利取出 V 型节育器(图 12-1-13C ~ D)。

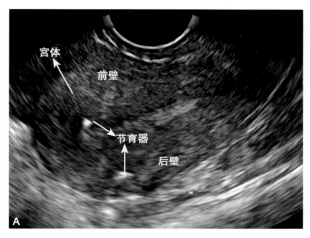
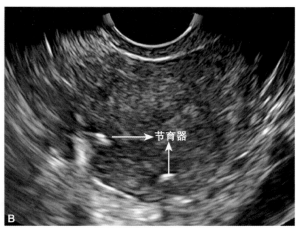
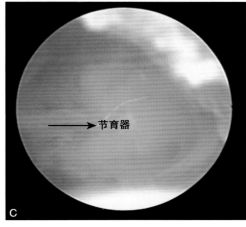
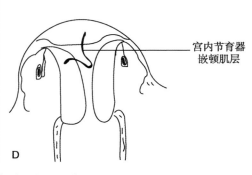

图 12-1-13　节育器部分异位于子宫肌层

A. TVS 纵切示宫底肌层见节育器强回声;B. TVS 横切示宫底肌层见节育器强回声;C. 宫腔镜见宫内 V 型节育器的一臂;D. 线条图示节育器在宫腔内异常位置

病例 12-1-13　节育器完全异位子宫外(前下腹)

【临床资料】

31 岁,置入宫内节育器年余,停经 40 余天。

【超声所见与提示】

第一次检查: 子宫增大,宫内见妊娠囊,最大径线 1.9cm,TVS 检查:妊娠囊内见两个卵黄囊,宫内未见节育器(图 12-1-14A、B)。

超声提示:宫内妊娠(单卵双胎,5 周 4 天)。

第二次检查: 清宫后一周。

宫内未见节育器,亦未见妊娠囊。耻骨联合上经腹纵向检查见一强光点,位于子宫前方,经腹横向检查见一细棒状强回声长 2.5cm,宽 0.2cm,距腹壁 2.2cm(图 12-1-14C、D)。

超声提示:节育器异位于宫外(前下腹)。

【X 线透视】

下腹部见节育器像。

【膀胱镜所见】

膀胱内未见异常。

【宫腔镜检查】

宫内未见节育器。

【术中所见】

下腹正中切开腹壁,触及 T 型节育器,顺利取出(图 12-1-14E、F)。

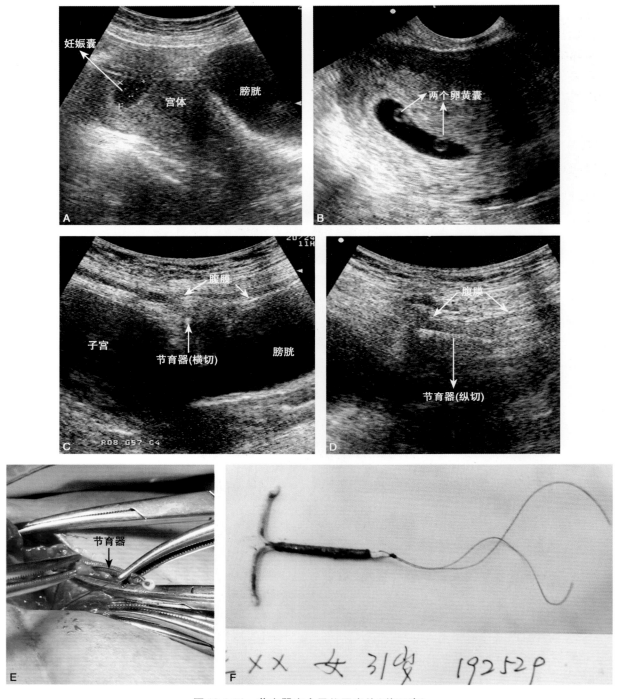

图 12-1-14 节育器完全异位子宫外（前下腹）

A. TAS 显示：宫内见妊娠囊，最大径线 1.9cm；B. TVS 妊娠显示：囊内见两个卵黄囊；C. TAS 纵向检查见一强光点，位于子宫前下方；D. TAS 横向检查见一细棒状强回声长 2.5cm，宽 0.2cm；E. 术中于腹膜下见节育器；F. 完整取出的节育器

【讨论分析】

1. 这是一例节育器异位宫外,造成意外妊娠。可能是在置入时操作不当所致。

2. 坚持随访,节育器异位宫外,有望早期发现,及时处理。

3. 第一次超声检查未发现节育器,经 X 线透视下腹部确认节育器像,排空膀胱后,才明确节育器的具体位置,为临床医师处理带来方便。综合多种影像方法,协同一起分析问题,可提高诊断的水平。

四、节育器引起大出血、盆腔炎、感染、铜过敏等

病例 12-1-14 节育器下移并引起感染

【临床资料】

41 岁,取环失败后,下腹隐痛 10 天伴畏寒,WBC 14.3×10^9/L,NE 81.6%。

【超声所见及提示】

子宫前位,宫体增大,宫腔内见 4cm 左右的低回声,类圆形,边界清晰,周边及内部血流信号丰富,动脉阻力指数 0.68。子宫颈内口右侧可见节育器强回声,三维超声清晰显示节育器位于肌瘤的下方,宫颈内口的上方(图 12-1-15A~D)。

超声提示:子宫肌瘤(黏膜下),环位下移。

【讨论分析】

宫腔内有黏膜下肌瘤,黏膜下肌瘤刺激子宫肌壁收缩,易发生节育器位置下移同时重力作用加重了下移的发生。三维超声形象显示节育器与肌瘤的关系,宫内节育器像热水瓶口瓶塞一样,阻止黏膜下肌瘤下滑。取宫内节育器失败,导致感染的并发症,应尽量避免发生,必要时行超声引导取环,避免失败,引起感染。

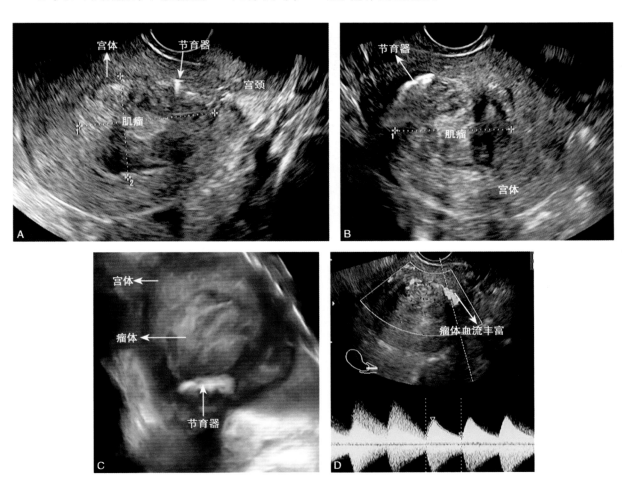

图 12-1-15 节育器下移并引起感染

A. TVS 纵切显示:宫体增大,宫腔内见4cm左右的低回声,类圆形,边界清晰;B. TVS 横切显示:节育器下滑于右前侧;C. 三维超声显示:节育器位于肌瘤的下端;D. TVS 纵切显示:肌瘤周边为环状血流,动脉阻力指数0.68

病例 12-1-15　节育器下移并引起胎死宫内(图 12-1-16)

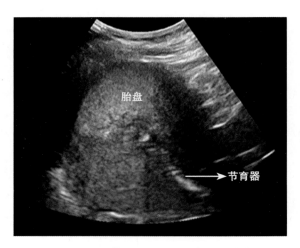

图 12-1-16　节育器下移并引起胎死宫内
胎盘下方见节育器强回声,胎死宫内可能与此有关

第二节　人工流产并发症

我国人口众多,实行计划生育是国家的基本国策。实行计划生育是以避孕为主,无论采用激素避孕、器具避孕及其他方法如阴茎套、阴道套避孕以及绝育术,都有一定的失败率。应用者与医务工作者宜及早发现,及早处理。避孕失败后妊娠的补救措施有人工终止妊娠,避孕失败预防妊娠的方法为紧急避孕。国家人口计生委科学技术研究所近期发布的一组数据中国每年人工流产人次多达 1300万,位居世界第一,其中 25 岁以下妇女占 1/2 以上,也就是 600 多万,人工流产低龄化趋势明显,青少年普遍缺乏避孕常识。会上公布了一项对 1000 名 20～35 岁女性所做的避孕问题调研报告。结果显示,每年流产女性中,65% 为 20～29 岁未婚女性,50% 是因未采取任何避孕措施导致意外怀孕,反复人流者高达 50%。

病例 12-2-1　子宫损伤

【临床资料】

36 岁,停经 50 余天,尿液检查呈阳性,避孕失败,外院人流不顺转来我院。

【超声表现与提示】

子宫前位,大小为 5.0cm×3.5cm×5.7cm,肌层光点分布不均匀,子宫右后壁肌层内见 5.0cm×0.5cm 长条状稍强回声,其上端与宫底浆膜面分界不清。宫腔内可见 1.0cm×0.6cm 无回声。宫颈前后径 2.1cm。右侧卵巢大小为 2.2cm×1.7cm,左侧卵巢大小为 3.2cm×1.8cm,未见明显异常回声(图 12-2-1A、B)。

超声提示:宫内早孕可能,子宫肌层回声异常(探针穿通肌壁)。

【讨论分析】

妊娠子宫柔软,剖宫产后子宫有瘢痕、子宫过度倾屈、子宫畸形等情况,施行人工流产术时易致子宫穿孔,操作者在器械突然出现无底的感觉,或其深度明显超过子宫检查时的大小,均可诊断为子宫穿孔。子宫穿孔后,经腹超声可协助了解,胚胎组织尚未吸尽者,若患者情况稳定。可监护下继续清宫,尚未进行吸子宫者,则可一周后再做,超声检查还可观察有无内出血及其他器官损伤,以便及时处理。

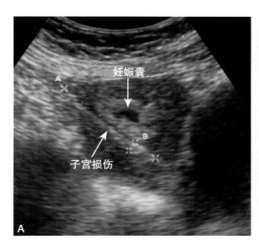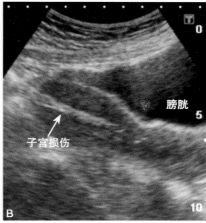

图 12-2-1　子宫损伤

A. TAS 斜切：子宫前位，子宫腔内见一个大小直径为 1.0cm 环形异常回声区，内部为无回声，周边为强回声；B. TAS 纵切：子宫右后壁肌层内见 5.0cm×0.5cm 长条状稍强回声，其上端穿通肌壁与宫底浆膜面

第十三章
超声对比增强造影技术在妇产科的应用

第一节 物理基础与方法学

一、物理特性

超声增强造影技术（contrast enhancement ultrasound，CEUS）所依赖的两项关键因素为：第一是超声对比增强造影剂；第二是具有提取和利用非线性信号的超声设备。超声造影剂是由脂质体、蛋白质等作为外壳内含惰性气体的微泡，微泡直径为1～7μm，与红细胞直径（6～8μm）相似，经外周静脉注射进入人体可以通过肺循环到达全身血管床，微泡在经超声波扫查时会在声场中发生形变，从微泡快速张弛的变化而产生谐振，超声设备可以采集和利用这些非线性基波和非线性谐波信号进行增强对比成像，这是一种无创和实时的微灌注床显示技术，信号的强度和频率范围又取决于造影剂微泡外壳的性质、柔顺度、微泡内气体性质，如弥散度，超声设备探头使用的频率、提取或利用回波信号的性质，超声设备输出功率等因素。由于各个器官与组织、生理状态与病理状态均具有不同的灌注特性（灌注顺序，灌注时相-如流入时间、流出时间）、灌注分布与强度（灌注范围、灌注的强弱等），通过肉眼观察或者进行量化分析从而获得不同部位和感兴趣区的峰值强度、达峰时间、曲线下面积、平均渡越时间等来帮助诊断与鉴别诊断。超声对比增强造影剂还可以注入体腔，如经宫腔实现输卵管造影、直肠用于窦道等，原理同上，由于管腔获得了增强故形成与管壁周边组织的对比。

二、造影前准备

1. 每一例患者均需要根据病情与造影目的来设计造影显影的部位和步骤等方案。需要复习临床资料、熟悉病史、实验室和其他影像学检查结果，掌握有关临床信息等，这样有助于解释对比增强的超声图像。选择病例前注意造影禁忌证。应用腹部探头或阴道探头进行子宫及附件的常规二维与彩色多普勒超声扫查，记录病灶的数目、位置、大小、图像特点与血流变化，确定病变部位与正常组织的关系，找到反应两者之间关系最佳图像进入造影模式，设计造影时的扫查切面和程序是造影成像成功的关键因素之一。如在西门子超声设备上可选用4C1探头或者6C1探头及CPS造影条件，设置探头频率为1.5MHz多选择对比脉冲系列成像（contrast pulse sequencing，CPS），如果需要了解病灶微血管灌注可以选择微血管显示（micro vascular display，MVD），机械指数 MI 0.26 左右。也可以选择超声高分辨率造影成像（contrast high resolution imaging，CHI），机械指数为 0.09，造影剂为 Brocca 公司生产的 Sonovue，剂量 0.8ml，于 5 秒内由肘正中静脉快速团注，并继以 5ml 生理盐水快速推注。造影后观察 30 分钟，以防止过敏反应的产生。故造影结束前均应保留静脉通道并需常规配备过敏性休克的抢救药品。

2. 造影图像显示模式与造影分析的帧幅选择
造影成像时可选择分为单幅实时造影显示和双幅实时显示，即基础图像与造影实时图像同时显示。造影分析模式有：普通灌注模式，参数化成像模式与动态血管模式（dynamic vascular pattern），软件会自动生成时间强度曲线与相关的分析参数（图 13-1-1、图 13-1-2）。软件自动生成时间强度曲线（time-intensity curve，TIC），曲线下面积（AUC），平均渡越时间（MTT）、灌注指数（PI）、达峰时间（TTP），峰值强度（Peak）等。

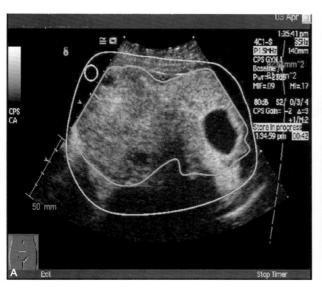 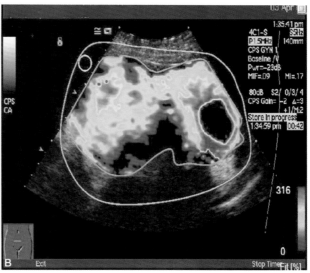

图 13-1-1　超声对比增强造影分析普通灌注模式与参数化成像模式的对比分析

A. 为普通灌注模式（perfusion mode）可以动态观察到造影剂达到靶目标以后的动态变化,观察器官内的靶目标增强开始及消失时间,如比较病灶与正常子宫肌层增强开始及消失的时间差。增强水平,可以正常子宫肌层的增强水平为参照水平来分为高增强、等增强、低增强及无增强。可根据病灶内不同增强模式来描述;B. 为参数化成像模式可以将对比造影图像进行像素编码和参数成像,通过计算机进行彩色编码,用红色代表造影强度的正向幅度,蓝色代表负向幅度,越亮表示造影灌注强度越强,越暗灌注强度弱。由红向蓝代表灌注的强弱

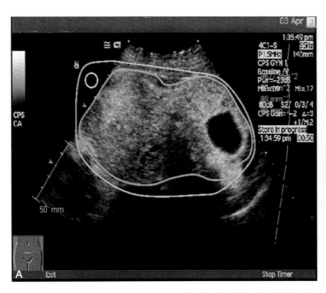 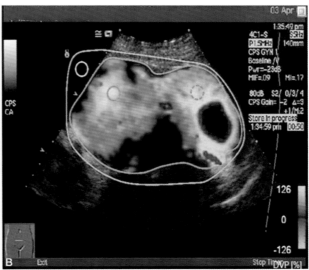

图 13-1-2　超声对比增强造影分析普通灌注模式与动态血管模式的对比分析

A. 为普通灌注模式;B. 为动态血管模式,可以动态反映灌注时的路径图。通过计算机彩色编码,用红色代表造影强度的正向幅度,蓝色代表负向幅度,越亮造影灌注强度越强,越暗灌注强度弱

三、造影报告的书写

超声造影不必独立发报告,可将造影表现描述在二维及彩色多普勒超声描述之后。内容应全面,文字要简明扼要,包括所要观察的主要内容。描述病灶造影过程中的表现:高增强,等增强,低增强,无增强(不使用高回声等)。增强形态可以描述为均匀性增强,不均匀性增强,周边结节状增强,周边厚环状增强,周边不规则带状增强。混合增强为同一病灶中含不同的增强水平且不均匀等描述。并综合采用的超声成像模式的表现给出诊断和鉴别诊断的模式。

■ 第二节　在妇科疾病中的临床应用

一、正常子宫

造影表现:造影的灌注顺序为首先子宫浆膜层,然后子宫肌壁,最后子宫内膜;灌注消退顺序为:最后灌注的最先消退,最先灌注最后消退,依次为子宫内膜、子宫肌壁、子宫浆膜层。

二、子宫肌瘤

造影表现:瘤体周边首先出现造影剂充盈呈环状高增强,进而向内部迅速充盈;消退期可见内部较早消退,回声减低,此时周边尚未消退而呈环状高增强(图 13-2-1)。

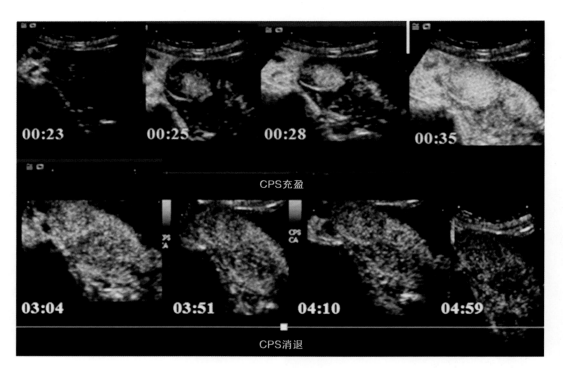

图 13-2-1　子宫肌瘤灌注模式

子宫肌瘤如果发生变性:造影灌注可以表现形式多样化,常没有典型的肌瘤灌注表现,可表现混合性高增强,坏死处或可表现为无增强(图 13-2-2 ~ 图 13-2-4)。

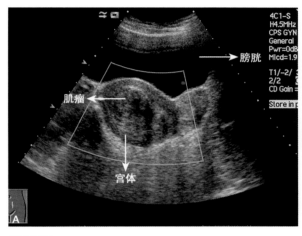
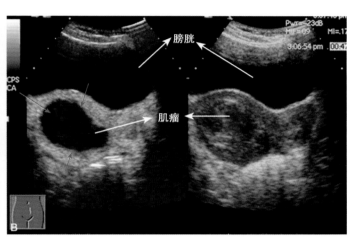

光镜所见：

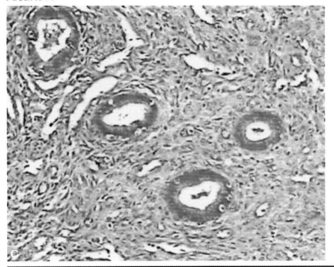
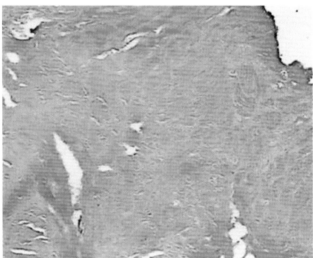

病理诊断：
1. 子宫内膜单纯性增生伴出血、变性坏死；
2. (子宫内膜下)平滑肌瘤伴变性坏死。

图 13-2-2　肌瘤变性灌注模式

A. 肌瘤变性不规则阴道出血伴腹痛二维超声显示宫腔异常回声,彩色多普勒显示病灶内没有血流信号,病灶周边见少许血流信号；B. 超声造影箭头所示子宫病灶内呈现无增强；C. 病理报告提示肌瘤变性坏死

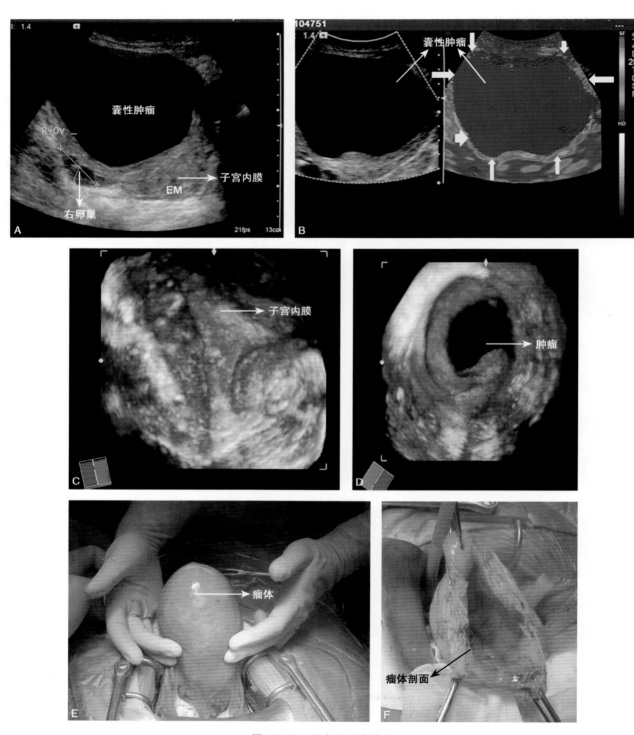

图 13-2-3　子宫肌瘤囊性变

A. 子宫肌瘤囊性变,EM 标识为子宫内膜;B. 左图为二维超声图像,右图为超声弹性成像图,图标红色示意组织软,蓝色示意组织硬。该病灶为红色,提示组织软;C、D. 三维超声显示瘤体与子宫内膜关系;E、F. 手术显示的瘤体囊性变

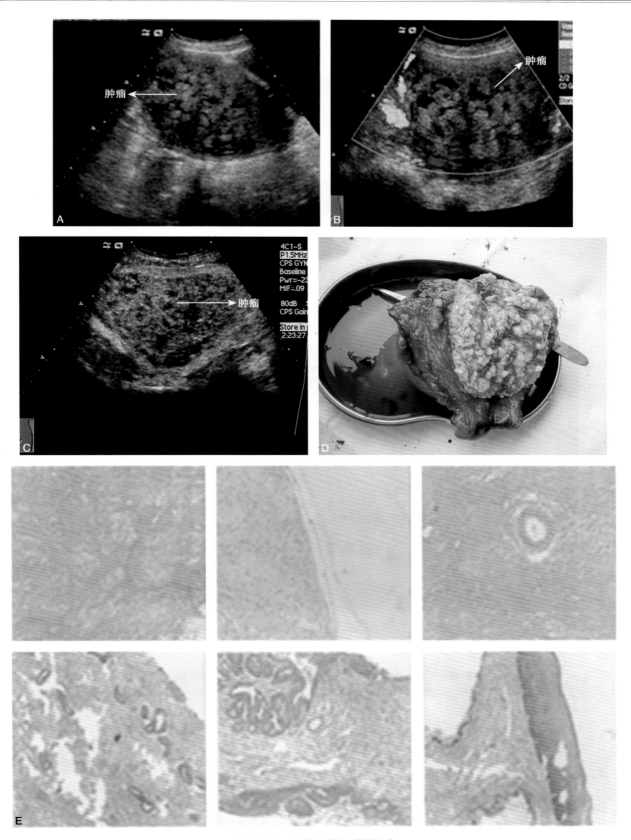

图 13-2-4　子宫后壁奶酪样改变

A. 为二维图像,类似奶酪样改变;B. 右图显示彩色多普勒血流不丰富;C. 造影可见瘤体周边为环状高增强,灌注时间与子宫肌壁基本同步,内为非均匀性高增强,一般瘤体内灌注略晚于瘤体包膜;D. 为手术切除标本;E. 病理报告为子宫肌壁巨大平滑肌瘤伴囊性变,子宫内膜增殖样改变,慢性宫颈炎伴纳氏囊肿

三、子宫腺肌病（图13-2-5）

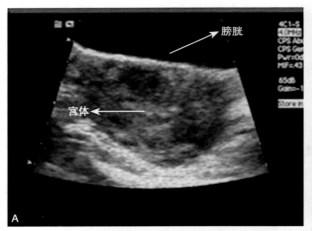
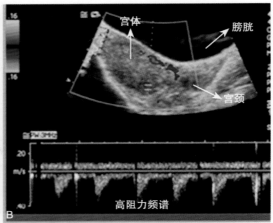

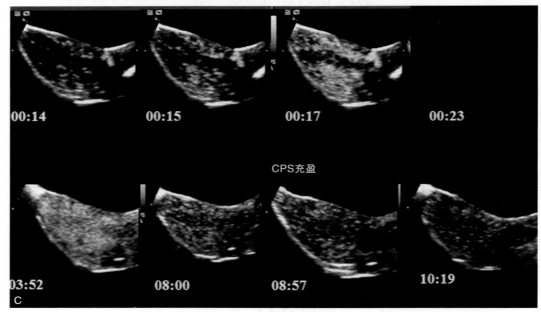

图13-2-5　子宫腺肌病

A. 为二维图像，子宫后壁回声杂乱，病灶未见明显包膜结构；B. 为多普勒在病灶记录到高阻力频谱；C. 子宫腺肌病造影灌注模式，与正常子宫类似，从子宫周边向中央逐渐灌注，子宫内膜最后灌注。因为子宫腺肌病的病灶没有类似子宫肌瘤那样的瘤体与包膜，造影灌注顺序同正常子宫，从子宫周边开始充盈，众多的血管呈现为乱箭齐发的状态，放射样进入，迅速充满整个子宫肌壁，子宫内膜最后灌注。临床评价：造影以不同的灌注特征使临床对上述两种疾病鉴别诊断变得简单易行，在条件许可情况下，可考虑列为常规的诊断方法，用于子宫肌瘤与腺肌病的鉴别诊断

四、子宫穿孔

造影表现：子宫穿孔，如果肌壁没有合并肠腔或系膜等脏器嵌顿，造影表现穿孔部位造影剂灌注缺失，可清楚地观察到穿孔处形成一造影剂缺失的暗带，准确判断穿孔的部位与子宫浆膜层的关系。如果合并肠腔或系膜等嵌顿时，穿孔部位表现为灌注早期微泡缺失，随着微泡灌注增多，嵌顿的系膜或肠腔可有散在的微泡进入，与子宫肌壁比较其特点为慢进快出量少（图13-2-6）。

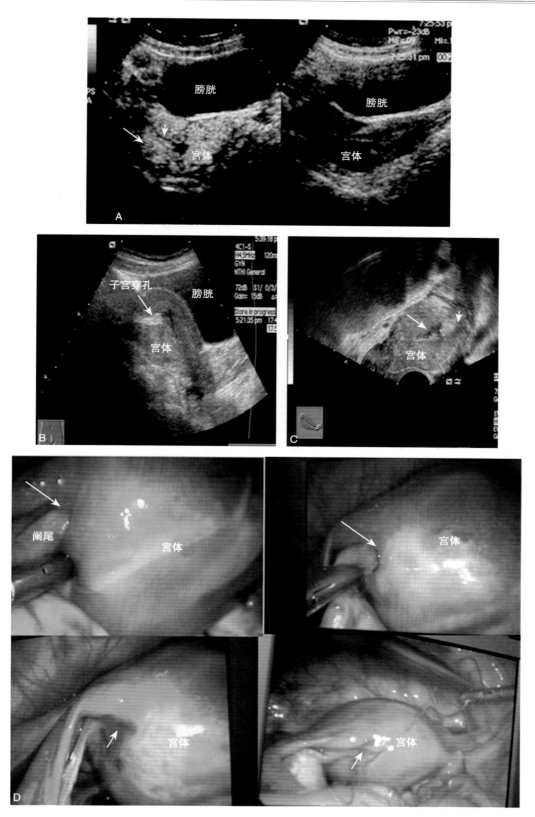

图 13-2-6 子宫穿孔

A. 左图为造影图像；右图为二维图像。长箭头示意子宫穿孔的部位，造影显示穿孔的部位没有造影剂灌注，短箭头示意正常子宫灌注区域；B. 经腹部超声：箭头为子宫穿孔的部位；C. 经阴道超声：长箭头示意宫腔，短箭头为子宫穿孔的部位，浆膜层连续性中断；D. 腹腔镜下观察子宫穿孔，上图长箭头所指阑尾嵌入子宫肌壁；下图短箭头为阑尾嵌入子宫部位和子宫破口的缝合

五、卵巢肿瘤

1. 临床概述　卵巢肿瘤分类繁多,有表面上皮-间质肿瘤、性索-间质肿瘤、生殖细胞肿瘤、生殖细胞性索-间质肿瘤杂类肿瘤、瘤样病变等。囊性的、混合性的或实性的卵巢肿瘤可以是良性的,也可以是恶性的。

2. 卵巢良性肿瘤造影表现　当造影剂灌注时,囊壁与瘤体内分隔光带均为高增强,造影剂勾画清楚,有部分瘤体可伴实性或乳头状成分,造影剂可清楚勾画出分隔光带或囊壁内乳头呈高增强或非均匀性高增强(图 13-2-7 ~ 图 13-2-9)。

良性肿瘤造影过程表现大致为达峰时间较长,造影剂消退较慢,基本与子宫灌注消退同步,时间强度曲线(TIC)表现为上升支缓和,波峰圆顿,下降支平缓。

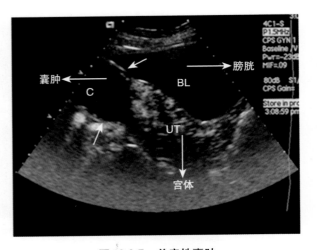

图 13-2-7　单房性囊肿
UT 标识为子宫,C 标识为囊肿,BL 标识为膀胱,箭头所指为造影显示薄的和高增强的囊壁,囊内为无增强

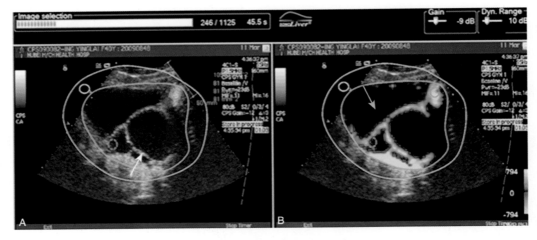

图 13-2-8　卵巢浆液性囊腺瘤
A. 普通造影模式:白色箭头所示囊肿壁与分隔光带为高增强;B. 动态血管模式:红色光带为分隔光带与囊壁

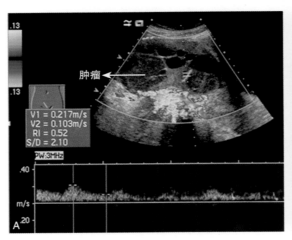

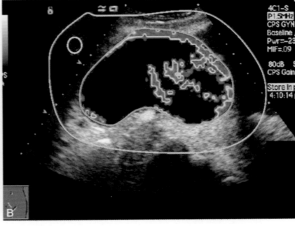

图 13-2-9　卵巢纤维瘤
A. 卵巢纤维瘤,盆腔囊实性占位性病灶;B. 造影血管灌注模式成像,红色部分为高增强,黑色部分为无增强

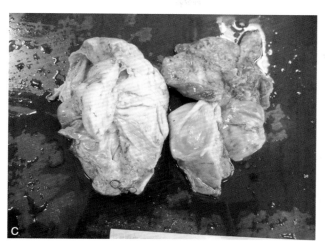

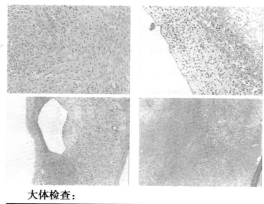

大体检查：

病理诊断：

D (右侧)卵巢纤维瘤伴囊肿形成及出血。

图 13-2-9　卵巢纤维瘤
C. 手术标本；D. 病理结果：卵巢纤维瘤伴出血

单纯卵巢囊肿造影灌注时，显示薄的囊壁且为高增强，囊内无增强。

巧克力囊肿：造影勾画的囊壁厚薄不均。卵巢纤维瘤和卵巢多房性浆液性囊腺瘤，囊壁薄，内有较多的光带分隔，造影表现为囊壁与光带分隔呈高增强，囊液为无增强。

畸胎瘤：多数成熟畸胎瘤的二维声像图较典型，内部无血流信号，超声造影时内部也多没有微泡灌注和增强的表现。成熟畸胎瘤内多伴甲状腺成分或神经胶质成分。单胚层畸胎瘤，实质性成分可见造影剂充盈，较暗淡，充盈多晚于子宫，消退多早于子宫(图 13-2-10)。

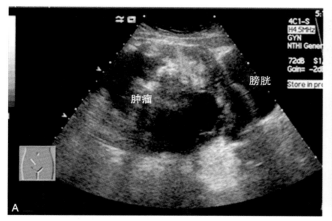

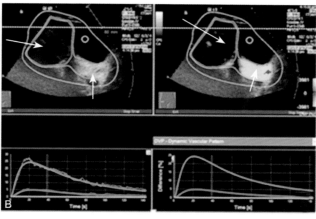

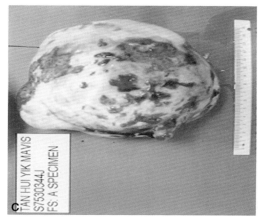

图 13-2-10　畸胎瘤
A. 二维声像图提示为典型的畸胎瘤表现，包膜完整，内有多种回声的有形成分，强光斑或强光片；B. 为超声对比增强造影图，短箭头为子宫呈现为中等度灌注，下方的绿色曲线提示子宫灌注的模式为快速上升，随后逐渐下降。长箭头为畸胎瘤，内无灌注增强，下方的红色曲线提示畸胎瘤内仅为非常少许的灌注增强；C. 为右侧畸胎瘤切除的大体标本

3. 卵巢恶性肿瘤造影表现　卵巢恶性肿瘤如卵巢浆液性乳头癌、黏液癌、转移癌等可以表现肿瘤病灶均匀性高增强，或非均匀性高增强，或壁内乳头样高增强等。造影剂灌注多呈快进快出，常常比子宫来得早，灌注强，表现为达峰时间较短，时间强度曲线（TIC）表现为上升支陡直，波峰尖锐，下降支由快速下降支和平滑持续支组成（图13-2-11～图13-2-13）。

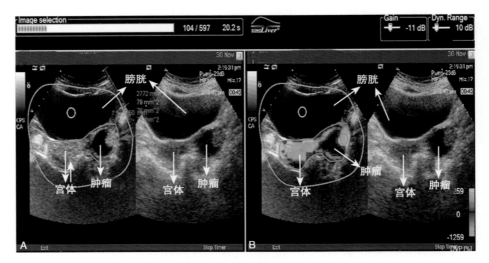

图13-2-11　卵巢黏液癌
A. 为造影普通模式：白色箭头为子宫正常灌注，绿色箭头为左侧卵巢内乳头样高增强为癌病灶；B. 为动态血管模式：黄色区域为子宫，黑色为左侧卵巢出血，黄色乳头样结构为癌病灶

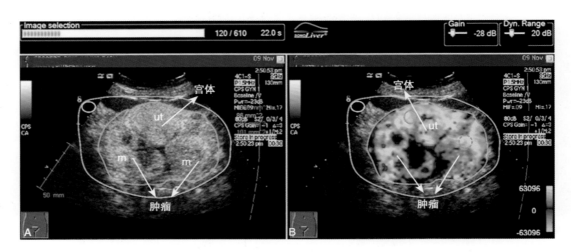

图13-2-12　卵巢转移癌造影声像图
A. m标识为卵巢肿瘤转移灶，ut标识为子宫；B. 为动态血管模式：显示卵巢转移病灶，可见呈现为高增强状态

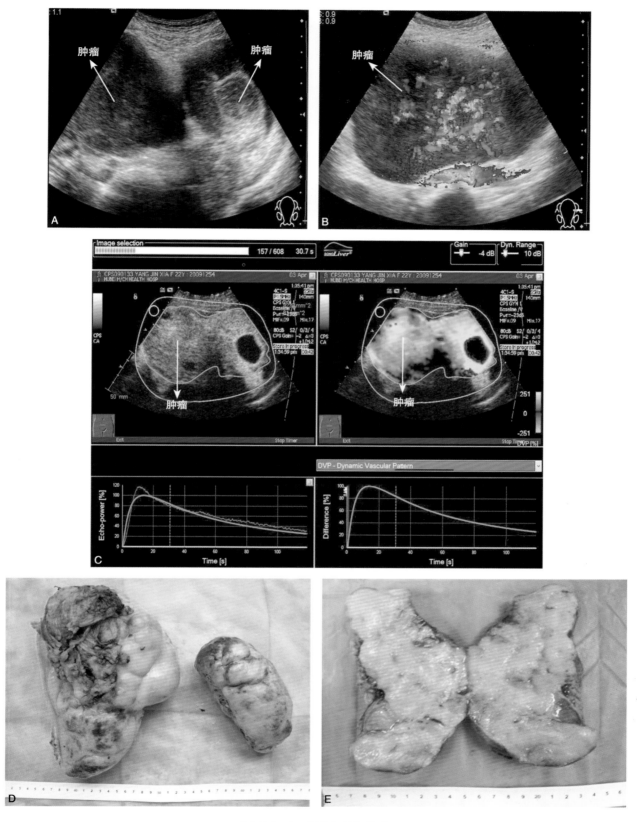

图 13-2-13　卵巢颗粒细胞癌

A. 为二维图像,可见左侧卵巢内实质性占位性病变,并有乳头状物,壁不光滑;B. 彩色多普勒显示左侧盆腔实质性占位病灶内血流极丰富;C. 超声造影像图,可见左侧盆腔实质性占位病变中灌注明显增强,下降幅度快,并可见到病灶内无灌注的坏死区;D、E. 手术后大体标本,病理诊断为:卵巢颗粒细胞癌

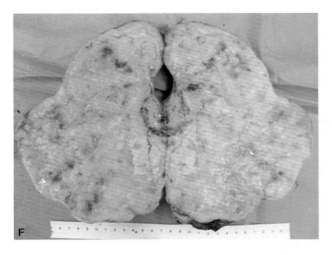

图 13-2-13　卵巢颗粒细胞癌
F. 手术后大体标本, 病理诊断为: 卵巢颗粒细胞癌

六、宫颈癌

超声造影表现: 造影灌注增强时可勾画出癌细胞侵蚀宫颈的范围及深度, 短轴面通过造影剂灌注可清楚地观察到癌细胞侵蚀与穿透宫颈浆膜层与周边的关系, 与宫颈正常组织或子宫正常肌壁比较, 一般为快进快出 (图 13-2-14)。

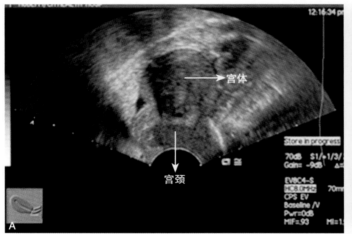

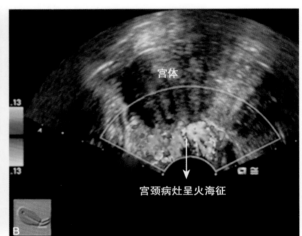

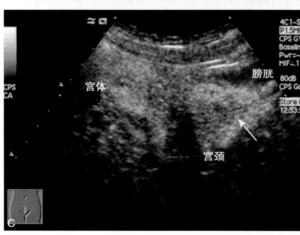

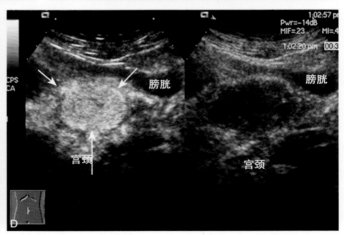

图 13-2-14　宫颈癌
A. 为经阴道超声, 显示宫颈低回声病灶; B. 为彩色多普勒显示子宫血流不丰富, 宫颈病灶呈现火海征; C. 超声造影显示子宫与宫颈病灶灌注声像图, 宫颈病灶灌注于子宫; D. 超声造影微血管模式, 图左部分为超声造影图像, 图右部分为二维图像, 图左部分箭头示意在子宫宫颈短轴面 6 点、11 点及 3 点部位有宫颈病灶向外侵蚀, 浆膜层连续性消失, 造影剂外溢

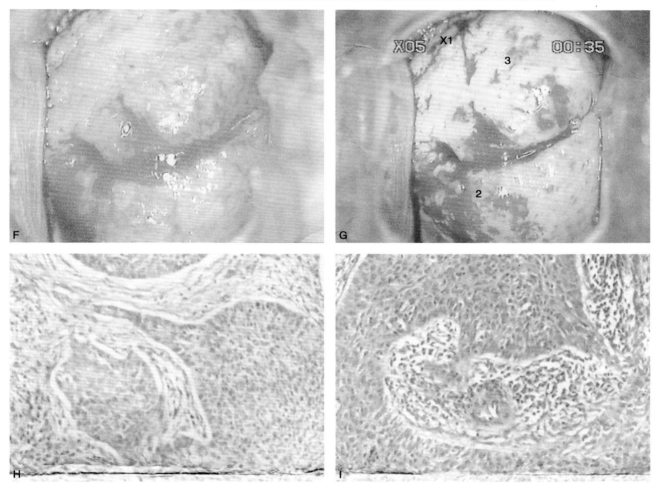

图 13-2-14　宫颈癌

E. 超声造影分析：黄色曲线表示为病灶的灌注曲线，和子宫白色灌注曲线比较表现为快进快出，峰值流速高；F、G. 阴道镜活检：宫颈 7 点、11 点处取标本；H、I. 病理报告为子宫宫颈浸润性鳞癌临床评价:通过超声造影可以观察到造影增强的灌注穿透子宫宫颈浆膜层的部位进行病灶定位与分级,对临床子宫宫颈癌病理分级有帮助,超声造影所获得这些信息是常规二维与彩色多普勒难以提供的灌注信息。

七、盆腔炎性包块

超声造影表现:通过超声增强微泡灌注将包裹的包块区分出有血供与无血供两部分,并可以基本分辨出卵巢、输卵管,扩张肠管及炎性成分的部分,有助于鉴别诊断(图13-2-15)。

临床评价:盆腔炎性包块在常规超声诊断中常有困难,超声造影对复杂性结构的辨认,如包括囊实性结构,有血供无血供的鉴别,有无侵蚀现象等均优于普通二维与彩色多普勒,增加了新的诊断和鉴别诊断的信息。

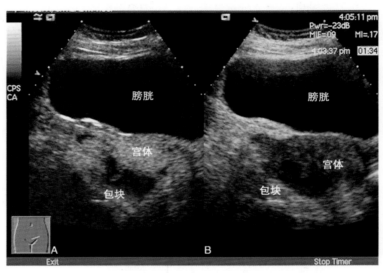

图13-2-15 盆腔炎性包块
A、B. 子宫右后方非均质性包块

第三节 在产科疾病中的临床应用

由于超声造影剂尚没有批准用于产科领域,通过系列的动物实验和分娩后残留胎盘的观察获得以下信息。

一、正常胎盘

超声造影表现:在超声造影中子宫与胎盘的灌注顺序为:子宫浆膜层—子宫基蜕膜血管—胎盘基底部—母体侧胎盘小叶、迅速充盈并融合,可清楚勾画出胎盘形态与大小。由于胎盘屏障,超声造影剂无法通过也就无法进入到胎盘的胎儿部分。

二、胎盘粘连

1. 超声造影表现 残留胎盘除长时间后发生机化以外均多呈灌注高增强,灌注常早于正常子宫肌层,消退多晚于正常子宫肌层。机化的残留胎盘造影显示无增强,与正常子宫肌壁形成鲜明对比(图13-3-1)。

2. 临床评价 超声造影灌注成像可清楚勾画残留胎盘的轮廓,能比常规灰阶超声更加清楚分辨出正常子宫肌层与残留灶之间的关系。

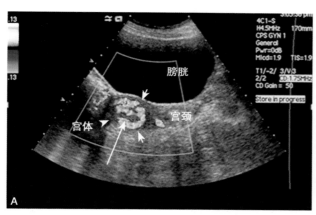
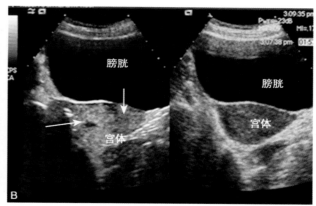
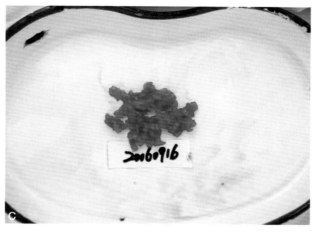

图 13-3-1　胎盘粘连

A. 胎盘组织粘连,长箭头指示为胎盘残留血流信号丰富,短箭头指示为正常子宫肌层,与病灶分界清楚;B. 右图为超声造影长箭头标识为子宫腔残留病灶,其造影灌注强于子宫肌壁,短箭头指示正常子宫肌壁,灌注弱于残留的胎盘。左图为二维图像;C. 清宫后残留的胎盘组织

三、胎盘植入

1. 疾病描述　胎盘植入是指胎盘绒毛因子宫蜕膜发育不良等原因而植入子宫肌层,根据植入面积分为完全性与部分性植入,胎盘绒毛粘连达肌层称胎盘粘连;侵入肌层称为胎盘植入;穿透肌层称为胎盘穿透。

2. 超声表现

（1）对胎盘基底部与子宫黏膜层界限不清,或胎盘基底部见多个小的低回声或无回声,结合临床曾有过剖宫产史、子宫内膜炎或多次人流或妊娠史,应警惕胎盘植入的可能。

（2）彩色及多普勒能量图,在胎盘植入部位的子宫肌壁内显示血流信号较丰富,并可记录到滋养层频谱。

（3）中央型前置胎盘全孕期未出血,应特别注意胎盘附着部位子宫肌壁及膀胱壁的血流变化。在肌壁处或膀胱壁处测到滋养层血流,应考虑胎盘植入。

3. 超声造影表现　可见植入胎盘基底紧贴子宫浆膜层,部分病例可以清楚显示菲薄的子宫浆膜层部分患者子宫浆膜层界限不清,可以有造影剂外溢表现,浆膜层呈类毛刺样改变,超声造影较常规超声更容易区分宫腔内胎盘残留灶与肌壁关系。当宫腔内胎盘积血或部分胎盘坏死,常规二维彩色多普勒无法区分,超声造影通过灌注很容易确定胎盘植入的部位、大小及和胎盘附着处子宫浆膜层关系。通过造影剂灌注缺失则可清楚显示宫腔积血或部分胎盘坏死区(图 13-3-2)。

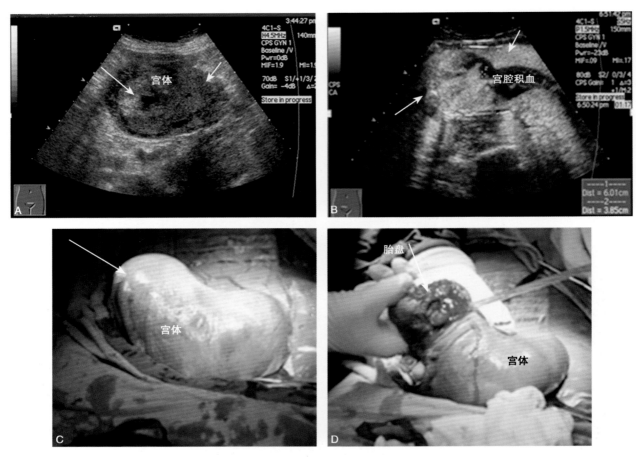

图 13-3-2　胎盘植入

A. 女 44y,孕 6 产 2,妊娠 24 周引产后发生胎盘粘连;B. 超声造影显示:长箭头标识为胎盘植入部位,子宫浆膜层连续性消失,造影剂外溢,呈毛刺样改变,短箭头标识为正常子宫肌壁,宫腔内积血呈无回声,三者之间勾画与分界清楚;C. 手术结果:箭头标识区为宫底呈鞍形改变,表层血管怒张;D. 为植入的胎盘组织

四、子宫破裂

1. 疾病描述　子宫破裂(图 13-3-3)即破裂的子宫可直接与腹腔相通,为完全性子宫破裂。子宫肌壁分裂仍有浆膜层或阔韧带表面的脏层腹膜,为不完全性子宫破裂。原因可能与创伤有关,也可并发于瘢痕子宫。最常见的原因是既往有剖宫产史。也可见于既往有创伤性手术或操作,如刮宫或穿孔等。

2. 超声表现

（1）完全性子宫破裂:胎儿胎盘羊水均排入腹腔,子宫收缩位于胎儿一侧。

（2）不完全子宫破裂:子宫肌壁延续不完整,可见连续中断。胎儿部分在宫内,部分在宫外。

（3）因出血和羊水外溢,盆腔内可见到液性暗区和漂浮的肠腔。

（4）超声造影显示破裂子宫处的浆膜层灌注缺失,连续中断。

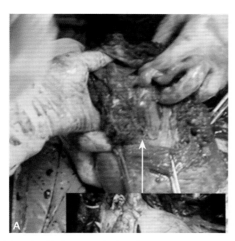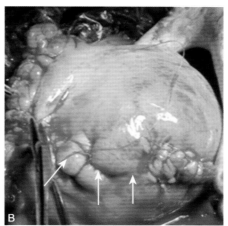
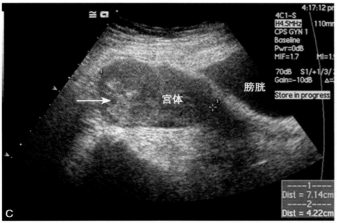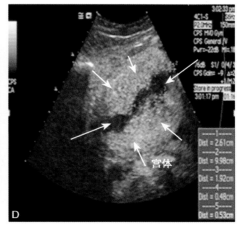

图 13-3-3　子宫破裂

患者妊娠 38 周,妊娠期间断无痛性阴道出血,腹痛加剧伴休克入院,急诊手术诊断为胎盘植入完全性子宫破裂。手术时观察到标本

A. 箭头所指为胎盘穿透子宫浆膜层;B. 箭头所指为缝合后的子宫破裂部位;C. 为手术后超声检查二维超声声像图,箭头指示子宫肌壁回声不均伴低回声;D. 为手术后超声造影图像,子宫横断性破裂,长箭头所指示破裂部位没有造影剂灌注,短箭头指示正常子宫肌壁,造影灌注正常,两者之间分界清楚

五、胎盘早剥

1. 疾病描述　指正常位置的胎盘,从妊娠 20 周至胎儿娩出前,出现部分或全部与子宫壁发生分离,称为胎盘早剥(图 13-3-4)。

2. 超声表现　根据剥离的类型和程度呈现为多样化的表现:

(1) 显性剥离:胎盘的形态可无变化。

(2) 隐性剥离:则显示剥离区的胎盘增厚,向羊膜腔膨出,胎盘厚度>5cm。

(3) 胎盘与子宫壁之间回声杂乱,随胎盘剥离时间的不同声像图表现形式多样,剥离时间长者,血液凝固成血块可呈强回声或光团回声。如仅部分血液凝固,回声强弱不均,部分是低回声。胎盘

刚剥离,血液尚未凝固,呈无回声区。

(4) 胎盘剥离面过大,出现胎死宫内。

(5) 如血液破入羊膜腔,羊水内可见漂浮的光点或光团回声。

(6) 胎盘基底部与子宫剥离面部位,无血流信号显示。

(7) 胎盘剥离处的异常回声内无血流信号显示。而未剥离的胎盘基底部及胎盘实质内均有血流信号显示,两者之间可形成明显的分界。

(8) 如剥离面小,脐带及胎儿体内仍有血流显示,剥离面大,胎儿死亡,脐带及胎儿体内均无血流信号显示。

(9) 剥离胎盘与子宫黏膜层之间无血流显示。而子宫肌壁浆膜层则显示较丰富的血流信号。通

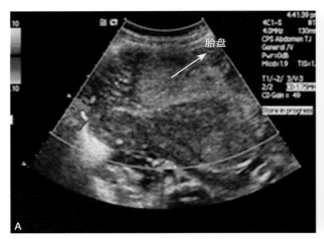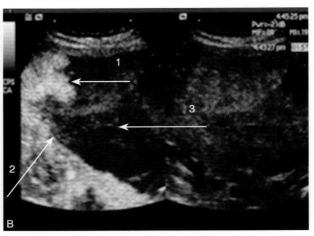

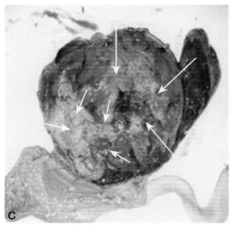

图 13-3-4　胎盘早剥

A. 妊娠 29 周胎儿宫内死亡,显示胎盘形态回声异常,胎盘增厚,彩色多普勒显示胎盘内见星点状流信号;B. 图左部分为超声造影胎盘早剥图像,箭头 1 指示为胎盘未剥离部分,箭头 2 为子宫肌壁,箭头 3 指示为胎盘剥离部分无造影剂灌注,剥离与未剥离部分胎盘分界清楚;C. 为剥离胎盘标本,短箭头为胎盘为剥离部分,长箭头为胎盘未剥离部分,和超声造影勾画出的形态几乎一样

过子宫黏膜层与胎盘基底部血流信号显示估计胎盘的剥离面积。

3. 超声造影表现　胎盘未剥离部分有造影剂充盈。胎盘剥离部分造影剂充盈缺失,通过造影微泡灌注与灌注缺失,可以清楚分辨出胎盘剥离与未剥离,观察到未剥离胎盘的形态、大小及附着部位。

4. 临床评价　症状典型的胎盘早剥,临床与超声诊断均不困难,超声造影的临床应用价值,在于对不典型胎盘早剥进行早期诊断,其能勾画出剥离与非剥离面胎盘的分解远较二维与彩色多普勒清楚,因此随着超声造影临床深入与普及,它将是一项非常有希望和前景的诊断方法。

六、胎盘梗死

1. 疾病描述　是最常见的胎盘病变,虽然病因

多样,但后期表现均可能出现胎盘梗死(图 13-3-5)。主要病理变化包括滋养细胞的纤维化退化、钙化和螺旋动脉闭锁引起的缺血性的梗死。

2. 超声表现

(1) 二维超声几乎无法提供胎盘梗死的声像图特征。

(2) 对低速血流敏感的彩色多普勒血流图或彩色多普勒能量图可能对胎盘梗死灶区域显示局灶性血流缺失。

3. 造影表现

(1) 超声造影显示胎盘穿插式的微泡灌注缺失可能与胎盘梗死有关。

(2) 可能局限于一个区域内。

4. 临床评价　胎盘梗死可发生在胎盘任何一个部位,二维与彩色多普勒难以分辨,超声造影有

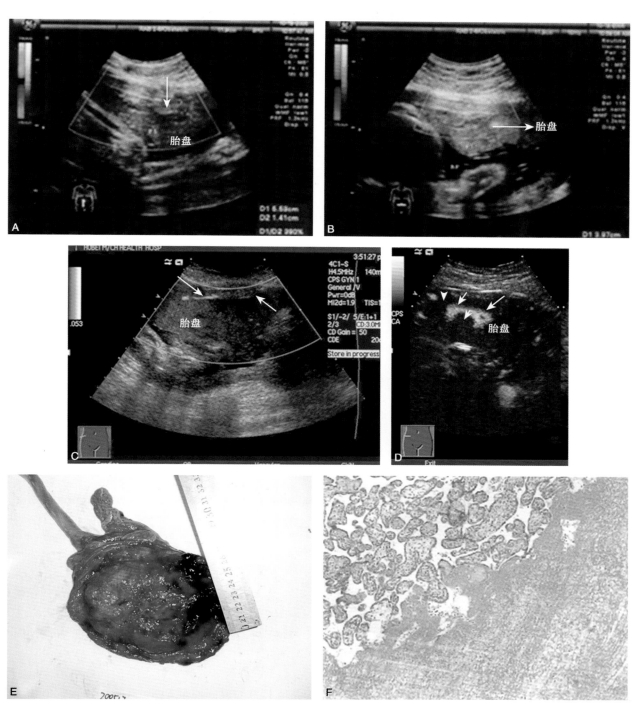

图 13-3-5　胎盘梗死

A. 孕 34 周,5 天前外院超声检查为胎儿存活,胎盘后方异常回声,箭头所示;B. 5 天后胎儿宫内死亡,显示胎盘基底部部分有血流信号,部分血流信号消失;C. 彩色多普勒能量图亦显示部分胎盘有血流,部分胎盘没有血流;D. 造影显示胎盘部分有造影剂灌注长箭头指示,部分造影剂灌注缺失短箭头指示,呈间插性改变;E. 为胎盘大体标本,胎盘组织手感坚硬;F. 为病理切片镜下观,显示正常胎盘组织与梗死胎盘表现为间插性改变,与造影图像雷同,病理报告为胎盘梗死

明显的优越性。

七、异位妊娠

疾病描述:是指受精卵在子宫腔以外的部位着床与发育。最常见的部位是输卵管,其余的部位有卵巢、子宫颈、腹腔、子宫残角。宫内、宫外或双输卵管同时种植的病例偶可见。异位妊娠发生率与正常妊娠之比为 1:56～1:93,20%～30%无明显停经史,1/30 000 宫内宫外复合妊娠。95%发生于输卵管,以壶腹部多见占50%～70%,峡部占22%,伞部及间质部各占5%。

1. 输卵管妊娠的声像图和超声造影灌注的特征(图13-3-6)

(1)宫腔内未见胚囊,子宫内膜增厚或不增厚。

(2)一侧附件区混合性肿块,形态不规则,包块与卵巢多数可有分界。

(3)部分包块内可见胚芽及胎心搏动,是超声诊断异位妊娠的直接证据。

(4)依包块破裂情况盆腔可有也可以无积液。

(5)异位妊娠附件包块周围的血流常常是高流量低阻抗的血流,这种滋养性血流频谱有诊断价值。

(6)部分病例多普勒可检出异位妊娠特有的怪异性频谱,如热带鱼样改变,这是因为滋养细胞侵蚀输卵管壁有关系。

(7)超声造影可以勾画出输卵管形态与走行,异位妊娠灶与输卵管灌注与消退的顺序不一样,能够较好勾画出早期输卵管妊娠环状增强,确定输卵管妊娠着床位置。经阴道超声造影更加容易定位异位妊娠的部位。

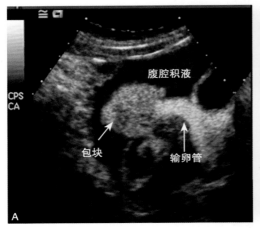 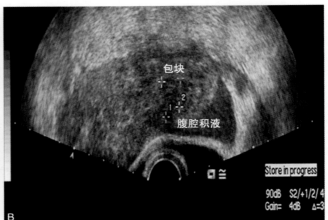

图13-3-6　输卵管妊娠

A. 长箭头为造影勾画出增粗的输卵管,短箭头为异位妊娠在输卵管位置;B. 为经阴道二维超声显示附件包块

2. 输卵管间质部妊娠

(1)疾病描述:间质/部妊娠占输卵管妊娠的3%,是妊娠物种植在输卵管的壁内部分,即输卵管通过子宫角的部分。这是一种少见的异位妊娠,但是也像其他类型的异位妊娠一样,其发病在辅助生殖技术妊娠的妇女中比自然怀孕的妇女要多。

(2)超声声像图与超声造影灌注图像特征表现(图13-3-7):

1)超声扫查显示妊娠囊位于子宫的左侧或右侧靠上的部位,与子宫体既有分隔又很接近。

2)妊娠囊的侧方或上方肌层极少或根本就没有肌层。

3)区分输卵管间质部妊娠和畸形子宫的子宫内妊娠(例如双角子宫的一角内有妊娠囊)鉴别诊断上可能有困难。

4)妊娠囊或混合性包块与宫腔有明显的连续关系,考虑宫内妊娠着床宫腔角部;包块或妊娠囊与宫腔末端有明显的分界,应该是输卵管间质部妊娠可能性大。

5)彩色多普勒在妊娠囊的周围可看到高血流量支持输卵管间质部妊娠,宫腔偏心角部妊娠少有丰富的血流信号。

6)超声造影表现妊娠着床处及周边血管扩张部分,造影充盈明显早于子宫其他部位,多数病例表现为快进慢出。

3. 剖宫产瘢痕妊娠

(1)疾病描述:随着剖宫产率增加,子宫下段剖宫产瘢痕妊娠发生率增加。

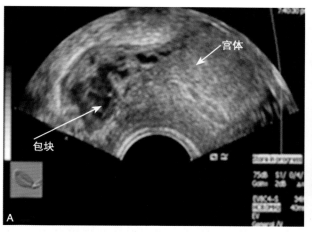

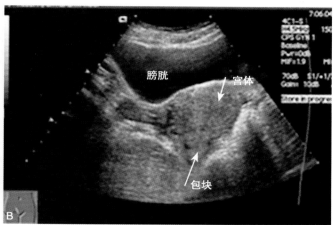

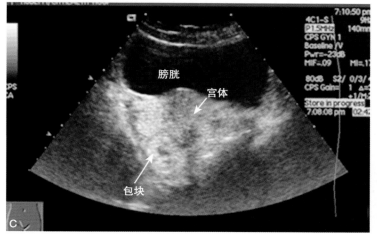

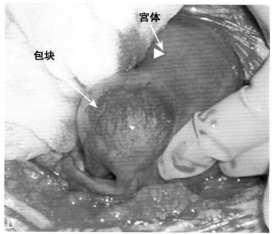

图 13-3-7　输卵管间质部妊娠,短箭头标识为子宫,长箭头标识为异位妊娠
A. 为经阴道超声显示子宫与异位妊娠;B. 为经腹部超声显示子宫与异位妊娠;C. 超声造影显示输卵管间质部妊娠,长箭头异位妊娠,短箭头为子宫,异位妊娠灌注明显强于子宫;D. 手术大体标本所见,短箭头子宫,长箭头为间质部妊娠

（2）超声表现:宫腔内未见胚囊,子宫前壁下段剖宫产切口处见一见混合性肿块向前壁膨出,形态不规则,边界欠清,部分病例其内可见孕囊回声与心管搏动,是诊断切口处妊娠的重要依据。宫颈内口可以是扩张,是宫颈妊娠鉴别点之一。异位妊娠包块内部分没有或少的星点样的血流信号。

（3）超声造影表现:切口处异位妊娠病灶周边多呈高增强,病灶内多数为无增强,通过超声造影对子宫切口与宫颈的勾画,可以对子宫切口妊娠与宫颈妊娠提供诊断与鉴别诊断。

八、滋养细胞肿瘤

疾病描述:超声造影由于可以在灌注层面上来显示滋养血流的信号,特别是可以显示侵蚀征,故对滋养细胞性疾病的诊断具有很大价值。

1. 完全性或部分性葡萄胎

（1）超声造影表现:灌注顺序为子宫浆膜层-子宫肌壁-宫腔内病灶。病灶内的灌注表现为溪流样或束状,可以逐渐融合为非均匀性片状高增强。

（2）临床评价:对宫腔内葡萄胎病灶的评价,灌注显示明显优于彩色多普勒(图 13-3-8 ~ 图 13-3-9)。

2. 癌或侵蚀性葡萄胎　超声造影表现:在侵蚀病灶处,微泡灌注明显早于子宫正常肌壁,灌注量显著多余子宫其他部位,造影剂在廓清消退时则部分病例早于正常子宫肌壁,部分病例则明显晚于正常子宫肌壁(图 13-3-10)。

超声造影还可以用在监测滋养细胞肿瘤治疗转归的全过程。治疗有效时,超声造影可以表现在恢复过程中病灶灌注逐渐减少,机化病灶则表现造影剂灌注缺失,在机化病灶逐渐恢复血供后,造影则表现为子宫灌注逐步恢复到正常的转归。

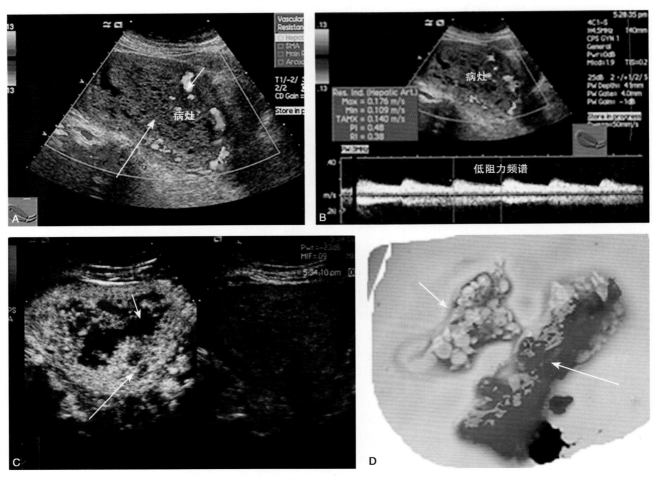

图 13-3-8　葡萄胎

女,39 岁,停经 48 天,β-hCG>20 万,子宫增大

A. 显示宫腔内异常回声,长箭头显示葡萄样组织,短箭头显示部分胎盘组织;B. 为彩色多普勒显示宫腔内病灶处记录到的低速低阻力频谱;C. 图左部分为超声造影图像,短箭头为宫腔病灶呈非均匀性高增强,长箭头为子宫肌壁灌注。图右部分为二维图像同步显示;D. 短箭头所示清宫后见到葡萄样组织,长箭头所示为血块和胎盘组织

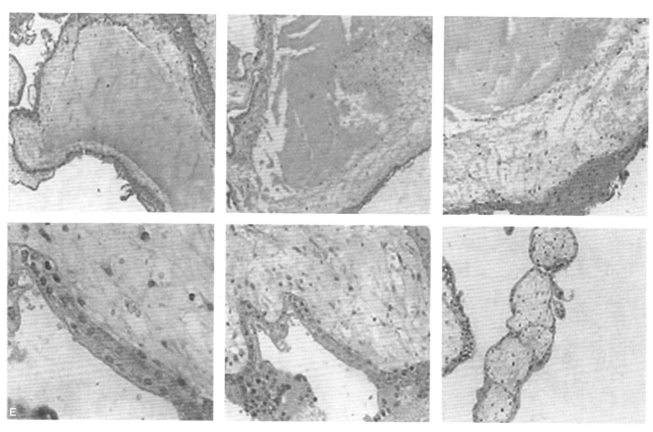

图 13-3-8　葡萄胎

E. 病理切片,病理确诊为滋养叶细胞增生

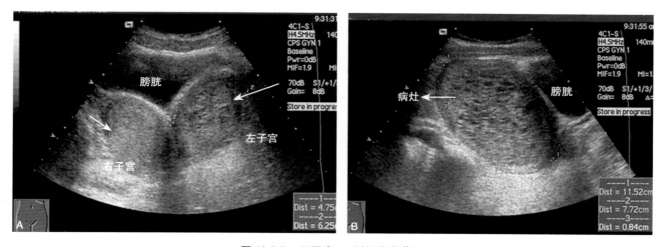

图 13-3-9　双子宫,一侧子宫葡萄胎

A. 双子宫,左侧子宫长箭头所示为葡萄胎,右侧子宫短箭头所示正常子宫;B. 双子宫,一侧(左侧)子宫葡萄胎

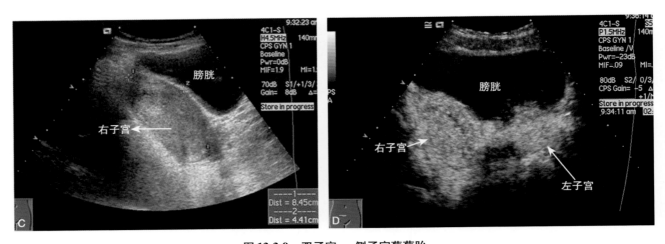

图 13-3-9 双子宫，一侧子宫葡萄胎

C. 双子宫，右侧正常子宫；D. 造影为短箭头指示右侧子宫灌注正常；长箭头指示左侧子宫非均匀性高增强

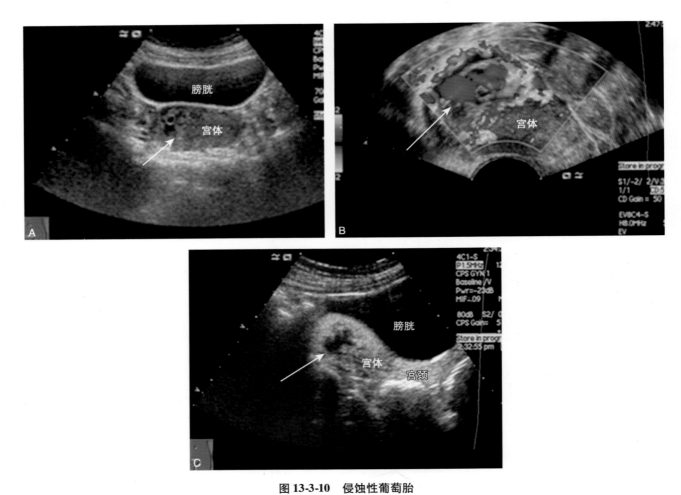

图 13-3-10 侵蚀性葡萄胎

A. 为葡萄胎清宫术后二维声像图，箭头所示右侧子宫肌壁为空洞样结构；B. 箭头所示相对应空洞部分血流极其丰富；
C. 造影显示子宫空洞样病灶处表现造影剂快进快出（箭头所指示）

第十四章
小儿妇科超声简介

小儿妇科超声显像由于其操作简便快捷、无痛、无创及可重复性,在小儿妇科疾病的诊断中是首选的影像学检查手段,其临床意义在于:

1. 显示儿童期各年龄段内生殖器的正常形态、结构。

2. 对性早熟及青春期延迟提供影像资料。

3. 下腹痛或盆腔包块的诊断及鉴别诊断。

4. 青春期前阴道出血及原发性闭经的辅助诊断。

5. 先天性内生殖器畸形及两性畸形的辅助诊断。

第一节 女性生殖系统胚胎学

胎儿的性染色体是 XY,在胚胎6周时还不能区分性别,称原始性腺(外表为皮质,中央为髓质)。在性染色体为 XY 的体细胞细胞膜上存在 H-Y 抗原,支配 H-Y 抗原的基因是原始性腺发育为睾丸的决定基因,如果没有 H-Y 抗原,则胎儿发育为女性。

正常情况下,若有 Y 染色体,约在胚胎7周原始生殖腺髓质分化为睾丸,皮质退化。若无 Y 染色体,胚胎10周后皮质发育为卵巢,髓质退化。

胚胎 6 周时,无论男女均有一对中肾管(Wölffian 管)和副中肾管(Müllerian 管),中肾管在睾酮的作用下逐渐形成附睾、输精管、精囊腺等。在没有睾丸的情况下,副中肾管分化为输卵管、子宫及阴道的上 2/3,并形成外生殖器。胚胎 17 周左右,若没有 Y 染色体而是 2 个 X 染色体时,原始生殖腺分化成卵巢。

Müllerian 管的发育:胚胎 5~6 周双侧向中线靠拢并融合,体腔上皮与双侧 Müllerian 管连接,7~9 周在中线处形成尿生殖膈,8 周泄殖腔分隔成尿生殖窦和直肠,同时阴道下段开始发育。阴道上段约 2/3 或 4/5 由双侧 Müllerian 管形成,下段 1/3 或 1/5 由尿生殖窦形成(图 14-1-1)。

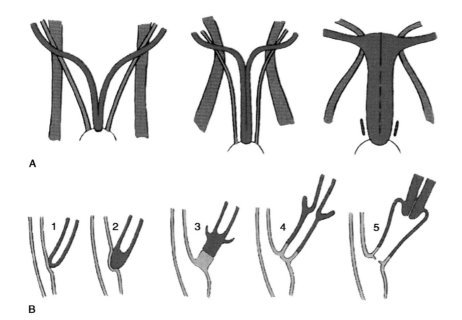

图 14-1-1 子宫和卵巢的胚胎发育示意图

A. 双侧 Müllerian 管(红色)在中线融合形成子宫,其近端部分形成输卵管,Wölffian 管(绿色)退化,其残余部分形成 Gartner 管;B. 1. 子宫阴道腔(红色)抵达尿生殖窦(粉红色);2. 阴道板的发育;3. 阴道迅速增长;4. 阴道腔逐渐形成;5. 双侧 Müllerian 管和尿生殖窦共同形成阴道(引自 Laurent Garel,et al. Radio Graphics,2001,21:1392-1407)

由此可见：

1. 生殖系统的发育与泌尿系统的发育密切相关，子宫畸形与肾脏畸形常合并存在。

2. Müllerian 管融合不全或未融合可形成多种生殖器畸形。

第二节 各年龄段内生殖器正常超声解剖

一、子宫

新生儿子宫因受孕母及胎盘激素的影响，形态饱满，宫颈>宫体，宫体/宫颈比值（FCR）≥1/2，外形似铲子，内膜线清晰，有时宫腔内可显示液性暗区（图 14-2-1）。

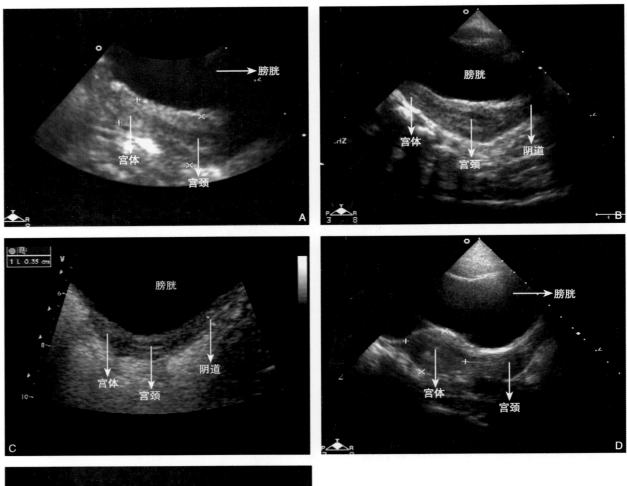

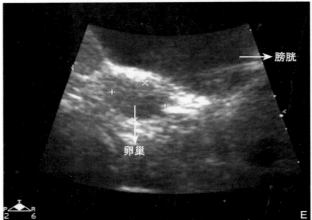

图 14-2-1 各年龄段内生殖器正常声像图
A. 21 天新生儿，宫颈>宫体，子宫外形似铲子，FCR=0.57（双+间为子宫体，双×间为子宫颈）；B. 19 天新生儿，宫颈>宫体，FCR<1，内膜线清晰可见，阴道壁稍厚；C. 7 岁，子宫外形呈管状，FCR=1，阴道壁薄（+示双侧阴道壁厚度）；D. 13 岁，子宫外形呈梨形，宫体>宫颈，FCR>1；E. 4 岁，卵巢为实质性低回声，内含少数小卵泡

3个月后母体带来的激素水平开始下降,6~12个月的婴儿子宫逐渐变小,到青春期前的2~9岁年龄段子宫的形态相对稳定,外形呈管状,FCR<1.2(图14-2-1C)。

9岁后子宫逐渐增大,宫体>宫颈,FCR>1.2。形成典型的成人样梨形子宫,内膜线清晰,且内膜厚度随月经周期而变化(图14-2-1D)。

二、卵巢

呈卵圆形结构位于子宫两旁并逐渐向盆腔深部位移,其声像图表现多为实质性低回声内含少数微卵泡,或生理性小囊。由于超声仪器不断更新及超声诊断水平的提高,目前超声显像可在女童任何年龄段显示卵巢,并可扫查到微小卵泡(图14-2-1E)。

各家文献报道卵巢声像图不同分型如下:

1. 6型　实质性、微囊、小囊、多囊、大囊、单囊。

2. 3型　无卵泡、小卵泡(3~5mm)、大卵泡(>6mm)。

3. 4型　均质、微小卵泡(<4mm)、小卵泡(4~8mm)、大卵泡(>8mm)。

上述声像图不同分型主要是根据卵泡的大小及多少,因为卵巢基质的增长不依赖于促性腺激素,卵泡的发育是受促性腺激素的刺激。卵巢的大小以容积(体积)表示,测量一侧卵巢的长、宽、厚度后,按椭圆形公式计算:V=1/2(长×宽×厚),单位以ml表示。

子宫及卵巢的超声正常值:由于种族和地区差异,测量的方法学、统计学不同以及正常儿童不同年龄组间测值常互相交叉重叠,所谓正常值只能作为正常参考范围。由于国外超声技术开展较早,早期多以国外资料为依据,Limpe和Sample提出青春期前子宫长度(包括宫颈)<3cm,卵巢容积<1ml。France Ziereisen等推荐:新生儿子宫长度(包括宫颈)约3.5cm,卵巢容积约1ml;2~9岁子宫长度<4cm,卵巢容积<2ml;9岁后,子宫长度5~8cm,卵巢容积2~4ml。张庆等报道武汉地区571例0~14岁女童内生殖器各参数正常值范围:青春期前子宫体长度<2cm,9岁后>2cm,卵巢容积8岁前<1ml,9岁后>1.5ml,青春期后子宫及卵巢快速接近成年人正常值。此外,张庆等推荐了女性性发育的新参数,即青春期前子宫颈壁厚度<8mm,阴道壁厚度<4mm,该两项参数能反映体内雌激素的水平。

第三节　性早熟与青春期延迟

一、性早熟

青春期性特征提前出现,为儿童常见内分泌系统疾病,且发病率呈上升趋势。8岁前出现的任何一种第二性征均称为性早熟,分三类:

1. 中枢性性早熟(CPP)　又称真性性早熟或促性腺激素依赖性性早熟,其性发育变化是按正常顺序出现的。其中80%~90%为特发性,由于下丘脑-垂体-卵巢轴(H-P-O)的功能提前启动所致。少数见于中枢神经系统疾病如灰质错构瘤、原发性甲状腺功能减退、多发性骨纤维性异常增生症(Mc-Cune-Albright syndrome)等。

2. 外周性性早熟(PPP)　又称假性性早熟或非促性腺激素依赖性性早熟,第二性征出现在卵巢发育之前,系因内源性或外源性性激素过早、过多的异常分泌引起。内源性见于能分泌雌激素的卵巢肿瘤、肾上腺肿瘤,外源性多因摄入含雌激素的药物或食品所致。

3. 部分性或不完全性性早熟　又称青春期发育变异,由于靶器官过度敏感,出现单纯性乳房过早发育,单纯性阴毛早现。

性早熟超声显像:主要是观察子宫卵巢的形态大小,宫颈及阴道壁厚度,并排除盆腔及肾上腺肿瘤。

各类性早熟声像图:

A. 中枢性性早熟:

病例14-3-1　中枢性性早熟(特发性)

【临床资料】

7岁,双乳增大2周。

【声像图表现及提示】

子宫形态大小正常,卵巢增大,容积3.72ml,内见>4mm卵泡7~8个。

超声提示:中枢性性早熟(图14-3-1)。

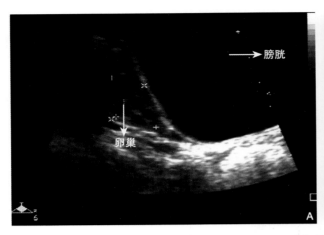
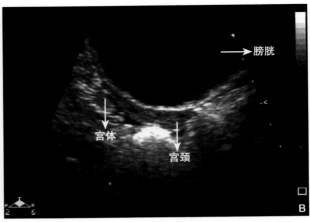

图 14-3-1　中枢性性早熟(特发性)
A. 卵巢增大,容积 3.72ml,内见>4mm 卵泡 7~8 个;B. 同一患儿,子宫形态大小正常

病例 14-3-2　中枢性性早熟(特发性)

【临床资料】

8 岁,双乳增大 6 个月余。

【声像图表现及提示】

子宫呈现青春期改变,卵巢增大,容积 2.76ml,内见较多>4mm 卵泡。

超声提示:中枢性性早熟(图 14-3-2)。

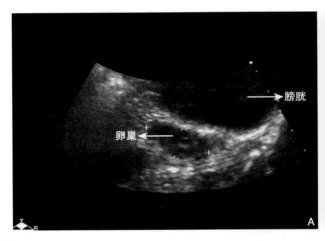
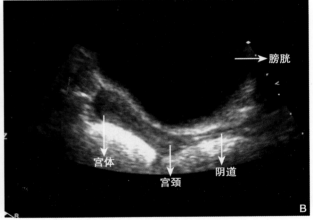

图 14-3-2　中枢性性早熟(特发性)
A. 卵巢增大,容积 2.76ml,内见较多>4mm 卵泡;B. 同一患儿,子宫呈现青春期改变

病例 14-3-3　中枢性性早熟(垂体增生症)

【临床资料】

9 岁,双乳增大伴生长快 2 年,月经已来潮。

BA(骨龄):12 岁;颅脑 MRI 提示:垂体增生症(垂体约 12.9mm);LH(促黄体生成素)4.56~37.96mIU/ml;FSH(促卵泡生成素):5.16~16.13mIU/ml;GnRH(促性腺激素释放激素):(+);E₂(雌二醇):110pmol/L。

【声像图表现及提示】

子宫呈现青春期改变,卵巢增大,容积为 3.2ml,内见较多卵泡,最大卵泡内经 11mm,子宫动脉血流频谱显示收缩期血流频谱宽,舒张期血流频

谱呈连续性,RI:0.80(图 14-3-3A~C)。

超声提示:中枢性性早熟。

【MRI 表现】

颅脑 MRI 矢状位见增大的垂体约 12.9mm(图 14-3-3D、E)。

【讨论分析】

1. 中枢性性早熟　早期出现卵巢增大,卵泡增多,随后子宫增大,以宫体增大为主,FCR>1,内膜线清晰,阴道壁增厚。

2. 外周性性早熟　主要表现为子宫增大,形态饱满,内膜增厚,回声增强,宫颈及阴道壁增厚,卵巢形态大小无明显改变。

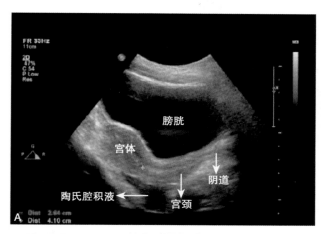
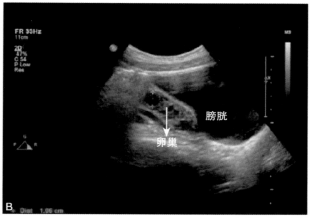
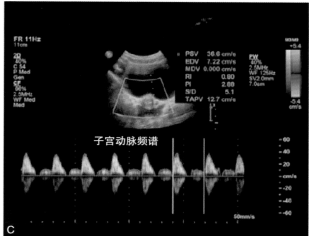
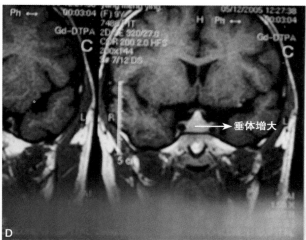
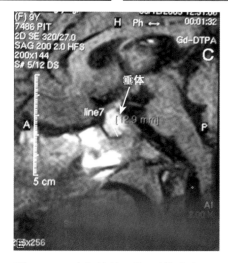

图 14-3-3　中枢性性早熟(垂体增生症)

A. 子宫呈现青春期改变;B. 卵巢增大,容积为 3.2ml,内见较多卵泡,最大卵泡内经 11mm;C. 子宫动脉血流频谱显示收缩期血流频谱宽,舒张期血流频谱呈连续性,RI:0.80;D. 颅脑 MRI:冠状位蝶鞍处显示垂体增大;E. 颅脑 MRI 矢状位见增大的垂体约 12.9mm

病例 14-3-4 外周性性早熟(误服避孕药)

【临床资料】

3.9 岁,双乳增大 2 个月,阴道出血一次。BA(骨龄):2.5 岁;E_2:78.35pmol/L。

【声像图表现及提示】

声像图如下:子宫增大,内膜线清晰,宫颈及阴道壁增厚,卵巢形态大小正常,内见少数微小卵泡,卵巢容积 0.66ml。子宫动脉血流频谱显示:舒张期血流频谱呈连续性,RI:0.75(图 14-3-4)。

超声提示:外周性性早熟。

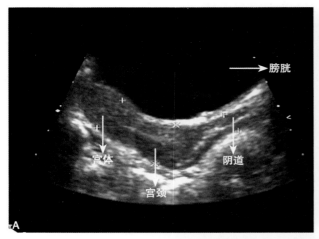

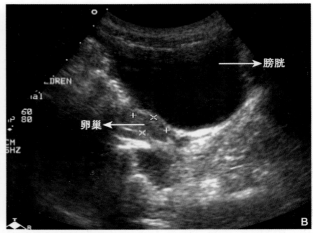

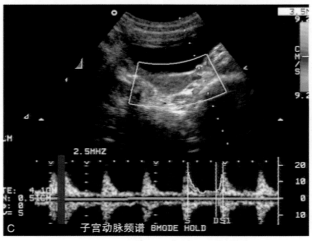

图 14-3-4 外周性性早熟(误服避孕药)

A. 子宫增大,内膜线清晰,宫颈及阴道壁增厚;B. 卵巢形态大小正常,内见少数微小卵泡,卵巢容积 0.66ml;C. 子宫动脉血流频谱显示:舒张期血流频谱呈连续性,RI:0.75

病例 14-3-5 外周性性早熟(卵巢肿瘤)

【临床资料】

2.2 岁,双乳增大 3 个月;BA(骨龄):2 岁;颅脑 MRI:(-);LH(促黄体生成素):0.10mIU/ml;GnRH(促性腺激素释放激素):(-);E_2(雌二醇):1118pmol/L。

【声像图表现及提示】

子宫形态饱满,宫颈及阴道壁增厚,宫体后方见一异常低回声结构,内见分隔光带。右卵巢形态

大小正常。左附件区见一低回声包块,内见分隔光带。子宫动脉血流频谱显示舒张期连续性血流频谱(图 14-3-5)。

超声提示:外周性性早熟。

【讨论分析】

以上病例表明,外周性性早熟病因多样复杂,可为误服避孕药、卵巢肿瘤,结合病史,超声图像对两者鉴别有临床意义。

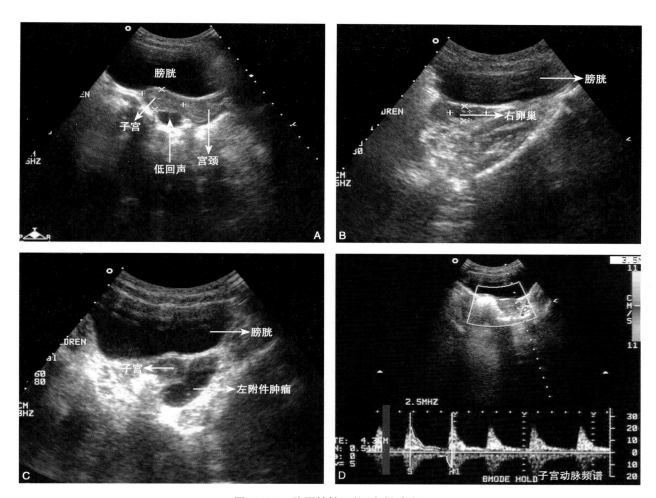

图 14-3-5　外周性性早熟(卵巢肿瘤)

A. 子宫形态饱满,宫颈及阴道壁增厚,宫体后方见一异常低回声结构,内见分隔光带;B. 右卵巢形态大小正常;C. 左附件区见一低回声包块,内见分隔光带;D. 子宫动脉血流频谱显示舒张期连续性血流频谱

C. 部分性性早熟:子宫卵巢形态大小无明显改变

病例 14-3-6　部分性性早熟

【临床资料】

1.7 岁,双乳增大数月,不伴生长加速。BA(骨龄):1.5 岁;颅脑 MRI(-);GnRH(促性腺激素释放激素):(-);LH(促卵泡生成素):0.93～2.44mIU/ml;FSH(促卵泡生成素):22.3mIU/ml;E_2(雌二醇):18.35pmol/L。

【声像图表现及提示】

子宫形态大小正常,卵巢形态大小正常,子宫动脉血流频谱显示收缩期血流呈短暂脉冲样,未见舒张期血流(图 14-3-6)。

超声提示:部分性性早熟。

【讨论分析】

子宫动脉血流频谱对观察青春期子宫发育是个有用的参数,因为子宫的血流灌注与雌激素的水平有关,雌激素可影响子宫动脉血管壁功能,改善血管壁中层平滑肌顺应性,雌激素还可减少钙质的血管收缩作用,从而减低子宫动脉阻力。青春期前,收缩期频谱狭窄,陡峭,没有舒张期血流频谱显示(图 14-3-7)。因少数部分性性早熟患儿可发展为中枢性性早熟,应动态观察,尤其注意卵巢的变化。

青春期启动后,收缩期频谱增宽,出现舒张期血流频谱呈连续性(图 14-3-8)。文献资料推荐以子宫动脉搏动指数 PI≤2.5 作为子宫发育的参数,张庆等认为重点观察舒张期血流频谱更便于判断子宫的灌注,阻力指数 RI 的测定对婴幼儿较方便、准确。

性早熟早期诊断及鉴别诊断的声像图依据:

1. 双侧卵巢增大,提示下丘脑-垂体-卵巢轴启动,早期若不伴子宫增大,多考虑中枢性性早熟。

2. 子宫增大,宫颈及阴道壁增厚,子宫内膜增

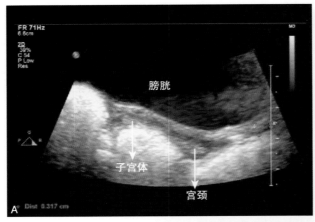

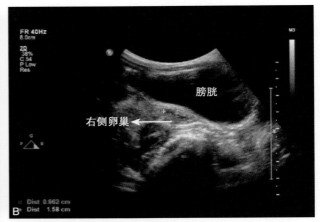

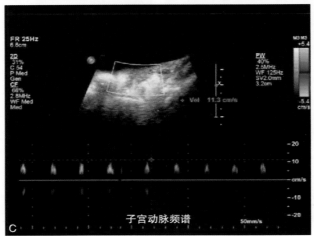

图 14-3-6 部分性性早熟

A. 子宫形态大小正常;B. 卵巢形态大小正常;C. 子宫动脉血流频谱显示收缩期血流呈短暂脉冲样,未见舒张期血流

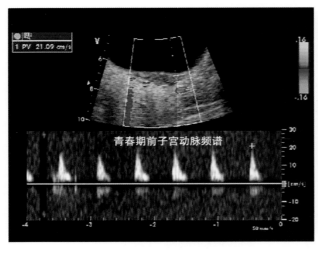

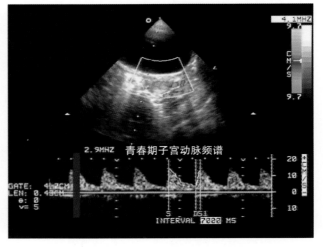

图 14-3-7 青春期前子宫动脉血流频谱

图 14-3-8 青春期子宫动脉血流频谱

厚,反映体内雌激素水平增高,此时卵巢可无明显增大,首先考虑外周性性早熟。

3. 部分性性早熟患儿若卵巢增大,应追踪复查,警惕发展为中枢性性早熟。

二、青春期延迟或性发育延迟

13～14 岁未出现第二性征,5 年后无月经来潮为青春期延迟,16 岁未来月经为闭经。初潮年龄:我国汉族 13 岁,美国 12.5 岁,日本 12～13 岁。

1. 根据绒毛膜促性腺激素水平分为两类:

(1) 低促性腺激素性性腺功能低下:通常是丘脑和垂体功能障碍引起。

(2) 高促性腺激素性性腺功能低下:由于卵巢功能不全,染色体异常如 Turner 综合征、XY 性腺发育不全等。

2. Müllerian 管畸形,子宫阴道梗阻。

3. 体质性发育延迟,又称特发性延迟。

据文献报道,各类原因引起性发育延迟所占比例如下:性腺发育不良(Turner 综合征占 33%),Müllerian 管畸形(子宫阴道畸形占 20%),垂体-下丘脑疾病(15%),家族性延迟(10%),其他:全身性疾病或精神因素(22%)。性腺功能低下的诊断主要依靠实验室检查及其他影响学资料,超声显像能对以下疾病提供帮助:

(1) Turner 综合征:身材矮小,外阴幼稚型,常见颈蹼及心脏畸形,染色体核型 45,XO。声像图显示子宫小,双侧卵巢显示不清或呈条索状。由于各项产前检查的普及,比如中孕早期超声扫查提示胎儿颈部淋巴水囊瘤者,大多终止妊娠,本病目前已少见。

(2) 多囊卵巢综合征:由于体内睾酮水平高,在长期慢性高雌激素、高雄性激素的双重刺激下停止排卵,女性化受阻。临床表现为继发性闭经或不规测阴道出血,伴肥胖,多毛,声像图表现为双侧卵巢增大,回声增强(间质增生所致),包膜下卵泡增大、增多,但均为未成熟卵泡(图 14-3-9)。

病例 14-3-7　多囊卵巢综合征

【临床资料】

12 岁,初潮后月经不规律伴肥胖,拟诊多囊卵巢综合征。

【声像图表现及提示】

子宫形态,大小正常,右卵巢增大,容积 8.5ml,包膜下见密集卵泡,最大卵泡内径>1.0cm(图 14-3-9)。

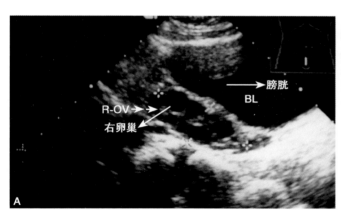
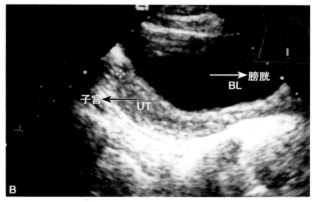

图 14-3-9　多囊卵巢综合征
A. 右卵巢增大,容积 8.5ml,包膜下见密集卵泡,最大卵泡内径>1.0cm;B. 子宫形态,大小正常

三、处女膜闭锁或阴道隔膜

生殖器官成熟后无月经来潮,周期性下腹痛,偶有尿频、尿急、排尿困难。

声像图特征:阴道扩张,内呈液性暗区(阴道积血),有时宫腔内也见液性暗区(子宫阴道积血)。积血的子宫壁厚,积血的阴道壁薄。

病例 14-3-8　子宫阴道积液,处女膜闭锁

【临床资料】

11 岁,下腹痛伴排尿困难。临床诊断处女膜闭锁,十字切开处女膜,排除咖啡色黏稠液体约 500ml 后,行处女膜成形术。

【声像图表现及提示】

子宫及阴道内呈液性暗区,宫颈管扩张,内径 0.7cm,扩张的阴道内液性暗区约 17cm×10cm×11cm,宫腔内液性暗区前后径为 2.0cm(图 14-3-10)。

超声提示:子宫阴道积液。

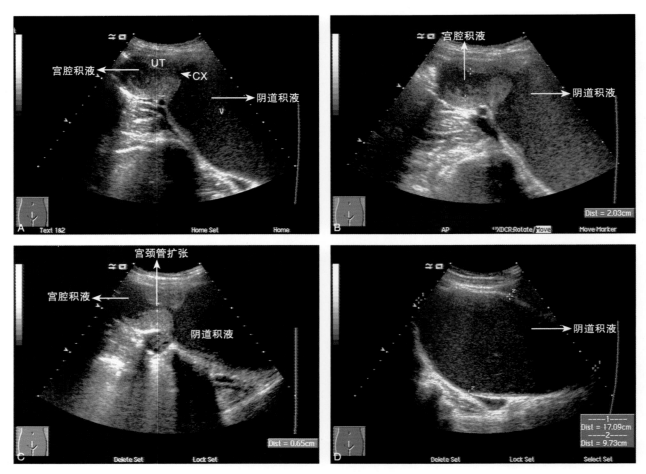

图 14-3-10　子宫阴道积液,处女膜闭锁

A. 盆腔矢状切面,见子宫及阴道内呈液性暗区;B. 宫腔内液性暗区前后径 2.0cm;C. 宫颈管扩张,内径 0.7cm;D. 扩张的阴道内液性暗区约 17cm×10cm×11cm

病例 14-3-9　子宫阴道积液,处女膜闭锁

【临床资料】

13 岁,周期性下腹痛 6 个月余,腹痛伴尿频、尿急一天。临床诊断处女膜闭锁,行处女膜成形术。

【声像图表现及提示】

子宫阴道内见液性暗区,宫腔内液性暗区前后径 1.2cm,阴道内液性暗区 13cm×7cm×10cm(图 14-3-11)。

超声提示:子宫阴道积液。

若经会阴超声检查可能有助于发现阴道隔膜。

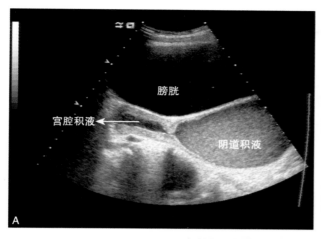
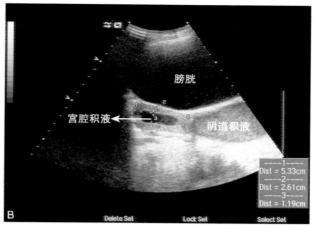
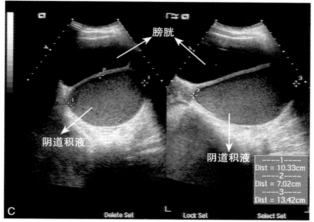

图 14-3-11 子宫阴道积液,处女膜闭锁
A. 盆腔矢状切面,子宫阴道内见液性暗区;B. 宫腔内液性暗区前后径 1.2cm;C. 阴道内液性暗区 13cm×7cm×10cm

第四节 盆腔肿块及下腹疼痛

良性盆腔肿块常因出血或扭转而引起下腹痛,其临床表现有时与急性阑尾炎相似:急性下腹痛伴恶心、呕吐,白细胞升高。不伴出血或扭转的肿块通常无症状或仅表现为腹部肿块。恶性肿块则因肿瘤生长迅速或可产生雌激素而出现性早熟及腹水等。

一、卵巢囊肿蒂扭转及卵巢扭转

卵巢囊肿在胎儿和新生儿并不少见,系受母体激素刺激引起。大的囊肿出现于两个高峰期:一岁前和月经期前后。青春期后正常生理性卵泡和黄体内径<3cm,当一个成熟卵泡或黄体未退化反而继续增大时,其内径可达 4~10cm。卵巢囊肿最常见的并发症是出血或扭转。卵巢扭转可见于正常卵巢,但多见于有囊肿或肿瘤的卵巢,扭转几乎仅见于单侧。幼童及青少年阶段,附件的自由度大,受腹压及体位改变可随意移动而发生扭转。

病例 14-4-1 卵巢囊肿蒂扭转

【临床资料】

16 岁,阵发性腹痛一天。右下腹明显压痛,无反跳痛。

【声像图表现及提示】

子宫形态大小正常,其后方见一无回声区子宫横切面,子宫后方 4.2cm×5.1cm 无回声区与右附件区一实质性回声融为一体,形成约 8.3cm×4.3cm 的混合性包块,实质性回声区内见数个圆形卵泡样无回声。直肠子宫陷凹见前后径 1.1cm 的无回声区。CDFI:包块内未见到血流信号(图 14-4-1)。

超声提示:右附件区混合性包块。

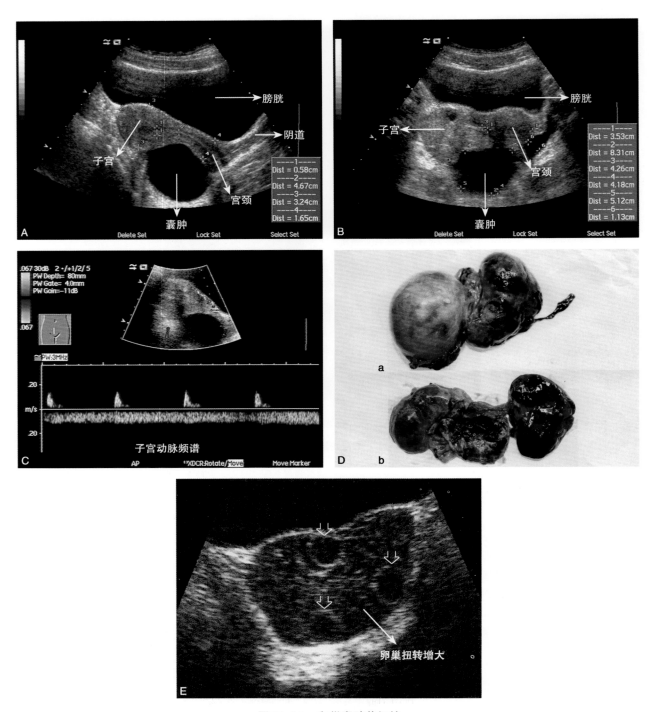

图14-4-1 卵巢囊肿蒂扭转

A. 子宫纵切面,子宫形态大小正常,其后方见一无回声区;B. 子宫横切面,子宫后方4.2cm×5.1cm无回声区与右附件区一实质性回声融为一体,形成约8.3cm×4.3cm混合性包块,实质性回声区内见数个圆形卵泡样无回声。直肠子宫陷凹见前后径1.1cm无回声;C. 包块内未见血流信号;D. 大体标本:a. 正面;b. 背面;E. 卵巢明显肿大,包膜下见卵泡回声(箭头所示)(引自 Laurent Garel,et al. Radio Graphics,2001,21:1392-1407)

【CT】

子宫右上方见一圆形低密度囊性肿块影,边界清,大小6.5×5.0×4.0cm。报告:盆腔内子宫后上方囊性占位病变,考虑来源于附件。

【手术所见】

右卵巢增大约6cm×7cm,右输卵管增粗约3cm×4cm,表面淤血、坏死,蒂部扭转2圈,无破溃,盆腔内见20ml积血。行右侧附件切除术。

【病理】

肿物灰褐色,大小11cm×7cm×3.5cm,其中一侧似可见输卵管伞端,剪开流出黄色液体。肿物一侧为囊性,囊内壁暗红色,另一侧呈实性,切面暗红色。报告:右卵巢浆液性乳头状囊腺瘤,右输卵管显著出血,坏死。

卵巢发生扭转后,卵巢从血管蒂部位完全或部分扭转,引起卵巢实质充血→梗阻性出血→卵巢坏死。

【讨论分析】

卵巢囊肿蒂扭转声像图特征:卵巢明显肿大,在肿大的卵巢周围见多个小的卵泡样小囊是其特征性声像图表现,文献报道约见于卵巢扭转患者的74%,主要是由于卵巢血管充血后的漏出液渗入卵泡内引起。卵巢内未见到血流信号对诊断有帮助,但非特异性,因为卵巢囊肿出血也无血流信号显示,另外卵巢是由双重动脉供血的,有时扭转后仍可见到血流信号。

正常卵巢扭转后(图14-4-1E)往往由于诊断和治疗上的耽误,使扭转的卵巢难以保留。

病例14-4-2　右卵巢浆液性囊腺瘤蒂部扭转3圈

【临床资料】

2岁,急性下腹痛伴恶心、呕吐,以急性阑尾炎收入院。

【声像图表现及提示】

子宫大小为2.5cm×1.4cm×1.1cm,其后方见4.9cm×3.9cm×2.7cm的混合型团块,边界清,内部以实质性回声为主,边缘散在小卵泡样无回声。CDFI:团块周边及内部未见血流信号显示。双侧卵巢显示不清(图14-4-2)。

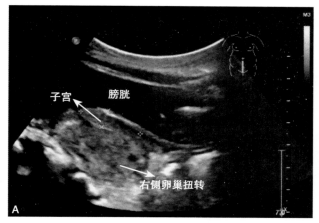

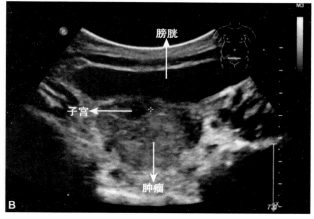

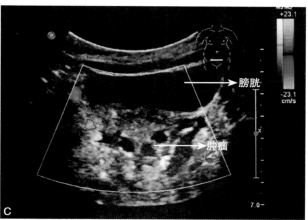

图14-4-2　右卵巢浆液性囊腺瘤蒂部扭转

A. 盆腔纵切面见子宫大小形态正常,其后方见一混合性包块回声;B. 子宫横切面,包块位于子宫后方;C. 包块周边及内部未见血流信号,内部见卵泡样无回声超声提示:盆腔混合型包块。

【CT提示】

盆腔内囊性包块,考虑来源于附件。

【手术所见】

右卵巢肿大,右输卵管增粗,蒂部扭转三圈,行右侧附件切除术。

【病理】

右卵巢浆液性囊腺瘤,右输卵管出血、坏死。

病例 14-4-3　右卵巢肿瘤蒂扭转可能性大

【临床资料】

12岁,右侧腹痛3天。

【声像图表现及提示】

子宫未见异常,左卵巢显示正常。右附件区包块大小约4.3cm×3.7cm×4.0cm,包膜下散在类圆形卵泡样无回声结构(箭头所指)CDFI:团块周边见血流信号显示,内部未见血流信号(图14-4-3)。

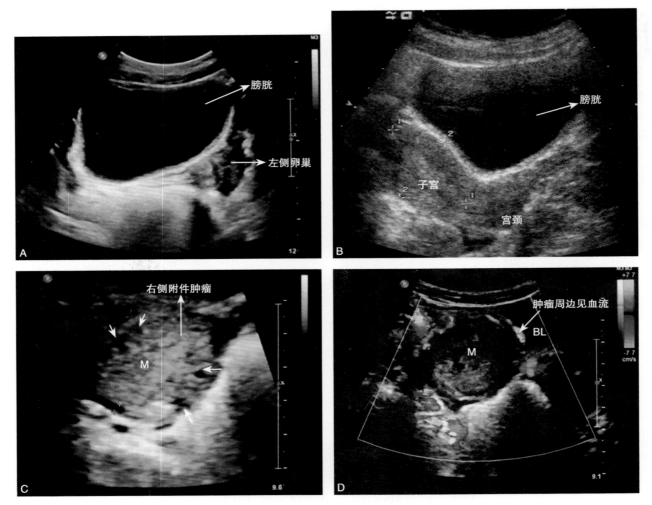

图 14-4-3　右卵巢肿瘤蒂扭转可能性大

A. 左卵巢显示正常;B. 子宫未见异常;C. 右附件区包块大小约4.3cm×3.7cm×4.0cm,包膜下散在类圆形卵泡样无回声结构(箭头所指);D. CDFI:包块周边见血流信号,内未见血流信号显示

超声提示:右附件区实质性非均质包块(右卵巢扭转可能性大)。

【CT提示】

右附件区包块,考虑右卵巢扭转声像图:子宫切面形态正常,大小为4.4cm×4.0cm×3.0cm肌层回声均匀,内膜厚0.8cm。左卵巢2.5cm×1.7cm,右附件区见4.3cm×3.7cm实质性回声团,边界清,内部散在内径约3～5mm卵泡样回声。

因家属不同意手术赴外院保守治疗。

二、卵巢囊肿并出血

声像图表现多变,出血初期以液性暗区为主,伴杂乱凝血块碎片高回声及光带回声,没有血流信号,稍晚后,血肿液化呈囊性结构卵巢囊肿并出血。

病例 14-4-4　右附件区囊性包块

【临床资料】

11 岁,持续性右下腹痛 4 小时,以肠系膜淋巴结炎收入院。

【声像图表现及提示】

子宫右侧 4.6cm×4.4cm×4.0cm 的混合性回声团,边界清楚,有包膜回声,内部见液性暗区。CDFI:包块内未见血流信号,包膜上见血流信号(图 14-4-4)。

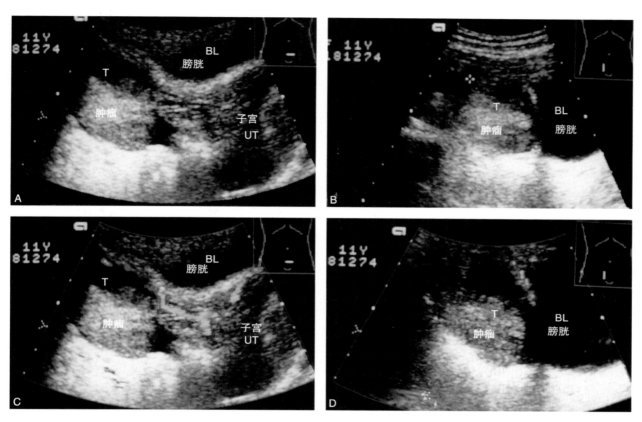

图 14-4-4　右卵巢囊肿并出血

A(左上). 子宫横切面显示子宫右侧见一混合性肿块回声;B(右上). 纵切面显示包块位于膀胱右上方;C(左下)和 D(右下). 子宫动脉血流信号未进入包块内

超声提示:右附件区囊性包块。

【CT】

右附件区囊性包块。

【手术结果】

右卵巢囊肿并出血。

第五节　卵　巢　肿　瘤

儿童不常见,其中 2/3 良性,1/3 恶性。良性中最多见的是生殖细胞性肿瘤,以成熟的卵巢畸胎瘤或囊性畸胎瘤(皮样囊肿)为主。约 10% 畸胎瘤是双侧,可同时出现,也可先后出现。恶性中约 60%~70% 为性腺细胞瘤,具有激素活性的卵巢肿瘤约 50% 为恶性颗粒细胞瘤,能产生大量雌激素。

一、成熟畸胎瘤

因内部组织成分的差异,声像图表现不同:一般为混合性包块,无回声区内见强回声结节伴声影,代表钙化物、皮脂、牙齿等混合物;有时呈混杂的囊状回声;也有显示为极低回声或弥漫性高回声。

病例 14-5-1　畸胎瘤

【临床资料】

10 岁,阵发性下腹痛一个月余,左下腹持续性痛一天。

查体:左下腹轻压痛,未扪及明显包块。肛诊扪及 7cm×7cm×6cm 包块,囊性感,表面光滑,边界欠清,双合诊可移动。

【声像图表现及提示】

膀胱左侧 6cm×5cm×4cm 的混合性团块回声,边界清,壁厚,内部以稍强回声为主,未见血流信号(图 14-5-1)。

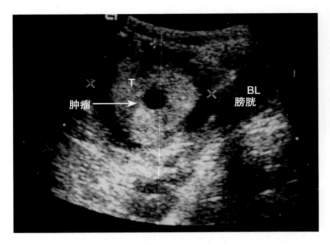

图 14-5-1　畸胎瘤
膀胱左侧 6cm×5cm×4cm 混合性团块回声,边界清,壁厚,内部以稍强回声为主,未见血流信号

【CT】

盆腔内见 7cm×6cm×6cm 混杂密度增高影,其内可见条片状钙化、脂肪影及不规则软组织影,周边见低密度坏死区,增强扫描上述块影未见强化。诊断:畸胎瘤。

【病理】

灰褐色肿物,大小 6.7cm×5.7cm×4.2cm,切面囊实相间,囊内为深褐色液体,实性部分淡黄色,内见数个微囊,另有部分骨组织。诊断:左卵巢畸胎瘤(部分恶性变)。

病例 14-5-2　畸胎瘤

【临床资料】

11 岁,阵发性右下腹痛 12 小时以急性阑尾炎行阑尾切除术,术后 7 天肛诊发现盆腔包块。

【声像图表现及提示】

盆腔偏右见 7.3cm×6.9cm 混合性包块回声,与右卵巢界限不清(图 14-5-2)。

【CT】

右附件区块影内可见条片状钙化,诊断:右卵巢畸胎瘤。

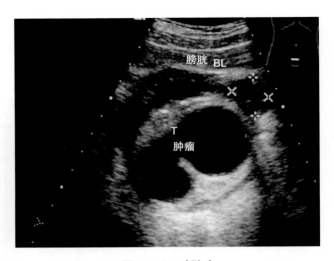

图 14-5-2　畸胎瘤
盆腔偏右见 7.3cm×6.9cm 混合性包块回声,与右卵巢界限不清

二、卵巢恶性肿瘤

常见的有:未成熟畸胎瘤、内胚窦瘤、颗粒细胞瘤、胚胎癌、恶性生殖细胞瘤等,无特异临床表现及声像图特征。

1. 颗粒细胞瘤　小儿颗粒细胞瘤 85% 为幼年型,因肿瘤能分泌雌激素,患儿可出现性早熟特征。

病例 14-5-3　颗粒细胞瘤

【临床资料】

4 个月,发现做腹部包块 3 天。左下腹触及 10cm×8cm×8cm 实质性包块,边界清,质中,可略推动。

【声像图表现及提示】

盆腔内见液性暗区,子宫浸泡于腹水中。盆腔横切面及纵切面见一回声杂乱混合性包块占据左腹盆腔内,见液性暗区(图 14-5-3)。

【手术所见】

切开腹膜后,见腹腔有淡黄色液体 15ml,肿瘤大小约 12cm×10cm×10cm,边界清楚,有包膜,呈囊实性,肿瘤内有陈旧性出血,未见骨质及毛发。肿瘤来源于左卵巢,右侧卵巢正常。

【病理诊断】

肿块卵圆形,包膜完整,体积 12cm×9cm×7cm,切面大部分为实性,内见 5 个小囊及微囊。诊断:左卵巢幼年型颗粒细胞瘤。

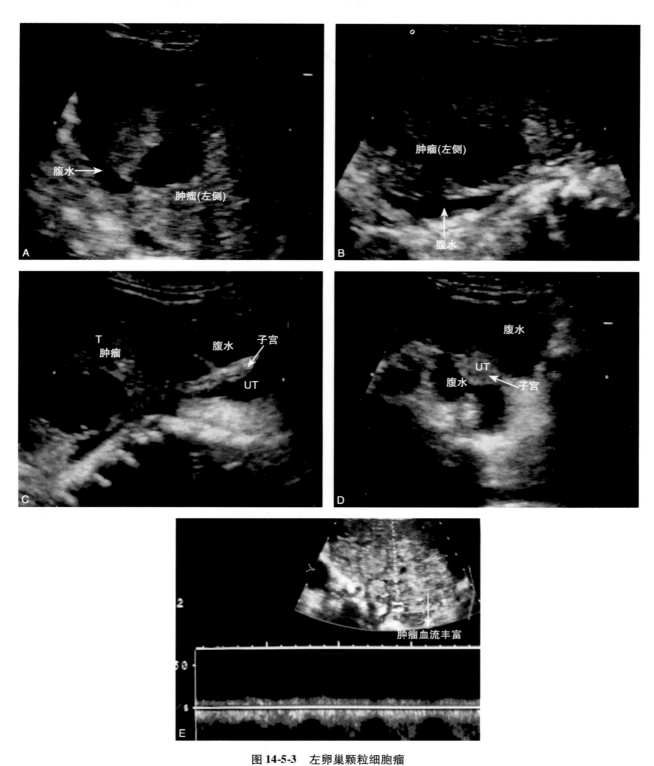

图 14-5-3　左卵巢颗粒细胞瘤

A(左上)和 B(右上). 盆腔横切面及纵切面见一回声杂乱混合性包块占据左下腹;C(左下)和 D(右下). 盆腔内见液性暗区,子宫浸泡于腹水中;E(下). 包块内见较丰富血流信号

2. 卵巢胚胎癌

病例 14-5-4　卵巢胚胎癌

【临床资料】

12 岁,腹胀 2 周,外院 CT 提示腹腔占位病变合并腹水。

【声像图表现及提示】

子宫浸泡于腹水中,盆腔横切面及纵切面见一边界清楚的混合性包块。包块内血流信号丰富,肝前腹水,肝肾间隙腹水(图 14-5-4)。

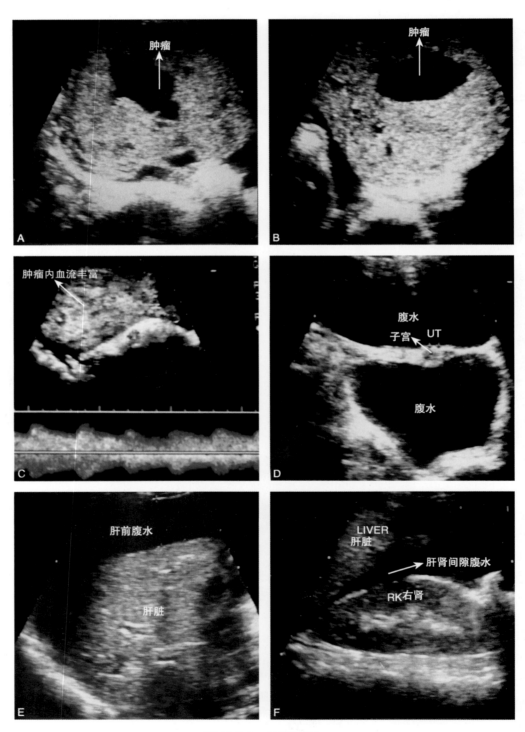

图 14-5-4　卵巢胚胎癌

A(左上)和 B(右上). 盆腔横切面及纵切面见一边界清楚的混合性包块;C(左中). 包块内血流信号丰富;D(右中). 子宫浸泡于腹水中;E(左下). 肝前腹水;F(右下). 肝肾间隙腹水

【手术所见】

腹腔内 500ml 腹水,瘤体 15cm×10cm×10cm,表面光滑,来源于左侧卵巢,子宫大小正常,右侧附件区(－)。

【病理诊断】

卵圆形肿物 15cm×12cm×7cm,表面光滑,包膜完整,切面实性。

诊断:左卵巢胚胎性癌,腹水中查见恶性肿瘤细胞。

【讨论分析】

卵巢胚胎癌为高度恶性肿瘤,发病率低,多见于年长儿。肿瘤生长快,常伴血性腹水,很快发生转移。患儿可出现内分泌紊乱,出现不同程度性早熟。

病例 14-5-5　阴道横纹肌肉瘤

【临床资料】

1 岁,肉眼血尿 2 个月余,排尿时阴道口有血性液体流出。检查见阴道口上方有白色赘生物附于左侧阴道壁,以棉签推之不移动。肛诊:触及质地中等的肿物。

【声像图表现及提示】

膀胱后方见 5.0cm×4.6cm×7.7cm 实质性稍低回声团块,边界清,内部回声稍不均。肿块内见丰富血流信号(图 14-5-5)。

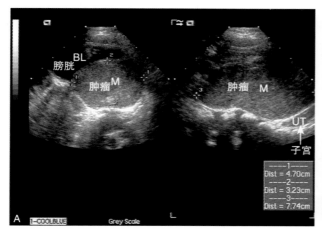
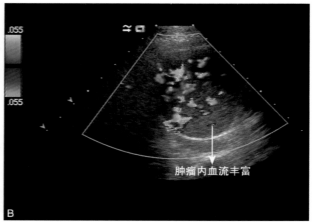

图 14-5-5　阴道横纹肌肉瘤

A. 膀胱后方见 5.0cm×4.6cm×7.7cm 实质性稍低回声团块,边界清,内部回声稍不均;B. 肿块内见丰富血流信号

【CT】

盆腔及会阴部见一软组织密度肿块影,大小约为 5.0cm×4.6cm×7.7cm,内部密度稍不均,边界清晰,未见明显钙化灶。诊断:盆腔及会阴部软组织肿块。

【KUB+IVU】

右肾及右输尿管积水,膀胱后必受压向有移位。诊断:膀胱后占位病变。

【讨论分析】

1. 阴道肿瘤良性多见于成年女性,恶性肿瘤小儿相对多见,如内胚窦瘤、横纹肌肉瘤等。阴道横纹肌肉瘤多见于幼童,90% 发生在 5 岁以下儿童,主要表现是阴道出血,排尿时阴道口有肿物脱出。一般为大的实质性团块,位于膀胱后方,非均质性或低回声。

2. 从以上病例可见超声显像对儿童盆腔肿块及下腹痛的诊断价值是:

(1) 当临床表现类似于急性阑尾炎、肠系膜淋巴结炎等时,超声能明确显示包块的存在,如果包块不越过中线,可确定左或右侧。

(2) 不伴出血的囊肿为无回声结构,超声可明确诊断,囊肿并出血时,CT 优于超声检查。

(3) 卵巢或卵巢囊肿蒂扭转,应仔细扫查实质性团块回声内是否有卵泡存在,附件区血流信号是否消失。CT 检查对诊断不能提供更多帮助。

(4) 对畸胎瘤的诊断 CT 优于超声。

(5) 对盆腔恶性肿瘤超声和 CT 都只能提供包块的位置、大小、形态及血供情况。

第六节　先天性生殖器官畸形

国内文献报道患病率为 0.1%～1.0%,其实并非少见,由于大部分患儿无明显症状未被发现,容易误诊或漏诊。Müllerian 管畸形包括:

1. 发育不良　表现为阴道闭锁合并无子宫或始基子宫,卵巢发育正常,染色体核型 46,XX,常伴肾脏发育不良或异位。

病例 14-6-1　始基子宫

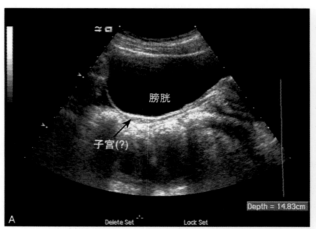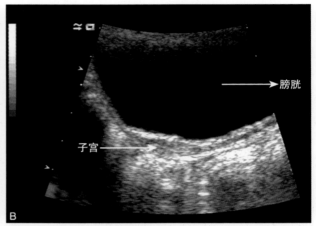

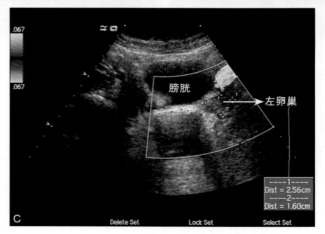

图 14-6-1　始基子宫
A. 膀胱后方似可见子宫样回声,阴道气体线可见;B. 局部放大后见子宫大小约 1.6cm×0.9cm×0.7cm;C. 左卵巢大小约 2.6cm×1.6cm

2. 侧相融合异常,伴或不伴梗阻。

3. 纵向融合异常,伴或不伴梗阻。

【讨论分析】

2 和 3 往往合并同时存在,临床表现主要决定于是否伴有梗阻。伴有梗阻常者常见于尿生殖窦或泄殖腔畸形,较罕见,包括脐膨出、内脏外

【临床资料】

17 岁,无月经来潮。乳腺发育正常,阴毛可见,大小阴唇发育正常。

【声像图表现及提示】

膀胱后方似可见子宫样回声,阴道气体线可见,局部放大后见子宫大小约 1.6cm×0.9cm×0.7cm。左卵巢大小约2.6cm×1.6cm(图 14-6-1)。

翻、肛门闭锁等多发畸形,常有阴道远端梗阻或闭锁。

病例 14-6-2　一穴肛

【临床资料】

三天,出生后肛穴部位未见肛门开口,前庭处有一小孔,大便及尿液从此孔排出。

【声像图表现】

正常新生儿子宫,宫颈>宫体,沿宫颈向下矢状面扫查,脊柱前方直肠内条状强回声似与尿道内线状强回声相通(前后箭头所示))经肛穴向上矢状面扫查,直肠内强回声(箭头)末端与肛穴皮肤距离约

2.5cm,阴道扩张,内见液性暗区,阴道末端盲袋样(图14-6-2)。

不伴梗阻主要表现为子宫畸形,如双子宫、双角子宫、单角子宫等,是常见的生殖器畸形中,因无明显症状易误诊,据报道其误诊率高达54.9%。

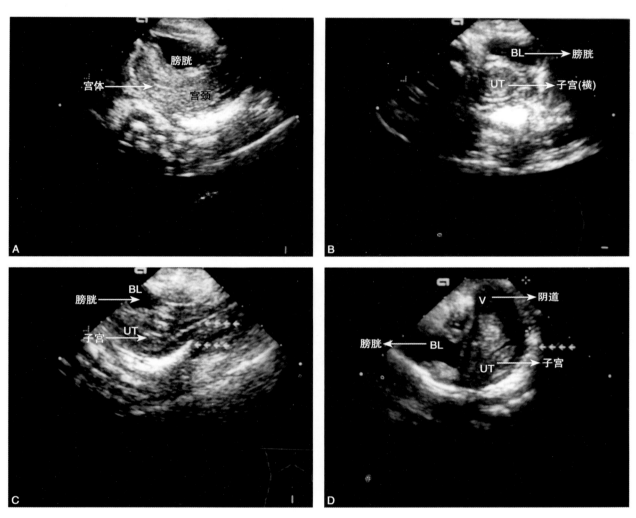

图14-6-2 一穴肛
A. 子宫纵切面显示正常新生儿子宫,宫颈>宫体;B. 子宫横切面;C. 沿宫颈向下矢状面扫查,脊柱前方直肠内条状强回声似与尿道内线状强回声相通(前后箭头所示);D. 经肛穴向上矢状面扫查,直肠内强回声(箭头)末端与肛穴皮肤距离约2.5cm,阴道扩张,内见液性暗区,阴道末端盲袋样

病例14-6-3 双子宫
【临床资料】
10岁,初潮后其母疑不正常来医院检查。

【声像图表现及提示】
横切面见双宫体,双宫腔呈蝴蝶状,并见双宫颈(图14-6-3)。

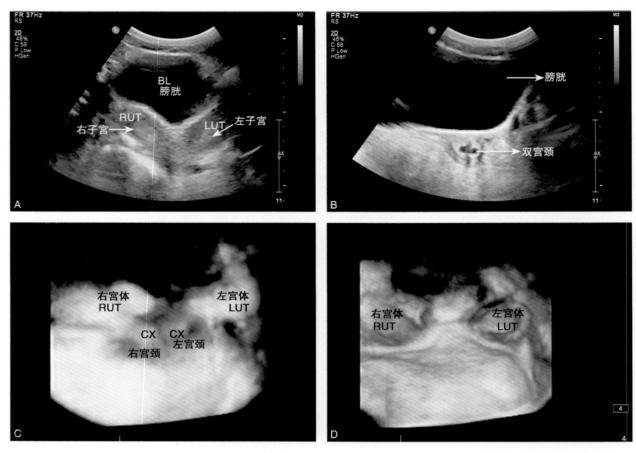

图 14-6-3　双子宫
A. 盆腔见双子宫，双宫腔；B. 显示双宫颈；C. 经腹部三维成像显示双子宫、双宫颈；D. 三维图像显示双宫体

病例 14-6-4　双子宫

【临床资料】

16 岁，初潮后月经不规律。

【声像图表现及提示】

盆腔内见双宫体，双宫腔，双子宫之间有一多囊结构，双侧卵巢形态结构正常。超声造影：静脉团注 Sono Vue 后双侧子宫同时见造影剂灌注（图14-6-4）。

【讨论分析】

两性畸形主要是染色体、性腺、生殖器三者在性别上不一致。分以下四类：

1. **女性假两性畸形**　染色体核型 46，XX，性腺为卵巢，但有不同程度的男性化表现，由先天性肾上腺皮质增生引起，故又称为先天性肾上腺皮质增生症。

2. **男性假两性畸形**　又称抗肾上腺综合征，染色体核型为 46，XY，性腺为睾丸，但男性化不足，外貌似女性，常因闭经而就医。

3. **真性两性畸形**　染色体核型 80% 为 46，XX，20% 为 46，XY。

4. **混合性性腺发育不良**　超声显像只能帮助扫查是否有子宫或睾丸。

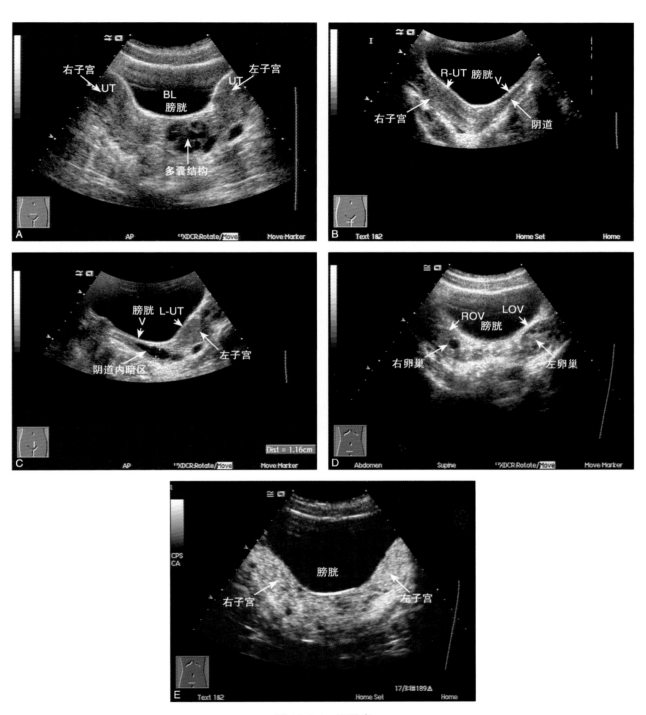

图 14-6-4　双子宫

A. 盆腔内见双子宫、双宫腔,双子宫之间有一多囊结构;B. 右侧子宫形态结构正常;C. 左侧子宫形态正常,阴道内见液性暗区;D. 双侧卵巢形态结构正常;E. 超声造影:静脉团注 Sono Vue 后双侧子宫同时见造影剂灌注

病例 14-6-5　外生殖器发育不良

【临床资料】

11 岁,外生殖器模棱两可 11 年,出生后一直以女孩抚养。阴茎似阴蒂状,尿道外口位于阴囊阴茎交界处,双阴囊对裂,阴茎发育差,下曲,包皮堆积于阴茎背侧。染色体核型:46,XY。

行阴囊皮肤+帽状包皮尿道成形术。

【声像图表现及提示】

会阴部皮下探及左右睾丸,盆腔内未见子宫及双侧卵巢。会阴部皮下见双侧睾丸形态结构正常(图 14-6-5)。

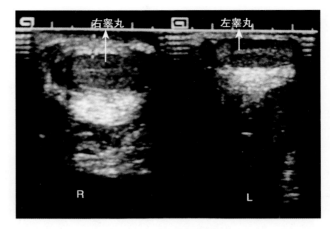

图 14-6-5　外生殖器发育不良
会阴部皮下见双侧睾丸形态结构正常

参考文献 ▷▷▷▷

1. 应崇福. 超声学. 北京:科学出版社,1990.
2. 陈常佩,陆兆龄. 妇产科彩色多普勒诊断学. 北京:人民卫生出版社,1998.
3. 陈常佩,陆兆龄. 围生期超声多普勒诊断学. 北京:人民卫生出版社,2002.
4. 桂永浩,韩玲. 胎儿及新生儿心脏病学. 北京:北京科学技术出版社,2014.
5. 谢幸,苟文丽. 妇产科学. 第8版. 北京:人民卫生出版社,2013.
6. 陈忠年,杜心谷,刘伯宁. 妇科病理学. 上海:上海医科大学出版社,1996.
7. 连利娟. 林巧稚妇科肿瘤学. 第4版. 北京:人民卫生出版社,2006.
8. 石一复. 外阴阴道疾病. 北京:人民卫生出版社,2004.
9. 丰有吉,沈铿. 妇产科学. 北京:人民卫生出版社,2006.
10. 周永昌,郭万学. 超声医学. 第3版. 北京:科学技术文献出版社,1998.
11. 郑怀美. 妇产科学. 第3版. 北京:人民卫生出版社,1990.
12. Hernandez E,Atkinson BF 主编(美). 临床妇科病理学. 袁耀萼,主译. 北京:人民卫生出版社,1998.
13. 常才. 经阴道超声诊断学. 北京:科学出版社,1999.
14. Taylor K. Pulse Doppler and color flow of tumors. Clinical applications of Doppler ultrasound second edition. New York:Raven Press,1995.
15. 汪龙霞. 妇科与产科超声诊断学. 北京:科学技术文献出版社,2003.
16. 张缙熙,简文豪. 临床实用超声问答. 北京:科学技术文献出版社,2006.
17. 刘新民,万小平,宋玉琴,等. 现代妇产科疾病诊断和治疗. 北京:人民卫生出版社,1998.
18. Johan P. Diagnostic ultrasound,A logical Approach,1998.
19. 刘爱军,陈乐真,编译. WHO肿瘤国际组织学新分类. 北京:诊断病理学杂志社,1999.
20. Kurjak A,Kupesic S. Color Doppler in obstetrics,gynecology and infertility. Zagreb-Seoul:Art Studio Azinovic-Medison,1999.
21. 顾美皎. 临床妇产科学. 北京:人民卫生出版社,2001.
22. 李治安. 临床超声影像学. 北京:人民卫生出版社,2003.
23. 王世阆. 卵巢疾病. 北京:人民卫生出版社,2003.
24. 张向华,杨瑞芳. 妇产科速查. 山东:科学技术出版社,2001.
25. 李自新. 危重急症的诊断与治疗. 北京:中国科学技术出版社,1995.
26. 林宝良,夏恩兰. 宫腔镜诊断·妇科内镜学. 北京:人民卫生出版社,2001.
27. 曹泽毅. 中华妇产科学. 北京:人民卫生出版社,2007.
28. 张惜阴. 临床妇科肿瘤学. 上海:上海医科大学出版社,1993.
29. Werner Kahle. 人体解剖学及彩色图谱. 毕玉顺,李振华,主译. 济南:山东科学技术出版社,2000.
30. Roger P Smith. 奈特妇产科图谱. 乔杰,主译. 北京:人民卫生出版社,2007.
31. 乐杰. 妇产科学. 北京:人民卫生出版社,2008.
32. 袁光华,张武,简文豪,等. 超声诊断基础与临床检查规范. 北京:科学技术文献出版社,2005.
33. 曹海根,王金锐. 实用腹部超声诊断学. 第2版. 北京:人民卫生出版社,2005.
34. 吴钟瑜. 实用妇产科超声诊断学. 第2版. 北京:人民卫生出版社,2000.
35. 高士濂,王经纶. 人类生殖调节图谱. 沈阳:辽宁科学技术出版社,1991.

36. 陈欣林,张丹.妇科与产科超声掌中宝.北京:科学技术出版社,2011.

37. 郑伟.现代小儿妇科学.福建:福建科学技术出版社,2002.

38. Lewis BD,James EM,Charbonean JW,et al. Current applications of color Doppler imaging in the abdomen and extremities. Radiographics,1989,9:599-601.

39. Burne PN. The physical principles of Doppler and spectral analysis. Clin Ultrasound,1987,15:567-590.

40. Burns PN,Wilson SR,Muradali D,et al. Intermitent US harmonic contrast-enhaced imaging and Doppler improve sensitivity and longevity of vessel detection. Radiology,1996,201(P):159.

41. Willruth AM,Geipel AK,Fimmers R,et al. Assessment of right ventricular global and reginal longitudinal peak systolic strain,strain rate and velocity in health fetuses and impact of gestational age using a novel speckle/features-tracking based algorithm. Ultrasound Obstet Gynecol,2011,37:143-149.

42. J Bamber,D Cosgrove,CF Dietrich,et al. EFSUMB Guideline and Recommendations on the Clinical use of Ultrasound Elastography. Part. 1:Basic Principles and Technology. Ultrasound in Med,2013,34:169-184.

43. D Cosgrove,F Piscaglia,J Bamber,et al. EFSUMB Guideline and Recommendations on the Clinical use of Ultrasound Elastography. Part. 1:Clinical Applications. Ultrasound in Med,2013,34:238-253.

44. 孔令校,黄爱.处女膜闭锁超声诊断的价值.现代医院,2013,02:59-60.

45. 金家华,袁彩娣,章萍.高频彩超在诊断前庭大腺囊肿中的应用价值.现代实用医学,2013,1:90-91.

46. 盖永浩,蔡世峰,吴世慧,等.超声诊断先天性阴道斜隔综合征.中华超声影像学杂志,2004,13(11):834-836.

47. 冷金花,郎景和,连利娟,等.阴道闭锁16例临床分析.中华妇产科杂志,2002,37(4):217-219.

48. 卞美璐,马莉.阴道斜隔综合征分型和诊治.中国实用妇科与产科杂志,2013,10:767-769.

49. 林琪,王慧芳,刘云平,等.腔内三维超声诊断阴道斜隔综合征.中国医学影像技术,2013,07:1151-1154.

50. 晁玉萍,王彩娥.经阴道及会阴超声诊断阴道平滑肌瘤的价值.现代医用影像学,2013,4:331-332.

51. 唐军,焦澜舟,高淑华,等.73例宫颈癌的超声检查分析.中国妇产科临床,2002,3(2):85-86.

52. 李平,王学梅,刘艳君,等.经阴道三维超声鉴别宫颈癌与宫颈肌瘤的价值.中国临床医学影像杂志,2013,05:346-348+352.

53. 陈文艳.经阴道彩色多普勒超声对宫颈癌的诊断价值.现代实用医学,2013,03:326-327.

54. 陈红希.宫颈子宫内膜异位症24例临床分析.现代医学,2014,04:375-377.

55. 张俊.经阴道彩超联合阴道镜诊断早期宫颈癌的价值评价.中国医学工程,2014,9:116-118.

56. 栾智勇,徐卫东,史跃,等.子宫脂肪瘤的临床及综合影像诊断.中国临床医学影像杂志,2007,18(2):144-146.

57. 戴晴,王亮.深部浸润型子宫内膜异位症的超声诊断,中华医学超声杂志(电子版),2012,9(11):937-940.

58. 郎景和.子宫内膜异位症的研究和设想.中华妇产科杂志,2003,38(8):478-480.

59. Erdem G,Celik O,Karakas HM,et al. Pure uterine lipoma. Magn Reson Imaging,2007,5(8):1232-1236.

60. 潘燕芳,严春华,陈陶玲.超声诊断绝经后子宫内膜病变的临床应用价值分析.现代诊断与治疗,2014,01:205.

61. 王玲玲,郑秀兰,娄阁,等.超声造影鉴别诊断子宫内膜良恶性病变.中国医学影像技术,2013,04:595-598.

62. 官勇,周洁,李胜利,等.经阴道超声诊断宫腔粘连的临床应用价值.中华医学超声杂志(电子版),2013,06:475-479.

63. 张海霞,朱学平,毛玲玲.经阴道三维超声对宫腔粘连的诊断价值及误诊分析.中国临床医学影像杂志,2013,02:127-129.

64. 张娟.超声引导下经阴道射频消融术在子宫肌

瘤中的临床应用.微创医学,2014,01:76-78.

65. 王英娈,王燕杰,王秀芬,等.经阴道超声造影与经阴道彩色多普勒超声在子宫内膜癌术前诊断中的对比研究.临床超声医学杂志,2013,12:831-834.

66. 吴静,张倩,任美杰,等.年轻妇女子宫内膜癌超声诊断特点及临床意义.临床超声医学杂志,2013,10:715-717.

67. 贺红来.超声诊断子宫内膜病变的临床价值分析.中国当代医药,2013,35:93-94.

68. 陈金华,刘滨月,刘宇清,等.经阴道超声造影对子宫内膜病变的鉴别诊断研究.中华临床医师杂志(电子版),2013,10:4573-4575.

69. 阮坚,潘永寿.子宫内膜癌超声诊断现状及新进展.中国临床研究,2013,01:86-88.

70. 和伟.彩色多普勒超声对子宫肌瘤及子宫腺肌病的诊断价值.中国现代医生,2013,23:100-101+161.

71. 关军,张彦青.子宫内膜间质肉瘤超声误诊12例原因分析.临床误诊误治,2014,01:97-99.

72. 梅又文,何丽,潘玥,等.子宫平滑肌肉瘤16例临床分析.实用妇产科杂志,2013,02:144-146.

73. 徐嘉宁,曾诚,薛晴,等.输尿管子宫内膜异位症33例临床分析.中国妇产科临床杂志,2014,02:105-108.

74. 刘哲,杨帆,程波,等.子宫内膜异位症诊断的研究进展.医学综述,2014,03:426-428.

75. 陆成改.子宫内膜异位症74例B超影像指标分析.现代诊断与治疗,2014,01:129-130.

76. 杨春莲,彭薇.小剂量米非司酮在子宫内膜异位症中的疗效与安全性观察.中国当代医药,2013,33:81-82.

77. 沈业芹,李丽莉,张慧等.经阴道彩色多普勒超声诊断子宫腺肌病的探讨.现代临床医学,2013,05:366-367.

78. 李志霞,谢桂芳,田雪红.子宫腺肌病的临床治疗现状及进展.中国妇幼保健,2013,23:3869-3871.

79. 沈岚,齐琳,吴昊,等.输尿管子宫内膜异位症的影像表现.临床放射学杂志,2013,06:851-854.

80. 穆大为,李学松,周高标,等.23例输尿管子宫内膜异位症患者诊断和治疗的临床分析.现代生物医学进展,2013,09:1728-1731.

81. 贺祎,张忠磊,宋晓雨,等.超声诊断剖宫产术后相关腹壁病变.中国介入影像与治疗学,2013,02:97-100.

82. 张茜,刘影.子宫畸形的分型及比较影像学.中国CT和MRI杂志,2014,01:108-111.

83. 刘欣友,胡萌,陆萍.经阴道三维超声在不全纵隔子宫和弓形子宫鉴别中的诊断标准.临床超声医学杂志,2013,08:580-581.

84. 于文,赵卫红,冯力民,等.宫腹腔镜联合超声诊治Robert子宫一例.中华临床医师杂志(电子版),2013,09,4122-4123

85. 黄蕾.子宫肌瘤和子宫腺肌病鉴别诊断中彩色超声的应用剖析.中国现代药物应用,2015,17:79-80.

86. 王伟,顾红.8例卵巢转移癌超声回顾性分析.上海医学影像杂志,2003,12(3):226-227.

87. 薛改琴,陈敏华,苗润琴,等.超声对胃肠道恶性肿瘤继发卵巢转移癌的诊断价值.中国超声医学杂志,2002,18(12):946-948.

88. 梅泉,李双.宫颈癌卵巢转移研究进展.中国实用妇科与产科杂志,2010,26(3):238-240.

89. Nakanishi T,Wakai K,Ishikawa H,et al. A comparison of ovarian metastasis between squamous cell carcinoma and adenocarcinoma of the uterine cervix. Gynecol Oncol,2001,82(3):504-509.

90. Ronnett BM,Yemelyanova AV,Vang R,et al. Endocervical adenocarcinomas with ovarian metastases:analysis of 29 cases with emphasis on minimally invasive cervical tumors and the ability of the metastases to simulate primary ovarian neoplasms. Am J Surg Pathol,2008,32(12):1835-1853.

91. 刘荣.64例卵巢囊腺瘤的超声影像诊断与鉴别诊断效果分析.现代诊断与治疗,2013,10:2336-2337.

92. 王晓娟.盆腔囊性包块的超声诊断及鉴别诊断.中国医疗前沿,2013,22:76-77.

93. 冯梅,杨顺.实经腹联合阴道超声诊断132例附件肿块与病理对照研究.中国现代医学杂志,2014,12:66-68.

94. 高淳,文智.影像学联合肿瘤标志物对卵巢癌诊断的研究进展.医学综述,2014,05:894-896.

95. 宋慧玲,张文奇,夏德君,等.卵巢卵泡膜细胞瘤的 CT 与超声诊断.医学影像学杂志,2014,01:101-104.

96. 张连凤,姚德芹,严东霞.B 超和 CT 诊断在卵巢囊性畸胎瘤中的诊断价值比较.现代诊断与治疗,2014,02:394-395.

97. 朱佳琳,孙娟.经阴道彩色多普勒超声鉴别卵巢肿瘤的临床价值.医学影像学杂志,2013,05:816-818.

98. 刘焕玲;梁莹莹.卵巢卵黄囊瘤 10 例超声诊断分析.中华实用诊断与治疗杂志,2013,11:1106-1107.

99. 冯敏,尹成俊.妇科急腹症的超声诊断临床 79 例分析.现代诊断与治疗,2013,20:4672-4673.

100. 邓素梅,尹旭.经阴道彩色多普勒超声诊断卵巢癌的临床价值.现代诊断与治疗,2013,16:3766.

101. 武迎军,王月新,刘伟.卵巢纤维瘤 16 例影像学特点分析.临床误诊误治,2013,10:80-82.

102. 何剑辉,张斌,徐嘉文,等.卵巢交界性上皮性肿瘤 58 例临床分析.实用妇产科杂志,2013,10:765-768.

103. 曹博,严映波,张燕利.卵巢纤维卵泡膜细胞瘤的超声表现及鉴别诊断.全科医学临床与教育,2013,04:435-437+481.

104. 郭晓音.彩色多普勒超声诊断卵巢肿瘤的价值探讨.中国现代药物应用,2013,17:70-71.

105. 高梦怡,杜勇明,吴雪清,等.17 例卵巢 Brenner 瘤诊治分析.实用肿瘤杂志,2013,02:174-177.

106. 钟华.彩色多普勒超声在卵巢肿瘤中的诊断探析.中外医学研究,2013,05:55-56.

107. 郭素珍,俞维,周志强.女性生殖器结核 18 例临床分析.中国现代药物应用,2013,16:72-73.

108. 王颖.彩色多普勒超声与二维超声在鉴别诊断卵巢良恶性肿瘤对照研究.中国现代医学杂志,2013,22:85-88.

109. 杨柏.超声诊断卵巢囊性畸胎瘤的临床分析.中国医药指南,2013,32:165-166.

110. 牛卫东,由方伟.超声诊断腹膜假性黏液瘤一例.中华临床医师杂志(电子版),2013,06:2755.

111. 刘宝明.妇科急腹症 44 例超声诊断分析.当代医学,2014,01:51-52.

112. 罗向佳.卵巢肿瘤蒂扭转的超声诊断与鉴别诊断.实用医技杂志,2013,03:265-266.

113. 苏金玉.经阴道超声对卵巢黄体破裂的诊断分析.中国医药指南,2013,33:396-397.

114. 李载红,景香香,陈银,等.彩超联合血清 CA125、CA724 对卵巢良恶性肿瘤鉴别诊断的意义.中国临床医学影像杂志,2016,06:416-418.

115. 杜小芳.彩超诊断检测卵巢癌的诊疗价值探究.实用妇科内分泌杂志(电子版),2016,11:32-33.

116. 薛勤,吴群英,汪娟,等.超声诊断输卵管癌肉瘤 1 例.中国医学影像学杂志,2013,12:942.

117. 宋彦萱.经阴道超声诊断输卵管病变的价值.中国医疗前沿,2013,21:85-86.

118. 刘菲菲,谷丽萍,王俊芳,等.双侧输卵管原位癌 1 例报告并文献复习.中国实用妇科与产科杂志,2013,10:835-836.

119. 蔡艳,许怡韵,谢冲稳,等.彩色多普勒超声对输卵管癌的诊断及误诊分析.现代医院,2013,06:72-73.

120. 裘伟英.经阴道超声介入治疗盆腔良性囊性包块的临床价值.现代实用医学,2014,09:1143-1144.

121. 狄文,吴霞.美国疾病与预防控制中心 2006 版盆腔炎性疾病诊治指南解读.中国实用妇科与产科杂志,2008,24(4):241-243.

122. 杨文方,毛文军,王丽,等.女性盆腔炎性疾病经直肠超声诊断技术研究.中国临床医学影像杂志,2012,09:645-650.

123. 胡秋云,陈常佩,邓小艳,等.17 例女性盆腔非生殖系统肿瘤的超声特征与临床病理分析.中华医学超声杂志(电子版),2011,8(4):805-811.

124. 胡瑞霞.绝经后盆腔包块 84 例临床分析.医学临床研究,2004,21(7):733.

125. 托尔妮沙,王保玲.盆腔阔韧带肌瘤的超声诊断价值探讨.中国超声诊断杂志,2003,4(8):628-629.

126. 熊燕,文燕,李锋,等.女性盆腔非生殖源性肿块的 CT 诊断价值.中国临床医学影像杂志,2008,19(6):440-442.

127. 黄燕,梁洪享,张明,等.小肠间质瘤误诊为卵巢肿瘤.临床误诊误治,2014,01:28-29.

128. 冯彦红,钱林学,贵玉,等.肠系膜淋巴管囊肿1例.中国医学影像技术,2013,03:482.

129. 薛利.彩超在肠道占位性病变中的鉴别诊断.中国实用医药,2013,36:71-72.

130. 孙伟桂,刘志,郑奇传,等.原发性膀胱绒毛状腺瘤继发癌变伴黏液腺癌一例诊治经验并文献复习.中华临床医师杂志(电子版),2013,12:5666-5667.

131. 曾润清,陈贻乐,莫慧芝.腹膜后神经鞘瘤误诊为附件肿瘤1例分析.中国药物经济学,2013,05:383-384.

132. 陈春林,向阳.剖宫产瘢痕妊娠的诊断及处理.中华妇产科杂志,2008,43(12):881-883.

133. 许剑萍,张琴芳,杨梅丽,等.经阴道超声对子宫峡部妊娠的诊断价值.中华超声影像学杂志,2004,13(2):144.

134. 范平,陈健美,章鸣.超声在剖宫产瘢痕部位绒毛种植的诊断与分析.中国超声诊断杂志,2003,4(1):62-64.

135. 夏琴,王虹,张中华,等.剖宫产术后子宫瘢痕处妊娠的超声与临床—附10例分析.中国超声诊断杂志,2003,4(1):64.

136. 何萍.彩超评价介入治疗子宫瘢痕妊娠效果的探讨.中国超声医学杂志,2010,26(4):349-351.

137. 谭莉,姜玉新.子宫剖宫产切口处早期妊娠伴胎盘植入的超声诊断和介入治疗.中国超声影像学杂志,2004,13(11):828-830.

138. 张炽敏,薛勤,于红,等.输卵管妊娠包块超声分级与血β-HCG、保守治疗结果的对比.中国超声医学杂志,2010,26(4):352-355.

139. 邬琼芳.经腹和经阴道彩色多普勒超声检查诊断宫外孕的对比分析.中国医学工程,2014,03:56-57.

140. 吴新财,薛玉.经阴道超声诊断宫外孕双活胎1例.中国临床医学影像杂志,2013,12:845.

141. 刘振明.彩色多普勒在宫外孕中的应用价值.现代医用影像学,2013,03:244-245.

142. 叶青剑,杨越波,李小毛.卵巢妊娠45例临床分析.中国实用医药,2013,23:23-24.

143. 农美芬,凌冰,王小燕,等.经阴道彩色多普勒超声在诊断剖宫产子宫瘢痕妊娠的价值.医学综述,2014,05:917-919.

144. 马玲,周莹,张启欣.超声引导下氨甲蝶呤局部注射治疗子宫瘢痕妊娠.临床超声医学杂志,2014,01:67-68.

145. 卞敏,申建秋,李琴.经腹及经阴道彩色多普勒超声诊断子宫疤痕妊娠的价值.实用临床医药杂志,2013,24:159-160.

146. 纪钦虹.超声对剖宫产术后子宫瘢痕妊娠的诊断价值分析.临床医学工程,2013,09:1071-1072.

147. 李彩霞,常慧贤,金艳.MRI对剖宫产术后子宫瘢痕妊娠的诊断价值.中国医学影像学杂志,2013,07:552-554.

148. 苗德萍,朱维均,赖小灿.超声在子宫瘢痕妊娠中的诊疗价值.临床超声医学杂志,2013,01:71-72.

149. 秦娟,陆安伟,徐春佳,等.宫颈妊娠误诊二例.临床误诊误治,2013,11:41-43.

150. 姚红丽.宫颈妊娠诊治进展.现代实用医学,2013,08:958-961.

151. 陈玉芬.宫颈妊娠临床研究及误诊分析.中国医药导刊,2013,01:39-40.

152. 李蒙森,石有振,郑瑜,等.经阴道三维超声联合断层超声显像技术在早期异位妊娠诊断中的应用.中华医学超声杂志(电子版),2015,02:128-135.

153. Exacoustos C, Zupi E, Amadio A, et al. Recurrence of endometriomas after laparoscopic removal:sonographic and clinical follow-up and indication for second surgery. Minim Invasive Gynecol, 2006,13(4):281.

154. 杨敬英,王建华,王金锐.超声引导穿刺酒精硬化治疗子宫内膜异位囊肿的疗效分析.中国医学影像技术,2003,19(3):283-284.

155. 汪龙霞,王军燕,张晶,等.超声引导下介入性治疗155例妇科囊性病变.中国医学影像学杂志,2003,11(2):111-112.

156. Goh SM, Yam J, Loh SF, Wong A. Minimal access approach to the management of large ovarian cysts. Surg Endosc,2007,21(1):80.

157. Fedele L, Bianchi S, Zanconato G, et al. Laparoscopic excision of recurrent endometriomas:long-

term outcome and comparison with primary surgery. Fertil Steril,2006,85(3):694.

158. Eran H, Raoul O, David R, et al. Hysteroscopy combined with hysterosalpingo contrast sonography(HyCoSy):A new modality for comprehensive evaluation of the female pelvic organs. Gynecological Endocrinology,2006,22(4):225-229.

159. 张丹,李燕东,马彦,等.子宫内膜增生过长彩色多普勒超声检查及病理分析.中华医学超声杂志(电子版),2007,4(6):368-370.

160. 孟焱;张丹;张岚.超声引导下穿刺治疗盆腔囊性病变的临床应用价值.中华医学超声杂志(电子版),2013,08:617-618.

161. 陈柯文,毛维,范利平.超声介入在辅助妇产科诊断治疗中的临床应用价值.现代医药卫生,2014,03:363-364.

162. 张忠磊,贺祎.宫内节育器膀胱异位合并结石形成1例.中国医学影像技术,2013,11:1755.

163. 张惠碧,谭荣裕,杨丹,等.带器异位妊娠193例超声诊断.现代医药卫生,2013,09:1288-1289+1292.

164. 张炜.超声在节育器异位诊断中的价值.中国医学影像学杂志,2013,03:238-239.

165. 邹宏群,董小群.彩色多普勒超声对人流不全后宫内残留物的诊断价值.医学影像学杂志,2014,11:2041-2043.

166. 赵胜,陈欣林,陆兆龄,等.超声造影在子宫平滑肌瘤诊断中的初步应用.中华医学超声杂志(电子版),2006,3(3):172-174.

167. 陈欣林,赵胜,卢丹,等.超声造影诊断胎盘植入的应用价值.中华超声影像学杂志,2009,18(6):521-524.

168. 杜欣,陈欣林,杨小红,等.实时超声造影技术诊断中期妊娠子宫破裂二例报告及临床分析.中华妇产科杂志,2010,45(7):530-531.

169. 赵密,陈欣林,杨小红,等.超声造影鉴别诊断附件区包块的良恶性.中国医学影像技术,2011,27(6):1251-1254.

170. 许杨青,陈欣林,杨小红,等.妊娠高血压综合征模型母鼠胎盘超声造影测量血流灌注与病理微血管密度对比分析.中华超声影像学杂志,2011,20(9):808-810.

171. 陈欣林. Comparative study on quantitative parameters of blood perfusion and microvessel density in placenta of rat model of pre-eclampsiaevaluated with contrast-enhanced ultrasound. Ultrasound in Obstetrics & Gynecology,2011,4.

172. 马静丽,程琦,王莎莎,等.推注超声造影剂剂量评估输卵管通畅性的价值.中国医学影像学杂志,2013,12:932-935.

173. 郭君,梁蕾,刘焱,等.超声造影鉴别诊断子宫内膜增生与早期子宫内膜癌.中国医学影像技术,2013,12:2020-2023.

174. 毛永江,张新玲,郑志娟,等.超声造影诊断卵巢纤维瘤.中国医学影像技术,2013,11:1875-1877.

175. 牛建梅,孙立群,张娟,等.超声造影定量分析鉴别诊断卵巢良恶性肿瘤.中国医学影像技术,2013,06:994-997.

176. 张庆,郑名芳,高峻,等.正常女童生殖器超声多参数的检测.中华医学超声杂志(电子版),2009,6(6):32-36.

177. 张庆,高峻,郑名芳,等.ROC曲线评价盆腔超声对女童性早熟的诊断价值.中华医学超声杂志(电子版),2010,7(1):83-94.

178. 中华医学会儿科学分会内分泌遗传代谢学组.对中枢性(真性)性早熟诊断和治疗的建议.中华儿科杂志,2003,41(4):272-273.

179. France Ziereisen, Gretel Guissard, Nash Damry, et al. Sonographic imaging of the paediatric female pelvis. Eur Radiol,2005,15:1296-1309.

180. VV Khadilkar, AV Khadikar, AS Kinare, et al. Ovarian and Uterine Ultrasonography in Healthy Girls between Birth to 18 Years. Indian Pediatrics,2006,43(17):625-630.

181. 李丽娟.性发育异常的超声诊断.中国实用儿科杂志,2013,10:752-754.

182. 蒋海燕,许云峰,王海荣,等.小儿卵巢肿瘤的超声诊断.中国医学计算机成像杂志,2013,02:163-167.